胸部肿瘤免疫治疗学

名誉主编 林桐榆 王 洁
主　　编 周 进 王志杰 辇伟奇

科学出版社
北京

内 容 简 介

免疫药物的临床应用改善了众多恶性肿瘤的临床疗效，是当今肿瘤治疗领域的热点。本书分为四篇，第一篇为胸部肿瘤免疫治疗学基础理论，重点介绍胸部主要肿瘤性疾病的基础免疫学，揭示免疫治疗的原理和主要方法。第二篇是胸部常见恶性肿瘤免疫治疗临床实践，论述了肺癌、食管癌、纵隔肿瘤和胸膜间皮瘤的免疫治疗现状和规范。第三篇是胸部肿瘤免疫治疗典型案例，收集了免疫全程管理、免疫联合治疗、免疫相关不良反应等有代表性的临床病例。第四篇是胸部肿瘤免疫治疗研究回顾及发展趋势，从经典开创性研究、新型免疫药物研究、新技术研究、临床案例和热点问题几个方面进行详细阐述。本书是从事胸部肿瘤诊治的临床医务人员的实用参考书。

图书在版编目（CIP）数据

胸部肿瘤免疫治疗学 / 周进，王志杰，辇伟奇主编 . -- 北京：科学出版社，2025.7. -- ISBN 978-7-03-080873-8

Ⅰ . R734.05

中国国家版本馆 CIP 数据核字第 2024SZ6263 号

责任编辑：程晓红 / 责任校对：张　娟
责任印制：师艳茹 / 封面设计：有道文化

科学出版社 出版
北京东黄城根北街 16 号
邮政编码：100717
http://www.sciencep.com

三河市春园印刷有限公司印刷
科学出版社发行　各地新华书店经销

*

2025 年 7 月第　一　版　　开本：889×1194　1/16
2025 年 7 月第一次印刷　　印张：22 1/2
字数：728 000

定价：198.00 元
（如有印装质量问题，我社负责调换）

编委名单

名誉主编 林桐榆 四川省肿瘤医院
　　　　　王　洁 中国医学科学院肿瘤医院
主　　编 周　进 四川省肿瘤医院
　　　　　王志杰 中国医学科学院肿瘤医院
　　　　　犛伟奇 重庆市中医院
副 主 编 谢　华 四川省肿瘤医院
　　　　　费凯伦 中国医学科学院肿瘤医院
　　　　　朱亚杰 四川省肿瘤医院
　　　　　宋　扬 重庆市中医院
编　　委（按姓氏汉语拼音排序）
　　　　　白　杰 陕西省肿瘤医院
　　　　　董国敏 陕西省肿瘤医院
　　　　　董依廷 中国医学科学院肿瘤医院
　　　　　董昱诚 中国医学科学院肿瘤医院
　　　　　樊霖洁 中国医学科学院肿瘤医院
　　　　　费　双 重庆市中医院
　　　　　高若淋 中国医学科学院肿瘤医院
　　　　　葛　倩 陕西省肿瘤医院
　　　　　耿明英 陆军特色医学中心
　　　　　何文武 四川省肿瘤医院
　　　　　姜　剑 陕西省肿瘤医院
　　　　　寇玲娜 四川省肿瘤医院
　　　　　赖宗浪 重庆市中医院
　　　　　李　封 重庆市中医院
　　　　　李　曼 中国医学科学院肿瘤医院
　　　　　李　鑫 四川省肿瘤医院
　　　　　李科讯 四川省肿瘤医院
　　　　　李索妮 陕西省肿瘤医院

李逸琦	中国医学科学院肿瘤医院
梁　龙	四川省肿瘤医院
林　娟	四川省第二中医医院
刘　娜	重庆市中医院
刘　洋	四川省肿瘤医院
刘　勇	重庆市中医院
马婕群	陕西省肿瘤医院
彭　俊	四川省肿瘤医院
秦　舣	四川省肿瘤医院
邱　敏	重庆市中医院
孙博洋	中国医学科学院肿瘤医院
唐建宁	四川省肿瘤医院
唐万燕	重庆市中医院
万　蕊	中国医学科学院肿瘤医院
王　斌	重庆市第七人民医院
王　璐	中国医学科学院肿瘤医院
王　祥	四川省肿瘤医院
王　绎	四川省肿瘤医院
王波涛	重庆市中医院
王明昊	中国医学科学院肿瘤医院
王小瑜	四川省肿瘤医院
吴　磊	四川省肿瘤医院
谢少华	四川省肿瘤医院
徐佳晨	中国医学科学院肿瘤医院
许文婧	重庆市中医院
杨　薇	重庆市中医院
余　蕾	重庆市中医院
余　微	四川省肿瘤医院
袁　睿	重庆市中医院
张　琼	重庆市中医院
张华川	四川省肿瘤医院
张筠迪	中国医学科学院肿瘤医院
张志芸	陕西省肿瘤医院
赵　征	陕西省肿瘤医院
郑　玉	重庆市中医院

郑丹丹　重庆市中医院
周　璞　重庆大学附属沙坪坝医院
周　琪　重庆市中医院
周秋曦　四川省肿瘤医院
庄　威　中国医学科学院肿瘤医院

序 一

在人类抗击恶性肿瘤的征途上，免疫治疗已经成为改写历史的重要里程碑。从首次在显微镜下观察到T细胞向肿瘤细胞发起精准攻击的那一瞬间起，医学史便悄然翻开了革命性的一页。恶性肿瘤的内科治疗领域正从细胞毒性药物、内分泌治疗进入分子靶向治疗、免疫治疗的新时代。在肿瘤免疫治疗中，PD-1/PD-L1免疫检查点的发现犹如打开了一座宝库，释放出免疫检查点抑制剂、肿瘤疫苗、双特异性抗体、CAR-T细胞、TCR-T细胞、TIL细胞等创新治疗武器。这场以患者自身免疫系统为武器的抗癌革命，正在重塑着肺癌、食管癌、间皮瘤和胸腺肿瘤等胸部肿瘤的治疗格局。

胸部肿瘤因其解剖结构复杂性、免疫微环境异质性及治疗响应可变性，长期被视为肿瘤免疫治疗研究的"关键战场"。《胸部肿瘤免疫治疗学》的编纂，基于全球多中心协作的循证医学证据，系统构建了从基础机制到临床实践的完整知识体系。编纂团队历时数载，系统梳理了胸部肿瘤免疫治疗学基础理论、胸部常见恶性肿瘤免疫治疗临床实践、胸部恶性肿瘤免疫治疗典型案例和胸部恶性肿瘤代表性临床研究。本书从经典开创性研究、新型免疫药物研究、新技术研究、临床案例和热点问题多方面进行详细阐述，为胸部肿瘤诊疗提供了科学范式，对临床医师和相关研究工作者有很好的学习借鉴作用。

肿瘤免疫治疗的复杂性主要源于免疫微环境动态调控、肿瘤异质性、耐药机制多样性以及技术转化瓶颈等多层次因素。肿瘤免疫治疗的进展需依赖多组学解析、新型工程化细胞疗法（如双靶点CAR-T）及临床前模型优化等系统性策略。目前肿瘤免疫治疗虽显著改善了胸部肿瘤患者的生存结局，但仍然存在总体反应率较低、疗效异质性显著、毒性不可预测、经济可及性不足等多维度局限性，未来需通过开发新型联合疗法、优化生物标志物体系、完善毒性管理路径等系列策略实现突破。同时，肿瘤免疫治疗的进展日新月异，本书肯定有一定的时空局限性，需在未来继续努力，不断更新。在此也感谢各位作者的辛勤工作和卓越贡献。

林桐榆
电子科技大学附属肿瘤医院/四川省肿瘤医院
中山大学肿瘤防治中心
2025年5月

序 二

在漫长的历史长河中，医学的进步始终是人类对生命奥秘不断求索的最好诠释。作为"众病之王"，肿瘤是全球范围内最为重大且棘手的医疗难题之一。然而，在过去短短几十年里，在全球研究者的共同努力下，人们对肿瘤本质的认识日益明晰，治疗理念日新月异、诊疗技术更新迭代、新药新策略层出不穷，令肿瘤的诊疗与防控得到了前所未有的发展。同时，我们也有幸见证并亲历了医学领域一场划时代的变革——免疫治疗走向临床应用，这标志着人类对肿瘤的认知发生了根本性的变化，从单纯的"攻伐"转向更为智慧的"调控"。在胸部肿瘤领域，尤其是发病率及死亡率居全球众癌之首的肺癌，免疫治疗更是大放异彩。因此，我们梳理了胸部肿瘤免疫治疗领域的发展历程及未来方向，共同构思并编纂了《胸部肿瘤免疫治疗学》，既是对既往研究的纵览，也是对未来探索的描绘，同时更是一份献给科学与生命的礼赞。

《胸部肿瘤免疫治疗学》旨在为临床医师、研究人员和相关领域的学生提供一份全面、系统、翔实、可靠的参考与指引。书中全面回顾这一领域的历史脉络，聚焦胸部肿瘤免疫治疗的基础理论、临床实践、研究进展以及未来发展趋势，力求为读者提供完整的知识框架。本书亦深入剖析了当前的研究热点与挑战，帮助读者更好地理解免疫治疗在胸部肿瘤全程管理中的重要性。此外，本书还特别关注如何将精准医疗、人工智能等新兴领域与免疫治疗相结合，以提高近远期治疗效果和患者的生活质量。我们期待本书能够成为医者与学者在这一快速发展的领域中的有力工具，帮助其更好地理解这一学科，提升临床实践质量，并助力其在临床和科研探索中取得更大的成就。

随着科学技术的不断进步，免疫治疗的应用将会更加广泛，而胸部肿瘤的免疫治疗也必将朝着更加个性化和精准化的方向发展。尽管目前我们已取得了一些成就，但仍面临诸多挑战，包括如何精细化筛选获益人群、如何克服免疫治疗耐药、如何优化联合治疗方案，以及如何提高患者的生活质量等。然而，未来会趋向何处？维度将如何扩展？是否有新的挑战？我们尚不能完全预测，但我们试图在本书中勾勒出这一领域的未来图景，从而鼓励更多医者与学者在这一领域持续探索和研究，积极参与学术交流与合作，为该领域的进步注入自己的智慧与力量，共同推动胸部肿瘤免疫治疗的发展。

本书的编写团队由来自国家癌症中心、区域医疗中心等机构的专家组成，均在胸部肿瘤免疫治疗领域拥有丰富的经验和深厚的学术造诣。通过紧密的合作与讨论，我们对各章节进行了精心的组织，确保涵盖当前研究热点、最新临床实践和未来发展趋势。在编写本书的过程中，主编及全体编委付出了大量的时间和精力，力求确保内容的科学性、准确性、严谨性和前沿性。在此，我要感谢所有参与本书编写、编辑和审阅的同仁，正是因为他们的群策群力，本书才得以顺利完成。

此外，我们还要特别感谢所有为胸部肿瘤免疫治疗做出贡献的患者和研究者，正是因为他们的投入与奉献，才为科学研究提供了宝贵的数据和前进的方向，使得我们在这一领域取得重要进展。在此，我要向他们表示最诚挚的感谢与敬意。

追风赶月莫停留，平芜尽处是春山。如今，我们已然步入了一个充满希望与挑战的发展新阶段，我们期待看到更多的医者与学者在这一领域实现更大的突破，为患者带来更多的希望与选择。让我们携手并进，为我们的共同理想书写新篇章！

王 洁

国家癌症中心

北京协和医学院/中国医学科学院肿瘤医院

中国医学科学院肿瘤医院山西医院

2025年5月

前　言

免疫治疗是目前恶性肿瘤治疗最为热门、发展最为迅速的领域之一。免疫药物的临床运用改善了诸多恶性肿瘤的疗效，是当今肿瘤治疗领域的热点和希望。而以肺癌为首的胸部肿瘤性疾病，亦包括食管癌、胸膜间皮瘤、胸腺肿瘤等，对免疫治疗疗效的反应不尽相同。如何在胸部恶性肿瘤发生发展中充分理解免疫系统，在临床诊疗中合理规范地使用免疫治疗，达到提高疗效并且规避免疫毒性的效果，需要多学科的参与和相关研究的指导。

在世界范围内，胸部肿瘤性疾病的发生率和死亡率均较高，是目前医学界密切关注的领域。本书聚焦胸部恶性肿瘤，具有广泛的读者群体和应用价值。同时，目前免疫治疗临床使用率高，更新程度快，进一步探索和研究的空间很大。本书覆盖了胸部肿瘤免疫治疗的各个方面，从基础理论到临床实践，从应用现状到未来探索，以及不同瘤种的共性和特点、免疫治疗的共识和争议等，均在本书中进行了系统阐述。

本书编者来自于全国8家肿瘤中心，均为从事胸部恶性肿瘤诊断治疗的专业人员，具有丰富的基础研究和临床实践经验。在编写过程中，得到四川省肿瘤医院林桐榆教授和中国医学科学院肿瘤医院王洁教授的大力支持和帮助，在此一并致谢。

限于时间和水平，本书仍有一定的不足之处，请读者批评指正，以便再版时修订。

周　进　王志杰　辇伟奇
2025年4月

目　录

第一篇　胸部肿瘤免疫治疗学基础理论

第1章　免疫学概述 ... 3
- 第一节　免疫学总论 ... 3
- 第二节　肿瘤免疫学理论演变 ... 10

第2章　胸部肿瘤免疫治疗概况与发展 ... 13
- 第一节　免疫治疗基本原理 ... 13
- 第二节　肿瘤免疫治疗的分类 ... 13
- 第三节　胸部肿瘤免疫治疗的作用 ... 18
- 第四节　胸部肿瘤免疫治疗原则 ... 21

第3章　胸部肿瘤免疫应答及逃逸机制 ... 24
- 第一节　抗肿瘤免疫应答过程 ... 24
- 第二节　肿瘤免疫逃逸机制 ... 29

第4章　胸部肿瘤免疫微环境调控及重编程研究 ... 35
- 第一节　免疫检查点分子新机制 ... 35
- 第二节　调节型免疫细胞 ... 36
- 第三节　免疫细胞代谢重编程 ... 38

第5章　胸部肿瘤免疫治疗转化研究中多组学技术应用 ... 42
- 第一节　多组学肿瘤图谱分析的技术 ... 42
- 第二节　转化应用 ... 44

第6章　胸部肿瘤免疫治疗药物研发与应用进展 ... 48
- 第一节　免疫治疗药物发展历程及研发概况 ... 48
- 第二节　胸部肿瘤免疫治疗药物的分类及应用进展 ... 50

第7章　胸部肿瘤免疫治疗疗效评价体系与方法 ... 57
- 第一节　胸部肿瘤免疫治疗疗效评价 ... 57
- 第二节　免疫监测评价体系及其机制 ... 58

第8章　胸部肿瘤新抗原与新型细胞治疗技术研究进展 ... 69
- 第一节　肿瘤新抗原 ... 69
- 第二节　胸部肿瘤新型细胞治疗 ... 71

第9章　胸部肿瘤免疫放疗理论研究与临床实践 ... 77
- 第一节　IRT的理论基础与研究进展 ... 77

第二节　IRT在胸部肿瘤治疗中的临床实践 ································· 79
第10章　胸部肿瘤免疫治疗相关严重不良反应预警与防治研究 ······················· 83
  第一节　irAE的特点 ··· 83
  第二节　严重irAE预警 ······································· 84
  第三节　严重irAE防治 ······································· 87
  第四节　未来与展望 ··· 88

第二篇　胸部常见恶性肿瘤免疫治疗临床实践

第11章　非小细胞肺癌 ·· 95
  第一节　非小细胞肺癌新辅助免疫治疗实践 ························· 95
  第二节　不可切除局部晚期非小细胞肺癌免疫治疗实践及进展 ·········· 103
  第三节　晚期非小细胞肺癌免疫治疗实践及进展 ···················· 109
  第四节　晚期非小细胞肺癌二线及后线免疫治疗实践及进展 ············ 120
  第五节　晚期非小细胞肺癌新型免疫治疗临床实践和研究进展 ·········· 123
  第六节　非小细胞肺癌术后辅助免疫治疗：临床现状和研究进展 ········ 135
第12章　小细胞肺癌 ·· 142
  第一节　广泛期小细胞肺癌免疫治疗实践及探索 ···················· 142
  第二节　局限期小细胞肺癌免疫治疗的临床实践 ···················· 147
第13章　特殊类型肺癌 ··· 152
  第一节　SMARCA4缺失型肺癌免疫治疗实践及进展 ·················· 152
  第二节　大细胞神经内分泌癌免疫治疗实践及进展 ·················· 154
  第三节　驱动基因阳性肺癌免疫治疗实践及进展 ···················· 156
第14章　食管癌 ·· 163
  第一节　食管癌新辅助免疫治疗实践及进展 ························ 163
  第二节　局部晚期食管癌免疫治疗实践及进展 ······················ 170
  第三节　晚期食管癌免疫治疗实践及进展 ·························· 174
第15章　其他胸部肿瘤 ··· 181
  第一节　胸腺肿瘤免疫治疗实践及进展 ···························· 181
  第二节　胸膜间皮瘤的免疫治疗实践及进展 ························ 184

第三篇　胸部肿瘤免疫治疗典型案例

第16章　免疫治疗长生存病例全程管理 ······························ 195
第17章　疑难危重病例免疫解救治疗 ································ 207
第18章　免疫放疗典型应用 ······································· 215
第19章　免疫治疗相关严重不良反应救治 ···························· 226
第20章　免疫检查点抑制剂耐药挽救治疗 ···························· 233
第21章　其他特殊案例 ··· 244

第四篇 胸部肿瘤免疫治疗临床研究回顾及发展趋势

第22章 PD-1/PD-L1单抗单药治疗的经典研究及发展历程 ... 257
- 第一节 非小细胞肺癌 ... 257
- 第二节 小细胞肺癌 ... 265
- 第三节 胸膜间皮瘤 ... 266
- 第四节 胸腺上皮肿瘤 ... 267

第23章 PD-1/PD-L1单抗联合治疗经典研究 ... 269
- 第一节 晚期肺癌免疫联合化疗的研究解读 ... 269
- 第二节 围手术期肺癌的免疫联合治疗研究解读 ... 275
- 第三节 肺癌免疫治疗联合放疗的研究解读 ... 277
- 第四节 罕见胸部肿瘤免疫联合治疗研究解读 ... 277

第24章 免疫治疗标志物探索研究 ... 281
- 第一节 PD-L1表达检测在肺癌患者免疫治疗决策中的作用 ... 281
- 第二节 肿瘤突变负荷（TMB）在肺癌患者免疫治疗决策中的作用 ... 286
- 第三节 微卫星不稳定（MSI）与错配修复缺陷（dMMR）在肺癌患者免疫治疗决策中的作用 ... 289

第25章 经典失败Ⅲ期研究解析 ... 291
- 第一节 非小细胞肺癌免疫治疗经典阴性Ⅲ期研究解析 ... 291
- 第二节 小细胞肺癌免疫治疗经典失败Ⅲ期研究解析 ... 297

第26章 新型免疫治疗药物的临床研究探索 ... 299
- 第一节 新型免疫检查点抑制剂 ... 299
- 第二节 免疫激动剂 ... 304
- 第三节 小分子免疫药物 ... 308

第27章 免疫治疗新技术 ... 314
- 第一节 肿瘤浸润淋巴细胞 ... 314
- 第二节 工程改造细胞治疗 ... 316
- 第三节 mRNA类药物 ... 320
- 第四节 新抗原类药物 ... 322

第28章 胸部肿瘤免疫治疗相关热点问题 ... 326
- 第一节 局部治疗对免疫微环境的影响 ... 326
- 第二节 Ⅰ～Ⅲ期非小细胞肺癌（NSCLC）免疫治疗策略 ... 331
- 第三节 驱动基因阳性非小细胞肺癌（NSCLC）免疫治疗的应用 ... 337

第一篇

胸部肿瘤免疫治疗学基础理论

第1章

免疫学概述

第一节 免疫学总论

医学免疫学（medical immunology）是研究人体免疫系统的结构和功能的科学，该学科重点阐明免疫系统识别抗原和危险信号后发生免疫应答及其清除抗原的规律，探讨免疫功能异常所致疾病及其发生机制，为这些疾病的诊断、预防和治疗提供理论基础和技术方法。

19世纪末期，研究者开始观察到人体对某些疾病表现出免疫性反应，如天花病毒引起的天花、伤寒杆菌引起的伤寒等，这些现象促使人们开始研究免疫系统对抗疾病的机制。20世纪初奥地利科学家Karl Landsteiner发现了ABO血型系统以及血型抗原和抗体的关系，英国科学家Alexander Fleming发现了青霉素等抗生素。第一次世界大战后随着对抗伤寒、霍乱等传染病的研究，人们对免疫学的认识不断加深。20世纪20年代和30年代，对淋巴细胞、抗体等免疫细胞和分子的研究取得了突破，奠定了现代免疫学的基础。第二次世界大战期间，免疫学的发展得到了进一步推动，特别是在血液制品的生产和应用方面取得了重要进展。20世纪50年代至70年代，免疫学的研究焦点逐渐从基础研究向应用研究转移，包括免疫诊断技术和免疫治疗方法的发展。自20世纪80年代以来，基因工程和分子生物学的发展使得免疫学的研究更加深入和精细。免疫学在自身免疫性疾病、感染性疾病、过敏性疾病、癌症等方面的研究取得了重要进展，为免疫诊断和治疗提供了新的手段和方法。

免疫系统将入侵的病原微生物以及机体内突变的细胞和衰老、死亡细胞认为是"非己"的物质。免疫应答（immune response）是指免疫系统识别和清除"非己"物质的整个过程，可分为固有免疫（innate immunity）和适应性免疫（adaptive immunity）两大类。固有免疫是生物在长期进化中逐渐形成的，是机体抵御病原体入侵的第一道防线。参与固有免疫的细胞如单核/巨噬细胞、树突状细胞（dendritic cell，DC）、粒细胞、自然杀伤细胞（natural killer cell，NK cell）和自然杀伤T细胞（natural killer T cell，NKT cell）等，其识别抗原虽然不像T细胞和B细胞那样具有高度的特异性，但可通过一类模式识别受体（pattern recognition receptor，PRR）去识别病原生物表达的称为病原体相关分子模式（pathogen associated molecular pattern，PAMP）的结构。适应性免疫应答是指体内T、B淋巴细胞接受"非己"的物质刺激后，自身活化、增殖、分化为效应细胞，产生一系列生物学效应（包括清除抗原等）的全过程。与固有免疫相比，适应性免疫有3个主要特点，即特异性、耐受性、记忆性。适应性免疫包括体液免疫（humoral immunity）和细胞介导的免疫（cell-mediated immunity）两类。体液免疫由B细胞产生的抗体介导，主要针对胞外病原体和毒素；细胞介导的免疫又称为细胞免疫（cellular immunity），由T细胞介导，主要针对胞内病原体（如胞内寄生菌和病毒等）。固有免疫和适应性免疫关系密切。固有免疫是适应性免疫的先决条件和启动因素，比如，固有免疫能够提供适应性免疫应答所需的活化信号；适应性免疫的效应分子也可大幅度促进固有免疫应答。固有免疫和适应性免疫是有序发生的。外源病原体入侵时，先是非特异性的固有免疫发挥作用，当固有免疫无法清除时，随后更具有针对性的、功能更加强大的适应性免疫发挥作用，以彻底清除入侵的病原体，并产生免疫记忆。

一、免疫系统的基本组成和功能

免疫系统由全身免疫相关的不同细胞和组织来实施，包括免疫器官（中枢免疫器官和外周免疫器官）、免疫细胞（干细胞系、淋巴细胞系、自然杀伤细胞、树突状细胞、单核巨噬细胞等）和免疫分子（膜分子、分泌性因子、淋巴细胞受体等），免疫系统是逐渐在人类和动物种系进化和个体发育过程中建立和完善的。下文重点介绍免疫细胞及免疫分子。

（一）免疫细胞分类和功能

免疫系统是人体的重要防御机制，通过一系列复杂而精细的反应，识别并消灭入侵的病原体或体内异常细胞。免疫细胞作为免疫系统的核心组成部分，具有多种类型和独特的功能，免疫细胞（immunocyte）是指所有参与免疫应答或与之有关的细胞。根据免疫细胞在免疫应答中的作用可概括为四类。①淋巴细胞：包括T、B淋巴细胞，T、B淋巴细胞是体内唯一能够表达抗原识别受体T细胞受体（T cell receptor，TCR）、B细胞受体（B cell receptor，BCR），并通过特异性识别、结合和清除非己抗原，故也称抗原特异性淋巴细胞。其分别介导细胞免疫和体液免疫。②抗原呈递细胞（antigen presenting cell，APC）：包括树突状细胞、巨噬细胞等。这类细胞捕获、处理并呈递抗原，因此在免疫应答过程中具有重要的呈递抗原肽及免疫调节作用。③单核/吞噬细胞：包括单核-巨噬细胞和中性粒细胞。具有吞噬和杀菌功能，在固有免疫中发挥重要作用。④自然杀伤细胞：即NK细胞，可自发杀伤病毒感染细胞及肿瘤细胞，在固有免疫中发挥重要作用。下文将主要介绍5种关键的免疫细胞：T淋巴细胞、B淋巴细胞、NK细胞、树突状细胞和单核/巨噬细胞。

1. T淋巴细胞 T淋巴细胞（T lymphocyte）是一类源自骨髓并在胸腺中成熟的淋巴细胞。成熟T细胞定居于外周免疫器官的胸腺依赖区，并可经淋巴管、外周血和组织液等进行再循环，发挥细胞免疫及免疫调节等功能。T细胞缺陷既影响机体细胞免疫应答，也影响体液免疫应答，可导致对多种病原微生物甚至条件致病微生物的易感性、抗肿瘤效应减弱等病理现象。

（1）T淋巴细胞分类

1）根据所处的活化阶段：①初始T细胞；②效应T细胞；③记忆T细胞。

2）根据TCR类型：①αβT细胞；②γδT细胞。

3）根据CD亚群分型：①$CD4^+$T细胞；②$CD8^+$T细胞。

4）根据功能特征亚群：①辅助T细胞；②细胞毒性T细胞；③调节性T细胞。

（2）T淋巴细胞的激活与功能：初始T细胞在胸腺中持续产生，参与淋巴细胞再循环，主要功能是识别抗原。初始T细胞在外周淋巴器官内接受树突状细胞（dendritic cell，DC）呈递的肽-主要组织相容性复合体（peptide-major histocompatibility complex，pMHC）刺激而活化，并最终分化为效应T细胞和记忆T细胞。效应T细胞可以对病原体的免疫应答产生直接影响，$CD8^+$效应T细胞可以结合并杀死感染细胞，$CD4^+$效应T细胞通过分泌细胞因子激活或杀死其他类型的细胞。辅助T细胞均表达CD4，通常所称的$CD4^+$T细胞即指辅助T细胞。

活化的$CD4^+$辅助T细胞至少可以分化为6种不同的效应细胞亚群：①Th1细胞（辅助性T细胞1，helper T cell 1）。分泌多种Th1型细胞因子，包括干扰素（interferon，IFN）-γ、肿瘤坏死因子（tumor necrosis factor，TNF）-α、白介素（interleukin，IL）-2等，能促进Th1细胞的进一步增殖，进而发挥细胞免疫的效应，同时还能抑制Th2增殖。Th1细胞的主要效应是通过分泌的细胞因子增强细胞介导的抗感染免疫，特别是抗胞内病原体的感染；在病理情况下，Th1细胞参与许多自身免疫病的发生和发展，如类风湿关节炎和多发性硬化症等。②Th2细胞。分泌Th2型细胞因子，包括IL-4、IL-5、IL-6、IL-10及IL-13等。它们能促进Th2细胞的增殖，进而辅助B细胞活化，发挥体液免疫的作用，同时抑制Th1增殖。Th2的主要效应是辅助B细胞活化，其分泌的细胞因子也可促进B细胞的增殖、分化和抗体的生成。Th2在超敏反应及抗寄生虫感染中也发挥重要作用，特应性皮炎和支气管哮喘的发病与Th2型细胞因子分泌过多有关。③Th9细胞。通过分泌其特征性细胞因子IL-9在过敏性疾病、抗寄生虫感染和自身免疫病中发挥重要作用。④Th17细胞。分泌IL-17、IL-21、IL-22、IL-26、TNF-α等多种细胞因子，参与固有免疫和某些慢性炎症的发生。⑤Th22细胞。分泌IL-22、IL-13和TNF-α，参与上皮细胞的生理功能和炎性病理过程，特别是在炎性皮肤疾病（如银屑病和特应性皮炎）的免疫病理中发挥重要作用。⑥Tfh细胞。分泌IFN-γ、IL-4、IL-21，是辅助B细胞应答的关键细胞。

在肿瘤免疫应答中，细胞毒性T淋巴细胞是最强的杀伤细胞之一，通过抗原特异性T细胞受体识别感染细胞、异源细胞以及肿瘤细胞所表达的MHC Ⅰ类分子-抗原肽复合物，从而诱导靶细胞的凋亡。细胞毒性T淋巴细胞主要是MHC Ⅰ类分子限制性$CD8^+$T细胞，初始$CD8^+$T细胞对靶细胞不具有杀伤作用，通过在次级淋巴组织中活化而具有细胞毒作用。$CD8^+$T细胞需要通过TCR和CD28接收信号，同时还需要$CD4^+$Th细胞的辅助，如Th1、Th7细胞均能辅助$CD8^+$T细胞的活化，但是T细胞的辅助对激活$CD8^+$T细胞并非是必需的，某些活化的抗原呈递细胞可以提供诱导增殖和分化的信号，值得注意的是初始$CD8^+$T细胞产生效应功能和形成长效记忆通常需要$CD4^+$T细胞的辅助。细胞毒性T细胞形成后通过两种杀伤机制导致靶细胞在一定时间内死亡：一是分泌穿孔素（perforin）、颗粒酶（granzyme）、颗粒溶素（granulysin）等物质直接杀伤靶细胞；二是通过表达Fas配体（Fas ligand，FasL）或分泌TNF-α，分别与靶细胞表面的Fas或TNF受体（TNF receptor，TNFR）结合，通过Fas/FasL途径或TNF-TNFR途径诱导靶细胞凋亡。

2. B淋巴细胞　B细胞来源于骨髓多能造血干细胞，并在长骨的骨髓中逐渐形成。B细胞在免疫系统中扮演者许多重要的角色，包括作为抗原呈递细胞、分泌细胞因子、参与淋巴器官构成等，但其最主要的功能还是在获得性免疫过程中产生抗体。当B细胞受到病原体等抗原的刺激时，会经历增殖、分化，形成能够产生特定抗体的浆细胞，这些抗体能够结合并中和病原体，从而防止其感染机体细胞。

根据是否发挥固有免疫或适应性免疫功能，B细胞分为B1细胞和B2细胞两个亚群：①B1细胞。B1细胞属固有免疫细胞，在免疫应答的早期发挥作用，尤其在腹膜腔等部位能对微生物感染迅速产生IgM抗体，构成了机体免疫的第一道防线。②B2细胞。B2细胞是分泌抗体参与体液免疫应答的主要细胞，B2细胞在个体发育中出现相对较晚，定位于外周淋巴器官的滤泡区，也称为滤泡B细胞。在抗原刺激和Th细胞的辅助下，B2细胞最终分化成抗体形成细胞——浆细胞并产生抗体，行使体液免疫功能。

B淋巴细胞常可根据细胞膜表面的标志物来进行鉴别，主要的B淋巴细胞标志物包括CD45R、CD19、CD20、IgM、CD44、CD69、CD80等。前体B细胞通过B细胞受体识别抗原、B受体重链重组分化为晚期前体B细胞，伴有较短的D、J基因序列发生重组。祖B细胞完成重链重排并表达功能性前B细胞受体后，分化为前B细胞，随后轻链开始重排形成免疫B细胞，这一阶段中自身反应性细胞可通过多种途径被清除，与此同时免疫耐受的过程也会相继出现，继而发生免疫机制紊乱相关性疾病如自身免疫性疾病，在肿瘤治疗方面也存在重要意义，特别是免疫治疗的伴随反应等。B细胞一旦发育成熟，会通过在外周淋巴组织（主要是淋巴结和脾脏）中触发抗原而被激活。B淋巴细胞只有在接触到抗原时才会被活化，区别于T淋巴细胞识别短肽序列，B淋巴细胞既可以识别大的、完整的三维抗原结构，又可以识别部分小的可溶性抗原。已经获得抗原的B淋巴细胞能够以T淋巴细胞依赖或非依赖的方式被激活，激活的B淋巴细胞可能进一步迁徙至滤泡，在生发中心增殖并进一步成熟，以较低的速率产生分泌抗体的浆细胞和记忆B细胞。B细胞的发育十分重要，在B细胞发育的不同阶段若出现紊乱会导致癌症的发生，如B细胞性淋巴瘤、多发性骨髓瘤等。

B淋巴细胞的主要功能有：①产生抗体介导体液免疫。B细胞通过产生抗体介导体液免疫应答，抗体具有中和作用、激活补体、调理作用、抗体依赖细胞介导的细胞毒作用（antibody-dependent cell-mediated cytotoxicity，ADCC）、参与I型超敏反应等功能。②呈递抗原。B细胞也可作为抗原呈递细胞摄取、加工并呈递抗原，在再次免疫应答过程中发挥抗原呈递作用，对可溶性抗原的呈递尤为重要。③免疫调节。B细胞产生的细胞因子（IL-6、IL-10、TNF-α等）参与调节巨噬细胞、树突状细胞、NK细胞以及T细胞的功能。调节性B（regulatory B，Breg）细胞是一类主要通过产生和分泌IL-10、TGF-β、IL-35等抑制性细胞因子，以及表达FasL、CD1d等膜表面调节分子而发挥免疫调节作用的B细胞亚群。Breg细胞可以通过直接或者间接的方式抑制效应性$CD4^+$T细胞、杀伤性CTL、巨噬细胞、树突状细胞等多种免疫细胞的生理功能，并参与自身免疫疾病、器官移植、感染、肿瘤等诸多疾病的发生发展过程。

3. NK细胞　NK细胞是淋巴细胞中的一员，是一类能够识别并攻击多种类型目标细胞的免疫细胞，属于天然免疫系统的核心细胞，主要分布于外周血、肝脏和脾脏。目前主流NK细胞发育模型认为其来源于骨髓中的$CD34^+$/$CD45RA^+$造血祖细胞（hemopoietic progenitor cell，HPC）。在骨髓中，NK细胞由HPC通过常见的淋系共同祖细胞（common lymphoid progenitor，CLP）和NK细胞前体（NK cell precursor，NKP）发展而来，然后迁移到外周血（conventional NK cell，cNK，经典NK细胞）或组织（tissue-resident NK cell，trNK，组织驻留NK细胞）。trNK细胞的分化发生在不同的组织部位，包括肺、胸腺、肝脏、子宫、皮肤、皮下脂肪组织和肾脏。在这些位点，NK细胞具有不同的表型特征和功能，构成了NK细胞在不同成熟阶段的循环；除了不同的组织类型外，即使在同一器官和同一组织中，NK细胞也具有高度的异质性。NK细胞的特点在于无须抗原预先致敏就能破坏靶细胞，且无MHC限制性，应答速度快，在免疫应答的早期即可发挥作用，NK细胞主要对病毒感染的细胞和肿瘤细胞具有杀伤作用，是机体抗病毒和抗肿瘤免疫的重要组成部分。

4.树突状细胞 树突状细胞（dendritic cell，DC）是体内功能最强的专职性抗原呈递细胞，可激活初始T淋巴细胞，它既可以诱导免疫耐受，也可激活初始T淋巴细胞以启动初始T淋巴细胞应答。树突状细胞是机体适应性免疫应答的始动者，也是连接固有免疫应答和适应性免疫应答的"桥梁"。树突状细胞主要分为经典DC（conventional DC，cDC）及浆细胞样DC（plasmacytoid DC，pDC）两大类。部分DC具有负向调控免疫应答、维持免疫耐受的作用，称为调节性DC（regulatory DC）。另外，滤泡树突状细胞（follicular DC，FDC）虽呈树突状形态，但不具备抗原呈递能力，可通过负载抗原肽刺激生发中心B细胞发生体细胞超突变。

树突状细胞的发育和成熟是一个复杂的过程，通常可以分为几个阶段：①未成熟DC。未成熟DC主要存在于各组织器官，包括分布于皮肤和黏膜的朗格汉斯细胞（Langerhans cell，LC）和分布于多种非免疫器官组织间质等，这个阶段的树突状细胞表达模式识别受体，能有效识别和摄取外源性抗体，具有很强的抗原加工能力，呈递抗原和激发免疫应答能力较弱。②迁移期DC。未成熟DC在各组织器官中接触和摄取抗原或受到某些炎性刺激表达特定趋化因子受体，由外周组织器官通过输入淋巴管和（或）血液循环进入外周淋巴器官，在迁徙期DC逐渐发育成熟。③成熟DC。迁移到外周免疫器官的树突状细胞已成熟，此阶段DC特点为识别和摄取外源性抗原的能力弱、加工抗原的能力弱、能有效呈递抗原和激活T细胞，启动适应性免疫应答。

树突状细胞在机体的多种生理和病理过程中发挥关键作用：①识别和摄取抗原，参与固有免疫应答。DC表达多种模式识别受体以及Fc受体，可识别多种病原微生物或抗原-抗体复合物，通过胞饮作用、吞噬作用、受体介导的内吞作用等摄取抗原物质并销毁。②加工和呈递抗原。摄取和加工抗原后DC将抗原以抗原肽-MHC Ⅱ类分子复合物的形式表达在细胞膜上，并呈递给$CD4^+$T细胞，提供初始T细胞活化的启动信号（或抗原刺激信号、第一信号）。成熟DC还高表达CD80、CD86、CD40等共刺激分子，为T细胞充分活化提供了第二信号。DC产生的细胞因子进一步诱导活化T细胞增殖和分化，从而完整启动免疫应答。DC高表达ICAM-1等黏附分子使之与T细胞牢固结合，有利于细胞之间的相互作用。与已活化的或记忆T细胞不同，初始T细胞的活化更依赖于DC刺激信号的存在，因此，DC是唯一能直接激活初始T细胞的专职性APC。③免疫调节作用。DC能够分泌多种细胞因子和趋化因子，通过细胞间直接接触的方式或者可溶性因子间接作用的方式，调节其他免疫细胞的功能。④诱导与维持免疫耐受。未成熟DC参与外周免疫耐受的诱导。

5.单核/巨噬细胞 单核细胞（monocyte）来源于骨髓，从血液移行到全身组织器官，成为巨噬细胞（macrophage，Mφ）。单核/巨噬细胞表达多种受体（包括补体受体、Fc受体、清道夫受体、模式识别受体等），可通过胞饮作用、吞噬作用、受体介导的内吞作用等摄取抗原物质，其吞噬和清除病原微生物能力很强。

巨噬细胞属于髓系细胞，它们能够识别和清除多种病原体和有害物质，主要负责识别、摄取和消化病原体、死亡细胞和细胞碎片等，通过吞噬病原体和分泌消化酶等手段来摧毁病原体、肿瘤细胞和受损细胞。大多数单核/巨噬细胞低水平表达MHC Ⅰ类分子、Ⅱ类分子和共刺激分子，虽然其摄取和加工抗原的能力很强，但呈递抗原的能力很弱。IFN-γ等可诱导单核/巨噬细胞表达这些分子的水平升高，抗原呈递功能增强，激活T细胞产生细胞因子，后者进一步激活单核/巨噬细胞，使其发挥更强的清除被吞噬病原体的能力。

（二）免疫因子种类和功能

免疫因子在机体防御机制中扮演着核心角色，

其分类与功能多样，对维护机体健康至关重要。肿瘤免疫相关因子在机体的抗肿瘤作用中发挥着复杂而重要的作用，这些因子通过不同的机制和作用方式，共同维持机体的免疫平衡和抗肿瘤能力。根据功能与结构，免疫因子主要可分为免疫相关细胞因子、主要组织相容性复合体（MHC）、黏附分子等几大类。

1. 免疫相关细胞因子的分类和功能　机体免疫细胞之间存在高度有序的分工合作与协调，这一过程依赖于有效的细胞间信息交换，免疫相关细胞因子是免疫细胞之间传递信息的重要介质之一。细胞因子（cytokine）是由免疫细胞及组织细胞分泌的在细胞间发挥相互调控作用的一类小分子可溶性蛋白质，通过结合相应受体调节细胞生长分化和效应，调控免疫应答，在一定条件下也参与炎症等多种疾病的发生。淋巴细胞、单核/巨噬细胞、树突状细胞、粒细胞、成纤维细胞、内皮细胞等均可产生细胞因子。免疫相关细胞因子种类繁多，命名的方法也不尽相同。本文根据它们的功能和作用机制，可以将免疫相关细胞因子分为几类：①趋化因子（chemokines）。如CXCL（C-X-C motif chemokine ligand）8（又称IL-8）、CCL2（C-C motif ligand 2，又称monocyte chemoattractant protein-1，MCP-1，单核细胞趋化蛋白）、CXCL10（又称IP-10，IFN-γ-inducible protein 10，γ干扰素诱导蛋白-10）等，这类趋化因子能够引导免疫细胞在体内定向迁移，还能活化免疫细胞，参与淋巴器官形成及免疫细胞发育，参与炎症反应，并启动和调控适应性免疫应答，调节血管生成、细胞凋亡等，并在自身免疫病以及移植排斥反应等病理过程中发挥作用。②生长因子。如集落刺激因子（colony stimulating factor，CSF）、转化生长因子-β（transforming growth factor-β，TGF-β）、血管内皮生长因子（vascular endothelial growth factor，VEGF）、表皮生长因子（epidermal growth factor，EGF）、成纤维细胞生长因子（fibroblast growth factor，FGF）、神经生长因子（nerve growth factor，NGF）、血小板源性生长因子（platelet-derived growth factor，PDGF）等，可促进相应细胞生长和分化。③炎症因子。如白介素类等，此类细胞因子参与抗感染免疫应答的全过程。当病原体感染时，机体的固有免疫和适应性免疫在细胞因子网络的调控下构成机体重要的抗感染防御体系，从而有效地清除病原体，保持机体的稳态和平衡；同时还有部分在促进炎症进展和免疫应答中发挥作用。④肿瘤坏死因子（tumor necrosis factor，TNF）。如肿瘤坏死因子相关凋亡诱导配体（TNF-related apoptosis-inducing ligand，TRAIL）、FasL、CD40L等，TNF家族成员在调节免疫应答、杀伤靶细胞和诱导细胞凋亡等过程中发挥重要作用。整体而言，免疫相关细胞因子的功能可概括为：①调控免疫细胞的发育、分化和功能；②调控机体的免疫应答，发挥抗感染、抗肿瘤、诱导凋亡等功能。

2. 主要组织相容性复合体的分类和功能　主要组织相容性复合体（major histocompatibility complex，MHC）是一组与免疫应答密切相关、决定移植组织是否相容、紧密连锁的基因群。人的MHC称为人类白细胞抗原（human leukocyte antigen，HLA）基因复合体，其编码产物称为HLA分子或HLA抗原。MHC基因分为两种类型：一是经典的MHC Ⅰ类基因和经典的MHC Ⅱ类基因，它们的产物具有抗原呈递功能，显示极为丰富的多态性，直接参与T细胞的激活和分化，参与调控适应性免疫应答；二是免疫功能相关基因，包括传统的Ⅲ类基因，以及新近确认的多种基因，它们或参与调控固有免疫应答，或参与抗原加工，不显示或仅显示有限的多态性。Ⅰ类分子由具有多态性的重链（α链）和非多态性的$β_2$微球蛋白通过非共价键结合而成，分布于所有有核细胞表面。Ⅱ类分子是由一个多形态的α链和β链组成的异形二聚体，仅表达于淋巴组织中一些特定的细胞表面，如专职性抗原呈递细胞（包括B细胞、巨噬细胞、树突状细胞）、胸腺上皮细胞和活化的T细胞等。

MHC在免疫系统中扮演着至关重要的角色，特别是在免疫识别和免疫应答过程中，总结MHC的主要功能如下所述。

（1）抗原呈递：作为抗原呈递分子参与适应性免疫应答MHC分子的主要功能是将抗原片段（肽段）呈递给T细胞，以便T细胞可以识别并作出相应的免疫应答，经典的MHCⅠ类和Ⅱ类分子通过呈递抗原肽而激活T淋巴细胞，参与适应性免疫应答。这是MHC主要的生物学功能。

（2）免疫识别：MHC分子允许免疫系统识别细胞是否受到感染或异常，并在必要时启动适当的免疫反应，如$CD4^+$Th细胞识别Ⅱ类分子呈递的外源性抗原肽，$CD8^+$CTL识别Ⅰ类分子呈递的内源性抗原肽。

（3）免疫调节：经典的Ⅲ类基因编码补体成分，参与炎症反应和对病原体的杀伤，与免疫性疾病的发生有关；非经典Ⅰ类基因可作为配体分子，以不同的亲和力结合激活性和抑制性受体，调节NK细胞和部分杀伤细胞的活性；参与启动和调控炎症反应，炎症相关基因编码的多种分子如TNF-α等参与机体的炎症反应。

（4）免疫耐受：MHC也在免疫耐受中起到重要作用，即防止免疫系统对自身组织发动攻击，从而避免自身免疫性疾病的发生。胸腺发育中，高亲和力结合自身抗原肽-MHC分子复合物的T细胞克隆发生凋亡，从而清除自身反应性T细胞，建立了T细胞的中枢免疫耐受。

3.黏附分子的分类和功能　黏附分子（adhesion molecule）是介导细胞间或细胞与细胞外基质（extracellular matrix, ECM）间相互结合和作用的分子，它们分布于细胞表面或细胞外基质、大多为糖蛋白，少数为糖脂。黏附分子以配体-受体相对应的形式发挥作用，使细胞与细胞间、细胞与基质间或细胞-基质-细胞之间发生黏附，参与细胞的识别、信号转导、活化、细胞的伸展和移动、细胞的生长及分化、炎症、凝血、肿瘤发展、创伤愈合等生理病理过程。目前按黏附分子的结构特点可将其分为4类：①整合素家族（integrin family）；②免疫球蛋白超家族（immunoglobulin superfamily, IGSF）；③选择素家族（selectin family）；④钙黏蛋白家族（Cadherin）。

（1）整合素家族：整合素家族中至少有18种α亚单位和8种β亚单位，以β亚单位的不同将整合素家族分为8个组（β1～β8组）。目前已知存在多种α链和β链的组合形式，形成了一系列功能各异的整合素同源二聚体。首先，整合素分子在体内分布广泛，一种整合素可分布于多种细胞，同一种细胞也往往有多种整合素的表达，其次，整合素分子的表达水平可随细胞活化和分化状态不同而发生改变。整合素分子在与配体结合时所识别的只是配体分子中由数个氨基酸组成的短肽序列。不同的整合素分子可能识别相同的短肽序列或同一个配体中不同的短肽序列。同一短肽序列可以存在于几种不同的配体中，因此，每一种整合素分子可能有几种细胞外间质成分作为配体，而每一种细胞外间质中的配体也可能被几种不同的整合素分子所识别。

（2）免疫球蛋白超家族：免疫球蛋白超家族因子是一类与免疫球蛋白相似的V区样或C区样结构域、其氨基酸组成也有一定同源性的黏附分子。细胞间黏附分子-1（intercellular adhesion molecule-1, ICAM-1）是最早发现的免疫蛋白超家族黏附分子之一，以后又相继发现了ICAM-2和ICAM-3，它们的免疫球蛋白结构域氨基酸序列具有同源性，且都可以结合LFA-1分子。不同的ICAM分子在体内的分布范围有较大差异，ICAM-1分子分布广泛，如淋巴结和扁桃体血管内皮细胞、胸腺树突状细胞、扁桃体和肾小球上皮细胞、白细胞、巨噬细胞和成纤维细胞等，IL-1、TNF-α、IFN和LPS可促进ICAM-1分子的表达；ICAM-2则分布较局限，主要表达的血管内皮细胞，主要参与淋巴细胞的抗原识别，免疫细胞间相互作用，并参与细胞的信号转导。

（3）选择素家族：选择性家族包括L-选择素、P-选择素和E-选择素3个成员，在白细胞与内皮细胞黏附、炎症发生以及淋巴细胞归巢中发挥重要作用。L、P和E分别表示这3种选择素最初被发现主要表达于白细胞（leukocyte）、血小板（platelet）和血管内皮细胞（endothelial cell）。L-选择素主要分布在白细胞，参与炎症、淋巴细胞归巢到外周淋巴结和派尔集合淋巴；P-选择素主要分布在血小板、巨核细胞及活化的内皮细胞，主要参与白细胞与内皮细胞黏附；E-选择素主要分布在活化的内皮细胞，参与白细胞与内皮细胞黏附、炎症反应等。

（4）钙黏蛋白家族：目前已知Cadherin家族共有3个成员：E-Cadherin、N-Cadherin和P-Cadherin，是同亲型结合（两个相同分子相互结合）、Ca^{2+}依赖的细胞黏附分子，对胚胎发育中的细胞识别、迁移和组织分化以及成体组织器官构成具有重要作用。钙黏蛋白分子以其独特的方式相互作用，其配体是与自身相同的钙黏蛋白分子。

黏附分子在免疫过程中发挥重要作用：①免疫细胞之间的相互作用和活化免疫细胞之间的相互作用均有黏附分子参与，例如DC与T细胞以及CTL与靶细胞相互作用时，首先是两种细胞通过黏附分子的疏松结合。②炎症过程中白细胞与血管内皮细胞黏附细胞表达的不同黏附分子是其介导炎症不同阶段的重要分子基础。以中性粒细胞为例，在炎症发生早期，中性粒细胞表面的唾液酸化的路易斯寡糖与内皮细胞表面炎症介质所诱导表达的E-选择素的相互作用，介导中性粒细胞沿血管壁的滚动和最初的结合。③参与淋巴细胞归巢。淋巴细胞归巢是淋巴细胞的定向迁移，包括淋巴细胞再循环和淋巴细胞向炎症部位迁移。其分子基础是表达在淋巴细胞上的淋巴细胞归巢受体与表达在内皮细胞上的血管递质素的相互作用。④参与细胞的发育、分化、附着和移动。在胚胎发育过程中，不同类型的细胞按照既定的规律形成细胞与细胞之间及细胞与细胞外基质的附着，有序地发育分化并组合在一起构成不同的组织和器官，在此过程中，黏附分子发挥着重要作用。细胞间的附着及细胞移动是细胞发育、分化的基础，参与其中的主要为钙黏蛋白家族成员，以及属于IgSF的黏附分子NCAM（CD56）和PECAM（CD31）等。⑤参与多种疾病的发生。黏附分子介导了多种疾病的发生，如CD18（β2整合素）基因缺陷导致LFA-1（CD11a/CD18）、Mac-1（CD11b/CD18）等整合素分子功能不全，白细胞不能黏附和穿过血管内皮细胞，由此引起一种称为白细胞黏附缺陷症（leukocyte adhesion deticiency，LAD）的严重免疫缺陷病。黏附分子在肿瘤进展及转移中起重要作用，如E-选择素可与大多数结肠癌细胞特异性分子结合，参与肿瘤细胞的血道转移，E-Cadherin表达异常与某些种类的发生、恶化有关。

二、免疫耐受

免疫系统对特定抗原产生的"免疫无反应"状态称为免疫耐受（immunological tolerance），免疫耐受可天然形成，如机体对自身组织抗原的免疫耐受，也可为后天获得，如人工注射某种抗原后诱导的获得性耐受。在胚胎发育期，未成熟的T、B细胞遭遇抗原刺激，不论是自身抗原或外来抗原，都会形成对所接触抗原的免疫耐受，出生后如再遇相同抗原，免疫系统不予应答，或不易应答。免疫耐受与抗原因素、机体因素等均有关系。免疫耐受按其形成时期的不同，分为中枢耐受和外周耐受。中枢耐受（central tolerance）是指在胚胎期及出生后T、B细胞发育的过程中，遇自身抗原所形成的耐受。外周耐受（peripheral tolerance）是指成熟的T、B细胞，遇内源性或外源性抗原，不产生免疫应答，而显示免疫耐受。

1. T细胞免疫耐受　T细胞免疫耐受是指机体中T细胞对自身抗原（自身组织）保持不反应的状态。这是免疫系统中一个关键的机制，确保T细胞只攻击外源性抗原而不攻击自身组织。T细胞免疫耐受的形成涉及多种机制，包括中枢耐受和外周耐受。中枢免疫耐受发生在胸腺中，胸腺是T细胞发育和成熟的主要场所。这里的T细胞经历了几个阶段的选择，以确保只有能够识别外源性抗原而不攻击自身组织的T细胞才能进入循环系统，主要包括阳性选择和阴性选择。阳性选择（positive selection）：未成熟的$CD4^+$和$CD8^+$双阳性T细胞接受胸腺上皮细胞表面MHC分子的信号，这个阶段选择了具有适当结合能力的T细胞受体（TCR），以确保它们能够识别MHC分子上呈递的抗原片段。阴性选择（negative selection）：在胸腺皮质区和髓质区，T细胞接受自身抗原的呈递，并且如果它们对这些抗原过于敏感，会经历细胞凋亡。这个过程有助于清除可能攻击自身组织的T细胞，T细胞中枢耐受异常与自身免疫病发生息息相关。外周耐受是一个重要的补充机制，以确保即使在胸腺中通过了选择的T细胞也不会导致自身免疫反应。其次调节性T细胞（regulatory T cell，Treg）可通过分泌抑制性细胞因子（如IL-10、TGF-β）或直接接触其他免疫细胞来发挥作用，从而抑制自身免疫反应。再者，一些特殊的抗原呈递细胞具有特异性地将自身抗原呈递给T细胞，但同时还表达免疫调节分子，如程序性死亡受体配体1（programmed death-ligand 1，PD-L1）、细胞毒性T淋巴细胞相关抗原4（cytotoxic T lymphocyte-associated antigen-4，CTLA-4）等，从而抑制T细胞的活性。

总的来说，T细胞免疫耐受是由多种机制共同作用的结果，它们确保免疫系统能够区分自身和外源性抗原，并且避免对自身组织的攻击，从而维持免疫系统的正常功能。

2. B细胞免疫耐受　B细胞免疫耐受是机体中确保B细胞不对自身抗原产生反应的重要机制。这种耐受性的形成和维持涉及多个层面的机制，与T细胞相同也包括中枢耐受和外周耐受。阴性选择同样存在于B细胞发育过程中，在未成熟B细胞阶段，发育中的B细胞表面第一次表达功能性的BCR复合物，当它们遭遇自身抗原时，若所表达的BCR能与自身抗原呈高亲和力结合，则可能导致细胞凋亡和克隆清除。即使经过中央耐受的选择，部分B淋巴细胞仍可能对自身抗原产生反应，外周耐受机制有助于抑制这些细胞的活性，以避免自身免疫疾病的发生。有多种免疫调节细胞在外周耐受形成的过程中发挥作用。除调节性T细胞外，近年来发现调节性B细胞能够通过分泌抑制性细胞因子（如IL-10、TGF-β）来抑制其他免疫细胞的活性。B细胞免疫耐受的失调与多种自身免疫疾病的发生有关。当B细胞免疫耐受机制出现缺陷时，自身抗原可能被错误地识别为外源性抗原，导致B细胞产生对自身组织的攻击性抗体，从而引发自身免疫疾病。一些常见的自身免疫疾病，如系统性红斑狼疮、类风湿关节炎和自身免疫性甲状腺疾病等，都与B细胞免疫耐受的失调有关。在这些疾病中，B细胞可能产生针对自身抗原的自身抗体，从而导致组织破坏和炎症反应的发生。

总的来说，B细胞免疫耐受是维持免疫系统自身耐受性的重要机制，其失调可能导致自身免疫性疾病的发生。因此，研究和理解B细胞免疫耐受的机制对于预防和治疗自身免疫性疾病具有重要意义。

3. 免疫耐受的意义和应用 免疫耐受与多种临床疾病的发生、发展及转归密切相关。一方面，丧失对自身抗原的生理性耐受是自身免疫病发生的根本原因；另一方面，对病原体抗原和肿瘤抗原的病理性耐受则可能阻碍正常免疫防御和免疫监视功能的有效发挥，导致慢性持续性感染和肿瘤的发生发展。具体临床意义在于：①诱导免疫耐受。例如口服抗原可在肠道黏膜局部诱导特异性免疫应答，同时却可能抑制全身性应答，在动物模型上，口服Ⅱ型胶原蛋白能抑制类风湿关节炎的发生等；其次通过阻断共刺激分子可成功诱导出对多种抗原的耐受，如CTLA-4/Ig和CD58/TgG1已分别被批准用于类风湿关节炎和银屑病的治疗；再者可过继输入抑制性免疫细胞，在体外扩增调节性T细胞，然后再输入到受者体内，有助于自身免疫病的控制。②打破免疫耐受。在慢性感染和肿瘤患者中，常因免疫抑制分子过表达、共刺激分子缺失或Treg细胞水平的异常升高导致免疫耐受，靶向这类分子或细胞有可能打破免疫耐受，恢复免疫应答，例如粒细胞-巨噬细胞集落刺激因子（granulocyte-macrophage colony-stimulating growth factor，GM-CSF）与其他细胞因子联合应用，既可以诱导粒/单核细胞生成，又可促使DC功能成熟，用于抗肿瘤免疫治疗。

第二节 肿瘤免疫学理论演变

一、免疫监视学说

免疫监视学说是指机体免疫系统对肿瘤细胞的识别和清除过程，这一理论最初由美国科学家Paul Ehrlich在20世纪初提出，但直到20世纪70年代，Bruce Beutler和Lloyd J. Old等科学家的研究工作进一步加强了对这一概念的认识。免疫监视学说认为，机体免疫系统能够识别并清除异常细胞，包括肿瘤细胞，这种监视过程通过多种机制实现，包括NK细胞、T细胞介导的细胞毒性、细胞因子的释放等。人类肿瘤的发展是一个多步骤的过程，一般认为其必须具备以下6个生物学潜能：①持续增殖信号的刺激；②逃避生长抑制；③耐受细胞死亡；④能够无限复制；⑤诱导血管生成；⑥激活侵袭和转移。随着肿瘤研究的不断深入，逐渐提出不能仅仅通过描述肿瘤细胞的特性来简单地理解肿瘤生物学，还必须研究肿瘤微环境对肿瘤发生发展的影响。其中有两个肿瘤细胞的新特征值得关注：一是基因组不稳定及突变；二是微环境中存在促进肿瘤发生的炎症反应。这两个新特性对肿瘤研究具有重要意义。第一个特性涉及肿瘤细胞能量代谢的异常，即肿瘤细胞通过其能量代谢来促进自身的生长和增殖；第二个特性提示肿瘤细胞具有活跃的、逃避免疫系统破坏的能力。

免疫系统在保护宿主免受病原微生物感染过程中的重要性已经被普遍接受，但是一个多世纪以来，免疫系统能够控制肿瘤生长这一观念仍存在争议，随着研究不断进行，一系列开创性研究共同验证了免疫系统在肿瘤控制方面的作用，这重新激起了学者们对肿瘤免疫学领域的研究热潮。人们首先揭示了IFN-γ在肿瘤免疫监视方面起到了关键作用；后续研究显示免疫系统不仅调控肿瘤细胞的数量，同时也调控肿瘤细胞的质量，根据相关研究结果免疫系统塑造肿瘤免疫原性这一概念作为肿瘤免疫编辑假说的基础被提出，强调在肿瘤发展过程中，免疫系统具备保护宿主和促进肿瘤进展的双重作用。

免疫监视学说的深入理解对癌症免疫治疗的发展具有重要意义。基于免疫监视的理论，疫苗、免疫检查点抑制剂、嵌合抗原受体T细胞免疫治疗（chimeric antigen receptor T cell immuno-therapy，CAR-T）等肿瘤免疫治疗策略不断涌现，试图通过激活机体免疫系统增强对肿瘤细胞的识别和清除能力，从而达到治疗癌症的目的。

二、肿瘤免疫编辑

肿瘤免疫编辑是一个非固有的肿瘤抑制机制，只有在恶性转化细胞形成以及固有的肿瘤抑制机制失败后才发挥作用。肿瘤免疫编辑包括3个阶段：免疫清除期、免疫均衡期、免疫逃逸期。免疫清除期在固有免疫和适应性免疫共同作用下，免疫系统识别肿瘤细胞并对未出现明显的临床症状者进行破坏，使组织恢复到正常的内稳态。如果在这一阶段宿主体内的肿瘤细胞被完全清除，那么免疫清除期即代表肿瘤编辑的全过程。然而，如果在免疫清除期有罕见的变异肿瘤细胞没有被清除，那么它将继续进展到免疫均衡期，在这个阶段免疫系统限制肿瘤的生长，但无法完全清除肿瘤，其结果是肿瘤细胞生长被机体的免疫机制所阻止。研究证实，在免疫均衡期维持肿瘤细胞平衡的是适应性免疫，免疫系统介导肿瘤细胞的休眠状态的T细胞、IL-12、IFN-γ等参与，但不需要参与固有免疫系统细胞的识别，也不需要有效应功能的NK细胞和分子。在免疫清除期及免疫均衡期不能被免疫系统识别并清除的这些肿瘤细胞将进入免疫逃逸期，处于该期中的肿瘤细胞的生长将不再受到免疫系统的限制，最终导致显著的临床症状。

肿瘤免疫编辑从免疫监视到免疫逃逸，随着近年的不断研究，大量数据研究证实肿瘤免疫相关指标可作为预后的重要预测标志之一，如瘤内调节性T细胞数量与患者存活率的提高程负相关，Th17细胞曾被报道与结直肠癌、胃癌、肺癌、肝细胞肝癌预后不良有关，但它却有助于改善卵巢癌、食管癌、胃癌患者的生存率；深入研究表明，适应性免疫能自发识别肿瘤细胞，如针对p53的高度自发性抗体反应也曾被报道，其突变型常在恶性肿瘤中过度表达，其表达水平因肿瘤的种类而异；其次，大量研究也证实免疫系统在肿瘤控制中起重要作用。

总的来说，尽管免疫功能多种多样，但相关临床研究的结果还是在很大程度上支持人体内存在免疫监视这一机制。为什么自发性免疫应答仅仅发生在一部分个体当中，其原因目前尚不清楚，免疫反应的复杂性使获得该问题的明确答案变得比较困难。在不同个体中，由于抑制免疫的能力有差异，肿瘤也呈现出差异。未来人们将进一步研究肿瘤的基因表达和蛋白质组学，以提高对肿瘤抗原的认识，从而更好地研究人类免疫监视的过程，有助于针对肿瘤患者进行更加有效的个体化治疗。

参考文献

[1] Lu KT, Kanno Y, Cannons JL, et al. Functional and epigenetic studies reveal multistep differentiation and plasticity of in vitro-generated and in vivo-derived follicular T helper cells. Immunity, 2011, 35（4）: 622-632.

[2] Inoue T, Kurosaki T. Memory B cells. Nat Rev Immunol, 2024, 24（1）: 5-17.

[3] Reina-Campos M, Scharping NE, Goldrath AW. CD8$^+$T cell metabolism in infection and cancer. Nat Rev Immunol, 2021, 21（11）: 718-738.

[4] Osum KC, Jenkins MK. Toward a general model of CD4$^+$T cell subset specification and memory cell formation. Immunity, 2023, 56（3）: 475-484.

[5] Schreiber RD, Old LJ, Smyth MJ. Cancer immunoediting: integrating immunity's roles in cancer suppression and promotion. Science, 2011, 331（6024）: 1565-1570.

[6] Laumont CM, Banville AC, Gilardi M, et al. Tumour-infiltrating B cells: immunological mechanisms, clinical impact and therapeutic opportunities. Nat Rev Cancer, 2022, 22（7）: 414-430.

[7] Worbs T, Hammerschmidt SI, Förster R. Dendritic cell migration in health and disease. Nat Rev Immunol, 2017, 17（1）: 30-48.

[8] Snook JP, Kim C, Williams MA. TCR signal strength controls the differentiation of CD4$^+$effector and memory T cells. Sci Immunol, 2018, 3（25）: eaas9103.

[9] Baumjohann D, Preite S, Reboldi A, et al. Persistent antigen and germinal center B cells sustain T follicular helper cell responses and phenotype. Immunity, 2013, 38（3）: 596-605.

[10] Laskowski TJ, Biederstädt A, Rezvani K. Natural killer cells in antitumour adoptive cell immunotherapy. Nat Rev Cancer, 2022, 22（10）: 557-575.

[11] Kong DH, Kim YK, Kim MR, et al. Emerging roles of vascular cell adhesion molecule-1（VCAM-1）in immunological disorders and cancer. Int J Mol Sci, 2018, 19（4）: 1057.

[12] Trzebanski S, Jung S. Plasticity of monocyte development and monocyte fates. Immunol Lett, 2020, 227: 66-78.

[13] Schlitzer A, Ginhoux F. Organization of the mouse and human DC network. Curr Opin Immunol, 2014, 26: 90-99.

[14] Zhou L, Chong MM, Littman DR. Plasticity of CD4$^+$T cell lineage differentiation. Immunity, 2009, 30（5）: 646-655.

[15] Saravia J, Chapman NM, Chi H. Helper T cell differentiation. Cell Mol Immunol, 2019, 16（7）: 634-643.

[16] Wojtowicz WM, Vielmetter J, Fernandes RA, et al. A human IgSF cell-surface interactome reveals a complex network of protein-protein interactions. Cell, 2020, 182（4）: 1027-1043.

[17] Zhu J, Yamane H, Paul WE. Differentiation of effec-

tor CD4 T cell populations. Annu Rev Immunol, 2009, 28(1): 445-489.

[18] Prendergast GC, Jaffee EM. Cancer immunotherapy: immune suppression and tumor growth. 2nd ed. New York: Academic Press, 2019.

[19] 孙逊, 凌虹, 杨巍. 医学免疫学. 9版. 北京: 高等教育出版社, 2022.

第 2 章

胸部肿瘤免疫治疗概况与发展

第一节 免疫治疗基本原理

免疫治疗是一种新兴的肿瘤治疗方法，利用人体自身的免疫系统来识别、攻击和清除肿瘤细胞。

人体的免疫系统是一个精密的防疫系统。它能够识别并消灭外来的病原体，如细菌、病毒等，也能对自身的异常细胞进行清除，其中就包括肿瘤细胞。机体免疫系统由天然免疫和获得性免疫两个部分组成。天然免疫是免疫系统的第一道防线，它对各种病原体具有非特异性的防御作用。获得性免疫则是一种特异性的免疫应答反应，能够特异地识别并针对各种抗原（抗原是指能够刺激免疫系统产生免疫反应的物质）产生免疫反应。这种免疫反应具有记忆功能，能够对同种抗原进行应答，即使再次遭遇同样的抗原，免疫系统也能迅速并有效地发动攻击。在抗肿瘤免疫应答中，天然免疫和获得性免疫相互协作，共同发挥抗肿瘤作用，免疫系统能及时发现体内的异常细胞并且清除，进而阻止肿瘤的发生，保护机体。

人体抗肿瘤免疫应答机制是复杂的，其过程需要多个免疫细胞和分子的相互作用。①免疫细胞识别和加工处理肿瘤抗原。肿瘤细胞通常具有与正常细胞不同的表面抗原，这些抗原可以被免疫系统识别为外来物质。肿瘤抗原被抗原呈递细胞——DC摄取，经过加工、处理等过程，将肿瘤抗原呈递到DC表面。②免疫细胞活化。DC处理肿瘤抗原，呈递给T细胞使其激活，产生特异性T细胞免疫应答，同时可刺激特异性抗体的产生，共同参与抗肿瘤免疫应答。③免疫效应阶段。通过抗体来中和肿瘤细胞表面的抗原，激活补体系统溶解肿瘤细胞，以及调理吞噬作用等来清除肿瘤细胞。T细胞特异性地杀伤肿瘤细胞，同时还可以通过巨噬细胞、NK细胞等非特异性地杀伤肿瘤细胞。④免疫记忆的建立和维持。免疫治疗的最终目的是建立长期的免疫记忆，使机体能够持续识别和清除肿瘤细胞，防止肿瘤复发和转移。因此，免疫治疗不仅可以治疗当前的肿瘤病灶，还可以预防未来的复发。

尽管有强大的免疫系统防御和应答机制，但肿瘤细胞仍有可能逃避免疫系统的攻击，这就是所谓的免疫逃逸。肿瘤细胞可以通过多种方式逃避免疫系统的识别和攻击，如通过表达抑制性分子、改变自身的抗原表达等。抗肿瘤免疫治疗的基本原理就是激活或增强机体免疫系统，通过识别肿瘤特异性抗原（TSA）和肿瘤相关抗原（TAA），使免疫系统能够主动识别和攻击肿瘤细胞。针对肿瘤细胞的上述特性，针对性研发出各种免疫治疗方式，如过继性细胞疗法、免疫检查点抑制剂等。这些方法能够增强免疫系统的攻击能力，打破免疫逃逸的现象，给肿瘤治疗带来希望。

第二节 肿瘤免疫治疗的分类

根据调动宿主免疫系统抗癌能力的方式，免疫疗法可分为"主动"和"被动"两种。

一、肿瘤的主动免疫治疗

（一）概述

主动免疫治疗是一种利用免疫系统来攻击和破坏肿瘤的治疗方法。它通过激活患者自身的免疫系统，提高患者对肿瘤的识别、杀伤和抵抗力，从而达到杀伤肿瘤或抑制肿瘤生长扩散的效果。主动免疫疗法旨在诱导内源性、持久的肿瘤抗原特异性免疫反应（用于预防或治疗）。通过使用细胞因子、佐剂或生物反应调节剂等刺激剂对免疫系统进行非特异性刺激，可以进一步增强对肿瘤的免疫反应。除了在体内诱导免疫反应（将肿瘤抗原作为疫苗注射到宿主的DC中），另一种方法是在体外刺激自体DC，并将其重新应用到患者体内，以打破对肿瘤相关抗原（TAA）的免疫耐受。

（二）机制

主动免疫治疗一般通过以下机制促进免疫细胞对肿瘤的杀伤：

1. 抗原识别与免疫细胞激活　肿瘤免疫应答首先是由效应T细胞通过APC表面表达的MHCⅠ或MHCⅡ分子呈递肿瘤细胞的抗原肽进行抗原识别。T细胞和APC上的共刺激分子通过共刺激信号介导也是T细胞激活所必需的。同时存在这两种信号会触发细胞内事件，导致T细胞的激活和依赖于IL-2的克隆增殖。T细胞数量的扩增会导致对肿瘤细胞的清除。而正常组织中机体为避免免疫系统过度激活，会有一些共抑制信号平衡T细胞的激活，狡猾的肿瘤细胞会利用这种机制进行逃逸。比如T细胞表面的免疫检查点分子程序性死亡受体1（programmed death-1，PD-1）是T细胞活化的抑制分子之一，而肿瘤细胞则在其表面表达配体PD-L1，PD-L1与PD-1结合后就抑制了T细胞活性，即抑制了抗肿瘤免疫。目前免疫检查点抑制剂能够抑制这一个过程而起到重新激活免疫识别及肿瘤杀伤作用。

2. 免疫记忆与长期效应　免疫系统通过识别特异性抗原来触发获得性免疫。T淋巴细胞和B淋巴细胞通过基因重组产生特异性抗原受体，即BCR和TCR。这些特异性淋巴细胞会扩增并清除异物，然后产生记忆细胞。记忆细胞可以在下一次相同外来抗原的刺激下快速做出反应，从而提高免疫系统对该抗原的防御能力。肿瘤细胞因为显著的脱氧核糖核酸（deoxyribonucleic acid，DNA）不稳定性，在缺乏错配修复机制的情况下，会显示出非常高的突变负荷，产生大量突变新抗原，使得免疫系统可以识别。而免疫治疗具有长期、长效的免疫记忆，因此免疫治疗具有独特的"拖尾效应"，这使得患者在免疫治疗停药后肿瘤仍然会继续反应。近年来研究发现存在NK细胞活化导致NK介导的免疫记忆诱导的机制，以及组织驻留记忆T细胞（tissue-resident memory T cell，TRM），可能在抗肿瘤监测和免疫应答中发挥重要作用。

3. 免疫细胞介导的肿瘤细胞杀伤机制　免疫细胞中的NK细胞可以通过直接和间接手段引发目标细胞的死亡。直接杀伤方式包括利用凋亡途径，如通过TRAIL或Fas/FasL相互作用来激活细胞死亡。另一种方式是释放细胞毒性囊泡，其中包含促凋亡酶和穿孔素，进而诱导目标细胞凋亡。间接杀伤方式涉及释放促炎介质，如细胞因子和化学物质，来诱导目标细胞死亡，从而激活适应性免疫应答。最后，NK细胞通过CD16受体结合到目标细胞上的抗体，触发补体相关细胞毒性和抗体依赖性细胞介导的细胞毒性，这种机制是其他免疫细胞所不具备的。

（三）主动免疫治疗分类

1. 细胞因子　细胞因子是构成肿瘤微环境的重要部分，在肿瘤发病机制中具有重要作用。细胞因子有促进肿瘤细胞和抑制肿瘤细胞的双重作用。它们通过控制生长、增殖、转移和凋亡的信号通路，促进肿瘤生长（致癌细胞因子）或抑制肿瘤生长（抗肿瘤细胞因子）。免疫系统的功能严重依赖于细胞因子，因此细胞因子治疗可以帮助免疫系统阻止癌细胞的生长或杀死癌细胞。

细胞因子作为一种免疫调节剂，可以用于激活免疫疗法、抑制免疫疗法等，包括各种重组、合成和天然的制剂。可以分为白细胞介素类（IL-2、IL-7、IL-12），趋化因子（CCL3、CCL26、CXCL7）及其他细胞因子（干扰素、粒细胞集落刺激因子）等。细胞因子治疗的基本原理是通过向患者体内输入适当类型和剂量的细胞因子，对免疫系统、癌细胞生长及肿瘤环境起到影响从而抑制肿瘤发展。

抗肿瘤细胞因子的治疗作用包括以下几个方面：①促进免疫细胞生长和活性。某些细胞因子如IL-15、IL-18能够直接作用于免疫细胞，如T淋巴细胞、NK细胞等，增强它们的生长活性和杀伤能力。这些细胞因子能够增加免疫细胞的数量、改善其功能，并增强其对肿瘤细胞的杀伤作用。②促进免疫识别。细胞因子如GM-CSF通过提高抗原呈递，IFN-α、IFN-γ通过增强MHC表达，均能够激活免疫系统，增强机体的免疫应答。通过提高这些细胞因子的水平，可以激发机体免疫细胞对肿瘤细胞的识别和攻击能力，从而起到抗肿瘤的作用。③抑制肿瘤生长。某些细胞因子如IFN-α具有直接抑制肿瘤生长的作用，能够抑制肿瘤细胞的增殖和扩散，从而延缓肿瘤的发展。④诱导肿瘤细胞凋亡。某些细胞因子如等能够诱导肿瘤细胞发生凋亡，如TNF-α等能够直接作用于肿瘤细胞，诱导其发生凋亡，从而抑制肿瘤生长。⑤调理肿瘤微环境。某些细胞因子能够调节肿瘤血管的生成，如间质细胞衍生因子（stromal cell-derived factor-1，SDF-1）通过与其受体CXCR4的结合，可以促进内皮细胞的迁移和肿瘤血管生成。而IFN-γ则抑制肿瘤组织中的血管生成，诱导调节性T细胞凋亡，刺激M1促炎巨噬细胞的活性以抑制肿瘤进展。

2.肿瘤疫苗　肿瘤疫苗是利用肿瘤相关抗原、肿瘤多肽或肿瘤细胞裂解产物等诱导机体产生肿瘤特异性免疫应答，保护机体免受肿瘤细胞侵袭，实现对肿瘤的预防和治疗。

肿瘤疫苗包括预防性肿瘤疫苗和治疗性肿瘤疫苗两大类。预防性肿瘤疫苗在健康人体中注射，产生肿瘤特异性免疫反应，主要用于预防病原体（病毒）诱发的肿瘤。乙型肝炎疫苗和人乳头瘤病毒疫苗是临床上普及最广泛的预防性肿瘤疫苗，可显著降低肝癌和宫颈癌的发病率。而治疗性肿瘤疫苗主要针对肿瘤患者，通过免疫诱导患者体内产生特异性抗体、效应细胞和特异性免疫记忆细胞，达到治疗肿瘤的目的。

根据肿瘤疫苗的来源，可以分为以下几类：①抗肿瘤病毒样疫苗，利用病毒或病毒成分来激活免疫系统，在这类疫苗中，病毒或病毒样颗粒可以被修改，以确保它们不会引起疾病，同时还能引起免疫反应。例如乙肝病毒疫苗和人乳头状瘤病毒（human papilloma virus，HPV）疫苗可以通过激活免疫减少感染，从而减少乙肝-肝硬化-肝癌的过程，以及高危HPV感染导致宫颈癌发病风险。②肿瘤细胞疫苗，从患者的肿瘤、动物原位移植的肿瘤和实验室培养的肿瘤细胞系中获取，制备过程中经过物理、化学或生物类的方法处理，保留其免疫原性并去除其致瘤性。肿瘤疫苗通过导入肿瘤的抗原激活患者自身的免疫系统，诱导机体细胞免疫和体液免疫应答，以达到控制或清除肿瘤的目的。③肿瘤基因疫苗，一种基于基因工程技术的癌症治疗方法，其目的是通过将特定的基因引入体内，激发患者的免疫系统来识别和攻击肿瘤细胞。因为肿瘤有自己独特的突变组成，引发肿瘤新抗原的表达，可以被人体的T细胞识别，从而引起免疫反应。肿瘤基因疫苗可以有多种形式，例如DNA疫苗和mRNA疫苗。两者分别使用编码肿瘤抗原的DNA序列，或以mRNA作为载体，携带编码抗原的遗传信息，进入细胞后翻译成蛋白质，激发免疫反应。④病毒载体疫苗，使用病毒作为载体，将编码肿瘤抗原的基因导入患者体内。⑤多肽疫苗，一种由已知或预测的抗原表位的氨基酸序列制备而成的疫苗。多肽疫苗的制备需要通过下一代测序技术，识别肿瘤相关抗原或肿瘤新抗原的短肽序列，此后收集患者的外周血单核细胞，确定他们的人类白细胞抗原（human leucocyte antigen，HLA）表型。与传统的减毒活疫苗和灭活疫苗不同，多肽疫苗是通过化学合成制成的，通常不能激发足够强烈的T细胞反应，可能需要与佐剂一起使用以增强免疫反应。⑥肿瘤树突状细胞疫苗，通过增强患者自身的树突状细胞来识别肿瘤细胞，诱导免疫系统攻击和消灭肿瘤细胞。肿瘤树突状细胞疫苗需从患者的外周血、骨髓或肿瘤组织中，将采集到的树突状细胞在体外培养，并经过特定的处理（如暴露于肿瘤相关抗原或肿瘤特异性抗原来激活），再重新注入患者体内，以激发免疫系统对肿瘤的反应。这些免疫反应可能包括特异性T细胞的增殖和活化以及对肿瘤细胞的直接杀伤作用。

肿瘤疫苗作用机制是通过重新调整患者的免疫系统来寻找并消灭癌细胞。与全身化疗和放疗相比，免疫接种本身相对无毒，通常只会引起局部反应，如红肿、热、痒，偶尔会出现皮疹，有时还会出现类似流感症状的发热。这种疫苗诱导的免疫反应具有高度特异性，使治疗效果与毒性之间的平衡更有利。治疗性癌症疫苗能够诱导持久的免疫记忆反应。一旦出现疾病复发的迹象，患者的免疫系统就会被重新激活，从而消灭癌细胞。这种独特功能避免了大多数癌症治疗中典型的高强度和重复性循环治疗，有长期免疫获益的独特优势。

3.免疫检查点抑制剂　免疫检查点（immune checkpoint）是T细胞上受体与相应的配体的统称，受体与配体结合，激活或抑制下游信号通路，起到免疫激活或抑制的作用。免疫检查点的失调会导致免疫反应过度激活（如自身免疫类疾病），也可能导致免疫反应的抑制（如肿瘤）。免疫检查点抑制剂通过阻断T细胞上表达的抑制性受体及相关配体的相互作用、调节机体正常的免疫细胞活性来提高机体对抗肿瘤的作用。

T淋巴细胞的激活需要两个信号：MHC-多肽信号和共刺激分子信号。共刺激分子的信号主要有正向共刺激因子CD27、CD28和CD137通路，和避免T细胞被过度刺激的负向共刺激因子CTLA4通路、PD1/PD-L1通路。这种抑制通路会被肿瘤劫持用来对抗免疫系统，因此采用正向共刺激因子激动剂或负向共刺激因子拮抗剂可以达到提高对肿瘤的免疫杀伤作用。

目前免疫检查点抑制剂的热点研究方向是以下这些途径：①PD-1/PD-L1途径。PD-1表达于细胞表面的跨膜蛋白，与其配体（PD-L1、PD-L2）结合后可传导抑制性的信号，从而降低T细胞增殖及功能。肿瘤或微环境细胞表面若表达PD-1的配体，则有助于肿瘤细胞免疫逃逸。抗PD-1/PD-L1抗体可阻止配体受体结合，恢复抗肿瘤T细胞活性。此途径是目前在基础和临床方面最热门的研究方向。②CTLA-4途径。CTLA-4又名CD152，主要表达于活化的T细胞表面，与T细胞表面的协同刺激分子受体CD28具有高度的同源性，二者与相同的配体CD86（B7-2）和CD80（B7-1）结合。与CD28的功能相反，CTLA-4与B7分子结合后抑制T细胞活化。抗CTLA-4抗体可阻断配体受体结合，阻止T细胞抑制。此途径也是基础和临床研究的热点，并且常和PD-1/PD-L1途径配合，进行基础研究和临床治疗。③LAG-3途径。LAG-3是一种免疫球蛋白超家族的成员，主要在各种免疫细胞表面表达，包括NK细胞、T细胞、B细胞、肿瘤浸润淋巴细胞和树突细胞等。它参与T细胞的负调控，通过协调性上调Treg细胞和无功能T细胞，抑制T细胞的活性。因此，抑制LAG-3能够消除Treg细胞对T细胞的抑制，提高机体的免疫功能。④TIGIT途径。TIGIT是一种脊髓灰质炎病毒受体/黏蛋白家族的成员，主要表达于淋巴细胞中，包括调节性$CD4^+$T细胞、卵泡辅助性$CD4^+$T细胞、$CD8^+$效应T细胞和NK细胞等。TIGIT通过与其受体CD155结合，抑制T细胞和NK细胞的活性，从而调节免疫应答。⑤TIM-3途径。TIM-3是TIM家族的细胞表面分子，主要表达于多种免疫细胞中，包括Treg细胞、NK细胞、DC细胞、单核细胞、巨噬细胞和肥大细胞等。TIM-3与不同的配体结合，可以诱导T细胞凋亡、抑制抗肿瘤免疫反应，以及识别凋亡细胞，促进其被吞噬细胞清除。此外还有B细胞和T细胞淋巴细胞衰减因子（B- and T-lymphocyte attenuator，BTLA）、T细胞活化的免疫球蛋白抑制V型结构域（V-domain Ig suppressor of T cell activation，VISTA）和分化簇200（CD200）等。

总之，这些分子和相互作用在调节T细胞和抗原呈递细胞之间的信号传递中起着关键作用，影响免疫系统的活化和抑制过程。这些机制在免疫应答、肿瘤免疫以及T细胞相关疾病的调节中具有重要作用。

4.非特异性免疫佐剂　除了细胞因子和免疫检查点制剂外，还有一类物质可以增强免疫药物治疗效果，被称为非特异性免疫佐剂。非特异性免疫佐剂不直接识别或攻击特定的病原体或肿瘤细胞，而是通过激活或增强免疫系统的功能，帮助免疫系统更有效地对抗病原体或异常细胞。

常见的免疫佐剂有以下几种：①植物血凝素（phytohemagglutinin，PHA），可以活化辅助T细胞（$CD4^+$T细胞）。②血凝素（hemagglutinin，HA），可以激活T细胞、B细胞和巨噬细胞。③脂多糖（lipopolysaccharide，LPS），可以刺激B细胞转化为浆细胞并产生大量抗体。④Poly（I：C），为TLR3激动剂，起到活化NK细胞或介导IFN-I的作用。⑤R837/R848，为TLR7/8的激动剂，可以诱导Th1免疫反应，产生高水平IFN、IL-12、TNF-α、IL-1β等细胞因子。

免疫佐剂通常通过以下方式发挥作用：①激活免疫细胞。非特异性免疫佐剂可以激活多种免疫细胞，如树突状细胞、巨噬细胞和T细胞，促使它们更有效地识别和攻击病原体或肿瘤细胞。②增强抗原呈递。这些佐剂可以增强抗原的处理和呈递过程，使免疫系统更容易识别并启动对抗病原体或肿瘤细胞的免疫反应。③促进免疫细胞活化。免疫佐剂可以促进免疫细胞的活化和增殖，增强其对病原体或肿瘤细胞的攻击能力。④增强免疫记忆。部分非特异性免疫佐剂能够促进免疫系统形成持久的免疫记忆，使其更快速、更有效地应对未来的感染或异常细胞。

二、肿瘤的被动免疫治疗

（一）概念

被动免疫治疗是一种利用外源性的抗体或其他免疫分子、细胞来增强患者的免疫系统的方法，而不是通过患者自身产生抗体或细胞来对抗疾病。这种治疗方式的核心是提供已经制备好的抗体或其他免疫分子，使其直接作用于疾病相关的分子或细胞上。被动免疫治疗旨在恢复宿主免疫系统对抗肿瘤的反应性，而与主动免疫疗法相比，被动免疫治疗疗程短，需要反复应用。

（二）分类

1.过继性细胞免疫治疗　过继性免疫效应细胞治疗是指从肿瘤患者中分离免疫活性细胞，在体外进行扩增和功能鉴定，然后向患者转输，增加杀伤肿瘤的免疫细胞数量，从而直接杀伤肿瘤或激发机体的免疫应答杀伤肿瘤细胞。T细胞在肿瘤免疫应答中起主要作用，对肿瘤细胞有极强的杀伤作用。但是免疫逃逸机制能使肿瘤细胞成功躲避T细胞攻击。人体内肿瘤特异性T细胞数量较少，并且由于大多数肿瘤细胞不断表达自体抗原，使得靶向这些抗原的T细胞通过免疫耐受机制被中和或移除，数量进一步减少。因此，提高T细胞的识别能力的关键就在于改进"T细胞受体"，因而产生了这两种细胞免疫治疗技术：TCR-T和CAR-T。

（1）TCR-T：TCR-T通过转导嵌合抗原受体（融合抗原结合域及T细胞信号结构域）或者TCRα/β异二聚体，来提高特异性识别肿瘤相关抗原（TAA）的TCR的亲和力和战斗力，使T细胞能够重新高效地识别靶细胞。通过输注能够识别特异靶标的基因修饰T细胞，赋予免疫系统以新的非自然免疫活性。这种方法除了能像细胞毒性化疗和靶向治疗快速杀灭肿瘤外，还避免了疫苗和T细胞检查点疗法的延迟效应。TCR基因治疗临床效率相对较低，寻找有效的肿瘤靶抗原、克隆高亲和性的TCR受体以及优化TCR的转化效率是目前的研究重点。

（2）CAR-T：嵌合抗原受体（CAR）是一种融合蛋白，由抗原识别结构域和T细胞内信号结构域组成。当CAR-T细胞的抗原识别结构域与携带抗原的细胞相互作用时，CAR-T细胞的内部信号结构域激活，CAR-T细胞增殖、分泌细胞因子并杀死含抗原的靶细胞，杀伤携带抗原的靶细胞，最终达到治疗肿瘤类疾病的目的。CAR-T细胞疗法是将患者的自体T细胞进行基因改造，使其表达特异性的抗肿瘤CAR，并经过扩增后再回输到患者体内。CAR-T细胞是通过基因工程获得携带识别肿瘤抗原特异性受体的T细胞，不需抗原处理和呈递，可直接识别肿瘤相关抗原，激活T细胞分泌多种细胞因子杀伤靶细胞。因此CAR-T细胞可以克服主要组织相容性复合体限制性，同时通过增加共刺激分子信号，增强了T细胞的抗肿瘤效应。此外，CAR-T细胞可以准确高效地定位到肿瘤靶点并较长时间表达，在持久抗肿瘤作用中比单克隆抗体更有效。T细胞受体工程T细胞（T cell receptor-engineered T cell，TCR-T）和CAR-T这两种技术的一个共同点在于通过基因改造的手段提高T细胞受体对特异性癌症细胞抗原的识别能力和进攻能力。因此也都统称为"T细胞受体重新定向"技术。但两者所使用的方法是不同的。TCR-T只是通过转入靶向识别基因来使T细胞获得抗肿瘤效果，而CAR-T使TCR头部直接换成特异性的抗体，对T细胞的改动更大，这样就可以让T细胞就在抗体的指引下直接进攻癌细胞。

2. 单克隆抗体治疗　单克隆抗体，指由单一B细胞克隆产生的高度均一、仅针对某一特定抗原表位的抗体。单克隆抗体可以通过靶向癌细胞、改变宿主响应、携带细胞毒性分子、重新定向T细胞等起到抗肿瘤治疗作用。

单克隆抗体靶向肿瘤细胞杀伤的作用机制为：①抗体依赖细胞介导的细胞毒作用（ADCC），活化的自然杀伤细胞能够释放穿孔素和颗粒酶等细胞毒性物质，直接破坏肿瘤靶细胞，其中自然杀伤细胞是ADCC的主要介导者。②抗体依赖性细胞介导的吞噬作用（antibody-dependent cell-mediated phagocytosis，ADCP），主要涉及具有吞噬潜能的效应细胞（如巨噬细胞和单核细胞）对靶细胞（如肿瘤细胞）的吞噬过程。抗体通过其Fab段与靶细胞上的抗原结合，并通过其Fc段与吞噬细胞表面的Fc受体结合，促进吞噬细胞吞噬靶细胞，并通过与溶酶体的融合将其降解。此外，这一过程还刺激效应细胞产生可溶性因子，推动免疫反应的启动和调节。③激活补体依赖的细胞毒性（CDC），其是指抗体的Fab段与靶细胞上的抗原结合后，其Fc段与补体C1q结合，激活补体系统（C2～C9），从而在靶细胞表面形成膜攻击复合物，导致靶细胞裂解。许多抗肿瘤抗体，如抗CD20、CD52和CEA抗体，能够诱导CDC反应。④通过阻断、激活抑制性或激活免疫受体对T细胞进行免疫调节。单克隆抗体包括结合肿瘤抗原的Fab端和结合免疫细胞表面受体的Fc端。在单抗的作用下，两种细胞结合后会通过CDC和ADCC作用杀死肿瘤细胞。⑤单克隆抗体可以抑制新生血管生成，减少肿瘤血流与体积，使现有肿瘤血管正常化；还可以抑制EMT和肿瘤干细胞、祖细胞的增殖来增强抗肿瘤效果。

携带细胞毒性分子是另一种基于单克隆抗体的疗法，即抗体药物偶联物，其通过特定的连接头与高细胞毒性药物偶联，可以特异性结合肿瘤表面抗原，通过"自焚"机制释放药物杀死肿瘤细胞并激活免疫系统。目前乳腺癌中常用的恩美曲妥珠单抗（T-DM1）就是化疗药物偶联了抗HER-2的单克隆抗体。

T细胞定向疗法也是单克隆抗体治疗的分支，

其中T细胞双特异性抗体（T cell engaging bispecific antibody，T-BsAb）是一类新型的肿瘤免疫治疗药物，能同时与靶细胞上的肿瘤相关抗原和T细胞上TCR复合体的CD3亚单位结合。在过去的10年里，许多T-BsAb已经被开发出来用于治疗血液系统恶性肿瘤和实体瘤，例如RG7802同时靶向肿瘤表面的CEA和T细胞上的CD3受体等，从而触发T细胞激活、迁移和杀伤表达CEA的肿瘤细胞。

第三节 胸部肿瘤免疫治疗的作用

胸部肿瘤，主要包括肺癌、食管癌、胸腺瘤、胸膜间皮瘤等，作为影响人类健康的主要疾病之一，其治疗一直是医学界的研究重点。传统的胸部肿瘤治疗方法包括手术、放疗和化疗，但由于胸部肿瘤的多样性和复杂性，很多患者在接受传统治疗后仍面临复发和转移的风险。因此，免疫治疗的出现为胸部肿瘤的治疗带来了新的希望。近年来，随着免疫学的快速发展，免疫治疗在胸部肿瘤的治疗中显示出了巨大的潜力和前景。免疫治疗，特别是基于细胞因子和免疫检查点抑制剂的免疫治疗，正逐渐成为胸部肿瘤综合治疗的重要组成部分。

一、主动免疫治疗在胸部肿瘤治疗中的作用

1.细胞因子　目前，在肺癌等胸部治疗中运用较多的细胞因子是白介素、TNF、TGF-β、干扰素、GM-CSF等。但是胸部肿瘤的治疗中，多为细胞因子与传统化疗的结合，或诱导免疫治疗的联合应用。研究显示IL-2联合化疗对治疗非小细胞肺癌有效，可提高总生存期，并且未显示出明显的毒性反应；IL-2也能有效抑制恶性胸腔积液，获批胸腔灌注的适应证。新近研究发现IL-6水平与髓源性抑制细胞、M2型巨噬细胞和调节性T细胞呈正相关，导致免疫检查点抑制剂（immune checkpoint inhibitor，ICI）疗效较差的原因，IL-6和PD-L1的双重阻断能更好地抑制小动物模型中肺癌的生长。在临床前小鼠肺癌模型中发现，抗TNF-α的赛妥珠单抗和顺铂联合治疗可减少肺癌转移并提高抗肿瘤疗效，初步的临床研究结果也支持了这一发现。TGF-β是肿瘤微环境中的免疫抑制因子，抗TGF-β药物与ICI的组合也是可行的免疫调节治疗方法。干扰素作为抗肿瘤和免疫调节功能的多效性细胞因子，在恶性黑色素瘤和肾癌的治疗中已经有了较多的应用；以IFN-γ等细胞因子诱导的CIK（cytokine-induced killer cell，细胞因子诱导的杀伤细胞）/DC-CIK免疫治疗联合常规化疗等治疗食管癌，可显著延长生存时间，增强免疫功能，提高治疗效果。最近的研究表明，GM-CSF能抑制食管癌细胞的生长，诱导细胞凋亡，抑制上皮-间质转化（EMT），下调E-钙黏蛋白增加和波形蛋白表达，有潜力抑制食管癌细胞增殖和迁移。

细胞因子治疗具有针对性强、作用迅速等优点，但也存在一些挑战，如治疗剂量、生物制剂的稳定性和纯度、免疫反应和免疫耐受性等方面需要进一步研究和优化。随着生物技术的不断进步和临床研究的深入，细胞因子治疗有望成为胸部肿瘤的有效治疗手段之一，并且联合化疗、PD-1/PD-L1、细胞过继治疗、免疫检查点抑制剂等治疗，为改善患者的治疗效果和延长生存期提供更多的贡献。

2.肿瘤疫苗　依赖于宿主免疫系统主动特异性刺激的疫苗，可以最小毒性引发持久抗肿瘤反应，在恶性黑色素瘤等肿瘤治疗中获得了较大的成果。然而，在非小细胞肺癌（NSCLC）中，先前进行的基于全肿瘤细胞疫苗的几项大型Ⅲ期临床试验结果令人失望。尽管这些疫苗能够启动和扩增肿瘤抗原特异性T细胞，但由于包括抗原呈递减少、抗原丢失、细胞因子、免疫抑制细胞和免疫检查点抑制通路等肿瘤免疫逃逸的机制，疫苗诱导的T细胞反应无法达到临床有效。目前DC疫苗在胸部肿瘤治疗中获得了部分成功，例如UV1是一种针对人端粒酶反转录酶（human telomerase reverse transcriptase，hTERT）催化亚基的合成肽癌疫苗，能够刺激我们自身的细胞毒性T细胞识别并杀死表达端粒酶的癌细胞，已经在黑色素瘤、胸膜间皮瘤以及肺癌等恶性肿瘤中显示出良好的抗肿瘤活性。CIMAvax-EGF是由人重组EGF与载体蛋白P64偶联而成，而Racotumomab-alum则是一种靶向肿瘤相关糖鞘脂GM3（NeuGcGM3）的抗独特型疫苗，以上的疫苗在NSCLC的治疗中均斩获一定效果，在古巴等国家被批准用于一线治疗进展后的晚期NSCLC。此外，外泌体疫苗因为其较好的生物利用度、优秀的生物稳定性和较低的费用逐渐被人们重视。在基于小鼠的研究中发现，一种设计产生GM-CSF（ESC-exo/GM-CSF）的外泌体的疫苗能显著减缓或阻断皮下植入的肺癌移植瘤的生长。mRNA疫苗如BNT116的出现更是为肺癌治疗带来了新的希望。同时肿瘤疫苗联合调节免疫检查点的策略显示出一

定前景，通过组合方法克服免疫耐受并改善抗肿瘤T细胞的活化，可能成为NSCLC活性免疫疗法的一种新的、更有潜力的治疗方法。

3.免疫检查点抑制剂　目前免疫检查点抑制剂在肺癌中的应用已经得到学界广泛认可。目前临床中主要的免疫检查点抑制剂包括针对PD-1、PD-L1和CTLA-4的单克隆抗体，其中应用最多的是PD-1/PD-L1抑制剂。

（1）肺癌在胸部肿瘤中占有很大的比例，而免疫检查点抑制剂在肺癌治疗中机制研究较为成熟，其临床应用是目前研究的重点和热点。首先在非小细胞肺癌中，大量数据肯定了PD-1/PD-L1抗体在晚期NSCLC治疗中的重要地位。在一线治疗中，多种PD-1/PD-L1的抗体药物对PD-L1表达≥50%的患者均显示出显著疗效，明显提高了客观缓解率（objective response rate，ORR），并延长了无进展生存期（progression free survival，PFS）和总生存期（overall survival，OS）。对于PD-L1表达低或EGFR敏感突变的患者，单一的PD-1/PD-L1抗体治疗效果不明显，而联合化疗则显示出很强的协同作用。在NSCLC的二线治疗中，PD-1/PD-L1抗体相比多西他赛展现出更优的ORR和生存时间（PFS和OS），并已有多种药物获批适应证。CTLA-4抗体可以增强T细胞的活化和增殖能力，PD-1/PD-L1抗体则能增强T细胞的活性，临床前研究表明这两种抗体联合应用可以进一步增强对肿瘤的免疫反应；在CheckMate-227及CheckMate9LA等临床研究均证实了PD-1/PD-L1抗体与CTLA-4抗体联合应用的疗效。小细胞肺癌（small cell lung carcinoma，SCLC）作为一种高度侵袭性的肿瘤，化疗耐药及快速复发是当前治疗急需面对的问题。大量研究显示，PD-L1抑制剂如阿替利珠单抗、斯鲁利单抗、阿得贝利单抗、度伐利尤单抗联合化疗等在复发性或转移性SCLC的治疗中取得了明显的疗效，获得了国家药品监督管理局（National Medical Products Administration，NMPA）的批准。其次PD-1抑制剂特瑞普利单抗在EXTENTORCH研究、替雷利珠单抗在RATIONALE-312研究中也获得了不错的HR，更新了其在SCLC治疗的适应证。

（2）在胸腺肿瘤和食管癌等其他胸部肿瘤治疗中，免疫检查点抑制剂也具有重要意义。胸腺肿瘤是一类起源于胸腺的少见肿瘤，传统治疗手段对晚期胸腺瘤的效果较差，近年来的研究表明免疫检查点抑制剂对晚期胸腺肿瘤的治疗具有一定效果，帕博利珠单抗已被美国国立综合癌症网络（National Comprehensive Cancer Network，NCCN）指南作为晚期胸腺瘤的二线治疗推荐。但是很多其他ICI却因为较重的免疫不良反应纷纷折戟，如阿维鲁单抗虽然在研究阶段取得不错效果，但3~4级不良反应发生过高导致研究提前终止。此外，食管癌作为一种常见的消化系统肿瘤，免疫检查点抑制剂的应用为食管癌患者带来了新的治疗前景。临床研究显示，PD-1/PD-L1抑制剂在治疗晚期食管癌患者中取得了一定的临床反应，尤其是在那些化疗失败或耐药的患者中，免疫治疗呈现出了显著的生存益处。

（3）除了ICIs的单独使用或与化疗联合外，与放疗的联合也是目前临床研究的热点。放疗具有远隔效应，电离辐射不仅能够引起局部肿瘤细胞死亡，还能使放疗区域外的远处转移病灶缩小，这可能是由于局部放疗有利于肿瘤相关抗原的释放，从而刺激了全身免疫反应。放疗能通过诱导免疫原性细胞死亡、激活环鸟苷酸-腺苷酸合酶（cyclic GMP-AMP synthase，cGAS）-STING通路、改变肿瘤细胞免疫表型、调理肿瘤微环境、上调肿瘤细胞表面免疫检查点与死亡受体等机制增强ICI的效果。PACIFIC研究奠定了在局部晚期肺癌中，根治性放化疗（放射治疗联合化学治疗）后辅助应用ICI巩固治疗这一治疗模式的里程碑。此外，免疫治疗在肺癌治疗中的角色可能不仅仅局限于巩固治疗，还有可能作为诱导治疗，或者与同步放化疗同时进行。目前寻找放疗与免疫治疗结合的最佳时间、剂量以及序贯顺序是当前研究的重点。

4.免疫佐剂　疫苗中仅含有抗原的效果并不好，无佐剂情况下，抗原在未经炎症或微生物刺激的情况下针对未成熟的树突状细胞时，会引起耐受而不是强效的免疫反应。佐剂吸引免疫细胞到注射部位，同时促进抗原的细胞介导转运到淋巴结，并激活抗原呈递细胞的活化。其中水油乳液，如Montanide ISA 720和Montanide ISA 51被广泛采用作为佐剂，它们在注射部位形成沉淀，这导致可溶性抗原被捕获，防止其迅速转运到局部淋巴结，从而诱导炎症和抗原的逐渐释放。除传统剂型外，很多新的分子材料也是研究热点。例如携带siRNA和Fe_3O_4的超声反应纳米载体可以在超声作用下有效转染巨噬细胞，抑制SIRPα mRNA和蛋白表达，促进肿瘤相关巨噬细胞（TAM）的吞噬作用，协同逆转M2型巨噬细胞极化，促进T细胞的浸润，增强细胞毒性T细胞的增殖和活化，并抑制免疫抑制细胞在肿瘤组织中的浸润。目前更多新型佐剂以及佐剂-疫苗呈递系统的研究正在进行。

二、被动免疫治疗在胸部肿瘤治疗中的作用

1. 过继性细胞免疫　CAR-T细胞疗法在胸部肿瘤领域的研究正处于热潮之中。这种治疗方法利用改造的患者自身T细胞来攻击肿瘤细胞，已经在血液肿瘤和实体瘤的治疗中取得了显著的成功。根据美国临床试验数据库（ClinicalTrials.gov）注册研究显示，已经有10余个肺癌、食管癌、胸膜间皮瘤等胸部肿瘤的Ⅰ~Ⅱ期CAR-T临床试验正在进行。一项EGFR阳性的复发/难治性NSCLC临床试验（NCT01869166）结果显示，抗EGFR的CAR-T细胞治疗后，所有患者均未出现明显的毒副作用，2例患者获得部分缓解（partial response，PR），5例患者疾病稳定（stable disease，SD）2~8个月。另一项针对EGFRvⅢ的CAR-T细胞也显示出对肺癌细胞的杀伤作用，并在预防术后肺癌复发和转移方面具有潜在价值。一项Ⅰ期试验（NCT04153799）发现使用CXCR5型修饰的抗EGFR CAR-T细胞也在评估表皮生长因子受体（epidermal growth factor receptor，EGFR）阳性NSCLC患者中显示了安全性和可行性。这些研究结果表明，抗EGFR CAR-T细胞可能通过调节肺癌中的肿瘤免疫微环境发挥免疫杀伤作用。间皮素（mesothelin，MSLN）是一种细胞黏附蛋白，在肺癌和恶性胸膜间皮瘤中也被用作诊断和治疗靶点。体内实验显示，MSLN-CAR-T细胞抑制了NSCLC的异种移植物生长，并且对肿瘤细胞具有较高的杀伤能力。在一项恶性胸膜间皮瘤Ⅰ期临床试验中，通过胸腔内递送间皮素靶向CAR-T细胞后联合全身派姆单抗治疗，患者的中位总生存时间为23.9个月，1年总生存率为83%。其次针对黏蛋白-1、无活性酪氨酸蛋白激酶跨膜受体、癌胚抗原、人表皮生长因子受体-2、程序性死亡配体-1、B7-H3等TAA的CAR-T治疗也在肺癌等临床前模型中显示出非常有潜力的效果，目前有许多临床研究正在进行中。

TCR-T细胞疗法利用的是T细胞受体，而不是CAR。在胸部肿瘤中，TCR-T细胞疗法的作用也备受关注。目前，TCR-T细胞疗法在胸部肿瘤中的研究仍处于早期阶段，但已经有一些初步的临床试验和前期研究表明了其潜力。NY-ESO-1的TCR-T是当前肺癌、食管癌等胸部实体瘤领域的热门研究方向，截至2024年，已有3项临床试验正在进行。此外，针对自体$CD8^+$与$CD4^+$工程化T细胞受体，以及靶向黑色素瘤相关抗原A（melanoma-associated antigen A，MAGE-A）的TCR-T疗法，也已在肺癌和食管癌患者中开展早期临床研究。靶向TAA的MART和NY-ESO-1 TCR-T疗法在晚期非小细胞肺癌等实体瘤中也显示出初步临床疗效，完成的TCR-T临床试验的ORR在0~60%。值得注意的是，这些TCR-T临床试验中的大多数都只入组了少量患者（2~25名），因此ORR在统计上可能不太准确。因此，需要更大规模的Ⅱ期和Ⅲ期临床试验来确认这些TCR-T疗法的实际临床疗效。随着对其机制的进一步理解和技术的改进，相信TCR-T细胞疗法将在胸部肿瘤治疗中发挥越来越重要的作用。

2. 单克隆抗体治疗　目前在肺癌临床使用最多且疗效获得广泛认可的单克隆抗体是贝伐珠单抗。贝伐珠单抗为人源化单抗，主要用于治疗转移性结直肠癌、晚期或转移性非小细胞肺癌、复发性胶质母细胞瘤和肝细胞癌等。严格意义上来说贝伐珠单抗是抗血管生成的靶向药物，但是目前越来越多的研究发现贝伐珠单抗在联合免疫治疗中有调理免疫环境的作用。血管内皮生长因子（VEGF）可以通过抑制树突状细胞成熟，减少T细胞肿瘤浸润，促进肿瘤微环境中抑制细胞介导的免疫微环境的抑制。在Ⅰ~Ⅲ期研究中，联合抗PD-L1和抗VEGF疗法显示出协同作用和积极结果，特别是在已知高VEGF水平在肿瘤生长中起重要作用的环境中。因此贝伐珠单抗也可以被视为一种具有免疫调理功能的单克隆抗体，与免疫检查点抑制剂联合使用具有增效的作用。

三、当前基础研究热点与未来发展方向

在胸部肿瘤特别是肺癌中，可能有多种机制来逃避宿主免疫反应并促进免疫耐受：①抑制抗原呈递机制；②肿瘤释放的可溶性因子（例如IL-10和TGF-β）；③肿瘤浸润性T淋巴细胞；④髓源性抑制细胞；⑤环境因素（如烟草、烟雾等）的免疫抑制作用。这些机制可能是成功的特异性免疫治疗需要克服的最重要障碍。

目前除了免疫检查点抑制剂在肺癌中取得较为肯定的效果外，其他方法比如肿瘤疫苗等尚未取得突破性的成果。但学界认为，理解NSCLC中的免疫失调以及不同致癌基因对免疫环境的影响，探寻活性特异性免疫疗法与其他疗法的组合策略，可

以最大优化临床疗效。以下是未来有潜力获得突破的研究方向：①低剂量化疗与免疫调节。低剂量环磷酰胺等化疗药物可以选择性地减少调节性T细胞（Treg）的数量并抑制其抑制功能，从而增强T细胞的免疫反应。②PD-1/PD-L1通路的调节和组合策略。使用免疫检查点抑制剂与其他免疫调节药物的组合，或与抗原特异性疫苗联合使用，可能会扩大免疫反应，增强抗肿瘤效果。③辐射与免疫反应。辐射可以诱导免疫原性细胞死亡，增强抗原呈递和免疫系统的激活，从而可能增强对肿瘤的免疫反应。④肿瘤免疫环境与免疫失调。在NSCLC中，肿瘤微环境可能由于各种因素（如烟草烟雾、基因突变等）而不同，这可能影响免疫逃逸机制。这种异质性可能影响免疫疗法的疗效。⑤患者选择与免疫反应评估。虽然免疫疗法可能在特定患者群体中有效，但预测疗效的标志物尚未明确，特别是从Ⅱ期试验到Ⅲ期试验的失败表明需要进一步研究。

此外，细胞因子受体或相关凋亡诱导配体在抗胸部肿瘤治疗中的研究也逐渐增多。肿瘤坏死因子相关凋亡诱导配体（TRAIL）在脂多糖（LPS）或促炎细胞因子刺激后表达于巨噬细胞、T细胞、自然杀伤细胞和树突状细胞上，并选择性杀死转化细胞，对正常细胞影响极小。TRAIL受体激动剂已经进入临床阶段，虽然针对TRAIL的激动剂单药在临床试验中没有表现出临床获益，但TRAIL受体激动剂能够在相对保留正常细胞活性的同时，更有效地诱导肿瘤细胞凋亡，这种高选择性杀伤肿瘤细胞的特性为癌症治疗提供了独特的机会。在NSCLC临床试验中，采用了受体激动剂＋常规化疗药物或各种信号转导调节剂的联合方案表现优于单药治疗，可以达到更大限度的肿瘤生长抑制，因此针对TRAIL系统的联合抗肿瘤免疫策略有潜力改善当前免疫耐药的情况。

肿瘤免疫新型细胞因子的发现、细胞因子修饰产品和细胞因子调节剂的研发也在不断进行，为肿瘤治疗带来了新的可能性。联合应用细胞因子治疗、免疫检查点抗肿瘤治疗、精准放疗、新型CAR-T细胞精准靶向疗法以及新型免疫佐剂等手段，正在改善肿瘤免疫治疗效果不佳的情况。

第四节　胸部肿瘤免疫治疗原则

1. 个体化治疗原则　胸部肿瘤的类型、分期、分子特征以及患者的免疫状态等因素都会影响免疫治疗的效果。因此，个体化治疗原则是制订最佳治疗方案的关键。在制订个体化治疗方案时，需要考虑以下几个方面。①肿瘤类型和分期：不同类型和分期的肿瘤对免疫治疗的敏感性有所不同，需要根据具体情况选择合适的治疗方法。②分子特征：肿瘤的分子特征可以帮助确定是否适合进行免疫治疗，例如一些肿瘤可能表达了免疫检查点分子，对免疫检查点抑制剂具有较好的反应。③免疫状态：患者的免疫状态直接影响免疫治疗的效果，因此需要评估患者的免疫功能，并在必要时进行免疫调节治疗，以提高免疫治疗的效果。

2. 综合治疗原则　免疫治疗通常与传统治疗方法（如手术、化疗、放疗等）结合使用，以发挥最大的治疗作用。综合治疗原则强调了免疫治疗与其他治疗手段之间的协同作用，以及治疗的整体性和系统性，一般可考虑免疫疗法与以下治疗手段联合。①联合手术治疗：对于可手术切除的胸部肿瘤，手术治疗常是首选方法。免疫治疗可以在术前、术中或术后应用，以利于肿瘤降期，增加手术治疗的R0切除率和效果，减少术后复发和转移的风险。②联合化疗和放疗：化疗和放疗可以通过减少肿瘤负担、增加肿瘤抗原的表达等方式增强免疫治疗的效果，因此常与免疫治疗结合使用。③联合靶向治疗：靶向治疗可以通过抑制特定的肿瘤生长信号通路，增强免疫治疗的效果，并且可能优化免疫微环境，改善肿瘤乏氧和肿瘤免疫抑制，因此也常与免疫治疗结合使用。④联合不同免疫治疗：因为免疫是一个相对复杂、系统化的环境，单一的免疫治疗手段可能无法达到很好的治疗效果。根据患者的具体情况和肿瘤特征，设计个性化的联合方案，综合利用免疫检查点抑制剂、CAR-T细胞疗法、细胞治疗、疫苗治疗等多种手段，以最大限度地提高治疗效果。然而，联合治疗也可能增加治疗复杂性和不良反应的风险，因此需要在专科医师的指导下进行。

3. 安全有效原则　免疫治疗虽然具有显著的治疗效果，但也伴随着一定的安全风险。因此，在应用免疫治疗时，必须遵循安全有效原则，确保治疗的安全性和有效性。具体包括：①严密监测。对患者的治疗反应进行严密监测，及时发现并处理免疫相关的不良事件。②个体化调整。根据患者的具体情况，个体化调整免疫治疗方案，以减少不良反应的发生。③合理选择方案和剂量。选择合适的剂量和治疗方案，以在保证治疗效果的前提下最大程度地减少不良反应的发生。④积极管理不良事件。对于出现的不良事件，要积极采取措施进行管理，包括暂停治疗、对症治疗等。

胸部肿瘤免疫治疗是当今肿瘤治疗领域的一项重要研究方向，其发展呈现出日益明显的趋势。随着科学技术的不断进步和临床实践的不断积累，免疫治疗在胸部肿瘤治疗中展现出了巨大的潜力。首先，胸部肿瘤免疫治疗的研究已经取得了令人瞩目的成果。通过研究免疫调节剂、免疫检查点抑制剂等药物的应用，免疫治疗已经在胸部肿瘤治疗中具有显著的疗效，为患者提供了新的治疗选择。特别是在晚期胸部肿瘤患者中，免疫治疗不仅可以延长患者的生存期，还可以改善患者的生活质量，减轻治疗相关的副作用。其次，胸部肿瘤免疫治疗的发展前景广阔。随着免疫治疗技术的不断创新和完善，我们可以预见，在未来的研究中，将会有更多新型的免疫治疗方法被开发出来，为胸部肿瘤患者争取更好的治疗效果。胸部肿瘤免疫治疗原则包括个体化治疗原则、综合治疗原则和安全有效原则。只有在遵循这些原则的基础上，才能最大程度地发挥免疫治疗的治疗作用，提高患者的生存率和生活质量。

参考文献

[1] Essogmo FE, Zhilenkova AV, Tchawe YSN, et al. Cytokine profile in lung cancer patients: anti-tumor and oncogenic cytokines. Cancers, 2023, 15 (22): 5383.

[2] Liu C, Yang L, Xu H, et al. Systematic analysis of IL-6 as a predictive biomarker and desensitizer of immunotherapy responses in patients with non-small cell lung cancer. BMC Med, 2022, 20 (1): 187.

[3] Senju H, Kumagai A, Nakamura Y, et al. Effect of IL-18 on the expansion and phenotype of human natural killer cells: application to cancer immunotherapy. Int J Biol Sci, 2018, 14 (3): 331-340.

[4] Pollera CF, Calabresi F, Moreschi M, et al. High dose-intense chemotherapy alone or in combination with interleukin-2 for small cell lung cancer: a pilot study. Cancer Invest, 1994, 12 (6): 574-587.

[5] Yao J, Ly D, Dervovic D, et al. Human double negative T cells target lung cancer via ligand-dependent mechanisms that can be enhanced by IL-15. J Immunother Cancer, 2019, 7 (1): 1-14.

[6] Benoot T, Piccioni E, De Ridder K, et al. TNFα and immune checkpoint inhibition: friend or foe for lung cancer?. Int J Mol Sci, 2021, 22 (16): 8691.

[7] Jorgovanovic D, Song M, Wang L, et al. Roles of IFN-γ in tumor progression and regression: a review. Biomark Res, 2020, 8: 1-16.

[8] Salehi-Rad R, Li R, Paul MK, et al. The biology of lung cancer: development of more effective methods for prevention, diagnosis, and treatment. Clin Chest Med, 2020, 41 (1): 25-38.

[9] Liu Y, Mu Y, Zhang A, et al. Cytokine-induced killer cells/dendritic cells and cytokine-induced killer cells immunotherapy for the treatment of esophageal cancer in China: a meta-analysis. Onco Targets Ther, 2017, 10: 1897-1908.

[10] Zhang J, Liu Q, Qiao L, et al. Novel role of granulocyte-macrophage colony-stimulating factor: antitumor effects through inhibition of epithelial-to-mesenchymal transition in esophageal cancer. Onco Targets Ther, 2017, 10: 2227-2237.

[11] Von Karstedt S, Montinaro A, Walczak H. Exploring the TRAILs less travelled: TRAIL in cancer biology and therapy. Nat Rev Cancer, 2017, 17 (6): 352-366.

[12] Thomas A, Giaccone G. Why has active immunotherapy not worked in lung cancer?. Ann Oncol, 2015, 26 (11): 2213-2220.

[13] Kim H, Kim DW, Kim M, et al. Long-term outcomes in patients with advanced and/or metastatic non-small cell lung cancer who completed 2 years of immune checkpoint inhibitors or achieved a durable response after discontinuation without disease progression: multicenter, real-world data (KCSG LU20-11). Cancer, 2022, 128 (4): 778-787.

[14] Fehniger TA, Cooper MA. Harnessing NK cell memory for cancer immunotherapy. Trends Immunol, 2016, 37 (12): 877-888.

[15] Okła K, Farber DL, Zou W. Tissue-resident memory T cells in tumor immunity and immunotherapy. J Exp Med, 2021, 218 (4): e20201605.

[16] Kaczmarek M, Poznańska J, Fechner F, et al. Cancer vaccine therapeutics: limitations and effectiveness—A literature review. Cells, 2023, 12 (17): 2159.

[17] Ellingsen EB, Aamdal E, Guren T, et al. Durable and dynamic hTERT immune responses following vaccination with the long-peptide cancer vaccine UV1: long-term follow-up of three phase I clinical trials. J Immunother Cancer, 2022, 10 (5): e004345.

[18] Fennell DA, Dulloo S, Harber J. Immunotherapy approaches for malignant pleural mesothelioma. Nat Rev Clin Oncol, 2022, 19 (9): 573-584.

[19] Paston SJ, Brentville VA, Symonds P, et al. Cancer vaccines, adjuvants, and delivery systems. Front Immunol, 2021, 12: 627932.

[20] Chocarro L, Arasanz H, Fernández-Rubio L, et al. CAR-T cells for the treatment of lung cancer. Life, 2022, 12(4): 561.

[21] Xia Y, Tian X, Wang J, et al. Treatment of metastatic non-small cell lung cancer with NY-ESO-1 specific TCR engineered-T cells in a phase I clinical trial: a case report. Oncol Lett, 2018, 16(6): 6998-7007.

[22] Zhang B, Ren Z, Zhao J, et al. Global analysis of HLA-A2 restricted MAGE-A3 tumor antigen epitopes and corresponding TCRs in non-small cell lung cancer. Theranostics, 2023, 13(13): 4449-4468.

[23] Chen DS, Hurwitz H. Combinations of bevacizumab with cancer immunotherapy. Cancer J, 2018, 24(4): 193-204.

第3章

胸部肿瘤免疫应答及逃逸机制

第一节 抗肿瘤免疫应答过程

一、细胞免疫机制

胸部肿瘤包括一系列在胸腔内形成的恶性肿瘤，尽管这些肿瘤类型可能有所不同，它们的治疗反应和免疫环境存在共性。在这些共性中，细胞免疫机制扮演了核心角色，它涉及多种免疫细胞类型及其相互作用，这些细胞直接参与肿瘤的控制和消除。我们将重点探讨T细胞、NK细胞以及其他涉及免疫监视和攻击肿瘤细胞的免疫细胞类型。

T细胞是胸部肿瘤免疫响应中的主要细胞类型，具有高度特异性的识别能力，可以通过其表面的T细胞受体（TCR）识别并结合到肿瘤细胞表面的抗原肽-MHC复合物。这一识别是精确的，使得T细胞能够针对特定的肿瘤抗原发动攻击。此外，$CD8^+$T细胞（细胞毒性T细胞）能直接杀死肿瘤细胞，而$CD4^+$T细胞（辅助性T细胞）则通过分泌细胞因子来调节和增强整个免疫应答。自然杀伤（NK）细胞则代表了一种不依赖于抗原特异性识别的免疫监视机制。它们能够识别并杀死缺乏典型"自我"标志（如MHC I分子）的细胞，这种特性使得NK细胞在对抗早期肿瘤以及某些形式的癌细胞中发挥重要作用。NK细胞的活化可以通过与肿瘤细胞直接接触或通过细胞因子如IL-2和IL-15的刺激来增强。在胸部肿瘤的免疫环境中，树突状细胞作为抗原呈递细胞在激活T细胞和调节NK细胞中起着桥梁作用。它们能够捕捉并处理肿瘤细胞释放的抗原，将其呈递给T细胞，从而启动和增强针对肿瘤的免疫反应。这一过程是胸部肿瘤免疫治疗中不可或缺的一环，也是当前临床和研究关注的重点。

通过以上描述，我们可以看出，胸部肿瘤的细胞免疫机制涵盖了免疫系统的多个层面，包括免疫细胞的激活、抗原呈递、细胞毒性作用以及细胞因子的调节作用。这些机制的相互作用和平衡对于肿瘤治疗的成功至关重要，因此，深入理解和有效操控这一复杂的系统是实现胸部肿瘤有效治疗的关键。

（一）T细胞的激活与功能

T细胞在胸部肿瘤的免疫应答中发挥关键作用，通过其高度特异性的免疫反应直接影响肿瘤的生长与发展。T细胞的激活、增殖和功能执行是一个复杂的生物学过程，涉及多种免疫细胞和分子的互动。本节将详细探讨这些过程及其在胸部肿瘤免疫治疗中的应用。

1. T细胞的识别与激活　T细胞通过其表面的T细胞受体（TCR）识别由主要组织相容性复合体（major histocompatibility complex，MHC）分子呈递的抗原肽。这种识别是特异性的，即每个T细胞只能识别特定的抗原肽-MHC复合物。在胸部肿瘤中，肿瘤细胞表面的异常蛋白质可以被处理成抗原肽，并通过MHC分子展示给T细胞，从而触发免疫反应。激活T细胞通常需要两个信号：第一信号来自TCR识别pMHC；第二信号来自共刺激分子，如CD28在T细胞上与B7-1（CD80）或B7-2（CD86）在抗原呈递细胞上的相互作用。缺少任何一个信号都可能导致T细胞的无效化或耐受状态，不足以激发有效的免疫反应。

2. T细胞的增殖和分化　一旦激活，T细胞将进入增殖阶段，迅速扩增其克隆以形成足够的细胞群体对抗肿瘤。在此过程中，T细胞也会分化成不同的亚型，主要包括细胞毒性T细胞（$CD8^+$T细胞）和辅助T细胞（$CD4^+$T细胞）。$CD8^+$T细胞可以直接杀死肿瘤细胞，而$CD4^+$T细胞则通过分泌细胞因子如IFN-γ和TNF来协助和增强整体的免疫反应。

3. T细胞的免疫调节功能　除了直接攻击肿瘤细胞外，T细胞还参与免疫调节，通过分泌各种细胞因子调整免疫系统的活动。例如调节性T（Treg）细胞，一种特殊类型的$CD4^+$T细胞，能够抑制免疫应答，维持免疫自容和防止自身免疫性疾病。在肿瘤微环境中，Treg细胞的功能可能被肿瘤细胞利用来抑制有效的免疫反应，因此调控这些细胞的活动是免疫治疗策略中的一个重要方面。

4. T细胞在免疫治疗中的应用　针对T细胞的治疗策略，如免疫检查点抑制剂（包括针对PD-1、PD-L1和CTLA-4的抗体）和采用细胞疗法（例如CAR-T细胞治疗），已经成为治疗胸部肿瘤的重要手段。这些策略通过增强T细胞的活性或修改T细胞以增强其抗肿瘤的能力，展示了在治疗某些难治性胸部肿瘤中的巨大潜力。

综上所述，T细胞的激活与功能是胸部肿瘤免疫应答中的关键因素。通过进一步优化这些细胞的激活、增殖、分化和调节功能，可以显著提高免疫治疗的效果，为患者提供更有效的治疗选择。

（二）自然杀伤细胞（NK细胞）的参与

NK细胞是人体先天免疫系统中的一种关键细胞类型，它们在抗肿瘤免疫应答中扮演着重要的角色。NK细胞能够在没有抗原特异性激活的情况下，直接识别并杀死肿瘤细胞。这一独特的能力使NK细胞成为胸部肿瘤免疫治疗中极具潜力的治疗靶标。本节将探讨NK细胞的活化机制、抗肿瘤作用以及在胸部肿瘤治疗中的应用。

1. NK细胞的活化与调节　NK细胞的活化状态由一系列激活和抑制受体的平衡控制。这些受体能够识别肿瘤细胞表面的特定分子，并据此决定是否发起攻击。激活受体（如NKG2D和NKp46）能够识别肿瘤细胞表达的应激诱导分子，而抑制受体（如KIRs）则主要识别正常细胞表面的MHC I分子，防止对健康细胞的误攻。在胸部肿瘤中，肿瘤细胞往往因基因突变或适应性调节而下调MHC I的表达，或表达异常蛋白质。这些改变使得肿瘤细胞逃避T细胞的免疫监视，但同时可能变得更容易被NK细胞识别和攻击。此外，NK细胞通过识别由肿瘤细胞表达的应激诱导配体，如MICA和MICB，进一步增强其对肿瘤细胞的杀伤活性。

2. NK细胞的杀伤机制　NK细胞杀伤肿瘤细胞的主要机制包括释放细胞毒素和引发细胞凋亡。NK细胞内含有颗粒物，如穿孔素和颗粒酶，这些物质能夹带到与肿瘤细胞的接触部位，释放进入肿瘤细胞内部，导致细胞膜破裂或引发细胞凋亡程序。此外，NK细胞还可以通过表达Fas配体或利用TRAIL诱导肿瘤细胞的程序性死亡。

3. NK细胞在肿瘤微环境中的功能　NK细胞在胸部肿瘤微环境中不仅直接杀伤肿瘤细胞，还通过分泌细胞因子如IFN-γ和TNF影响免疫环境，促进其他免疫细胞的活化和肿瘤细胞的免疫监视。这种细胞因子介导的免疫调节作用是NK细胞的另一个重要功能，增强了整体的抗肿瘤免疫应答。

4. NK细胞的临床应用　针对NK细胞的治疗策略，如NK细胞转移疗法和基于NK细胞的免疫调节剂正在开发中。NK细胞的转移疗法涉及将经过体外扩增和激活的NK细胞回输到患者体内，直接攻击肿瘤细胞。此外，通过调节NK细胞的抑制受体或激活受体的信号，可以进一步激活NK细胞，增强其对胸部肿瘤的清除效果。

综合以上内容，NK细胞因其直接杀伤和免疫调节双重作用，在胸部肿瘤的免疫治疗中展现出极大的潜力。未来的研究将进一步揭示NK细胞在肿瘤免疫微环境中的具体机制，并开发出更有效的治疗策略，以利用这一强大的免疫资源。

（三）树突状细胞（DC）和抗原呈递

DC是免疫系统中极其重要的抗原呈递细胞，它们在启动和调节免疫应答中扮演着中心角色。在胸部肿瘤的免疫环境中，DC的功能尤为关键，因为它们不仅能够激活肿瘤特异性的T细胞应答，还可以调节其他免疫细胞的活动，如NK细胞和T调节细胞。本节将探讨DC的成熟、抗原呈递过程以及它们在胸部肿瘤免疫治疗中的应用。

1. DC的成熟与迁移　DC在体内以不成熟状态存在，当识别到病原体或肿瘤细胞产生的信号时，如通过模式识别受体（PRR）识别病原体相关分子模式（PAMP）或损伤相关分子模式（damage-associated molecular pattern，DAMP），DC便开始成熟并迁移到淋巴结。在这个过程中，DC会增加MHC类分子和共刺激分子（如CD80和CD86）的表达，这些分子对于有效的T细胞激活是必需的。

2. 抗原捕获与处理　DC能够通过吞噬、内化和处理肿瘤细胞释放的抗原，将其转化为肽段，并与MHC类分子结合。这些肽-MHC复合物随后被运送到细胞表面，准备呈递给T细胞。DC处理抗原的方式取决于抗原的来源和性质，能够通过交叉呈递的机制激活CD8⁺T细胞，同时通过传统途径激活CD4⁺T细胞。

3. T细胞的激活　在淋巴结中，成熟的DC通过其表面的MHC-抗原复合物与相应的T细胞受体（TCR）相结合，提供第一信号。同时，DC上的共刺激分子与T细胞上的CD28相互作用，提供必需的第二信号，这两个信号共同触发T细胞的激活、增殖和分化。此外，DC还分泌多种细胞因子如IL-12，进一步增强T细胞的免疫反应。

4. DC在肿瘤免疫治疗中的应用　DC的独特功能使其成为肿瘤免疫治疗中极具吸引力的工具。DC疫苗是一种新兴的治疗方法，涉及将患者自身的DC与肿瘤抗原共培养，然后将这些已激活的细胞回输到患者体内，以激发强烈的抗肿瘤免疫应答。此外，研究人员也在探索通过基因工程方法改善DC的抗原呈递效率和激活效果，以期获得更为有效的治疗成果。

通过这些机制，DC不仅在自然的免疫监视中起到桥梁作用，而且在设计免疫治疗策略时，通过其强大的抗原呈递能力，成为连接天然免疫与适应性免疫的关键点。未来的研究和临床试验将进一步揭示并优化DC在胸部肿瘤治疗中的应用，为患者提供更有效的治疗选择。

（四）细胞因子在细胞免疫中的作用

细胞因子是一类由免疫细胞（如T细胞、NK细胞、DC等）及其他细胞类型分泌的小蛋白质，它们在调节和执行免疫反应中起着至关重要的作用。在胸部肿瘤的细胞免疫应答中，细胞因子通过影响细胞生长、分化、迁移和功能活性，从而促进肿瘤的控制和清除。本节将探讨几种关键细胞因子在胸部肿瘤免疫中的功能和作用机制。

1. 促炎和抗炎细胞因子的平衡　细胞因子根据其功能可以大致分为促炎和抗炎两大类。促炎细胞因子，如白介素-2（IL-2）、白介素-12（IL-12）、干扰素-γ（IFN-γ）和肿瘤坏死因子（TNF）等，通常促进免疫细胞的活化、增殖和杀伤活性，对抗肿瘤发挥积极作用。相反，抗炎细胞因子如白介素-10（IL-10）和转化生长因子-β（TGF-β）则可能促进免疫逃逸和肿瘤生长，通过抑制免疫细胞功能来降低免疫应答。在胸部肿瘤的免疫治疗中，调节这些细胞因子的平衡是治疗成功的关键。例如，通过外源性给予IL-2可以增强T细胞和NK细胞的增殖和杀伤能力，而抑制IL-10和TGF-β的信号可能有助于减少肿瘤对免疫应答的抑制。

2. 细胞因子与细胞免疫的调控　细胞因子在细胞免疫中的调控作用主要通过以下几种方式实现。

（1）细胞活化和增殖：IL-2是一个典型的例子，它被广泛用于支持T细胞和NK细胞的活化和扩展。IL-2对T细胞的生存和功能至关重要，经常被用于免疫治疗中，以增强体内对肿瘤的攻击能力。

（2）细胞分化：细胞因子如IL-12和IFN-γ可以推动T细胞向Th1型免疫响应分化，这种响应促进细胞毒性活性和增强对肿瘤的攻击。此外，这些细胞因子还能增强NK细胞的杀伤功能。

（3）调节免疫抑制环境：在肿瘤微环境中，TGF-β和IL-10等细胞因子经常被肿瘤细胞利用来抑制有效的免疫应答。抗肿瘤治疗策略中，通过抗体或小分子抑制这些细胞因子的信号转导，可以恢复免疫细胞的活性。

3. 细胞因子在临床应用中的挑战和前景　虽然细胞因子在胸部肿瘤免疫中展示出巨大潜力，但它们在临床应用中也面临诸多挑战，包括如何精确控制细胞因子的剂量、持续时间和作用范围，以避免可能的副作用，如免疫相关的炎症反应。为此，研究者正在探索更加精确的细胞因子递送系统和调控策略，以期在提高治疗效果的同时降低副作用风险。

总之，细胞因子在调节胸部肿瘤的细胞免疫应答中发挥着多方面的作用，通过优化细胞因子的使用和调控，未来有望开发出更为有效和安全的肿瘤免疫治疗方法。

二、体液免疫机制

如今，胸部肿瘤免疫学主要关注T细胞。然而，T细胞并不是孤立地发挥作用。例如，在胸部肿瘤微环境中，T细胞和B细胞经常相互作用，协调体液和细胞免疫反应。

当初始B细胞表面的IgD和IgM与特定抗原结合时，B细胞就会被激活，启动分化过程，最终形成产生抗体的浆细胞。然后，浆细胞可以迁移到骨髓，在抗原被清除后的数年里，它们可以在骨髓中产生抗体。CD4⁺T细胞对相同抗原的识别会启动T细胞和B细胞之间的串扰，从而增强细胞和体液免疫反应。一方面，这可以通过上调共刺激分子和B细胞表面抗原呈递来实现，从而增强T细胞启动。另一方面，CD40L与CD40相互作用导致B细胞激活。抗原特异性B细胞的同种型转换还需要CD40信号转导，这是大多数胸部肿瘤中一致发现的表型。因此，最佳的适应性免疫反应需要B细胞和T细胞的协调激活。然而，在癌症中，B细胞体液免疫反应的作用多年来一直存在争议。首先，这是人类癌症与快速进展的小鼠肿瘤的体液反应之间可能存在差异的结果。其次，B细胞亚群之间的功能异质性包括已知可抵消炎症和自身免疫的调节性B细胞（Breg）群体。这些细胞类型可能会被胸部肿瘤所选择。第三，在一些小鼠模型中，发现肿瘤微环境中的抗体可以增强骨髓细胞的免疫抑制活性。虽然多项独立研究支持了这些机制在减弱抗肿瘤免疫方面的作用，但近期的报道支持了B细胞在人类癌症中的总体作用主要与延迟恶性进展相关，这表明B细胞体液免疫的有效性。

B细胞来源抗体的抗肿瘤活性是有意义的，因为理论上抗体可以通过依赖抗体的细胞毒性（antibody-dependent cellular cytotoxicity，ADCC）、补体激活和NK依赖性细胞毒性来诱导肿瘤细胞的杀伤。此外，特定的B细胞亚型可以充当抗原呈递细胞，从而促进T细胞介导的免疫反应。B细胞还具有通过FAS/FASL介导的相互作用和TRAIL/Apo-2L途径直接杀死肿瘤细胞的能力。

胸部免疫肿瘤传统上关注适应性免疫反应部分，同时将肿瘤活性促进归因于体液免疫部分。近年来，该领域重新考虑了T细胞和B细胞反应在抗肿瘤免疫背景下的协调作用。最近对胸部肿瘤的研究发现B细胞反应具有更好的结果，通常与优异的T细胞反应相关。三级淋巴结构（tertiary lymphoid structure，TLS）的生发中心产生同型转换抗体，B细胞和T淋巴细胞与其他免疫细胞类型相互作用，这些淋巴结构的存在与更好的免疫治疗反应相关。因此，深入理解B细胞的作用模式和三级淋巴结构的作用对掌握胸部肿瘤的治疗至关重要。

（一）B细胞的特征与应用

B细胞也称B淋巴细胞是一种在适应性免疫反应中起关键作用的白细胞。B细胞可生成高亲和力抗体、生成免疫记忆、充当抗原呈递细胞，并分泌细胞因子。记忆B细胞和浆B细胞可生成诸如免疫球蛋白IgM、IgG和IgE等抗体。

1. B细胞的特征与活化　B细胞来源于骨髓中的造血干细胞，在骨髓中成熟，并在体液免疫中产生抗体起到关键作用。当B细胞与抗原结合时，分化成核比例偏大的浆细胞，并且细胞质中且会出现一些颗粒，这些颗粒会被甲基蓝等染料所染色，同时会产生抗体，表现在细胞膜且进一步释放出去。另一部分B细胞经过抗原激活后并不能成为浆细胞，而是变成了记忆B细胞。当再次遇到相同抗原刺激时，记忆B细胞能快速做出反应，大量分化增殖并生成抗体。

B细胞的活化一般发生在脾脏或淋巴结类的次级淋巴器官中。当B细胞离开骨髓，随着血液运输到次级淋巴器官的过程中，会一直接收来自淋巴循环的抗原。在次级淋巴器官中，当B细胞通过BCR结合抗原时，B细胞的活化就拉开了序幕。

B细胞的活化大体上分为依赖T细胞的活化和不依赖T细胞的活化。其中依赖T细胞的活化是指必须依赖T细胞才能活化B细胞，这类抗原称为T细胞依赖抗原。这类抗原引发的免疫反应通常需要几天的时间，产生的抗体相对于不依赖T细胞的反应，亲和力更高，功能也更加广泛。另外不依赖T细胞的活化是指包括外源多糖和未甲基化CpG DNA在内的T细胞非依赖抗原所介导的活化，即使在缺少T细胞的机体内也可以活化B细胞，诱导体液免疫反应。这样的免疫反应相对来说更快速，但是产生的抗体亲和力相对较低，功能也相对局限。

2. B细胞是胸部肿瘤治疗的靶点　鉴于B细胞与患者预后之间的关系，开发基于B细胞的免疫治疗策略可能是有效的。增加抗肿瘤B细胞的活化或抑制Breg可能会显示出抗肿瘤作用。

现已确定，肿瘤浸润B细胞和TLS内的B细胞可产生抗肿瘤抗体。研究表明，主要存在于癌细胞膜表面的硫酸化糖胺聚糖是癌症中主要的功能性B细胞抗原，天然抗硫酸化糖胺聚糖抗体可抑制多种癌症中的肿瘤生长，有报道显示了使用糖胺聚糖作为胸部肿瘤治疗靶点的临床相关性。在肺癌小鼠模型中，灵芝多糖成分等天然化合物可以通过诱导B细胞激活IgM介导的细胞毒性来抑制肿瘤生长。诸多研究都强调了使用B细胞作为新型免疫治疗靶点的可能性，并揭示靶向B细胞必须既促进抗肿瘤B细胞又抑制Breg表型。

（二）三级淋巴结构（TLS）的特征

1. TLS的组成　研究表明，肿瘤微环境（tumor microenvironment，TME）中肿瘤浸润淋巴细胞与肿瘤细胞作用密切，也是肿瘤预后的有利因素，肿瘤浸润淋巴细胞的浸润程度可预示肿瘤患者的预后及疾病进展。在胸部肿瘤微环境中，T细胞和B细胞通常一起定位于不同质量和不同组织程度的聚集体中。其中一些相互作用会产生类似于淋巴结的高度组织化结构，称为TLS。TLS的形成过程极为复杂，涉及多个细胞及细胞趋化因子的调控作用。目前普遍认为TLS的发育与形成过程类似于次级淋巴结构，由淋巴组织诱导细胞和淋巴组织形成细胞通过相互作用且在特定部位形成。成熟TLS是T细胞区包围着含有生发中心的B细胞区，由免疫细胞和基质细胞组成的有组织的聚集体。基质细胞能进一步转分化为滤泡树突状细胞和成纤维网状细胞，分别支持B细胞区和T细胞区。免疫细胞主要包含树突状细胞，滤泡树突状细胞，CD20$^+$B细胞，CD3$^+$T细胞，CD4$^+$滤泡辅助T细胞（follicular helper T cell，Tfh），CD4$^+$辅助T细胞，CD8$^+$细胞毒性T细胞和调节性T细胞等，树突状细胞和B细胞可将局部抗原呈递给T细胞，从而导致T细胞活化和增殖。Tfh和Th1则可以通过共刺激分子或受体配体相互作用，促进B细胞转化为增殖的B细胞簇，即生发中心（germinal center，GC）。在这个过程中，B细胞经历了亲和力成熟、类别转换和体细胞超突变的过程，成为具有成熟免疫功能的B细胞。研究表明，对胸部肿瘤而言，TME中TLS的浸润对肿瘤的预后有利，TLS密度越高、浸润程度越高、成熟度越高，患者预后越好。

2. B细胞与Tfh细胞的相互作用　B细胞被认为是体液免疫的主要效应细胞。Tfh是控制B细胞成熟和激活的辅助T细胞。B细胞和Tfh与GC中滤泡树突状细胞的相互作用是适应性免疫反应的基础。此外，B细胞和Tfh本身可以浸润肿瘤，B细胞通过与Tfh细胞的相互作用影响肿瘤进展。然而，B细胞在癌症治疗中的直接功效存在矛盾。B细胞不仅通过分泌免疫球蛋白、促进T细胞反应和直接杀死癌细胞来抑制肿瘤进展，而且还通过免疫抑制细胞因子增加肿瘤活性。因此，基于B细胞的免疫治疗需要更好地了解免疫表型特征和亚群。所以理解B细胞的功能以及Tfh细胞在癌症免疫中的相互作用显得尤为重要。

在次级淋巴结构中，B细胞与Tfh细胞相互作用后，通过GC反应分化为B细胞区短期存活的浆细胞，或记忆B细胞和长期存活的浆细胞。重要的是，Tfh和滤泡树突细胞分泌的CXCL13负责B细胞流入TME。现有证据表明，TME中发现的不同B细胞亚群具有不同的作用。首先研究人员证明，

在非小细胞肺癌（non-small cell lung carcinoma，NSCLC）和乳腺癌中，肿瘤浸润B细胞通过亲和力成熟在TLS内产生肿瘤特异性体液反应。此外，B细胞分泌的免疫球蛋白可以通过ADCC或CDC（complement dependent cytotoxicity，补体依赖的细胞毒性）诱导肿瘤裂解。其次B细胞还充当抗原呈递细胞，并促进TME中的T细胞反应。在NSCLC中，大量T细胞和B细胞定位与良好的预后相关。另外，活化的B细胞可以与细胞毒性T淋巴细胞（cytotoxic T lymphocyte，CTL）一起直接裂解肿瘤细胞，并增强颗粒酶B和TRAIL的表达，这两者都对癌细胞具有直接的细胞毒性。

Tfh细胞对于B细胞的工作至关重要。Tfh细胞的特征是表达CXCR5、诱导性共刺激分子（inducible costimulator，ICOS）、程序性死亡受体1（programmed death-1，PD-1）和B细胞淋巴瘤6（B-cell lymphoma 6，Bcl-6）。Bcl-6是Tfh细胞的独特标志物，抑制Th1、Th2、Th17细胞和Treg细胞的分化诱导基因表达。Tfh细胞具有多种功能来帮助GC内的B细胞。ICOS介导的信号通过诱导转录因子c-Maf促进IL-21的产生，而IL-21诱导B细胞增殖和类别转换。Tfh细胞还表达CD40配体，可促进B细胞分化和类别转换。免疫抑制分子PD-1在控制Tfh细胞的激活中发挥作用。在GC中，滤泡调节性T细胞具有Tregs和Tfh细胞的特征，控制着GC的大小和产生的抗体量。在外周血中，CXCR5阳性辅助T细胞对应于源自Tfh细胞的记忆细胞。此外，通过CXCR3和CCR6的表达，记忆Tfh细胞被分为具有Th1、Th2、Th17细胞类型特性的不同细胞群。

与这些数据一致，有各种关于B细胞/Tfh细胞表达状态与癌症患者结果之间关系的报告。在肺癌中，肿瘤浸润性浆细胞和Tfh细胞都与更好的结果相关。在肺癌中，较高密度的CD4$^+$和CTL与TLS内的高密度B细胞相关。B细胞和Tfh细胞反应可能会根据癌症类型、癌症进展状态和个体TME进行调节。

3. 胸部肿瘤与B细胞相关通路　B细胞相关通路（CCL19、21/CCR7轴和CXCL13/CXCR5轴）在通过体液免疫激活免疫反应和通过TLS形成激活局部免疫方面发挥着关键作用。因此，更好地了解B细胞相关途径对于开发有效的胸部癌症控制是必要的。CCL19、21/CCR7轴主要作用于免疫细胞，如T细胞、B细胞和DC，帮助它们迁移到肿瘤部位，

以激活宿主免疫反应。CXCL13/CXCR5轴基本上用于B细胞和Tfh细胞之间的相互作用以加速GC反应，并且还参与B细胞和Tfh细胞向TME的迁移。此外，B细胞通过CCL19、21/CCR7轴和CXCL13/CXCR5轴诱导TLS形成。

若干研究证明了B细胞相关通路与胸部肿瘤的关系。比如，肺癌患者的TME中CCL19的表达状态主要与良好预后相关。乳腺癌患者中，CXCL13表达与TLS表达、对术前化学治疗（简称"化疗"）的更高反应以及患者更好的预后相关。同样，肿瘤中CXCR5的高表达也与乳腺癌的不良预后相关。此外，CXCL13和CXCR5的共表达与乳腺癌患者的淋巴结转移显著相关。

CCL19、21/CCR7轴和CXCL13/CXCR5轴可能通过激活旁分泌轴（用于免疫细胞迁移）和抑制自分泌轴（用于抑制癌细胞）而成为抗胸部肿瘤药物开发的有效靶点。增强CCL19和CCL21表达的瘤内药物可能通过免疫细胞浸润TME发挥抗肿瘤作用。据报道，瘤内注射CCL19可抑制乳腺癌的肿瘤发展。作为基于DC的免疫疗法，瘤内注射CCL21已成功根除肺癌小鼠模型中的肿瘤。在NSCLC中，对肿瘤内表达CCL21的DC进行的Ⅰ期研究表明，CTL增加的患者显著增加PD-L1表达，这表明与检查点抑制剂联合使用可能引起更好的反应。另一方面，研究表明，抑制TGF-β活化激酶1（TGF-β-activated kinase 1，TAK1）可上调CCR7表达，可以减少乳腺癌小鼠模型中的淋巴侵袭和远处转移。

4. TLS胸部肿瘤治疗的靶点　TLS是短暂的异位淋巴组织，可在慢性炎症区域的非淋巴组织中形成。肿瘤浸润B细胞和B细胞相关通路在形成TLS中发挥关键作用。研究表明，TME中TLS的存在与局部抗肿瘤免疫反应和积极的患者预后相关。因此，TLS的上调可能会带来新的癌症治疗方法。此外，B细胞和B细胞相关通路可能是通过TLS形成的有希望的靶点。

在癌症免疫中，抗原与肿瘤浸润免疫细胞一起诱导慢性炎症，其中TLS充当集中且有效的免疫反应的位点。TLS显示与次级淋巴结构中观察到的类似组织。与传统的淋巴结（lymph node，LN）一样，TLS由富含T细胞和富含GC的B细胞区组成，而富含B细胞的区由幼稚B细胞、Tfh细胞和滤泡树突细胞组成。次级淋巴结构和TLS之间的区别在于TLS中不存在NK细胞。TLS的发展允许免疫细胞成熟，例如B细胞和树突细胞，并诱导CTL浸润肿瘤和CD4$^+$T细胞反应。

已有研究报道了几种诱导TLS发生的化疗和免疫治疗剂。在肺癌患者中，新辅助化疗会损害TLS内的GC形成，导致TLS表达的预后益处丧失。考虑到B细胞通过CCL19、21/CCR7轴和CXCL13/CXCR5轴在TLS诱导中发挥的潜在作用，靶向B细胞和B细胞相关途径可能会通过TLS的开发产生有益的效果。

第二节　肿瘤免疫逃逸机制

癌症是全球范围内的主要死亡原因之一，其复杂性和多样性使得有效治疗极具挑战性。作为异常细胞增殖和生长的结果，肿瘤在不同阶段表现出多样的行为模式。免疫系统是人体防御机制的核心，负责识别和消灭病原体以及异常细胞。在癌症的发展过程中，免疫系统通常能够检测到并对抗异常的肿瘤细胞。然而，肿瘤具有显著的适应能力，能够通过多种机制逃避免疫系统的监视和攻击，这种现象被称为免疫逃逸。

免疫监视是免疫系统的一种功能，旨在识别和消灭体内的恶性细胞。根据免疫编辑理论，免疫系统与肿瘤细胞之间的相互作用可以分为三个阶段：消除、平衡和逃逸。在消除阶段，免疫系统能够成功识别和消灭肿瘤细胞。然而，在平衡阶段，少数幸存的肿瘤细胞可能通过基因突变或其他机制，调整自身以适应免疫环境。最终，在逃逸阶段，这些适应了的肿瘤细胞能够规避免疫系统的攻击，进一步生长和扩散。肿瘤的多样性不仅体现在不同类型的癌症之间，还体现在同一类型的癌症中每个肿瘤的异质性。这种多样性使得肿瘤在应对免疫系统时具有很强的适应能力，能够通过多种机制实现免疫逃逸。这种复杂的关系决定了癌症治疗的难度。研究表明，肿瘤的免疫逃逸能力与癌症的侵袭性、转移能力以及预后密切相关。

随着对免疫逃逸机制的深入研究，免疫疗法成为癌症治疗中的重要方向。免疫疗法旨在激活免疫系统，增强其对肿瘤的攻击能力。然而，由于肿瘤的免疫逃逸能力，免疫疗法在某些情况下可能不够有效。了解肿瘤如何逃避免疫系统的识别和攻击，对于开发更有效的免疫疗法至关重要。

一、免疫检查点的调控

免疫检查点是免疫系统的天然调控机制，旨在维持免疫反应的平衡，防止过度或不适当的免疫激活。这些检查点可以抑制免疫细胞的过度活性，防止自体免疫性疾病。然而，肿瘤细胞可以利用这些免疫检查点来逃避免疫系统的攻击，从而在体内生存和生长。这一部分将探讨经典的肿瘤免疫检查点的调控机制。

（一）PD-1/PD-L1

免疫检查点是一组负责调控免疫反应的分子，它们在免疫系统激活和抑制之间保持微妙的平衡。免疫检查点的主要功能包括防止自身免疫反应和控制炎症反应。当免疫系统对肿瘤细胞发起攻击时，免疫检查点的调控机制可以被肿瘤利用，以避免免疫细胞的攻击。经典的免疫检查点，程序性死亡受体1（programmed death-1，PD-1）是免疫检查点中的一种重要分子，主要存在于活化的T细胞、B细胞和NK细胞上。其主要功能是抑制免疫细胞的活性，从而防止过度的免疫反应。PD-1的主要配体是PD-L1和PD-L2，通常在肿瘤细胞和某些抗原呈递细胞上表达。许多肿瘤细胞表达PD-L1，当PD-L1与PD-1结合时，会抑制T细胞的活性和增殖。这种结合会导致T细胞的耗竭，抑制免疫系统对肿瘤的攻击。因此，肿瘤通过上调PD-L1，能够有效地逃避免疫系统的监视。这一机制被认为是许多癌症免疫逃逸的关键。PD-1/PD-L1抑制剂是近年来癌症治疗中的一项重大进展。这些药物通过阻断PD-1与PD-L1的相互作用，解除对T细胞的抑制，进而增强免疫系统对肿瘤的攻击能力。PD-1/PD-L1抑制剂在多种胸部肿瘤中取得了显著的疗效。

（二）CTLA-4

另一重要的免疫检查点，细胞毒性T淋巴细胞相关抗原4（cytotoxic T lymphocyte-associated antigen-4，CTLA-4），主要存在于调节性T细胞和活化的T细胞上。CTLA-4的功能与PD-1类似，主要通过抑制T细胞活性来调节免疫反应。CTLA-4能够与共刺激分子CD80和CD86结合，从而阻止T细胞的激活。在肿瘤微环境中，CTLA-4的上调能够抑制T细胞的激活，并增强调节性T细胞的抑制作用。肿瘤细胞通过激活CTLA-4来削弱免疫系统的反应。CTLA-4抑制剂是最早被批准用于癌症治疗的免疫检查点抑制剂。CTLA-4抑制剂可以阻止CTLA-4与其配体的结合，解除对T细胞的抑制，增强免疫系统对肿瘤的反应。在黑色素瘤的治疗中，CTLA-4抑制剂取得了显著疗效，并被进一步应用于其他类型的癌症治疗。

（三）免疫检查点配体

肿瘤细胞可以高表达免疫检查点配体，如PD-L1、PD-L2，通过与免疫检查点受体结合，抑制免疫细胞的活性。这种机制也是肿瘤抑制免疫反应的重要途径。

在肿瘤环境中，血管新生是肿瘤生长和转移的重要因素。血管新生为肿瘤提供氧气和营养，帮助其扩散到身体其他部位。针对这种机制的治疗策略旨在抑制肿瘤血管新生，增强免疫系统的功能，阻止肿瘤的生长和扩散。肿瘤微环境中的血管新生有助于肿瘤逃避免疫系统的监视和攻击。新生的血管为肿瘤提供氧气和营养，加速肿瘤的生长。这使得肿瘤能够更快扩张，增加免疫系统应对的难度。新生的血管可能携带抑制性细胞因子，或通过改变肿瘤微环境的组成，抑制免疫系统的活性。例如，血管生成过程中分泌的血管内皮生长因子（VEGF）能够抑制T细胞的增殖和功能，削弱免疫系统对肿瘤的攻击。血管新生还可以促进调节性T细胞、髓源性抑制细胞等免疫抑制性细胞向肿瘤微环境的迁移，进一步增强免疫逃逸。针对于此的治疗策略，血管新生抑制剂旨在阻止新血管的形成，减少肿瘤的营养供应，并阻止其生长。这类药物在肿瘤免疫疗法中具有重要作用，通过抑制血管新生，可能降低肿瘤的免疫逃逸能力。

1.抑制VEGF/VEGFR信号通路　VEGF是血管新生的主要调控因子之一，它通过与血管内皮细胞生长因子受体（vascular endothelial growth factor receptor，VEGFR）结合，促进新血管的形成。抑制VEGF/VEGFR信号通路是血管新生抑制剂的主要策略之一。主要的药物包括：贝伐珠单抗（Bevacizumab），是一种抗VEGF单克隆抗体，能够直接与VEGF结合，阻止其与受体的相互作用，从而抑制血管新生；索拉非尼（Sorafenib）和舒尼替尼（Sunitinib），这些药物是多靶点酪氨酸激酶抑制剂，能够抑制VEGFR和其他相关信号通路。

2.结合免疫疗法　血管新生抑制剂可以与免疫疗法结合，增强治疗效果。通过抑制血管新生，可以降低肿瘤微环境的免疫抑制作用，促进免疫系统对肿瘤的攻击。联合治疗的策略有如下几种。与免疫检查点抑制剂结合：血管新生抑制剂与PD-1/PD-L1或CTLA-4抑制剂结合，可能增强T细胞的功能，增强免疫疗法的效果。与CAR-T细胞疗法结合：CAR-T细胞疗法是一种基于T细胞的免疫疗法，结合血管新生抑制剂可能增强CAR-T细胞对肿瘤的攻击能力。

3.联合化疗和放射治疗（简称"放疗"）血管新生抑制剂可以与传统的化疗和放疗结合，增强治疗效果。化疗和放疗可以导致肿瘤细胞损伤，血管新生抑制剂的加入可能减少肿瘤细胞的营养供应，增加治疗的有效性。

二、免疫抑制性细胞的激活

免疫系统在维持机体健康和对抗肿瘤方面起着关键作用，然而免疫抑制性细胞通过抑制免疫反应，帮助肿瘤细胞生存和扩散。了解免疫抑制性细胞的类型、作用机制以及其在肿瘤免疫逃逸中的角色在制定治疗肿瘤策略时显得尤为重要。

免疫抑制性细胞的类型如下。

1.调节性T细胞（regulatory T cell，Treg）是$CD4^+$T细胞的一个亚群，主要功能是维持免疫耐受性，防止自身免疫反应。在肿瘤微环境中，Treg可以抑制效应性T细胞，限制免疫系统对肿瘤的攻击。Treg通过多种机制实现其免疫抑制功能，包括分泌免疫抑制因子，Treg可以分泌IL-10和TGF-β，这些因子能够抑制免疫细胞的活性。此外Treg与效应性T细胞直接接触，可以直接接触抑制效应性T细胞的激活，还可以通过消耗细胞生长所需的营养物质，阻止效应性T细胞的增殖。

2.髓源性抑制细胞（myeloid-derived suppressor cell，MDSC）是一类异质性细胞，包括多形核髓源性抑制细胞和单核髓源性抑制细胞。MDSC的主要功能是抑制免疫反应，它们在肿瘤微环境中大量存在，能够通过多种机制抑制T细胞和NK细胞。作用机制包括分泌抑制性分子，MDSC可以分泌氮氧化物、活性氧（reactive oxygen species，ROS）、精氨酸酶等，抑制免疫细胞的功能。此外MDSC可以通过与免疫细胞的直接相互作用，抑制其活性。最后MDSC可以通过促进血管生成和基质重塑，支持肿瘤的生长和扩散。

3.肿瘤相关巨噬细胞（tumor-associated macrophage，TAM）在肿瘤微环境中具有两种主要亚型：M1和M2。M1型巨噬细胞具有促炎和抗肿瘤作用，而M2型巨噬细胞则具有免疫抑制和促肿瘤生长的特性。肿瘤通常诱导巨噬细胞向M2型转变，从而抑制免疫反应，支持肿瘤生长。

三、肿瘤抗原的变化

肿瘤细胞具有独特的能力，可以通过肿瘤抗原的变化逃避免疫系统的监视和攻击。肿瘤抗原是免疫系统识别肿瘤的关键标记，当这些标记发生变化时，免疫系统可能无法有效识别和消灭肿瘤细胞。根据来源和特性，肿瘤抗原可以分为两类，肿瘤特异性抗原（tumor specific antigen，TSA），这类抗原只在肿瘤细胞中表达，通常由肿瘤特异性突变产生。另一类为肿瘤相关抗原（tumor associated antigen，TAA），此抗原在正常细胞中也表达，但在肿瘤细胞中表达水平更高或形式不同。如癌胚抗原（carcinoembryonic antigen，CEA）和甲胎蛋白（alpha fetoprotein，AFP）等。

肿瘤抗原的变化可以削弱免疫系统对肿瘤的识别和攻击能力。常见的肿瘤抗原变化分为四大类：第一类是抗原丢失，抗原丢失是指肿瘤细胞不再表达某些关键抗原，导致免疫系统无法识别些细胞。这种丢失可能是由于基因突变或基因表达调控异常引起的。抗原丢失可能发生在肿瘤进展过程中，导致免疫系统无法有效识别和攻击肿瘤。第二类是抗原多样性，肿瘤细胞可以通过增加抗原的多样性来逃避免疫监视。这种多样性可能来自于肿瘤细胞的基因异质性。在一个肿瘤内，可能存在多种不同的抗原，这使得免疫系统难以同时识别和攻击所有肿瘤细胞。第三类是抗原表达调控，肿瘤细胞可以通过改变抗原的表达水平来逃避免疫系统的监视。例如，某些肿瘤细胞可以下调主要组织相容性复合体（MHC）分子的表达，从而削弱免疫系统识别肿瘤抗原的能力。MHC分子对于呈现抗原给免疫细胞至关重要，缺乏MHC表达会使免疫系统难以有效识别肿瘤。第四类是抗原修饰，肿瘤细胞可以通过修饰抗原的结构来逃避免疫监视。例如，通过糖基化等方式改变抗原的结构，使其难以被免疫细胞识别。抗原的这种修饰可以降低免疫系统的识别能力。

四、抑制性分子的分泌

通过分泌各种抑制性分子，肿瘤细胞可以削弱免疫系统的功能，抑制免疫细胞的活性，从而逃避免疫系统的攻击。所以熟悉肿瘤抑制性分子的类型、作用机制及其在肿瘤免疫逃逸中的作用十分必要。常见的抑制性分子有如下类型。

1.细胞因子和化学因子

（1）白细胞介素-10（IL-10）：IL-10是一种强

效的免疫抑制性细胞因子,能够抑制T细胞的活性,抑制抗原呈递细胞的功能,并增强调节性T细胞的活性。

(2)转化生长因子-β(TGF-β):TGF-β是一种多功能细胞因子,具有免疫抑制作用。它可以抑制T细胞的增殖,促进调节性T细胞的分化,并抑制NK细胞的活性。

(3)前列腺素E_2(PGE_2):PGE_2是一种促炎症化学因子,肿瘤细胞分泌PGE_2可以抑制免疫细胞的活性,促进肿瘤微环境中的免疫抑制。

2.代谢产物　肿瘤细胞可以通过分泌代谢产物来调节免疫系统,这些代谢产物可能通过改变局部代谢环境来抑制免疫细胞的活性。①吲哚胺2,3-双加氧酶(indoleamine 2, 3-dioxy-genasc, IDO):IDO是一种参与色氨酸代谢的酶,肿瘤细胞分泌IDO可以减少色氨酸的可用性,阻碍T细胞的增殖,并促进调节性T细胞的活化。②乳酸:肿瘤细胞通过无氧代谢产生乳酸,乳酸的累积可以抑制T细胞的活性,并改变肿瘤微环境的酸碱度,从而削弱免疫反应。

五、展望与挑战

随着免疫检查点抑制剂、CAR-T细胞疗法、肿瘤疫苗等免疫疗法的成功应用,研究人员对开发更具多样性和个性化的疗法充满期待。新技术的应用,如基因编辑和基因疗法,也为个性化治疗提供了更多可能性。研究人员正在探索将免疫疗法与其他治疗方法结合的可能性。这些策略可能包括化疗、放疗、靶向疗法等,以增强疗效并克服肿瘤的免疫逃逸能力。通过研究肿瘤微环境、免疫细胞的功能和肿瘤细胞如何规避免疫监视,科学家可以更好地理解免疫逃逸的复杂性。这将有助于开发新型免疫疗法和更有效的组合策略。研究者们正在寻找与免疫逃逸相关的新靶点和生物标志物。这些发现将有助于开发更具针对性的治疗方法,并可能用于预测患者对免疫疗法的反应。

随着免疫疗法的广泛应用,肿瘤细胞可能会发展出新的逃逸策略。这种耐药性和逃逸机制是一个主要挑战,要求研究者不断改进疗法并寻找新的靶点。肿瘤微环境是复杂,肿瘤微环境包含多种免疫抑制细胞和分子,这些因素可以抑制免疫反应。理解并克服这种复杂性是开发有效免疫疗法的关键挑战。每个患者的肿瘤都是独特的,导致个体间的治疗反应差异巨大。个性化治疗的复杂性要求深入研究患者个体特征,并设计量身定制的治疗方案。免疫疗法可能导致免疫相关的不良反应和毒性。如何在增强免疫反应的同时避免这些副作用是一个重要的挑战。免疫疗法通常成本高昂,限制了其广泛应用。如何降低成本并确保全球患者能够获得有效的治疗是需要解决的挑战。

免疫逃逸机制的展望与挑战既带来了希望,也带来了难题。通过持续研究和创新,科学家和临床医师可以继续开发更有效、更安全的免疫疗法,为癌症患者提供更好的治疗选择。

参考文献

[1] Riley RS, June CH, Langer R, et al. Delivery technologies for cancer immunotherapy. Nat Rev Drug Discov, 2019, 18(3): 175-196.

[2] Lim WA, June CH. The principles of engineering immune cells to treat cancer. Cell, 2017, 168(4): 724-740.

[3] Chen DS, Mellman I. Oncology meets immunology: the cancer-immunity cycle. Immunity, 2013, 39(1): 1-10.

[4] Koehl U, Kalberer C, Spanholtz J, et al. Advances in clinical NK cell studies: donor selection, manufacturing and quality control. Oncoimmunology, 2016, 5(4): e1115178.

[5] Mehta RS, Rezvani K. Chimeric antigen receptor expressing natural killer cells for the immunotherapy of cancer. Front Immunol, 2018, 9: 283.

[6] Bald T, Krummel MF, Smyth MJ, et al. The NK cell-cancer cycle: advances and new challenges in NK cell-based immunotherapies. Nat Immunol, 2020, 21(8): 835-847.

[7] Gong T, Liu L, Jiang W, et al. DAMP-sensing receptors in sterile inflammation and inflammatory diseases. Nat Rev Immunol, 2020, 20(2): 95-112.

[8] Cendrowicz E, Sas Z, Bremer E, et al. The role of macrophages in cancer development and therapy. Cancers, 2021, 13(8): 1946.

[9] Yang YL, Li YY, Xu FH. Evolving understanding of T-cell cosignaling pathways. Transplantation, 2022, 106(8): e388-e390.

[10] Ghosh C, Luong G, Sun Y. A snapshot of the PD-1/PD-L1 pathway. J Cancer, 2021, 12(9): 2735-2746.

[11] Rossin A, Miloro G, Hueber AO. TRAIL and FasL functions in cancer and autoimmune diseases: towards an increasing complexity. Cancers, 2019, 11(5): 639.

[12] Zhu J, Petit PF, Van Den Eynde BJ. Apoptosis of tumor-infiltrating T lymphocytes: a new immune checkpoint mechanism. Cancer Immunol Immunother, 2019, 68 (5): 835-847.

[13] Motz GT, Santoro SP, Wang LP, et al. Tumor endothelium FasL establishes a selective immune barrier promoting tolerance in tumors. Nat Med, 2014, 20 (6): 607-615.

[14] Fernandez NC, Lozier A, Flament C, et al. Dendritic cells directly trigger NK cell functions: cross-talk relevant in innate anti-tumor immune responses in vivo. Nat Med, 1999, 5 (4): 405-411.

[15] Kuske M, Haist M, Jung T, et al. Immunomodulatory properties of immune checkpoint inhibitors—more than boosting T-cell responses?. Cancers, 2022, 14 (7): 1710.

[16] Rowshanravan B, Halliday N, Sansom DM. CTLA-4: a moving target in immunotherapy. Blood, 2018, 131 (1): 58-67.

[17] Iwahori K. Cytotoxic $CD8^+$ lymphocytes in the tumor microenvironment. Adv Exp Med Biol, 2020, 1224: 53-62.

[18] Hammer Q, Romagnani C. OMIP-039: detection and analysis of human adaptive $NKG2C^+$ natural killer cells. Cytometry A, 2017, 91 (10): 997-1000.

[19] Reeves RK, Li H, Jost S, et al. Antigen-specific NK cell memory in rhesus macaques. Nat Immunol, 2015, 16 (9): 927-932.

[20] Sun JC, Beilke JN, Lanier LL. Adaptive immune features of natural killer cells. Nature, 2009, 457 (7229): 557-561.

[21] Morvan MG, Lanier LL. NK cells and cancer: you can teach innate cells new tricks. Nat Rev Cancer, 2016, 16 (1): 7-19.

[22] Myers JA, Miller JS. Exploring the NK cell platform for cancer immunotherapy. Nat Rev Clin Oncol, 2021, 18 (2): 85-100.

[23] Frutoso M, Mortier E. NK cell hyporesponsiveness: more is not always better. Int J Mol Sci, 2019, 20 (18): 4514.

[24] Zhou Z, He H, Wang K, et al. Granzyme A from cytotoxic lymphocytes cleaves GSDMB to trigger pyroptosis in target cells. Science, 2020, 368 (6494): eaaz7548.

[25] Chen X, Jensen PE. The role of B lymphocytes as antigen-presenting cells. Arch Immunol Ther Exp (Warsz), 2008, 56: 77-83.

[26] Tao H, Lu L, Xia Y, et al. Antitumor effector B cells directly kill tumor cells via the Fas/FasL pathway and are regulated by IL-10. Eur J Immunol, 2015, 45 (4): 999-1009.

[27] Kemp TJ, Moore JM, Griffith TS. Human B cells express functional TRAIL/Apo-2 ligand after CpG-containing oligodeoxynucleotide stimulation. J Immunol, 2004, 173 (2): 892-899.

[28] Zhang Z, Zhu Y, Wang Z, et al. Yin-yang effect of tumor infiltrating B cells in breast cancer: From mechanism to immunotherapy. Cancer Lett, 2017, 393: 1-7.

[29] Ho KH, Chang CJ, Huang TW, et al. Gene landscape and correlation between B-cell infiltration and programmed death ligand 1 expression in lung adenocarcinoma patients from The Cancer Genome Atlas data set. PLoS One, 2018, 13 (12): e0208459.

[30] Dieu-Nosjean MC, Giraldo NA, Kaplon H, et al. Tertiary lymphoid structures, drivers of the anti-tumor responses in human cancers. Immunol Rev, 2016, 271 (1): 260-275.

[31] Biswas S, Mandal G, Roy Chowdhury S, et al. Exosomes produced by mesenchymal stem cells drive differentiation of myeloid cells into immunosuppressive M2-polarized macrophages in breast cancer. J Immunol, 2019, 203 (12): 3447-3460.

[32] Conejo-Garcia JR, Biswas S, Chaurio R. Humoral immune responses: unsung heroes of the war on cancer. Semin Immunol, 2020, 49: 101419.

[33] Garaud S, Buisseret L, Solinas C, et al. Tumor-infiltrating B cells signal functional humoral immune responses in breast cancer. JCI Insight, 2019, 4 (18): e129641.

[34] Hollern DP, Xu N, Thennavan A, et al. B cells and T follicular helper cells mediate response to checkpoint inhibitors in high mutation burden mouse models of breast cancer. Cell, 2019, 179 (5): 1191-1206.

[35] Schumacher TN, Thommen DS. Tertiary lymphoid structures in cancer. Science, 2022, 375 (6576): eabf9419.

[36] Helmink BA, Reddy SM, Gao J, et al. B cells and tertiary lymphoid structures promote immunotherapy response. Nature, 2020, 577 (7791): 549-555.

[37] Silina K, Soltermann A, Attar FM, et al. Germinal centers determine the prognostic relevance of tertiary lymphoid structures and are impaired by corticosteroids in lung squamous cell carcinoma. Cancer Res, 2018, 78 (5): 1308-1320.

[38] Lauss M, Donia M, Svane IM, et al. B cells and tertiary lymphoid structures: friends or foes in cancer immunotherapy?. Clin Cancer Res, 2022, 28 (9): 1751-1758.

[39] Anderson NM, Simon MC. The tumor microenvironment. Curr Biol, 2020, 30(16): R921-R925.

[40] Hanahan D, Weinberg RA. Hallmarks of cancer: the next generation. Cell, 2011, 144(5): 646-674.

[41] Dunn GP, Bruce AT, Ikeda H, et al. Cancer immunoediting: from immunosurveillance to tumor escape. Nat Immunol, 2002, 3(11): 991-998.

[42] Bhatia A, Kumar Y. Cellular and molecular mechanisms in cancer immune escape: a comprehensive review. Expert Rev Clin Immunol, 2014, 10(1): 41-62.

[43] Blank C, Gajewski TF, Mackensen A. Interaction of PD-L1 on tumor cells with PD-1 on tumor-specific T cells as a mechanism of immune evasion: implications for tumor immunotherapy. Cancer Immunol Immunother, 2005, 54: 307-314.

[44] Bertucci F, Gonçalves A. Immunotherapy in breast cancer: the emerging role of PD-1 and PD-L1. Curr Oncol Rep, 2017, 19: 1-11.

[45] Raimondi C, Carpino G, Nicolazzo C, et al. PD-L1 and epithelial-mesenchymal transition in circulating tumor cells from non-small cell lung cancer patients: a molecular shield to evade immune system?. Oncoimmunology, 2017, 6(12): e1315488.

[46] Hossen MM, Ma Y, Yin Z, et al. Current understanding of CTLA-4: from mechanism to autoimmune diseases. Front Immunol, 2023, 14: 1198365.

[47] Wang H, Franco F, Ho PC. Metabolic regulation of Tregs in cancer: opportunities for immunotherapy. Trends Cancer, 2017, 3(8): 583-592.

[48] Sato T, Terai M, Tamura Y, et al. Interleukin 10 in the tumor microenvironment: a target for anticancer immunotherapy. Immunol Res, 2011, 51: 170-182.

[49] Cheng H, Wang L, Yang B, et al. Cutting edge: inhibition of glycogen synthase kinase 3 activity induces the generation and enhanced suppressive function of human IL-10$^+$FOXP3$^+$-induced regulatory T Cells. J Immunol, 2020, 205(6): 1497-1502.

[50] Martínez-Reyes I, Chandel NS. Cancer metabolism: looking forward. Nat Rev Cancer, 2021, 21(10): 669-680.

[51] Li K, Shi H, Zhang B, et al. Myeloid-derived suppressor cells as immunosuppressive regulators and therapeutic targets in cancer. Signal Transduct Target Ther, 2021, 6(1): 362.

[52] Seliger B, Cabrera T, Garrido F, et al. HLA class I antigen abnormalities and immune escape by malignant cells. Semin Cancer Biol, 2002, 12(1): 3-13.

[53] Rouas-Freiss N, Moreau P, Menier C, et al. HLA-G in cancer: a way to turn off the immune system. Semin Cancer Biol, 2003, 13(5): 325-336.

[54] Tian L, Goldstein A, Wang H, et al. Mutual regulation of tumour vessel normalization and immunostimulatory reprogramming. Nature, 2017, 544(7649): 250-254.

[55] Li Y, Wan YY, Zhu B. Immune cell metabolism in tumor microenvironment. In: Li B, Pan F, eds. Immune Metabolism in Health and Tumor. Dordrecht: Springer, 2017: 163-196.

[56] Martin-Liberal J, De Olza MO, Hierro C, et al. The expanding role of immunotherapy. Cancer Treat Rev, 2017, 54: 74-86.

第4章

胸部肿瘤免疫微环境调控及重编程研究

肿瘤的发生发展是肿瘤细胞与肿瘤微环境长期且持续、动态地相互作用的过程，肿瘤细胞异常增殖、抗凋亡、诱导血管生成、侵袭转移、促炎症反应、免疫逃逸、耐受等能力的获得与维持，都在不同程度上依赖于肿瘤微环境。肿瘤细胞可以通过分泌各种细胞因子、趋化因子和其他因素对其微环境进行功能性改造，诱导周围细胞的重编程，从而在肿瘤生存和进展中发挥决定性作用。因此，靶向肿瘤微环境成员或其相关信号通路成为肿瘤治疗的一个潜在途径。

肿瘤微环境包括肿瘤组织中所有除肿瘤细胞以外的宿主细胞、细胞外基质（extracellular matrix，ECM）和可溶性产物等非细胞成分。其中细胞成分包括成纤维细胞、内皮细胞、神经元、脂肪细胞、适应性免疫细胞（T细胞和B细胞）和先天免疫细胞（巨噬细胞、中性粒细胞、树突状细胞、先天淋巴细胞、髓源性抑制细胞和NK细胞）等；可溶性产物包括ECM、趋化因子、细胞因子、生长因子和细胞外囊泡。肿瘤微环境中的成分是动态变化的，肿瘤细胞根据自身生存需求，通过招募和重编程非癌宿主细胞调节肿瘤微环境，免疫细胞是肿瘤微环境的重要组成部分，在肿瘤细胞与免疫微环境的相互作用过程中起着至关重要的作用。越来越多的证据表明，免疫细胞浸润，尤其是发挥负反应免疫调控的调节型免疫细胞的浸润，通常在肿瘤进展中发挥积极作用，包括促进肿瘤生长、抑制免疫应答、促进肿瘤的免疫逃逸，癌细胞和近端免疫细胞之间的联系最终形成了促进肿瘤生长和转移的环境，预示患者免疫治疗效果不佳或不良预后。

免疫检查点是免疫系统中的抑制性通路，由配体/受体的相互作用所调控，对维持自身免疫耐受、调节生理性免疫应答的持续时间和幅度起重要作用，在抗肿瘤免疫的多个节点发挥重要作用。近年来，免疫检查点抑制剂如PD-1/PD-L1抑制剂、CTLA-4抑制剂在多种胸部肿瘤治疗中显示出显著疗效，然而，肿瘤细胞通过复杂的免疫逃逸机制，常导致治疗效果的不确定性和耐药性。此外，肿瘤微环境内部的成分和组成在不同的生长阶段会发生变化，导致免疫细胞的代谢重编程并进而改变其功能，影响肿瘤细胞的生存和增殖，促进肿瘤免疫逃逸。本章主要阐述肿瘤微环境调控研究进展，重点阐述免疫检查点、调节型免疫细胞及免疫细胞代谢重编程。

第一节 免疫检查点分子新机制

免疫检查点分子如PD-1及其配体PD-L1和CTLA-4在调控免疫反应中起重要作用。通过复杂信号通路及细胞间相互作用，这些分子能够精准调控T细胞的活化与功能，进而影响肿瘤免疫微环境，促使肿瘤免疫逃逸。随着研究不断深入，新型免疫检查点分子在肿瘤免疫调控中的关键机制正逐步被揭示。

T细胞免疫球蛋白和ITIM结构域（T cell immunoglobulin and ITIM domain，TIGIT）是近年来研究的另一个重要的免疫检查点分子。TIGIT通过与其配体CD155结合，抑制NK细胞和T细胞的功能。TIGIT通过胞内ITIM基序招募SHP-1和SHP-2磷酸酶，抑制TCR和NK细胞活化受体的信号转导，降低T细胞和NK细胞的细胞毒性和细胞因子分泌。此外，TIGIT还通过调节树突状细胞的功能，抑制抗原呈递和T细胞活化。

淋巴细胞活化基因3（lymphocyte activation gene-3，LAG-3）是另一个重要的免疫检查点分子，LAG-3与MHC Ⅱ分子、Galectin-3（GAL-3）等结合，顺式结合CD3-TCR复合体，抑制T细胞的活化。LAG-3通过胞内膜FXXL基序和高度保守的KIEELE基序介导其抑制功能，与T细胞耗竭密切相关。LAG-3抑制剂已在临床试验中显示出一定的疗效，特别是与PD-1抑制剂联合使用时。

T细胞免疫球蛋白黏蛋白3（T cell immunoglobulin and mucin domain-containing protein 3，TIM-3）是另一个研究中的免疫检查点分子，TIM-3通过与配体Galectin-9结合，抑制T细胞和NK细胞的功能。TIM-3通过胞内Tyr256和Tyr263磷酸化位点，调控其抑制信号的传导。研究发现，TIM-3在多种慢性炎症和肿瘤环境中高表达，与T细胞耗竭和免疫抑制密切相关。

未来，开发新型检查点抑制剂以及探索优化的组合治疗方案将成为研究重点，旨在进一步提高肿瘤治疗效果，为患者带来新的希望。

第二节 调节型免疫细胞

调节型免疫细胞主要指调节性T细胞（regulatory T cell，Treg）、调节性巨噬细胞（regulatory macrophage，Mreg）、髓源性抑制细胞（MDSC）和其他调节性细胞类型如耐受性树突状细胞（tolerogenic DC，tolDC）、调节性B细胞（regulatory B cell，Breg）和间充质干细胞（mesenchymal stem cell，MSC）。其主要特点是免疫检查点高水平表达，功能上以抑制免疫反应的能力而闻名，同时也可以抑制抗肿瘤免疫反应。多数调节细胞在肿瘤组织中浸润通常预示患者临床预后不良。因其高表达免疫检查点，免疫检查点抑制剂治疗可能通过阻断这些分子直接或间接降低肿瘤组织中调节细胞的抑制活性，协同激活特异性效应T细胞，发挥抑制肿瘤的功能。

然而，虽然调节性免疫细胞主要起负免疫调节，但其也是免疫平衡中不可或缺的一员。研究证实，Treg的消除可增强抗肿瘤免疫反应，但其全身耗竭也会导致有害的自身免疫。

一、调节性T细胞

Treg发现于几十年前，是研究最广泛的调节性免疫细胞，在免疫稳态的维持中具有战略作用，在预防自身免疫性和炎症性疾病中发挥关键作用。天然产生的Tregs（natural Treg，nTeg）是免疫自身耐受不可或缺的，能发挥限制炎症反应、维持免疫稳态、促进外周对肿瘤的耐受性等功能。nTreg的细胞表面标志物为CD4、CD25和CTLA-4，细胞核内组成性地表达转录因子叉头框P3（forkhead box P3，FOXP3），占$CD4^+$T细胞的5%～15%。

大多数nTreg是在胸腺中作为一个功能独特的群体产生的。在胸腺中，发育中的T细胞若对自身肽或MHC配体具有中等TCR亲和力，就会分化为Treg谱系。Treg能够识别自身抗原，可能识别肿瘤相关抗原，识别肿瘤相关的准自体抗原的胸腺来源Treg很容易克隆扩增并在肿瘤中积累。外周血中的常规T细胞也会分化为具有免疫抑制性的Treg。肿瘤浸润的Treg可能有多种来源，包括循环Treg、组织常驻Treg和肿瘤原位生成的外周Treg。IL-2是Treg和常规T细胞存活的关键因子，CD25的表达使得Treg与常规T细胞竞争IL-2时更有优势。FOXP3可双重调控Treg对IL-2的依赖性，既可阻止IL-2的转录，也可促进CD25（IL-2Rα）的表达。多种特异性分子的表达在Treg的分化、存活中发挥重要作用。

Treg在肿瘤中的积累会抑制抗肿瘤免疫，通过多种机制发挥其免疫抑制功能。通过高表达CTLA-4捕获抗原呈递细胞（APC）上的共刺激分子CD80和CD86，一方面通过胞质循环、内吞等降解其表达，阻断T细胞与APC的结合获取激活信号，另一方面诱导APC分泌更多游离PD-L1（未与CD80结合），通过PD-1抑制TCR信号，直接抑制效应T细胞的激活和功能；通过高表达CD39、CD73或分泌抑制性细胞因子如TGF-β、IL-10和IL-35，生成免疫抑制性的腺苷，直接抑制效应T细胞和其他免疫细胞的活性；通过细胞表面分子CD25对IL-2的隔离限制IL-2对常规T细胞的可用性。

由于Treg对抗肿瘤免疫反应的抑制效应，其在肿瘤组织中的浸润通常与患者的不良预后相关。一般来说，肿瘤中较高的浸润性Treg/$CD8^+$T细胞比例与肿瘤进展和低生存率相关。已知Treg表达多个免疫检查点，免疫检查点抑制剂治疗的效果可能会改变Treg的数量和功能。抗CTLA-4抗体伊匹单抗和替西木单抗都能增加肿瘤内$CD4^+$和$CD8^+$T细胞的浸润，而不消耗人类肿瘤中的$FOXP3^+$细胞，通过修饰单抗的Fc部分来增强Fc介导的肿瘤内调节性T细胞的消耗。FOXP3介导淋巴细胞特异性蛋白酪氨酸激酶（lymphocyte-specific protein tyrosine kinase，LCK）、ZAP-70、CD45等TCR信号转导分子下调，使Treg在炎症部位更好地存活并逃避激活诱导的细胞死亡，TCR相关分子可能是Treg选择性控制的理想靶点。临床研究发现，酪氨酸激酶抑制剂伊马替尼对LCK具有脱靶作用，是一种

Treg特异性脱靶药物，能优先消耗肿瘤组织的效应Treg，增强抗肿瘤免疫反应。其他LCK小分子抑制剂（如达沙替尼、AMG-47a）也被发现选择性地降低Treg。与其在常规T细胞中的作用类似，PD-1也抑制Treg活性，因此PD-1阻断导致Treg激活增加。临床上发现部分接受PD1阻断治疗的晚期胃癌患者，其效应性Treg的抑制能力增强，且与肿瘤的快速进展相关。此外，CCR8单抗、针对TIGIT等Treg的主要共抑制和共刺激分子的抗体、TGF-β抑制剂等靶向肿瘤浸润Treg的药物也在开发或临床研究中。

二、调节性巨噬细胞/肿瘤相关巨噬细胞

巨噬细胞在调节先天免疫系统中发挥重要作用。它们既可以促进炎症和消灭病原体，又能根据其特异性反应和细胞因子，诱导免疫刺激和免疫抑制，促进或抑制炎症。根据刺激因子和分泌产物的不同，巨噬细胞传统意义上被分为经典激活的巨噬细胞M1型和替代激活的巨噬细胞M2型。M1型本质上诱导炎性细胞聚集、抗肿瘤，其特点是具有高表达抗原的能力，而M2型具有典型的抗炎、促进肿瘤细胞增殖性质，与组织炎症的减少有关。根据其特定功能，巨噬细胞M2型可分为几类：2型细胞因子诱导的M2a型巨噬细胞介导组织修复，免疫复合物、TLRs和IL-1R诱导的M2b型巨噬细胞主要发挥免疫调节作用，抗炎细胞因子诱导的M2c型巨噬细胞影响吞噬作用，IL-6样细胞因子诱导的M2d型巨噬细胞参与血管生成。

TME通过分泌IL-4等细胞因子增强免疫抑制型巨噬细胞（又称肿瘤相关巨噬细胞，TAM）的累积，TAM可占肿瘤质量的50%，多数肿瘤类型中TAM的高浸润程度与不良预后相关。TAM在肿瘤初始阶段发挥清除细胞碎片、促进修复和调节免疫应答等有利功能；而在肿瘤进展后期，TAM能够分泌生长因子、细胞外基质酶、抗炎因子，以及促进肿瘤细胞运动和侵袭的因子（如EGF），从而促进肿瘤细胞的增殖、迁移和侵袭，发挥促进肿瘤生长和进展的功能。此外，TAM可通过阻断细胞毒性T细胞和NK细胞的激活，抑制其增殖和活性而发挥免疫抑制功能。因此，TAMS现在被认为是一种靶向细胞的重要策略。

针对TAM的策略主要有抑制TAM募集和刺激TAM极化。使用特异性抗体、抑制CSF-1/CSF-1受体（CSF-1R）信号转导、抑制IFN-γ生成、抗CCL2抗体等都可用于抑制TAM在肿瘤微环境中的募集从而发挥抗肿瘤效应。双膦酸盐及其衍生物能促进M2型巨噬细胞向M1型转化，减少体内TAM的浸润，可用于抑制TAM和抗肿瘤治疗。促炎细胞因子如IFN-γ、TNF-α和IL-12的释放诱导TAM向M1型巨噬细胞转化。使用CD40抗体、小分子药物胸腺素-α等诱导促炎症因子的释放，可以促进肿瘤的免疫反应。此外，TLR激动剂可诱导细胞因子释放，干扰素基因刺激因子（stimulator of interferon gene，STING）激动剂可以诱导巨噬细胞重编程。阻断巨噬细胞与细胞表面蛋白的相互作用信号、靶向吞噬检查点、纳米颗粒等多种消耗肿瘤微环境中TAMs的策略正在探索中，未来有望与化疗或免疫治疗联合使用，通过促进对肿瘤的免疫反应来增强抗肿瘤效果。

三、髓源性抑制细胞

髓源性抑制细胞（MDSC）是一类异质性的免疫抑制细胞群体，由具有不同转录活性和分化状态的异质未成熟髓样细胞（immature myeloid cell，IMC）群组成，主要包括单核型MDSC（M-MDSC）和粒细胞型MDSC（G-MDSC）。肿瘤微环境中的促炎症因子诱导髓系细胞偏向于向MDSC分化，并扰乱髓细胞的成熟；肿瘤细胞分泌的生长因子也使骨髓内的MDSC被募集到周围淋巴器官和肿瘤部位。MDSC的生成和功能受多种信号通路的调控，包括STAT3、NF-κB和HIF-1α信号通路。STAT3是MDSC生成和功能的重要调控因子，激活STAT3可促进MDSC的扩增和免疫抑制功能；NF-κB信号通路在MDSC的生成和功能调控中发挥重要作用，激活NF-κB可增强MDSC的免疫抑制能力；HIF-1α在低氧环境中稳定表达，促进MDSC的生成和功能。

MDSC被认为是肿瘤微环境中的主要细胞成分之一，通过发挥其免疫抑制功能促进肿瘤生长。MDSC通过分泌抑制性因子抑制NK细胞和T细胞活性使肿瘤获得免疫逃逸能力、重塑TME以促进肿瘤生长、诱导上皮-间质转化（epithelial-mesenchymal transition，EMT）和间质-上皮转化（mesenchymal-epithelial transition，MET）、促进血管生成等途径促进肿瘤微环境的免疫耐受力发挥免疫抑制和促进肿瘤发生发展的功能。临床研究发现MDSC在多种胸部肿瘤中显著富集，并与肿瘤进展和预后不良相关。MDSC已成为肿瘤免疫的主要调节因子和抗肿瘤治疗的关键靶点。

针对MDSC的靶向治疗策略开发包括抑制MDSC的产生和功能、促进MDSC分化、阻断MDSC骨髓中的动员、减少MDSC的募集等，以增强抗肿瘤免疫效应。丝裂原活化蛋白激酶（mitogen-activated protein kinase，MAPK）激活在MDSC扩增中发挥至关重要的作用，AMP活化的蛋白质激酶（AMP-activated protein kinase，AMPK）激活可通过抑制MDSC的功能；TLR8激动剂、低剂量使用异型特异性PI3Kδ/γ抑制剂可功能性抑制MDSC；CSF-1R抑制剂和STAT3抑制剂，可减少MDSC的数量和功能；全反式维甲酸（all-trans-retinoic acid，ATRA）可诱导MDSC分化为巨噬细胞和树突状细胞，并MDSC中免疫抑制基因的表达；双膦酸盐具有MMP-9抑制作用，可抑制外周血和骨髓中MDSC的扩增；靶向肿瘤谷氨酰胺代谢和靶向趋化因子可减少MDSC的募集。靶向MDSC的策略研究有助于抗肿瘤免疫治疗新方法的探索。

四、其他调节性细胞

免疫治疗对其他具有免疫调节特性的细胞的影响仍在研究中。布鲁顿酪氨酸激酶（Bruton's tyrosine kinase，BTK）是Breg分化和免疫抑制功能的潜在调节剂，体外研究发现BTK抑制剂地拉鲁替尼可抑制Breg分化以及IL-10和IL-35的产生，可作为Bregs的潜在靶向治疗药物。DC连接了适应性免疫系统和先天免疫系统，与巨噬细胞类似，DC可塑且可分化为不同亚型发挥不同作用。肿瘤浸润性树突状细胞（tumor infiltrating dendritic cell，TIDC）可以根据环境信号表现出免疫原性的或免疫原耐受型。CD5高表达的cDC2亚型刺激Th2、Th17和调节型T细胞反应发挥免疫抑制功能。将负载肿瘤抗原的cDC1与抗PD-1治疗联合具有较强的协同作用，增强DC功能可以改善和（或）扩大对免疫检查点阻断（immune checkpoint blockade，ICB）方案的响应、增加DC趋化因子的产生，都是潜在的靶向DC细胞的策略。MSC是一种多能基质细胞，可以分化为多种细胞类型。MSC在肿瘤组织聚集后，可分泌TGF促进EMT及转移；还可通过抑制T细胞和B细胞的增殖NK细胞的激活、抑制单核细胞来源的树突状细胞的产生和成熟、促进调节性T细胞的产生等发挥免疫抑制作用。然而，未经修饰的MSC在体外和几种小鼠癌症模型中显示出抗肿瘤作用。利用基因工程将抗肿瘤药物（PTX、DOX）和免疫调节因子（IL-12、IL-24、IFN-γ、IFN-β、TRAIL、PEDF、apotin、CDA/UPRT和CX3CL1）输送到MSC后，赋予其抗肿瘤、抗转移功能并回输给患者。多项临床研究使用间充质干细胞作为肿瘤治疗的直接药物。

免疫治疗对其他具有免疫调节特性的细胞（如$CD8^+$T细胞和NK调节细胞）的影响仍有待确定。在这方面，尽管缺乏关于这些调节细胞在人类癌症中的研究，但很可能针对其他调节细胞开发的策略也会影响这些亚群。

第三节　免疫细胞代谢重编程

肿瘤微环境中的代谢重编程是由癌细胞和免疫细胞之间的代谢相互作用驱动的。肿瘤的发生和发展需要肿瘤细胞的代谢重编程，即通过各种代谢途径自主改变通量，以满足增加的生物能量和生物合成需求。肿瘤细胞在代谢过程中竞争性地消耗重要营养物质并产生相关代谢物，降低肿瘤浸润免疫细胞的代谢适应性、影响免疫细胞的分化和效应因子的功能，从而导致肿瘤微环境的重塑，抑制抗肿瘤免疫反应以更好地支持肿瘤生长。在肿瘤微环境重塑过程中，免疫细胞通过分泌细胞因子或改变代谢酶的表达等代谢改变来影响肿瘤细胞的代谢，其抗肿瘤免疫活性也受到影响，进一步导致肿瘤细胞逃避免疫监视而异常增殖，满足肿瘤的发展。

一、肿瘤细胞的异常生物合成及其代谢物信号分子

1. 糖酵解增强　肿瘤细胞最显著的代谢变化是糖酵解的增强。由于肿瘤细胞中线粒体功能障碍或糖酵解相关基因的突变，肿瘤细胞通常表现出高糖酵解速率，即使在氧气充足的情况下，称为瓦尔堡（Warburg）效应。肿瘤细胞通过糖酵解途径快速提供三磷酸腺苷（adenosine triphosphate，ATP）支持自身生长，同时也为其异常的生物合成提供原料，通过戊糖磷酸途径（pentose phosphate pathway，PPP）和丝氨酸代谢提供核酸合成所需的核糖5-磷酸（ribose 5-phosphate，R5P）、脂质和脱氧核糖生物合成所需的还原型烟酰胺腺嘌呤二核苷酸磷酸（reduced nicotinamide adenine dinucleotide phosphate，NADPH）和抗氧化防御，促进肿瘤细胞增殖。肿瘤细胞的糖代谢是一个复杂的过程，除了受基因的调控以外，还受其自身代谢产物的负反馈调节。负责葡萄糖运输和葡萄糖代谢的几个关键酶

的葡萄糖转运体（glucose transporter，GLUT）蛋白家族在多种肿瘤中异常过表达。TP53基因调控PPP通路的关键酶G6PD，结构同系物TAP73基因不仅激活G6PD，促进PPP的生物合成，还通过转录上调PFKL的表达，从而增强Warburg效应，加速肿瘤细胞的增殖。肿瘤细胞不仅增加了从细胞外环境摄取葡萄糖的速度，而且加快了自身葡萄糖代谢的速度，以获得更多的能量和中间代谢物，糖代谢在肿瘤细胞的异常生物合成和增殖中起着重要作用。

肿瘤细胞的糖酵解增强及相关代谢酶如琥珀酸脱氢酶（succinate dehydrogenase，SDH）、富马酸水合酶等突变或失活导致其代谢产物在肿瘤细胞的累积，乳酸、丙酮酸、琥珀酸和富马酸等产物参与调节肿瘤的增殖、转移等。以丙酮酸为例，丙酮酸可通过竞争性结合抑制脯氨酸羟化酶2（proline hydroxylase domain 2，PHD2）对HIF-1α的羟基化作用，以提高HIF-1α的稳定性。HIF-1α上调可刺激VEGF的表达，促进血管生成，还可以通过上调与癌细胞抗凋亡、侵袭和转移相关的信号分子的转录来促进肿瘤进展。

2. 氨基酸代谢增强　氨基酸代谢可以辅助肿瘤细胞进行能量生成、生物大分子合成和信号转导。其中谷氨酰胺是肿瘤细胞增殖和存活的重要营养物质，可用于能量产生、核苷酸和氨基酸合成等，而大多数肿瘤细胞依赖于外源的谷氨酰胺供应。研究发现，负责谷氨酰胺运输的丙氨酸-丝氨酸-半胱氨酸转运载体2（alanine-serine-cysteine transporter 2，ASCT2）多种肿瘤细胞中上调表达，促进肿瘤细胞吸收更多谷氨酰胺。丝氨酸代谢可以贡献甲基，促进一碳循环。磷酸甘油酸脱氢酶（phosphoglycerate dehydrogenase，PHGDH）是丝氨酸合成的限速酶，其主要催化3-磷酸甘油酸（3-phosphoglycerate，3-PG）氧化成3-羟基丙酮酸磷酸。肿瘤细胞中的PHGDH表达水平与肿瘤细胞的增殖相关。

雷帕霉素靶蛋白（mammalian target of rapamycin，mTOR）可调节蛋白质翻译，参与肿瘤细胞生长和自噬的调节，其传递和激活对肿瘤细胞的生长和代谢活性至关重要。研究发现，mTOR可以感知胞外环境中氨基酸的变化，亮氨酸和精氨酸与其各自受体结合后会激活mTOR，促进癌细胞中蛋白质的合成，谷氨酰胺的分解也能促进GTP与RAGA/B的结合，激活mTOR。

3. 脂肪酸代谢增强　脂肪酸是肿瘤细胞的重要能量来源，肿瘤细胞可以利用脂肪酸进行氧化供能，也可以将其合成脂质膜和信号分子。多种肿瘤中，脂肪酸合成酶（fatty acid synthetase，FAS）、乙酰辅酶A羧化酶（acetyl-CoA carboxylase，ACC）、ATP-柠檬酸裂解酶（ATP-citrate lyase，ACLY）等脂肪酸合成途径中的关键酶被重新激活，参与细胞转化和肿瘤发生。

脂质合成的增加可导致肿瘤细胞中胆固醇水平的积累。胆固醇可以作为雌激素和雄激素合成的前体，这些性激素可以与其受体结合并激活下游信号通路，包括磷脂酰肌醇-3-羟激酶（phosphatidylinositol 3-hydroxy kinase，PI3K）和MAPK，从而促进肿瘤细胞的增殖。

二、肿瘤代谢重编程对免疫细胞代谢和功能的影响

肿瘤代谢重编程过程中，肿瘤细胞异常生物合成，与免疫细胞竞争肿瘤微环境的营养物质以维持其增殖和功能，产生的代谢产物影响肿瘤微环境中免疫细胞的生长、激活和分化等效应与功能。肿瘤细胞竞争性葡萄糖摄取可抑制肿瘤浸润淋巴细胞（tumor infiltrating lymphocyte，TIL）的功能，己糖激酶（hexokinase，HK）2的过度活化促进PD-L1的表达，抑制CD8$^+$T细胞的活化和浸润，提升肿瘤的免疫逃逸能力。临床研究证明，HK抑制剂和抗PD-1抗体的联合使用可以消除肿瘤免疫逃避，并显著增强免疫检查点阻断的抗肿瘤作用。由于代谢重编程的能力，肿瘤细胞可以适应TME中不利的酸性环境，而缺乏代谢适应性的NK细胞、T细胞等免疫细胞被代谢抑制。

肿瘤细胞通过竞争性摄取谷氨酰胺使T细胞产生营养缺乏状态，从而导致T细胞能量损失、衰竭甚至死亡，从而破坏T细胞的效应功能。谷氨酰胺在中性粒细胞抗凋亡、巨噬细胞的活化和促炎细胞因子的分泌中发挥重要作用。精氨酸代谢在T细胞活化和免疫应答调节中发挥重要作用，而TME中精氨酸缺乏会抑制抗肿瘤免疫细胞的活化。研究发现，外源性补充精氨酸可以刺激T细胞和NK细胞产生细胞毒性和效应细胞因子，显著增强免疫细胞的抗肿瘤免疫应答。

TME中的脂质被激活，作为肿瘤细胞和免疫细胞的主要能量来源和关键调节因子。异常增殖的肿瘤细胞合成大量胆固醇保护自己免受免疫监视，脂质在TME中的异常积聚也会抑制免疫细胞的分

化和抗肿瘤能力。CD8⁺T细胞不能分解TME内积累的长链脂肪酸，从而导致严重的脂肪毒性和T细胞衰竭。此外，脂质信号可以增强肿瘤中Treg的功能特化。

基于对代谢重编程和免疫调控机制的深入理解，研究者们正在开发多种靶向代谢途径的治疗策略，以增强抗肿瘤免疫反应。通过使用糖酵解抑制剂（如2-脱氧-D-葡萄糖，2-deoxy-D-glucose，2-DG）抑制肿瘤细胞的糖酵解，减少乳酸生成，恢复肿瘤微环境的正常pH，增强效应T细胞和NK细胞的功能。靶向乳酸脱氢酶（如GNE-140）的抑制剂可减少乳酸生成，降低肿瘤微环境中的酸化程度，增强抗肿瘤免疫反应。通过使用谷氨酰胺酶抑制剂（如CB-839）抑制肿瘤细胞的谷氨酰胺代谢，减少肿瘤微环境中谷氨酰胺的竞争，恢复效应T细胞和NK细胞的功能。

参考文献

［1］ Ribas A, Wolchok JD. Cancer immunotherapy using checkpoint blockade. Science, 2018, 359（6382）: 1350-1355.

［2］ Chen DS, Mellman I. Elements of cancer immunity and the cancer-immune set point. Nature, 2017, 541（7637）: 321-330.

［3］ Borghaei H, Paz-Ares L, Horn L, et al. Nivolumab versus docetaxel in advanced nonsquamous non-small-cell lung cancer. N Engl J Med, 2015, 373（17）: 1627-1639.

［4］ Sharma P, Allison JP. The future of immune checkpoint therapy. Science, 2015, 348（6230）: 56-61.

［5］ Wolchok JD, Chiarion-Sileni V, Gonzalez R, et al. Overall survival with combined nivolumab and ipilimumab in advanced melanoma. N Engl J Med, 2017, 377（14）: 1345-1356.

［6］ Chauvin JM, Zarour HM. TIGIT in cancer immunotherapy. J Immunother Cancer, 2020, 8（2）: e000957.

［7］ Andrews LP, Marciscano AE, Drake CG, et al. LAG 3（CD 223）as a cancer immunotherapy target. Immunol Rev, 2017, 276（1）: 80-96.

［8］ Fourcade J, Sun Z, Pagliano O, et al. PD-1 and tim-3 regulate the expansion of tumor antigen-specific CD8⁺T cells induced by melanoma vaccines. Cancer Res, 2014, 74（4）: 1045-1055.

［9］ Linsley PS, Ledbetter JA. The role of the CD28 receptor during T cell responses to antigen. Annu Rev Immunol, 1993, 11: 191-212.

［10］ Togashi Y, Shitara K, Nishikawa H. Regulatory T cells in cancer immunosuppression—implications for anticancer therapy. Nat Rev Clin Oncol, 2019, 16（6）: 356-371.

［11］ Whiteside TL. Regulatory T cell subsets in human cancer: are they regulating for or against tumor progression?. Cancer Immunol Immunother, 2014, 63（1）: 67-72.

［12］ Gabrilovich DI, Nagaraj S. Myeloid-derived suppressor cells as regulators of the immune system. Nat Rev Immunol, 2009, 9（3）: 162-174.

［13］ Li H, Han Y, Guo Q, et al. Cancer-expanded myeloid-derived suppressor cells induce anergy of NK cells through membrane-bound TGF-β1. J Immunol, 2009, 182（1）: 240-249.

［14］ De Sanctis F, Sandri S, Ferrarini G, et al. The emerging immunological role of post-translational modifications by reactive nitrogen species in Cancer Microenviron. Front Immunol, 2014, 5: 69.

［15］ Deberardinis RJ, Chandel NS. Fundamentals of cancer metabolism. Sci Adv, 2016, 2（5）: e1600200.

［16］ Pavlova NN, Thompson CB. The emerging hallmarks of cancer metabolism. Cell Metab, 2016, 23（1）: 27-47.

［17］ Colegio OR, Chu NQ, Szabo AL, et al. Functional polarization of tumour-associated macrophages by tumour-derived lactic acid. Nature, 2014, 513（7519）: 559-563.

［18］ Chang CH, Qiu J, O'Sullivan D, et al. Metabolic competition in the tumor microenvironment is a driver of cancer progression. Cell, 2015, 162（6）: 1229-1241.

［19］ Ho PC, Bihuniak JD, Macintyre AN, et al. Phosphoenolpyruvate is a metabolic checkpoint of anti-tumor T cell responses. Cell, 2015, 162（6）: 1217-1228.

［20］ Mantovani A, Marchesi F, Malesci A, et al. Tumour-associated macrophages as treatment targets in oncology. Nat Rev Clin Oncol, 2017, 14（7）: 399-416.

［21］ Franklin RA, Liao W, Sarkar A, et al. The cellular and molecular origin of tumor-associated macrophages. Science, 2014, 344（6186）: 921-925.

［22］ Hagemann T, Lawrence T, McNeish I, et al. "Re-educating" tumor-associated macrophages by targeting NF-κB. J Exp Med, 2008, 205（6）: 1261-1268.

［23］ Laoui D, Movahedi K, Van Overmeire E, et al. Tumor-associated macrophages in breast cancer: distinct subsets, distinct functions. Int J Dev Biol, 2011, 55（7-8-9）: 861-867.

[24] Noy R, Pollard JW. Tumor-associated macrophages: from mechanisms to therapy. Immunity, 2014, 41(1): 49-61.

[25] Ruffell B, Coussens LM. Macrophages and therapeutic resistance in cancer. Cancer Cell, 2015, 27(4): 462-472.

[26] Mantovani A, Marchesi F, Malesci A, et al. Tumour-associated macrophages as treatment targets in oncology. Nat Rev Clin Oncol, 2017, 14(7): 399-416.

[27] Qian BZ, Pollard JW. Macrophage diversity enhances tumor progression and metastasis. Cell, 2010, 141(1): 39-51.

[28] Iglesias-Escudero M, Arias-González N, Martínez-Cáceres E. Regulatory cells and the effect of cancer immunotherapy. Mol Cancer, 2023, 22(1): 26.

[29] Shan F, Somasundaram A, Bruno TC, et al. Therapeutic targeting of regulatory T cells in cancer. Trends Cancer, 2022, 8(11): 944-961.

[30] Zhang X, Song W, Gao Y, et al. The role of tumor metabolic reprogramming in tumor immunity. Int J Mol Sci, 2023, 24(24): 17422.

[31] Yan Y, Chang L, Tian H, et al. 1-Pyrroline-5-carboxylate released by prostate Cancer cell inhibit T cell proliferation and function by targeting SHP1/cytochrome c oxidoreductase/ROS Axis. J Immunother Cancer, 2018, 6: 1-14.

[32] Boroughs LK, Deberardinis RJ. Metabolic pathways promoting cancer cell survival and growth. Nat Cell Biol, 2015, 17(4): 351-359.

[33] Shin E, Koo JS. Glucose metabolism and glucose transporters in breast cancer. Front Cell Dev Biol, 2021, 9: 728759.

[34] Lukey MJ, Katt WP, Cerione RA. Targeting amino acid metabolism for cancer therapy. Drug Discov Today, 2017, 22(5): 796-804.

[35] Röhrig F, Schulze A. The multifaceted roles of fatty acid synthesis in cancer. Nat Rev Cancer, 2016, 16(11): 732-749.

[36] Guo D, Tong Y, Jiang X, et al. Aerobic glycolysis promotes tumor immune evasion by hexokinase2-mediated phosphorylation of IκBα. Cell Metab, 2022, 34(9): 1312-1324.

[37] Poznanski SM, Singh K, Ritchie TM, et al. Metabolic flexibility determines human NK cell functional fate in the tumor microenvironment. Cell Metab, 2021, 33(6): 1205-1220.

[38] Dey P, Kimmelman AC, Depinho RA. Metabolic codependencies in the tumor microenvironment. Cancer Discov, 2021, 11(5): 1067-1081.

[39] Wolfson RL, Chantranupong L, Saxton RA, et al. Sestrin2 is a leucine sensor for the mTORC1 pathway. Science, 2016, 351(6268): 43-48.

[40] Chantranupong L, Scaria SM, Saxton RA, et al. The CASTOR proteins are arginine sensors for the mTORC1 pathway. Cell, 2016, 165(1): 153-164.

第5章

胸部肿瘤免疫治疗转化研究中多组学技术应用

第一节 多组学肿瘤图谱分析的技术

一、空间组学技术用于解析肿瘤分子结构

空间组学（spatial omics，SO）技术结合了分子表征和空间分辨率，可解析肿瘤的分子结构，揭示肿瘤内的异质性和肿瘤微环境的空间组织。SO可细分为空间基因组学（spatial genomics，SG）、空间染色质构象（spatial chromatin organization，SCO）、空间转录组学（spatial transcriptomics，ST）以及空间蛋白质组学（spatial proteomics，SP）。

1.空间基因组学（SG）及染色质构象（SCO） 空间基因组学将基因测序信息精确到细胞和亚细胞水平，能够定位到肿瘤组织中特定的基因组序列，包括拷贝数改变（copy number alteration，CNA）和体细胞突变。SCO提供了核染色质构象的信息，以及物理接近的不连续DNA区域之间信息，例如拓扑相关结构域（topological associated domain，TAD）的配置，以及DNA和相关染色质蛋白之间的相互作用。

Slide-DNA测序技术是最近开发的一种SG方法，使我们能够对完整组织冷冻切片中的DNA进行分析，该方法基于原位头阵列的DNA索引，通过片段化和高通量测序双端测序，对测序数据的无监督聚类分析。slide-DNA测序技术可以在25μm的空间分辨率下识别组织切片中的细胞克隆，并通过CNA的存在来进行表征。同时，该方法还可以与空间基因表达谱相结合，用于定位和表征小鼠肺腺癌和人类结直肠癌切片中的肿瘤克隆，揭示肿瘤克隆群体的差异空间组织。此外，其他依赖于原位测序的SG方法已被开发用于完整组织样本的分析。

空间染色质构象的改变在肿瘤发生与进展中起着关键作用。研究者们采用了不同的SCO方法用于描述细胞核内的空间DNA结构，这些方法可以分为基于成像的分析技术（例如荧光原位杂交，fluorescence in situ hybridization，FISH）、基于连接和无连接的方法。此前，多种基于DNA FISH的分析技术已经被开发出来。DNA FISH＋测序技术通过多次序列杂交和扩增时间模拟彩色条形码对数千个DNA序列进行成像并提供其三维地图，从而对细胞核进行鉴定。目前该方法已应用于小鼠胚胎单细胞分析，能检测到3600个染色体位点，空间分辨率为250nm，整个基因组的基因组分辨率为1Mb，选定区域的基因组分辨率为25kb。此外，DNA FISH＋测序技术可以与RNA FISH测序技术以及免疫荧光技术相结合，揭示基因型及其表型之间的相关性。电子显微镜与原位杂交技术相结合能够达到更高的三维分辨率（5nm×5nm×30nm）。此外，目前开发的DNA FISH方法大都基于DNA多色条形码的多色FISH技术，该类技术结合了DNA FISH＋测序技术与低聚DNA探针以及RNA FISH，可以同时绘制空间分辨率＜1μm的TAD，并表征核转录活性。Takei等（2021）通过将DNA FISH＋测序与新生转录活性位点的定位相结合，发现活化的基因组位点位于核表面附近，利用这类技术，有望解析基因组位点在细胞核中的空间位置如何与它们的活动状态相关。

在基于连接的方法中，大量染色体构象捕获（chromosome conformation capture，3C）方法已被用于表征细胞核内DNA区域的空间性，主要包括3C技术、环状染色体构象捕获（circular chromosome conformation capture，4C）、染色体构象捕获碳拷贝（chromosome conformation capture carbon copy，5C），以及高通量染色体构象捕获（high-throughput chromosome conformation capture，Hi-C）、Capture Hi-C、染色质免疫沉淀环（chromatin immunoprecipitation-loop，ChIP-loop）、染色质相互作用双端测序分析以及Hi-C芯片技术（HiChIP）等。这类方法均基于DNA交联和连接，然后采用不同的测序策略。其中，Hi-C、Capture Hi-C、染色质相互作用双端测序分析以及HiChIP是全基因组分析方法，而Capture Hi-C则通过基于杂交的捕获目的区域（如启动子）克服了Hi-C的分辨率有限的问题，从而实现了分析区域的高分辨率分析；液态Hi-C利用消化后的染色质来评估染色质相互作用的稳定性，并了解不同核亚室之间的解离动力学。此外，目前所构建的基于无连接的方法主要有：基于激光显微解剖和超薄核冷冻切片测序的基因组结构构制图（genome architecture mapping，GAM），通过标签扩展对相互作用的分裂池识别分析（split-pool recognition of interactions by tag extension，SPRITE），基于交联染色质片段的分裂池条形码技术，以及基于乳液中凝胶珠滴的条形码和测序的ChiA-Drop方法。

目前已经建立的用于评估DNA和相关蛋白质之间的相互作用的技术中，靶标和标记（cleavage under targets and tagmentation，CUT&Tag，Cut&Tag）下的切割决定了与利用蛋白A-Tn5转座酶介导的染色质标记的组蛋白翻译后修饰（post-translational modification，PTM）的相互作用。与ChIP相比，Cut&Tag所需细胞数量更少，同时无须文库的制备，具有更短的操作时间，以及更高的信噪比。此外，使用在核酸酶靶向切割和释放（cleavage under targets & release using nuclease，Cut&Run）具有与Cut&Tag相似的优点。除了PTM外，Cut&Run也已被其他表观遗传调节因子和转录因子验证，但这类技术均缺乏空间分辨率。基于此，Deng等（2022）开发了空间Cut&Tag，首次提供了组织冷冻切片中组蛋白PTM的空间分布信息。该方法将Cut&Tag与微流控条形码和免疫荧光（immunofluorescent，IF）成像相结合，可以获取分辨率为20μm的PTM空间图像。许多最近开发的技术，包括slide-DNA-seq和空间Cut&Tag，已经由个别实验室建立并在新鲜肿瘤材料上进行了优化，此时，标准化操作流程以及严格的组织样本要求成为目前这类方法的挑战。

2.空间转录组学（ST） ST在空间上解析单细胞或组织内的基因表达。在过去的几年里，基于原位杂交、原位捕获、原位测序、显微解剖的ST相关技术已经开发运用。其中，基于FISH的方法利用RNA靶向探针的免疫荧光标记和成像，传统上仅限于少量同时可靶向的转录本。为了克服这一缺陷，许多新的方法逐渐发展起来，如将序列杂交与单分子RNA扩展条形码FISH（smFISH）相结合的多路误差稳健FISH（MERFISH），可实现10 000个靶标的亚细胞分辨率绘制；类似的也包括RNA FISH＋测序和扩展辅助迭代FISH（EASI-FISH），内含子FISH测序通过在5'区域共靶向内含子来检测新生转录本及其空间位置，通过这种方法可在单细胞水平上靶向多达10 421个转录本，并且可以与IF互补。基于原位捕获的ST方法依赖于原位mRNA捕获，然后反转录为cDNA再进行NGS，这种方法使我们能够分析非常多的RNA靶标（通常超过10 000个）。同时，不同类型的阵列已被用于mRNA捕获，例如时空增强分辨率组学测序（Stereo-seq）中的DNA纳米球阵列，Visium ST中的空间条形码寡核苷酸阵列（Visium空间基因表达，103 Genomics），空间条形码寡核苷酸头阵列中的高分辨率ST（HDST）和Slide-RNA-seq，或组织测序中确定性条形码（DBIT-seq）中基于微流控的阵列。基于原位测序的ST方法包括荧光原位测序（FISSEQ）和碱基特异性原位测序（BaSSIS）。FISSEQ依赖于cDNA滚动环扩增（RCA）和通过结扎进行原位测序，而在BaSSIS中，挂锁探针进行RCA，然后进行测序。地理位置测序（Geo-seq）是另一种ST方法，它将激光捕获显微解剖与单细胞RNA测序（scRNA-seq）相结合。ST方法在技术和范围上高度不同。例如，空间分辨率是高度可变的，从亚细胞（例如MERFISH，FISSEQ，RNA seqFISH＋，Stereo-seq）到HDST的2μm和Visium的55μm。此外，DSP提供了来自选定感兴趣区域（ROI）的转录本的平均计数。此外，对于一些基于FISH的方法，覆盖的目标基因数量从＜100至不等，例如EASI-FISH，而大多数基于原位捕获的方法，覆盖的目标数量为100万个。此外，由于福尔马林固定石蜡包埋（FFPE）样品中的RNA降解，大多数ST方法已经在新鲜冷冻组织上进行了优化，只有少数ST方法，如Visium、DBIT-seq、GeoMx DSP和FISSEQ，也在FFPE材料上进行了测试。

3.空间蛋白质组学（SP） 与ST类似，SP的目的是通过在细胞和亚细胞水平的蛋白质组学分析中添加空间信息来提供肿瘤的功能图像。SP方法可分为基于免疫荧光法、基于飞行时间（TOF）质谱法和基于测序法。CODEX标引联合检测是一种适用于新鲜冷冻或FFPE标本的基于免疫荧光的方法。CODEX使用寡核苷酸条形码抗体进行连续几轮IF染色。目前，可以检测到多达56种肿瘤和免疫标志物，分辨率为250～600nm。其他基于免疫荧光的方法使用寡核苷酸条形码抗体进行免疫染色，然后对条形码进行原位扩增（InSitu-Plex）或与DNA串联体进行原位杂交。循环IF（CycIF）方法是基于重复的IF染色循环与染料光漂白交替进行。TOF细胞术（CyTOF）、成像细胞术（IMC）和多路离子细胞术波束成像（MIBI）是一种基于FF质谱的方法。在这些方法中，细胞蛋白用同位素标记的抗体染色，然后通过它们的TOF进行鉴定。经典的CyTOF分析悬浮中的细胞，因此缺乏空间分辨率。在IMC中，同位素标记的抗体从组织切片上进行激光消融，然后进行CyTOF工作流程，达到1μm的空间分辨率。在MIBI中，通过检测样品暴露于氧离子束产生的次级金属同位素，可以实现更高的空间分辨率。因此，该方法的空间分辨率可提高至500nm。此外，结合离子束断层扫描，MIBI可以生成5nm分辨率的3D SP图像。最后，GeoMx DSP是一种基于测序的SP方法，它依赖于组织免疫染色，使用紫外光可切割的寡核苷酸标记抗体。蛋白质空间位置的鉴定是通过寡核苷酸光切割、检索和nCounter的测序或检测来进行的，提供每个感兴趣区域的寡核苷酸平均计数。

二、表面蛋白质组学和分泌组学分析

靶向肿瘤表面蛋白的治疗策略，如抗体治疗、抗体药物偶联物（ADC）和嵌合抗原受体T细胞（CAR-T）疗法，在过去几年中迅速发展。由于表面组学特征受到蛋白翻译上的影响，因此可以利用细胞表面捕获和液相色谱-质谱（LC-MS）对其进行分析。基于上述技术，近期生成了一个细胞表面蛋白图谱，其中包括41种人类和31种小鼠细胞类型。此外，其他方法能够从功能角度研究特定的表面蛋白，如热蛋白质组分析方法将质谱与热移测定相结合，提供了关于细胞表面受体-配体相互作用以及这些相互作用后的分子过程的信息。

同时，分泌蛋白的多种分析技术也逐步被开发应用。DropMap作为一个创新的平台，提供了在单细胞水平上评估免疫细胞特定功能的可能性，如抗体、细胞因子或细胞毒性。在该方法中，液滴阵列用于研究单个免疫细胞，通过抗原-抗体相互作用产生的IF读数可以检测到目标抗体。此外，DropMap也可通过自动图像分析来检测自然杀伤淋巴细胞（NK）的细胞毒性。其他基于液滴的类似方法，如CelliGo平台，已被用于表征浆细胞的抗体产生。市售的IsoPlexis IsoCode芯片可以检测超过30种细胞因子。

第二节　转化应用

一、SG和SCO在肿瘤生物学中的应用

SG在肿瘤研究中的应用仍处于早期阶段。最近开发的slide-DNA-seq已应用于肿瘤样本的分析，并在完整组织样本中显示出基因组数据空间解析能力。该方法可以在三维肿瘤结构中识别、定位和表征单个克隆，并了解肿瘤内异质性和治疗压力下的肿瘤克隆进化，具有重要的潜力。SCO研究有助于我们理解肿瘤中的基因调控。例如，位于8q24的AcP10增强子的长期相互作用可以解释与该位点相关的前列腺癌风险增加。该增强子与具有活性组蛋白标记的DNA区域相互作用，这些标记被PCa特征转录因子占据，并且含有与间充质细胞增殖程序相关的基因。Hi-C经常被用于研究癌细胞中TAD的组织。Rhie团队发现前列腺癌与良性前列腺细胞系中雄激素受体位点周围的染色质组织存在差异，同时FOXA1是位于PCa特异性增强子上最常见的转录因子。在髓系白血病细胞系中，Belaghzal团队采用液态Hi-C表明染色质相互作用的稳定性取决于它们的核位置。

此外，SCO的改变也被认为是预测性的生物标志物。Janssens团队通过单细胞Cut&Tag结果显示，急性混合表型白血病的KMT2A结合位点具有异质性的组蛋白PTM，这可能是由于其表型可塑性，此外，H3K4me3的富集与对Menin抑制剂的反应相关。而在患者来源的乳腺癌（BC）异种移植物中，Grosselin团队采用单细胞ChIP-seq分析了与耐药性相关的基因组位点的抑制染色质标记缺失。此外，大量研究也证明了肿瘤治疗也可以改变染色质结构和可及性：在BC中，通过ChIP-seq和Hi-C方法分析发现，使用CDK4/6抑制剂治疗可导致染色质重塑和多个增强子和超增强子区域的H3K27乙酰化上调，从而促进管腔分化。Ma团队在BC新辅助试验的基因集富集分析中报告了类似的结果：接受帕博西尼治疗后，患者的管腔分化特征上调。

目前，许多针对组蛋白PTM和表观遗传调节

因子的多种药物正在开发中或者已经进入临床，例如他泽司他，已经被FDA批准用于治疗 EZH2 突变的滤泡性淋巴瘤。因此SCO分析方法有望成为药物易感性的预测性生物标志物的筛选方向。

二、ST在解析肿瘤生物学中的应用

ST具有将基因表达分配到复杂组织中的单个细胞的独特能力，已成为肿瘤研究尤其是肿瘤免疫学的有力工具，为表征宿主-肿瘤相互作用及探索其新型治疗策略奠定了基础。

将ST研究结果作为预后生物标志物，旨在超越目前使用的基因表达标记，如MammaPrint、Prosigna、EndoPredict或Decipher。在BC中，ST结果显示与肿瘤侵袭性相关：HER2阳性的BC HDST ST分析显示，促进迁移标志物（如ERBB2）的高表达与组织学侵袭性之间具有相关性；对 GATA3 突变的乳腺导管癌原位ST（Visium）检测显示，含有该突变的肿瘤克隆具有增强的上皮到间质转化和血管生成特征。

此外，ST分析与药物治疗效果具有相关性。在膀胱癌中，CDH12表达与化疗耐药和对免疫检查点抑制剂（ICI）的敏感性相关，这可能是由于表达CDH12的细胞与耗尽的T淋巴细胞共定位，并共同表达PD-L1和PD-L2。同时，ST还对TME的架构提供了研究方向：使用GeoMx DSP分析表征了原发性错配修复熟练与缺陷型结直肠癌的免疫图谱差异；脑转移瘤的T细胞受体β（TCRB）克隆分型（Visium）在空间上描述了单个肿瘤样本中T受体的异质性；在鳞状细胞癌中，Visium揭示了位于肿瘤边缘的肿瘤特异性角化细胞纤维血管壁龛，并富含内皮细胞和肿瘤相关的成纤维细胞相关转录物；在胰腺导管腺癌中，scRNA-seq数据和ST分析显示，肿瘤细胞与炎症成纤维细胞在应激模块富集区域共定位。因此，ST已广泛应用于基础和转化肿瘤研究，为TME的空间异质性及相关肿瘤生物学意义提供了新的理论支持。

三、SP在肿瘤生物学中的应用

与ST一样，SP也有助于TME的功能表征，这类研究强调了肿瘤样本中免疫细胞空间位置对功能的影响。Schürch团队通过CODEX对CRC样本进行蛋白质组学分析，鉴定出9个保守的细胞邻域（cellular neighborhood，CN），它们均由特定的细胞类型组成；此外，在弥漫性炎性肿瘤患者中，粒细胞富集的CN中PD-1$^+$CD4$^+$T细胞的含量与生存率呈正相关，重要的是，这些细胞的总数与生存率没有相关性，主要在于它们之间的空间位置相关性。Wagner等使用单细胞质谱仪在高级别BC样本中观察到富集的PD-L1$^+$免疫抑制巨噬细胞和消耗的T淋巴细胞；同时，PD-L1$^+$肿瘤相关巨噬细胞与PD-L1^{hi}CTLA-4$^+$CD38$^+$消耗的T细胞和具有高表型异常和个性评分的肿瘤细胞共局部化。而在41个三阴性BC的队列中，Keren通过MIBI确定了不同的免疫浸润模式，将肿瘤分类为"冷""混合"和"区隔"。为了进一步将SP数据与患者生存率联系起来。Jackson等使用IMC分析了352例患者的BC样本，并根据肿瘤细胞组成提出了18个亚组的亚分类。随后，集成了SP分析进入临床试验评价（临床试验编号：NCT02923180）试验中使用，以分析Enoblituzumab（抗b7-h3）新辅助免疫治疗高危局部PCa后免疫标志物的变化。SP结果结合PanCancer IO 360小组的大量mRNA分析，提示CD8$^+$T淋巴细胞和PD-1/PD-L1表达上调，以及免疫刺激的迹象。进一步研究结果显示肿瘤蛋白质组学特征与治疗反应相一致：在62个BC细胞系中，CyTOF分析可以预测药物敏感性；在黑色素瘤中，与单独使用任何一种方法相比，GeoMx DSP的蛋白质组学分析结合nCounter PanCancer IO 360的大量转录组学分析提高了对免疫治疗反应的预测；使用循环IF（CycIF）的表面蛋白质组学分析提出了表面抗原CD318、TSPAN8和CD66c作为基于CAR的胰腺腺癌治疗的候选靶点；液质色谱-质谱法（liquid chromatography-mass spectroscopy，LC-MS）发现表面标志物CD72可作为 KMT2A/MLL1 重排B细胞急性淋巴母细胞白血病的一种新的治疗靶点。此外，质谱法（mass spectroscopy，MS）还被用于研究致癌信号转导或提出新的肿瘤分类，DropMap可以构成选择高度肿瘤反应性免疫细胞的潜在工具。

参考文献

[1] Zhao T, Chiang ZD, Morriss JW, et al. Spatial genomics enables multi-modal study of clonal heterogeneity in tissues. Nature, 2022, 601（7891）：85-91.

[2] Payne AC, Chiang ZD, Reginato PL, et al. In situ genome sequencing resolves DNA sequence and structure in intact biological samples. Science, 2021, 371（6532）：

eaay3446.

[3] Hanahan D. Hallmarks of cancer: new dimensions. Cancer Discov, 2022, 12(1): 31-46.

[4] Kempfer R, Pombo A. Methods for mapping 3D chromosome architecture. Nat Rev Genet, 2020, 21(4): 207-226.

[5] Takei Y, Yun J, Zheng S, et al. Integrated spatial genomics reveals global architecture of single nuclei. Nature, 2021, 590(7845): 344-350.

[6] Takei Y, Zheng S, Yun J, et al. Single-cell nuclear architecture across cell types in the mouse brain. Science, 2021, 374(6567): 586-594.

[7] Trzaskoma P, Ruszczycki B, Lee B, et al. Ultrastructural visualization of 3D chromatin folding using volume electron microscopy and DNA in situ hybridization. Nat Commun, 2020, 11(1): 2120.

[8] Mota A, Schweitzer M, Wernersson E, et al. Simultaneous visualization of DNA loci in single cells by combinatorial multi-color iFISH. Sci Data, 2022, 9(1): 47.

[9] Giambartolomei C, Seo JH, Schwarz T, et al. H3K-27ac HiChIP in prostate cell lines identifies risk genes for prostate cancer susceptibility. Am J Hum Genet, 2021, 108(12): 2284-2300.

[10] Belaghzal H, Borrman T, Stephens AD, et al. Liquid chromatin Hi-C characterizes compartment-dependent chromatin interaction dynamics. Nat Genet, 2021, 53(3): 367-378.

[11] Deng Y, Bartosovic M, Kukanja P, et al. Spatial-CUT&Tag: spatially resolved chromatin modification profiling at the cellular level. Science, 2022, 375(6581): 681-686.

[12] Lewis SM, Asselin-Labat ML, Nguyen Q, et al. Spatial omics and multiplexed imaging to explore cancer biology. Nat Methods, 2021, 18(9): 997-1012.

[13] Marx V. Method of the Year: spatially resolved transcriptomics. Nat Methods, 2021, 18(1): 9-14.

[14] Hara T, Chanoch-Myers R, Mathewson ND, et al. Interactions between cancer cells and immune cells drive transitions to mesenchymal-like states in glioblastoma. Cancer Cell, 2021, 39(6): 779-792.

[15] Wang Y, Eddison M, Fleishman G, et al. EASI-FISH for thick tissue defines lateral hypothalamus spatio-molecular organization. Cell, 2021, 184(26): 6361-6377.

[16] Shah S, Takei Y, Zhou W, et al. Dynamics and spatial genomics of the nascent transcriptome by intron seqFISH. Cell, 2018, 174(2): 363-376.

[17] Maniatis S, Petrescu J, Phatnani H. Spatially resolved transcriptomics and its applications in cancer. Curr Opin Genet Dev, 2021, 66: 70-77.

[18] Chen A, Liao S, Cheng M, et al. Spatiotemporal transcriptomic atlas of mouse organogenesis using DNA nanoball-patterned arrays. Cell, 2022, 185(10): 1777-1792.

[19] Liu Y, Yang M, Deng Y, et al. High-spatial-resolution multi-omics sequencing via deterministic barcoding in tissue. Cell, 2020, 183(6): 1665-1681.

[20] Lomakin A, Svedlund J, Strell C, et al. Spatial genomics maps the structure, character and evolution of cancer clones. Biorxiv, 2021.

[21] Jackson HW, Fischer JR, Zanotelli VR, et al. The single-cell pathology landscape of breast cancer. Nature, 2020, 578(7796): 615-620.

[22] Keren L, Bosse M, Marquez D, et al. A structured tumor-immune microenvironment in triple negative breast cancer revealed by multiplexed ion beam imaging. Cell, 2018, 174(6): 1373-1387.

[23] Coskun AF, Han G, Ganesh S, et al. Nanoscopic subcellular imaging enabled by ion beam tomography. Nat Commun, 2021, 12(1): 789.

[24] Beechem JM. High-plex spatially resolved RNA and protein detection using digital spatial profiling: a technology designed for immuno-oncology biomarker discovery and translational research. In: Kasid UN, Clarke R, eds. Biomarkers for Immunotherapy of Cancer: methods and protocols. New York: Humana, 2020: 563-583.

[25] Janssens DH, Meers MP, Wu SJ, et al. Automated CUT&Tag profiling of chromatin heterogeneity in mixed-lineage leukemia. Nat Genet, 2021, 53(11): 1586-1596.

[26] Wang L, Peng Q, Yin N, et al. Chromatin accessibility regulates chemotherapy-induced dormancy and reactivation. Mol Ther Nucleic Acids, 2021, 26: 269-279.

[27] Watt AC, Cejas P, Decristo MJ, et al. CDK4/6 inhibition reprograms the breast cancer enhancer landscape by stimulating AP-1 transcriptional activity. Nat Cancer, 2021, 2(1): 34-48.

[28] Ma CX, Gao F, Luo J, et al. NeoPalAna: neoadjuvant palbociclib, a cyclin-dependent kinase 4/6 inhibitor, and anastrozole for clinical stage 2 or 3 estrogen receptor-positive breast cancer. Clin Cancer Res, 2017, 23(15): 4055-4065.

[29] Morschhauser F, Tilly H, Chaidos A, et al. Tazemetostat for patients with relapsed or refractory follicular lymphoma: an open-label, single-arm, multicentre, phase 2 trial. Lancet Oncol, 2020, 21(11): 1433-

[30] Nagasawa S, Kuze Y, Maeda I, et al. Genomic profiling reveals heterogeneous populations of ductal carcinoma in situ of the breast. Commun Biol, 2021, 4(1): 438.

[31] Gouin Ⅲ KH, Ing N, Plummer JT, et al. An N-Cadherin 2 expressing epithelial cell subpopulation predicts response to surgery, chemotherapy and immunotherapy in bladder cancer. Nat Commun, 2021, 12(1): 4906.

[32] Pelka K, Hofree M, Chen JH, et al. Spatially organized multicellular immune hubs in human colorectal cancer. Cell, 2021, 184(18): 4734-4752.

[33] Sudmeier LJ, Hoang KB, Nduom EK, et al. Distinct phenotypic states and spatial distribution of $CD8^+T$ cell clonotypes in human brain metastases. Cell Rep Med, 2022, 3(5): 100620.

[34] Ji AL, Rubin AJ, Thrane K, et al. Multimodal analysis of composition and spatial architecture in human squamous cell carcinoma. Cell, 2020, 182(2): 497-514.

[35] Moncada R, Barkley D, Wagner F, et al. Integrating microarray-based spatial transcriptomics and single-cell RNA-seq reveals tissue architecture in pancreatic ductal adenocarcinomas. Nat Biotechnol, 2020, 38(3): 333-342.

[36] Schürch CM, Bhate SS, Barlow GL, et al. Coordinated cellular neighborhoods orchestrate antitumoral immunity at the colorectal cancer invasive front. Cell, 2020, 182(5): 1341-1359.

[37] Shenderov E, De Marzo A, Lotan T, et al. 627P Phase Ⅱ neoadjuvant trial of the anti-B7-H3 antibody, enoblituzumab, in men with localized prostate cancer: safety, efficacy and immune correlates. Ann Oncol, 2021, 32: S662-S663.

[38] Tognetti M, Gabor A, Yang M, et al. Deciphering the signaling network of breast cancer improves drug sensitivity prediction. Cell Syst, 2021, 12(5): 401-418.

[39] Vathiotis IA, Yang Z, Reeves J, et al. Models that combine transcriptomic with spatial protein information exceed the predictive value for either single modality. NPJ Precis Oncol, 2021, 5(1): 45.

[40] Nix MA, Mandal K, Geng H, et al. Surface proteomics reveals CD72 as a target for in vitro-evolved nanobody-based CAR-T cells in KMT2A/MLL1-rearranged B-ALL. Cancer Discov, 2021, 11(8): 2032-2049.

[41] Bounab Y, Eyer K, Dixneuf S, et al. Dynamic single-cell phenotyping of immune cells using the microfluidic platform DropMap. Nat Protoc, 2020, 15(9): 2920-2955.

[42] Larson RC, Maus MV. Recent advances and discoveries in the mechanisms and functions of CAR T cells. Nat Rev Cancer, 2021, 21(3): 145-161.

[43] Kalxdorf M, Günthner I, Becher I, et al. Cell surface thermal proteome profiling tracks perturbations and drug targets on the plasma membrane. Nat Methods, 2021, 18(1): 84-91.

[44] Bounab Y, Eyer K, Dixneuf S, et al. Dynamic single-cell phenotyping of immune cells using the microfluidic platform DropMap. Nat Protoc, 2020, 15(9): 2920-2955.

[45] Subedi N, Van Eyndhoven LC, Hokke AM, et al. An automated real-time microfluidic platform to probe single NK cell heterogeneity and cytotoxicity on-chip. Sci Rep, 2021, 11(1): 17084.

[46] Gérard A, Woolfe A, Mottet G, et al. High-throughput single-cell activity-based screening and sequencing of antibodies using droplet microfluidics. Nat Biotechnol, 2020, 38(6): 715-721.

第6章

胸部肿瘤免疫治疗药物研发与应用进展

第一节 免疫治疗药物发展历程及研发概况

肿瘤生物学和分子生物学的进步极大地改变了肿瘤治疗模式，在无数科学家的不懈努力下，随着对肿瘤免疫逃逸机制的深入了解，各种肿瘤免疫治疗药物相继问世，成为继手术、放疗、化疗、靶向治疗后的另一有效治疗手段，下面将对免疫治疗药物的发展历程和研发概况进行论述。

免疫治疗的理论基础可追溯到1863年，德国医师Rudolf Virchow描述了肿瘤周围有大量的免疫细胞，尤其是肿瘤浸润淋巴细胞，因此，他提出"癌症起源于慢性炎症"的假说；1882年，乌克兰科学家Elie Metchnikoff发现吞噬细胞，并在此后长达数十年的时间内一直研究吞噬细胞，并建立起了细胞吞噬学说。

1893年，美国医师William Coley意外发现骨肉瘤患者在手术切除肿瘤后被化脓性链球菌感染能够导致肿瘤消退，他开始尝试向癌症患者注射细菌过滤物来治疗肿瘤，揭开了免疫治疗的序幕。不过，在特异性免疫细胞和免疫调节分子被发现之前，肿瘤免疫疗法的应用鲜有进展。直到1974年，白细胞介素（interleukin，IL）-2被发现在T细胞分化和生长中发挥重要作用，Steven Rosenberg团队将其用于肿瘤患者治疗，成为现代肿瘤免疫治疗的里程碑事件。然而，直接向患者使用细胞因子会导致严重的副作用，因此发现能介导抗肿瘤反应并能精确靶向肿瘤细胞的特异性免疫细胞十分迫切。

T细胞的激活是抗肿瘤适应性免疫的关键事件，主要通过双重信号途径实现。第一个信号是抗原特异性信号，包括T细胞受体（TCR）与抗原肽-主要组织相容性复合体（MHC）的特异性结合。第二个信号是由T细胞与抗原呈递细胞（APC）表面的共刺激分子（costimulatory molecule，CM）之间的通信所介导的。被激活的T细胞可产生穿孔素和颗粒酶，从而裂解靶细胞，并可分泌细胞因子，通过Fas/FasL信号通路诱导靶细胞凋亡。阻断肿瘤患者T细胞对体内恶性细胞的激活一直是肿瘤免疫学研究的核心问题。

在确定了负责识别抗原的TCR之后，科学家们于1986年发现了在活化T细胞上表达的分子CD28。随后，又发现T细胞的活化需要TCR和CD28的双重信号，CD28因此得名"共刺激分子"。与此同时，Pierre Goldstain团队发现一种与CD28结构相似的蛋白质，并将其命名为细胞毒性T淋巴细胞相关抗原4（CTLA-4），并假设它是一种潜在的T细胞激活分子。1994年，James Allison团队报告了阻断CTLA-4可以增强T细胞的抗肿瘤活性并抑制肿瘤生长的突破性发现，第一次证明了抑制负性免疫调节剂可以抑制肿瘤的发展，也就是现在的"免疫检查点阻断"（ICB）。2011年，首个靶向CTLA-4的抗体ipilimumab获批用于黑色素瘤治疗，成为首个免疫检查点抑制剂（ICI）。

1999年，陈列平团队发现了一种名为B7-H1的分子，后来发现这种分子在黑色素瘤和肺癌等肿瘤组织上表达，能促进肿瘤特异性T细胞凋亡，使其无法攻击癌细胞。2000年，B7-H1被确认为PD-1的配体，即PD-L1。PD-1/PD-L1抑制剂是迄今为止应用最广泛的免疫疗法类型。截至2023年3月，美国食品药品监督管理局（Food and Drug Administration，FDA）已批准5个PD-1单抗（帕博利珠单抗、纳武利尤单抗、西米普利单抗、多塔利单抗、瑞弗利单抗）和3个PD-L1单抗（阿替利珠单抗、度伐利尤单抗、阿维鲁单抗），我国国家药品监督管理局（NMPA）已批准10个PD-1单抗（帕博利珠单抗、纳武利尤单抗、特瑞普利单抗、信迪利单抗、卡瑞利珠单抗、替雷利珠单抗、派安普利单抗、斯鲁利单抗、普特利单抗、赛帕利单抗）和5个PD-L1单抗（阿替利珠单抗、度伐利尤单抗、恩沃利单抗、舒格利单抗、阿得贝利单抗）。PD-1/PD-L1抑制剂的获批改变了癌症的治疗模式。

细胞免疫治疗的概念来源于对异体骨髓移植中移植物抗白血病疗效的观察。为了维持T细胞在体内的肿瘤识别功能，细胞工程技术被应用于过继性细胞移植。1989年，以色列Zelig Eshhar团队产生了第一个嵌合抗原受体（chimeric antigen receptor, CAR），这些第一代CAR是由抗体的可变区与TCR信号结构域融合而成，TCR信号结构域可介导T细胞针对靶抗原的激活，但在体内扩增有限。2002年，Michel Sadelain团队将共刺激域也纳入CAR结构，由此产生的"第二代"CAR对B细胞恶性肿瘤产生了较好的临床反应。2017年，FDA批准了首个CAR-T产品Kymriah，用于治疗25岁以下复发或难治性急性B细胞淋巴细胞白血病患者。随后，CAR-T细胞治疗快速发展，截至2023年1月，约1000项临床研究正在进行中，其中70%临床试验仍处于Ⅰ期或Ⅰ/Ⅱ期，与全球应用一致，CAR-T治疗在我国主要应用于血液肿瘤，仅约23%用于实体瘤。

随着对肿瘤抗原宿主免疫的进一步了解，疫苗诱导免疫治疗理论上成为一种理想的治疗方法，利用疫苗进行治疗而不是预防在肿瘤学领域是相当独特的。当前肿瘤免疫治疗疫苗的研究主要集中在个性化新抗原疫苗。基于新抗原而非传统肿瘤相关抗原（TAA）的疫苗有以下优点：首先，新抗原仅在肿瘤细胞表达，因此可以引发真正的肿瘤特异性T细胞反应，从而防止对非肿瘤细胞的损伤；其次，新抗原是源于体细胞突变的新表位，有可能绕过T细胞对自身表位的中心耐受，从而诱导对肿瘤的免疫反应；再次，它增强的新抗原特异性T细胞反应持续存在并产生免疫记忆，为长期预防疾病复发提供了可能性。现今全球正在积极开展此类疫苗的研发工作，但尚无上市产品。

溶瘤病毒（oncolytic viruses, OV）治疗是一种相当新颖的免疫治疗，其利用实验室改造的病毒通过直接溶解肿瘤细胞以及激活先天性和适应性免疫机制攻击肿瘤细胞而发挥作用。到目前为止，全球已有两种OV药物获批。第一种是2005年我国批准的H101（oncorine），适应证为晚期鼻咽癌；第二种是2015年FDA批准的T-VEC（Imlygic®），适应证为晚期黑色素瘤。如今，溶瘤病毒技术已成熟，可通过基因工程手段将一个或多个TAA基因编码到溶瘤病毒的基因组中，以增强机体对肿瘤组织的免疫应答，也可将溶瘤病毒与其他免疫疗法联合应用以协同增效。

近些年，FDA已经批准了免疫检查点抑制剂、细胞免疫疗法、肿瘤疫苗、溶瘤病毒等多种肿瘤免疫治疗药物上市，其中，以CTLA-4和PD-1/PD-L1为代表的免疫检查点抑制剂药物为主，随着CD47、LAG-3、TIM-3、TIGIT、VISTA等新的免疫检查点的发现，针对这些新发现的免疫检查点来设计药物成为免疫治疗药物研发发展趋势之一，除了已获批上市的药物外，处于临床研发阶段的药物也在逐年递增，见图6-1。

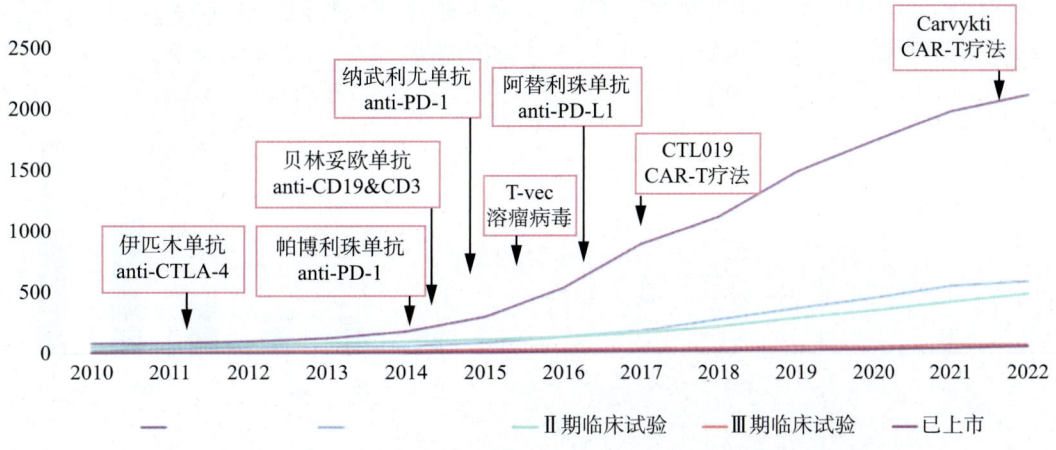

图6-1　2010～2022年肿瘤免疫治疗的全球研发管线变化趋势

第二节 胸部肿瘤免疫治疗药物的分类及应用进展

一、免疫检查点抑制剂

免疫检查点抑制剂阻断肿瘤细胞表达或分泌的配体与免疫细胞表面的受体结合，激活或使抑制的免疫细胞功能正常化，从而恢复对肿瘤的杀灭作用。免疫检查点抑制剂发展迅速，全球获批上市的药物数量不断增加，适应证也逐渐从黑色素瘤扩展到肺癌、肝癌、胃癌等癌种，其在相应治疗领域的地位也逐渐从二线走向一线。

（一）免疫检查点是潜在的肿瘤治疗靶点

生理条件下，免疫检查点的作用是在T细胞行使完免疫功能时调节免疫功能，与此同时，免疫检查点在肿瘤的免疫逃逸中也扮演着重要的角色。最早发现的免疫检查点是在T细胞上表达的CTLA4和PD-1，通过结合在抗原呈递细胞或者肿瘤细胞表达相应的配体，T细胞功能被抑制，从而使肿瘤细胞逃避免疫系统的监视，得以存活和生长。2011年，CTLA-4单抗Ipilimumab获批上市，成为全球第一个肿瘤免疫检查点抑制剂，但由于其不良反应率过高限制了使用。从2014年开始，越来越多的PD-1/PD-L1单抗获批上市，为肿瘤患者提供更多选择。随着对免疫检查点调控免疫功能机理的深入理解，越来越多的免疫检查点被发现，如：LAG-3、TIM-3、TIGIT、VISTA、B7-H3、BTLA、Siglec-15等抑制性免疫检查点，以及GITR、OX40等促使T细胞激活的共刺激分子，这些分子及其配体成为潜在的肿瘤治疗靶点。

（二）免疫检查点抑制剂应用进展

目前已发现的免疫检查点达10多种，其中研究最广泛的免疫检查点为CTLA-4和PD-1/PD-L1。除此之外，较热门的靶点还有TIGIT、LAG-3等，见图6-2。

1. PD-1/PD-L1　作为激活型T细胞的一种表面受体，当PD-1与位于APC表面的配体结合后，可抑制T细胞的激活，从而起到免疫抑制的作用。然而，肿瘤细胞可利用这一抑制性通路，诱导PD-L1在其表面表达，从而起到抑制T细胞的作用，实现免疫逃逸。阻断PD-1和PD-L1的相互作用可以逆转免疫抑制状态，提高机体免疫细胞对肿瘤细胞的杀伤能力。目前，针对胸部肿瘤，国内已有12款PD-1/PD-L1抑制剂上市，包括6款国产PD-1抑制剂，2款国产的PD-L1抑制剂，2款进口PD-1抑制剂和2款进口的PD-L1抑制剂（表6-1）。

2. CTLA-4　CTLA-4与CD28同源，均表达于活化的$CD4^+$和$CD8^+$T细胞表面，CD28与其配体B7-1/2结合后产生刺激性信号，激活TCR信号通路，使CTLA-4高表达并竞争性结合B7-1/2，抑制IL-2分泌，从而发挥负性调控作用。此外，CTLA-4与CD80/CD86结合可抑制T细胞活化，而调节性T细胞（Treg）可通过CTLA-4下调CD80/CD86的表达水平，进而抑制CD28共刺激信号通路。CTLA-4抑制剂则通过上述机制发挥抗肿瘤作用，阻止Treg细胞下调CD80/86表达水平，并通过ADCC和ADCP作用耗竭Treg细胞，从而增加$CD4^+/CD8^+$T细胞对肿瘤组织的浸润，同时使记忆T细胞克隆性增多。近年来，多款CTLA-4靶点的药物已进入临床和临床研究阶段（表6-2），且数目也呈现逐年增加的趋势。

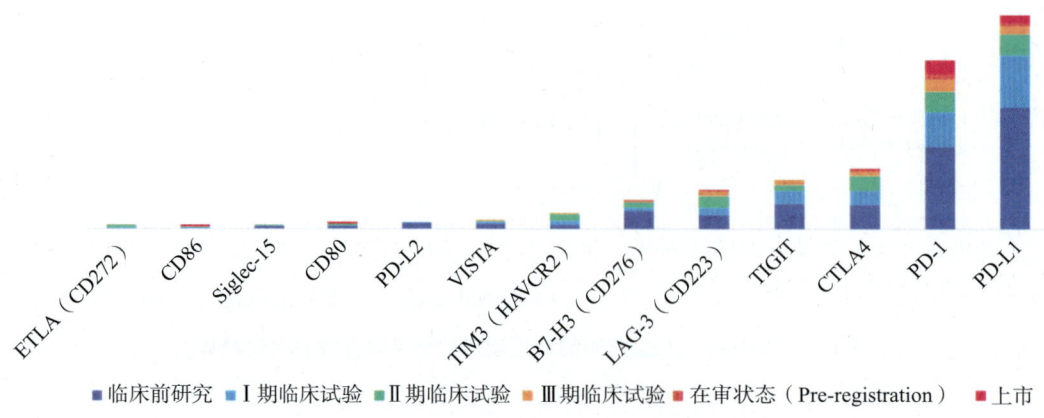

图6-2　全球免疫检查点相关靶点药物研发管线

表6-1 我国已上市的胸部肿瘤PD-1/PD-L1抑制剂药物

靶点	药物名称	上市时间	适应证	治疗线数
PD-1	纳武利尤单抗	2018.6	非小细胞肺癌	二线
		2021.7	胸膜间皮瘤	二线
		2022.6	食管鳞癌	辅助治疗
PD-1	帕博利珠单抗	2019.3	非小细胞肺癌	一线
		2021.9	食管癌	一线
PD-1	特瑞普利单抗	2022.5	食管鳞癌	一线
		2022.9	非鳞状非小细胞肺癌	一线
PD-1	信迪利单抗	2021.2	非鳞状非小细胞肺癌	一线
		2021.6	鳞状非小细胞肺癌	一线
		2022.6	食管鳞癌	一线
PD-1	卡瑞利珠单抗	2020.6	非鳞状非小细胞肺癌	一线
		2021.12	鳞状非小细胞肺癌	一线
		2021.12	食管鳞癌	一线
PD-1	替雷利珠单抗	2021.1	鳞状非小细胞肺癌	一线
		2021.6	非鳞状非小细胞肺癌	一线
		2022.3	高度微卫星不稳定型实体瘤	二线
		2023.5	食管鳞癌	一线
PD-1	派安普利单抗	2023.1	鳞状非小细胞肺癌	一线
PD-1	斯鲁利单抗	2022.3	微卫星高度不稳定	二线
		2022.10	鳞状非小细胞肺癌	一线
		2023.1	小细胞肺癌	一线
		2023.9	食管鳞癌	一线
PD-L1	度伐利尤单抗	2019.12	非小细胞肺癌	二线
		2021.7	小细胞肺癌	一线
PD-L1	阿替利珠单抗	2020.2	小细胞肺癌	一线
		2021.4	非小细胞肺癌	一线
		2021.6	非鳞状非小细胞肺癌	一线
		2022.3	非小细胞肺癌	辅助治疗
PD-L1	恩沃利单抗	2021.11	错配修复功能缺陷晚期实体瘤	二线
PD-L1	舒格利单抗	2021.12	非小细胞肺癌	一线

表6-2 以CTLA-4为靶点的胸部肿瘤药物研发情况

靶点	药物名称	药物类型	适应证	研发进度
CTLA-4	伊匹木单抗	单克隆抗体	胸膜间皮瘤	已上市
	替西木单抗	单克隆抗体	非小细胞肺癌	已上市
	YH001	单克隆抗体	非小细胞肺癌	Ⅱ期
	泽弗利单抗	单克隆抗体	非小细胞肺癌	Ⅱ期

3. TIGIT T细胞免疫球蛋白和ITIM结构域（TIGIT）是近年来新发现的免疫检查点，作为免疫球蛋白超家族的一种受体，TIGIT通过抑制免疫细胞功能参与免疫抑制并造成肿瘤免疫逃逸。应用TIGIT抗体来治疗恶性肿瘤，在肿瘤免疫疗法中展示出广阔的前景。国内外药企开发了一系列以TIGIT为靶点的药物，包括TIGIT单抗与PD-1/TIGIT双抗，目前全球有10余款TIGIT抗体已进入临床研究阶段（表6-3），但尚无相关药物获批上市，国内研发进度较为靠前的有百济神州的ociperlimab等。

4. LAG-3 淋巴细胞活化基因3（LAG-3）又称CD233，属于免疫球蛋白超家族，在活化的T细胞等免疫细胞上表达，可使肿瘤细胞发生免疫逃逸。值得一提的是，LAG-3并不是一个简单的免疫检查点，在不同的细胞上具有截然不同的功能。在T细胞表面，LAG-3是一个与T细胞相关联的共抑制性受体，对于激活的T细胞起抑制作用。当$CD8^+$T细胞表面的LAG-3结合了Ⅱ类MHC分子时，如果T细胞受体还结合了APC表面的Ⅰ类MHC分子，那么LAG-3就会终止下游的钙信号，导致细胞因子减少和免疫反应消退，这样的负反馈机制能在不需要免疫反应的时候很快将其关闭。正因为如此，针对LAG-3的抗体能抑制其抑制性功能，使得$CD8^+$T细胞能对肿瘤细胞产生更好的细胞毒性反应。基于这一机制，2022年，百时美施贵宝研发的LAG-3抗体Relatlimab获批上市，用于治疗转移性黑色素瘤。LAG-3成为继PD-1/PD-L1、CTLA-4后第三个应用于临床的免疫检查点。目前，全球进入到临床开发阶段的LAG-3抗肿瘤药物有10余款，国内研发进度较为靠前的企业有：九章生物、恒瑞医药、信达生物等（表6-4）。

二、细胞免疫治疗

细胞过继免疫治疗（adoptive cellular therapy，ACT）也称细胞治疗，是指从肿瘤患者体内分离免疫活性细胞，在体外进行扩增和功能鉴定，然后向患者回输，从而达到直接杀伤肿瘤或激发机体的免疫应答杀伤肿瘤细胞的目的。最早应用ACT的案例是在1956年，目前已经取得重大临床进展的四种主要ACT类型包括CAR-T、TCR-T、TIL和NK。

1. CAR-T CAR-T细胞是经过基因工程改造以表达靶向特定抗原嵌合受体的T细胞，它与肿瘤表面的特定抗原结合后被激活，通过释放穿孔素等物质来杀伤肿瘤细胞，并释放细胞因子来募集内源性免疫细胞杀伤肿瘤，同时还会形成记忆T细胞，具有长效治疗机制。作为肿瘤免疫治疗的新型精准靶向疗法，通过优化和改良已成功应用于多种血液肿瘤的治疗，这些在血液肿瘤治疗方面的重大成就促进CAR-T细胞应用于实体肿瘤的治疗。近年来，越来越多针对实体瘤的CAR-T细胞临床试验已经

表6-3 以TIGIT为靶点的胸部肿瘤药物研发情况

靶点	药物名称	药物类型	适应证	研究进度
TIGIT	ociperlimab	单克隆抗体	非小细胞肺癌	Ⅲ期
	tiragolumab	单克隆抗体	食管癌	Ⅲ期
			小细胞肺癌	Ⅱ期
	vibostolimab	单克隆抗体	肺癌	Ⅲ期
	JS-006	单克隆抗体	实体瘤	Ⅱ期
	BAT-6005	单克隆抗体	实体瘤	Ⅰ期
	BAT-6021	单克隆抗体	实体瘤	Ⅰ期
	HB-0030	单克隆抗体	实体瘤	Ⅰ期
	HH-101	单克隆抗体	实体瘤	Ⅰ期
	IBI-321	双特异性抗体（TIGIT/PD-1）	实体瘤	Ⅰ期
	IBI-939	单克隆抗体	非小细胞肺癌	Ⅰ期
	PM-1022	单克隆抗体	实体瘤	Ⅰ期
	SHR-2002	双特异性抗体（TIGIT/PVRIG）	实体瘤	Ⅰ期

表6-4 以LAG-3为靶点的胸部肿瘤药物研发情况

靶点	药物名称	药物类型	适应证	研发进度
LAG-3	relatlimab	单克隆抗体	晚期实体瘤	Ⅲ期
	MK-4280	单克隆抗体	小细胞肺癌	Ⅲ期
	fianlimab	单克隆抗体	晚期实体瘤	Ⅲ期
	IMP701	单克隆抗体	晚期实体瘤	Ⅱ期
	TSR-033	单克隆抗体	晚期实体瘤	Ⅱ期
	BI-754111	单克隆抗体	非小细胞肺癌	Ⅱ期
	FS-118	双特异性抗体（LAG-3/PD-1）	晚期实体瘤	Ⅱ期
	tebotelimab	单克隆抗体	晚期实体瘤	Ⅲ期
	绿原酸	小分析化药	晚期实体瘤	Ⅲ期
	SHR-1802	单克隆抗体	晚期实体瘤	Ⅱ期
	LBL007	单克隆抗体	晚期实体瘤	Ⅱ期
	EMB-02	双特异性抗体（LAG-3/PD-1）	晚期实体瘤	Ⅱ期
	IBI-110	单克隆抗体	肺癌	Ⅱ期
	DNV-3	单克隆抗体	晚期实体瘤	Ⅱ期
	IMP321	可溶性LAG-3融合蛋白	晚期实体瘤	Ⅱ期

开展，但由于实体瘤中存在显著的异质性和复杂的肿瘤免疫微环境，它的应用仍面临诸多挑战，不过仍有部分CAR-T细胞疗法在实体瘤的治疗上取得了重要突破。2021年11月，Adusumilli等公布的一项MSLN-CAR-T治疗恶性胸膜间皮瘤的临床疗效数据，结果显示，在治疗评估截止时间时，23例恶性胸膜间皮瘤患者接受靶向MSLN-CAR-T细胞治疗后中位随访时间为3.19个月，输注CAR-T细胞后的中位生存期为17.7个月，未观察到2级以上的细胞因子释放综合征或免疫效应细胞相关神经毒性综合征，未出现脱靶效应事件。一项针对EGFR阳性难治性/复发性非小细胞肺癌的EGFR CAR-T细胞治疗Ⅰ期临床试验显示，2例患者获得部分缓解，5例患者病情稳定2～8个月，未出现严重毒性事件。在另外一项Ⅰ期临床试验中，采用非病毒PiggyBac转座子系统工程EGFR-CAR-T细胞靶向9例非小细胞肺癌患者，发现1例患者持续反应超过13个月，6例病情稳定，2例病情进展，中位无进展生存期为7.13个月，中位总生存期为15.63个月。

2. TCR-T　TCR是T细胞表面的特异性受体。通过识别和结合MHC呈递的抗原，激活T细胞的分裂和分化。然而，并非所有患者的T细胞都能识别肿瘤。TCR-T疗法包括从患者体内提取T细胞，并对这些细胞进行扩增，使患者体内具有能识别特定癌症抗原的新TCR。用于TCR-T治疗的工程TCR的设计高度依赖于特异性肿瘤抗原的识别。有些抗原（如NY-ESO-1）在肿瘤组织中广泛表达，因此可以利用这些抗原来开发治疗不同类型肿瘤的TCR。不过，TCR可以根据患者的具体情况进行识别和合成。由于TIL疗法利用的是肿瘤内淋巴细胞与全身淋巴细胞之间的差异，因此在确定肿瘤患者的特定突变后，就可以生成并应用能有效靶向这些突变的TCR。然后，分离、克隆这些TCR，并在T细胞上表达，再将这些经过改造的T细胞在体外扩增并回输到患者体内。TCR疗法在治疗黑色素瘤方面取得了突破性进展，在治疗肝癌、乳腺癌和卵巢癌方面也取得了一定的效果（表6-5）。然而，TCR识别肿瘤抗原需要MHC分子表达抗原，肿瘤细胞会通过减少MHC的表达来逃避T细胞的杀伤。

3. TIL　肿瘤浸润淋巴细胞（TIL）是可以从肿瘤组织中识别和纯化的异质性淋巴细胞，其数量已被发现与较好的预后相关。遗憾的是，在大多数肿瘤患者中，内源性TIL太少，不足以引起足够的抗肿瘤反应。TIL是最早被用于ACT的细胞之一。这些细胞可以从肿瘤中分离出来，在实验室中进行体外扩增，然后再回输到患者体内以消灭肿瘤细胞。目前，针对胸部肿瘤暂无获批上市的TIL细胞疗法（表6-6），不过已有多项注册类临床研究取得了显

表6-5　TCR-T细胞疗法在胸部肿瘤治疗方面的临床研究

靶点	药物名称	适应证	研发进度
MAGE-A4	KSH01	晚期实体瘤	Ⅰ期
NY-ESO-1	TAEST-16001	非小细胞肺癌	Ⅰ期
HLA-A2，NY-ESO-1	TC-N201	晚期实体瘤	Ⅰ期

表6-6　TIL细胞疗法在胸部肿瘤治疗方面的临床研究

药物名称	适应证	研发进度
GT101	晚期实体瘤	Ⅰ期
TIL注射液	晚期实体瘤	Ⅰ期
LN145	非小细胞肺癌	Ⅱ期
ITIL-168	非小细胞肺癌	Ⅱ期
ITIL-306	非小细胞肺癌	Ⅰ期

著成果。一项Ⅰ期临床试验（NCT03215810）纳入20例接受纳武利尤单抗单药治疗后初始进展的晚期非小细胞肺癌患者，给予TILs联合纳武利尤单抗治疗。在13例可评估患者中，3例确认缓解，11例肿瘤负荷降低，2例完全缓解，且持续至1.5年。在探索性分析中，发现TIL治疗后检测到能识别多种癌症突变的T细胞，且在有应答的患者中富集。治疗后的患者新抗原反应性T细胞在外周血中增加并持续存在，表明自体TILs细胞疗法总体安全且具有临床活性，可能成为转移性肺癌的一种新治疗策略。

4. NK　NK细胞是与T、B细胞并列的第三类群淋巴细胞。它通过两种途径介导抗肿瘤作用：一是通过释放穿孔素和颗粒酶或死亡受体的直接细胞毒性作用，二是通过分泌激活APC和T细胞的细胞因子和趋化因子的调节作用。NK细胞不受MHC限制的细胞毒性、产生细胞因子和免疫记忆等功能，使其成为先天性和适应性免疫反应系统中的关键角色。与T细胞类似，NK细胞也可以转导表达CAR，CAR-NK细胞的发展紧随CAR-T细胞治疗的演变。当下NK细胞疗法多数仍处于临床前及临床研究阶段，也已经证实了其抗肿瘤活性。一项评估NK细胞联合靶向药治疗对有无EGFR突变晚期肺腺癌的有效性临床研究结果表明，NK细胞联合第二代靶向药阿法替尼显著提升治疗效果，缓解率从16.7%提升到75%，中位PFS从6个月提升到9个月。但是NK细胞ACT疗法用于肿瘤治疗的效果相对有限，相比之下，CAR-NK疗法在肿瘤治疗领域表现了更好的潜力，已有多家药企的CAR-NK管线进入临床试验阶段（表6-7）。

三、肿瘤疫苗

肿瘤疫苗通常是含有肿瘤特异性抗原或肿瘤相关抗原的肿瘤细胞或碎片或片段，进入人体后，这些细胞碎片可激活自身免疫，诱发特异性免疫反应，克服免疫抑制状态，提高对特定肿瘤的抵抗，是一种主动免疫治疗方法。其分类中的治疗性肿瘤疫苗包括以自由肽或载于APC上的肽的形式

表6-7　CAR-NK细胞疗法在胸部肿瘤治疗方面的临床研究

靶点	药物名称	适应证	研发进度
CD20、PD-L1	FT-516	晚期实体瘤	Ⅰ期
CD38	FT-538	晚期实体瘤	Ⅰ期
PD-L1	PDL1.t-haNK	晚期实体瘤	Ⅱ期
未知	SNK01	非小细胞肺癌	Ⅱ期
ROBO1	ROBO1-CAR-NK	晚期实体瘤	Ⅰ期

注射肿瘤抗原，以激活免疫细胞，恢复其自主抗肿瘤能力。在临床前模型中，治疗性肿瘤疫苗已被证实可以防止肿瘤生长和转移，并减少终止其他类型治疗后的复发。目前肿瘤免疫治疗疫苗的研究主要是基于新抗原的个性化疫苗。个体化新抗原肿瘤疫苗是靶向肿瘤细胞体细胞突变所产生的特异性新生抗原，而正常细胞中不表达，可诱导机体自身产生强有力且持久有效的特异性免疫应答，精准杀伤肿瘤细胞，防止癌症复发。因此，它成为一种具备特殊价值且具有治愈潜力的创新型个体化精准癌症免疫治疗策略，尤其是针对从现有治疗方案中获益有限、高异质性和易复发的恶性实体肿瘤患者。虽然部分早期临床研究已初步证明了新抗原疫苗良好的安全性和有效性，但仍需解决众多技术壁垒才能真正广泛应用于临床实践。目前全球正在积极展开此类疫苗的研发工作，但尚无上市产品。

四、溶瘤病毒

溶瘤病毒是一类可选择性感染并杀死肿瘤，但不影响正常细胞生长的天然或基因重组病毒。作为新型免疫疗法，溶瘤病毒已被证实具有激活抗肿瘤免疫应答、调节肿瘤微环境、增强免疫检查点抑制剂效力等作用。目前为止，在全球范围内共有四款溶瘤病毒药物被批准上市。此外，目前还有多达几十种溶瘤病毒药物处于临床试验阶段。但是，由于人类肿瘤在基因和表观上存在异质性，因此单药使用溶瘤病毒的范围受到限制，将溶瘤病毒与其他疗法联合应用如和免疫检查点疗法相结合以增强肿瘤的治疗作用，已经成为该领域主要研究方向之一。

参考文献

[1] Bender E. Cancer immunotherapy. Nature, 2017, 552（7685）：S61.

[2] Feld E, Mitchell TC. Immunotherapy in melanoma. Immunotherapy, 2018, 10（11）：987-998.

[3] Rosenberg SA. IL-2: the first effective immunotherapy for human cancer. J Immunol, 2014, 192（12）：5451-5458.

[4] Shi L, Sheng J, Chen G, et al. Combining IL-2-based immunotherapy with commensal probiotics produces enhanced antitumor immune response and tumor clearance. J Immunother Cancer, 2020, 8（2）：e000973.

[5] Yang Y, Lundqvist A. Immunomodulatory effects of IL-2 and IL-15: implications for cancer immunotherapy. Cancers, 2020, 12（12）：3586.

[6] Mansurov A, Lauterbach A, Budina E, et al. Immuno-engineering approaches for cytokine therapy. Am J Physiol Cell Physiol, 2021, 321（2）：C369-C383.

[7] Margolin K. Cytokine therapy in cancer. Expert Opin Biol Ther, 2008, 8（10）：1495-1505.

[8] Tamassia N, Bianchetto-Aguilera F, Arruda-Silva F, et al. Cytokine production by human neutrophils: revisiting the "dark side of the moon". Eur J Clin Invest, 2018, 48：e12952.

[9] Vossen AC, Tibbe GJM, Kroos MJ, et al. Fc receptor binding of anti-CD3 monoclonal antibodies is not essential for immunosuppression, but triggers cytokine-related side effects. Eur J Immunol, 1995, 25（6）：1492-1496.

[10] Mosińska P, Gabryelska A, Zasada M, et al. Dual functional capability of dendritic cells-cytokine-induced killer cells in improving side effects of colorectal cancer therapy. Front Pharmacol, 2017, 8：126.

[11] Gaud G, Lesourne R, Love PE. Regulatory mechanisms in T cell receptor signalling. Nat Rev Immunol, 2018, 18（8）：485-497.

[12] Chen L, Flies DB. Molecular mechanisms of T cell co-stimulation and co-inhibition. Nat Rev Immunol, 2013, 13（4）：227-242.

[13] Smith-Garvin JE, Koretzky GA, Jordan MS. T cell activation. Annu Rev Immunol, 2009, 27（1）：591-619.

[14] Klenerman P, Oxenius A. T cell responses to cytomegalovirus. Nat Rev Immunol, 2016, 16（6）：367-377.

[15] Adeel K, Fergusson NJ, Shorr R, et al. Efficacy and safety of CD22 chimeric antigen receptor（CAR）T cell therapy in patients with B cell malignancies: a protocol for a systematic review and meta-analysis. Syst Rev, 2021, 10：1-8.

[16] Pochon C, Courbon C, Bay JO, et al. Complications other than infections, Crs and Icans following Car T-cells therapy: recommendations of the Francophone Society of bone marrow transplantation and cell therapy（Sfgm-Tc）. Bull Cancer, 2021, 108（12S）：S98-S103.

[17] Marofi F, Al-Awad AS, Sulaiman Rahman H, et al. RETRACTED: CAR-NK Cell: a new paradigm in tumor immunotherapy. Front Oncol, 2021, 11：673276.

[18] Liu E, Tong Y, Dotti G, et al. Cord blood NK cells engineered to express IL-15 and a CD19-targeted CAR show long-term persistence and potent antitumor activity. Leukemia, 2018, 32（2）：520-531.

[19] Carreno BM, Magrini V, Becker-Hapak M, et al. A dendritic cell vaccine increases the breadth and diversity of melanoma neoantigen-specific T cells. Science,

2015, 348 (6236): 803-808.

[20] Guo Y, Lei K, Tang L. Neoantigen vaccine delivery for personalized anticancer immunotherapy. Front Immunol, 2018, 9: 1499.

[21] Corrigan PA, Beaulieu C, Patel RB, et al. Talimogene laherparepvec: an oncolytic virus therapy for melanoma. Ann Pharmacother, 2017, 51 (8): 675-681.

[22] Gourd E. Oncolytic virus therapy in advanced melanoma. Lancet Oncol, 2017, 18 (11): e649.

[23] Hashemi S, Fransen M, Niemeijer A, et al. Surprising impact of stromal TIL's on immunotherapy efficacy in a real-world lung cancer study. Lung Cancer, 2021, 153: 81-89.

[24] Maalej KM, Merhi M, Inchakalody VP, et al. CAR-cell therapy in the era of solid tumor treatment: current challenges and emerging therapeutic advances. Mol Cancer, 2023, 22 (1): 20.

[25] Creelan BC, et al. Tumor-infiltrating lymphocyte treatment for anti-PD-1-resistant metastatic lung cancer: a phase 1 trial. Nat Med, 2021, 27 (8): 1410-1418.

[26] Hong G, et al. Effect of autologous NK cell immunotherapy on advanced lung adenocarcinoma with EGFR mutations. Precis Clin Med, 2019, 2 (4): 235-245.

第7章

胸部肿瘤免疫治疗疗效评价体系与方法

第一节 胸部肿瘤免疫治疗疗效评价

胸部肿瘤作为恶性肿瘤中的重要类型，一直威胁着人们的健康。近年来，随着免疫疗法的飞速发展，其在胸部肿瘤治疗中的应用日益广泛。免疫治疗通过激活或恢复患者自身的免疫系统来攻击肿瘤细胞，为肿瘤的治疗提供了新的希望。然而，如何准确、有效地评价免疫治疗的疗效，一直是大众关注的焦点。传统的肿瘤疗效评价体系主要依赖于肿瘤大小变化、患者生存期的延长等宏观指标。但免疫治疗的机制与传统化疗、放疗等治疗有所不同，其疗效往往体现在患者免疫系统的激活和肿瘤微环境的改变上。肿瘤通过利用免疫检查点（参与下调免疫反应和诱导免疫耐受的分子）来逃逸免疫介导的杀伤作用，免疫检查点抑制剂是针对关键免疫检查点的单克隆抗体，例如CTLA-4、PD-1和PD-L1等，释放免疫系统对抗肿瘤。因此，传统的疗效评价体系在免疫治疗时代已经不能用于准确评估。近年来，免疫治疗的特殊性逐渐受到重视，探索更为精准的疗效评价指标迫在眉睫。目前，评价肿瘤免疫治疗疗效的主要标准有两个，分别是实体瘤免疫治疗疗效评价标准（immune response evaluation criteria in solid tumor，iRECIST）和免疫相关生物标志物。

一、实体瘤免疫治疗疗效评价标准

实体瘤疗效评价标准（RECIST）是一个主要通过测量肿瘤的大小和数量来评估疗效的常用的评价肿瘤疗效的标准，但是这种方法是以单一影像学资料反映局部的疗效来判定疾病的整体治疗效果、瘤体缩小持续4周仅反映近期疗效及以单一的客观标准来反映复杂的病变，忽视了肿瘤负荷的变化（而这往往最能反映出患者的生活质量及生存时间）。按照传统的疗效评价体系来评价肿瘤免疫治疗的疗效，因为没有明显的瘤体改变，使疗效评估出现偏差，并且传统的疗效评价体系不足以捕获假性进展，可能会低估免疫检查点阻断的治疗效果，从而导致免疫治疗疗效无法被正确的评估。基于此，RECIST工作组结合临床肿瘤免疫治疗实践改良的实体肿瘤疗效评价标准（RECIST版本1.1）制定了一个新的肿瘤免疫治疗疗效评价标准——实体瘤免疫治疗疗效评价标准（iRECIST）。该标准详细定义了实体瘤测量及肿瘤大小评价的标准方法。

iRECIST基于RECIST 1.1评价标准，包括免疫完全缓解（immune complete response，iCR）、免疫部分缓解（immune partial response，iPR）或免疫疾病稳定（immune stable disease，iSD）以及待证实的疾病进展（immune unconfirmed progressive disease，iUPD）或者已证实的疾病进展（immune confirmed progressive disease，iCPD）。新病灶被评估分为靶病灶（new lesion，target）或非靶病灶（new lesion，non-target）。iRECIST标准在评价疗效时需要综合靶病灶、非靶病灶和新病灶三个方面的变化，同时结合患者的临床情况综合考虑。近年来基于肿瘤免疫生物学的突破，肿瘤免疫治疗的发展为恶性肿瘤的治疗开辟了新篇章。免疫治疗的反应模式与化疗或非免疫检查点抑制剂靶向治疗的反应模式不同。随着免疫治疗的广泛普及，临床上发现了不同于传统治疗所致的典型反应（缓解、稳定、进展）的类型，免疫检查点抑制剂反应可能会延迟，临床或影像学证据在治疗开始后3个月内出现，并且反应可能是非典型的（假性进展、超进展、分离反应以及持久反应）。

二、非典型反应

1. 假性进展　假性进展指免疫治疗初期肿瘤大小暂时增加和（或）出现新病灶，随后在免疫治疗过程中出现肿瘤缩小或疾病稳定。其分子基础是免疫药物使用初始阶段随着T细胞的增殖和免疫激活，大量免疫细胞浸润肿瘤组织，伴随局部炎症反应、坏死或水肿，导致肿瘤病灶在影像上表现增大或者出现新的炎性浸润灶。免疫疗法通过多个复杂过程发挥作用，首先是通过刺激免疫系统，在此阶段许多免疫细胞向肿瘤部位移动，因此在治疗开始后的第一次肿瘤评估中有时会看到肿瘤病灶增大或出现新病灶。这种病灶的明显增大即假性进展。目前尚不明确假性进展的预测因素，有研究显示，循环肿瘤DNA（ctDNA）的早期检测可能有助于区分假性进展和真性进展。研究发现，假性进展发生率非常低（小于10%）。对于大多数肿瘤患者临床上出现肿瘤负荷增加或出现新病灶提示肿瘤真性进展，对这部分患者继续无效治疗可能会延误治疗，并且对真正进展的患者继续治疗可能会使他们遭受不必要的副作用。为了避免这种风险，免疫相关标准强调，只有在患者临床状况没有恶化的情况下才考虑假性进展的可能性。区别肿瘤假性进展和真性进展具有相当大的临床意义，可避免假性进展的患者过早终止免疫治疗。相反对于真性进展的患者，需根据病情重新制订综合治疗方案。

2. 超进展　超进展是指在肿瘤免疫治疗期间疾病快速进展，肿瘤出现爆发增长，病情急剧恶化。与免疫治疗前的肿瘤生长速度相比，免疫治疗后肿瘤生长速度增加2倍或更高及肿瘤负荷增加超过50%。目前尚无有效预测超进展的生物学标志物。肿瘤超进展多数定义基于影像学，复查CT与基线前CT对比，以确定肿瘤生长动力学（基于最长直径总和的变化）或肿瘤生长速率（基于肿瘤体积的变化）。超进展的发生可能源于机体的免疫补偿机制，该机制通过上调替代免疫检查点或调节其他促肿瘤免疫子集发挥作用，肿瘤淋巴细胞的激活可能进一步引发局部炎症、血管生成、组织重塑或代谢改变，最终导致肿瘤逃逸。适应性免疫抵抗可能是肿瘤异质性的根源，甚至是多种癌症的促癌机制。肿瘤病情出现超进展，应立即中断免疫治疗，完善影像学检查、重新评估病情，并重新制订治疗方案。

3. 分离反应　分离反应指某些肿瘤消退的同时其他肿瘤出现进展（类似于化疗和靶向治疗的混合反应）。如果患者临床病情稳定，则对分离反应患者的治疗应与假性进展患者的治疗类似。然而，如果患者临床病情恶化，应考虑继续免疫检查点抑制剂治疗加上对进展病变的局部治疗。

4. 持久应答　持久应答是抗肿瘤免疫治疗通过持久的识别和记忆肿瘤抗原，并随着时间不断增强、扩大和重复，出现持续增强的抗肿瘤反应的循环过程。与传统治疗相比，肿瘤免疫治疗能给患者带来持久的免疫应答和长期的生存获益，即使对于病情稳定的患者，也能带来持续获益。

iRECIST目前仍然是临床广泛应用的免疫治疗疗效评价标准，它旨在为临床研究肿瘤免疫治疗反应提供统一的评估标准，同时减少了因免疫疗法的特殊治疗机制导致评估结果出现误差问题，能更准确地评价肿瘤免疫治疗中患者疗效反应和生存获益情况，并且在一定程度上避免免疫过早停药造成部分患者失去治疗机会。目前各项免疫治疗相关临床疗效评价标准仍在研究中，需由前瞻性随机对照临床试验证实才能应用于临床。

第二节　免疫监测评价体系及其机制

一、体内抗原特异性免疫监测

免疫治疗的出现改变了胸部肿瘤治疗的格局，然而免疫治疗的持久反应率较低，部分患者会出现严重不良反应，能够预测免疫治疗疗效和预后的生物标志物显得尤为重要，这些生物标志物可以帮助医师选择最可能受益于免疫治疗的患者，并确定对治疗获益的患者亚群。免疫相关生物标志物可以反映患者免疫系统的激活程度，因此可以作为评价免疫治疗疗效的重要指标。在免疫监测的演变过程中，人们的关注点已经从单一的抗原特异性逐渐转向了对肿瘤微环境的全面关注。肿瘤微环境是指肿瘤细胞所处的局部环境，其中包括免疫细胞、细胞因子、趋化因子等多种成分。这些成分之间的相互作用可以影响免疫治疗的疗效。免疫评分是预测免疫治疗生物标志物的一个重要工具。它通过检测肿瘤微环境中免疫细胞的组成和数量来评估患者的免疫状态。这些免疫细胞在抗肿瘤免疫反应中发挥着重要作用，因此它们的数量和活性可以反映患者对抗肿瘤免疫治疗的敏感程度。与传统的TNM分期相比，免疫评分在预测无病生存（DFS）方面更加可靠。TNM分期是基于肿瘤大小、淋巴结受累和远处转移情况来确定癌症的严重程度，但它并不能准确反映患者的免疫状态和对免疫治疗的反应。而免疫评分则直接评估了患者的免疫状态，因此能够更准确地预测患者对免疫治疗的反应和生存情况。总之，识别能够预测免疫治疗反应的生物标志物是免疫治疗领域的重要研究方向。通过关注肿瘤微环境和免疫细胞的组成和活性，免疫评分等预测性生物标志物有望帮助医师更好地选择适合免疫治疗的患者，并确定对治疗最敏感的患者亚群。这将有助于提高免疫治疗的疗效和患者的生存率。

二、不同免疫检查点

（一）CTLA-4在免疫监测及免疫治疗中的作用

作为功能重要的免疫球蛋白超家族的成员，细胞表面受体CTLA-4是通过对小鼠细胞毒性T淋巴细胞（CTL）衍生的cDNA文库进行筛选而鉴定出来的。它与共刺激受体CD28密切相关，CD28的组成性表达涵盖了绝大多数T细胞。由于这种同源性，CTLA-4与CD28结合相同的配体，即CD80和CD86，但具有更高的亲和力。因此，以一种可溶性形式的CTLA-4细胞外结构域与免疫球蛋白G1 Fc部分融合，可用于免疫抑制。虽然CTLA-4在免疫抑制性T调节细胞（Treg）表面有组成性表达，但在常规T细胞激活后才能在其表面检测到。

1. CTLA-4的生物学特性

（1）T细胞中CTLA-4的表达：*CTLA-4*基因的表达主要取决于转录因子NFAT。TCR加上CD28信号协同作用增加*CTLA-4*基因的表达和mRNA的稳定性。此外，已经证明环磷酸腺苷（cyclic adenosine monophosphate，cAMP）可以提高*CTLA-4*启动子的活性。在活化的常规T细胞中，*CTLA-4* mRNA可以在4～6小时后诱导产生，而受体表面表达可以在24～36小时后检测到。有趣的是，CTLA-4能够在T细胞激活后很早地抑制T细胞功能。然而，它只是在后续的阶段才大量表达，并且只在活化的T细胞TCR接合的一侧极化。使用CTLA-4分子的敏感检测方法，可以表明表达与细胞的增殖数量无关，并且完全依赖于T细胞激活开始的时间。因此，CTLA-4可以在非常低的数量下有效工作，结合其在T细胞亚群上的差异性表达，这表明其功能至少部分依赖于T细胞分化的阶段。这种依赖于激活的CTLA-4表达可能代表了一种反馈控制机制，以平衡T细胞的激活强度，确保适应性免疫反应的适当幅度。

（2）CTLA-4的分子相互作用：CTLA-4介导的T细胞功能调节的多样性主要源于CTLA-4的两个特性，一是介导细胞内信号转导，二是与CD28共有配体结合，且亲和力是CD28的3倍，从而在信号转导方面胜过CD28。除此之外，CTLA-4生物学不仅涉及多种细胞内在效应，还涉及细胞外在效应，这些效应并不相互排斥，可能并行存在。通过细胞内在手段，CTLA-4分子影响表达该分子的细胞，而外在机制则意味着一个细胞通过另一个细胞或环境信号进行调节。

CTLA-4形成二聚体，并与CD80和CD86显示二价相互作用。配体结合方式的不同导致CTLA-4被CD80选择性募集到免疫突触。CTLA-4在T细胞-抗原呈递细胞（APC）突触中央区域，即中心超分子激活簇（cSMAC）的积累，是其发挥抑制作用所必需的。总之，CTLA-4相互作用的高亲和力使CTLA-4能够通过配体竞争拮抗CD28介导的共刺激。这可能发生在同一个细胞上；然而，由于CTLA-4的表达具有延迟且依赖于激活，这种机制对于T细胞反应的二期阶段最为合理。另一种可能性涉及CTLA-4的结合和再循环能力，这与转胞吞作用的外在过程相结合，表达CTLA-4的T细胞可以通过此过程消耗抗原呈递细胞上的配体，从而损害相对T细胞的共刺激。

（3）*CTLA-4*基因突变和变异：*CTLA-4*基因敲除小鼠在淋巴和非淋巴组织中会出现多克隆激活和自动增殖的T细胞的致命性积累。由此产生的T细胞介导的多器官炎症类似于一种全身性自身免疫性疾病，其中出现以Th2分化状态为主的凋亡抗性CD4[+]T细胞。*CTLA-4*基因敲除小鼠的表型依赖于CD28，这种依赖性在CTLA-4调控外周T细胞耐受和自身免疫中起着核心作用。有趣的是，在成年小鼠中有条件地删除*CTLA-4*对自身免疫的诱导产生了相反的影响，这表明CTLA-4介导的效应具有时间依赖性，这为CTLA-4生物学增加了另一层复杂性。

在人类中，*CTLA-4*的单倍体不足会导致效应细胞的过度激活和淋巴细胞稳态的失调。*CTLA-4*基因内的多态性与自身免疫性疾病的易感性有关。另外，还有*CTLA-4*的选择性剪接异构体与自身免疫相关。*CTLA-4*的剪接变体包括缺乏第3外显子的可溶性形式和由第1和第4外显子组成的转录本（1/4CTLA-4）。在小鼠细胞中，可以检测到一种缺乏第2外显子的配体独立形式（liCTLA-4）。

可溶性形式的CTLA-4在自身免疫性疾病患者的血清中水平升高，并已显示出具有调节能力。虽然1/4CTLA-4异构体可以增强T细胞激活，从而促进自身免疫，但liCTLA-4能够抑制T细胞反应，因此其表达可以保护机体免受自身免疫性疾病的侵害。免疫突触内CTLA-4分子的正确构象对其抑制功能至关重要，并进一步强调了CTLA-4能够在不竞争配体结合的情况下介导细胞内负信号的能力。在这方面，缺乏细胞质结构域的CTLA-4突变体的表达不能防止淋巴结肿大和T细胞激活。

2. CTLA-4作为免疫疗法的靶点

（1）CTLA-4抗体免疫检查点疗法：使用针对CTLA-4的阻断抗体来治疗癌症，是近年来获批的创新治疗方式。与传统的直接攻击癌细胞的方法不同，这种方法主要是通过恢复和加强患者自身的免疫防御系统，让身体自然地对抗癌细胞。这一治疗策略的变革使得免疫治疗在抗癌领域占据了重要地位。临床试验显示，使用抗CTLA-4抗体可以显著缩小肿瘤，为免疫检查点抑制剂在抗癌治疗中的应用开辟了新道路。尽管已有大量临床前和临床研究评估了这种治疗方法的潜力，但目前其疗效仍局限于部分患者。因此，我们需要更深入地探讨像CTLA-4这样的共受体的作用机制，以提升治疗效果。

最初，CTLA-4被视为T细胞活性的主要调节器，它通过提高对自身抗原的免疫反应阈值来维持身体的免疫平衡。基于观察到抑制CTLA-4能增强T细胞的活性，科学家们在临床前模型中首次测试了使用CTLA-4阻断抗体，并验证了其能通过增强和诱导抗肿瘤免疫反应来阻止肿瘤发展或消除已形成的肿瘤。

癌症的发生与细胞的遗传变化密切相关。这些变化会导致新的肿瘤抗原的产生，这些抗原并不属于身体原本的免疫耐受范围。因此，表达这些抗原的细胞有可能成为免疫系统的攻击目标。免疫治疗的目的是解除免疫抑制，但癌细胞会利用多种机制来逃避免疫系统的攻击，导致免疫治疗无反应或抵抗。在一项针对晚期黑色素瘤患者的临床试验中，与使用另一种疫苗相比，使用抗CTLA-4抗体的治疗显著提高了患者的生存期，平均延长了3.7个月。然而，客观反应率仍保持在10%~19%的适中范围内，且治疗效果与肿瘤的免疫原性相关。为了提高免疫治疗的疗效和适用范围，我们需要进一步阐明导致癌症患者对免疫检查点阻断无反应的因素。

当前免疫检查点抑制剂的核心特性在于单克隆抗体不仅能阻断配体与抑制性受体的结合，还能触发新型的Fc部分介导效应。这一特性主要归功于CTLA-4的生物学多功能性。通过施用抗CTLA-4抗体，我们可以利用多种机制促使肿瘤受到免疫系统的杀伤。

（2）CTLA-4抗体介导的免疫疗法的机制：首先，抗体介导的CTLA-4阻滞可以有效地阻断CTLA-4与其配体CD80和CD86的相互作用。这样一来，CD80和CD86就能更多地与CD28结合，从而持续激活免疫系统。伊匹单抗正是这种设计的产物，它专门针对并结合CTLA-4的配体界面。

值得注意的是，肿瘤细胞通常不表达CD80和CD86，因此CTLA-4的阻滞主要影响涉及抗原呈递细胞（APC）的T细胞激活过程。在引流淋巴结或肿瘤部位，肿瘤相关巨噬细胞可以呈递共享的肿瘤抗原或突变衍生的抗原。同时，T细胞自身也表达CTLA-4的配体，这意味着伊匹单抗可能在多个层面上发挥作用。

此外，CTLA-4对T细胞的迁移机制具有显著影响，这些机制受到CTLA-4的严格调控。通过阻滞CTLA-4，我们可以增加T细胞的迁移能力，使它们能够更有效地积聚在肿瘤部位，特别是通过肿瘤衍生的血管生成或进入免疫豁免区域。

然而，肿瘤浸润淋巴细胞的数量对癌症患者的临床结果具有决定性影响。施用抗CTLA-4抗体能够诱导肿瘤浸润的$CD8^+$T细胞扩增。这种治疗特异性地影响肿瘤特异性的$CD8^+$T细胞，而不影响其外周血液中的对应细胞。有趣的是，抗CTLA-4介导的治疗还能诱导新的$CD8^+$T细胞克隆的产生，这暗示了增强的T细胞激活可能是治疗的重要组成部分。

这些$CD8^+$T细胞能够通过其CD8共受体识别MHC I类分子上呈递的抗原，因此它们是适应性免疫系统中识别和消除病毒感染细胞和恶性细胞的关键执行者。然而，在应对持续存在的病原体（如慢性病毒感染和癌症）时，这些细胞可能会显示出T细胞衰竭的特征。T细胞衰竭是一种为了保护组织免受破坏和防止免疫病理反应而获得的细胞功能障碍状态，但这也可能导致对肿瘤进展的控制能力下降。衰竭的$CD8^+$T细胞的一个显著特征是

CTLA-4以及其他抑制性受体的高表达。因此，阻滞CTLA-4可以导致肿瘤浸润的、类似衰竭状态的CD8⁺T细胞扩增。

（3）抗CTLA-4联合疗法：抗CTLA-4介导的单药治疗效果有限的原因之一在于存在其他免疫检查点，如PD-1及其配体的表达与仅在T细胞启动阶段有效的CTLA-4不同，PD-1在外周减弱T细胞的活化。此外，CTLA-4阻滞可增强CD8⁺T细胞的IFN-γ产生，从而在肿瘤细胞表面诱导PD-L1表达。有学者提出，抗CTLA-4和抗PD1通过不同的机制引发抗肿瘤免疫反应。因此，与单独给药相比，两种受体的联合阻滞可提高疗效，但会以增加不良事件发生率为代价。

目前正在研究抗CTLA-4抗体的治疗性给药与越来越多的其他药物或疗法的联合使用。由于免疫检查点对CTLA-4的抑制会增加表达ICOS的T细胞的频率，因此联合靶向CTLA-4和ICOS可改善抗肿瘤反应。有趣的是，与放射治疗结合使用可以通过阻止肿瘤部位的抗CTLA-4诱导的运动性来提高疗效。此外，涉及放疗或化疗的策略通过诱导局部炎症来增加肿瘤免疫原性，然后通过抗CTLA-4给药来增强这种免疫原性，从而使反应率大幅提高至85%。关键的是，诱导免疫原性的治疗不仅通过细胞死亡导致抗原性，而且还诱导内源性危险信号作为佐剂。这一有前景的策略将细胞死亡的基本方面与免疫学结合起来，继续研究其基本原则和正确的组合很可能会实现非常有益的癌症治疗手段。

（4）CTLA-4的免疫疗法面临的挑战：由于CTLA-4介导的途径多种多样，因此面临的挑战将是破译抗肿瘤反应过程中各个途径之间的联系。此外，必须明确抗CTLA-4介导的治疗中每种可能机制对抗肿瘤免疫反应的贡献。因此，一种有效的策略可能不仅针对调节性T细胞（Treg），而且还直接增强效应T细胞的活性和肿瘤浸润，以及T细胞亚群的谱系分化。因此，这些改进的总和可能对治疗结果非常有益。

然而，基于抗体的药物可能在针对多个参数方面显示其局限性。以细胞内信号机制为目标，如将CTLA-4转运到细胞表面，可能是用抗体阻断CTLA-4的替代方法。然而，关键是找到基于抗体的药物和细胞通透性药物的适当组合，这些药物将增强肿瘤的免疫原性，耗尽或抑制调节性T细胞（Treg），最重要的是，增强T细胞效应功能的强度。

（二）浸润性T淋巴细胞免疫监测及在免疫治疗中的作用

在肿瘤免疫治疗中，肿瘤浸润淋巴细胞（TIL）指在肿瘤组织中发现的一类免疫细胞，可以识别和攻击肿瘤细胞，是一种重要的肿瘤免疫治疗手段。抗肿瘤免疫反应需要免疫系统中所有淋巴细胞的存在、激活和刺激，包括CD8⁺T细胞、CD4⁺T细胞、B细胞和先天性淋巴细胞。越来越多的研究揭示了它们在免疫治疗中的重要性，吸引了广泛的研究关注。作为免疫细胞中的重要群体，TIL在肿瘤微环境中扮演着关键角色，对肿瘤的发生、发展以及对治疗的反应起着重要作用。肿瘤免疫治疗的发展催生了大量的抗肿瘤药物和细胞疗法，显著改善并挽救了晚期癌症患者的生命。CTLA-4、PD-1及其配体PD-L1是其中的关键组成部分，其中PD-L1是主要的免疫靶点。T细胞在成为效应T细胞之前需要T细胞受体（TCR）激活和CD28共激活，而CTLA-4通过与CD80和CD86竞争共刺激调节配体来负向调节这一过程。PD-1与其配体PD-L1和PD-L2结合，传递信号以抑制CTLA-4。抗CTLA-4抗体和抗PD-1抗体被广泛用于恢复并维持抗肿瘤反应。至今，免疫检查点抑制剂取得了相当大的成功，有证据表明，检查点抑制剂的临床活性依赖于肿瘤中存在强T细胞浸润，免疫疗法对癌症患者诱导持久消退的显著能力在很大程度上取决于T细胞对肿瘤抗原的识别。

1. TIL概述

（1）TIL在免疫应答中的重要性：TIL是指在肿瘤组织内被浸润的淋巴细胞群体，其来源包括血液循环中的T细胞和淋巴器官，如淋巴结和脾脏。TIL可以分为不同的亚群，包括CD4⁺T细胞、CD8⁺T细胞、调节性T细胞（Treg）等，它们在肿瘤免疫微环境中扮演着重要的角色，既参与着抗肿瘤免疫反应，又可能促进肿瘤的免疫逃逸。大量临床研究表明，肿瘤浸润性T细胞的存在与患者的预后和治疗效果密切相关。高水平的T细胞浸润通常与良好的预后和较好的免疫治疗反应相关联，而T细胞的缺乏则可能导致肿瘤的进展和复发。因此，对于T细胞浸润程度的评估已成为一种重要的临床预测指标，有助于指导肿瘤的治疗方案选择和预后评估。T细胞作为免疫系统的主要效应细胞，能够通过识别和杀伤肿瘤细胞上的肿瘤相关抗原来发挥作用。这些抗原可能是由肿瘤内体细胞突变产生的肿瘤特异性新抗原或过表达的抗原。免疫系统细胞可以通过抑制免疫细胞表面的蛋白，即免疫检查点抑制剂，来增加对肿瘤抗原的检验，肿瘤细胞利用免疫检查点来逃避免疫系统的识别。

（2）TIL在免疫应答中的重要性的来源和类型：T细胞根据其T细胞受亚基以及核心谱系标记CD8和CD4进行大致分类。αβTCR复合物赋予T细胞识别主要组织相容性复合体（MHC）Ⅰ类（CD8⁺T细胞）或Ⅱ类（CD4⁺T细胞）背景下细胞表面肽的能力，γδTCR亚基被认为在很大程度上独立于MHC Ⅰ类和Ⅱ类。一般来说，CD8⁺和CD4⁺TCRαβT细胞是组织中最丰富的T细胞亚群，包括肿瘤组织。肿瘤中已观察到各种分化状态的TCRαβ⁺T细胞，包括非经典TCRαβ⁺CD4⁻CD8⁻和TCRαβ⁺CD4⁺CD8⁺T细胞。双阳性（CD4⁺CD8⁺）TCRαβ⁺T细胞已在多种肿瘤中发现，包括黑色素瘤、肺癌、结肠癌和肾癌。CD8⁺TCRαβ T细胞，简称CD8⁺T细胞，因其显著的抗病毒和抗肿瘤功，通常被称为细胞毒性T淋巴细胞（CTL），能够产生高水平的抗肿瘤细胞因子和细胞毒性分子，例如干扰素-γ（IFN-γ）、肿瘤坏死因子-α（TNF-α）、穿孔素和颗粒酶。CD4⁺辅助TCRαβT（THC）细胞在抗肿瘤免疫反应中也发挥着明确的作用。THC细胞通过表达CD40配体（CD40L）刺激DC上的CD40来促进CD8⁺ T细胞启动，导致细胞因子的释放，如IL-12、IL-15和IFN-γ，上调CD70等共刺激配体、B细胞和初始CD8⁺T细胞的募集以及抗原呈递功能的增加。

2. TIL作为癌症免疫治疗的靶点

（1）TIL的抗肿瘤作用机制：CD8⁺T细胞具有细胞毒性，能够识别和杀伤肿瘤细胞，从而直接抑制肿瘤的生长和扩散。这种直接的肿瘤细胞杀伤作用是肿瘤免疫应答中的重要组成部分，也是肿瘤免疫治疗的重要靶点之一，因此CTL是针对肿瘤的首选免疫细胞。由于肿瘤微环境（TME）中与免疫相关的耐受性和免疫抑制，CTL会出现功能障碍和衰竭，并产生适应性免疫抵抗。肿瘤相关成纤维细胞（cancer-associated fibroblast，CAF）、巨噬细胞2型（macrophage type 2，M2）和调节性T细胞（Treg）可能构成对CD8⁺T细胞介导的抗肿瘤免疫反应的免疫屏障。因此，CD8⁺T细胞需要在肿瘤免疫循环过程中被激活，并转化为效应CTL，以产生持久有效的抗肿瘤免疫反应。CD8⁺T细胞的激活主要依赖于先天免疫细胞，包括树突状细胞（DC）、自然杀伤细胞（NK）与CD4⁺T细胞之间的相互配合。经激活后，效应CTL会浸润到肿瘤的核心或侵袭部位，并在杀死癌细胞方面发挥关键作用，通过合理的免疫疗法策略，可以实现CD8⁺T细胞的外源性再激活和（或）重新激活。PD1/PDL-1是检查点受体，可分别作为缓解CD8⁺T细胞衰竭和重新激活其初始化的靶点，从而消灭表达抗原的癌细胞。

CD4⁺T细胞是免疫系统中的"指挥官"，它们通过分泌不同类型的细胞因子来调节和协调其他免疫细胞的活性。例如，Th1细胞主要分泌干扰素γ（IFN-γ）等细胞因子，促进细胞免疫应答；而Th2细胞则主要分泌白介素4（IL-4）等细胞因子，促进体液免疫应答。TIL可以产生多种细胞因子，如干扰素γ（IFN-γ）、肿瘤坏死因子α（TNF-α）等，这些细胞因子能够调节肿瘤微环境的免疫活性，增强其他免疫细胞对肿瘤的攻击能力。CD4⁺T通过调节先天性和适应性免疫来实现抗肿瘤反应。免疫编辑肿瘤细胞的研究凸显了它们的重要性，其中MHC Ⅱ限制性新抗原的突变在肿瘤发生过程中被更有效地选择，反映了CD4⁺T细胞在免疫监视中的显著贡献。肿瘤浸润CD4⁺T细胞同样在抗肿瘤免疫中发挥作用，在PD-L1/PD-1阻断免疫疗法中，CD4⁺T细胞的浸润可能有利于随后CTL的浸润；另一方面，PD-1^hiCD4⁺T细胞亚群在肿瘤内的积累与肿瘤负荷相关，这在一项关于NSCLC的临床研另究中有所体现。

调节性CD4⁺T细胞（CD4⁺Treg）是一种重要的免疫调节细胞，其主要功能是抑制其他免疫细胞的活性，维持免疫耐受状态，防止免疫系统对自身组织的攻击。除了直接参与肿瘤细胞的杀伤外，TIL还能够调节肿瘤微环境中其他细胞的功能和活性。Treg通过产生抑制性细胞因子和细胞联系，能够抑制其他免疫细胞的活性，从而维持免疫耐受状态。Treg在细胞表面组成性地表达CD25和CTLA-4，在细胞核内组成性地表达Foxp3，在预防自身免疫性和炎症性疾病中发挥关键作用。这种免疫调节作用在一定程度上保护了肿瘤细胞免受免疫系统的攻击，但也可能阻碍了肿瘤的免疫治疗效果，调节性T细胞在肿瘤微环境中的过度活化可能导致肿瘤免疫逃逸，抑制肿瘤细胞的免疫应答，从而促进肿瘤的生长和扩散。

（2）TIL在免疫治疗的应用

1）TIL在免疫治疗的临床应用历史：Rosenberg等在细胞过继免疫治疗（adoptive cell therapy，ACT）领域进行了开创性的工作。1986年，Rosenberg等从小鼠肿瘤中分离 TIL，并在体外将其与白细胞介素-2（IL-2）一起扩增，然后，他们将其注入携带肿瘤的宿主中，这引起了显著的抗肿瘤反应。随后Rosenberg 将 TIL 疗法应用于黑色素瘤患者，并于1988 年发表了首篇 TIL-ACT 成功治疗黑色素瘤的报道。目前，全球范围内越来越多的临床中心正在推行 TIL-ACT 治疗，该疗法在转移性黑色素瘤患者中表现出令人瞩目的效果。值得注意的是，TIL治疗在一定程度上也适用于其他实体肿瘤，并取得了良好的疗效。2014 年，Tran 等成功扩增了转移性胆管癌患者的新抗原特异性 TIL，患者在接受IL-2 和含有大量 $CD4^+$ 抗原特异性 T 细胞的 TIL 输注后，实现了肝和肺转移病灶的显著消退。在一项Ⅱ期临床试验（NCT01174121）中，一名患有转移性结直肠癌的 50 岁女性接受了 TIL 的单次输注，TIL 由约 75% 的 $CD8^+$ T 细胞组成，可以特异性识别 *KRAS* G12D 突变体，该患者的所有转移性病变均实现了消退，并取得了 9 个月的部分缓解。根据 2020年 Creelan 团队的研究报道，揭示 PD-1 抑制剂联合 TIL 治疗 NSCLC 有初步疗效，在一项 Ⅰ 期试验（NCT03215810）中，经纳武利尤单抗治疗后进展的转移性 NSCLC 患者接受 TIL 和 IL-2 的输注，随后使用纳武利尤单抗来增加 TIL 的持久性。13 例可评估患者中有 2 例获得持久完全缓解。这项令人兴奋的临床试验结果为抗 PD-1 治疗后肿瘤发生进展的患者带来了希望，并表明 TIL 治疗联合 PD-1 抑制剂可能是转移性 NSCLC 患者的一种有希望的选择。

2）TIL 在 CAR-T 细胞治疗中的角色：ACT 的主要形式是嵌合抗原受体 T 细胞免疫治疗（CAR-T），是一种以 T 细胞介导的 CAR 为基础的细胞免疫疗法，利用基因转导技术，通过向 T 细胞引入抗原特异性 CAR 分子，赋予 T 细胞精准攻击肿瘤的能力。在这种策略中，T 细胞是从患者自身的外周血中获得的，经过修饰后表达一种与肿瘤抗原结合的受体。CAR-T 细胞疗法已被批准用于治疗一些血液系统恶性肿瘤，如淋巴细胞白血病和 B 细胞淋巴瘤。然而，目前 CAR-T 细胞疗法尚未被证明对实体瘤的治疗有效。因此，为了使各类实体瘤患者受益，有必要对先于 CAR-T 细胞治疗的 TIL 疗法进行进一步的研究。TIL 可以作为初始抗肿瘤免疫反应的基础，它们已经在肿瘤组织中被激活并定位，因此可以为 CAR-T 细胞的治疗提供一个良好的免疫环境。T 细胞可能受到 TIL 的调节和增强，从而提高对肿瘤细胞的识别和杀伤能力，并可能引导 CAR-T 细胞进入肿瘤组织。这可以促进 CAR-T 细胞在肿瘤部位的定位和浸润，从而增强治疗效果。一些研究表明，TIL 的丰富程度与 CAR-T 细胞治疗的反应性和患者的生存率相关联。

3）TIL 在 PD-1/PD-L1 免疫检查点抑制剂治疗中的作用：在最近的一些试验中，TIL 联合抗 PD-1/PD-L1 治疗已显示出初步的良好效。免疫检查点受体（如 CTLA-4 和 PD-1/PD-L1）在 T 细胞表面表达，这是免疫系统的自我保护机制。在肿瘤患者中，效应 T 细胞上的 CTLA-4 和 PD-1 分子表达上调，分别与抗原呈递细胞或肿瘤细胞的 B7-1/B7-2 和 PD-L1 结合。这导致 T 细胞功能受到抑制，可被抗 CTLA-4 和抗 PD-1 抗体阻断。此外，研究表明，$CD8^+$ T 细胞长期暴露于肿瘤抗原后，会出现凋亡，或进入异常分化状态，高表达抑制受体，对特异性肿瘤抗原几乎没有反应，这可以通过检查点抑制剂来补救，这些机制为 TIL 与免疫检查点抑制剂治疗的结合提供了理论基础。

（3）TIL 疗法挑战与展望：TIL 疗法已成功应用于转移性黑色素瘤和其他实体瘤的治疗。与其他过继性细胞疗法（ACT）（如 CAR-T 和 TCR-T）相比，TIL 疗法具有独特的优势。首先，TIL 由多克隆 T 细胞组成，其 TCR 能识别广泛的肿瘤抗原，包括自身抗原和肿瘤特异性新抗原，从而更有效地应对肿瘤异质性。其次，TIL 通常富含效应记忆 T 细胞（T_{EM}），并在肿瘤微环境中表达趋化因子受体，使其更易在肿瘤组织中定位。此外，TIL 来源于患者自身且未经基因修饰，因此具有较低的毒性风险。然而，尽管 TIL 的筛选策略取得了巨大进步，但由于无法有效识别和分离新抗原特异性淋巴细胞，也无法对 TIL 进行筛选，无法有效识别和分离新抗原特异性淋巴细胞，以及免疫抑制性肿瘤微环境的障碍，TIL 的广泛应用仍面临诸多挑战。与 TIL 疗法不同，T 细胞受体工程 T 细胞（TCR-T）疗法是通过改变内源性 T 细胞表面的 TCR 识别肿瘤特异性新抗原。同时，具有免疫抑制作用的肿瘤微环境可能会导致浸润的细胞毒性 T 细胞耗竭，进而降低消灭癌细胞的能力。因此，必须探索新的特异性衰竭标志物，开发单细胞水平分析等新技术，有助于揭示异质性 TIL 的特征；可以鉴定出具有治疗潜力的新 TIL 亚群或新 T 细胞标志物，作为治疗实体瘤的潜在靶点。未来的研究应致力于解决这些挑战，并进一步探索 TIL 在癌症免疫治疗中的潜力，包括开发新的治疗策略、优化现有治疗方法以及个体化治疗等方面。

（三）PD-1在免疫监测及免疫治疗中的作用

PD-1是CD28/CTLA-4家族的免疫检查点受体，其结构与CTLA-4相似，但具有独特的配体特异性。PD-1主要在活化的T细胞和pro-B细胞表面表达，并在T细胞受体（TCR）激活后上调。其配体PD-L1（B7-H1/CD274）和PD-L2（B7-DC/CD273）可由肿瘤细胞、抗原呈递细胞（APC）及基质细胞表达。PD-1信号轴通过以下机制抑制抗肿瘤免疫：诱导T细胞凋亡、无能（anergy）或耗竭（exhaustion）；促进免疫抑制性细胞因子（如IL-10）的分泌。与CTLA-4不同，PD-1主要在外周组织（如肿瘤微环境）中发挥作用，其抑制信号更具靶向性。这一差异在基因敲除模型中得以印证：CTLA-4缺失会导致早期致死性自身免疫，而PD-1缺失仅引发迟发性器官特异性自身免疫。在多种肿瘤（如黑色素瘤）中，肿瘤细胞PD-L1过表达与抗PD-1/PD-L1疗法的疗效呈正相关。目前，PD-1/PD-L1抑制剂已成为癌症免疫治疗的重要策略，其机制是通过阻断该信号通路恢复T细胞的抗肿瘤活性。

1. PD-L1表达水平检测方法 PD-L1和PD-1的免疫组化分析通常在福尔马林固定石蜡包埋（FFPE）肿瘤标本上进行，使用抗人PD-L1或PD-1单克隆抗体。例如，显示PD-L1细胞表面染色的肿瘤细胞百分比随后被评分，阳性的标准尚未统一，但最常见的观点是每个标本5%的表达。如果有多个样本符合此标准，则认为PD-L1呈阳性。肿瘤浸润免疫细胞中PD-L1表达的增加也与非小细胞肺癌（NSCLC）中抗PD-L1治疗反应的增加有关。

PD-L1作为预测标志物的固有局限性包括PD-L1表达是可诱导的，PD-L1在肿瘤中并非广泛表达。具体而言，细胞因子可以诱导PD-L1的表达，而效应T细胞衍生的干扰素γ在这种诱导作用中最为有效。由于PD-L1表达的局限性，空芯针肿瘤活检可能会遗漏PD-L1表达的区域。免疫组织化学（IHC）分析PD-L1表达的另一个局限性是，许多不同的抗PD-L1和抗PD-1抗体已被用于研究，这些抗体的验证水平各不相同。除此之外，虽然目前根据和临床缓解率的关联将细胞膜PD-L1染色阳性率的5%作为临界值，但具体的PD-L1阳性的阈值还没有明确的定义。最后，PD-L1检测的一项新技术是放射性标记的高亲和力PD-1变体的体内成像，以评估整个肿瘤中PD-L1的表达，从而解决肿瘤中发现的PD-L1表达异质性的挑战。大多数肺癌样本表达高水平的PD-L1，PD-L1的表达局限于肿瘤的细胞膜或细胞质。与血液树突状细胞（DC）相比，尽管来自肿瘤和非肿瘤肺组织分离的树突细胞数量较多，但其表达的B7-1和B7-2分子水平较低。在手术切除的NSCLC中PD-L1或PD-L2的表达与组织学、分期、术后生存率等临床病理变量无相关性。在少数患者中，PD-L1阳性肿瘤区域的TIL少于PD-L1阴性肿瘤区域。

对于不同的PD-1/PD-L1抑制剂，开发了特异性PD-L1免疫组织化学（IHC）检测方法，以评估NSCLC中恶性肿瘤和（或）免疫细胞上的PD-L1表达水平。FDA批准PD-L1 IHC 22C3 pharmDx和PD-L1 IHC SP263用于帕博利珠单抗进行PD-L1检测，PD-L1 IHC 28-8 pharmDx和PD-L1 IHC SP263用于纳武利尤单抗进行PD-L1检测，PD-L1 IHC SP142用于阿替利珠单抗进行PD-L1检测。虽然治疗时不是必需检测的，但可能辅助临床决策。度伐利尤单抗和阿维鲁单抗，也分别使用配套的SP263和73-10检测抗体。而且，对于胃食管交接处肿瘤，22C3评估PD-L1使用联合阳性评分（combined positive score，CPS），CPS分值等于PD-L1染色细胞（肿瘤细胞、淋巴细胞、巨噬细胞）的数量除以肿瘤细胞总数再乘以100。因为不同PD-1/PD-L1抑制剂有不同的PD-L1检测方法，临床试验已经评估了不同程度PD-L1的表达与临床结果的相关性，关于如何使用PD-L1水平选择患者存在争议。常见问题包括以下内容：①不同检测结果之间是否可互换？②对于肿瘤细胞和免疫细胞PD-L1水平，选择的不同检测方法，结果是否会有所不同？③是否一定需要活检标本，还是使用其他样本？④所有诊断材料均是否适合PD-L1检测？

2. 不同细胞检测材料评估PD-L1表达水平 检测方法和检测材料之间的比较：FDA指南规定，<100个肿瘤细胞，不应进行PD-L1染色评分；如果存在肿瘤的聚集或成团，则可以考虑评分。其他不予以评分的原因包括弥漫性坏死，弥漫性颗粒染色而无特异性膜染色，或由于组织学原因导致的不可读片，例如皱纹、褶皱、组织脱落等。

（1）肿瘤细胞：28-8 pharmDx、22C3及SP263三种方法可检测到肿瘤细胞上相似的PD-L1水平，而用SP142检测到较低的PD-L1水平。尽管美国国立综合癌症网络、阿斯利康研究、德国统一试验、法国协调研究和丹麦研究的数据基本一致，但是在2016年ESMO亚洲会议和2016年国际肺癌研究协会提交的最新数据显示，实验室之间可能的一些潜在的误差。在评估肿瘤细胞膜染色时，病理学家之间报道检测方法的高度一致性使得染色结果相同，然而，对评估医师进行培训几乎对结果没有影响。

（2）免疫细胞：与肿瘤细胞上的PD-L1表达水平相反，免疫细胞上PD-L1表达水平的评估明显具有更大的变异性和更低的观察者一致性。对免疫细胞中PD-L1表达评估的低一致性可能是由于病理学家在评分中采用的不同方法。变异性可能由于：①免疫细胞中PD-L1染色的评估缺乏预先规定的标准；②与肿瘤细胞不同，PD-L1阳性可以是细胞质和膜质两者；③在免疫细胞上评分PD-L1阳性时，评估的是阳性细胞的染色区域大小，而不是细胞个数（百分比）。

3. 不同组织检测评估PD-L1表达水平　组织学与细胞学评估的比较：由于在临床试验中排除了细胞学材料用于PD-L1的评估，因此可用的PD-L1检测仅被批准用于组织学标本。但大约1/3的肺癌患者仅能通过细胞学材料诊断。使用28-8 pharmDx和22C3检测PD-L1表达水平，组织学和细胞学标本之间存在高度一致性，为85%～95%。在两种样本类型之间表达不一致的情况下，肿瘤趋向于在组织学材料中显示PD-L1异质性染色，特别是PD-L1表达≥5%和≥10%。因此，对于肿瘤细胞的PD-L1表达的可靠评估，也可以通过处理细胞学材料细胞块获得；当组织学标本不可用时，细胞学材料作为可接受的替代方法。

既往与新鲜活检标本：对于PD-L1肿瘤表达率≥50%，既往样本和新样本检测结果是相似的。与新鲜样本相比，3年内的既往样本的一致性最高。手术切取样本和活检标本可以从肿瘤内的不同部位，或从原发部位或转移部位取出。PD-L1表达可能显示肿瘤内和肿瘤间异质性，重要的是要了解不同样本部位对PD-L1表达水平的影响，以评估其是否适合测试。

SP142抗体检测结果显示，在评估免疫细胞PD-L1表达时，不同组织块间的检测一致性仅为75%。目前缺乏关于28-8 pharmDx、22C3和SP263抗体在组织块间一致性的公开数据。ATLANTIC试验评估了肿瘤间异质性，并报道了原发性和转移性样本之间的类似PD-L1肿瘤细胞染色（35% vs 33%），一致性为89%。

病理学培训：PD-L1是一种不稳定的生物标志物，由于固有的生物学不确定性，PD-L1 IHC检测的与大多数其他IHC检测的差异在于，需要评估并了解肺肿瘤的异常形态。因此，专业培训对于保持病理学家之间的一致性和结果的质量很重要。在评估肿瘤细胞膜上的PD-L1表达时，在4种诊断性PD-L1检测中，28-8 pharmDx、22C3和SP263这3种检测方法在肿瘤细胞上具有高度一致性。对于观察者之间的一致性，获得了类似的结果，提示当经过训练的病理学家在专门的实验室中进行这三种检测时，对肿瘤细胞膜上的PD-L1水平的解释是可重复的。PD-L1可能在一些肿瘤内不均匀表达，并且在原发性和转移性组织之间可能不同。因此，来自不同部位的多个活检标本可能给出更真实的PD-L1表达水平，然而，这一点目前仍然需要更多临床数据支持。由于实验室之间的差异性，需要标准化流程方案才能推荐常规临床应用。建议由具备专业资质的实验室和专家进行PD-L1检测分析。尽管PD-L1表达与NSCLC患者的临床结局相关，但是有一些PD-L1阴性的NSCLC患者也可能得到PD-1/PD-L1抑制剂的临床获益。一个可能的原因是由于不受控制的分析前变量或由于PD-L1表达异质性引起的抽样偏差，导致PD-L1状态错误分类。PD-L1不是一个完美的生物标志物，因此除了PD-L1之外的新生物标志物策略也正在研究中，包括TIL、肿瘤突变负荷（tumor mutational burden，TMB），多重IHC（评估多种肿瘤标志物和免疫细胞）和免疫基因特征，可以提高我们对肿瘤微环境的理解，并能够更好地鉴定预先存在的免疫活性肿瘤。

参考文献

[1] Billan S, Kaidar-Person O, Gil Z. Treatment after progression in the era of immunotherapy. Lancet Oncol, 2020, 21（10）: e463-e476.

[2] Park HJ, Kim KW, Pyo J, et al. Incidence of pseudo-progression during immune checkpoint inhibitor therapy for solid tumors: a systematic review and meta-analysis. Radiology, 2020, 297（1）: 87-96.

[3] Kanjanapan Y, Day D, Wang L, et al. Hyperprogressive disease in early-phase immunotherapy trials: clinical predictors and association with immune-related toxicities. Cancer, 2019, 125（8）: 1341-1349.

[4] Champiat S, Dercle L, Ammari S, et al. Hyperprogressive disease is a new pattern of progression in cancer

patients treated by anti-PD-1/PD-L1. Clin Cancer Res, 2017, 23 (8): 1920-1928.

[5] Harding FA, McArthur JG, Gross JA, et al. CD28-mediated signalling co-stimulates murine T cells and prevents induction of anergy in T-cell clones. Nature, 1992, 356 (6370): 607-609.

[6] Beyersdorf N, Kerkau T, Hünig T. CD28 co-stimulation in T-cell homeostasis: a recent perspective. Immunotargets Ther, 2015, 4: 111-122.

[7] Linsley PS, Greene JL, Brady W, et al. Human B7-1 (CD80) and B7-2 (CD86) bind with similar avidities but distinct kinetics to CD28 and CTLA-4 receptors. Immunity, 1994, 1 (9): 793-801.

[8] Pandiyan P, Hegel JKE, Krueger M, et al. High IFN-gamma production of individual CD8 T lymphocytes is controlled by CD152 (CTLA-4). J Immunol, 2007, 178 (4): 2132-2140.

[9] Lingel H, Brunner-Weinzierl MC. CTLA-4 (CD152): a versatile receptor for immune-based therapy. Semin Immunol, 2019, 42: 101298.

[10] Egen JG, Allison JP. Cytotoxic T lymphocyte antigen-4 accumulation in the immunological synapse is regulated by TCR signal strength. Immunity, 2002, 16 (1): 23-35.

[11] Zhu Y, Yao S, Chen L. Cell surface signaling molecules in the control of immune responses: a tide model. Immunity, 2011, 34 (4): 466-478.

[12] Ise W, Kohyama M, Nutsch KM, et al. CTLA-4 suppresses the pathogenicity of self antigen-specific T cells by cell-intrinsic and cell-extrinsic mechanisms. Nat Immunol, 2010, 11 (2): 129-135.

[13] Pentcheva-Hoang T, Egen JG, Wojnoonski K, et al. B7-1 and B7-2 selectively recruit CTLA-4 and CD28 to the immunological synapse. Immunity, 2004, 21 (3): 401-413.

[14] Chambers CA, Sullivan TJ, Allison JP. Lymphoproliferation in CTLA-4-deficient mice is mediated by costimulation-dependent activation of $CD4^+$ T cells. Immunity, 1997, 7 (6): 885-895.

[15] Paterson AM, Lovitch SB, Sage PT, et al. Deletion of CTLA-4 on regulatory T cells during adulthood leads to resistance to autoimmunity. J Exp Med, 2015, 212 (10): 1603-1621.

[16] Kuehn HS, Ouyang W, Lo B, et al. Immune dysregulation in human subjects with heterozygous germline mutations in CTLA4. Science, 2014, 345 (6204): 1623-1627.

[17] Zhai JX, Zou LW, Zhang ZX, et al. CTLA-4 polymorphisms and systemic lupus erythematosus (SLE): a meta-analysis. Mol Biol Rep, 2013, 40 (9): 5213-5223.

[18] Stumpf M, Zhou X, Bluestone JA. The B7-independent isoform of CTLA-4 functions to regulate autoimmune diabetes. J Immunol, 2013, 190 (3): 961-969.

[19] Chikuma S, Abbas AK, Bluestone JA. B7-independent inhibition of T cells by CTLA-4. J Immunol, 2005, 175 (1): 177-181.

[20] Phan GQ, Yang JC, Sherry RM, et al. Cancer regression and autoimmunity induced by cytotoxic T lymphocyte-associated antigen 4 blockade in patients with metastatic melanoma. Proc Natl Acad Sci USA, 2003, 100 (14): 8372-8377.

[21] Kwon ED, Foster BA, Hurwitz AA, et al. Elimination of residual metastatic prostate cancer after surgery and adjunctive cytotoxic T lymphocyte-associated antigen 4 (CTLA-4) blockade immunotherapy. Proc Natl Acad Sci USA, 1999, 96 (26): 15074-15079.

[22] Ilyas S, Yang JC. Landscape of tumor antigens in T cell immunotherapy. J Immunol, 2015, 195 (11): 5117-5122.

[23] Robert C, Schachter J, Long GV, et al. Pembrolizumab versus ipilimumab in advanced melanoma. N Engl J Med, 2015, 372 (26): 2521-2532.

[24] Ramagopal UA, Liu W, Garrett-Thomson SC, et al. Structural basis for cancer immunotherapy by the first-in-class checkpoint inhibitor ipilimumab. Proc Natl Acad Sci USA, 2017, 114 (21): E4223-E4232.

[25] Knieke K, Lingel H, Chamaon K, et al. Migration of Th1 lymphocytes is regulated by CD152 (CTLA-4)-mediated signaling via PI3 kinase-dependent Akt activation. PLoS One, 2012, 7 (3): e31391.

[26] Brunner-Weinzierl MC, Rudd CE. CTLA-4 and PD-1 control of T-cell motility and migration: implications for tumor immunotherapy. Front Immunol, 2018, 9: 2737.

[27] Yshii LM, Gebauer CM, Pignolet B, et al. CTLA4 blockade elicits paraneoplastic neurological disease in a mouse model. Brain, 2016, 139 (11): 2923-2934.

[28] Ruocco MG, Pilones KA, Kawashima N, et al. Suppressing T cell motility induced by anti-CTLA-4 monotherapy improves antitumor effects. J Clin Invest, 2012, 122 (10): 3718-3730.

[29] Hadrup S, Donia M, Thor Straten P. Effector CD4 and CD8 T cells and their role in the tumor microenvironment. Cancer Microenviron, 2013, 6: 123-133.

[30] Wei SC, Levine JH, Cogdill AP, et al. Distinct cellular mechanisms underlie anti-CTLA-4 and anti-PD-1 checkpoint blockade. Cell, 2017, 170 (6): 1120-

[31] Fehlings M, Simoni Y, Penny H, et al. Checkpoint blockade immunotherapy reshapes the high-dimensional phenotypic heterogeneity of murine intratumoural neoantigen-specific CD8$^+$T cells. Nat Commun, 2017, 8(1): 562.

[32] Wherry EJ, Ha SJ, Kaech SM, et al. Molecular signature of CD8$^+$T cell exhaustion during chronic viral infection. Immunity, 2007, 27(4): 670-684.

[33] Fan X, Quezada SA, Sepulveda MA, et al. Engagement of the ICOS pathway markedly enhances efficacy of CTLA-4 blockade in cancer immunotherapy. J Exp Med, 2014, 211(4): 715-725.

[34] Ariyan CE, Brady MS, Siegelbaum RH, et al. Robust antitumor responses result from local chemotherapy and CTLA-4 blockade. Cancer Immunol Res, 2018, 6(2): 189-200.

[35] Galluzzi L, Buqué A, Kepp O, et al. Immunogenic cell death in cancer and infectious disease. Nat Rev Immunol, 2017, 17(2): 97-111.

[36] Schneider H, Rudd CE. Diverse mechanisms regulate the surface expression of immunotherapeutic target ctla-4. Front Immunol, 2014, 5: 619.

[37] Ribas A, Wolchok JD. Cancer immunotherapy using checkpoint blockade. Science, 2018, 359(6382): 1350-1355.

[38] Paijens ST, Vledder A, De Bruyn M, et al. Tumor-infiltrating lymphocytes in the immunotherapy era. Cell Mol Immunol, 2021, 18(4): 842-859.

[39] Jochems C, Schlom J. Tumor-infiltrating immune cells and prognosis: the potential link between conventional cancer therapy and immunity. Exp Biol Med, 2011, 236(5): 567-579.

[40] Li C, Bie L, Chen M, et al. Therapeutic significance of tumor microenvironment in cholangiocarcinoma: focus on tumor-infiltrating T lymphocytes. Explor Target Antitumor Ther, 2023, 4(6): 1310-1327.

[41] Lang F, Schrörs B, Löwer M, et al. Identification of neoantigens for individualized therapeutic cancer vaccines. Nat Rev Drug Discov, 2022, 21(4): 261-282.

[42] Parrot T, Oger R, Allard M, et al. Transcriptomic features of tumour-infiltrating CD4lowCD8high double positive αβ T cells in melanoma. Sci Rep, 2020, 10(1): 5900.

[43] Bevan MJ. Helping the CD8$^+$T-cell response. Nat Rev Immunol, 2004, 4(8): 595-602.

[44] Farhood B, Najafi M, Mortezaee K. CD8$^+$cytotoxic T lymphocytes in cancer immunotherapy: a review. J Cell Physiol, 2019, 234(6): 8509-8521.

[45] Nagasaki J, Togashi Y, Sugawara T, et al. The critical role of CD4$^+$T cells in PD-1 blockade against MHC-Ⅱ-expressing tumors such as classic Hodgkin lymphoma. Blood Adv, 2020, 4(17): 4069-4082.

[46] Eschweiler S, Clarke J, Ramírez-Suástegui C, et al. Intratumoral follicular regulatory T cells curtail anti-PD-1 treatment efficacy. Nat Immunol, 2021, 22(8): 1052-1063.

[47] Tay C, Tanaka A, Sakaguchi S. Tumor-infiltrating regulatory T cells as targets of cancer immunotherapy. Cancer Cell, 2023, 41(3): 450-465.

[48] Virchow R. Cellular pathology. As based upon physiological and pathological histology. Lecture XVI--Atheromatous affection of arteries. 1858. Nutr Rev, 1989, 47(1): 23-25.

[49] Eberlein TJ, Rosenstein M, Rosenberg SA. Regression of a disseminated syngeneic solid tumor by systemic transfer of lymphoid cells expanded in interleukin 2. J Exp Med, 1982, 156(2): 385-397.

[50] Tran E, Turcotte S, Gros A, et al. Cancer immunotherapy based on mutation-specific CD4$^+$T cells in a patient with epithelial cancer. Science, 2014, 344(6184): 641-645.

[51] Tran E, Robbins PF, Lu YC, et al. T-cell transfer therapy targeting mutant KRAS in cancer. N Engl J Med, 2016, 375(23): 2255-2262.

[52] Creelan BC, Wang C, Teer JK, et al. Tumor-infiltrating lymphocyte treatment for anti-PD-1-resistant metastatic lung cancer: a phase 1 trial. Nat Med, 2021, 27(8): 1410-1418.

[53] Newick K, O'Brien S, Moon E, et al. CAR T cell therapy for solid tumors. Annu Rev Med, 2017, 68(1): 139-152.

[54] Yang Y. Cancer immunotherapy: harnessing the immune system to battle cancer. J Clin Invest, 2015, 125(9): 3335-3337.

[55] Zhao Y, Deng J, Rao S, et al. Tumor infiltrating lymphocyte (TIL) therapy for solid tumor treatment: progressions and challenges. Cancers, 2022, 14(17): 4160.

[56] Schumacher TN, Schreiber RD. Neoantigens in cancer immunotherapy. Science, 2015, 348(6230): 69-74.

[57] Liu Y, Yan X, Zhang F, et al. TCR-T immunotherapy: the challenges and solutions. Front Oncol, 2022, 11: 794183.

[58] Hossain MA, Liu G, Dai B, et al. Reinvigorating exhausted CD8$^+$cytotoxic T lymphocytes in the tumor microenvironment and current strategies in cancer immunotherapy. Med Res Rev, 2021, 41(1): 156-201.

[59] Pauken KE, Torchia JA, Chaudhri A, et al. Emerging concepts in PD-1 checkpoint biology. Semin Immunol, 2021, 52: 101480.

[60] Finger LR, Pu J, Wasserman R, et al. The human PD-1 gene: complete cDNA, genomic organization, and developmentally regulated expression in B cell progenitors. Gene, 1997, 197 (1-2): 177-187.

[61] Yang Q, Xu Z, Zheng L, et al. Multimodal detection of PD-L1: reasonable biomarkers for immune checkpoint inhibitor. Am J Cancer Res, 2018, 8 (9): 1689-1696.

[62] Brody R, Zhang Y, Ballas M, et al. PD-L1 expression in advanced NSCLC: Insights into risk stratification and treatment selection from a systematic literature review. Lung Cancer, 2017, 112: 200-215.

[63] Gao Y, Yang J, Cai Y, et al. IFN-γ-mediated inhibition of lung cancer correlates with PD-L1 expression and is regulated by PI3K-AKT signaling. Int J Cancer, 2018, 143 (4): 931-943.

第8章

胸部肿瘤新抗原与新型细胞治疗技术研究进展

第一节 肿瘤新抗原

一、定义

肿瘤新抗原（tumor neoantigen）是由肿瘤细胞突变（如点突变、插入和缺失、开放阅读框架改变等）基因编码产生的一类肿瘤细胞特有的抗原。此外，由病毒感染诱发的肿瘤，其基因组中可能插入了病毒的基因片段而编码产生的蛋白质，被称为肿瘤病毒相关抗原；因其在肿瘤细胞表达而不表达于正常细胞中，也属于肿瘤新抗原。肿瘤新抗原由肿瘤细胞的主要组织相容性复合体（MHC）分子呈递，不受胸腺的阴性筛选、并在细胞表面被T细胞识别。肿瘤新抗原是肿瘤细胞特有表达，且其他正常细胞不表达。因此，具有肿瘤细胞高度特异性。此外，由于不存在中枢性耐受的基础环境，该类抗原具有高度免疫原性。1988年，De Plaen团队利用cDNA文库筛选，在小鼠肿瘤模型中发现肿瘤突变基因与正常基因相比只有一个核苷酸不同，却导致产生了一个氨基酸的变化，且来源于肿瘤体细胞突变产生的多肽可被T细胞识别，首次证实了肿瘤新抗原的存在。此后，肿瘤新抗原逐渐成为一种理想的肿瘤免疫治疗靶点，基于该类抗原的免疫治疗过程有望在肿瘤治疗中发挥重要作用。

相比肿瘤新抗原而言，传统的肿瘤"老"抗原——肿瘤相关抗原（TAA）在临床应用方面不尽人意。TAA是指在正常细胞中呈现低表达水平而在肿瘤细胞内呈现高表达水平的一类抗原。很多癌症疫苗旨在利用TAA作为免疫原，接种以TAA为基础的癌症疫苗能够激发人体产生针对相应TAA的免疫反应，从而达到激活T细胞、杀灭并清除表达该类TAA抗原癌细胞的目的。值得注意的是，TAA作为非突变的自身抗原，靶向此类抗原的免疫治疗往往面临免疫豁免、正常组织受到损伤的挑战。一方面，由于自身抗原在正常细胞中具有一定的表达水平，可能引起免疫系统产生免疫豁免，即免疫系统不能识别该类自身抗原，因而无法产生强烈的抗肿瘤免疫反应。另一方面，若诱发了针对TAA的强烈免疫反应，会造成自身免疫异常，从而对人体正常组织产生免疫杀伤作用。即所谓"伤敌一千、自损八百"的免疫治疗副作用难以避免。同时，这也是导致TAA自身抗原疫苗临床疗效存在不显著性和不良反应的主要因素。因此，选择和开发基于基因突变产生的癌症特异性抗原疫苗——肿瘤新抗原，是解决与TAA相关的免疫豁免和正常组织损伤的关键点。

二、肿瘤新抗原诱导抗肿瘤过程

肿瘤新抗原诱导机体产生抗肿瘤免疫反应的大体过程为：①抗原呈递细胞（APC）识别新抗原并被活化。②活化后的APC迁移到淋巴结，同时通过MHC分子将抗原呈递给CD4$^+$T细胞（MHC Ⅱ 分子）和CD8$^+$T细胞（MHC Ⅰ 分子）。③活化新抗原特异的T细胞浸润到肿瘤组织中，启动肿瘤杀伤作用。其中，根据呈递的MHC分子类型不同，肿瘤新抗原主要分为两大类：MHC Ⅰ 类和 Ⅱ 类新抗原，二者在特征、加工、呈递过程等方面均存在显著的差异性。MHC Ⅰ 类新抗原为长度8～11个氨基酸的多肽链，通过与抗原处理相关的转运蛋白运输到内质网，在内质网中它们会被加载到MHC Ⅰ 上，之后与MHC Ⅰ 类分子结合并运输至细胞表面，由激活的细胞毒性T细胞（CD8$^+$T细胞）通过T细胞介导的杀伤作用直接裂解肿瘤细胞，裂解的肿瘤细胞进一步会释放更多的肿瘤新抗原，最终引起更广泛的抗肿瘤免疫反应。而MHC Ⅱ 类新抗原长度为9～30个氨基酸，大多来源于外源蛋白。MHC Ⅱ 类的α和β链被组装并结合到内质网的恒定链形成复合体，该复合体可从细胞表面直接运输或者内化到MHC Ⅱ类腔室中，被一系列蛋白酶降解为多肽，在分子伴侣HLA-DM的帮助下交换为抗原肽，被运输至质膜后，将MHC Ⅱ类抗原肽呈递给CD4⁺T细胞，从而介导免疫反应以改变肿瘤微环境，使得肿瘤细胞更容易被免疫系统识别。目前研究报道的MHC Ⅰ类肿瘤新抗原的肿瘤类型主要包括黑色素瘤、乳腺癌、肾细胞癌、胃肠癌、肺癌、胶质细胞瘤及头颈部恶性肿瘤等；MHC Ⅱ类肿瘤新抗原的肿瘤类型有黑色素瘤、白血病、胆管细胞癌和食管癌等。

三、基于肿瘤新抗原的胸部肿瘤免疫疗法

虽然对肿瘤新抗原的认识由来已久，但是直到近年来新一代高通量基因组测序和生物信息学分析技术的日益完善，对大量突变的新生抗原进行筛选识别和鉴定，以肿瘤新抗原作为优质靶标的肿瘤免疫治疗显示出良好的应用前景。通过临床试验或病例报道发现，目前主流的基于肿瘤新抗原的免疫治疗主要为疫苗（包括mRNA、DNA质粒、多肽、树突细胞疫苗等）和细胞过继免疫治疗（ACT，包括NeoT、TIL、TCR-T等）两大类。此外，还有基于肿瘤新抗原和免疫检查点抑制剂（ICI）、放疗、化疗或靶向治疗的组合应用的形式。基于肿瘤新抗原的肿瘤疫苗主要包括多肽疫苗、核酸（DNA/mRNA）疫苗、树突状细胞（DC）疫苗，基于这些个性化新抗原疗法的临床试验已在全球晚期癌症患者中进行。截至2024年5月25日，在国际临床试验注册平台（clinicaltrials.gov）上注册的新抗原疫苗相关的临床试验共138项（关键词：neoantigen vaccine）。其中，美国、中国发起的临床试验总数排名前二。在适应证方面，主要集中在突变负荷较高的恶性黑色素瘤（12%）、肺癌（9%）等实体瘤类型中。临床试验以多肽/蛋白疫苗居多，其次是DC疫苗和核酸疫苗。值得注意的是，肿瘤新抗原疫苗联合靶向治疗或ICI也逐渐兴起。

四、胸部肿瘤新抗原疫苗

总体来讲，肿瘤新抗原上可分为两大类：共有的和独有的。前者是指某些类型肿瘤和不同患者之间存在共同的突变抗原，而在正常基因组中并不存在。免疫原性高的共有肿瘤新抗原可用于广谱的治疗性新抗原肿瘤疫苗，应用于具有相同突变基因的肿瘤患者。而后者是指大多数新抗原为独特的突变抗原，在肿瘤与肿瘤类型之间、患者与患者之间是完全不同的，可应用于个性化新抗原肿瘤疫苗。

这些疫苗可诱导大量现有和新生的、多靶点、广谱、有记忆表型的肿瘤特异性T细胞，并增强其强度和持久性，可解决常规抗癌治疗失败时的时空异质性。多项研究显示，肿瘤新抗原疫苗可导致有临床意义的癌症回归。与其他肺癌疫苗不同的是，肺癌新抗原疫苗具有更高的肿瘤特异性和更低的靶向自身毒性。黑色素瘤相关抗原（MAGE）基因作为一种肿瘤新抗原，表达于包括肺癌在内的多种恶性肿瘤细胞表面，尤其是在肺癌的发生、发展和治疗中起着重要作用，其研究为肺癌的诊断和治疗提供了新的方向。Lehmann团队开展的靶向MAGE-A3肽疫苗在ⅠB～Ⅲ期MAGE-A3阳性非小细胞肺癌（NSCLC）患者中的安全性和免疫原性的临床试验，发现MAGE-A3免疫治疗药物都具有良好的耐受性，并诱导MAGE-A3特异性免疫反应。相比于其他检测指标，*MAGE*基因具有高度特异性及敏感性，能更早地检测到非小细胞肺癌患者淋巴结、外周血中存在的微转移，不仅能更早地诊断肿瘤，还能更准确地估计肿瘤临床分期，为制订准确的治疗计划提供分子领域的支持。奥希替尼虽然是第三代EGFR-TKI，但大多数NSCLC患者在约1年内对奥希替尼产生获得性耐药，其中40%的患者具有*EGFR* T790M和半胱氨酸对密码子797（C797S）突变的丝氨酸改变。Nakatsura团队针对*EGFR* T790M/C797S突变构建的突变衍生肽（790-799）在体内诱导*EGFR* T790M/C797S肽特异性细胞毒性T淋巴细胞，*EGFR* T790M/C797S肽疫苗作为新抗原免疫疗法可能是一种有用的新型治疗策略，适用于EGFR-TKI耐药的NSCLC患者，尤其是对奥希替尼耐药的患者。基于临床因素（未完成楔形切除术和癌症复发特征）以及肿瘤抗原特异性免疫反应，推测基于MUC1和MAGE-3 DC疫苗的免疫疗法延长了患者的无病生存期。在一项双盲、随机、安慰剂对照的Ⅱ期临床试验中，为了评估重组MAGE-A3蛋白联合免疫刺激剂（27个月内13剂）在完全切除的MAGE-A3阳性ⅠB至Ⅱ期NSCLC患者中免疫后的临床活性、免疫反应和安全性。Brichard研究团队发现所有接受积极治疗的患者均表现出对MAGE-A3抗原的体液免疫反应，但未观察到与结果的相关性和显著毒性。该研究表明术后MAGE-A3免疫是可行的，期待其相关的一项大型

Ⅲ期研究结果报告。

虽然基于合成长肽（SLP）的新抗原疫苗、基于DNA的新抗原疫苗和基于mRNA的新抗原疫苗都处于开发阶段，但它们存在一些固有的缺陷。因此，研究人员将注意力转向了一种新型的非编码RNA（ncRNA），即环状RNA（circRNA）。circRNA参与多种肿瘤的生理或病理过程，提示基于circRNA的疫苗在抗肿瘤治疗中的可行性。在肿瘤发生过程中，基因突变和染色体重排产生许多特异性circRNA，其表达为组织/细胞特异性和时空受限。此外，编码的蛋白质可通过外分泌体或囊泡转运到细胞外空间。因此，circRNA的肿瘤特异性和蛋白质编码能力将使自身或其编码产品成为潜在的新抗原，然后成为有吸引力的肿瘤疫苗的靶点。此外，circRNA本身可以增强抗肿瘤免疫反应调节免疫细胞。因此，它可以作为自身免疫调节的自佐剂，增强抗肿瘤免疫反应，破坏肿瘤抑制微环境及提高肿瘤治疗效果。此外，它还可以减少与其他免疫相关的副作用。这一优势使circRNA在新抗原领域具有另一优势。重要的是，circRNA包含多个miRNA结合位点，可以充当miRNA海绵来执行生物学功能。此外，circRNA可以与蛋白质相互作用形成RNA-蛋白或核糖核蛋白（RNP）复合物间接参与调节抗肿瘤免疫反应。因此，circRNA的免疫佐剂特性与其独特的生物学特性密切相关。

研究表明，外源性输注的circRNA可以在体内表达新抗原，激活先天免疫基因，如蛋白激酶R（protein kinase R，*PKR*）、视黄酸诱导基因I（Retinoic acid-inducible gene I，*RIG-I*）和黑色素瘤分化相关基因5（melanoma differentiation-associated gene 5，*MDA5*）。其中一些基因已被证明可以增强抗肿瘤免疫反应。最近的研究表明，外源性circRNA可以激活免疫细胞和参与免疫细胞的分化和成熟过程。例如，外源性circRNA可以激活树突状细胞以诱导T细胞和B细胞免疫反应。这种固有的特性可能有助于提高抗原呈递细胞的灵敏度，从而改善由circRNA编码的新抗原。因此，与其他疫苗相比，circRNA新抗原疫苗作为自身佐剂，在增强新抗原诱导的抗肿瘤免疫应答方面具有更好的治疗效果。由于其独特的高稳定性和蛋白质编码能力，circRNA是新抗原疫苗领域的一个有前途的靶点，有待进一步临床研究。

第二节 胸部肿瘤新型细胞治疗

近年来，ACT，特别是CAR-T疗法，开启了肿瘤治疗新篇章。与传统的化疗药物不同，ACT是一种使用"活药"的生物治疗策略。ACT作为一种免疫细胞治疗方法，利用从个体中获取的免疫细胞来治疗患者。这些免疫细胞可以来自同种异体或同种同体。同种异体过继性免疫疗法是指将来自同种异体（不同个体）的免疫细胞转移给患者，这些免疫细胞可以来自血缘亲属或其他社会关系人员，此类疗法主要用于治疗恶性肿瘤和自身免疫性疾病。同种同体过继性免疫疗法是指将患者自身的免疫细胞进行采集、扩增，并在体外进行工程改造，然后重新注入患者体内，此类疗法主要用于治疗癌症和感染性疾病。ACT通过在实验室中对免疫细胞进行处理，以增强其治疗效果。例如，科学家可以利用遗传工程技术将T细胞重组为针对特定肿瘤抗原的CAR-T细胞，能够在体内长时间追踪、杀伤肿瘤细胞。虽然过继性免疫疗法可以提供有效的治疗选择，但仍存在一些挑战。其中一个主要问题是排斥反应，即患者的免疫系统攻击移植的免疫细胞。

过继性免疫细胞治疗主要包括9大类：自然杀伤细胞（NK）、淋巴因子激活的杀伤细胞（LAK）、树突状免疫细胞（DC）、细胞因子诱导的杀伤细胞（CIK）、细胞毒T淋巴细胞（CTL）、肿瘤浸润淋巴细胞（TIL）、嵌合抗原受体巨噬细胞（CAR-M）、T细胞受体嵌合T细胞（TCR-T）、嵌合抗原受体T细胞（CAR-T），不同疗法之间存在差异和优劣势。根据有无明确的免疫细胞靶点，ACT可分为以下两类。①非特异性疗法：没有明确的免疫细胞靶点，是从整体上提高人体免疫力而达到缓解肿瘤症状的非特异性疗法，如NK细胞疗法。②特异性疗法：具有明确的靶点和机制，能通过激活或者抑制明确靶点来实现免疫系统对肿瘤的免疫激活，如TCR、CAR疗法。在胸部肿瘤中，TCR-T、CAR-T、TIL这3类ACT取得了显著的研究进展。

一、嵌合抗原受体T细胞（CAR-T）

CAR-T是一种基于工程改造的T细胞免疫疗法，其主要特点是利用人工合成的嵌合抗原受体（CAR）改造患者自身的T细胞，使其能够更有效地识别和攻击肿瘤细胞。CAR-T细胞的来源是患者自身的T淋巴细胞，这些细胞通过采集、扩增和基因转导等技术进行改造后重新注入患者体内。CAR-T细胞的抗肿瘤机制主要是通过CAR蛋白与肿瘤细胞表面的特定抗原结合，从而激活CAR-T细胞并引发肿瘤细胞的杀伤效应。CAR-T细胞疗法相较于传统的化疗和放疗具有多个优点，例如具有高度的特异性和选择性、可持续的细胞活性和长期的治疗效果等。目前，CAR-T细胞疗法已经获得了美国FDA、cFDA的批准，用于治疗多种血液系统肿瘤，例如急性淋巴细胞白血病和淋巴瘤，并且正在广泛的进行临床试验探索其在其他类型的肿瘤治疗中的应用。

Delta-like protein 3（DLL3）已被确定为小细胞肺癌（small cell lung cancer, SCLC）的肿瘤特异性细胞表面标志物。在这项研究中，作者开发了一种针对DLL3的嵌合抗原受体（CAR），在异种移植物和小鼠SCLC模型中显示出抗肿瘤效果。CART细胞分泌的促炎细胞因子IL-18增强了靶向DLL3的CAR-T细胞治疗的效力。在小鼠转移性SCLC模型中，IL-18的产生增加了CAR-T细胞和内源性肿瘤浸润淋巴细胞的激活，以及抗原呈递细胞的浸润、复极化和活化的增加。此外，分泌IL-18的抗DLL3 CAR-T细胞在多种SCLC模型中表现出记忆表型增加，衰竭减少，并且能够诱导持久的反应。抗PD1阻断能够进一步协同增强分泌IL-18的抗DLL3 CAR-T细胞的抗肿瘤效应。此外，一部分CAR对具有低DLL3密度和体外长期杀伤潜力的靶标表现出高灵敏度。SCLC体内模型中，输注DLL3 CAR T细胞产生了强烈的抗肿瘤效应，同时，检测到CAR-T细胞浸润到垂体中后叶，但未观察到其对脑或垂体组织产生损伤，以及垂体激素分泌功能未消融。这一结果为DLL3 CAR T细胞作为治疗SCLC的潜在临床方法提供了临床前疗效和安全性数据支撑。目前，在非小细胞肺癌（NSCLC）脑转移患者中，血脑屏障仍然是抗肿瘤药物和免疫细胞生物分布的重要障碍。靶向B7-H3的CAR-T细胞疗法对肿瘤细胞系和肺癌类器官具有抗肿瘤活性，在原位和转移性NSCLC的异种移植模型中表现出体内抗肿瘤活性。CCL2受体CCR2b在B7-H3中共表达的CAR-T细胞显著提高其通过血脑屏障的能力，增强了对脑肿瘤病变的抗肿瘤活性。以CCR2b共表达的CAR-T细胞疗法有望成为增强胸部肿瘤脑转移患者抗肿瘤疗效的策略之一。

复杂的免疫抑制肿瘤微环境（TME）和缺乏肿瘤特异性靶点阻碍了CAR-T细胞在实体瘤治疗中的应用。AXL作为CAR-T细胞治疗的靶点，在NSCLC中高表达，但在正常组织中低表达。在皮下和肺转移性肺癌细胞衍生的异种移植模型中，单独使用AXL-CAR-T细胞可引起中度肿瘤消退。微波消融（MWA）联合AXL-CAR-T细胞治疗展现出显著的抗肿瘤功效。其作用机制包括MWA能够增强AXL阳性NSCLC患者来源的异种移植肿瘤中AXL-CAR-T细胞的活化、浸润、持久性和肿瘤抑制特性。MWA联合AXL-CAR-T细胞治疗增加肿瘤浸润CAR-T细胞的线粒体氧化代谢、诱导明显的肿瘤抑制作用，而不伴有毒性作用。由此可见，局部治疗与CAR-T细胞免疫治疗相结合，可以调节TME，增强CAR-T细胞在实体瘤中的杀伤效力。CD276在食管鳞状细胞癌（ESCC）和食管腺癌（EAC）肿瘤病灶中高表达，但在健康组织中表达较低，是CAR-T细胞治疗的良好靶点。通过构建具有人源化抗原识别结构域和CD28或4-1BB共刺激的CD276特异性CAR-T细胞。CD276特异性CAR-T细胞在体外和体内均以抗原依赖性方式有效杀死ESCC肿瘤细胞。在患者来源的异种移植模型中，CAR-T细胞诱导肿瘤消退并延长小鼠存活期。此外，由患者T细胞产生的CAR-T细胞对自体肿瘤细胞表现出强大的细胞毒性。因此，靶向CD276的CAR-T细胞值得在ESCC临床试验中进一步验证。

吲哚胺2, 3双加氧酶1（indoleamine 2, 3 dioxygenase 1, IDO1）是食管鳞状细胞癌（ESCC）中最重要的免疫抑制蛋白之一。然而，IDO1抑制剂依帕多司他（Epacadostat）在Ⅲ期临床试验中失败；其抑制肿瘤部位IDO1表达的能力有限被认为是临床失败的关键原因。研究发现在ESCC中CAR-T细胞抗肿瘤作用依赖于IDO1代谢物犬尿氨酸。犬尿氨酸可抑制CAR-T细胞因子分泌和细胞毒性活性，同时抑制IDO1活性，显著增强了CAR-T细胞在体外和体内的抗肿瘤作用。而与游离的IDO1抑制剂相比，IDO1抑制剂负载的纳米片可以增强CAR-T细胞的抗肿瘤作用。因此，纳米片加载为提高CAR-T细胞在实体瘤中的治疗效果提供了一种新的治疗策略。有研究者设计了一种肿瘤微环境（TME）调节系统嵌合抗原受体（MRS.CAR-T），它只能在实体TME中自动激活。选择B7-H3作为食管癌的靶抗原。在CAR骨架的5'末端信号肽和单链片段变量（scFv）之间插入一个包含人血清白蛋白（HSA）结合肽和基质金属蛋白酶（MMP）切割位点的元件。B7-H3型CAR-T能够有效促进增殖和分化为记忆细胞。MRS.B7-H3.CAR-T在表达B7-H3的正常组织中没有细胞毒性，因为scFv中的抗原识别位点被HSA掩盖。一旦切割位点被TME中的MMP切割，MRS.B7-H3.CAR-T的抗肿瘤功能即得到恢复。与经典B7-H3.CAR-T细胞相比，MRS.B7-H3.CAR-T的抗肿瘤效果更好，而且伴随较少的IFN-γ释放，表明该治疗方式可能诱导较小程度的细胞因子释放综合征介导的毒性。在体内，MRS.B7-H3.CAR-T细胞具有很强的抗肿瘤活性，且是安全的，是一种提高CAR-T疗法在实体瘤中的疗效和安全性的新策略。

CAR-T虽然其具有很高的治愈率和长期效果，但是也面临着一些挑战。CAR-T细胞疗法可能引起严重的细胞因子释放综合征（CRS），其症状包括高热、低血压、呼吸急促和器官功能衰竭等。CAR-T细胞疗法也可能导致自身免疫性副作用，即攻击健康细胞而非癌细胞。由于肿瘤的异质性和变异性，某些癌细胞可能会避开CAR-T细胞的攻击而逃脱免疫攻击。目前，CAR-T对于血液瘤效果比较明显，但是对实体瘤效果有待提高。CAR-T细胞疗法需要通过个性化生产，每个患者都需要定制治疗方案，使得生产成本很高。

二、肿瘤浸润淋巴细胞（TIL）

由于NSCLC典型的高肿瘤突变负荷（TMB）导致大量新抗原用于免疫细胞识别，因此NSCLC具有潜在的免疫原性。然而，NSCLC通常具有高度的免疫抑制作用，能够通过多种机制抑制抗肿瘤免疫反应，包括抗原处理和呈递方面的缺陷、释放免疫调节细胞因子以及募集免疫抑制细胞，如调节性T细胞（Treg）和髓源性抑制细胞（MDSC）。MDSC还与NSCLC患者的肿瘤负担增加有关。除了Treg和MDSC，中性粒细胞是肺腺癌中最常见的免疫细胞，并且与肿瘤负担和临床预后相关。先前有研究综合地描述了肺癌中的免疫全谱，其中$CD19^+$B细胞、$FoxP3^+$Treg、$CD8^+$T细胞，尤其是$CD45RO^+$记忆$CD8^+$T细胞的丰度增加，自然杀伤细胞（NK）显著减少。Lizotte等确定了一组NSCLC患者的免疫热簇，其中肿瘤中有大量$CD8^+$T细胞，表达高水平的程序性细胞死亡蛋白1（PD-1）和T细胞免疫球蛋白黏蛋白3（TIM-3），以及一组免疫冷簇，$CD8^+$T细胞的相对丰度和抑制性标志物的表达更低。

尽管过去的一些研究对NSCLC中免疫细胞的含量和功能做出了全面地描述，但肿瘤浸润T淋巴细胞（TIL）的表型与预后相关性之间的关系尚不明确。根据在黑色素瘤中进行的研究，在重复的抗原暴露后PD-1和TIM3上调，因此肿瘤中表达PD-1的T细胞被认为具有丰富的抗肿瘤活性。然而，肺是一个持续暴露于细菌、病毒、吸烟等环境的器官。对NSCLC中T细胞库的检查显示，T细胞受体（TCR）序列与正常相邻的未受影响的肺组织相比存在显著重叠，其中可识别病毒表位的TCR序列占据很大一部分，这表明肺中相当大比例的T细胞可能与肿瘤控制无关。因此，识别可能影响患者预后的T细胞浸润的定性差异至关重要。此外，随着针对PD-1/PD-L1和CTLA-4途径的免疫检查点抑制剂的出现，对NSCLC中TIL状况的了解变得越来越重要，这已经彻底改变了非小细胞肺癌的治疗与管理。美国食品药品监督管理局（FDA）和（或）欧洲药品管理局（European Medicines Agency）批准在NSCLC中使用PD-1（Nivolumab和Pembrolizumab）、PD-L1（阿替唑单抗和杜瓦鲁单抗）和CTLA-4（伊普利单抗）的抑制性抗体。然而，很大一部分患者并没有从这些疗法中受益。因此，为了更加深刻地理解TIL的丰度，以及与患者预后相关的表型之间的关联，研究者们正积极探索设计新的免疫疗法。

TIL细胞的来源主要是通过外科手术从肿瘤组织中分离出来，经过体外扩增和诱导，最终获得具有肿瘤特异性的TIL细胞。由于TIL细胞来源的限制，其在临床应用中面临一定的挑战。近年来，一些研究也尝试利用人工合成的肿瘤特异性受体，如TCR和CAR-T，来替代TIL细胞的应用。TIL细胞具有以下特点：①TIL细胞可以识别和杀伤肿瘤细胞，同时对正常细胞没有杀伤作用。②TIL细胞在体外培养中可以扩增到较高浓度，提高其治疗效果。③TIL细胞可以通过释放细胞因子等方式调节免疫反应，增强抗肿瘤免疫力。④TIL细胞只能识别和杀伤特定类型的肿瘤细胞，不同种类的肿瘤需要采用不同的TIL细胞。肿瘤浸润淋巴细胞（TIL）在肿瘤治疗中具有重要的潜力，许多临床试验证明，TIL疗法可以在某些肿瘤类型中达到很高的治疗效果，如黑色素瘤、卵巢癌、结直肠癌等。一些研究还表明，TIL疗法与其他免疫疗法联合使用可以取得更好的疗效。尽管TIL疗法在治疗某些肿瘤中表现出了极高的效果，但它仍然存在一些副作用，如自身免疫性疾病和移植物抗宿主病等。近年来，研究者开始探索将TIL疗法与其他免疫疗法联合应用，以提高疗效。例如，TIL和CAR-T联合使用可以加强肿瘤特异性杀伤作用，同时避免了CAR-T疗法可能出现的长期副作用。

在非小细胞肺癌（NSCLC）中，淋巴细胞浸润的肿瘤与良好的生存预后和对免疫检查点阻断（ICB）更好的临床反应相关。目前，有关TIL亚群的组织起源、再生能力和分化途径仍缺乏大量的研究。肿瘤浸润淋巴细胞（TIL），尤其是$CD8^+$TIL，代表了非小细胞肺癌（NSCLC）的有利预后因素。Amigorena等通过单细胞转库组测序联合T细胞受体（TCR）测序，分析了早期切除的NSCLC患者的$CD8^+$TIL、癌旁组织和血液，提出了原发性NSCLC中TIL起源、分化和功能组织的整合工作模型。这些研究发现组织驻留（$CD103^+$）$CD8^+$TIL亚群富含检查点受体，并显示出增强的细胞毒性和肿瘤反应性，表明该人群具有治疗潜力。研究者识别出两个$CD8^+$表达记忆样基因模块的TIL亚群：一种存在于血液中（循环前体），另一种存在于近原发性NSCLC肿瘤组织中（组织驻留前体）。这两个前体群体通过独特的过渡状态汇聚成终末分化的细胞，通常被称为功能失调或衰竭。其中，分化与TCR扩增有关，从前体分化到晚期分化状态的转变与肿瘤内T细胞周期相关。肿瘤终末分化的优先途径起源于CD8-XCL1亚群，并在细胞分裂和克隆扩增时通过CD8-GZMH过渡到CD8-LAYN。许多扩增的$CD8^+$TIL克隆在肿瘤内积极增殖，识别肿瘤微环境中的局部抗原来源。而在CD8亚群中，CD8-GZMH和CD8-LAYN亚群可能是这种局部抗原特异性最丰富的亚群。

尽管PD-1等免疫检查点抑制剂疗法在转移性肺癌中取得了进展，但大多数患者要么没有反应，要么产生耐药性。即使与一线疗法铂类化疗药物联合使用，大多数患者在12个月内仍会出现癌症进展，究其原因，是缺乏激活的肿瘤特异性T细胞。因此，转移性NSCLC需要更有效的联合免疫治疗。为了应对这一挑战，美国H. Lee Moffitt癌症中心的研究团队针对20名晚期转移性非小细胞肺癌患者的Ⅰ期临床试验中，通过比较T细胞分泌细胞因子蛋白的能力，并对12种细胞因子进行了单细胞检测，发现在TIL输注后，衡量细胞疗法效力和疫苗效力的指标——多功能强度指数（PSI）增加，多功能$CD8^+$或$CD4^+$T细胞循环亚群增加，表明T细胞表型转换可能部分与免疫重建或持久性有关。研究结果表明，肿瘤浸润淋巴细胞（TIL）疗法对免疫检查点阻断疗法耐药的非小细胞肺癌患者具有显著临床益处，一些患者出现了持久的抗肿瘤反应，患者在TIL输注后实现了外周T细胞表型的持久转化。自体TIL细胞治疗是安全且具有抗肿瘤效应的，有助于开发转移性肺癌的新疗法。

值得注意的是，肿瘤浸润淋巴细胞（TIL）的输注存在一定的局限性，例如：①从患者的肿瘤中生产TIL面临着可重复性难题。②TIL疗法的另一个要求是肿瘤病灶可以进行切除活检，这对于手术可能带来巨大风险或肿瘤进展速度可能很快的非小细胞肺癌等患者而言较为困难。③切除后，肿瘤样本被切成碎片，在高浓度细胞因子IL-2存在下单独培养，以促进肿瘤T细胞的生长。含有增殖T细胞的培养物在被转移回患者体内之前被汇集并进一步扩增。这个过程可能需要长达7周的时间，并产生在表型、抗原特异性和功能方面具有异质性的T细胞产物。

美国MD安德森癌症中心的Chantale Bernatchez团队通过多组学分析对150名患非小细胞肺癌患者的肿瘤浸润T淋巴细胞（TIL）进行研究，确定了TIL两种主要的免疫类型（IM1和IM2），它们可以独立于临床特征，预测患者的无复发生存（RFS）。IM2与不良预后相关，IM1与良好的预后相关。并且发现良好的预后亚群与T细胞缺乏抑制受体和存在三级淋巴结构有关。还发现了B细胞浸润增加与良好的预后相关，并且在同时表现出高水平B细胞和T细胞的肿瘤患者中观察到最好的预后。

三、T细胞受体嵌合T细胞（TCR-T）

2017年至2018年，Kymriah（Novartis公司）和Yescarta（Kite pharma）两款CAR-T细胞治疗产品在美国和欧盟相继上市，推动了CAR-T细胞疗法的研发热潮。T细胞受体嵌合T细胞（TCR-T）是一种CAR-T治疗的替代方案，其来源是患者自身的T细胞。和CAR-T不同，TCR-T并非靶向抗原的抗体，而是利用T细胞受体（TCR）与特定抗原结合来达到抗癌的目的。因此，TCR-T治疗需要先筛选出与肿瘤相关的T细胞受体，并将其引入患者体内的T细胞中，使之具备特异性识别和攻击肿瘤细胞的能力。TCR-T治疗的抗癌机制类似于CAR-T，通过引入特定的T细胞受体，使T细胞可以识别并攻击肿瘤细胞。这些T细胞可以扩增，进入血液和淋巴系统，并侵入肿瘤组织，释放细胞毒素和细胞因子，杀死癌细胞。此外，TCR-T还可以诱导机体免疫反应，促进其他免疫细胞的参与和增强肿瘤细胞的免疫识别。尽管当前CAR-T细胞疗法在开发和临床应用方面较TCR-T细胞疗法发展更迅速，但CAR-T细胞疗法主要运用于血液肿瘤中，与CAR-T细胞相比，TCR-T细胞疗法近年来被认为在实体瘤治疗中具有更大的潜力主要因为TCR-T细胞识别的抗原是由组织相容性复合体（major histocompatibility complex，MHC）呈递的抗原肽，因而可以靶向更广泛的抗原，包括胞内抗原和膜抗原。TCR-T细胞疗法能够识别广谱胞内靶点，且具有抗原灵敏度、肿瘤浸润效率等方面的优势，目前，TCR-T治疗已经应用于多种癌症的临床研究，包括黑色素瘤、肾癌、胃肠道肿瘤、淋巴瘤等，在未来的胸部肿瘤等实体瘤治疗中具有更令人期待的前景。

纽约食管鳞状细胞癌-1（New York esophageal squamous cell carcinoma 1，NY-ESO-1）属于癌－睾丸抗原家族（cancer-testis antigen，CTA），被认为是该家族成员中免疫原性最强的肿瘤相关抗原（tumor-associated antigen，TAA）之一。靶向NY-ESO-1的TCR-T细胞疗法已被用于晚期黑色素瘤、滑膜肉瘤、多发性骨髓瘤和其他恶性肿瘤的多项临床试验。由于具有显著的疗效和可控的副作用，NY-ESO-1被认为是包括非小细胞肺癌（NSCLC）在内的实体瘤最理想的TCR-T细胞靶点之一。有研究通过免疫组化分析了156例NSCLC标本中NY-ESO-1和两种关键免疫调节因子Forkhead box P3（Foxp3）和吲哚胺-2，3-双加氧酶（IDO）的表达，发现NY-ESO-1阳性率为28.1%（44/156），且在远端转移和晚期NSCLC患者中更为显著。此外，NY-ESO-1表达与Foxp3水平呈正相关，但与IDO无关。表明NY-ESO-1在NSCLC肿瘤免疫逃逸中的潜在作用，并且NSCLC患者在TCR-T细胞治疗中需要去除Treg细胞。

为了确定与全长NY-ESO-1蛋白和胆固醇支链淀粉（cholesteryl pullulan，CHP）复合的CHP-NY-ESO-1疫苗在食管鳞状细胞癌（esophageal squamous cell carcinoma，ESCC）患者术后的疗效和生物标志。一项随机Ⅱ期试验招募了54例表达NY-ESO-1的ESCC患者，在其接受基于顺铂/5-氟尿嘧啶的新辅助化疗后接受根治性手术，再进行CHP-NY-ESO-1疫苗接种或观察作为对照。发现较高NY-ESO-1特异性IgA反应的高PIGR表达肿瘤往往具有良好的预后。因此，在NY-ESO-1疫苗接种期间，PIGR将以抗原特异性方式在肿瘤免疫中发挥重要作用。

多项有关TCR-T细胞疗法的临床研究仍聚焦于NY-ESO-1、MAGEs、MART-1等靶点。随着二代测序技术、质谱技术及生物信息学技术的迅猛发展，体外鉴定肿瘤抗原肽及特异性TCR的手段也日趋成熟与完善，在未来有望开发包括肿瘤新抗原在内的靶抗原。此外，TCR-T细胞疗法存在高通量TCR鉴定、结构和亲和力优化、不良反应系统评价等困难。多靶点TCR-T细胞疗法、同时装载其他效应受体或细胞因子的TCR-T等免疫疗法，如免疫检查点抑制剂、肿瘤疫苗等的联合使用也是未来TCR-T细胞疗法研究的重要趋势。

参考文献

[1] Pounraj S, Chen S, Ma L, et al. Targeting tumor heterogeneity with neoantigen-based cancer vaccines. Cancer Res, 2024, 84（3）: 353-363.

[2] Xie N, Shen G, Gao W, et al. Neoantigens: promising targets for cancer therapy. Signal Transduct Target Ther, 2023, 8（1）: 9.

[3] Neefjes J, Jongsma ML, Paul P, et al. Towards a systems understanding of MHC class Ⅰ and MHC class Ⅱ antigen presentation. Nat Rev Immunol, 2011, 11（12）: 823-836.

[4] Ott PA, Hu Z, Keskin DB, et al. An immunogenic personal neoantigen vaccine for patients with melanoma. Nature, 2017, 547（7662）: 217-221.

[5] Sahin U, Derhovanessian E, Miller M, et al. Personalized RNA mutanome vaccines mobilize poly-specific therapeutic immunity against cancer. Nature, 2017, 547（7662）: 222-226.

[6] Xie N, Shen G, Gao W, et al. Neoantigens: promising targets for cancer therapy. Signal Transduct Target Ther, 2023, 8（1）: 9.

[7] Pujol JL, Vansteenkiste JF, De Pas TM, et al. Safety and immunogenicity of MAGE-A3 cancer immunotherapeutic with or without adjuvant chemotherapy in patients with resected stage IB to Ⅲ MAGE-A3-positive non-small-cell lung cancer. J Thorac Oncol, 2015, 10（10）: 1458-1467.

[8] Shigematsu Y, Hanagiri T, Shiota H, et al. Clinical significance of cancer/testis antigens expression in patients with non-small cell lung cancer. Lung Cancer, 2010, 68（1）: 105-110.

[9] Akazawa Y, Saito Y, Yoshikawa T, et al. Efficacy of immunotherapy targeting the neoantigen derived from epidermal growth factor receptor T790M/C797S mutation in non-small cell lung cancer. Cancer Sci, 2020, 111(8): 2736-2746.

[10] Wojas-Krawczyk K, Krawczyk PL, Buczkowski JLA, et al. Immunotherapy of lung adenocarcinoma patient with Peptide-pulsed dendritic cells: a case report. Arch Immunol Ther Exp (Warsz), 2012, 60(1): 69-77.

[11] Vansteenkiste J, Zielinski M, Linder A, et al. Adjuvant MAGE-A3 immunotherapy in resected non-small-cell lung cancer: phase II randomized study results. J Clin Oncol, 2013, 31(19): 2396-2403.

[12] Lei M, Zheng G, Ning Q, et al. Translation and functional roles of circular RNAs in human cancer. Mol Cancer, 2020, 19(1): 30.

[13] Goodall GJ, Wickramasinghe VO. RNA in Cancer. Nat Rev Cancer, 2021, 21(1): 22-36.

[14] Zhou WY, Cai ZR, Liu J, et al. Circular RNA: metabolism, functions and interactions with proteins. Mol Cancer, 2020, 19: 1-19.

[15] Chen YG, Kim MV, Chen X, et al. Sensing self and foreign circular RNAs by intron identity. Mol Cell, 2017, 67(2): 228-238.

[16] Li I, Chen YG. Emerging roles of circular RNAs in innate immunity. Curr Opin Immunol, 2021, 68: 107-115.

[17] Li M, Wang Y, Wu P, et al. Application prospect of circular RNA-based neoantigen vaccine in tumor immunotherapy. Cancer Lett, 2023, 563: 216190.

[18] Jaspers JE, Khan JF, Godfrey WD, et al. IL-18-secreting CAR T cells targeting DLL3 are highly effective in small cell lung cancer models. J Clin Invest, 2023, 133(9): e166028.

[19] Zhang Y, Tacheva-Grigorova SK, Sutton J, et al. Allogeneic CAR T cells targeting DLL3 are efficacious and safe in preclinical models of small cell lung cancer. Clin Cancer Res, 2023, 29(5): 971-985.

[20] Li H, Harrison EB, Li H, et al. Targeting brain lesions of non-small cell lung cancer by enhancing CCL2-mediated CAR-T cell migration. Nat Commun, 2022, 13(1): 2154.

[21] Cao B, Liu M, Wang L, et al. Remodelling of tumour microenvironment by microwave ablation potentiates immunotherapy of AXL-specific CAR T cells against non-small cell lung cancer. Nat Commun, 2022, 13(1): 6203.

[22] Xuan Y, Sheng Y, Zhang D, et al. Targeting CD276 by CAR-T cells induces regression of esophagus squamous cell carcinoma in xenograft mouse models. Transl Oncol, 2021, 14(8): 101138.

[23] Shao J, Hou L, Liu J, et al. Indoleamine 2, 3-dioxygenase 1 inhibitor-loaded nanosheets enhance CAR-T cell function in esophageal squamous cell carcinoma. Front Immunol, 2021, 12: 661357.

[24] Wang L, Wang X, Wu Y, et al. A novel microenvironment regulated system CAR-T (MRS. CAR-T) for immunotherapeutic treatment of esophageal squamous carcinoma. Cancer Lett, 2023, 568: 216303.

[25] Kargl J, Busch SE, Yang GH, et al. Neutrophils dominate the immune cell composition in non-small cell lung cancer. Nat Commun, 2017, 8(1): 14381.

[26] Lavin Y, Kobayashi S, Leader A, et al. Innate immune landscape in early lung adenocarcinoma by paired single-cell analyses. Cell, 2017, 169(4): 750-765.

[27] Lizotte PH, Ivanova EV, Awad MM, et al. Multiparametric profiling of non-small-cell lung cancers reveals distinct immunophenotypes. JCI Insight, 2016, 1(14): e89014.

[28] Gueguen P, Metoikidou C, Dupic T, et al. Contribution of resident and circulating precursors to tumor-infiltrating CD8[+]T cell populations in lung cancer. Sci Immunol, 2021, 6(55): eabd5778.

[29] Creelan BC, Wang C, Teer JK, et al. Tumor-infiltrating lymphocyte treatment for anti-PD-1-resistant metastatic lung cancer: a phase 1 trial. Nat Med, 2021, 27(8): 1410-1418.

[30] Federico L, McGrail D, Bentebibel SE, et al. Distinct tumor-infiltrating lymphocyte landscapes are associated with clinical outcomes in localized non-small-cell lung cancer. Ann Oncol, 2022, 33(1): 42-56.

[31] Wang H, Xia Y, Yu J, et al. Expression of New York esophageal squamous cell carcinoma 1 and its association with Foxp3 and indoleamine-2, 3-dioxygenase in microenvironment of nonsmall cell lung cancer. HLA, 2019, 94(1): 39-48.

[32] Nagata Y, Kageyama S, Ishikawa T, et al. Prognostic significance of NY-ESO-1 antigen and PIGR expression in esophageal tumors of CHP-NY-ESO-1-vaccinated patients as adjuvant therapy. Cancer Immunol Immunother, 2022, 71(11): 2743-2755.

第9章

胸部肿瘤免疫放疗理论研究与临床实践

随着免疫治疗的发展和免疫检查点抑制剂（ICI）的广泛临床应用，转移性和局部晚期癌症的治疗经历了一场革命，促使了部分肿瘤群体总生存期（OS）的显著提高。尽管这种范式发生了转变，但大多数患者对ICI治疗仍有抵抗。在这种情况下，目前的研究正转向多种疗法的整合。放射治疗（radiation therapy或radiotherapy，RT）传统上被视为一种局部治疗形式应用于胸部肿瘤不同治疗阶段，如术后辅助RT、局部晚期切除困难者术前RT以及术后复发无法切除患者的姑息RT。随着对RT诱导的远隔效应（abscopal effect，指对一个部位的照射会引起没有受到任何照射的远隔部位的转移瘤缩小的现象）和RT引起的机体系统免疫调节的了解增加，人们越来越热衷于将免疫治疗与RT联合用于肿瘤治疗，即形成免疫放疗（immunoradiotherapy，IRT）疗法。

第一节 IRT的理论基础与研究进展

一、ICI的作用与耐药机制

免疫检查点是免疫系统中起调节作用的一类蛋白质分子，它们通过调节免疫细胞的活性和功能来确保免疫系统的平衡和有效性。如PD-1、CTLA-4、LAG-3和TIM-3等免疫检查点受体，它们在调节免疫反应和维持自我耐受中起着关键作用，但通常被癌症细胞用来逃避免疫监视。靶向免疫检查点的抗体，如抗PD-1抗体、抗CTLA-4抗体和靶向LAG-3和TIM-3的试验药物，旨在阻断这些受体与相应配体的相互作用，从而增强免疫系统识别和杀伤癌细胞的能力。2011年美国食品药品监督管理局（FDA）批准了首个抗CTLA-4抗体（伊匹木单抗）用于治疗晚期黑色素瘤，随后针对PD-1的抗体（帕博利珠单抗、纳武利尤单抗等）及其配体PD-L1的抗体（阿替利珠单抗、阿维鲁单抗、度伐利尤单抗等）陆续获得了的批准，用于治疗多种癌症类型。多年来，由于更高的临床疗效和更好的耐受性，抗PD-1和抗PD-L1抗体的临床使用已大大超过抗CTLA-4抗体。

尽管ICI处于各种癌症免疫治疗的前沿，但也面临原发性和获得性耐药问题，制约了其广泛应用。深入了解耐药机制对于逆转耐药性和提高ICI的疗效至关重要。目前相对明确的机制包括：肿瘤内在因素，如抗原呈递缺陷、信号通路异常；肿瘤微环境因素，如免疫抑制性细胞浸润、基质重塑、代谢重编程；宿主因素，如肠道微生物失调、系统免疫与炎症状态等（表9-1）。

二、RT的免疫学作用机制

传统意义上，RT被当作局部治疗工具用于实体肿瘤临床实践中，其直接抗肿瘤的生物学机制是诱导DNA损伤，导致细胞周期中断，从而使得肿瘤细胞凋亡或坏死。近年来，研究开始转向RT产生的额外效果，如RT诱导的远隔效应，并进一步揭示了RT产生的超出照射部位效果背后的免疫调节机制。

临床前研究表明，RT能够改变免疫微环境，将冷肿瘤转化为热肿瘤，同时诱导全身性、免疫介导的抗肿瘤作用。当RT作用于肿瘤时，上调肿瘤细胞上的MHC I 表达，诱导细胞内应激，尤其是活性氧物质介导的DNA损伤，导致免疫原性细胞死亡的发生并释放肿瘤相关抗原和损伤相关分子模式，如ATP、钙网蛋白、热休克蛋白（HSP）和高迁移率族蛋白B1（HMGB1）。ATP可以吸引树突状细胞（DC）进入肿瘤组织，而钙网蛋白暴露促进了肿瘤细胞的吞噬，HMGB1则通过与TLR4结合来激活DC细胞。DC细胞识别肿瘤相关抗原，并将

表9-1 ICI耐药的常见因素与机制

影响因素	类型	具体机制
肿瘤内在因素	抗原呈递缺陷	MHC-I类分子表达缺失或下调显著降低CD8$^+$T细胞对肿瘤的识别和杀伤能力；低肿瘤突变负荷和低DNA错配修复缺陷导致免疫原性不足
	信号通路异常	PI3K的激活突变与肿瘤细胞上PD-L1表达增加有关，导致免疫逃逸；Wnt/β-catenin通路的激活改变PD-L1和PD-L2的表达来诱导耐药性；IFN-γ通路的失活抑制免疫应答
肿瘤微环境因素	免疫抑制性细胞浸润	MDSC、Treg、肿瘤相关巨噬细胞等免疫抑制细胞亚群的浸润增加，抑制T细胞活性和功能
	基质重塑	肿瘤相关成纤维细胞导致细胞外基质过度沉积形成物理屏障，阻碍免疫细胞浸润
	代谢重编程	缺氧诱导HIF-1α，促进PD-L1表达及乳酸堆积，抑制T细胞功能；IDO分解髓系细胞和肿瘤细胞中的色氨酸，产生免疫抑制代谢物犬尿氨酸；精氨酸耗竭，削弱了T细胞活性
宿主因素	肠道微生物失调	肠道特定菌群的丰度变化可能影响ICI的疗效
	系统免疫与炎症状态	基线炎症因子水平升高或自身抗体存在导致免疫耐受

它们带到淋巴结，然后通过MHC Ⅰ以及CD80/86和CD28将它们呈递给未成熟的CD8$^+$T细胞。随后，被激活的细胞毒性T细胞进入血液循环，前往远处转移灶及返回至放射部位，以消除肿瘤。在这个阶段，抗PD-1/PD-L1抗体应用有望驱动T细胞形成更强的抗肿瘤效果。

RT能够激活环鸟苷酸-腺苷酸合成酶（cGAS）-干扰素基因刺激因子（STING）信号通路。cGAS-STING信号通路是一种细胞内DNA感应途径，cGAS作为胞质DNA受体，可以被DNA和（或）Mn^{2+}激活，并利用ATP和GTP合成第二信使cGAMP，随后进一步激活STING。在抗肿瘤免疫应答中，该通路的激活使STING二聚体从内质网转移到高尔基体并募集丝氨酸/苏氨酸激酶（TBK1），TBK1磷酸化STING（Ser366位点）进而募集并磷酸化转录因子——干扰素调节因子3（IRF3），磷酸化激活的IRF3形成二聚体入核后促进I型干扰素（IFN）、促凋亡基因和趋化因子的转录表达。该通路的激活同时促进了IKK/NF-κB介导的促炎因子（TNF、IL-1β、IL-6等）的表达。一方面RT损伤肿瘤细胞，导致核DNA释放到细胞质中，突变及受损DNA的存在导致cGAMP的产生，激活STING。另一方面，RT触发的线粒体外膜通透性增加使得线粒体DNA暴露于细胞质中，触发cGAS-STING通路。此外，肿瘤细胞受损外溢的DNA也能够激活DC细胞等APC中的cGAS-STING通路，最终创造了一个促炎细胞因子微环境，并诱导适应性免疫。其中IFN-α的释放可以增强RT诱导的DC与T细胞的交叉启动。

RT诱导的系统免疫激活的主要表现是远隔效应，远隔效应一词源自拉丁语"ab"（远离）和"scopus"（目标），最早在1953年被描述，表现为同一生物体内照射区域外肿瘤的消退或消失。这种现象表明局部RT会产生全身效应，可能是由于肿瘤特异性CD8$^+$T细胞的激活。远隔效应是一种罕见现象，1960～2018年，报道了47例仅接受RT的患者。随着IRT模式的兴起，这一数字正在迅速增长，与仅接受RT的患者相比，在接受免疫调节剂联合RT的患者中观察到了相同数量的病例（47例，2012～2018年的文献报道）。这一发现可能源于RT与免疫治疗相结合的免疫刺激效应触发的系统性免疫反应。

然而，RT也可能诱导免疫抑制作用。研究已发现RT治疗诱导不同亚型免疫抑制细胞的募集、增殖和极化，包括MDSC、M2型肿瘤相关巨噬细胞、N2型中性粒细胞和调节性T细胞（Treg）。RT同时诱导免疫抑制因子水平的增加，包括一氧化氮合酶（NOS）和活性氮中间体（RNI）、活性氧（ROS）、细胞因子（IL-4、IL-10、TGF-β）、基质金属蛋白酶（MMP）、精氨酸酶1（ARG1）、胶原酶、脂氧合酶（LOX），它们抑制T细胞的增殖、活化和效应功能，也可影响NK细胞和巨噬细胞的成熟和功能，促进Treg的分化。RT还通过上调趋化因子如CCL2的分泌来触发MDSC的募集，进一步导致了免疫抑制环境的产生。此外，经RT治疗后的部分类型肿瘤细胞其PD-L1表达被上调，反过来阻断活化的T细胞和NK细胞的抗肿瘤活性。由于PD-L1的上调或上述免疫抑制反应的产生，即使IR诱导了肿瘤免疫原性死亡，有效抗肿瘤免疫反应仍可能不会被激活。

三、IRT的前景

评估IRT治疗实体肿瘤的前瞻性临床试验和临床前研究已经提供了一定证据，即RT治疗可以在接受ICI治疗的患者/动物中诱导/增强肿瘤特异性T细胞免疫应答。基于这种组合的潜在免疫刺激协同作用，IRT被认为是最有前景的胸部肿瘤疗法之一，特别是对PD-1/PD-L1抑制剂无应答的患者。

临床经验表明，在当前免疫治疗时代，RT也应被视为一把双刃剑。RT引起的肿瘤损伤会促进DC对肿瘤细胞的识别，提高肿瘤抗原呈递并触发T细胞的细胞毒性反应，进而增强局部和远隔部位的免疫治疗活性。在带来上述益处的同时，RT也可能会导致强烈而持久的淋巴细胞减少，从而使到达肿瘤微环境的细胞毒性淋巴细胞数量也随之减少。此外，由于RT可能诱导免疫抑制效应，增加了肿瘤微环境中如TAM、MDSC、Treg等免疫抑制细胞的浸润，显著阻碍了肿瘤中的T细胞活性，使得临床中观察到的IRT效果相对温和。未来可以通过重塑肿瘤微环境的策略进一步改善现有的治疗方案。一种方法是基于应用某些抑制性细胞的调节剂，如有研究表明环磷酰胺可以选择性地消耗Treg，从而改善抗肿瘤免疫反应。最近，5型磷酸二酯酶抑制剂他达拉非被证明会抑制MDSC的功能，并增强晚期黑色素瘤和头颈鳞状细胞癌患者的抗肿瘤免疫。

除了免疫疗法的发展外，RT也通过引入新技术如重离子和质子疗法而产生了极大的进步。作为下一代IRT治疗，抗PD-1/PD-L1与重离子粒子疗法结合的临床试验结果非常令人鼓舞。重离子粒子疗法具有两个协同优势，即高肿瘤特异性和更大的细胞杀伤效果。特别是重离子特有的DNA损伤可能会导致更强的免疫激活能力，尽管PD-L1也可能高度上调。因此，目前应尽快评估重离子治疗对机体系统免疫及肿瘤免疫谱的影响，探索新型免疫疗法与新型RT疗法的结合。

第二节 IRT在胸部肿瘤治疗中的临床实践

免疫治疗，特别是抗PD-1、PD-L1、CTLA-4治疗已经显著改变了癌症治疗结局。尽管取得了成功，但在许多患者中仍难以产生充分应答或维持长期的临床改善。一些临床前数据表明，RT能够调节肿瘤细胞和肿瘤微环境的内在免疫原性，从而增加ICI的疗效。早期结果也显示，RT后部分患者能够恢复对ICI治疗的应答，这激发了研究者对IRT在胸部肿瘤中应用的热情，部分临床研究已经取得了结果（表9-2）。

Geng等（2021）进行的一项纳入20项临床试验和2027名NSCLC患者的系统综述和荟萃分析（meta-analysis）研究结果显示，与非联合治疗相比，使用PD-1/PD-L1抑制剂和RT的联合治疗与延长的OS（1年OS：OR = 1.77，95% CI：1.35～2.33，P = 0.000；2年OS：OR = 1.77，95% CI：1.35～2.33，P = 0.000）和PFS（0.5年PFS：OR = 1.83，95%CI：1.13～2.98，P = 0.014；1年PFS：OR = 2.09，95%CI：1.29～3.38，P = 0.003；2年PFS：OR = 2.47，95% CI：1.13～5.37，P = 0.023）相关。联合治疗也提高了客观缓解率（OR = 2.76，95% CI：1.06～7.19，P = 0.038）和疾病控制率（OR = 1.80，95% CI：1.21～2.68，P = 0.004）。该荟萃分析显示，与非联合治疗相比，使用PD-1/PD-L1抑制剂和RT的联合治疗不会增加严重不良事件发生率（≥3级）。然而，这种方法增加了1～2级免疫相关或放射性肺炎的发病率。亚组分析显示，PD-1/PD-L1抑制剂在RT之后应用的序列优于同步进行PD-1/PD-1抑制剂和RT干预，以及在PD-1/PD-L抑制剂之后进行RT的序列。在晚期NSCLC患者中，SBRT或SRS与PD-1/PD-L1抑制剂的组合可能比传统RT与PD-1/PD-L1抑制剂的组合更有效。总体而言，目前已发表的胸部肿瘤IRT治疗相关研究以Ⅰ/Ⅱ期临床试验为主，初步明确了IRT具有良好的安全性和耐受性，但疗效评价应该在更大规模的试验中进一步验证。在设计临床试验时，必须考虑RT的方式、剂量、分割以及与免疫治疗干预的时序。目前的结果提示，低分割SBRT似乎是与免疫治疗结合的最佳选择。通常，SBRT具有更强的放射免疫诱导能力，产生的淋巴细胞减少症较轻且持续时间较短。未来临床研究仍需要解决以下关键问题：①需要找到生物标志物来识别能够受益于IRT治疗的患者；②确定RT与ICI组合的最佳时序；③IRT耐药的机制以及如何克服；④IRT治疗对健康组织的影响和相关毒性。

表9-2 胸部肿瘤IRT相关临床研究

登记号	肿瘤类型	研究设计	ICI	RT	其他干预	PMID
NCT02434081	Ⅲ期NSCLC	单臂Ⅱ期临床试验	抗PD-1纳武利尤单抗	66 Gy/33分割	顺铂或卡铂联合长春瑞滨、依托泊苷或培美曲塞	31200833
NCT02239900	晚期实体瘤	Ⅰ/Ⅱ期临床试验	抗CTLA-4伊匹木单抗	SBRT：50 Gy/4分割（或60 Gy/10分割）	/	31996395
NCT02444741	Ⅳ期NSCLC	Ⅰ/Ⅱ期临床试验	抗PD-1帕博利珠单抗	SBRT：50 Gy/4分割（或广野RT 45 Gy/15分割）	/	31996395
NCT03453892	转移性实体瘤	前瞻性、观察性研究	抗PD-1/PD-L1/CTLA-4	姑息性RT	/	33045663
NCT02444741	转移性NSCLC	随机Ⅰ/Ⅱ期临床试验	抗PD-1帕博利珠单抗	SBRT：50 Gy/4分割（或常规分割RT 45Gy/15分割）	/	33051340
NCT02492568	晚期NSCLC	随机Ⅱ期临床试验	抗PD-1帕博利珠单抗	SBRT：24 Gy/3分割	/	33096027
NCT02904954	早期NSCLC	单中心、开放标签、随机对照、Ⅱ期临床试验	抗PD-L1度伐利尤单抗	SBRT：8 Gy×3次分割	/	34015311
NCT04106180	晚期NSCLC	多中心单臂Ⅱ期临床试验	抗PD-1信迪利单抗	SBRT：8Gy×3次分割	GM-CSF	34526044
NCT02888743	转移性NSCLC	开放标签、多中心、随机Ⅱ期临床试验	抗CTLA-4＋抗PD-L1替西木单抗＋度伐利尤单抗	低剂量（0.5Gy/次，每天2次，在前4个治疗周期中的每个周期重复2天）或低分割RT（仅在第一个周期中24 Gy/3分割）	/	35033226
NCT03585998	局限期小细胞肺癌	单臂Ⅱ期临床试验	抗PD-L1度伐利尤单抗	52.5 Gy/25分割	依托泊苷、顺铂	35500460
NCT02696993	NSCLC颅内转移	非随机、开放标签、Ⅰ/Ⅱ期临床试验	抗CTLA-4＋抗PD-1伊匹木单抗＋纳武利尤单抗	立体定向RT	/	37402581
jRCT2080224763	局部晚期NSCLC	多中心单臂Ⅱ期临床试验	抗PD-L1度伐利尤单抗	60 Gy/30分割	/	37676681
NCT03087864	可切除的食管腺癌	单臂Ⅱ期临床试验	抗PD-L1阿替利珠单抗	41.4 Gy/23分割	卡铂、紫杉醇	33504550
NCT03222440	局部晚期食管鳞癌	Ⅰb期临床试验	抗PD-1卡瑞利珠单抗	60 Gy/30分割	/	33893689
NCT04005170	局部晚期食管鳞癌	单臂Ⅱ期临床试验	抗PD-1特瑞普利单抗	50.4 Gy/28分割	顺铂、紫杉醇	36990609

参考文献

[1] Zhu Y, Wen J, Li Q, et al. Toripalimab combined with definitive chemoradiotherapy in locally advanced oesophageal squamous cell carcinoma (EC-CRT-001): a single-arm, phase 2 trial. Lancet Oncol, 2023, 24 (4): 371-382.

[2] Zhang W, Yan C, Gao X, et al. Safety and feasibility of radiotherapy plus camrelizumab for locally advanced esophageal squamous cell carcinoma. Oncologist, 2021, 26 (7): e1110-e1124.

[3] Van Den Ende T, De Clercq NC, Van Berge Henegouwen MI, et al. Neoadjuvant chemoradiotherapy combined with atezolizumab for resectable esophageal adenocarcinoma: a single-arm phase II feasibility trial (PERFECT). Clin Cancer Res, 2021, 27 (12): 3351-3359.

[4] Tachihara M, Tsujino K, Ishihara T, et al. Durvalumab plus concurrent radiotherapy for treatment of locally advanced non-small cell lung cancer: the DOLPHIN Phase 2 nonrandomized controlled trial. JAMA Oncol, 2023, 9 (11): 1505-1513.

[5] Altan M, Wang Y, Song J, et al. Nivolumab and ipilimumab with concurrent stereotactic radiosurgery for intracranial metastases from non-small cell lung cancer: analysis of the safety cohort for non-randomized, open-label, phase I/II trial. J Immunother Cancer, 2023, 11 (7): e006871.

[6] Park S, Noh JM, Choi YL, et al. Durvalumab with chemoradiotherapy for limited-stage small-cell lung cancer. Eur J Cancer, 2022, 169: 42-53.

[7] Schoenfeld JD, Giobbie-Hurder A, Ranasinghe S, et al. Durvalumab plus tremelimumab alone or in combination with low-dose or hypofractionated radiotherapy in metastatic non-small-cell lung cancer refractory to previous PD (L)-1 therapy: an open-label, multicentre, randomised, phase 2 trial. Lancet Oncol, 2022, 23 (2): 279-291.

[8] Ni J, Zhou Y, Wu L, et al. Sintilimab, stereotactic body radiotherapy and granulocyte-macrophage colony stimulating factor as second-line therapy for advanced non-small cell lung cancer: safety run-in results of a multicenter, single-arm, phase II trial. Radiat Oncol, 2021, 16 (1): 177.

[9] Altorki NK, McGraw TE, Borczuk AC, et al. Neoadjuvant durvalumab with or without stereotactic body radiotherapy in patients with early-stage non-small-cell lung cancer: a single-centre, randomised phase 2 trial. Lancet Oncol, 2021, 22 (6): 824-835.

[10] Theelen WS, Chen D, Verma V, et al. Pembrolizumab with or without radiotherapy for metastatic non-small-cell lung cancer: a pooled analysis of two randomised trials. Lancet Respir Med, 2021, 9 (5): 467-475.

[11] Welsh J, Menon H, Chen D, et al. Pembrolizumab with or without radiation therapy for metastatic non-small cell lung cancer: a randomized phase I/II trial. J Immunother Cancer, 2020, 8 (2): e001001.

[12] Schweizer C, Schubert P, Rutzner S, et al. Prospective evaluation of the prognostic value of immune-related adverse events in patients with non-melanoma solid tumour treated with PD-1/PD-L1 inhibitors alone and in combination with radiotherapy. Eur J Cancer, 2020, 140: 55-62.

[13] Chen D, Menon H, Verma V, et al. Response and outcomes after anti-CTLA4 versus anti-PD1 combined with stereotactic body radiation therapy for metastatic non-small cell lung cancer: retrospective analysis of two single-institution prospective trials. J Immunother Cancer, 2020, 8 (1): e000492.

[14] Peters S, Felip E, Dafni U, et al. Safety evaluation of nivolumab added concurrently to radiotherapy in a standard first line chemo-radiotherapy regimen in stage III non-small cell lung cancer—The ETOP NICOLAS trial. Lung Cancer, 2019, 133: 83-87.

[15] Geng Y, Zhang Q, Feng S, et al. Safety and efficacy of PD-1/PD-L1 inhibitors combined with radiotherapy in patients with non-small-cell lung cancer: a systematic review and meta-analysis. Cancer Med, 2021, 10 (4): 1222-1239.

[16] Wu Y, Yi M, Niu M, et al. Beyond success: unveiling the hidden potential of radiotherapy and immunotherapy in solid tumors. Cancer Commun, 2024, 44 (7): 739-760.

[17] Tang Q, Chen Y, Li X, et al. The role of PD-1/PD-L1 and application of immune-checkpoint inhibitors in human cancers. Front Immunol, 2022, 13: 964442.

[18] Shevtsov M, Sato H, Multhoff G, et al. Novel approaches to improve the efficacy of immuno-radiotherapy. Front Oncol, 2019, 9: 156.

[19] Koukourakis MI, Giatromanolaki A. Lymphopenia and intratumoral lymphocytic balance in the era of cancer immuno-radiotherapy. Crit Rev Oncol Hematol, 2021, 159: 103226.

[20] Mondini M, Levy A, Meziani L, et al. Radiotherapy-immunotherapy combinations-perspectives and challenges. Mol Oncol, 2020, 14 (7): 1529-1537.

[21] Chicas-Sett R, Zafra-Martin J, Morales-Orue I, et al. Immunoradiotherapy as an effective therapeutic strategy

in lung cancer: from palliative care to curative intent. Cancers, 2020, 12(8): 2178.

[22] Weishan H, Donglin Z, Guangmei D, et al. Immunoradiotherapy for NSCLC: mechanisms, clinical outcomes, and future directions. Clin Transl Oncol, 2024, 26(5): 1063-1076.

[23] Weichselbaum RR, Pitroda SP. Immunoradiotherapy goes club(bing). Nat Cancer, 2021, 2(9): 871-872.

第10章

胸部肿瘤免疫治疗相关严重不良反应预警与防治研究

免疫治疗是胸部肿瘤治疗方案中的重要组成部分，目前已发现了PD-1/PD-L1、CTLA-4和LAG-3等关键免疫检查点分子，这些免疫检查点抑制剂（ICI）阻断免疫检查点通路，重新激活T细胞介导的抗肿瘤免疫，逆转免疫逃逸现象，从而促进肿瘤细胞死亡，与传统化疗引起的不良反应（AE）存在本质区别。免疫治疗在激活免疫系统的同时可产生独特的炎症性毒性，称为免疫相关不良事件（immune-related adverse event，irAE），其整体发生率低，出现时间通常由受累器官决定。尽管大多数irAE倾向于是轻度且有自限性，但仍有一些严重毒副反应不可预测，从而影响免疫治疗的疗效或需要中止治疗和（或）给予免疫抑制剂，或者出现严重甚至致死性的毒性反应。常见的irAE包括皮炎和甲状腺炎，不常见但严重的irAE包括肺炎、肝炎、胃肠毒性（腹泻/结肠炎）、肾炎、垂体炎、骨关节与肌毒性，以及罕见的免疫毒性反应如1型糖尿病、心血管/神经/血液系统相关毒性等。随着ICI药物的不断发展和药物可及性的提高，irAE的发生情况越来越受到临床医师的关注和重视。由美国国家癌症研究所癌症治疗评估计划制定的不良事件通用术语标准（CTCAE），是对患者所经历的不良事件进行定义和分级的多学科协同努力的全球标准。它的分级依据是不良事件对临床管理、日常生活活动、药物剂量调整或停药的潜在影响。按照CTCAE分级标准，当irAE达到3级或3级以上，则称为严重不良反应，可能会严重影响患者的生活质量，甚至危及生命。因此，早期识别和处理可减少irAE的持续时间和严重程度，甚至使其可逆。

第一节　irAE的特点

ICI除了作用于肿瘤细胞外，对健康组织也有潜在的毒性作用，从而导致全身各系统发生irAE，几乎累及所有器官，其发生频率和严重程度有所不同。一项大型meta分析报道，CTLA-4抑制剂的irAE发生率约为83%，PD-1抑制剂的发生率为72%，PD-L1抑制剂的发生率为60%。不同类型ICI的毒性谱和发生率不同，Martins等（2019）对36项Ⅱ/Ⅲ期随机对照临床试验数据进行系统回顾和Meta分析，比较了几种不同ICI导致的irAE，发现了阿替利珠单抗在所有级别和3级不良事件中风险最低，其次是纳武利尤单抗、帕博利珠单抗和伊匹木单抗。CTLA-4抑制剂与PD-1抑制剂常见毒性类型亦有区别，接受CTLA-4抑制剂治疗的患者更容易出现结肠炎、垂体炎和皮疹，而接受PD-1抑制剂治疗的患者更易出现肺炎、甲状腺炎。不同的PD-1/PD-L1抑制剂毒性谱也不尽相同，纳武利尤单抗导致的内分泌毒性更常见，帕博利珠单抗所致关节炎、肺以及肝脏毒性更常见，而PD-L1单抗更容易引起甲状腺功能减退、恶心、呕吐等。国产PD-1单抗卡瑞利珠单抗则容易引起反应性皮肤毛细血管增生症。在治疗不同类型肿瘤时，同一种ICI毒性谱也有不同，Khoja等（2017）进行了一项系统综述和meta分析，对比了PD-1抑制剂在肺癌、黑色素瘤和肾癌三大瘤种中的irAE发生率，结果显示相比于黑色素瘤患者，肺癌患者的消化道和皮肤毒性发生率更低、肺炎发生率更高，肾癌患者的关节炎和肌痛的发生率更低，但更容易发生肺炎和呼吸困难。在发生时间上，ICI相关毒性可以在接受治疗后任何时间发生，但通常出现在治疗后1～6个月，胃肠道和皮肤毒性往往最早出现。但有些irAE则会在停药数月甚至数年后才表现出来。因此，临床医师必须对irAE的不同临床表现以及延迟性的irAE保持高度警惕。

第二节 严重irAE预警

近年来，基于对irAE发生特点和机制的研究，研究人员探索了有效预测irAE发生的标志物，以期帮助临床医师有效评估免疫治疗受益/风险比。有效识别irAE预测性生物标志物有助于在治疗前识别重度irAE发生率高的患者，更加密切地监测治疗过程，在发生重度或不可逆irAE前进行早期干预治疗，及时暂停或调整免疫治疗的剂量或更换疗法。因此，对irAE预测性标志物进行探索显得尤为重要。目前已探索到多种标志物，包括年龄、性别、体能状态等一般临床特征，免疫细胞指标，细胞因子，炎症因子，自身抗体以及肠道微生物和遗传因素等多种因素对irAE的发生以及严重程度具有预测作用。

一、irAEs危险因素

irAEs的危险因素包括三类：①患者特异性，如人口统计学、社会因素、既往病史和用药史；②肿瘤特异性，原发肿瘤类型（原发特异性或组织学特异性器官不同）；③因子特异性（不同类型ICI）。

1.患者特异性　这部分主要讨论的是患者在启动ICI治疗前发生irAE的危险因素，可进一步分为三类：人口统计学和社会因素、既往病史、用药史。

（1）人口统计学和社会因素：早期的一些研究未能将年龄、性别、种族、吸烟或糖尿病等人口和社会因素建立起因果关系，在一项需要住院治疗的irAE肺癌（包括非小细胞肺癌和小细胞肺癌）患者的研究中，结果显示发生irAE和非irAE组之间人口学不具有显著统计学差异。在另外一项来自日本的研究中，研究人群包括了86例非小细胞肺癌、肾细胞癌（RCC）、UC、MSI-H小肠癌患者也得出了类似的结论。

然而，也有其他一些研究得出了不同结论。研究者对一家保险公司的数据库进行回顾性研究，结果显示年轻人群出现严重irAE的风险增加。尽管有统计学意义（$P<0.01$），但优势比（OR）仅为0.98。同样，在FDA不良事件报告系统（FAERS）数据库的一项药物警戒研究报告了年龄和发生免疫相关性肺炎风险之间的显著关系，年龄小于60岁的患者发生免疫相关性肺炎的风险更高。Wong等（2021）在一篇综述中讨论了年龄与irAE之间的复杂关系，结果随所选择的年龄分界值而变化（年龄≥65岁比<65岁更差，中位年龄组70岁比62岁更差）。也有证据表明器官特异性随着年龄的增长而增加（年轻人常多见内分泌和胃肠道irAE，老年人则以皮肤和风湿病irAE更加多见）。

PD-1/PD-L1抑制剂在男性人群中更易出现irAE，CTLA-4抑制剂在女性人群中更易出现irAE。在男性和女性人群中发生的irAE表现也各有不同。与男性相比，女性容易发生内分泌毒性，特别是甲状腺功能障碍，而较少发生神经、皮肤和心血管毒性。Kazama等（2021）对ICI治疗中发生了心脏事件的患者进行回顾性研究，结果发现男性出现心肌炎、心包炎、心律失常、冠状动脉疾病和心肌梗死风险较高。

Eun等（2019）报道了接受帕博利珠单抗中BMI≥$25kg/m^2$的患者发生irAE的风险显著增加。高BMI患者即使有低代谢风险，其发生irAE风险也会增加。日本的一项单中心研究发现吸烟超过50包/年、体能状况差（ECOG≥2）的肺癌患者发生各级别肺毒性irAE（间质性肺病）风险较高，仅体能状况差就增加了该人群中发生严重irAE的风险。

（2）既往病史：既往存在自身免疫性疾病或有家族史，都会增加接受ICI治疗患者发生irAE的风险。与大多数研究相反，在一项对56例使用PD-1抑制剂治疗的非小细胞肺癌患者的小样本研究中，其irAE发生率与排除自身免疫性疾病患者的试验并没有太大区别，但irAE发生的风险和严重程度可能会不同。

一项回顾性研究发现由食物、药物或造影剂等诱发的Ⅰ型超敏反应可显著增加如非小细胞肺癌等实体肿瘤患者发生irAE的风险。还有研究指出，高级别irAE发生率与任何一种共病（如慢性阻塞性肺疾病、冠状动脉疾病和糖尿病）之间没有显著相关性。但是，其他研究确定了有共病的患者有发生irAE高风险。

已存在肺部疾病如间质性肺病、肺纤维化、哮喘、COPD，会增加发生irAE中的肺毒性的风险。同样，患有高血压、冠心病、心力衰竭、心肌梗死等心血管疾病高危患者更容易发生irAE中的心脏毒性。一项多中心研究结果显示Ⅳ~Ⅴ期慢性肾脏病（估计肾小球滤过率小于30ml/min）是继发irAE中的肾毒性、出现急性肾损伤的可靠危险因素。使用肾毒性药物如质子泵抑制剂、其他并发irAE和联合

ICI治疗是其他危险因素。

（3）用药史：一些长期的慢性用药习惯如质子泵抑制剂和非甾体抗炎药与肾脏损伤相关，多项研究也已经报道了在接受ICI治疗中，使用质子泵抑制剂或非甾体抗炎药的患者肾功能恶化更加明显。血管紧张素转化酶抑制剂、血管紧张素受体阻滞剂、利尿剂和类固醇等药物也同样需要引起注意。心脏毒性药物如蒽环类药物、人表皮生长因子受体2（HER-2）抑制剂、血管内皮生长因子（vascular endothelial growth factor，VEGF）和酪氨酸激酶抑制剂（TKI）会增加心脏相关irAE的风险。接受ICI治疗癌症患者中维生素D缺乏可能会增加irAE发生风险。

关于与疫苗接种（如流感疫苗）相关的免疫调节及其对ICI反应和irAE风险影响的争论已经持续了10多年，大多数疫苗接种状况对增加irAE发病率风险影响的回顾性研究都提示它们之间并没有因果关系。在接种疫苗人群中，52%发生irAE（25%≥3级），而历史对照组为26%（10%≥3级）。一项回顾性研究显示，使用抗生素治疗的肺癌患者发生irAE的风险更高，这点也得到了其他研究的证实。

2. **肿瘤特异性** irAE的严重程度和特征可能取决于原发肿瘤组织类型，但头对头的研究很难证实。Sher等（2020）发表的一项荟萃分析纳入了11项试验，报告了帕博利珠单抗相关的致命不良事件（FAE），不一定是irAE，在乳腺癌患者中最高（3.21%），其次是NSCLC（2%）、UC（0.8%）和黑色素瘤（0.2%）。化疗联合ICI可增加致死性不良事件的风险（0.7%～7%），但ICI组与化疗组之间无显著性差异。并发感染是导致FAE最常见的原因，其次是心脏毒性和肺炎。不同癌症之间肿瘤微环境和微生物组成差异可以解释单一ICI药物引起的irAE的变化。

肿瘤负荷似乎也在irAE发生率中起到一定作用，研究发现伴有≥2个转移部位的肺癌患者发生严重irAE的风险更高。在一项对NSCLC患者（n=42）的小型回顾性研究中，更多的irAE发生在高肿瘤负荷（定义为最多5个靶病灶的一维直径之和）的患者中。一项有超过16 000名irAE患者数据的来自FAERS大型上市后研究（Bomze等，2019）显示，肿瘤突变负荷（TMB）是多种癌症类型中irAE的重要危险因素。每兆碱基DNA的体细胞突变中位数越高，发生irAE的风险就越大。

3. **因子特异性** irAE的发生率和类型可能由于药物种类（如以PD-1、PD-L1、CTLA-4为靶标的抗体药物）或组合类型不同而有所不同。多个研究证明，无论原发肿瘤治疗如何，单独使用CTLA4抑制剂或与PD-1/PD-L1药物如伊匹木单抗和纳武利尤单抗联合使用时，irAE的发生率和严重程度均较高。结肠炎、垂体炎和皮疹常与CTLA-4抑制剂相关，而肺炎、关节痛、白癜风和甲状腺功能减退在使用PD-1抑制剂治疗的患者中多见。Fujiwara等（2021）发表的一项荟萃分析显示，无论使用何种药物（和肿瘤类型），在化疗同时加入ICI，实体瘤发生irAE的风险都会增加。同样，这项荟萃分析没有研究比较不同ICI制剂（非CTLA-4）之间的irAE谱。总之，CTLA-4（单独或联合使用）使患者面临更高的irAE风险，目前尚不清楚PD-1或PD-L1抑制剂在irAE的发生率或特征方面相较于CTLA-4是否会更好。

二、irAE生物标志物

生物标志物是指可以标记正常生物过程、致病过程或对暴露/干预做出反应的特征性指标。本部分内容讨论的生物标志物分为循环血细胞计数、细胞因子、自身抗体、血清蛋白、HLA基因型、microRNA和基因谱以及肠道微生物群，其中大多数生物标志物是irAE器官非特异性的。

1. **循环血细胞计数** 血液计数如绝对淋巴细胞计数（ALC）、绝对单核细胞计数（AMC）、绝对嗜酸性粒细胞计数（AEC）、血小板计数、绝对嗜碱细胞计数（ABC）、中性粒细胞淋巴细胞比率（NLR）、血小板淋巴细胞比率（PLR）、单核细胞与淋巴细胞比率（MLR）一直都是临床医师和研究人员感兴趣的，因为他们将提供一个最简单的客观方法来确定是否发生irAE。高NLR被确定为发生irAE的独立危险因素，ICI治疗开始时NLR升高则预示会发生非常严重的irAE（4级和5级）。一项对晚期NSCLC患者（使用ICI）的回顾性研究（Pavan等，2019）发现，在irAE组中经常出现低NLR（<3）和PLR（<180）。与其他器官系统相比，较高的嗜酸性粒细胞和嗜碱性粒细胞计数与内分泌和皮肤irAE的增加相关。

开始ICI治疗后，发生非胃肠道irAE的患者的白细胞计数上升59%，相对淋巴细胞计数较基线下降32%。有研究甚至报道在启动ICI 1个月后，AEC升高>3.2%则预示会发生irAE。同样，$CD8^+T$细胞克隆性扩增≥55对发生2～3级irAE的敏感性为100%。在高危人群中，这种克隆性扩增在治疗后2周内开始，与低风险人群相比，$CD4^+$T细胞和$CD8^+$T细胞的多样性与调节性T细胞没有差异。

2. 细胞因子　由于irAE是过度激活免疫系统的产物，细胞因子被广泛进行研究用来预测风险。TNF-α、IL-6、IL-8、IP-10、CXCL9、CXCL10、CXCL11和CXCL19基线水平降低与高irAE风险相关。启动ICI后，IL-6、CXCL5、CXCL9和CXCL10从基线水平开始显著升高是即将发生irAE的迹象，因此监测它们可能有帮助。另外，基线IL-17较高且在第6周时呈指数上升是3级irAE-GI（腹泻/结肠炎）的良好指标。在irAE-GI患者中，IL-17水平的下降与症状缓解相关，这使其成为治疗反应的一个有价值的指标。有证据表明，使用IL-17A抑制剂可成功治疗皮肤irAE。irAE谱随促炎标志物的增加而变化，如IL-17可引起肺炎和结肠炎增加，高IL-6和IL-10使皮炎发生率增加。通过酶联免疫吸附法检测发现，接受PD-1或PD-L1抑制剂治疗的NSCLC患者中基线血清IFN-γ水平低于10IU/ml与免疫相关肺炎风险显著升高相关。C反应蛋白（CRP）是另一种预测irAE的炎症标志物。一项研究将基线时和治疗早期发生严重irAE患者中显著升高的11种细胞因子整合至毒性评分CYTOX评分中，随后验证了CYTOX作为严重ICI相关irAE预测标志物的独立作用，提出细胞因子毒性评分可能有助于早期管理严重或危及生命的irAE。

3. 自身抗体　一项意大利的研究（Pistillo等，2019）指出，较高的预处理可溶性CTLA-4（＞200pg/ml）与较差的irAE相关。自身抗体（类风湿因子、抗核抗体和抗甲状腺抗体）检测可预测接受ICI治疗NSCLC患者发生irAE的风险。甲状腺irAE在促甲状腺激素基线水平较高且治疗持续时间较长的患者中很常见。中位发展时间间隔为开始治疗后3个月，基线时抗甲状腺过氧化物酶抗体和治疗期间抗甲状腺球蛋白抗体的检测与这些患者甲状腺功能明显减退的发展显著相关。

4. 血清蛋白　使用PD-1或PD-L1抑制剂的多种癌症患者（NSCLC、MM、GC和RCC）存在较高的基线白蛋白（≥3.6g/dl）。irAE患者治疗后瘦素水平较低。肌钙蛋白升高、心电图异常和低超声心动图整体纵向应变（GLS）可预测心脏irAE。很少有前瞻性试验证明在临床实践中使用了这些生物标志物，但值得进行回顾性或前瞻性、观察性试验来验证它们。

5. HLA基因型　人类白细胞抗原（HLA）是指T细胞上的一组免疫原性多肽（作为受体），有助于区分自身抗原和外来抗原。在HLA分型中，负责产生这些抗原的基因可以通过DNA测序或聚合酶链式反应来识别。Ali等（2019）对102例NSCLC和黑色素瘤患者进行HLA分析，以检测HLA等位基因变异与irAE之间的关系。所有级别的irAE风险与任何特异性的HLA基因没有显著相关性，但当仔细研究irAE谱时，irAE-皮肤（瘙痒）和irAE-GI（结肠炎）分别在HLA-DRB 111∶01和HLA-DQB 103∶01等位基因的携带者中很常见。Stamatouli等（2018）回顾了ICI诱导的自身免疫性胰岛素非依赖型糖尿病患者的HLA分型，并报道HLA-DR4常常（76%）与之相关。

6. microRNA和基因表达谱　临床前数据显示，与野生型小鼠相比，缺乏*miR-146a*的小鼠具有显著irAE，同时验证的脾脏和肠道内的中性粒细胞显著增加。当这一发现在临床医学领域开展研究，通过对167名接受ICI治疗的患者的基因组DNA进行单核苷酸多态性（SNP）分析时，结果非常有趣。研究人员正在寻找一种已知能抑制*miR-146a*基因表达的SNP，rs2910164（C＞G）。与携带GC或GG基因的患者相比，携带rs2910164 CC基因（双等位基因）的患者发生高级别irAE的风险较高。CTLA-4的一系列全血基因图谱研究显示CD177和CEACAM1的表达增加可以预测胃肠道irAE的发生率。

7. 肠道微生物群　肠道微生物群是维持免疫稳态的重要因素，也是促进机体免疫系统重建的共生微生物，可能影响机体对ICI的应答和毒性。目前已报道肠道菌群可预测与免疫相关结肠炎的发生。对PD-1抑制剂免疫治疗应答且发生结肠炎症状者肠道中最丰富的是*Faecalibacterium*属（Ruminococcaceae家族），另一项研究发现定植有*Faecalibacterium*属（门类：Firmicutes，家族：Ruminococcaceae）和其他Firmicutes的基础肠道菌群的患者对伊匹木单抗有临床反应，其PFS和OS均明显延长，引起的结肠炎的发生频率更高，而任何拟杆菌属菌株定植患者中均未发生免疫相关性肠炎。还有研究指出，沙门细菌属的增加与对抗CTLA-4诱导的结肠炎的抵抗力相关。

目前，仍然没有一种有效的预测方法或标志物指导临床实践，随着检测手段的不断发展和提高，我们可以进一步了解各种免疫细胞、细胞因子、宿主和肿瘤细胞之间的相互作用，同时提高标志物检测的灵敏度和特异性。深入了解对 irAE 发生率具有显著预测价值的危险因素和生物标志物，将使临床医师能够采取必要的保护措施让患者免受 irAE 的影响，并继续通过 ICI 获益。但还需充分考虑其临床实用性和有效性，以充分评估为患者带来的受益/风险比，同时在治疗过程中做到及时发现、早期干预，从而降低 irAE 的发生率和严重程度。

第三节 严重 irAE 防治

一、irAE 的管理原则

目前，学界已发布了多项权威性 irAE 管理指南，其措施主要包括中断/停止治疗、使用免疫抑制剂（如全身性皮质类固醇）等。使用 CTCAE 对严重程度进行分级（1=轻度，2=中度，3=重度，4=危及生命，5=毒性相关死亡）。针对不同 irAE 谱，处理原则也有所不同，严重 irAE 如 3 级和 4 级应给予高剂量皮质类固醇治疗 [泼尼松 1~2mg/(kg·d)]，当症状消退至 1 级或以下时，糖皮质激素应逐渐减量。对于 3 级毒性的某些患者病情恢复后可重新开始治疗，包括 3 级皮肤毒性、甲状腺功能亢进/减退、3 级肾功能损害应用泼尼松 1~2mg/kg 或以下治疗有效者等。对于 4 级毒性，除激素替代治疗控制的内分泌疾病外，应永久停用 ICI。

二、防治策略研究

随着对 irAE 多方面发病机制的不断研究，已有越来越多的治疗方法来针对这些发病机制减轻其不良反应。除了前面提到的传统使用糖皮质激素外，目前的研究工作主要集中在开发有针对性的、旨在缓解 irAE 的靶向治疗策略上。这些策略包括 T 细胞应答和迁移调节、单克隆抗体（monoclonal antibody，mAb 或 MoAb）实施、靶向分泌细胞因子以及信号通路的抑制。

1.调节 T 细胞应答和迁移　鉴于 T 细胞的激活或再激活同通常被认为时 ICI 相关 irAE 发展的关键因素，靶向 T 细胞活性和潜移能力可能时控制胸部肿瘤中 irAE 的有效方法。

（1）皮质类固醇治疗：皮质类固醇对多种免疫细胞有广泛影响，如促进 Treg 细胞的产生和活性、阻碍 TCR 信号传递、降低 T 细胞效应能力和有利于促炎细胞因子环境等。此外，皮质类固醇可增强 NSCLC 和其他各种癌症 T 细胞上免疫检查点如 PD-1、CTLA-4、TIM-3 和 LAG-3 的表达。与既定的管理指南一样，糖皮质激素被推荐为胸部肿瘤中重度 irAE 的初始治疗方法。尽管如此，仍然还有对皮质类固醇和 ICI 同时治疗产生对肿瘤进展和患者生存影响的相互矛盾的报道。例如，Skribek 等（2021）揭示了糖皮质激素在不妨碍 ICI 治疗 NSCLC 患者有效性的情况下可有效缓解轻度 irAE，而其他研究表明，高剂量糖皮质激素不利于 ICI 的有效性。因此，对于观察到的生存劣势是否完全归因于高剂量皮质类固醇给药或全面侵袭性免疫抑制，目前尚未明确。

（2）免疫抑制剂：通过阻断 T 细胞的运动、生长或再激活来管理类固醇耐药的 irAE 时，将合成免疫抑制剂作为糖皮质激素的佐剂是必不可少的。在 NSCLC 和其他类型癌症中，类固醇难治性肺炎、肝炎、肾炎、胰腺炎和葡萄膜炎的患者可能受益于免疫抑制剂如羟氯喹和霉酚酸盐的治疗。类固醇难治性 irAE 不太常用的免疫抑制疗法有环孢素、他克莫司和柳氮磺吡啶。这些药物应仅考虑用于对皮质类固醇无反应的 irAE，使用时需咨询相应疾病领域的专家。

（3）粪便微生物群的移植和调节：最近的研究有了新的发现，通过粪便微生物群移植改变肠道微生物可有效缓解与 ICI 相关的结肠炎，同时减少皮质类固醇或免疫抑制剂的副作用。这种方法已经被发现可以显著降低 $CD8^+$ T 细胞的密度并增加 Treg 数量，为新的抗癌治疗提供了潜在靶点。一项前瞻性临床研究表明，在接受 ICI 和化疗的 NSCLC 患者中，与对照组相比，微生态制剂（JK5G）组更少发生 irAE。重要的是，JK5G 可能通过提高循环 $CD3^+CD4^+$ T 细胞水平和 CD4/CD8 比率来增强肠道微生物的组成，进而改变肿瘤微环境。

2.淋巴细胞靶向单克隆抗体　目前，淋巴细胞靶向 MoAb 的应用正成为一项关键创新，特别是在管理 NSCLC 中严重类固醇难治性 irAE 方面。MoAb 如靶向 CD20 的利妥昔单抗和靶向 CD52 的阿仑单抗，在这方面表现出了有效性。Santoro 等（2023）报道了利妥昔单抗在肺类癌患者中治疗阿替利珠单抗诱发的类固醇难治性胰腺炎的成功疗效。同样，主要针对 B 和 T 淋巴细胞上 CD52 抗原的阿仑单抗，在治疗 NSCLC 和黑色素瘤患者 ICI 相关心肌炎方面已显示出肯定的疗效。然而，由于缺乏有关这些MoAb结果的前瞻性或可比性数据，管理决策大多基于病例报告。一些前瞻性研究正在进行，主要研究利妥昔单抗/托西珠单抗（NCT04375228）和CD24Fc（NCT04552704）对包括NSCLC在内的实体瘤中类固醇难治性irAE的疗效。近些年有研究发现双特异性抗体在治疗包括NSCLC在内的恶性肿瘤中显示出了很强的疗效。针对两个独立表位或抗原的双抗体已经在NSCLC的转化和临床研究中进行了评价。预计这些药物将在肺癌治疗方面取得突破。

3. 靶向细胞因子及其受体　与抑制各种炎症途径的皮质类固醇相比，细胞因子抑制剂提供了一种更加精确的临床方法来减少胸部肿瘤由ICI引起的炎症。细胞因子抑制剂，包括抗TNF-α药物（英夫利昔单抗、依那西普、阿达木单抗）和IL-17A抑制剂，以及细胞因子受体抑制剂，如IL-6（托珠单抗）或α4β7受体（维多利珠单抗）抑制剂，已经研究了它们在NSCLC管理类固醇耐药方面的疗效。值得注意的是，TNF-α抑制剂在治疗NSCLC和其他类型癌症患者中的严重和难治性irAE（如结肠炎、炎性关节炎和肝炎）方面显示出确切的疗效。一项多中心研究发现，抑制IL-6受体可改善73%的NSCLC和其他癌症患者的irAE，并且不影响肿瘤免疫。托珠单抗在治疗纳武利尤单抗诱导的肺炎方面疗效显著，在NSCLC患者中阳性反应达79.4%。另外，英夫利昔单抗或维多利珠单抗已被证实可以减少严重ICI相关的小肠结肠炎复发。这些研究为正在进行的临床试验提供大量证数据支撑，以评估托珠单抗联合ICI治疗NSCLC的安全性和有效性。尽管关于细胞因子抑制剂用于irAE的研究数据有限，但特殊的细胞因子治疗的进展仍然值得期待。

4. 靶向信号通路　细胞因子常通过触发细胞内信号通路来发挥细胞信使的作用，这表明irAE治疗通过靶向这些通路也许可行。Janus激酶-信号转导及转录激活因子（Janus kinase-signal transduction and activator of transcription，JAK-STAT）通路对细胞活性至关重要，并介导细胞因子如IL-6、IL-12、IL-23和IL-17的下游作用，使其成为irAE治疗的潜在策略。托法替尼是该通路的抑制剂，已在难治性结肠炎、心肌炎和关节炎的病例中进行了研究，结果显示它可以使NSCLC、黑色素瘤和其他癌症得到显著临床改善。Benesova等（2022）发现在NSCLC和黑色素瘤发生肌肉骨骼irAE患者的CD8$^+$T细胞中，在体外使用托法替尼后，可继续分泌细胞因子并显示免疫效应细胞表面标志物，进而抑制肺癌进展。这些发现强调了JAK抑制剂治疗NSCLC中严重难治性风湿性irAE的潜力。然而，托法替尼治疗NSCLC患者ICI相关性结肠炎的前瞻性评价仍是一个需要积极研究的课题。截至目前，在这一领域进行大规模研究仍然有限，所以有必要发起更多的临床试验来全面评估这些抑制剂在胸部肿瘤中预防irAE的效果。除了JAK-STAT抑制剂外，其他几种通路抑制剂，包括磷酸肌醇3-激酶（PI3K）抑制剂、MAP激酶相互作用的丝氨酸/苏氨酸蛋白激酶1/2（MNK1/2）抑制剂和布鲁顿酪氨酸激酶（BTK）抑制剂，都与自身免疫性疾病和减少实体瘤中irAE有关。尽管临床前模型和临床试验正在进行评估，但这些化合物有可能成为胸部肿瘤irAE管理的开创性治疗模式，专注于细胞信号通路的治疗方法呈现出令人兴奋的前景。

第四节　未来与展望

ICI虽然显著改善了胸部肿瘤治疗的前景，但由于严重irAE的发生，其应用仍然受到限制。严重的irAE通常受到多种因素的影响，并由T细胞、B细胞、宿主微生物以及配体、受体和信号通路的复杂相互作用介导。irAE的确切发病机制目前尚未完全清楚，因此未来的研究应优先推进更加有效的治疗干预措施，而且需要细致的临床前和临床机制研究。另外，随着合成生物学的进展为利用生物工程和纳米计数开发创新的治疗策略提供了可能性，有可能为irAE提供替代治疗方法。这种创新的一个例子是设计能够同时结合两个或三个不同实体的双/三特异性抗体，为减轻ICI诱导产生毒性的同时保存ICI疗效提供了一种很有前景的方法。除了对新抗体的探索，研究者还在进行关于抗体传递系统的研究，特别是那些具有缓释能力的系统如纳米颗粒、病毒载体和噬菌体。因此，新技术在irAE管理中的临床转化具有广阔的应用前景。总之，尽管未来我们在理解和减轻胸部肿瘤irAE的前进道路上会面临许多挑战，但新的治疗模式的整合有望重塑这一格局。我们预计这种情况将为开发减轻irAE的方法提供重要的见解，从而有助于后续的抗肿瘤治疗。

参考文献

[1] Yu X, Zhang X, Yao T, et al. Fatal adverse events associated with immune checkpoint inhibitors in non-small

cell lung cancer: a systematic review and meta-analysis. Front Med, 2021, 8: 627089.

[2] Khan Z, Hammer C, Guardino E, et al. Mechanisms of immune-related adverse events associated with immune checkpoint blockade: using germline genetics to develop a personalized approach. Genome Med, 2019, 11(1): 1-3.

[3] Song P, Zhang D, Cui X, et al. Meta-analysis of immune-related adverse events of immune checkpoint inhibitor therapy in cancer patients. Thorac Cancer, 2020, 11(9): 2406-2430.

[4] Martins F, Sofiya L, Sykiotis GP, et al. Adverse effects of immune-checkpoint inhibitors: epidemiology, management and surveillance. Nat Rev Clin Oncol, 2019, 16(9): 563-580.

[5] Xu J, Zhang Y, Jia R, et al. Anti-PD-1 antibody SHR-1210 combined with apatinib for advanced hepatocellular carcinoma, gastric, or esophagogastric junction cancer: an open-label, dose escalation and expansion study. Clin Cancer Res, 2019, 25(2): 515-523.

[6] Jing Y, Zhang Y, Wang J, et al. Association between sex and immune-related adverse events during immune checkpoint inhibitor therapy. J Natl Cancer Inst, 2021, 113(10): 1396-1404.

[7] Samani A, Zhang S, Spiers L, et al. Impact of age on the toxicity of immune checkpoint inhibition. J Immunother Cancer, 2020, 8(2): e000871.

[8] Manne A, Mulekar MS, Escobar DE, et al. Clinical and hematological predictors of high-grade immune-related adverse events associated with immune checkpoint inhibitors. J Clin Med Res, 2021, 13(5): 268.

[9] Aimono Y, Kamoshida T, Kikuchi S, et al. Evaluation of risk factors for immune-related adverse events associated with treatment with immune checkpoint inhibitors. Gan To Kagaku Ryoho, 2021, 48(1): 57-61.

[10] Kalinich M, Murphy W, Wongvibulsin S, et al. Prediction of severe immune-related adverse events requiring hospital admission in patients on immune checkpoint inhibitors: study of a population level insurance claims database from the USA. J Immunother Cancer, 2021, 9(3): e001935.

[11] Asada M, Mikami T, Niimura T, et al. The risk factors associated with immune checkpoint inhibitor-related pneumonitis. Oncology, 2021, 99(4): 256-259.

[12] Wong SK, Nebhan CA, Johnson DB. Impact of patient age on clinical efficacy and toxicity of checkpoint inhibitor therapy. Front Immunol, 2021, 12: 786046.

[13] Kazama S, Morimoto R, Kimura Y, et al. Prognostic impact of immune-related adverse events on patients with and without cardiovascular disease: a retrospective review. Cardiooncology, 2021, 7(1): 1-9.

[14] Eun Y, Kim IY, Sun JM, et al. Risk factors for immune-related adverse events associated with anti-PD-1 pembrolizumab. Sci Rep, 2019, 9(1): 14039.

[15] Okada N, Matsuoka R, Sakurada T, et al. Risk factors of immune checkpoint inhibitor-related interstitial lung disease in patients with lung cancer: a single-institution retrospective study. Sci Rep, 2020, 10(1): 13773.

[16] Shimozaki K, Sukawa Y, Sato Y, et al. Analysis of risk factors for immune-related adverse events in various solid tumors using real-world data. Future Oncol, 2021, 17(20): 2593-2603.

[17] Cortazar FB, Kibbelaar ZA, Glezerman IG, et al. Clinical features and outcomes of immune checkpoint inhibitor-associated AKI: a multicenter study. J Am Soc Nephrol, 2020, 31(2): 435-446.

[18] Chong CR, Park VJ, Cohen B, et al. Safety of inactivated influenza vaccine in cancer patients receiving immune checkpoint inhibitors. Clin Infect Dis, 2020, 70(2): 193-199.

[19] Desage AL, Bouleftour W, Rivoirard R, et al. Vaccination and immune checkpoint inhibitors: does vaccination increase the risk of immune-related adverse events? A systematic review of literature. Am J Clin Oncol, 2021, 44(3): 109-113.

[20] Zhao L, Li Y, Jiang N, et al. Association of blood biochemical indexes and antibiotic exposure with severe immune-related adverse events in patients with advanced cancers receiving PD-1 inhibitors. J Immunother, 2022, 45(4): 210-216.

[21] Sher AF, Golshani GM, Wu S. Fatal adverse events associated with pembrolizumab in cancer patients: a meta-analysis. Cancer Invest, 2020, 38(2): 130-138.

[22] Manne A, Mulekar MS, Escobar DE, et al. Clinical and hematological predictors of high-grade immune-related adverse events associated with immune checkpoint inhibitors. J Clin Med Res, 2021, 13(5): 268.

[23] Sakata Y, Kawamura K, Ichikado K, et al. The association between tumor burden and severe immune-related adverse events in non-small cell lung cancer patients responding to immune-checkpoint inhibitor treatment. Lung Cancer, 2019, 130: 159-161.

[24] Bomze D, Ali OH, Bate A, et al. Association between immune-related adverse events during anti-PD-1 therapy and tumor mutational burden. JAMA Oncol, 2019, 5(11): 1633-1635.

[25] Fujiwara Y, Horita N, Namkoong H, et al. The effect of adding immune checkpoint inhibitors on the risk

of pneumonitis for solid tumours: a meta-analysis of phase Ⅲ randomised controlled trials. Eur J Cancer, 2021, 150: 168-178.

[26] Pavan A, Calvetti L, Dal Maso A, et al. Peripheral blood markers identify risk of immune-related toxicity in advanced non-small cell lung cancer treated with immune-checkpoint inhibitors. Oncologist, 2019, 24(8): 1128-1136.

[27] Khan S, Khan SA, Luo X, et al. Immune dysregulation in cancer patients developing immune-related adverse events. Br J Cancer, 2019, 120(1): 63-68.

[28] Johnson D, Patel AB, Uemura MI, et al. IL-17A blockade successfully treated psoriasiform dermatologic toxicity from immunotherapy. Cancer Immunol Res, 2019, 7(6): 860-865.

[29] Hirashima T, Kanai T, Suzuki H, et al. The levels of interferon-gamma release as a biomarker for non-small-cell lung cancer patients receiving immune checkpoint inhibitors. Anticancer Res, 2019, 39(11): 6231-6240.

[30] Abolhassani AR, Schuler G, Kirchberger MC, et al. C-reactive protein as an early marker of immune-related adverse events. J Cancer Res Clin Oncol, 2019, 145: 2625-2631.

[31] Pistillo MP, Fontana V, Morabito A, et al. Soluble CTLA-4 as a favorable predictive biomarker in metastatic melanoma patients treated with ipilimumab: an Italian melanoma intergroup study. Cancer Immunol Immunother, 2019, 68(1): 97-107.

[32] Toi Y, Sugawara S, Sugisaka J, et al. Profiling pre-existing antibodies in patients treated with anti-PD-1 therapy for advanced non-small cell lung cancer. JAMA Oncol, 2019, 5(3): 376-383.

[33] Yoon JH, Hong AR, Kim HK, et al. Characteristics of immune-related thyroid adverse events in patients treated with PD-1/PD-L1 inhibitors. Endocrinol Metab, 2021, 36(2): 413-423.

[34] Luongo C, Morra R, Gambale C, et al. Higher baseline TSH levels predict early hypothyroidism during cancer immunotherapy. J Endocrinol Invest, 2021, 44: 1927-1933.

[35] Brilli L, Danielli R, Campanile M, et al. Baseline serum TSH levels predict the absence of thyroid dysfunction in cancer patients treated with immunotherapy. J Endocrinol Invest, 2021, 44: 1719-1726.

[36] Pirozzi F, Poto R, Aran L, et al. Cardiovascular toxicity of immune checkpoint inhibitors: clinical risk factors. Curr Oncol Rep, 2021, 23(2): 1-8.

[37] Ali OH, Berner F, Bomze D, et al. Human leukocyte antigen variation is associated with adverse events of checkpoint inhibitors. Eur J Cancer, 2019, 107: 8-14.

[38] Marschner D, Falk M, Javorniczky NR, et al. MicroRNA-146a regulates immune-related adverse events caused by immune checkpoint inhibitors. JCI Insight, 2020, 5(6): e132334.

[39] Skribek M, Rounis K, Afshar S, et al. Effect of corticosteroids on the outcome of patients with advanced non-small cell lung cancer treated with immune-checkpoint inhibitors. Eur J Cancer, 2021, 145: 245-254.

[40] Thompson JA, Schneider BJ, Brahmer J, et al. Management of immunotherapy-related toxicities, version 1. 2019, NCCN clinical practice guidelines in oncology. J Natl Compr Canc Netw, 2019, 17(3): 255-289.

[41] Roberts J, Smylie M, Walker J, et al. Hydroxychloroquine is a safe and effective steroid-sparing agent for immune checkpoint inhibitor-induced inflammatory arthritis. Clin Rheumatol, 2019, 38(5): 1513-1519.

[42] Chen M, Ma L, Yu H, et al. JK5G postbiotics attenuate immune-related adverse events in NSCLC patients by regulating gut microbiota: a randomized controlled trial in China. Front Oncol, 2023, 13: 1155592.

[43] Liu W, Luo Z, Liu Y, et al. Current landscape and tailored management of immune-related adverse events. Front Pharmacol, 2023, 14: 1078338.

[44] Santoro A, Masini S, Cavina R, et al. Rituximab in steroid-refractory immune-related pancreatitis: a case report. Front Oncol, 2023, 13: 1205720.

[45] Araujo DV, Muniz TP, Yang A, et al. Real world outcomes and hepatotoxicity of infliximab in the treatment of steroid-refractory immune-related adverse events. Curr Oncol, 2021, 28(3): 2173-2179.

[46] Jiang C, Zhang L, Xu X, et al. Engineering a smart agent for enhanced immunotherapy effect by simultaneously blocking PD-L1 and CTLA-4. Adv Sci, 2021, 8(20): e2102500.

[47] Simon N, Antignani A, Hewitt SM, et al. Tofacitinib enhances delivery of antibody-based therapeutics to tumor cells through modulation of inflammatory cells. JCI Insight, 2019, 4(5): e123282.

[48] Dougan M, Wang Y, Rubio-Tapia A, et al. AGA clinical practice update on diagnosis and management of immune checkpoint inhibitor colitis and hepatitis: expert review. Gastroenterology, 2021, 160(4): 1384-1393.

[49] Badran YR, Zou F, Durbin SM, et al. Concurrent immune checkpoint inhibition and selective immunosuppressive therapy in patients with immune-related enterocolitis. J Immunother Cancer, 2023, 11(6):

[50] Berg MHH, Del Rincón SV, Miller WH. Potential therapies for immune-related adverse events associated with immune checkpoint inhibition: from monoclonal antibodies to kinase inhibition. J Immunother Cancer, 2022, 10（1）: e003551.

[51] Benesova K, Kraus FV, Carvalho RA, et al. Distinct immune-effector and metabolic profile of CD8$^+$T cells in patients with autoimmune polyarthritis induced by therapy with immune checkpoint inhibitors. Ann Rheum Dis, 2022, 81（12）: 1730-1741.

[52] Atsavapranee ES, Billingsley MM, Mitchell MJ. Delivery technologies for T cell gene editing: applications in cancer immunotherapy. EBioMedicine, 2021, 67: 103354.

第二篇

胸部常见恶性肿瘤免疫治疗临床实践

第11章

非小细胞肺癌

第一节 非小细胞肺癌新辅助免疫治疗实践

在20多年里，Ⅱ～ⅢA期NSCLC患者术后推荐的标准辅助治疗方式为含铂化疗，但研究发现，尽管辅助化疗组可以显著提升无病生存期（disease-free survival，DFS），在五年生存率的增加上却十分有限。新辅助化疗的模式进一步延长了ⅠB～ⅢA期肺癌患者的OS和5年DFS，但总体提高有限。免疫检查点抑制剂（ICI）的使用已经改变了转移性和局部晚期不可切除NSCLC的治疗方式，但将其用于可切除NSCLC的新辅助治疗模式却相对滞后。目前全世界研究者对ICI用于NSCLC新辅助治疗的兴趣越来越浓，已注册并正在进行的临床试验越来越多，一些临床试验数据的发表也推动了部分地区将ICI纳入到新辅助治疗方案中，免疫治疗在NSCLC的新辅助治疗呈现出广阔的前景。

一、新辅助免疫治疗的原理及优点

新辅助免疫治疗的主要目的是诱导抗肿瘤免疫反应，消除可能导致未来复发的局部或远处微转移灶，同时在术前达到降低肿瘤负荷的效果。新辅助免疫治疗有几个优点，包括在原位肿瘤存在时诱导更强大的肿瘤特异性免疫反应，改善治疗耐受性，以及降低肿瘤分期。

1.诱导抗肿瘤免疫反应　根据不同疾病类型的小鼠模型和早期临床试验的数据结果，与辅助免疫治疗相比，新辅助免疫治疗可能诱导更强的免疫反应，从而转化为更好的结果。PD-1阻断被认为主要通过抑制PD-1介导的T细胞受体（TCR）信号通路的激活发挥作用。CTLA-4阻断被认为通过多种机制起作用，包括增强CD28介导的T细胞共刺激和可能的调节性T细胞（Treg）耗竭。因此免疫检查点阻断的最终结果是，在T细胞通过T细胞受体与同源抗原结合后，它们的激活能力更强。在新辅助免疫治疗期间，因为原发肿瘤的存在可能使T细胞接受到更高的肿瘤抗原暴露，可能导致T细胞的激活和扩增更加强劲。而Liu等利用转移性三阴性乳腺癌（TNBC）小鼠模型进行的研究结果也支持了这一观点。新辅助抗PD-1拮抗剂和抗CD137激动剂抗体治疗的小鼠，其生存率显著高于辅助联合用药的小鼠。同时，这与更高频率的肿瘤特异性T细胞相关，这些T细胞识别在乳腺癌细胞系中而不是在正常小鼠组织中差异表达的抗原。此外在非小细胞肺癌小鼠模型中也发现了类似的结果，在该研究中，新辅助抗PD-1＋抗CTLA-4治疗的小鼠比用相同组合进行辅助治疗的小鼠生存率更高，这与切除肿瘤中卵清蛋白特异性T细胞的浸润增加有关。

在接受新辅助免疫治疗的黑色素瘤患者中也观察到了类似的结果。OpACIN临床试验（NCT02437279）是一项Ⅰb期临床试验，随机选取20例Ⅲ期恶性黑色素瘤患者，分别接受4个周期的伊匹木单抗＋纳武利尤单抗辅助治疗，或术前2个周期的新辅助联合治疗后再进行2个周期的辅助治疗，两组各10例。结果发现，新辅助治疗组的复发率更低，而且在治疗前肿瘤活检中检测到的"肿瘤驻留"T细胞克隆在新辅助治疗组中表现出更强的外周扩张，同时，与复发的患者相比，没有复发的患者有更强的以前无法检测到的"肿瘤驻留"T细胞克隆外周扩增。SWOG 1801是一项针对恶性黑色素瘤Ⅱ期临床试验，该试验同样将新辅助免疫治疗与辅助免疫治疗进行直接对比，结果显示新辅助治疗组的无事件生存期（event free survival，EFS）更长。这些结果仍然需要更长时间的随访和更大规模的研究来证实，同时这些发现是否适用于其他肿瘤仍有待确定。

除了这些来自黑色素瘤临床试验的发现外，作为NSCLC新辅助ICB试验的一部分进行的相关研究也提供了证据，证明肿瘤内和外周血中TCR库的动态变化与诱导强大的免疫反应呈正相关。

NADIM试验是一项新辅助纳武利尤单抗联合化疗治疗Ⅲb期NSCLC患者的Ⅱ期临床试验，研究结果表明，病理完全缓解（pCR）的患者更可能在治疗前活检中检测出不均匀的TCR库。这表明，有限数量的可能具有肿瘤反应性的T细胞克隆的选择性扩增可能部分介导病理反应。此外，在pCR患者中，治疗前活检中最常见的1% T细胞克隆型占据了更大比例的克隆空间。也有证据表明，这些克隆在pCR患者的外周血（治疗前和治疗后）中优先扩增。总的来说，这些发现为新辅助免疫治疗可能诱导临床相关的全身抗肿瘤免疫反应提供了初步证据。

作为JHU/MSKCC Ⅱ期试验的一部分，对NSCLC患者的T细胞库和肿瘤反应性T细胞进行了分析。对切除后肿瘤床的TCR库的分析结果显示，肿瘤内T细胞克隆与病理评估的残留肿瘤百分比直接相关。此外，出现主要病理学缓解（major pathological response，MPR）的患者在治疗前的外周血和治疗后切除的肿瘤床中的T细胞库之间具有更大的克隆共享性。

2. 新辅助治疗耐受性更高　与辅助治疗相比，新辅助治疗可能具有更好的耐受性。患者在大手术干预前身体功能处于最优的状态，而大手术之后身体功能往往需要较长时间的恢复才能适应辅助治疗所带来的不良反应。这可能至少部分解释了CheckMate-816试验中新辅助治疗的完成率（94%）高于IMpower010试验中辅助治疗完成率（65%）。这也强调了多学科投入的重要性，以确保更优化的干预措施，如治疗方案的制订、手术干预前的康复和手术后的恢复。

3. 肿瘤降期　新辅助治疗的另一个潜在优势是有机会实现肿瘤和淋巴结的缩小，从而达到降低肿瘤分期的目的，从而降低手术难度并提高手术R0切除率，甚至将初治评估不可手术的病例转化为潜在可切除的病例。在NADIM研究和Shu等的研究中，新辅助化疗联合免疫治疗后的降期率分别为90%和59%。在CheckMate-816中，30.7%的化疗加纳武利尤单抗组患者和23.5%的单独化疗组患者的影像学分期下降。在NADIM Ⅱ中，包括ⅢA期和ⅢB期可切除疾病患者，接受纳武利尤单抗联合化疗的患者中有75.4%的患者有影像学客观缓解。

二、当前的新辅助免疫治疗临床研究

1. 新辅助单药免疫治疗　一些Ⅱ期临床试验已经报告了NSCLC新辅助抗PD-1或抗PD-L1治疗的结果，其主要的试验目的在于探索免疫药物在新辅助治疗上的安全性，以及其带来的免疫相关毒性是否会对手术的可切除性及结果产生影响。从结果上来看，这些试验缓解了研究者最初对潜在免疫相关毒性的担忧，在给予2～3个周期的新辅助免疫治疗后，显示出令人欣喜的临床结果，MPR率为20%～43%，pCR率为7%～14%。

CheckMate-159作为评估新辅助免疫单药治疗疗NSCLC安全性和可行性的首批临床试验，开启了新辅助免疫治疗新时代。这项研究纳入了符合纳入标准的21例ⅠB～ⅢA期（第7版）NSCLC患者，这些患者接受新辅助性纳武利尤单抗治疗，其中20例患者接受了完全手术切除，1例患者在手术时发现气管侵犯，无法完全切除。该研究达到了主要安全终点，报告的所有等级的TRAE发生率为23%。只有一名患者患有3级肺炎，只接受单剂量纳武利尤单抗并随后进行了简单的手术切除。45%的患者达到MPR，10%的患者达到pCR。18个月无复发生存率为73%。该试点研究的最新随访数据显示，5年无复发生存率和总生存率分别为60%和80%，超过了类似患者队列的历史结果。

LCMC3研究是新辅助免疫单药治疗样本量最大的临床研究，纳入了181例EGFR、ALK突变阴性的ⅠB～ⅢB期可切除NSCLC患者，术前接受2周期的阿替利珠单抗新辅助治疗，术后可选择继续使用阿替利珠单抗≤12个月。结果88%的患者在手术窗口期完成手术，R0切除率为92%。MPR率为21%，pCR率为7%。可评估MPR人群（$n=137$）的3年DFS率和3年OS率分别为72%和82%。接受阿替利珠单抗辅助治疗的患者（$n=53$）和未接受阿替利珠单抗辅助治疗的患者（$n=84$），3年DFS率分别为83%和64%，3年OS率分别为89%和77%。安全性方面，3级以上不良事件的发生率为45%，23%的患者因不良事件停药，同治疗相关免疫介导的不良事件发生率33%。总体而言，LCMC3研究证实，接受阿替利珠单抗新辅助治疗的患者耐受性良好，无安全性问题，但MPR率不高，术后继续进行辅助免疫治疗的患者更受益。

此外，一些小样本的研究同样在探索单药免疫在新辅助治疗中的抗肿瘤效果和安全性。MK3475-

223是一项Ⅰ期单臂临床研究，共纳15例患者，TOP1501研究是一项Ⅱ期临床研究，两项研究均使用帕博利珠单抗单药进行新辅助治疗，后者术后接受4周期的帕博利珠单抗辅助治疗。两项研究的MPR率分别为40%、28%，后者的pCR率为12%，术后最常见的不良事件是心房颤动。ChiCTR-OIC-17013726研究是一项针对非小细胞鳞状细胞癌的Ⅰ期临床研究，共纳入31例ⅠA～ⅢB期可切除病例，术前使用信迪利单抗单药免疫新辅助治疗。研究结果显示，其MPR率40.5%，pCR为16.2%，3级及以上治疗相关不良事件（treatment-related adverse event，TRAE）发生率为10%，接受R0切除的患者3年OS率为88.5%，3年DFS率为75.0%。

可以看出，在不同免疫药物的单药新辅助研究中，其安全性大都良好，但MPR率差异较大，其病理反应率和生存结果需要在更大规模的临床试验中进一步评估。

2.新辅助双免疫药物联合治疗　NEOSTAR试验是一项Ⅱ期试验，旨在探索双药免疫新辅助治疗在可切除NSCLC患者中的疗效。研究随机选择Ⅰ～ⅢA期NSCLC患者接受伊匹木单抗联合纳武利尤单抗或仅接受纳武利尤单抗治疗，主要终点为MPR。双免疫药治疗组的MPR率和pCR率分别为50%和38%，而纳武利尤单药组分别为24%和10%。双免疫药组较单药组$CD3^+CD4^+CD103^+$和$CD3^+CD8^+CD103^+$的肿瘤浸润性淋巴细胞（TIL）比例高，这些细胞被认为代表了组织驻留的记忆T细胞群体，该群体被认为包括肿瘤反应性TIL。本试验的3、4级TRAE的发生率分别为13%和10%。这项研究表明，伊匹木单抗联合纳武利尤单抗这种联合免疫治疗毒性相关不良反应似乎可以接受，但Reuss等的另一项研究中，对9例可切除的ⅠB～ⅢA期NSCLC患者，同样使用伊匹木单抗联合纳武利尤单抗进行新辅助治疗，所有病例均完成了新辅助治疗及手术。该研究报告的任何级别和3级TRAE的发生率都相对较高，分别为67%（6/9）和33%（3/9），这导致这9例患者入选后提前终止了这项研究。这些相互矛盾的结果表明，在将抗PD-1和抗CTLA-4联合治疗用于NSCLC的新辅助治疗模式时，需要仔细评估最佳剂量及最佳治疗时间。

而在NEOSTAR的后续联合化疗的进一步研究中，两新辅助治疗组分别为伊匹木单抗、纳武利尤单抗联合化疗组和纳武利尤单抗联合化疗组。研究结果表明单药免疫联合化疗组MPR率为32.1%，双药免疫联合化疗组MPR率为50%。在EGFR/ALK突变阴性的患者亚群中，两组的MPR率分别为41.2%（7/17）和62.5%（10/16）。深入研究发现效应记忆$CD8^+T$、B细胞以及三级淋巴结构在双免疫联合化疗组中显著增加。因此可以认为，新辅助纳武利尤单抗、伊匹木单抗联合化疗的治疗方式增强了可切除NSCLC的病理反应，并且双重免疫检查点抑制剂增强抗肿瘤免疫活性并减轻免疫抑制表型，总体治疗安全且耐受。

NEOPREDICT-Lung研究探索了LAG-3抑制剂瑞拉利单抗联合纳武利尤单抗在可切除NSCLC患者新辅助免疫治疗的作用。研究结果显示，手术窗口期内的手术切除率为100%，其中有57例患者获得了R0切除。该治疗方案安全可控，没有增加并发症的风险。

NeoCOAST研究是一项随机、多药、平台型临床试验，比较了度伐利尤单抗、度伐利尤单抗联合抗CD73单克隆抗体奥来鲁单抗、度伐利尤单抗联合NKG2A抑制剂莫那利珠单抗和度伐利尤单抗联合信号转导因子和转录激活因子3（STAT3）抑制剂Danvantisen几种新辅助免疫治疗方式的疗效和安全性。共纳入84例Ⅰ～ⅢA期可切除的NSCLC患者，随机分配至4个治疗组中，主要研究终点为MPR。研究结果显示单药治疗MPR率为11.1%，度伐利尤单抗联合抗CD73组MPR率为19%，度伐利尤单抗联合抗NKG2A组MPR率为30.0%，而度伐利尤单抗联合抗STAT3组MPR率为31.3%，所有双免疫组MPR率都高于单药免疫组，就安全性而言，各组间TEAE的发生率无显著差异。

对于新辅助免疫治疗而言，多种免疫通路药物联合治疗的效果可能优于单药治疗效果，但不同药物尤其是联合用药的疗效及安全性存在差异，针对新型免疫药物正在开展的NeoCOAST-2以及CheckMate-816研究中关于纳武利尤单抗联合伊匹木单抗双药免疫的探索性分析结果，或许能为我们提供更多的数据支持。

3.新辅助免疫治疗联合化疗　在晚期/转移性非小细胞肺癌患者中，免疫治疗联合化疗改善了预后。因此，随着新辅助免疫治疗早期试验的令人鼓舞的结果的出现，多个临床研究开始评估新辅助免疫治疗联合化疗在非小细胞肺癌患者中的疗效。

CheckMate-816试验作为最具代表性的一个Ⅲ期临床试验，该研究招募了可切除的ⅠB～ⅢA期

（第7版）EGFR/ALK阴性的非小细胞肺癌患者，他们随机接受3个周期的含铂双药化疗或联合纳武利尤单抗，主要研究终点是EFS和pCR。纳武利尤单抗联合化疗组的中位EFS为31.6个月，pCR率为24.0%。单纯化疗组的EFS为20.8个月，pCR率为2.2%。EFS和pCR两个主要研究终点的结果都显示出联合治疗组更具优势。该试验导致FDA批准新辅助化疗联合纳武利尤单抗用于可切除的NSCLC患者。进一步进行亚组分析表明ⅢA期或PD-L1表达≥50%的患者获益最大，PD-L1表达＜1%或Ⅰb～Ⅱ期患者从该方案中获益较少，而PD-L1表达为1%～49%的亚组则没有明确的获益，因此高PD-L1表达组可能是该方法的最佳适用人群。在安全性上，两组之间3～4级TRAE的发生率没有显著差异：化疗加纳武利尤单抗组为33.5%，单独化疗组为36.9%。TRAE导致停药的发生率分别为10.2%和9.7%。化疗加纳武利尤单抗组因疾病进展或不良事件取消最终手术的发生率分别为6.7%和1.1%，而化疗组分别为9.5%和0.6%。仅化疗组因不良事件导致的手术延迟在数量上更高（分别为4.0%和6.6%）。与化疗组相比，联合治疗组的手术持续时间中位数更短（中位数：185.0天 vs 213.5天），微创手术比例更多（29.5% vs 21.5%），全肺切除术比例更少（16.8% vs 25.2%）。该试验的安全性结果缓解了人们对TRAE可能对新辅助免疫联合化疗患者手术结果产生负面影响的担忧。在进行这项预先设定的中期分析时，OS数据尚不成熟，死亡风险比为0.57（99.67% CI：0.30～1.07），不符合预先设定的具有统计学意义的标准，因此，需要更长时间的随访，并等待来自未来分析的OS数据。

尽管免疫疗法对有驱动突变的晚期NSCLC的疗效有限，但新辅助免疫疗法在这些患者中是否具有临床价值有待探讨。国内学者进行了一项多中心汇总分析，利用来自大型连续多中心队列的40例具有基因突变的患者，包含19例EGFR突变患者、9例KRAS突变患者和12例其他突变患者。在所有患者中，新辅助免疫联合化疗的MPR率为37.5%，pCR率为12.5%。将EGFR突变亚组与CTONG1103研究中EGFR突变队列数据整合，对化疗、靶向治疗和免疫联合化疗3种新辅助治疗方式进行后续分析，发现免疫联合化疗组的疗效最为优越。Shu等关于新辅助阿替利珠单抗联合化疗的一项Ⅱ期临床研究中，纳入了4例EGFR突变患者，其中2例患者（L858R和L858R/S768I突变）达到pCR，其余2例患者（外显子20插入和外显子19缺失）则反应不佳。AEGEAN研究在其研究初期纳入了部分EGFR突变患者，其中有26例接受度伐利尤单抗化疗的新辅助治疗，这部分人群的pCR率为3.8%，MPR率为7.7%，且EFS也大幅降低，治疗获益远远低于研究中驱动基因突变阴性患者。因此对于存在驱动基因突变的NSCLC，靶向治疗是更有针对性的选择，免疫联合化疗的新辅助模式是否对这部分患者更有获益则需要更多的临床证据验证。NAUTIK A1是一项正在开展的多种靶点靶向新辅助治疗的研究，初步数据显示，在9例ALK突变患者中，靶向治疗后6例可达MPR（66.7%），3例可达pCR（33.3%），这提示我们ALK突变患者可能更适合靶向新辅助治疗。但对存在TP53、STK11等常见共突变、尚无靶向药可用或无法完成基因检测的患者，化疗联合免疫的新辅助治疗或许是可以尝试的新方向。

4. "新辅助＋辅助"免疫全程治疗　新辅助免疫治疗重塑了驱动基因突变阴性的早期肺癌的治疗格局，根据既往的研究结果可以看出，术前新辅助和术后辅助免疫治疗的模式都能使患者获益。但是从围手术期治疗来看，"新辅助＋辅助"免疫全程治疗的模式是否可行，是否会进一步改善患者预后，成为目前研究者最关心的问题，也是目前研究的热点。在过去几年中，关于围手术期全程免疫治疗的临床研究越来越多，并且占正在进行的大型随机对照临床研究的大多数，比如AEGEAN、Keynote-671和NEOTORCH等影响力较大的研究，这些研究为免疫全程治疗提供了真实可靠的证据，但这些研究在设计、纳入和（或）排除标准方面存在差异，使得难以对试验结果进行研究之间的直接比较。

AEGEAN是首个公布"新辅助＋辅助"免疫全程治疗模式并且取得阳性结果的临床试验。该研究是一项3期随机、双盲、安慰剂对照试验，评估度伐利尤单抗加新辅助化疗在EGFR/ALK突变阴性的可切除Ⅱ～ⅢB期[美国癌症联合委员会（American Joint Committee on Cancer，AJCC）肿瘤分期系统第8版，简称"AJCC第8版"]非小细胞肺癌患者围手术期的疗效。本研究进行了修订，排除了因肿瘤大小以外的任何原因被分类为T4的患者、初步评估时计划进行肺切除术的患者、记录有EGFR/ALK突变的患者。符合条件的患者随机接受4个周期的新辅助度伐利尤单抗加含铂方案化疗与单独化疗。最终切除完成后，治疗组计划继续接受术后度伐利尤单抗治疗12个周期，而对照组则接受安慰剂治疗。本研究的主要终点是pCR和EFS。最终，366名患者被随机分配到免疫联合化疗组，374名患者被随机分配到对照组，80.6%的患者在接受新辅助治疗后接受了手术，其中94.7%的患者接受了R0切除。结果显示，试验组相较于对照组的pCR率和MPR率得到显著改善（分别为17.2% vs 4.3%和33.3% vs 12.3%）。在最初计划的中期分析中，中位随访时间为11.7个月后试验组中位EFS未达到，而安慰剂组为25.9个月［HR = 0.68（95%CI: 0.53～0.88），$P = 0.0039$］，差异有统计学意义。几乎所有亚组都可以看到EFS的改善，但从不吸烟的患者［HR = 0.76（95% CI: 0.35～1.58）］和女性患者［HR = 0.95（95% CI: 0.58～1.56）］的获益可能不太明显。度伐利尤单抗总体耐受性良好，试验组与对照组3级及以上不良事件发生率基本相等，分别为42.3%和43.4%，试验组中3～4级免疫介导的不良事件发生率为4%。

与AEGEAN类似，KEYNOTE-671是另一项Ⅲ期、随机、双盲围手术期研究，评估帕博利珠单抗与含铂化疗及术后辅助帕博利珠单抗治疗对可切除Ⅱ～ⅢB期（AJCC第8版）NSCLC患者的疗效和安全性。继KEYNOTE-189和KEYNOTE-407之后，KEYNOTE-671把免疫联合含铂化疗的治疗方式从NSCLC晚期推向早期围手术期治疗。患者随机接受4个周期的术前含顺铂方案化疗＋/-帕博利珠单抗新辅助治疗，然后进行手术切除。与对照组相比，治疗组的患者继续接受13个周期的辅助帕博利珠单抗治疗。与前面提到的研究相反，该研究没有排除EGFR/ALK敏感突变的患者，尽管他们最终只占试验组和对照组人群的很小一部分（分别为3.5%和3%）。本研究的双主要终点是EFS和OS，关键次要终点是基于IASLC病理评估标准的pCR率和MPR率。KEYNOTE-671研究是目前唯一一个以EFS和OS为主要终点的NSCLC围手术期治疗研究。最终，397名患者分到帕博利珠单抗组，400名患者分到对照组。两组的手术切除率分别为82.1%和79.4%，R0切除率分别为92%和84.2%。与单纯化疗相比，帕博利珠单抗的加入使pCR和MPR率得到显著改善（分别为18.1% vs 4.0%和30.2% vs 11%）。在安全性和耐受性方面，帕博利珠单抗的加入并未导致3～5级不良事件的显著增加（分别为44.9% vs 37.3%），3～5级免疫介导的不良事件发生率为5.8%。而在主要研究终点方面，试验组与对照组3年EFS率分别为54.3%和35.4%，4年EFS分别为48.4%和26.2%。帕博利珠单抗组中位OS尚未达到（95%CI: NR～NR），3年OS率71.3%，对照组分别为52.4个月（95%CI: 45.7～NR）和64.0%，两组间差异显著，实现了主要终点EFS和OS双阳性结果的目标。在主要亚组中，帕博利珠单抗组也显示出EFS的改善，但从不吸烟的患者［HR = 0.68（95%CI: 0.36～1.30）］和PD-L1阴性患者［HR = 0.77（95%CI: 0.55～1.07）］的获益不太明显。KEYNOTE-671研究结果的公布，进一步奠定了"新辅助＋辅助"免疫治疗模式的地位，为早期NSCLC患者的治疗提供了更多选择。

NEOTORCH研究使全球首个抗PD-1单抗用于围手术期治疗达到主要研究终点的Ⅲ期临床研究，该研究是一项随机、双盲、安慰剂对照的Ⅲ期试验，评估特瑞普利单抗加含铂双药化疗围手术期治疗可切除的Ⅱ～Ⅲ期（AJCC第8版）患者的疗效和安全性。在治疗组中，患者接受3周期的特瑞普利单抗加化疗的新辅助治疗，在完全切除后，患者继续接受辅助的1周期免疫加化疗，然后继续使用特瑞普利单抗长达13个周期。而对照组中，术前和术后分别使用3周期和1周期的单纯化疗，后续的13个周期为安慰剂维持。该研究排除了EGFR/ALK突变阳性的患者。该研究的主要终点是Ⅲ期患者的EFS和MPR率，以及所有接受治疗的患者（Ⅱ期和Ⅲ期）的EFS和MPR率。最终，研究入组了404名患者，与之前提到的研究不同的是，两组中绝大多数患者都是鳞状细胞癌（77.7%），约1/3的患者的PD-L1是阴性，约1/3为ⅢB期患者，而且N2分期的患者占Ⅲ期总人群的70%。在手术结果方面，试验组82.2%的患者和对照组73.3%的患者接受了手术，R0切除率分别为95.8%和92.6%。两组的肺叶切除率和全肺切除率相似（80.7% vs 83.1%，9% vs 9.5%），特瑞普利单抗联合化疗并未增加毒性而导致手术推迟或术式改变。经盲态独立中心病理（BIPR）评估，特瑞普利单抗联合化疗组的MPR率和pCR率方面均优于单纯化疗组，分别为48.5% vs 8.4%和24.8% vs 1.0%。经研究者评估的试验组的EFS中位EFS未达到，对照组的为15.1个月，EFS显著改善。无论是由研究者评估还是独立评审委员会评估，特对照组对比对照组的EFS HR均为0.40，疾病复发、疾病进展或死亡的风险降低60%。同时对照组的OS也呈现出获益趋势，1年OS率和2年OS率分别为94.4% vs 89.6%和81.2% vs 74.3%。关键的亚组分析显示，与PD-L1阴性肿瘤患者相比，PD-L1阳性肿瘤患者的EFS改善更为明显（PD-L1 1%～49%和≥50%的HR为0.31）[HR＝0.59（95% CI：0.327～1.034）]。探索性分析显示，特瑞普利单抗组达到pCR（HR＝0.16）或MPR（HR＝0.24）的患者相比未达到的患者，其EFS显著延长。

NADIM是一项开放标签、多中心、单臂、Ⅱ期临床研究，该研究旨在探索纳武利尤单抗在围手术期全程免疫治疗中的有效性和安全性。该研究共纳入了可手术的46例ⅢA期NSCLC患者，术前予以纳武利尤单抗联合紫杉醇＋卡铂共3个周期新辅助治疗，术后予以为期1年的纳武利尤单抗维持治疗。最终共41名患者接受手术，在接受手术的患者中，24个月的PFS率为77.1%，MPR率为83%，pCR率为71%，3年OS率提为81.9%。在新辅助治疗期间14名患者（30%）出现了3级或更严重的治疗相关不良事件，然而，没有任何不良事件与手术延误或死亡有关。后续的NADIM Ⅱ研究进一步弥补前期研究未设置对照的缺点，同时增加了ⅢB期患者的入组，共入组86名患者，主要的研究终点是pCR。最终结果显示：纳武利尤单抗组术前pCR率明显高于对照组（37% vs 7%），试验组93%的和对照组69%的患者进行了手术，24个月OS率试验组为67.2%，对照组为40.9%，死亡风险下降57%，实现了全方位的治疗获益。

RATIONALE-315是一项随机、双盲、安慰剂对照的Ⅲ期临床研究，该研究纳入了453例中国患者，评估可切除Ⅱ～ⅢA期NSCLC患者接受替雷利珠单抗联合含铂双药化疗"新辅助＋辅助"免疫全程治疗的疗效和安全性。试验组进行3～4周期的免疫联合化疗新辅助治疗，术后接受8周期的替雷利珠单抗维持治疗，对照组接受3～4周期的单纯化疗新辅助治疗，术后接受8周期的安慰剂维持，主要研究终点是MPR和EFS。试验组中93.4%完成了新辅助治疗，84.1%的患者进行了完全切除，对照组92.5%的人完成新辅助治疗，76.2%的人进行了完全切除。结果试验组MPR率和pCR率明显高于对照组（分别为56.2% vs 15.0%，40.7% vs 5.7%），同时试验组中EFS也明显获益，详细数据将会在后续会议中公布。CheckMate 77T研究在CheckMate 816研究纳武利尤单抗联合化疗（纳武利尤单抗＋化疗）新辅助方案的基础上，术后增加纳武利尤单抗辅助免疫治疗。结果表明，全程免疫治疗组的中位EFS显著延长（NR vs 18.4个月），pCR率与MPR率获益同样十分明显（25.3% vs 4.7%；35.4% vs 12.1%），且无论是否达到pCR或MPR，全程免疫治疗组比对照组均更有EFS获益趋势。

5. 新辅助免疫联合抗血管生成药物　EAST ENERGY是一项单臂、开放标签的Ⅱ期临床研究，旨在评估2个周期新辅助帕博利珠单抗联合雷莫卢单抗治疗可切除的PD-L1阳性NSCLC患者的有效性和安全性，主要的研究终点是MPR率。研究共纳入24例患者，研究结果显示MPR率为50%，达到了本研究的研究终点，pCR率为25%。中位随访23.6个月时，中位无复发生存期（recurrence free survival，RFS）和中位OS均尚未达到。治疗期间3级不良事件的发生率为37.5%，未观察到≥3级的免疫相关不良事件，根据研究结果可以看出，帕博利珠单抗联合雷莫卢单抗的方案用于新辅助治疗可切除PD-L1阳性NSCLC患者的应用是可行且可耐受的。除此之外，安罗替尼联合帕博利珠单抗的新辅助治疗临床研究也正在开展（NCT04762030）。抗血管药物与ICI的协同抗肿瘤作用或许可以弥补单药免疫在术前缩瘤效果上的不足，但还需要更多的临床试验证据来明确其在新辅助治疗上的应用效果。

6. 新辅助免疫联合放化疗　放疗会产生免疫治疗的抗肿瘤作用，可以使远离原发放射部位的非放射转移瘤消退，其抽象作用被认为是一种可能由免疫治疗刺激的系统性抗肿瘤免疫反应。MEDI4736研究的结果显示，对于不可切除的晚期NSCLC，放化疗后序贯接受度伐利尤单抗免疫维持治疗，能够显著改善PFS及OS（PFS：17.2个月 vs 5.6个月；24个月OS率：66.3% vs 55.6%）。可以看出，放化疗联合免疫治疗可在减少局部复发和转移的同时，可以增强整体全身治疗效果，因此免疫联合放化疗可以作为一个新的策略应用于新辅助治疗中。目前新辅助免疫联合放化疗的相关前瞻性研究尚在进行中，INCREASE试验计划招募29例可切除或临界可切除的T3-4、N0-1 NSCLC患者，旨在探索在新辅助放化疗中添加伊匹木单抗/纳武利尤单抗的安全性及其对病理肿瘤反应的影响，同时评估其对DFS率和OS率的影响，目前该试验尚在进行中，具体疗效还需等待后续数据公布。

三、未解决的问题和挑战

尽管这些大规模Ⅲ期研究的集体结果进一步巩固了免疫检查点抑制剂在可切除的非小细胞肺癌中的作用，但这些研究设计的可变性，包括新辅助治疗模式、术前治疗周期数、患者纳入/排除标准和病理评估标准等及疗效预测、获益人群的筛选等问题都有待解决。

1.不同治疗模式的临床获益是否有差异　随着围手术期免疫检查点抑制剂相关研究的不断发展，需要设计和执行和临床相关的研究终点的临床试验，以确定这些药物的最佳应用，首先应确保临床试验设计能够有效地回答所提出的临床问题。早期的围手术期试验，包括CheckMate-816、IMPOWER-010、KEYNOTE-091，有效地回答了新辅助或辅助免疫检查点抑制剂是否分别改善预后的问题。然而，较新的试验在新辅助和辅助治疗阶段都加入了免疫检查点抑制剂，这种免疫检查点抑制剂的长期使用可能会增加临床获益，但也有毒性风险。但是目前的研究，包括AEGEAN、KEYNOTE-671等并没有解答一个关键问题，即与单纯使用免疫检查点抑制剂进行新辅助治疗相比，在辅助环境中广泛使用免疫检查点抑制剂是否能改善临床结果（即DFS或OS），这是在后续的临床试验的设计中研究者需着重考虑的。

2.病理研究终点　病理反应的客观评估可能提供对疾病生物学和治疗反应的独特见解，以及相应升级或降级治疗的机会。多项研究表明，在以免疫检查点抑制剂为基础的新辅助联合治疗后，影像学反应可能与病理反应程度并不完全相关。然而，这种评估需要可重复和可靠的指标来准确评估不同肿瘤类型的反应。新辅助免疫检查点抑制剂的病理反应特征也不同于新辅助化疗后的病理反应，因此，已经发表了一些指导方针和评分系统来指导病理学家进行规范的报告。

在临床试验研究终点方面，越来越多的病理终点，如pCR和MPR，被纳入新辅助免疫检查点抑制剂研究设计中。这种病理终点的优势是可以对免疫检查点抑制剂有效性的早期读出，而更成熟的临床终点，如EFS和OS，往往需要几年的时间才能成熟。那么一个具体的问题是病理终点的获益，能否以及如何转化为长期的生存获益。既往可切除的NSCLC新辅助化疗研究的历史数据为病理反应的预后价值提供了一些证据。一项针对可手术Ⅲ期NSCLC患者的新辅助化疗试验的汇总分析表明，尽管术前治疗方法不同，但pCR组的EFS和OS得到显著改善。另一项系统综述和荟萃分析确定了28项采用新辅助化疗＋/-放疗治疗可切除NSCLC的研究，并根据pCR结果对生存数据进行分层。结果显示，达到pCR的患者的5年生存率显著提高（63% vs 39%）。此外，免疫新辅助治疗能否达到这些既往结果，仍然是一个悬而未决的问题。来自现有研究的亚组分析，包括CheckMate-816、NADIM Ⅱ、NEOTORCH等研究，表明pCR患者在新辅助化学免疫治疗后EFS有显著改善，而MPR与非MPR也具有相似的趋势。可能预测新辅助免疫治疗后生存的病理反应的最佳切割点仍然需要建立，但早期终点如pCR似乎具有重要的预后信息，加强了其作为替代试验终点的作用。

3.免疫新辅助治疗的周期数　新辅助单药免疫治疗相关的4个临床试验CheckMate-159、LCMC3、TOP1501和ChiCTR-OIC-17013726分别运用了4种免疫检查点抑制剂，均选择了进行2个周期的新辅助治疗。新辅助免疫治疗联合化疗的临床试验NADIM、NCT02716038、CheckMate-816等一般选择3个新辅助治疗周期，RATIONALE-315则选择3～4个新辅助治疗周期。在免疫新辅助治疗的周期数上众多试验的选择不一，既要考虑新辅助的疗效，又要考虑因毒副反应和疾病进展导致的手术延迟和无法手术的问题，但大多数试验都报告新辅助治疗后未增加手术延迟的风险，耐受性良好。neoSCORE研究提出并评估了这一具体问题，该研究是一项随机、单中心、双臂、Ⅱ期试验，对比新辅助化疗免疫治疗的2和3个周期的疗效差别，使用药物为信迪利单抗，以MPR为主要终点。该研究招募了60名患者，他们被随机分为两个治疗组，最终55名患者接受了R0切除术。可能是由于研究样本量小，MPR率在3周期组中有数值上的改善（41.4% vs 26.9%），但在统计学上没有显著差异。此外，虽然增加了治疗周期，却没有安全问题或明显的手术延误。近年国内的一项回顾性研究探讨了新辅助化疗＋免疫治疗的最优周期数，结果显示3～4周期联合治疗后的MPR率高于2周期。而且即便影像学达到完全缓解或部分缓解，新辅助免疫联合化疗延长至3～4周期仍可获益。近年来，国内外关于非小细胞肺癌新辅助免疫治疗专家共识推荐使用3个周期的新辅助免疫治疗联合化疗，同时指出在平衡手术难度的前提下可适当增加周期数。

未来的研究设计可能会直接比较3周期和4周期的给药方案，需要进一步的临床研究来确定化疗免疫治疗的最佳新辅助给药策略。

4.新辅助治疗：手术时间窗　新辅助治疗除了潜在的生存获益，也存在相应的风险，包括药物的直接毒副作用、后续治疗的中断、手术并发症发生率的增加等。一项Meta分析发现，新辅助免疫治疗可能是安全可行的，可切除NSCLC患者在新辅助免疫治疗后接受预期手术的比例高达96%，而手术后30天内的死亡率约为0.6%，并且只有2%的患者在接受新辅助免疫治疗后手术时间延迟。同时结果显示，新辅助治疗的效果也促使患者更多地选择了微创手术和肺叶切除手术，这比全肺切除术的创伤更小。CheckMate-816试验的手术结果报告同样验证上述结论，接受化学免疫治疗的患者比单独接受化疗的患者更有可能接受手术切除。此外，化疗免疫治疗组患者的全肺切除术率较低（17% vs 25%），R0切除术率较高（83% vs 78%）。同时其他值得注意的发现还有术中出血量少，手术时间短，术后住院时间短。但是，也有数据显示新辅助免疫治疗可能导致纵隔和肺门纤维化，进而导致手术难度的增加。因此，新辅助治疗结束与手术之间通常存在一定的窗口期。因为新辅助治疗后肿瘤的反应需要持续一定的时间。另外，新辅助治疗的毒副作用、不良反应同样需要时间来缓解，以利于患者接受后续治疗。更有甚者，在新辅助治疗后不同时间点进行手术，可能会遇到手术位置组织条件的差异性的表现。Gao等回顾性分析了美国国家癌症数据库1623例ⅢA期NSCLC患者新辅助同步放化疗的资料，将新辅助治疗结束至手术的时间间隔分为0～3周、3～6周、6～9周及9～12周（排除超过12周的病例），发现时间间隔在6周以内手术的患者无明显生存差异，而6～9周及9～12周手术的患者OS显著下降。目前开展的可切除NSCLC免疫新辅助试验将时间间隔为4周到7周不等，CheckMate159、LCMC3、ChiCTR-OIC-17013726试验等新辅助免疫单药治疗与手术间隔分别是4周、(40±10)天、29～43天。NEOSTAR试验中，手术与新辅助免疫双药联合治疗的中位间隔时间为31天。NADIM新辅助免疫联合化疗试验中，将间隔时间定为6～7周。但理想的新辅助免疫治疗结束与手术的时间间期究竟应该多久，目前尚无法回答。

5.预后生物标志物　免疫治疗为可手术NSCLC患者带来了新的希望，但并不是所有患者都能从免疫治疗中获益，尽管关于免疫治疗标志物的研究始终都在进行，但目前想要筛选出能从新辅助免疫治疗中获益的人群仍很困难，而且缺乏高质量的支持数据。

PD-L1表达已被评估为对新辅助免疫治疗反应的生物标志物。PD-L1似乎具有预测和预后的重要性，但也有局限性。治疗前PD-L1阳性与新辅助免疫治疗的病理反应有关，也与化疗免疫治疗后的EFS有关。一项Meta分析共纳入了10项研究，涉及461例NSCLC患者，结果发现，与PD-L1表达＜1%相比，PD-L1表达≥1%与患者更高的MPR率和pCR率相关。尤其需注意的是，当把50%作为PD-L1表达的临界值时，其对MPR的预测效果优于1%。但是CheckMate-816、KEYNOTE-671、Neotorch、CheckMate-77T等多项临床研究发现，获益最明显的仍然是PD-L1高表达人群，但无论PD-L1表达水平如何，患者均能从新辅助免疫治疗中获得pCR的改善。这一结果也侧面反映了PD-L1并不能很好地区分出免疫治疗优势的人群。并且，Provencio等在NADIM Ⅰ的长期随访数据中指出，PD-L1的预测作用存在矛盾，PD-L1阳性与PFS或OS的改善无关，这表明需要进一步验证这一生物标志物。

TMB作为肿瘤组织的一种遗传特征，正在成为免疫治疗反应的潜在预测生物标志物，但也表现出其矛盾的一面。TMB作为一种预测生物标志物在晚期转移性NSCLC中应用的价值目前尚存在争议。理论上，更高的TMB可触更好的免疫治疗反应，这已经在一些研究中得到证实。FDA在2020年批准帕博利珠单抗用于高TMB实体肿瘤，包括不可切除的NSCLC，但TMB在新辅助免疫治疗中的应用仍有很多争议。在KEYNOTE-021、189、407研究中发现，TMB的表达与化疗联合免疫治疗的疗效无关，在LCMC3、NEOSTAR和NADIM试验中也观察到了同样的结果，甚至在Checkmate-159研究中发现TMB与MPR率呈负相关。而CheckMate-816研究结果发现无论TMB表达如何，pCR率均可获益。

循环肿瘤DNA（ctDNA）是一种令人兴奋的新兴诊断工具，正在被应用到临床实践中。转移性NSCLC患者接受免疫治疗后的ctDNA动态已经显示出预测疗效和耐药性的能力，尽管临床对该工具的使用仍然有限。对手术切除后的微小残留病变（minimal residual disease，MRD）进行精确、基于分子的评估的潜力，将具有改变实践的意义。因此，ctDNA已越来越多地被纳入到几个关键的新辅助免疫治疗临床试验中。在CheckMate-816的探索性分析中，新辅助化疗免疫治疗比单独化疗ctDNA的清除率更高。重要的是，ctDNA清除似乎与改善的EFS和pCR相关。在NADIM Ⅰ的长期随访中，研究人员还发现，完成新辅助化疗联合免疫治疗后，ctDNA检测不到的这部分患者的PFS和OS均有改善。目前一些研究正在评估ctDNA，特别是MRD的作用，用以以预测复发并可能提供适当的治疗策略（NCT04385368；NCT04642469）。当然，目前ctDNA仍然面临一些重要的限制和挑战，包括如何在肿瘤负荷低的患者中可靠地捕获ctDNA，尚缺乏各种检测平台的标准化和协调，以及需要建立最佳的术后随访检测时间点。

四、结论及展望

新辅助免疫治疗是一种改善可切除非小细胞肺癌患者预后的新方法。通过利用这些药物的抗肿瘤免疫作用以及与其他药物的联合抗肿瘤作用，达到了肿瘤降期、增加手术完成率/R0切除率/MPR率/pCR率、改善EFS和OS的目标，给患者带来了益处。在接下来的时间里，全世界研究者正在积极寻找最优的治疗模式的探索，最优治疗时间的探索和最优生物标志物的探索，为更高的提高患者的生存率而努力。

第二节 不可切除局部晚期非小细胞肺癌免疫治疗实践及进展

一、不可切除局部晚期非小细胞肺癌的定义

肺癌是我国发病率和致死率最高的恶性肿瘤。据国家癌症中心公布的数据显示，2016年我国新发肺癌病例约83万，因肺癌导致死亡病例约66万。其中，非小细胞肺癌（non-small cell lung cancer，NSCLC）占肺癌的85%，约20%是局部晚期（Ⅲ期）不可切除NSCLC，其5年生存率为13%～36%。Ⅲ期NSCLC具有临床和病理高度异质性，范围从T1到T4，N0到N3。Ⅲ期不可切除NSCLC主要包括手术技术上不可切除及肿瘤学意义上的不可切除。我国《Ⅲ期非小细胞肺癌多学科诊疗专家共识（2019版）》认为，不可切除的Ⅲ期NSCLC主要包括侵犯食管、心脏、主动脉、肺静脉的T4，单站N2纵隔淋巴结短径≥3cm或多站淋巴结融合成团（CT上淋巴结短径≥2cm）的N2患者，以及全部N3患者。亚洲胸部肿瘤研究组专家共识认为不可切除的Ⅲ期NSCLC主要包括侵犯重要结构的T4、多站N2淋巴结受侵和全部N3患者。《中华医学会肺癌临床诊疗指南（2023版）》认为Ⅲ期不可切除的NSCLC包括以下几类：同侧多枚成团或多站纵隔淋巴结转移［ⅢA（T1～3N2）或ⅢB（T3～4N2）］；对侧肺门、纵隔淋巴结，或同侧、对侧斜角肌或锁骨上淋巴结转移［Ⅲb、Ⅲc（T1～4N3）］；不可或不适合切除肿瘤包括部分肺上沟瘤［主要指肿瘤侵犯椎体超过50%，臂丛神经受侵犯，食管、心脏或气管受侵犯等，ⅢA（T3N1、T4N0～1）］。

二、传统放化疗的治疗实践和研究进展

对于不可切除的局部晚期NSCLC患者，放疗是主要的局部治疗手段。20世纪60年代后期的研究显示对于局部晚期不可切除的NSCLC患者，放疗相比安慰剂可以改善患者预后，从此单纯放疗成为后续20余年的标准治疗手段，但单纯放疗患者获益有限，中位总生存时间（overall survival，OS）仅1年左右。1990年，Dillman等开展的一项随机对照试验显示，在放疗的基础上联合化疗，可以延长患者OS约4个月（13.8个月 vs 9.7个月），5年生存率也由单纯放疗的约6%升高到17%，放化疗成为局部晚期不可切除NSCLC的标准治疗模式。化疗联合放疗的时间顺序成为后续研究的重点，2005年发表的NPC-9501研究（16.3个月 vs 14.5个月）、2011年发表的RTOG 9410研究（17.0个月 vs 14.6个月）等多项临床研究发现，同步放化疗较序贯放化疗可延长患者的OS。2010年，Aupérin等纳入6项研究、1205例患者的Meta分析发现，同步放化疗较序贯放化疗3年和5年OS的绝对获益率分别为5.7%和4.5%，因此同步放化疗在相当长时间里成为局部晚期不可切除NSCLC的标准治疗模式。若患者无法耐受同步放化疗，序贯放化疗优于单纯放疗，增加放疗剂量有可能改善患者生存，建议行2～4个周期化疗评估后再行放疗。若患者无法耐受放化疗综合性治疗［患者一般情况差，伴内科合并症，体质明显下降和（或）患者意愿］，单纯放疗是标准治疗。尽管对于大负荷肿瘤，临床上通过诱导化疗来降低肿瘤体积，获得放化疗同步治疗

机会，但无证据显示诱导化疗能提高生存获益。对于潜在转移风险大或同步期间化疗未达到足量的患者，可考虑应用巩固化疗。

尽管几十年来在放疗技术及化疗方案上不断探索改进，但是同步放化疗的效果并不理想，患者的5年生存率仅有15%～25%，所以迫切需要新的治疗模式来改善此类患者的预后。

三、以放化疗为基础的免疫治疗的临床实践及研究进展

（一）放化疗后免疫巩固治疗模式

1. 同步放化疗后PD-L1药物的免疫巩固治疗
在应用免疫治疗之前，不可手术切除的局部晚期非小细胞肺癌患者标准治疗后的中位OS为14.5个月。2017年的PACIFIC试验报告了令人鼓舞的数据，开启了免疫治疗的新纪元。这是一项随机、双盲的Ⅲ期试验，评估了713例不可手术切除的Ⅲ期NSCLC患者。在至少2个周期的标准同步放疗和以顺铂为基础的化疗后，没有疾病进展的患者被随机分组，按2∶1的比例，患者被分配到度伐利尤单抗巩固治疗组和安慰剂组，前者接受10mg/kg的度伐利尤单抗，每2周1次，为期1年。无进展生存期（progression-free survival，PFS）和OS是主要终点。度伐利尤单抗和安慰剂组的客观缓解率（objective response rate，ORR）分别为28.4%和16.0%，度伐利尤单抗组中位有效持续时间更长（72.8% vs 46.8%的患者在18个月时持续有效）。度伐利尤单抗组和安慰剂组患者死亡或远处转移的中位时间分别为23.2个月和14.6个月。3级或4级的不良反应发生率分别为29.9%和26.1%，最常见的3～4级不良反应为肺炎（分别为4.4%和3.8%）。导致治疗中断的最常见不良反应是放射性肺炎（度伐利尤单抗组和安慰剂组分别占比6.3%和4.3%）和肺炎（分别占比1.1%和1.3%）。度伐利尤单抗组中24.2%的患者和安慰剂组中8.1%的患者报告了免疫介导的不良反应。3级或4级免疫介导的不良反应分别占3.4%和2.6%。与免疫相关的不良反应最常见的是肺炎（分别为10.7%和8.1%）和甲状腺功能减退（分别为9.3%和1.3%）。2020年，欧洲肿瘤医学学会（European Society for Medical Oncology，ESMO）年会报告了4年的OS和PFS。巩固治疗组的中位OS（47.5个月 vs 29.1个月）、4年OS（49.6% vs 36.3%）、中位PFS（17.2个月 vs 5.6个月）和四年PFS（35.3% vs 19.5%）显著高于安慰剂组。亚组分析显示，在所有病例中，尤其是脑部的新病灶发生率显著下降，减少了近一半。综上所述，使用度伐利尤单抗的患者对比安慰剂组的PFS明显延长，两组的安全性相似。

然而，亚组分析显示，对于表皮生长因子受体（epidermal growth factor receptor，EGFR）阳性突变患者，治疗效果不理想。建议所有患者在初始时检测EGFR基因状态，对于EGFR阳性突变患者，不再进行度伐利尤单抗巩固治疗。PD-L1表达的事后分析显示，PD-L1＜1%的患者可能从度伐利尤单抗巩固治疗中获得PFS的临床益处，而不是OS。因此，对于PD-L1低表达水平（＜1%）的患者，应谨慎考虑度伐利尤单抗巩固治疗。

纪念斯隆凯特琳癌症中心进行了与PACIFIC研究相关的失败模式分析，回顾性分析了至少接受一次度伐利尤单抗巩固治疗的62例患者。局部复发和远处转移的发生率分别为18%和30%。此外，在远处转移组（n=18）中，寡转移率为47%，理论上这些患者有机会接受立体定向体放射治疗（SBRT）的根治性放疗。此外，2019年美国临床肿瘤学会（ASCO）会议上报告了PACIFIC研究中研究人员的另一项失败模式分析。与安慰剂组相比，度伐利尤单抗巩固治疗组的总体进展风险有所降低（45.4% vs 64.6%）。此外，胸腔内进展风险（36.6% vs 48.1%）和胸腔内进展发生率（80.1% vs 74.5%）表明，治疗组的胸腔内复发率仍然相对较高，应进一步增强局部治疗效果。约66.6%的患者在胸腔外进展组中出现1～2处寡转移，表明这些患者可能受益于SBRT控制转移。

COAST是一项Ⅱ期研究，研究单独使用度伐利尤单抗或与抗CD73单克隆抗体Oleclumab或抗NKG2A单克隆抗体Monalizumab联合作为巩固治疗的疗效评价。不可切除的Ⅲ期NSCLC、ECOG状态0/1且同步放化疗（concurrent chemoradiotherapy，CCRT）后无进展的患者被随机分配1∶1∶1，在CCRT后≤42天，单独接受度伐利尤单抗或联合Oleclumab或Monalizumab治疗，长达12个月。主要终点是研究者评估的客观缓解率。结果显示：2019年1月至2020年7月期间，189名患者被随机分配。中位随访时间为11.5个月。与单用度伐利尤单抗（ORR=17.9%）相比，度伐利尤单抗加Oleclumab（ORR=30.0%）和度伐利尤单抗加Monalizumab（ORR=35.5%）确认的ORR在数值

上更高，差异分别为12.1%和16.7%。与单用度伐利尤单抗相比，两种组合均延长了PFS（加Oleclumab：HR=0.44；加Monalizumab：HR=0.42），并且显示出更高的12个月PFS率（加Oleclumab：62.6%；加Monalizumab：72.7% vs 单独的度伐利尤单抗：33.9%）。结果提示，与单独的度伐利尤单抗相比，两种组合都增加了ORR并延长了PFS。各组的安全性相似，两种组合均未发现新的或重要的安全信号。

2. 同步放化疗后PD-1药物的免疫巩固治疗 LUN14-179是一项Ⅱ期单臂研究，旨在评估不可手术切除Ⅲ期NSCLC患者同步放化疗后，PD-1抑制剂帕博利珠单抗巩固治疗的安全性和有效性。在92例有效病例中，中位PFS为18.7个月，中位OS为35.8个月；1年、2年和3年的OS率分别为81.2%、62.0%和48.5%。有19.6%的患者因不良反应终止用药，主要的3/4级反应为肺炎（5.4%）、呼吸困难（5.4%）、乏力（4.3%）和腹泻（4.3%）。通过对比LUN14-179研究和PACIFIC研究可以发现，LUN14-179研究的PFS、OS，以及不良反应发生情况与PACIFIC研究类似，但还需要Ⅲ期随机对照临床试验的进一步确认。

3. 序贯放化疗后免疫巩固治疗 在真实世界中，受限于毒性反应等因素，并非所有局部晚期NSCLC患者都有机会接受CCRT，CCRT的使用率仅为30%～55%，而序贯放化疗（sequential chemoradiotherapy，SCRT）是一种常见的替代方案。GEMSTONE-301研究是全球第一个探索CCRT或SCRT后免疫巩固治疗的Ⅲ期注册随机对照临床研究，探索的药物是PD-L1抑制剂舒格利单抗。该研究除接受CCRT患者外，还纳入了一部分接受SCRT的患者，覆盖人群更广，也更符合中国的临床实践；另外，GEMSTONE-301研究排除了东亚人群中更常见的 EGFR/ALK 等突变，减少了这部分患者可能带来的异质性。结果显示，相比于安慰剂对照组，舒格利单抗组由独立评审委员会评估的PFS明显延长（9.0个月 vs 5.8个月，HR=0.64，$P=0.0026$），并在CCRT和SCRT亚组中均有显著获益。不良反应方面，舒格利单抗组（$n=255$）和安慰剂组（$n=126$）分别有22例（9%）和7例（6%）患者发生3/4级治疗相关不良事件，最常见的是肺炎（<1%）。GEMSTONE-301研究与PACIFIC研究在PFS上的差异有统计学意义，一方面由于前者纳入预后相对较差、接受了SCRT的受试者，还可能与前者纳入的受试者分期更晚有关（ⅢB/ⅢC患者的比例更高）——GEMSTONE-301研究与PACIFIC研究中，ⅢA期的患者占比分别为不足30%和53%。该研究提示舒格利单抗可以作为Ⅲ期不可切除NSCLC患者接受同步放化疗或序贯放化疗的巩固治疗选择，也进一步证实了该治疗模式在同步/序贯放化疗患者中的可行性。

PACIFIC-6研究是一项多中心、开放标签、单臂临床研究，研究入组组织病理学确认的不可手术Ⅲ期NSCLC患者，符合入组标准的患者接受SCRT后进行每4周一次的度伐利尤单抗（上限为24个月）维持治疗，直至疾病进展、出现不可耐受的不良反应或撤销知情同意。主要研究终点为6个月内出现的3/4级的可能相关不良反应（PRAE），次要研究终点包括OS和PFS。2023年ESMO会议对PACIFIC-6研究的最终分析结果进行了展示。结果显示，截至2023年3月20日，研究共招募117例患者。入组的患者中，59.8%的患者体能状态评分（PS）为1或2，65.8%的患者年龄≥65岁，63.2%的患者为ⅢB或ⅢC期，且几乎所有患者（98.3%）既往/现在存在合并症，主要包括心血管（59.0%）、呼吸系统（53.0%）和代谢性（51.3%）疾病。研究中位治疗持续时间为41.0周（4～108周）。在治疗最初的6个月内有4.3%的患者发生3/4级PRAE，整个治疗过程中有6.0%的患者出现3/4级PRAE。肺炎是最常见的PRAE（任何级别发生率为17.1%，3/4级发生率为1.7%）。27.4%的患者因任意原因所致不良事件而停用度伐利尤单抗。在中位随访32.6个月后，中位OS为39.0个月，3年OS率为56.5%，中位PFS为13.1个月。由此可以看出，SCRT后度伐利尤单抗巩固治疗具有可控的安全性，并展示出了良好的抗肿瘤效果。

4. 双药免疫巩固治疗 PD-1或PD-L1抑制剂的巩固治疗显著提高了不可手术切除的局部晚期NSCLC患者在同步放化疗后的OS。然而，CTLA-4和PD-1抑制剂的双重免疫治疗的安全性和有效性尚不明确。在2020年ASCO年会报告的LUN16-081试验中，这是一项随机、多中心的Ⅱ期临床试验，共招募了105例接受化疗的不可手术切除的ⅢA/ⅢB期NSCLC患者。患者被随机分配到纳武利尤单抗（PD-1）组和纳武利尤单抗/伊匹木单抗（CTLA-4抑制剂）组，比例为1∶1。两组分别接受480mg的纳武利尤单抗静脉注射，每4周一次；纳武利尤单抗3mg/kg静脉注射，每2周一次，联合伊匹木单抗1mg/kg静脉注射，每6周一次，共24周。安全性在50名患者中进行了分析，数据显示，纳武利尤单抗/伊匹木单抗组的不良事件发生率高于纳武利尤单抗组。仅使用纳武利尤单抗组的结果与其他免疫治疗药物的先前研究一致。上述数据表明，在同步放化疗后的纳武利尤单抗巩固治疗可能是有前景的。

对50名患者的中期安全性分析显示，纳武利尤单抗/伊匹木单抗组的不良事件发生率高于纳武利尤单抗组（18%）。随后的数据更新显示，两组的18个月PFS率分别为62.3%和67%，中位PFS分别为25.8个月和25.4个月，估计的18个月和24个月的OS率分别为82.1%和76.6%对85.5%和82.8%（2022年ASCO年会）。这些数据为在同步放化疗后的纳武利尤单抗巩固治疗提供了新的思路。由于安全性和有效性原因，不推荐使用双重免疫治疗结合巩固治疗。

（二）放化疗同步免疫治疗模式

PD-1抑制剂和胸部照射的同步实施在小鼠模型中被发现可以增强抗癌免疫反应。PACIFIC研究的探索性分析也表明，在CCRT后更早（≤14天）地给予度伐利尤单抗治疗可能获益更多。因此，PD-1/PD-L1抑制剂与CCRT同步实施具有潜在的临床获益。不过，几项临床前研究表明，胸腔照射同时给予PD-1抑制剂将显著增加心肺毒性。目前，局部晚期NSCLC的免疫同步治疗模式尚处于早期探索阶段，多数已报道的临床研究结果仅局限于安全性和近期疗效方面。

DETERRED试验是一项涉及两个部分的Ⅱ期研究。第一部分中，患者接受CCRT治疗，然后接受阿替利珠单抗巩固治疗，每2个周期，持续1年（$n=10$）。第二部分将阿替利珠单抗提前至CCRT阶段，然后结合阿替利珠单抗进行巩固治疗，每2个周期，阿替利珠单抗维持治疗1年（$n=30$）。第一和第二部分的中位PFS分别为18.6个月和13.2个月，中位OS分别为22.8个月和未达到。与PACIFIC试验相比，第一部分的PFS相似，但OS较差。第二部分将阿替利珠单抗提前至CCRT阶段，PFS相比第一部分或PACIFIC试验没有改善。第一部分和第二部分的3级及以上免疫相关不良事件发生率（30% vs 20%）和2级以上肺炎发生率（10% vs 16%）相当，表明安全性可接受。然而，该研究受限于小样本量（$n=40$），缺乏明确证据支持在CCRT期间使用免疫治疗。

NICOLAS试验是一项单臂Ⅱ期试验，旨在分析纳武利尤单抗联合CCRT在不可手术切除的局部晚期Ⅲ期NSCLC中的疗效和安全性。共招募了79名患者，这些患者接受了纳武利尤单抗360mg每3周一次的治疗，联合CCRT（以顺铂加依托泊苷/培美曲塞/长春瑞滨或卡铂加依托泊苷/培美曲塞/长春瑞滨为化疗方案），然后进行纳武利尤单抗480mg巩固治疗，持续1年。主要结果是测量放疗后6个月内发生的3级及以上肺炎（CTCAE v4.0）。共发生了165起放疗相关不良事件，包括22起3级、3起4级和1起5级不良事件（支气管肺出血、食管瘘）。共发生了240起免疫相关不良事件，包括26起3级、5起4级和4起5级不良事件（结肠炎、肺纤维化、自身免疫性疾病、肺炎）。总体上，共有77名患者至少接受了一次试验，无论是否与治疗相关，包括34名患肺炎的患者（其中7名为3级，1名为5级），24名患食管炎的患者（其中5名为3级），以及27名呼吸困难的患者（其中2名为3级）。总体不良事件发生率较高。此外，79名患者中有6名发展为5级毒性。中位PFS和OS分别为12.7个月和38.8个月，高于PROCLAIM试验报告的中位PFS（9.8个月）。然而，与PACIFIC试验报告的中位PFS（17.2个月）和OS（47.5个月）相比，生存数据并不令人振奋。考虑到安全性和有效性，不建议在CCRT期间额外进行免疫治疗。

帕博利珠单抗同步模式也有类似的探索。一项Ⅰ期临床试验表明，3级及以上不良事件发生率为18%，21例接受至少1剂帕博利珠单抗的患者中位PFS为18.7个月，19例接受至少2剂帕博利珠单抗治疗的患者中位PFS为21.0个月。KEYNOTE-799试验中，将患者分为A队列（鳞癌＋非鳞癌）及B队列（仅非鳞癌），两组在给予帕博利珠单抗联合化疗诱导治疗1个周期后，行帕博利珠单抗联合CCRT，接着行帕博利珠单抗巩固治疗。两组的客观缓解率分别为71.4%和75.5%，且与PD-L1表达、肿瘤组织学类型无关。A队列中位PFS为30.6个月，2年PFS率为55.3%；B队列中位PFS未达到，2年PFS率为60.6%。≥3级的肺炎发生率分别为8.0%和6.9%，提示该综合治疗模式不良反应可耐受。

PACIFIC-2是一项随机、双盲研究。世界卫生组织（World Health Organization，WHO）体能状态（PS）为0/1且经组织学/细胞学确认为Ⅲ期未经治疗的NSCLC患者，按2∶1的比例随机分配接受标准治疗（standard of care，SOC）CCRT联合度伐利尤单抗（D）或安慰剂（placebo，PBO）静脉注射每4周1次，根据年龄和疾病阶段进行分层。随后，患者接受巩固治疗D/PBO，直至出现病情进展、不可接受的毒性、同意撤回或满足其他中断标准。主要终点是PFS，由盲态独立中心审查委员会（BICR）根据RECIST v1.1标准评估。在随机化的327/328名接受治疗的患者中（D组219例，PBO组108例），D组相比PBO组有更高比例的T4肿瘤患者（57.5% vs 48.6%）以及鳞状细胞组织学类型（55.3% vs 47.7%）。截至2023年9月7日，患者的中位随访时间为30.5个月。与PBO相比，D组患者的PFS显示改善趋势，但无统计学意义（HR = 0.85；95% CI：0.65 ~ 1.12；P = 0.247）；中位PFS分别为13.8个月和9.4个月。在OS方面没有显著差异（HR = 1.03；95% CI：0.78 ~ 1.39；P = 0.823）；中位OS分别为36.4个月和29.5个月。3/4级任何原因不良事件在D组和PBO组中的发生率分别为53.4%和59.3%；分别有25.6%和12.0%的患者因不良事件停止使用D/PBO（前4个月内D/PBO停用的比例分别为14.2%和5.6%）；分别有47.0%和51.9%的患者出现了严重不良事件；分别有13.7%和10.2%的患者出现了导致死亡的不良事件。肺炎/放射性肺炎的发生率在D组和PBO组分别为28.8%和28.7%。在PACIFIC-2研究中，与单独的CCRT相比，同时使用度伐利尤单抗和CCRT未显示明显的改善治疗效果。总体而言，度伐利尤单抗和CCRT的安全性和耐受性与已知特性一致。研究者认为对于未发生进展的不可切除的Ⅲ期NSCLC患者，采用CCRT以及度伐利尤单抗巩固治疗仍然是标准治疗方案。

ECOG-ACRIN EA5181是一项正在进行的前瞻性、随机试验，旨在研究在局部晚期、不可切除的NSCLC患者中，将度伐利尤单抗添加到CCRT中，并进行为期一年的度伐利尤单抗巩固治疗，是否能比仅接受CCRT后再进行为期一年的度伐利尤单抗巩固治疗更能延长OS。

（三）免疫诱导治疗后同步放化疗模式

虽然当前学术界更多关注放疗的免疫调节作用，一些证据也显示出免疫治疗本身的反应会影响放疗的效果。例如，在动物模型中，肿瘤放疗的效果在一定程度上依赖于功能性T细胞反应，增强功能性T细胞免疫反应可以使放疗更加有效。另一方面，PD-1抑制剂可以通过改造肿瘤局部免疫微环境，从而提高NSCLC患者接受包括挽救性化疗在内的常规治疗的疗效。这些研究结果奠定了免疫诱导治疗的理论基础，目前该治疗模式已处于早期临床探索阶段。2020年，在ASCO年会上梅奥诊所进行的AFT-16试验是一项单臂Ⅱ期临床试验，涉及13个医疗中心的64名受试者。局部晚期NSCLC患者在接受4个周期的阿替利珠单抗诱导治疗后接受CCRT，然后继续接受阿替利珠单抗巩固治疗。共有62名患者至少接受过一次阿替利珠单抗干预。经过12周的诱导治疗，疾病控制率（DCR）达到77.4%，在6周的诱导治疗后为75.8%。阿替利珠单抗诱导治疗开始后12个月和18个月的PFS率分别为66%和57%，中位PFS为23.7个月，18个月的OS率为84%。在这项试验中，49名受试者接受了PD-L1的检测。PD-L1 < 1%组和PD-L1 > 1%组的DCR分别为82.4%和90.9%。因此，疗效是有希望的。不良事件大部分为1级，包括甲状腺功能亢进、甲状腺功能减退、皮疹、过敏、结肠炎和吉兰-巴雷综合征，表明阿替利珠单抗的诱导免疫治疗的安全性是可以接受的。因此，诱导免疫治疗加同步放化疗随后进行维持免疫治疗的模式呈现出了初步的疗效，有待更大范围随机对照临床试验的验证。

四、免疫治疗降期后的转化手术

局部晚期不可切除NSCLC患者的肿瘤异质性高，抗原表达也高。免疫治疗降期转化手术模式与PACIFIC模式的不同之处在于前者将免疫治疗置于治疗初期，类似于新辅助治疗，可以利用免疫治疗的"长拖尾效应"，而后者则是在放化疗刺激肿瘤抗原释放后再加入免疫治疗。对于不可切除的Ⅲ期NSCLC患者的免疫转化治疗，2020年以来相关专家共识指出：不可切除的局部晚期NSCLC（尤其是选择性N2和T4期患者）可考虑应用免疫诱导联合化疗或免疫单药，待降期后，重新评估手术的可行性。

目前关于免疫治疗降期后的转化手术研究仍然较少。2018年，Bott等报道了22例不可切除的晚期肿瘤患者（包括肺肿瘤、黑色素瘤等）在免疫治疗后进行肺残存病灶切除（11例肺叶切除），R0切除率为95%，术后90天内无死亡发生，2年OS率为77%。这表明免疫治疗后肺叶切除是安全可行的。NADIM研究表明，对于ⅢA期NSCLC患者，术前3个疗程的纳武利尤单抗联合化疗后降期率高达90%，病理完全缓解（pCR）率达到63%，主要病理学缓解（MPR）率达到83%。这是迄今为止最高的pCR率和MPR率。近期公布的3年PFS率和OS率分别为81.1%和91.0%。NADIM研究使可切除的ⅢA期NSCLC有望达到治愈。Ⅲ期临床试验CheckMate 816研究纳入ⅠB~ⅢA期可切除的NSCLC患者，术前应用3个疗程的免疫治疗联合化疗比单纯新辅助化疗提高了约3倍的MPR率（36.9% vs 8.9%）和约9倍的pCR率（24.0% vs 2.2%）。以上研究提示，免疫治疗联合化疗为肺癌患者带来了显著降期效果和较优的病理缓解率。

自2018年起，已有一系列关于局部晚期不可切除NSCLC患者经免疫治疗联合化疗降期后行根治性切除的个案报道。然而，免疫治疗降期转化手术是否安全、可行且为患者带来生存获益仍需进一步研究。Chen等报道了7例ⅢA期和5例ⅢB期患者在免疫治疗联合化疗诱导降期后行手术治疗，中位随访时间为18个月，11例患者无疾病进展。Deng等回顾性分析了51例ⅢB期不可切除的NSCLC患者经免疫治疗联合化疗后行手术的临床资料，其中31例患者降期后接受根治性手术切除，5例（16.1%）患者出现围手术期并发症，22例（71.0%）患者达到淋巴结降期，10例（32.3%）患者达到MPR。降期后手术与降期后未手术及未降期未手术的患者PFS分别为27.5个月、16.7个月和4.7个月。Boch等报道了13例伴寡转移的Ⅳ期NSCLC患者在免疫治疗或免疫联合化疗后行原发灶切除，术后病理显示54%的患者达到pCR，69%的患者达到MPR。在随访期间，MPR和pCR患者均无疾病进展，中位随访时间为9（3~28）个月。

综合来看，免疫治疗的降期率和切除率优于放化疗和靶向治疗，未来免疫治疗后的转化手术可能会在局部晚期不可切除NSCLC的治疗中占据越来越重要的地位。然而，目前免疫治疗转化手术也存在一些问题，如缺乏可靠的预测免疫治疗效果的生物标志物，通常PD-L1高表达的患者效果较好，但一些PD-L1表达阴性的患者在免疫联合化疗后也取得了良好的降期效果。此外，降期后的精准分期评估也是一个难题。目前主要根据免疫相关RECIST标准（iRECIST）评估治疗反应，但免疫治疗后可能出现一些假进展情况难以识别。正电子发射计算机断层显像（positron emission tomography-computed tomography，PET/CT）通过病灶体积及标准摄取值变化相比CT的径线测量可以更好地评估免疫治疗后的反应情况。未来若结合循环肿瘤DNA变化，可更精准地评估患者的治疗反应。

五、特殊人群的免疫治疗

1.老年人群　近年来，PACIFIC模式在老年人群中也被证实为安全有效。在PACIFIC研究中，针对年龄大于或等于70岁的患者的亚组分析显示，度伐利尤单抗组和安慰剂组的中位PFS分别为12.3个月和6.1个月（HR=0.62），中位OS分别为29.0个月和26.9个月（HR=0.78）。3级肺炎发生率为7.9%，5级肺炎发生率为2.0%，均在可接受范围内。因此，老年人群在CCRT后接受度伐利尤单抗巩固治疗仍能获益，并且不良反应相对可控。

2.PD-L1表达阴性人群　在PACIFIC研究中，PD-1/PD-L1信号转导通路通过负向调节T细胞介导的免疫反应，成为肿瘤逃避抗原特异性T细胞免疫反应的主要机制。众多临床研究显示，PD-L1表达与晚期NSCLC免疫治疗的效果呈正相关。然而，PD-L1表达与局部晚期NSCLC接受PACIFIC模式疗效的相关性一直存在争议。根据治疗前肿瘤细胞表面PD-L1表达水平进行的亚组分析显示，与安慰剂相比，度伐利尤单抗在所有亚组中均显著改善了PFS。然而，在PD-L1表达<1%的人群中，度伐利尤单抗未能改善OS（HR=1.14，33.1个月 vs 45.6个月）。不过，在PD-L1阴性人群中的OS结果HR可信区间较宽，且PD-L1表达的阴性或阳性并非事先预设的分层因素，该结论仍有待进一步探讨。在另一项纳武利尤单抗联合标准CCRT的研究（NICOLAS）中，PD-L1<1%亚组与PD-L1≥1%亚组的PFS差异无统计学意义。此外，PD-L1表达状态会随着放化疗发生改变；其在局部晚期NSCLC患者中的预后和预测价值仍有待进一步探索。

3.驱动基因阳性人群　多项研究表明，驱动基因阳性（尤其是*EGFR*突变和*ALK*融合）的NSCLC对PD-1/PD-L1抑制剂的反应较差，且更易发生免疫相关不良事件。Borghaei等对晚期NSCLC患者使用纳武利尤单抗治疗效果的亚组分析中得出，EGFR突变患者使用纳武利尤单抗相对于多西他赛的HR为1.18。涵盖5项临床试验（CheckMate-017、CheckMate-057、KEYNOTE-010、OAK和POPLAR）的一项汇总分析也证实，仅在EGFR野生型组中观察到OS延长，而在EGFR突变组未观察到这一现象。PACIFIC研究的事后分析显示，EGFR阳性患者的中位PFS为11.2个月，而安慰剂组为13.0个月（HR=0.76）；度伐利尤单抗组的中位OS为30.4个月，而安慰剂组为26.1个月（HR=1.02），表明EGFR阳性患者从度伐利尤单抗中获益有限。GEMSTONE-301研究也排除了EGFR/ALK/ROS1突变患者。2020年ASCO报告的LUN16-081研究中，纳武利尤单抗联合伊匹木单抗双免疫巩固治疗在PD-L1表达阳性人群中的OS率为85.5%，在EGFR突变患者中仅为62.5%。尽管如此，如何优化驱动基因阳性患者的治疗方案仍需更多研究。

六、结语

随着免疫治疗的发展，不可手术切除的局部晚期NSCLC患者的预后得到了显著改善。PACIFIC研究等证据表明，在同步放化疗后进行免疫巩固治疗能够显著延长患者的无进展生存期和总生存期。因此，目前不可手术切除的局部晚期NSCLC的标准治疗仍然是根治性放化疗，随后进行巩固免疫治疗。然而，对于驱动基因阳性、PD-L1低表达以及高龄患者等特殊人群的免疫治疗方案仍需进一步研究。目前，同步放化疗和同步免疫治疗的疗效没有显著提高，其安全性也需要进一步验证。诱导免疫治疗，随后进行同步放化疗和维持免疫治疗是一种有前景的治疗模式，相关的临床数据有望在未来报道。我们期待更多的临床试验和真实世界研究，将帮助我们进一步优化免疫治疗在不可手术切除的局部晚期NSCLC中的应用，提供更加个性化的治疗方案，以提高患者的生存质量和生存率。

第三节 晚期非小细胞肺癌免疫治疗实践及进展

一、晚期非小细胞肺癌免疫治疗实践

非小细胞肺癌（NSCLC）是肺癌的一种常见类型，占所有肺癌的85%以上，约55%的NSCLC患者初诊时已为Ⅳ期。Ⅳ期NSCLC预后差，传统治疗手段主要为系统性化疗，但疗效有限，5年生存率很低。随着诊疗技术的发展，晚期NSCLC的治疗已逐渐走向精准化模式：基于临床诊断和分子分型，对于驱动基因阳性患者进行小分子靶向药物为基础的治疗，而对于驱动基因阴性的患者则进行以PD-1/PD-L1的免疫检查点抑制剂（ICI）为基础的免疫治疗。无论是单药治疗，还是联合化疗，或是其他治疗手段，均已占据了重要的地位。

1. 晚期非小细胞肺癌免疫单药治疗实践　为了评估免疫单药相比于含铂药物化疗治疗晚期NSCLC的疗效和安全性，开启了多个前瞻性随机Ⅲ期临床试验。在多种潜在的生物标志物中，PD-L1高表达（≥50%）（肿瘤比例评分，tumor proportion score, TPS）一直是抗PD-1/PD-L1抑制剂治疗疗效的最有效预测生物标志物。数据表明，免疫单药治疗可显著改善PD-L1≥50%的晚期NSCLC患者中患者结局。很多指南也将免疫单药治疗作为PD-L1≥50%的NSCLC一线方案，免疫治疗正式成为和化疗，靶向药物平行的一线主流选择。

（1）帕博利珠单抗（Pembrolizumab）：在帕博利珠单抗一线单药治疗PD-L1阳性NSCLC研究中，2015年的KEYNOTE-001研究显示，PD-L1≥50%的患者中，5年生存率为29.6%。而随后的KEYNOTE-024研究针对的是帕博利珠单抗与含铂化学治疗用于PD-L1阳性NSCLC患者的比较，通过研究306例PD-L1肿瘤比例评分（TPS）≥50%，EGFR突变及ALK重排检测阴性患分别接受帕博利珠单抗和含铂化疗治疗，帕博利珠单抗比化疗更具优越性：mPFS延长4.3个月、中位总生存期（median overall survival, mOS）延长15.8个月、客观缓解率（ORR）显著改善（44.8% vs 27.8%）、不良反应发生率更低。随后Pembrolizumab在2016年被FDA批准用于PD-L1 TPS≥50%且无驱动基因突变NSCLC患者一线治疗。2020年6月1日更新的KEYNOTE-024研究中，在PD-L1表达阳性［肿瘤细胞阳性比例（TPS）≥50%］的患者中帕博利珠单抗组5年生存率为31.9%，近似于含铂化疗组（16.3%）的2倍，而中位肿瘤患者总生存期（OS: 26.3个月）较含铂化疗组（13.4个月）相比也几乎翻倍。在KEYNOTE-024之后，启动了一项随机、开放标签、对照的Ⅲ期试验KEYNOTE-042。该研究纳入中国人群，且扩大PD-L1 TPS≥1%。结果提示帕博利珠单抗组显著延长中位OS（16.7个月 vs 12.1个月）。在PD-L1 TPS表达≥50%的肿瘤中观察到延长生存期的最佳效果。（20个月 vs 12.2个月）。2018年KEYNOTE-042研究中，PD-L1≥50%患者，3年生存率达到了31%，较化疗组提升近1倍。基于这些数据，对于PD-L1≥50%、驱动基因突变阴性的晚期NSCLC患者，中国临床肿瘤学会（Chinese

Society of Clinical Oncology，CSCO）、美国国立综合癌症网络（NCCN）推荐帕博利珠单抗单药为一线治疗。

（2）阿替利珠单抗（Atezolizumab）：IMPOWER-110研究分别给予非鳞及鳞状NSCLC患者阿替利珠单抗和含铂化疗治疗，根据PD-L1检测结果和肿瘤突变负荷比较二者OS、PFS差异，结果显示，ORR明显较高的一组是阿替利珠单抗组（44.8%），化疗组（27.8%）较低；阿替利珠单抗组的PFS（8.1个月）、OS（20.2个月），化疗组的PFS（5.0个月）、OS（13.1个月）均得到明显改善；阿替利珠单抗组3级以上AE发生率（30.1%）明显更低，化疗组（52.5%）明显较高。因此，晚期NSCLC患者（*EGFR/ALK*阴性的PD-L1≥50%），NCCN和CSCO均推荐阿替利珠单抗单药用于一线治疗。

（3）西米普利单抗（Cemiplimab）：EMPOWER-Lung1研究中，通过对PD-L1高表达（TPS≥50%）患者分别予以西米普利单抗及单纯化疗治疗，结果表明：西米普利单抗组及化疗组中位随访时间分别为10.8个月、10.2个月，西米普利单抗可提高ORR（36.5% *vs* 20.6%），PFS（8.2个月 *vs* 5.7个月）均得到明显好转，3级以上AE发生率较低（37.2% *vs* 48.5%）。此外，两组24个月OS估计率分别为50%和27%。基于以上研究，西米普利单抗于2021年被FDA批准用于PD-L1 TPS≥50%且无基因突变晚期NSCLC患者一线治疗。西米普利单抗的出现为晚期NSCLC患者治疗提供了新的方案。

2. 晚期非小细胞肺癌免疫联合化疗治疗实践

免疫单药在PD-L1阳性人群中显示出较好的疗效，但真实世界中PD-L1高表达的晚期NSCLC患者不到1/4，如何进一步扩大免疫治疗获益人群？研究显示免疫联合化疗可以导致免疫原性细胞死亡，增加肿瘤抗原暴露，促进抗原呈递和T细胞活化，理论上免疫与化疗联合可以达到协同增效的目的，最大化免疫治疗潜能。目前的研究探索逐渐向联合治疗转变，无论是鳞癌还是非鳞癌，免疫联合化疗的协同作用都在临床研究中得到了证实。

（1）帕博利珠单抗联合化疗：首项研究即KEYNOTE-021，帕博利珠单抗＋培美曲塞＋卡铂能够使PFS延长，提高ORR。在此基础上开展了KEYNOTE-189、KEYNOTE-407研究，KEYNOTE-189研究显示帕博利珠单抗联合培美曲塞和铂类较单纯化疗治疗晚期*EGFR/ALK*野生型非鳞NSCLC患者，在交叉率为57%的情况下，与单独化疗相比，帕博利珠单抗＋培美曲塞＋铂类药物组的PFS和OS均有显著改善，其中中位OS分别为22.0个月 *vs* 10.6个月，且联合治疗组5年生存率为19.4%，化疗组为11.3%。在KEYNOTE-189试验中，所有PD-L1亚组都有获益，脑或肝转移患者也可获益。此外，一项探索性分析指出，无论*KRAS*、*KEAP1*或*STK11*突变状态和肿瘤组织或血液中的肿瘤突变负荷（TMB）如何，帕博利珠单抗组均有获益。

对于鳞状mNSCLC，KEYNOTE-407试验经过3年随访证实，尽管交叉率达51%，但与卡铂＋白蛋白结合型紫杉醇化疗相比，帕博利珠单抗联合化疗可改善PFS（8.0个月 *vs* 5.1个月）和OS（17.2个月 *vs* 11.6个月）。无论PD-L1≥1%或<1%，帕博利珠单抗组PFS获益相似，但OS获益仅见于PD-L1≥1%亚组患者中。基于这些结果，帕博利珠单抗联合含铂化疗被批准用于晚期NSCLC一线治疗。

（2）阿替利珠单抗联合化疗：IMpower132试验比较了阿替利珠单抗联合化疗和单纯化疗方案，结果发现PFS改善，但OS未见改善。IMpower130研究首次验证PL-L1抗体联合化疗在晚期非小细胞肺癌获益，IMpower130在非鳞癌患者中对阿替利珠单抗＋卡铂＋白蛋白结合型紫杉醇与化疗进行了比较，结果显示，尽管化疗组60%的患者后续接受ICI治疗，但PFS和OS均有改善。需要指出的是，在所有PD-L1分层中，阿替利珠单抗组PFS均可获益，但根据PD-L1分层的OS无统计学意义。此外，在*EGFR*突变肿瘤中，阿替利珠单抗组和化疗组相比结局未见改善。FDA和EMA批准了IMpower-130治疗方案。

（3）卡瑞利珠单抗联合化疗：Camel研究中，通过对比卡瑞利珠单抗联合培美曲塞和铂类及单纯化疗，结果显示：卡瑞利珠单抗联合化疗较单纯化疗疗效更显著（ORR：60.5% *vs* 38.6%，mOS：27.9个月 *vs* 20.5个月，mPFS：11.3个月 *vs* 8.3个月）。2024年欧洲肺癌大会（European Lung Cancer Conference，ELCC）公布了CameL研究5年数据，结果显示与单独化疗相比，卡瑞利珠单抗联合卡铂和培美曲塞作为一线治疗，继续表现出长期且有临床意义的OS改善，尽管从化疗到免疫治疗的有效交叉率高达52.7%。卡瑞利珠单抗联合治疗的5年生存率提高了11.9%，卡瑞利珠单抗联合化疗组5年生存率达31.2%，化疗组则为19.3%，同时保持了可控的毒性。完成2年卡瑞利珠单抗治疗的患者有持久的客观缓解和显著的OS获益。这项为期5年的最新分析进一步支持卡瑞利珠单抗联合卡铂和培美曲塞作为未经治疗、无 EGFR/ALK 改变的晚期非鳞状 NSCLC 的标准治疗。

Camel-sq 研究结果显示：卡瑞利珠单抗联合卡铂加紫杉醇比单纯化疗表现出显著优势，mPFS：8.5 个月 vs 4.9 个月、mOS：未达到 vs 14.5 个月、ORR：64.8% vs 36.7%，为晚期鳞状 NSCLC 患者免疫治疗提供了一线治疗选择。2024ELCC 上公布了 CameL-sq 研究的 4 年结果更新数据。结果显示：长期随访后，卡瑞利珠单抗联合化疗持续显示有临床意义的生存获益和可控的毒性。卡瑞利珠单抗联合化疗组的 4 年 OS 率为 33.9%，比安慰剂＋化疗组高约 20%。最新数据进一步支持卡瑞利珠单抗＋化疗作为晚期鳞状 NSCLC 的一线标准治疗，无论 PD-L1 表达如何。

（4）信迪利单抗联合化疗：ORIENT 11 研究以中国非鳞 NSCLC 患者为主要研究人群，对比信迪利单抗联合培美曲塞/铂类及单纯化疗，结果显示：mPFS 显著长于对照组（8.9 个月 vs 5.0 个月），信迪利单抗联合组的 ORR 为 51.9%，安慰剂联合组为 29.8%。且相比单纯化疗组，信迪利单抗联合免疫治疗不良反应发生率更低。随后，ORIENT-11 更新的 OS 数据表明，在非鳞状非小细胞肺癌中，在化疗中加入信迪利单抗显著延长 OS。

同时，信迪利单抗联合化疗对鳞状 NSCLC 同样具有良好效果，ORIENT 12 研究通过对比信迪利单抗联合吉西他滨/铂类及单纯化疗治疗晚期鳞状 NSCLC 患者，结果显示：信迪利单抗组较单纯化疗组 mPFS 明显延长（5.5 个月 vs 4.9 个月）。尽管两组未达到 mOS，但信迪利单抗组 OS 向正优势发展。因此，基于以上研究的 PFS，信迪利单抗联合化疗作为局部晚期或转移性鳞状/非鳞状非小细胞肺癌患者的一线治疗新选择。

（5）替雷利珠单抗联合化疗：RATIONALE-304 研究在非鳞 NSCLC 中对比替雷利珠单抗联合培美曲塞/铂类及单纯化疗，结果表明，中位研究随访时间为 9.8 个月，与单独化疗相比，替雷利珠加化疗不仅 PFS 显著更长（9.7 个月 vs 7.6 个月），而且 RR 更高，反应持续时间更长，ORR（57% vs 37%）更高。本研究的结果支持替雷利珠单抗联合化疗作为非鳞状非小细胞肺癌的一线治疗选择。

替雷利珠单抗联合化疗同样受益于鳞状 NSCLC。RATIONALE-307 研究中，替雷利珠单抗联合紫杉醇（A组）或联合白蛋白结合型紫杉醇（B组），相比于单纯化疗（C组），PFS 更长（A组 vs C组：7.6 个月 vs 5.5 个月；B组 vs C组：7.6 个月 vs 5.5 个月），ORR 更高（A组 vs C组：72.5% vs 49.6%；B组 vs C组：74.8% vs 49.6%）。无论 PD-L1 表达如何，替雷利珠单抗联合化疗作为晚期鳞状非小细胞肺癌患者的一线治疗显著延长了 PFS，并具有良好的安全性/耐受性。

（6）舒格利单抗联合化疗：GEMSTONE-302 试验是我国首个同时覆盖鳞状和非鳞状 NSCLC 患者的Ⅲ期临床试验，研究结果显示，舒格利单抗联合铂类＋培美曲塞治疗 EGFR/ALK 阴性的转移性 NSCLC 对比单纯标准化疗，ITT 人群中显著延长 mPFS（9.0 个月 vs 4.9 个月），ORR 提升至 63.4%（63.4% vs 40.3%），mOS 延长（25.4 个月 vs 16.9 个月）。亚组分析中，鳞癌组 mPFS（8.3 个月 vs 4.8 个月），mOS 延长（23.3 个月 vs 12.2 个月）；腺癌组 mPFS（9.6 个月 vs 5.9 个月），mOS 延长（26.9 个月 vs 19.8 个月）。不考虑 PD-L1 表达，舒格利单抗联合化疗均可显著延长和维持 PFS。

（7）特瑞普利单抗联合化疗：CHOICE-01 研究结果显示，国产抗 PD-1 单抗特瑞普利单抗联合铂类＋培美曲塞治疗 EGFR/ALK 阴性的转移性 NSCLC 对比单纯标准化疗，显著延长 mPFS（9.7 个月 vs 5.5 个月）和 OS。2024 年 ELCC 公布的最新数据显示：相较于无 FA-PI3K-Akt 和 IL-7 信号通路突变的患者，存在突变的患者接受特瑞普利单抗联合化疗的 PFS 与 OS 获益更好，且 SWI/SNF 通路突变与更好的 PFS 相关；FA-PI3K-Akt、IL-7 信号通路突变开辟免疫治疗生物标志物新方向。

（8）斯鲁利单抗联合化疗：ASTRUM-004 研究是评估斯鲁利单抗或安慰剂联合卡铂和白蛋白结合型紫杉醇用于局部晚期或转移性鳞状 NSCLC 的一线国际多中心Ⅲ期研究，结果显示，斯鲁利单抗联合化疗组较单纯化疗组显著延长 PFS，亚裔人群尤为突出（9.9 个月 vs 5.8 个月），同时联合组带来了显著 OS 获益，亚裔人群中位 OS 达到 27.4 个月，ORR 及 DOR 较单纯化疗组均有近一倍疗效获益，且联合组安全可控，为晚期鳞状 NSCLC 提供了新的治疗选择。

（9）派安普利单抗联合化疗：AK105-302 研究得出，对于晚期鳞状 NSCLC，派安普利单抗联合化疗对比单纯化疗 ORR 为（69.7% vs 26.3%），中位 PFS 为（7.6 个月 vs 4.2 个月）。中位 OS 方面为（未达到 vs 19.8 个月），显示出了获益趋势。

（10）西米普利单抗联合化疗：EMPOWER-Lung 3研究为西米普利单抗联合含铂化疗对比安慰剂联合化疗在鳞状或非鳞状NSCLC的Ⅲ期研究，结果显示，ITT人群mPFS为8.2个月 vs 5.0个月，中位OS为21.9个月 vs 13.0个月，对于晚期NSCLC联合组均显示了获益。

（11）纳武利尤单抗联合化疗：CheckMate-026中，423名未经治疗的Ⅳ期或复发性非小细胞肺癌且PD-L1肿瘤表达水平为1%或以上的患者以1:1的比例被随机分配接受纳武利尤单抗或铂类化疗。在疾病进展时，允许从化疗到纳武利尤单抗的交叉率。主要终点为PFS。在先前未经治疗的Ⅳ期或PD-L1表达水平为5%或以上的复发性非小细胞肺癌患者中，纳武利尤单抗与PFS显著延长无关，两组之间的OS相似。与化疗相比，纳武利尤单抗的安全性良好，没有新的或意外的安全性信号。这也导致其无法作为一线治疗进入指南推荐。

3.晚期非小细胞肺癌免疫联合抗血管生成药物治疗实践　抑制血管生成是治疗肿瘤的重要策略，抗血管生成药物可通过靶向作用于血管内皮生长因子（VEGF）等信号因子，抑制其过度表达，促进肿瘤血管正常化。这与免疫治疗不直接杀灭肿瘤细胞，而致力于改造肿瘤微环境的思路不谋而合。抗血管生成药物与免疫治疗联合使用已成为当前肺癌领域探索和研究的一大方向。

IMpower150研究是首个抗血管生成药物联合免疫检查点抑制剂治疗晚期NSCLC具有PFS和OS获益的Ⅲ期临床研究。该研究按照1:1:1比例将患者随机分配至阿替利珠单抗＋卡铂-紫杉醇（ACP组）、贝伐珠单抗＋卡铂-紫杉醇（BCP组）及阿替利珠单抗＋贝伐珠单抗＋卡铂-紫杉醇（ABCP组）。在全部患者中，ABCP组相比于BCP组，中位PFS（8.4个月 vs 6.8个月）和OS（19.8个月 vs 14.9个月）显著延长，ORR（56% vs 40%）和DOR（11.5个月 vs 6.0个月）也均优于BCP组。在安全性方面，两组整体治疗相关不良反应的发生率无明显差异，且未出现新的不良事件。因此，阿替利珠单抗联合贝伐珠单抗联合卡铂/紫杉醇方案被FDA批准用于晚期无基因突变非鳞NSCLC一线治疗。PD-L1亚组探索性分析发现，在PD-L1阳性肿瘤中，ABCP组OS优于BCP组。ABCP方案获得FDA批准，但不包括*EGFR*或*ALK*突变阳性mNSCLC和TKI难治性肿瘤亚组，而EMA批准适应证则包括TKI失败后癌基因阳性肺腺癌亚组。

随后，一项单臂Ⅱ期研究进行了在PD-L1高表达非鳞状NSCLC患者中尝试去化疗模式，而仅应用贝伐珠单抗联合阿替利珠单抗。结果显示，该研究达到了主要研究终点，ORR为64.1%，次要研究终点如PFS、DOR、OS及安全性等数据有待进一步披露。这种去化疗方案是否不劣IMpower150研究的四药联合方案，有待Ⅲ期随机对照研究的证实。

为了明确患者基因组构成（如EGFR突变率）和临床实践（如培美曲塞使用）的地域差异，中国开展了IMpower151（NCT04194203）Ⅲ期研究，以评估"阿替利珠单抗＋贝伐珠单抗＋卡铂＋紫杉醇或培美曲塞（ABCP）"与BCP作为转移性非鳞NSCLC的一线治疗的有效性和安全性。研究纳入既往未接受过化疗的转移性非鳞NSCLC患者，按1:1随机分组，接受ABCP或BCP治疗，然后维持治疗，直到不可耐受的毒性或疾病进展。研究结果：共纳入305例患者，有50%的患者是非吸烟患者，伴有*EGFR*或*ALK*基因改变的患者占53%。数据截止时间2023年2月2日，中位随访时间为14个月。ABCP组和BCP组的中位INV-PFS分别为9.5个月 vs 7.1个月。INV-PFS与IRF-PFS一致。两组中位OS分别为20.7个月 vs 18.7个月，ORR分别为48.0% vs 49.7%，中位DOR分别为11.3个月 vs 8.3个月。在EGFR或ALK阳性亚组，两组间的PFS相似，ABCP vs BCP的中位INV-PFS分别为8.5个月和8.3个月。在野生型亚组，两组在数值上有所差异（10.4个月 vs 7.0个月）。无论是PD-L1＜50%还是≥50%，INV-PFS趋势相似。安全性方面：全因不良事件的发生率分别为99.3%，分别有23.0%和15.0%的患者停止治疗。全因5级不良反应发生率分别为7.9%。因此IMpower151研究在转移性非鳞NSCLC中未达到其INV-PFS的主要终点，未能复制IMpower150的阳性结果。

目前免疫联合抗血管生成治疗正在进行不断探索和研究，为晚期NSCLC治疗提供了更广的选择空间，未来免疫联合抗血管生成有望成为晚期实体瘤治疗的坚实力量。大部分多靶点小分子TKI联合免疫治疗的研究为Ⅰ/Ⅱ期探索性研究，其结果及进一步Ⅲ期研究的开展值得期待。JVDF研究的NSCLC组中，NSCLC患者接受雷莫芦单抗联合帕博利珠单抗治疗，其总体ORR为30%，mPFS为9.7个月，mOS为26.2个月。而另一项针对晚期实体瘤的ⅠB/Ⅱ期试验中，NSCLC组患者通过仑伐替尼联合帕博利珠单抗治疗，其ORR为33%，表现出仑伐替尼联合帕博利珠单抗的显著疗效。一项安罗替尼联合信迪利单抗治疗晚期NSCLC的Ⅰ期研究结果显示：ORR为72.7%、mPFS为15个月，12个月无进展控制率为71.4%。安罗替尼联合信迪利单抗的显著疗效进一步证明了免疫联合抗血管生成治疗方案的可行性。

另外一项研究：阿得贝利单抗联合法米替尼治疗PD-L1≥50%晚期NSCLC伴脑转移，是一项前瞻性、单臂研究（BRAIN-AF01）；BRAIN-AF01研究旨在评价阿得贝利单抗联合法米替尼治疗BM、PD-L1≥50%的晚期NSCLC的疗效和安全性正在进行中。期待研究结果在免疫联合抗血管生成药物在晚期NSCLC伴脑转移患者中的获益。

4.晚期非小细胞肺癌免疫联合其他免疫检查点抑制剂治疗实践　基于免疫和化疗的协同作用，抗PD-1单抗联合化疗已被证实可以延长晚期NSCLC患者的生存，若是两种作用机制不同的免疫检查点抑制剂联合是否能进一步发挥协同增效的作用呢？这就提出了另一种联合模式，即双免治疗。双免治疗的探索目前也不断有数据涌入，不仅为临床诊疗提供了新的治疗选择，同时也向临床实践提出了新的挑战。

（1）PD-1＋CTLA-4联合治疗模式：CheckMate 227研究在 Journal of Clinical Oncology 杂志上公布了Part1的最终5年更新结果。此研究探索了纳武利尤单抗＋伊匹木单抗（双免组）对比纳武利尤单抗单药（单免组）对比化疗用于晚期NSCLC的一线治疗疗效和安全性，研究一共纳入了1739例患者，根据PD-L1的表达分为2个部分。1a部分为PD-L1表达≥1%的患者，1b部分为PD-L1表达＜1%的患者。结果显示，在PD-L1表达≥1%的患者中，双免组和化疗组的5年OS率分别为24%和14%，中位缓解持续时间分别为24.5个月和6.7个月；在PD-L1表达＜1%的患者中，双免组和化疗组的5年OS率分别为19%和7%，中位缓解持续时间分别为19.4个月和4.8个月。CheckMate 227研究Part 1的结果提示无论PD-L1表达和组织学状态，纳武利尤单抗＋伊匹木单抗对比其他方案均提高了5年OS率。以上Ⅲ期临床研究结果的公布，为无驱动基因变异的NSCLC一线免疫治疗的选择提供了更多的循证医学证据，尽管FDA已经批准该组合用于PD-L1表达阳性的非小细胞肺癌患者，但在PD-L1表达阴性的患者中，纳武利尤单抗联合伊匹木单抗的生存益处在临床上也是显著的。

双重免疫疗法的研究也出现了阴性结果。Ⅲ期MYSTIC研究的主要终点，即与化疗相比，度伐利尤单抗治疗的OS改善，以及与化疗相比，度伐利尤单抗联合Tremelimumab治疗的OS或PFS改善，在肿瘤细胞PD-L1表达≥25%的患者中未观察到。基于探索性分析，发现每兆碱基20个突变的bTMB阈值对于度伐利尤单抗联合Tremelimumab的最佳OS改善是必要的。KEYNOTE-598检查了帕博利珠单抗和伊匹木单抗的组合，发现对OS或PFS均无益处。换句话说，在帕博利珠单抗的基础上加入伊匹木单抗作为PD-L1≥50%且无 EGFR/ALK 突变的mNSCLC的一线治疗不会增加疗效。因此，安全监测委员会决定取消该研究，参与者停止接受伊匹木单抗和安慰剂治疗。

（2）PD-1＋CTLA-4＋化疗模式：CheckMate-9LA研究是探索纳武利尤单抗＋伊匹木单抗＋2个周期的化疗对比单纯化疗治疗未曾接受系统治疗的晚期NSCLC的疗效和安全性的Ⅲ期临床研究，结果显示中位随访13.2个月时，双免疫联合化疗治疗组较化疗组显著延长mPFS（6.7个月 vs 5.0个月）和mOS（15.6个月 vs 10.9个月），无论PD-L1表达水平和肿瘤组织学类型（鳞癌或非鳞癌）如何，双免疫＋2个周期化疗组均显示临床获益。基于此，FDA批准纳武利尤单抗＋伊匹木单抗＋化疗（2周期）一线用于晚期或者复发的NSCLC，但中国暂未批准其适应证，指南将其作为一线治疗Ⅲ级推荐。

POSEIDON研究是在mNSCLC一线治疗中评估Tremelimumab＋度伐利尤单抗和化疗（T＋D＋CT）以及度伐利尤单抗＋化疗（D＋CT）与单独化疗疗效的Ⅲ期研究。2023年ACSO上公布了最新数据：度伐利尤单抗＋Tremelimumab＋化疗 vs 单独化疗，显示出持续的OS获益，5年OS率为15.7% vs 6.8%。度伐利尤单抗＋化疗 vs 单独化疗，OS改善幅度仍然较低。最新结果显示，与单独化疗相比，度伐利尤单抗＋Tremelimumab＋化疗的OS获益在非鳞癌和鳞癌患者中均更加明显。与之前的分析一致，在PD-L1 TC＜1%的患者中，度伐利尤单抗＋Tremelimumab＋化疗（而非度伐利尤单抗＋化疗）vs 单独化疗仍能维持OS获益。后续将报道 STK11/KEAP1/KRAS 突变状态下的OS。POSEIDON在中位随访时间＞5年后的最新分析显示，与单独化疗相比，度伐利尤单抗＋Tremelimumab＋化疗的获批方案具有持久的长期OS获益。这些结果支持将其作为mNSCLC患者的一线治疗方案。

在一项Ⅱ期研究中，艾帕洛利托沃瑞利单抗（QL1706，PD-1/CTLA-4双抗）联合化疗±贝伐珠单抗在初治晚期NSCLC人群中ORR达45%，PFS为6.8个月，值得进一步在Ⅲ期研究中进一步验证。

（3）PD-1联合TIGIT模式：目前，已有多款针对TIGIT靶点的药物处于临床Ⅲ期阶段。多以组合免疫疗法为方向，覆盖了肺癌、胃癌、肝癌等多领域，涉及单抗、双抗，包括Tiragolumab（罗氏）、Vibostolimab（默沙东）、Ociperlimab（百济神州）、Domvanalimab（吉利德），Rilvegostomig（阿斯利康）等药物。其中，Tiragolumab为全球首个进入Ⅲ期临床的TIGIT单抗，一定程度上成为TIGIT能否成功的风向标。SKYSCRAPER-01研究是一项全球性、随机、双盲Ⅲ期研究，旨在评估Tiragolumab+阿替利珠单抗对比阿替利珠单抗单药一线治疗PD-L1高表达的局部晚期或转移性非小细胞肺癌的疗效与安全性治疗。2022年5月，该研究其PFS的主要终点未达到。2023年8月，该研究第二次中期分析结果显示，用组合疗法患者的OS呈现改善趋势，但数据尚未成熟。AdvanTIG-302研究是一项随机、双盲的Ⅲ期研究，旨在评估Ociperlimab+替雷利珠单抗对比安慰剂+帕博利珠单抗对比安慰剂+替雷利珠单抗在未经系统性治疗的、PD-L1高表达的局部晚期不可切除或转移性NSCLC患者中的疗效和安全性。2023 ESMO大会公布结果提示Ociperlimab+替雷利珠单抗对比安慰剂+替雷利珠单抗具有可耐受的安全性特征和更好的ORR趋势。TIGIT研究进展并不顺利，多项研究遭遇"滑铁卢"，但偶也出现过"微妙转机"，诸多药企仍前赴后继地跻身于TIGIT靶点的赛道。

除此之外，其他正在研究的联合治疗方案包括LAG3＋PD-1阻断、PARP抑制剂（奥拉帕利、尼拉帕利）＋化疗＋PD-1阻断一线治疗mNSCLC等。

5.晚期非小细胞肺癌脑转移免疫治疗及联合放疗治疗实践　多数针对晚期NSCLC开展的大型临床研究并未入组脑转移患者，或仅入组少量稳定脑转移患者。当前NSCLC脑转移免疫治疗效果的研究，多为针对大型Ⅲ期临床研究中脑转移亚组的回顾性研究及真实世界的研究数据，而前瞻性研究开展较少且样本量较小。

一项对KEYNOTE-001、KEYNOTE-010、KEYNOTE-024和KEYNOTE-042研究中的脑转移亚组进行了汇总分析，结果显示，帕博利珠单坑单药与化疗相比，疾病客观缓解率（ORR）分别为26.1%和18.1%，≥3级的治疗相关不良反应（TRAE）发生率分别为14.8%和45.6%，并且PD-L1 TPS≥50%的患者较≥1%的患者获益更大。一项Ⅱ期临床试验也证实了帕博利珠单抗在颅内的有效性，在晚期NSCLC活动性脑转移患者中，PD-L1 TPS≥1%的队列中29.7%的患者获得了颅内缓解，2年总生存率为34%，而在PD-L1 TPS＜1%或不可评估的5例患者中没有观察到颅内缓解。提示帕博利珠单抗可改善晚期NSCLC脑转移患者的临床结局，有颅内获益证据，安全性较化疗存在优势，并且疗效可能与PD-L1的表达程度相关。一项真实世界回顾性研究纳入了153例接受一线帕博利珠单药治疗的PD-L1高表达（≥50%）晚期NSCLC患者，其中脑转移患者占20.9%，分析显示，有无脑转移对无进展生存时间（PFS）分别为6.6个月和9.4个月、OS分别为17.9个月和23.4个月，并无影响，而基线类固醇应用史与较差的预后相关。意大利开展的一项纳武利尤单抗的扩大准入计划研究以及另一项包含了39.2%的活动性脑转移患者的真实世界研究也得到了类似的结果。此外，EMPOWER-Lung 1研究显示了其在一线治疗PD-L1表达≥50%的晚期NSCLC中的良好表现，在脑转移亚组中与化疗相比获得了明显延长的OS。

免疫联合免疫治疗的CheckMate-227研究了抗PD-1纳武利尤单抗和抗CTLA-4伊匹木单抗在转移性NSCLC患者一线治疗中的效用。它纳入了81例无症状的脑转移患者进行亚组分析，在PD-L1≥1%的NSCLC脑转移患者中，双免疫联合组的OS较化疗组更长（16.8个月 vs 13.4个月）。这是双药ICI在NSCLC脑转移中的首次应用，作为双ICI治疗的代表，它们具有良好的疗效和安全性。

对于转移性NSCLC的治疗目标是实现局部和全身效应，放疗联合免疫治疗以期获得"1＋1＞2"的临床效益。目前，在两项已发表的帕博利珠单抗-RT（Ⅱ期）和MDACC（Ⅰ/Ⅱ期）试验中，将转移性NSCLC患者随机分配至免疫治疗（帕博利珠单抗200mg，每3周1次）联合或不联合放疗组，以评价放疗能否增强对免疫治疗的全身性抗肿瘤反应。在帕博利珠单抗-RT试验中，帕博利珠单抗在末次放疗（24Gy/3f）后1周内连续给药；而在MDACC试验中，帕博利珠单抗与放疗（50Gy/4f或45Gy/15f）同步。总体而言，帕博利珠单抗联合放疗组的最佳远处应答率（ARR）较单药帕博利珠单抗组（41.7% vs 19.7%）更高，最佳远处转移灶疾病控制率（ACR）也有显著优势（65.3% vs 43.4%）。帕博利珠单抗联合放疗组与帕博利珠单抗单药组的中位PFS分别为9.0个月和4.4个月，中位OS分别为19.2个月和8.7个月。由于原发性和转移性病变之间的遗传异质性，不同的照射位点对不同部位的免疫反应明显不同。就NSCLC而言，随着对转移部位包括脑、骨、肺和肾上腺辐射的免疫激活作用依次下降，选择最佳位置放疗可能给患者带来更大的临床获益。

根据肺癌脑转移中国治疗指南（2021年版），对于有明显脑转移症状而颅外病灶稳定的NSCLC患者，应积极进行局部治疗。脑转移瘤病灶数目≤3个，可外科手术切除脑转移瘤、全脑放疗（whole brain radiotherapy，WBRT）、立体定向放疗（stereotactic radiosurgery，SRS）或者SRS联合WBRT。如脑转移瘤病灶数目＞3个，可行SRT或WBRT。KEYNOTE-001试验的次级分析中发现放疗联合帕博利珠单抗治疗晚期NSCLC有更好的疗效。2019年ASCO年会上报告了一项研究，对13 998例NSCLC脑转移且接受颅内放疗的患者进行生存分析，发现接受免疫治疗是OS获益的独立预测因子，证实颅内放疗联合ICI治疗有广阔的前景。KEYNOTE-189研究的免疫治疗联合化疗组中，有脑转移患者比无脑转移患者的死亡风险分别下降64%和58%，而疾病进展风险分别下降58%和47%。一项探索性分析报告IMpower150提示在其他癌症治疗中加入贝伐珠单抗可能有效防止脑转移的发生。但是相关研究显示，免疫联合放疗会增加有症状放射性脑坏死风险（20.0% vs 6.7%）。然而，一项回顾性研究提出了不同的观点，即SRS联合ICI不会增加NSCLC脑转移患者OS。或许与这些研究没有遵循统一的标准定义同步颅内放疗（CRT）和ICI有一定关联。

全脑放疗与PD-1抑制剂联合治疗NSCLC-BM的一项回顾性研究纳入了77例伴有脑转移的NSCLC患者，结果显示，PD-1/PD-L1抑制剂与SRT联用对比单纯SRT治疗，OS有明显获益，2年局部控制率分别为97%和86%，且神经系统死亡率较低，并且ICI的联用并未增加症状性放射性坏死的发生率，但该研究并未针对SRT与ICI治疗的先后顺序对疗效及安全性的影响进行分析。另一项研究回顾性地对163例NSCLC-BM患者的安全性分析表明，与单独放疗相比，放疗WBRT联合ICI治疗NSCLC-BM是安全的，最常见的不良事件（AE）为乏力（76%）、放射性皮炎（48%）、WBRT相关认知障碍（41%），其中绝大多数都是1~2级AE。由此可见，WBRT联合PD-1抑制剂对于NSCLC-BM患者是安全的，并且可能延长患者的OS或PFS，但仍需要高质量的临床研究来进一步证实。此外，目前无WBRT联合PD-1抑制剂提高颅内病灶控制率的结果报道，可能是因为WBRT较SRS肿瘤区生物剂量受限而未能提高局部控制率。

随着精准放疗技术的快速发展，立体定向放射外科治疗在临床诊疗中得到了广泛应用。在治疗BM方面，SRS最初仅用于治疗孤立性病灶，但目前已有研究表明，SRS对于≤20个颅内病灶患者的疗效都要优于WBRT，同时SRS可避免电离射线对大脑重要区域（如海马回）的损伤，明显减少或延缓患者出现神经认知和学习功能障碍。已有较多研究表明SRS联合ICI能改善BM患者的预后或局部控制。一项回顾性匹配队列研究显示，与单独ICI相比，SRS联合ICI显著提高了NSCLC-BM患者的颅内完全缓解率以及缩短了脑部病灶的中位消退时间，而且联合治疗组的放射性坏死或瘤内出血风险、瘤周水肿进展率都没有显著增加。这表明SRS联合ICI不仅能更有效地促进NSCLC-BM病灶的消退，并且具有良好的安全性。但是从长远来看，该研究中联合治疗组的OS和颅内PFS却没有显著改善。而在另外一项对77例NSCLC-BM患者的回顾性分析中，接受SRS-ICI联合治疗较单纯SRS预示着更好的OS及更好的安全性。可见，SRS联合ICI可更快速、更有效地局部控制NSCLC-BM病灶，并且可能改善患者的预后，同时应注意放射性脑坏死风险，但考虑到SRS较WBRT的优势，SRS联合ICI对于NSCLC-BM的临床应用前景仍然值得期待。总之，目前已有较多回顾性研究证明放疗联合ICI在改善预后或局部控制方面优于单纯放疗，但也可能增加放射性不良反应的风险，并且缺乏随机对照研究进一步验证。

虽然免疫联合放疗具有协同作用，但是在晚期NSCLC治疗中似乎疗效欠佳，原因可能是放疗仅是局部治疗手段，虽然具有激活免疫应答作用，但对于转移性病灶仍然控制不佳。因此，临床上对于晚期NSCLC患者仍然以全身治疗为主，但在免疫联合化疗基础上增加对部分转移灶的局部放疗是否可以进一步提高疗效和生存率值得探讨。

6. 老年晚期非小细胞肺癌免疫治疗实践　越来

越多大型临床研究将免疫单药、免疫联合治疗方式纳入指南，但75岁及以上的患者很少被纳入这些Ⅲ期试验。在KEYNOTE-189和IMPOWER130中，该年龄的患者分别仅占9%和11%。此外，只有健康的老年人才被允许参加临床试验，而体弱的人则不能。老年癌症患者越来越多，应考虑针对这一弱势群体的最佳治疗策略。

在老年NSCLC患者中，免疫单药治疗方面，帕博利珠单抗获益证据相对较为充分。KEYNOTE-024研究是帕博利珠单抗对比化疗用于TPS≥50%患者的一线治疗的探索，≥65岁患者的总生存期获益与非老年患者一致。KEYNOTE-042研究结果将帕博利珠单抗的获益进一步扩大至TPS≥1%的≥65岁患者，总生存期获益有限。在对KEYNOTE-024、KEYNOTE-042和KEYNOTE-010的荟萃分析中，纳入≥75岁的初治NSCLC患者，PD-L1 TPS≥50%分组中，帕博利珠单抗较化疗显著改善总生存期，中位总生存期27.4个月 vs 7.7个月；PD-L1 TPS≥1%的NSCLC患者中，虽包含KEYNOTE-010研究中的患者，帕博利珠单抗对比化疗也表现出总生存期获益趋势，中位总生存期15.7个月 vs 11.7个月。

尽管免疫联合化疗模式在老年患者中取得了明确的获益，但免疫＋化疗＋抗血管治疗、双免治疗及免疫双药＋化疗3种模式在≥75岁患者获益不明显，提示对高龄老年患者多药联合模式应谨慎使用。KEYNOTE189研究的亚组分析中，≥65岁组患者接受帕博利珠单抗和化疗联合治疗作为一线治疗，较单纯化疗患者总生存期明确获益。KEYNOTE-407研究结果显示，老年患者的无进展生存时间获益，但总生存差异无统计学意义。同样，阿替利珠单抗的联合模式也在老年患者中获益。IMpower130研究中≥65岁患者无进展生存时间明显获益，总生存期亦有获益趋势。阿替利珠单抗联合化疗和抗血管治疗也在老年患者中获益。IMpower131研究中，≥5岁患者和65～74岁患者均获益。IMpower132中，≥65岁患者分析结果显示，无进展生存时间获益。

针对非鳞患者CameL研究中，联合治疗组患者中≥65岁患者无进展生存时间有获益趋势，但差异无统计学意义。针对鳞癌患者的CameL-sq研究中，≥65岁患者无进展生存时间同样获益。CHOICE-01研究数据显示：对比安慰剂联合化疗，特瑞普利单抗联合化疗可降低≥65岁NSCLC患者7%的疾病进展风险。舒格利单抗联合化疗对老年转移性NSCLC的生存数据同样优秀。信迪利单抗联合化疗对＞60岁晚期非鳞和鳞状NSCLC患者PFS均有获益。相比于老年晚期非鳞NSCLC，替雷利珠单抗联合化疗对肺鳞癌患者的生存获益更明显。

IMpower150研究则证实了阿替利珠单抗联合化疗比传统化疗更能改善患者生存期，而且65～74岁患者与＜65岁患者OS获益无明显差异，但研究中≥75岁患者纳入过少，因此，ABCP方案对于该群体的疗效尚不明确。CheckMate-227是纳武利尤单抗联合伊匹木单抗治疗模式探索的重点研究，高肿瘤突变负荷患者（高肿瘤突变负荷≥10个突变/Mb）使用双免治疗，65～74岁无进展生存时间可显著获益，≥75岁患者获益差异无统计学意义。PD-L1≥1%的患者总生存期获益，65～74岁、≥75岁患者获益差异无统计学意义。CheckMate9LA研究中，65～74岁患者总生存期获益，但≥75岁患者无获益。

2023年ESMO年度会议上公布了一项关于老年患者免疫单药治疗及联合治疗的疗效及安全性分析，结果显示老年患者免疫联合治疗的OS时间较长。此外，一项对PD-1、PD-L1抑制剂联合化疗与单纯化疗一线治疗老年晚期NSCLC的随机试验进行的Meta分析显示，在≥65岁的患者中，与化疗相比，联合治疗与OS和PFS获益显著相关。这提示高龄患者并非免疫治疗的禁忌人群。日本的一项前瞻性、真实世界单臂研究则更好地代表了亚裔患者，纳入47例≥75岁PD-L1≥50%的初治NSCLC患者，帕博利珠单抗治疗的客观缓解率为53.1%，疾病控制率74.4%，无进展生存期7.0个月（总生存期未达到）。但对比KEYNOTE-024中帕博利珠单抗在其他年龄患者客观缓解率44.8%、无进展生存期10.3个月，这项单臂研究结果提示帕博利珠单抗在真实世界≥75岁患者中获益与非老年患者一致。进一步分析结果显示，在体能状态≤1分和体能状态≥2分的患者客观缓解率为59.5%和30.0%，疾病控制率分别为86.5%和30.0%。同时，针对体能状态评分2分的晚期NSCLC患者，帕博利珠单抗在PD-L1 TPS≥50%患者中持续临床获益率53%，TPS1%～49%的NSCLC患者持续临床获益率为47%，TPS＜1%的患者中持续临床获益率22%；无论PD-L1表达水平，一线治疗持续临床获益率（疾病控制率超过18周）为38%。提示影响免疫治疗疗效更多取决于体力状况，而不是年龄。即便如此，体能状态2分的老年患者选用帕博利珠单抗仍获益。

目前，年龄本身并不是治疗选择的限制因素，但应被视为其他潜在年龄相关因素（ECOG、PS、合并症等）的替代因素。专门为老年患者设计的前瞻性临床试验不仅根据年龄招募，而且最重要的是在全球老年分析（包括功能和生活质量评估，特别是体弱或慢性合并症患者）之后招募，仍然是一个需要解决的决定性话题。但不论研究如何，在任何情况下，"健康"的老年患者都应该得到与年轻患者相同的治疗。

二、晚期非小细胞肺癌一线免疫治疗研究进展

尽管一线随机Ⅲ期临床试验显示出显著的有效性，并且国内外各大指南已经批准了一些ICI用于治疗非小细胞肺癌，近年来，除了PD-1/PD-L1/CTLA-4单抗外，双抗类药物、抗体药物偶联物（antibody-drug conjugate，ADC）药物，以及靶向TIGIT、LAG3等新型免疫治疗靶点的药物相关临床研究在NSCLC中正如火如荼地开展。下面是近两年关于晚期NSCLC一线治疗相关研究最新数据情况。

1. ADC类药物　ADC药物方面，TROPION-Lung02研究为一项探索ADC药物Dato-DXd联合帕博利珠单抗±含铂化疗用于晚期NSCLC治疗疗效和安全性的ⅠB期临床研究，更新的分析结果显示，双联组和三联组的整体ORR分别为38%和49%，中位PFS分别为8.3个月和7.8个月，在初治患者中的ORR分别为50%和57%；且双联和三联方案均显示出可耐受的安全性，未发生新的安全性信号。TROPION-Lung02是首个探索ADC联合免疫治疗晚期NSCLC的研究。目前众多Dato-DXd关键研究已在中国启动，有望为晚期NSCLC患者带来更多更好的治疗选择。

TROPION-Lung04研究是一项正在进行的全球性、开放性、2队列ⅠB期研究，旨在评价Dato-DXd（4mg/kg或6mg/kg）联合免疫疗法（度伐利尤单抗、AZD2936或MEDI5752）±最多4个周期卡铂用于治疗无驱动基因突变的晚期或转移性NSCLC患者的疗效和安全性。研究的主要终点为安全性和耐受性。次要终点包括ORR、DCR、缓解持续时间和无进展生存期（由研究者评估）。2023年世界肺癌大会（World Conference on Lung Cancer，WCLC）大会上，公布了队列2/4的初步研究结果。研究结果显示：在既往未接受过治疗的患者中，Dato-DXd联合度伐利尤单抗（$n=14$）的ORR为50.0%。接受Dato-DXd联合度伐利尤单抗和卡铂（$n=13$）治疗的患者中表现出更高的缓解率，ORR为76.9%，DCR为92.3%。无论PD-L1表达水平，均观察到缓解。

Sacituzumab Govitecan（Trop-2 ADC戈沙妥珠单抗）+帕博利珠单抗一线治疗转移性非小细胞肺癌的EVOKE-02研究初步结果显示：SG+帕博利珠单抗一线治疗mNSCLC患者，各PD-L1亚组均表现出令人鼓舞的抗肿瘤活性。队列A：ORR 69%，DCR 86%；队列B：ORR 44%，DCR 78%；两个队列中：中位DOR未达到，6个月时的DOR率88%。SG+帕博利珠单抗的安全性特征可管理，且与每种药物的已知安全性一致，最常见的任意级别TEAE为腹泻、贫血和无力；导致退出治疗的TEAE发生率较低（18%）。这些初步结果需要在SG+帕博利珠单抗用于mNSCLC一线治疗的研究中进一步确认。正在进行的开放性、全球、随机、3期EVOKE-03研究（NCT05609968）旨在评价SG+帕博利珠单抗与帕博利珠单抗单药治疗用于PD-L1 TPS≥50%的未经治疗的1L mNSCLC患者。

采用专有毒素-连接子策略的SKB264（MK-2870）也开始进行探索，旨在评估SKB264联合帕博利珠单抗一线治疗转移性NSCLC的疗效及安全性，以便进一步提升NSCLC患者生存期，实现临床治愈。

2. 双抗类药物　2023年，三项靶向双抗（PAPIL-LON、MARIPOSA、MARIPOSA-2）研究结果发布，以PD-1、PD-L1通路为基础的免疫双抗治疗取得了一定进展。2023年ESMO年度会议上公布了PD-L1、CTLA-4双抗KN046的4项研究数据结果显示KN046联合阿昔替尼一线治疗PD-L1≥1%晚期NSCLC的ORR为58.6%。

依沃西单抗（AK112）是一款同时靶向PD-1和VEGF的双特异性抗体，此前其单药临床研究AK112-202已展示出良好的疗效。会议报道了一项评估AK112联合化疗的多队列Ⅱ期临床研究。结果显示，在初治驱动基因阴性鳞癌和非鳞癌患者中，ORR分别达67%和52%，中位PFS分别为11.0个月和12.3个月。

2024年美国临床肿瘤学会（ASCO）大会上公布了依沃西单抗联合化疗治疗*EGFR*突变的NSCLC

患者的Ⅲ期（HARMONi-A）研究结果。依沃西单抗联合化疗相对安慰剂联合化疗可显著延长EGFR-TKI治疗后进展的NSCLC患者的PFS（7.1个月 vs 4.8个月），依沃西单抗组和安慰剂组的ORR分别为50.6%和35.4%。OS分别为17.1个月和14.5个月。国家药品监督管理局已批准依沃西单抗注射液（商品名：依达方）上市，联合培美曲塞和卡铂用于经表皮生长因子受体（EGFR）酪氨酸激酶抑制剂（TKI）治疗后进展的EGFR基因突变阳性的局部晚期或转移性非鳞状非小细胞肺癌（NSCLC）患者的治疗。

2024年公布的HARMONi-2研究显示，在PD-L1表达阳性（PD-L1 TPS≥1%）的局部晚期或转移性非小细胞肺癌（NSCLC）中，依沃西单抗单药相较于帕博利珠单抗单药显著延长了患者的PFS，显著降低了患者的疾病进展或死亡风险（11.14个月 vs 5.82个月，HR=0.51，$P<0.0001$）。此外，相比于帕博利珠单抗，依沃西单抗也显著提高了患者的客观缓解率（50.0% vs 38.5%）和疾病控制率（89.9% vs 70.5%）。同时，安全性方面，依沃西单抗的整体表现也较为优异（包括在鳞癌及严重高出血风险人群中）。目前依沃西单抗的相关适应证正在审批中。

3. 新型免疫治疗靶点药物

（1）JAK抑制剂：一项探索帕博利珠单抗联合JAK抑制剂Itacitinib用于PD-L1表达≥50%的患者一线治疗疗效和安全性的Ⅱ期临床研究在2022年的WCLC上公布了结果，研究共纳入23例患者，12周的ORR为62%，全组中位PFS为23.4个月，12个月OS为83%，主要不良反应包括腹泻、神经系统异常等，整体可控。未来期待能进一步在随机对照临床研究中进行验证。

（2）IL-1β单克隆抗体：探索IL-1β单克隆抗体Canakinumab对比安慰剂联合帕博利珠单抗联合以铂类为基础的化疗在晚期NSCLC一线治疗疗效和安全性的Ⅲ期随机对照研究——CANOPY-1研究在2022年AACR大会上也公布了结果。研究主要研究终点为PFS和OS，至结果发表时共纳入643例患者，结果显示，Canakinumab组和安慰剂组中位PFS均为6.8个月，中位OS分别为20.8个月和20.23个月。研究结果显示，两组PFS和OS的差异无统计学意义，需要进一步开展生物标志物和进一步的分析，探索可能获益的患者亚组。

（3）LAG3蛋白：探索抗原呈递细胞激活剂eftilagimod α（可溶性LAG-3）联合帕博利珠单抗用于晚期NSCLC一线治疗的Ⅱ期临床研究TACTI-002，一线非小细胞肺癌队列的总生存期数据显示：在TPS≥1%（35.5个月）、TPS 1%~49%（23.4个月）和TPS≥50%（未达到）的NSCLC患者中，Efti+帕博利珠单抗一线治疗的中位总生存期（mOS）良好。在各缓解终点（ORR、PFS、DOR和OS）和PD-L1亚组（<1%、≥1%、1%~49%和≥50%）中观察到的疗效令人鼓舞。ITT人群（$n=114$；约75%的PD-L1低/阴性患者）显示出良好的疗效，mOS 20.2个月、mDOR 21.6个月、12个月PFS率为38%、36个月OS率为36%。在TPS≥1%患者中，ORR（48.3%）、mPFS（11.2个月）和mOS（35.5个月）优于抗PD-1单药治疗的历史结果，应进一步研究。TACTI-002研究结果显示出Eftilagimod α联合帕博利珠单抗具有良好的抗肿瘤活性，但是治疗相关不良事件发生率较高，未来需要更多研究数据进一步探索此联合方案的安全性和疗效。

（4）联合其他靶向药物方面：KRYSTAL-7研究显示：Adagrasib联合帕博利珠单抗治疗未经治疗的、KRAS G12C突变晚期NSCLC中的疗效与安全性，确认的ORR为63%，DCR为84%。在发生任何级别肝毒性的患者中，ORR为70%，中位至缓解时间为1.4个月；未达到中位缓解持续时间；随着随访时间的延长，Adagrasib联合帕博利珠单抗在PD-L1 TPS≥50%的患者中显示出令人鼓舞的初步活性和可控的安全性。这些结果支持启动一项3期试验（KRYSTAL-12），在PD-L1 TPS≥50%、未经治的KRAS G12C突变NSCLC患者中评价Adagrasib联合帕博利珠单抗对比帕博利珠单抗单药治疗的疗效和安全性。

CodeBreaK 101研究显示：Sotorasib（索托拉西布）联合卡铂和培美曲塞治疗KRAS G12C突变的晚期NSCLC的安全性和有效性，Sotorasib联合培美曲塞和卡铂在一线和二线的KRAS G12C突变的晚期NSCLC患者中显示出有希望的临床活性，一线和二线治疗的ORR分别为65%和54%；一线和二线治疗的DCR分别为100%和85%。正在进行更长时间的随访以评估该组合的持久性。Sotorasib联合培美曲塞和卡铂对比帕博利珠单抗联合培美曲塞和卡铂一线治疗KRAS G12C突变、PD-L1阴性的晚期NSCLC患者的研究正在进行中（Ⅲ期CodeBreaK 202试验）。

K-TAIL-202研究为Necitumumab联合帕博利珠单抗一线治疗PD-L1高表达晚期NSCLC Ⅱ期研究：Necitumumab为EGFR单抗，通过与EGFR结合并通过EGFR抑制信号转导抑制肿瘤生长，而EGFR信号通过糖基转移酶基因介导PD-L1的糖基化，稳定PD-L1表达并增强其与PD-1的结合。在晚期鳞状NSCLC一线治疗中，与化疗单药治疗相比，58%患者靶病灶缩小≥50%，大多患者肿瘤在治疗早期响应，并持续深度缓解，中位PFS 15.7m，中位OS未达到。

（5）其他：COSINR研究是一项Ⅰ期研究，主要目的是评估SBRT联合伊匹木单抗+纳武利尤单抗在转移性NSCLC一线治疗中的安全性和有效性。该研究指出，多部位SBRT+双免疫法在广泛转移NSCLC一线治疗中显示出良好的耐受性。在PD-L1表达阴性占比较高人群中，OS结果令人鼓舞，中位OS为34个月，需要进一步前瞻性研究进行验证，研究将进行放射组学和血浆相关分析以助力治疗选择。

一项回顾性研究，纳入来自IMPower131研究的患者221例。监测ctDNA水平，探究ctDNA是否可以在维持治疗开始前预测化疗免疫治疗晚期NSCLC的结局，ctDNA监测可预测晚期NSCLC免疫联合化疗的预后。

IPSOS研究是全球首个且目前唯一在不适合含铂双药化疗人群的Ⅲ期研究，旨在比较阿替利单抗和单药化疗在无驱动基因突变、PS较差（≥2分）或70岁以上有并发症不适合接受含铂双药化疗局部晚期/转移性NSCLC中的效果与安全性。结果显示：与单药化疗相比，阿替利珠单抗显著延长了患者OS（10.3个月 vs 9.2个月），ORR分别为16.9%和7.9%，两组中位DOR分别为14个月和7.8个月，阿替利珠单抗组12个月的OS率为43.7%，化疗组为38.6%；24个月的OS率分别为24.3%和12.4%。3度以上治疗相关不良事件发生率为16%和33%。IPSOS研究中，亚裔患者的亚组分析结果表明，阿替利珠单抗相比于单药化疗有OS的获益，这与该研究中ITT人群的结果是一致的。虽然亚组分析没有足够的把握度进行统计学检验，并且受限于小的样本量，这些数据仍提示与化疗单药相比，阿替利珠单抗单药用于不适合进行含铂双药化疗的患者，亚裔和ITT人群中的疗效与安全性是相似的。考虑该人群治疗选择手段较少，预后较差，相关指南已将阿替利珠单抗纳入PS评分为2分的驱动基因阴性的晚期NSCLC一线治疗推荐。

IMscin001第2部分更新结果：在局部晚期或转移性非小细胞肺癌（NSCLC）患者中比较阿替利珠单抗皮下（SC）与静脉（IV）给药的随机化、Ⅲ期研究的疗效、安全性、免疫原性和患者报告结局（PRO）；最新的分析中，各组之间的OS数据已经成熟且相似。安全性也与阿替利珠单抗IV给药对于已批准适应证的情况相似且一致。两组的抗药抗体（anti-drug antibody，ADA）发生率处于阿替利珠单抗IV给药的历史范围内。两个组的PRO相似，HCP报告说，阿替利珠单抗SC给药的管理很容易/非常容易，并且可能节省时间。这些结果支持阿替利珠单抗SC给药作为IV给药的替代品。

一项评估度伐利尤单抗一线治疗ECOG PS评分为2分的晚期NSCLC患者的疗效和安全性的Ⅱ期临床研究表明，单药度伐利尤单抗在一线治疗ECOG PS为2分的晚期NSCLC的患者安全性及耐受性良好，并且在PD-L1阳性肿瘤患者中观察到令人鼓舞的OS获益。该试验是评估免疫疗法单药治疗一线治疗ECOG PS 2分的晚期NSCLC的最大前瞻性研究之一。该临床试验的一个重要优势是，大多数患者都是在社区诊所招募和治疗的，包括诊所设在农村和服务欠缺的社区。鉴于很大一部分处于临界状态的非小细胞肺癌患者将留在社区肿瘤诊所接受治疗，该试验的结果具有现实世界的适用性。这些结果还表明，涉及医学复杂的患者群体的临床试验在社区环境中是可行的。

转移性鳞状NSCLC一线帕博利珠单抗+化疗后帕博利珠单抗联合或不联合奥拉帕利维持治疗3期KEYLYNK-008研究显示：转移性鳞状NSCLC一线帕博利珠单抗+化疗后，帕博利珠单抗联合奥拉帕利维持治疗未达到主要研究终点，主要终点OS未有改善。

关于PD-L1阳性/高表达晚期NSCLC一线治疗无化疗免疫联合方案的最新结果提示，此联合方式尚无突破，会议报道的KEYNOTE-598（PD-L1高表达）：帕博利珠单抗+IPI vs 帕博利珠单抗+安慰剂Ⅲ期研究；帕博利珠单抗+仑伐替尼 vs 帕博利珠单抗+安慰剂Ⅲ期研究和SKYSCRAPER-01（PD-L1高表达）：阿替利珠单抗+Tiragolumab vs 阿替利珠单抗+安慰剂Ⅲ期研究均未见PFS和OS的明显获益，联合方式及药物选择有待商榷。癌症疫苗PDC lung01联合帕博利珠单抗一线治疗PD-L1高表达晚期NSCLC的初步结果显示；ORR：63.2%， mPFS 10.9m，DCR 94.7%，未来可期。

综上，目前晚期NSCLC患者的免疫一线治疗已经进入新的发展阶段：①PD-1/PD-L1抑制剂联合化疗成为驱动基因阴性晚期患者一线的标准方案；②PD-1/PD-L1抑制剂联合抗血管生成药物治疗及化疗模式也占有一席之地；③新的ICI正在不断涌现，并逐步进入临床，但目前主要以联合PD-1/PD-L1抑制剂治疗为主；④肿瘤免疫治疗特异性抗体、ADC等成为未来发展的重点关注方向；⑤其他治疗方式如：细胞免疫疗法、溶瘤病毒、肿瘤疫苗等其他免疫疗法的研发方兴未艾。

总的来说，NSCLC一线免疫治疗的发展尤为迅速，且为患者提供了新的治疗选择，研究结果丰硕，多个临床研究尝试了不同的免疫治疗方案，不断引领NSCLC的治疗变革。

第四节 晚期非小细胞肺癌二线及后线免疫治疗实践及进展

晚期NSCLC二线及后线治疗是指在前一线治疗后，患者出现疾病进展，需要启动的不同于之前一线方案的治疗策略。此时需要将原方案停用并更换为其他全身治疗方案。二线及后线治疗适用于术后复发、局部晚期和晚期NSCLC一线或前一线全身抗肿瘤治疗后出现疾病进展的患者。

目前中国治疗指南中NSCLC二线及后线治疗推荐是基于一线含铂化疗的证据，主要以单药化疗或单药免疫治疗为主，缺乏免疫经治这部分人群的研究数据，并且治疗的选择非常有限。随着一线治疗ICI应用的增加，探索前沿治疗策略受到更多的关注。NSCLC二线及后线治疗方案的选择，需要根据前一线治疗的反应、是否接受过免疫治疗、前一线治疗的时间、是否存在自身免疫疾病等综合评定，并且治疗前需要再次进行个体化诊断评估，以确定二线及后线治疗方案患者能否耐受，主要包括基础问诊、辅助影像学检查、组织学或者细胞学检查、血清学实验室检查和病理学评估。治疗前应了解患者年龄、美国东部肿瘤协作组体能状态（Eastern Cooperative Oncology Group performance status，ECOG PS）评分、吸烟史、手术史、既往史、重要脏器功能、伴随疾病及自身免疫相关疾病、肺癌相关症状及其转移部位等。本章节将梳理目前NSCLC二线及后线免疫治疗现状及进展。

一、驱动基因阴性晚期NSCLC的二线及后线免疫治疗现状及进展

驱动基因阴性NSCLC二线及后线治疗选择需结合一线治疗方案（是否使用抗肿瘤血管生成药物、ICI等）及其疗效选择合适的治疗方案。对于非免疫经治患者的二线及后线治疗，PD-1/PD-L1抑制剂已成为驱动基因阴性NSCLC二线及后线治疗新标准。针对免疫经治患者的临床研究正在布局，但尚未有治疗方案在国内获批使用。考虑患者一线治疗对ICI的反应及耐受性，后线研究探索时分为剔除、保留、换用ICI等治疗方案。

（一）非免疫经治患者的二线及后线治疗

1.非免疫经治患者的二线及后线免疫单药治疗

对于一线没有接受免疫治疗的晚期NSCLC患者会不可避免地出现疾病进展，进而接受二线治疗，诸多临床试验聚焦在二线免疫治疗中。Checkmate 017研究和Checkmate 057研究肯定了纳武利尤单抗应用于晚期NSCLC患者的生存获益，并且基于Ⅲ期CheckMate 078研究，国家药品监督管理局（National Medical Products Administration，NMPA）批准了纳武利尤单抗用于 *EGFR/ALK* 阴性或未知Ⅳ期NSCLC的二线治疗。CheckMate-078研究是我国开展的首个以中国患者为主的PD-1抑制剂治疗晚期NSCLC的随机Ⅲ期临床研究，结果显示，与多西他赛组相比，纳武利尤单抗组临床获益显著，ORR分别为17% vs 4%，中位OS分别为12.0个月 vs 9.5个月（HR＝0.68，97.7% CI：0.52～0.90）。安全性数据显示，多西他赛组和纳武利尤单抗组总体治疗相关不良事件（TRAE）发生率分别为83%和64%，多西他赛治疗组的3～4级TRAE发生率高于纳武利尤单抗组（47% vs 10%）。在RATIONALE 303的研究中，替雷利珠单抗相较于多西他赛用于二线或三线治疗NSCLC临床获益显著，ORR为22.6% vs 7.1%，中位OS为17.2个月 vs 11.9个月（HR 0.64，$P < 0.0001$）。在安全性方面，替雷利珠单抗相较于多西他赛≥3级TEAE发生率更低。NMPA已经批准替雷利珠单抗用于 *EGFR/ALK* 阴性或未知的Ⅳ期NSCLC的二线治疗。此外KEYNOTE-010研究显示，在PD-L1表达阳性（PD-L1 TPS≥1%）晚期NSCLC中，帕博利珠单抗较多西他赛具有更好的OS生存获益；Ⅱ期研究POPLAR和Ⅲ期研究OAK结果表明阿替利珠单抗的疗效和安全性均优

于DOC组OAK研究亚组分析显示，基于以上研究结果，FDA批准了帕博利珠单抗用于PD-L1表达阳性（PD-LI TPS≥1%）的晚期NSCLC的二线治疗，也批准阿替利珠单抗用于转移性NSCLC含铂方案化疗后/敏感突变患者EGFR/ALK-TKI治疗后的二线治疗，但帕博利珠单抗和阿替利珠单抗国内尚未批准肺癌二线治疗适应证。卡瑞利珠单抗二线治疗晚期/转移性NSCLC的Ⅱ期研究结果显示，整体的ORR达18.5%，中位PFS为3.2个月，中位OS为19.4个月，疗效与PD-L1表达具有一定的相关性，2024年ELCC大会公布的最新5年OS为19.3%。ORIENT-3研究显示，信迪利单抗珠单抗相较于多西他赛用于二线治疗NSCLC临床获益显著，ORR为25.5% vs 2.20%（$P<0.001$），中位OS为11.79个月 vs 8.25个月（HR=0.74，95% CI：0.56～0.96；$P=0.025$）。在安全性方面，信迪利单抗单抗相较于多西他赛≥3级TEAE发生率更低。目前发现获益的ICI包括纳武利尤单抗、帕博利珠单抗、阿替利珠单抗、替雷利珠单抗和信迪利单抗，综合既往网状Meta分析，可以看出纳武利尤单抗、帕博利珠单抗和阿替利珠单抗能为患者带来显著的生存获益，但随着临床试验的不断推进，从替雷利珠单抗和信迪利单抗中也能观察到令人满意的疗效（表11-1）。面对诸多方案，何种治疗措施更好、毒副作用更小，这一问题有待解答，而目前尚无研究就这些ICI的疗效及安全性进行头对头比较。

2.非免疫经治患者二线及后线的免疫联合治疗

随着越来越多的ICI在国内陆续获批上市，驱动基因阴性NSCLC患者的治疗已进入免疫治疗时代，部分Ⅲ期临床研究显示，ICI单药对比多西他赛二线治疗NSCLC能够显著延长OS，但仍不能完全满足临床需求。为了进一步提高患者生存，更好更多的联合方式和创新药物研究正在探索当中，并且取得了初步的结果。包括ICI联合化疗、ICI双免治疗、ICI联合抗血管生成药物治疗等。

（1）免疫联合化疗：TORG1630研究是一项随机、多中心的Ⅱ/Ⅲ期临床试验，旨在对比纳武利尤单抗组和多西他赛联合纳武利尤单抗组用于经治晚期或复发性NSCLC患者的疗效，研究纳入128例既往均未接受过免疫治疗的患者，结果显示，单药治疗组与联合治疗组中位OS分别为14.7个月和23.1个月（HR=0.63，$P=0.03$）。一项多西他赛联合信迪利单抗在经治晚期NSCLC患者中的Ⅱ期单臂临床研究显示，中位PFS为5.78个月，中位OS为12.62个月，ORR为32.43%。PROLUNG研究比较了多西他赛联合帕博利珠单抗与多西他赛单药二线治疗NSCLC的疗效，化疗联合免疫组与多西他赛单药组的ORR分别为42.5% vs 15.8%（OR=3.94，95% CI：1.34～11.5，$P=0.01$），两组中位PFS分别为9.5（95% CI：4.2～NR）vs 3.9个月（95%CI：3.2～5.7）（HR=0.24，95%CI：0.13～0.46，$P<0.001$）。另一项回顾性研究分析了148例二线及以上NSCLC患者接受免疫治疗的疗效，其中32例患者接受免疫联合治疗，116例患者接受单药免疫治疗。结果显示在二线及以上晚期患者中，免疫联合化疗较免疫单药治疗可显著延长患者的PFS（6.1个月 vs 2.5个月，$P=0.008$），同时亦可提高ORR（28.1% vs 13.8%，$P=0.055$）。目前多项研究均提示了在晚期NSCLC二线治疗中，免疫联合化疗较单药免疫显示出更好的疗效，值得未来做进一步大样本研究的探索，为二线治疗提供更好的选择。

（2）双免治疗：S1400I研究是第一个在晚期肺鳞癌二线治疗中对比单药免疫（纳武利尤单抗）和免疫联合治疗（纳武利尤单抗＋伊匹木单抗）的随机Ⅲ期临床试验，研究共纳入252例患者，其中联合治疗组125例，单药组127例。无论患者PD-L1表达水平如何均可入组，研究的主要终点为OS，

表11-1 非免疫经治NSCLC患者的二线及后线免疫单药治疗药物汇总

药物名称	研究名称	ORR	OS（月）	CSCO指南是否获批
纳武利尤单抗	CheckMate 078	17%	12	获批
替雷利珠单抗	RATIONALE 303	22.6%	17.2	获批
帕博利珠单抗	KEYNOTE-010	21.2%	11.8	获批
阿替利珠单抗	OAK	39.5%	12.6	获批
卡瑞利珠单抗	SHR-1210-Ⅱ-201	18.5%	19.4	暂未获批
信迪利单抗	ORIENT-3	25.5%	11.79	未获批

次要终点为研究者评估的PFS及ORR。很遗憾这项研究在中期分析时因无效而终止。联合组和单药组的mOS为10.0个月 vs 11.0个月（HR＝0.97，P＝0.82），mPFS为3.8个月 vs 2.9个月（HR＝0.84，P＝0.19），两组的ORR分别为18% vs 17%，两组并无统计学上的差异。不同TMB表达水平及PD-L1表达水平的患者，其疗效不存在显著差异。两组之间3级及以上不良反应发生率分别为39%和31%，分别有25%和16%的患者因药物相关不良的不良反应导致停药。双免在二线治疗是否能取得获益，仍需要进一步探索。

（3）免疫联合抗血管治疗：有研究表明，抗血管生成药物可以通过靶向肿瘤血管使血管正常化，从而降低肿瘤微环境中的免疫抑制水平，增强抗肿瘤的免疫反应。因此，ICI联合抗血管生成药物是一种值得深入研究的肿瘤治疗策略。NCT03083041研究将阿帕替尼联合卡瑞利珠单抗作为晚期NSCLC二线及以上治疗方案，25名患者每2周静脉注射一次200mg卡瑞利珠单抗和每日一次口服阿帕替尼250mg。患者的ORR为40.0%，DCR为92.0%，mPFS为9.6个月，并且在不同PD-L1表达水平都可以观察到类似的ORR和PFS。该研究得出在晚期NSCLC患者中使用卡瑞利珠单抗加低剂量阿帕替尼有良好的临床效果。Ⅱ期Lung-MAP S1800A试验评估了雷莫芦单抗联合帕博利珠单抗治疗既往接受过ICI或者化疗后进展的晚期NSCLC患者的效果，初步结果显示雷莫芦单抗联合帕博利珠单抗显著延长了患者的OS。免疫联合抗血管治疗在晚期NSCLC二线及后线治疗中，现有研究数据存在分歧，仍需大样本的Ⅲ期随机对照试验进一步探索。

（二）免疫联合化疗经治患者二线及后线治疗

随着一线治疗格局的改变，免疫耐药人群急剧增加，二线治疗需要更多的研究进行探索。目前针对此类患者，临床研究探索主要分为以下3种方式：①剔除ICI：采用抗血管生成药物联合化疗或者化疗；②保留原ICI：原ICI联合其他（放疗/化疗/抗血管生成药物/双免）；③换用ICI：更换免疫治疗药物，可同时联合抗血管生成药物等治疗。CONTACT-01研究是一项探索阿替利珠单抗联合卡博替尼对比多西他赛单药治疗既往接受过ICI和化疗的转移性NSCLC的疗效和安全性的Ⅲ期研究，主要终点OS未达到。INSIGNA研究（NCT03793179）纳入晚期非鳞且PD-L1 TPS≥1%的NSCLC患者，探索帕博利珠单抗治疗进展后二线帕博利珠单抗不同联合方式的疗效及安全性，研究正在进行中，结果值得期待。免疫联合化疗经治患者二线及后线治疗的免疫治疗研究证据少，缺乏大样本数据，期待更多的临床研究进行探索。

二、驱动基因阳性晚期NSCLC的二线及后线免疫治疗现状及进展

近年来，以PD-1/PD-L1抑制剂为主的免疫治疗成为有希望治愈恶性肿瘤的治疗方法，部分驱动基因阳性的NSCLC患者经靶向治疗耐药后也能从免疫治疗中获益。对于*EGFR*突变的NSCLC患者，单药免疫治疗效果欠佳，但免疫治疗联合模式可以很大程度地改善该部分患者的预后。对于有*ALK*融合的NSCLC患者，免疫治疗联合化疗也有可能会延长患者的OS。而NSCLC患者中*KRAS*基因与PD-1信号通路的关系相对比较复杂，*KRAS*突变型患者免疫治疗的效果可能更好，伴随突变也会影响免疫治疗的疗效。*ROS1*融合基因是NSCLC患者一种相对罕见的基因突变，免疫治疗在*ROS1*融合阳性患者中的应用集中于个案报，其效果有待进一步研究。可见免疫治疗在少见基因突变状态中的作用及机制目前仍不明确，未来需要更多的临床研究对其进行探索。

免疫治疗联合化疗或联合抗血管生成靶向药物可提高其在驱动基因阳性NSCLC患者的有效率，延长患者的OS，且免疫联合化疗或抗血管治疗并未明显增加毒副作用。但免疫治疗联合TKI抑制剂是否会增加毒副作用是需要关注的问题之一，免疫治疗联合EGFR-TKI在肺癌中的毒副作用已有相关报道，免疫治疗联合靶向治疗并没有明显增加毒副作用，患者耐受性可，仅有少部分患者出现严重毒副反应。在2020 ASCO上，国内首个针对中国*EGFR*突变患者的前瞻性CT18研究，即特瑞普利单抗联合化疗用于EGFR-TKI治疗失败的*EGFR*突变阳性T790M阴性晚期NSCLC患者Ⅱ期研究，仅15%的患者出现与化疗相关的恶心、呕吐、白细胞下降等不良反应。综上所述免疫联合治疗在部分驱动基因阳性NSCLC患者中可取得较好的效果，但仍值得进一步探索。

由于驱动基因阳性晚期NSCLC的二线及后线免疫治疗具体研究数据将在驱动基因阳性晚期NSCLC的免疫治疗现状及进展的章节进行详细阐

述，故本章节不做赘述。

第五节 晚期非小细胞肺癌新型免疫治疗临床实践和研究进展

从20世纪90年代初免疫检查点抑制剂的兴起，现今免疫治疗逐渐成为抗肿瘤治疗的主力军。以非小细胞肺癌为例，免疫治疗已涉及晚期一线、术后辅助、术前新辅助、同步放化疗后的巩固治疗。免疫治疗势如破竹的同时，原发性免疫治疗耐药（primary immunotherapy resistance，PIR）成为肿瘤患者进一步获益的瓶颈，在此背景下新免疫检查点抑制剂及其组合、肿瘤疫苗、溶瘤病毒以及脂质体纳米技术等免疫新型治疗应运而生。探索ICI原发性耐药的机制、克服免疫耐药、寻找新靶点、新组合、新机制已成为肺癌免疫治疗领域的重大挑战。本章将梳理非小细胞肺癌晚期新型免疫治疗的重要研究进展，以期为免疫治疗NSCLC患者提供更多可借鉴应用成果。

一、免疫检查点抑制剂

免疫检查点（IC）是一类在免疫细胞上表达、能调节免疫激活程度的关键因子。肿瘤细胞能够利用免疫检查点，逃过免疫系统的监视，进而存活与增殖。阻断单一免疫调节不足以挽救CD8$^+$T细胞的功能，而靶向多种共抑制途径可更有效地逆转肿瘤微环境中的免疫衰竭，因此临床研究正逐步从单一治疗转向联合免疫治疗。共抑制性免疫检查点被激活后能及时制动，防止免疫系统攻击机体正常细胞，代表包括PD-1/PD-L1、CTLA-4和LAG-3、TIGIT、TIM-3。第二类是共刺激性免疫检查点。T细胞的激活不仅需要T细胞受体识别APC提呈的抗原肽MHC Ⅰ/Ⅱ复合物，另一方面还需要共刺激性免疫检查点介导共刺激信号。共刺激免疫检查点包括ICOS、OX40、4-1BB、CD-40L、CD28、CD27、GITR。

（一）共抑制免疫检查点

1. PD-1　PD-1是当下关注度最高的免疫检查点分子之一。主要分布在活化的T细胞、B细胞和NK细胞等表面。在T细胞激活后的效应阶段，PD-1与PD-L1结合后促进SHP2磷酸酶的募集，再通过下游信号通路抑制TCR介导的T细胞增殖和细胞因子分泌。因本书其他章节将详细描述该类药物的研究进展，本章节将不再赘述相关内容。

2. CTLA-4　CheckMate-9LA是一项Ⅲ期随机对照研究，旨在评估纳武利尤单抗联合伊匹木单抗及2周期化疗相较于4周期含铂双药治疗在在驱动基因阴性的非小细胞肺癌患者一线治疗中的疗效及安全性。该研究证实：双免及有限疗程化疗显著提高一线转移性非小细胞肺癌患者总生存。CheckMate-227试验的6年数据表明，无论PD-L1表达水平，纳武利尤单抗联合伊匹木单抗一线治疗转移性非小细胞肺癌患者的生存期和健康相关生活质量（HRQoL）更佳。

3. 新组合

（1）PD-1/CTLA-4组合抗体：经典的CheckMate-227及CheckMate-9LA研究开启了肺癌双免治疗的探索之路，但在临床实践中，因PD-1抑制剂与CTLA-4抑制剂联合后可能导致更高的免疫相关不良事件的发生，限制了该联合方案的应用。为了进一步改善双免联合方案的安全性，通过抗体改造调整药物半衰期、减少药物暴露有望从根本上实现免疫相关不良反应的有效控制。本节将梳理PD-1/CTLA-4组合抗体的代表药物，见表11-2。

AK104是一款4价IgG1-ScFv对称结构的双抗，成功克服了由于双特异性抗体的高分子量导致的低效表达水平和双特异性抗体的结构异质性引起的工艺开发障碍，以及由于双特异性抗体缺乏稳定性而导致的药物不可成药性等难题。从公开数据来看，AK104在疗效和安全性上均优于PD-1单药甚至PD-1＋CTLA-4双免联合疗法，其分子设计的核心优势在于以下几方面。①靶点选择：共表达PD-1和CTLA-4的细胞具有高度肿瘤组织特异性，这赋予了AK104在疗效和安全性上的天然优势。②CTLA-4阻断抗体可上调PD-1的表达，而PD-1阻断抗体可上调CTLA-4的表达，这种PD-1和CTLA-4的交叉调控可以进一步增强四价PD-1/CTLA-4双特异性抗体在肿瘤组织中的留存。③AK104在Fc段引入了氨基酸点突变，消除了与FcγRs和C1q的结合，从而减少了肿瘤微环境中抗瘤效应细胞的损失，减少巨噬细胞分泌促炎细胞因子。这也赋予了AK104更好的疗效和安全性。

AK104-201是另一项开放性、多中心、ⅠB/Ⅱ期临床研究，主要评估AK104单药在晚期实体瘤患者的安全性和抗肿瘤活性。共纳入包括非小细胞肺癌在内的83例晚期实体瘤患者，研究结果显示，剂量递增阶段未发生剂量限制性毒性，AK104整体安全性良好，3～4级治疗相关不良反应（TRAE）

表11-2 已完成或正在进行的抗PD-1/CTLA-4组合抗体

名称	适应证	研发阶段
MED15752	实体瘤	II
Vudalimab	前列腺癌、妇瘤、泌尿生殖系肿瘤	II
MGD019	MSS结直肠癌、非小细胞肺癌、前列腺癌、黑色素瘤	II
AK104	宫颈癌、胃癌、非小细胞肺癌等	已上市
KN046	非小细胞肺癌、三阴乳腺癌、食管鳞癌、胰腺癌等	III
QL1706	宫颈癌、鼻咽癌、肺癌	I
SI-B003	实体瘤	I

发生率为27.9%，最常见的≥3级TRAE包括贫血、食欲缺乏、中性粒细胞计数下降、输液相关反应等。中山大学肿瘤防治中心张力教授牵头开展的AK104-202研究是一项多中心、单臂、IB/II期临床研究，旨在评估AK104单药在经治的晚期转移性NSCLC患者中的疗效和安全性，研究结果显示，尽管获得性耐药患者达到了13.16个月的中位OS，数值上优于免疫耐药后指南推荐的化疗方案，但其ORR和mPFS并不惊艳。对于双免联合抗血管生成药物，IB/II期研究AK104-208评估了卡度尼利联合安罗替尼一线治疗晚期非小细胞肺癌的安全性和有效性，69例接受治疗的患者中，总体ORR为53.6%，DCR为92.8%，PD-L1 TPS阳性患者ORR为60.5%，非鳞癌为48.7%。

KN046是一种新型重组人源化双特异性抗体，可同时阻断PD-1/PD-L1和CTLA-4通路，恢复T细胞对肿瘤的免疫反应。KN046创造性的采用机制不同的CTLA-4与PD-L1单域抗体融合组成，可靶向富集于PD-L1高表达的肿瘤微环境，清除抑制肿瘤免疫的Treg。KN046-201是一项开放、多中心、多队列、单臂II期临床研究，评估KN046用于治疗非小细胞肺癌患者的疗效、安全性与耐受性。该项研究包含多个队列，队列1中共64例一线化疗治疗失败的转移性非小细胞肺癌患者入组，总体ORR为14.1%。其中，41例非鳞状NSCLC患者，ORR为17.1%，mPFS为3.68个月，mOS为19.81个月；20例鳞状NSCLC患者，ORR为10.0%，mPFS为7.43个月，mOS为12.88个月。最常见的（≥10%）TRAE包括贫血、高血糖、输液相关反应及皮疹，KN046-201研究结果显示KN046二线治疗晚期非小细胞肺癌患者具有良好的耐受性和疗效。另一队列中KN046在治疗既往EGFR-TKI治疗失败的EGFR敏感性突变晚期非小细胞肺癌患者中也具有良好的耐受性和疗效。

KN046-202是一项II期、开放、多中心临床研究，旨在评估KN046联合化疗一线治疗转移性非小细胞肺癌的疗效、安全性和耐受性。入组患者在每个周期第1天接受KN046＋卡铂＋培美曲塞（非鳞癌）/紫杉醇（鳞癌）。4个周期后非鳞癌采用KN046＋培美曲塞维持治疗，鳞癌采用KN046单药维持治疗。研究共入组87例患者，确认的客观缓解率（ORR）为46.0%，中位缓解持续时间（mDOR）为8.1个月。mPFS为5.8个月，mOS为26.6个月，12个月OS率为74.2%。非鳞状、鳞状细胞肺癌队列，中位mOS分别为27.2个月、26.6个月。最常见的TRAE是贫血（87.4%）、食欲缺乏（72.4%）和中性粒细胞计数降低（70.1%）。3级及以上irAE和严重irAE发生例数分别为12.6%和9例10.3%。目前，KN046仍在澳大利亚和中国开展覆盖非小细胞肺癌等10余种肿瘤的近20项不同阶段临床试验。

QL1706（PSB205）是基于组合抗体技术平台（MabPair）研发的抗PD-1/CTLA-4组合抗体，可以实现同时覆盖两个靶点，阻断不同信号转导通路，治疗效果叠加的同时，减少肿瘤细胞产生耐药的机会。一项QL1706用于晚期实体瘤患者的I/IB期临床研究，在RP2D接受QL1706治疗的所有患者中客观缓解率（ORR）为16.9%（79/468），中位缓解时间为11.7个月。NSCLC患者ORR为14.0%，小细胞肺癌患者为23.1%。对于未接受免疫治疗的患者，QL1706表现出有希望的抗肿瘤活性，尤其是在NSCLC中，ORR分别为24.2%。

2023 ASCO上还展示了两项QL1706用于III期非小细胞肺癌（NSCLC）临床研究的壁报（DUBHE-L-304和DUBHE-L-303），DUBHE-L-304研究是一项III期、随机、双盲、安慰剂对照、多中心的临床研究，旨在探讨QL1706或安慰剂加铂双联化疗作为Ⅱ～ⅢB期NSCLC辅助治疗的疗效和安全性。研究计划入组632例完全手术切除后、Ⅱ～ⅢB期、无*EGFR*敏感突变和*ALK*融合基因的NSCLC患者。患者将以1∶1的比例随机接受QL1706＋化疗或安慰剂＋化疗，鳞状NSCLC选择长春瑞滨/紫杉醇加顺铂/卡铂治疗方案，非鳞状NSCLC选择培美曲塞/长春瑞滨加顺铂/卡铂治疗方案。主要研究终点为在PD-L1≥1%人群中，研究者评估的无病生存期（DFS）和全人群中研究者评估的DFS。目前该研究正在入组。

DUBHE-L-303研究是一项Ⅲ期、多中心、双盲、随机、活性对照的临床研究，旨在比较QL1706＋化疗与替雷利珠＋化疗作为一线治疗晚期PD-L1阴性NSCLC的疗效。研究计划入组650例PD-L1阴性、无EGFR/ALK突变的ⅢB～Ⅳ期NSCLC患者，分别接受4个周期QL1706或替雷利珠单抗联合化疗治疗，之后转为QL1706或替雷利珠单抗维持治疗（对于非鳞癌，给予QL1706或替雷利珠单抗加培美曲塞维持治疗）。主要研究终点为研究者评估的PFS和OS。首例患者已于2023年2月16日接受治疗。为进一步探索QL1706在NSCLC中的治疗价值，2024年初，张力教授团队的肺癌免疫治疗成果"QL1706联合化疗±贝伐治疗晚期NSCLC（一项多队列Ⅱ期研究）作为肺癌免疫治疗的新方案，势必引领肺癌免疫治疗新浪潮。该研究使用QL1706联合化疗±贝伐珠单抗，用于晚期非小细胞肺癌的一线治疗。此外，该研究还探索了QL1706联合化疗伴贝伐珠单抗，用于表皮生长因子受体（EGFR）突变型且酪氨酸激酶抑制剂（TKI）治疗失败的非小细胞肺癌患者。研究结果显示，QL1706联合化疗不论是否伴贝伐珠单抗，对于一线EGFR野生型患者来说，均显示出较好的耐受性和有望的抗肿瘤活性。对于EGFR-TKI治疗失败的EGFR敏感突变患者，QL1706联合化疗和贝伐珠单抗展现出良好的抗肿瘤效果，为TKI治疗失败患者提供潜在的治疗新方案。

SI-B003可通过阻断抗原呈递细胞（APC）上B7与T细胞CTLA-4的结合，以及PD-L1/2与PD-1的结合，解除免疫抑制，激活T细胞免疫。另一方面，SI-B003也能在肿瘤微环境中解除肿瘤细胞上PD-L1/2与T细胞PD-1的结合，恢复T细胞免疫应答。通过以上协同作用，SI-B003可充分激活T细胞，从而获得更强的T细胞抗肿瘤活性，实现免疫应答。SI-B003对分子的Fc端进行重新设计和改造，在分子设计层面降低了潜在的抗体依赖细胞介导的细胞毒作用（ADCC），从而在阻断T细胞激活的两个抑制性信号以激活抗肿瘤效应T细胞的同时，有效地降低了毒副作用。临床前研究显示，SI-B003药代动力学特征良好，总体安全性良好，未出现非预期的毒性反应。目前，评价SI-B001＋SI-B003双药不联合或联合化疗（SI-B001＋SI-B003±化疗）治疗局部晚期或转移性非小细胞肺癌患者的安全性和有效性的ⅠB/Ⅱ期临床研究正在进行中，该研究的主要目的是观察SI-B001＋SI-B003双药联合的安全性和耐受性，确定在局部晚期或转移性非小细胞肺癌适应证中的Ⅱ期临床研究推荐剂量，同时评价SI-B001＋SI-B003双药联合或不联合化疗在局部晚期或转移性非小细胞肺癌患者中的有效性。

（2）PD-L1＋TGF-β：PD-L1＋TGF-β双抗SHR-1701联合贝伐珠单抗在经治晚期非鳞状NSCLC患者中显示出令人鼓舞的抗肿瘤活性，中位PFS时间为6.2个月。

（3）PD-1＋TIGIT：PD-1＋TIGIT双抗AZD2936，2023年ASCO年会上ARTEMIDE-01研究（NCT04995523）的初步结果显示，PD-1和TIGIT双特异性抗体AZD2936在晚期或转移性PD-L1阳性非小细胞肺癌（NSCLC）患者中，对至少1种先前的检查点抑制剂（checkpoint inhibitor，CPI）治疗耐药的患者显示出了可耐受性，初步疗效也展现出了一定景。

（4）PD-1＋TIM-3：PD-1＋TIM-3双抗AZD7789治疗免疫治疗耐药晚期NSCLC的初步疗效及安全性尚可，但就目前全球研发PD-1/TIM-3双抗并不多见，进入临床阶段的更是寥寥无几，多数仍在临床前阶段甚至终止了研究。

（5）PD-1＋VEGF：PD-1/VEGF双抗依沃西单抗、是一种靶向结合人血管内皮生长因子-A（VEGF-A）和PD-1的IgG1亚型人源化双特异性抗体，可同时与VEGF-A、PD-1结合，竞争性阻断VEGF-A、PD-1与其配体的相互作用，发挥抗肿瘤活性。依沃西联合化疗一线治疗晚期NSCLC的Ⅱ期临床研究中，治疗EGFR-TKI进展的EGFR突变的晚期非鳞NSCLC的队列数据显示，中位随访时间为25.8个月时，客观缓解率（ORR）为68.4%，疾病控制率（DCR）为94.7%，中位缓解持续时间（mDOR）为8.7个月；中位无进展生存期（PFS）为8.5个月，中位总生存期（mOS）达22.5个月，12个月OS率约73.7%。除以上一些组合抗体外，PD-1+LAG-3双抗、PD-1+CD73双抗、PD-1/CD73双抗、双功能融合蛋白TIGIT+TGF-β等可发挥两个靶点协同抗肿瘤作用的创新药物也正在Ⅰ/Ⅱ期临床研究阶段。

4. 新靶点

（1）TIGHT：随着免疫检查点基础研究的不断深入，继PD-1/L1、CTLA-4后涌现了一批例如LAG-3、TIGIT等具有广阔的临床应用前景的新一代抗肿瘤免疫治疗靶点。TIGIT主要表达在活化的T细胞、NK细胞、Treg细胞、辅助性T细胞中，在肿瘤浸润淋巴细胞（TIL）上过表达。TIGIT通过与表达在抗原呈递细胞上的配体CD155和CD112相互作用，介导对NK细胞和T细胞激活的抑制作用。TIGIT通常与T细胞上的PD-1共表达。临床前研究中已证明，联合阻断TIGIT及PD-1具有更强的抗肿瘤活性，基于此目前的临床研究多是采取TIGIT和PD-1抑制剂的联合使用，主要TIGHT抑制剂在非小细胞肺癌中在研药物见表11-3。

Tiragolumab是一种IgG1抗TIGIT药物，Ⅲ期临床试验SKYSCRAPER-03（NCT04513925）正在局部晚期、不可切除的NSCLC患者中进行，该研究是一项随机、开放标签Ⅲ期研究，探索相比PACIFIC模式，"阿替利珠单抗+Tiragolumab"用于同步放化疗后未进展的不可切Ⅲ期NSCLC维持治疗的疗效和安全性。该研究预计于2027年3月完成。

Domvanalimab是一种靶向阻断TIGIT的人源化的IgG1抗体。临床试验与抗PD-1单抗Zimberelimab联用的两项Ⅲ期试验（NCT04736173和NCT05502237）正在进。Domvanalimab还在Ⅲ期PACIFIC-8试验（NCT05211895）中与度伐利尤单抗联合进行了测试。Ⅱ期ARC-7试验的研究结果显示，与Zimberelimab单药治疗相比，在PD-L1高表达的转移性NSCLC患者中，Domvanalimab加Zimberelimab的组合获得了ORR率和PFS的改善。

Vibostolimab（MK-7684A）是一种人源化IgG1，靶向TIGIT并阻断其与其配体的结合。Vibostolimab（MK-7684A）与帕博利珠单抗联合治疗的Ⅲ期、多中心、随机试验（NCT04738487）正在进行中，该试验比较了帕博利珠单抗联合Vibostolimab治疗作

表11-3 TIGHT抑制剂在非小细胞肺癌治疗中的在研药物

药品名称	靶点	作用机制	疾病	研发阶段
MK-7684A	TIGIT；PD1	anti-PD1单抗：anti-TIGIT单抗	非小细胞肺癌；小细胞肺癌；黑色素瘤	Ⅲ期
Domvanalimab	TIGIT	anti-TIGT单抗	非小细胞肺癌；食管腺癌；胃癌；胃食管交界处癌	Ⅲ期
Rilvecgostomig	TIGIT；PD1	anti-TIGIT/PD1双特异性抗体	胆道癌；非鳞非小细胞肺癌；头颈部鳞状细胞癌	Ⅲ期
Tiragolumab	TIGIT	anti-TIGIT单抗	小细胞肺癌；非小细胞肺癌；食管鳞状细胞癌	Ⅲ期
Vibostolimab	TIGIT	anti-TIGT单抗	小细胞肺癌；非小细胞肺癌；非鳞状非小细胞肺癌	Ⅲ期
Ociperlimab	TIGIT	anti-TIGIT单抗	非小细胞肺癌；宫颈病；食管鳞状细胞癌	Ⅲ期
BMS-986207	TIGIT	anti-TIGIT单抗	非小细胞肺癌；实体瘤，多发性骨髓瘤	Ⅱ期
JS006	TIGIT	anti-TIGIT单抗	非小细胞肺癌；非鳞状非小细胞肺癌；肝细胞癌	Ⅱ期
Belrestotug	TIGIT	anti-TIGIT单抗	头预部鳞状细胞癌；头颈部鳞状细胞癌	Ⅱ期
Etigilimab	TIGIT	anti-TIGIT单抗	卵巢癌；输卵管癌；腹膜癌；宫颈癌；头颈部鳞状细胞癌	Ⅱ期
AGEN1777	TIGIT；CD96	anti-TIGIT/CD96双特异性抗体	非小细胞肺癌等实体瘤	Ⅱ期
HB0030	TIGIT	anti-TIGIT单抗	非小细胞肺癌等实体瘤	Ⅰ/Ⅱ期
HB0036	PD-L1；TIGIT	anti-TIGIT/PD-L1双特异性抗体	非小细胞肺癌等实体瘤	Ⅰ/Ⅱ期
HLX301	PD-L1；TIGIT	anti-TIGIT/PD-L1双特异性抗体	头颈部鳞状细胞癌；非小细胞肺癌尿路上皮癌	Ⅰ/Ⅱ期
SGN-TGT	TIGIT	anti-TIGIT单抗	非小细胞肺癌；弥漫性大B细胞淋巴瘤	Ⅰ/Ⅱ期

为PD-L1阳性转移性NSCLC患者前期治疗的相关性，OS和PFS将是主要终点。

Ociperlimab是一种抗TIGIT抗体，可有效阻断TIGIT与肿瘤细胞表面配体相互作用，并且具有完整的Fc效应功能；在临床前研究中已显示出良好的抗肿瘤活性，同时与PD-1抗体替雷利珠单抗联合治疗后展示出高效的协同抗肿瘤作用。目前同步放化疗后未发生疾病进展的患者进行免疫巩固治疗已成为标准方法，但仍需进一步的探索提升患者获益。目前正在进行中的AdvanTIG-301研究是一项国际多中心、随机开放的Ⅲ期临床研究，这项研究目的是评估抗TIGIT单抗Ociperlimab＋替雷利珠单抗联合同步放化疗后序贯Ociperlimab和替雷利珠单抗用于局部晚期NSCLC患者的有效性和安全性。研究主要终点是ITT人群的PFS和CR率。其他早期TIGHT抑制剂还包括：Etigilimab、M6223等。

（2）LAG-3：LAG-3是表达在耗竭T细胞表面的一个抑制性的受体。LAG3（lymphocyte activation gene 3）是一种免疫检查点受体蛋白，主要通过与配体MHCⅡ分子的结合，下调T细胞的活性。同时，LAG3也可增强Treg的抑制活性，导致原发性免疫耐药。LAG3是一个非常具有前景的免疫疗法靶点，有超过20个LAG-3靶向疗法在临床阶段，LAG3抑制剂在肺癌方向的主要研究及药物可见表11-4。

Eftilagmod可通过可溶性LAG3-IG融合蛋白直接刺激DC产生IL-12和TNF-α。抗LAG3单抗Eftilagmod联合帕博利珠单抗，以及同类单抗IBI110联合信迪利单抗分别在HNSCC和NSCLC晚期一线患者中表现出了良好的疗效和可控的安全性。Eftilagmod利用LAG-3可以与树突状细胞、单核细胞、巨噬细胞等抗原呈递细胞结合的特性，导致抗肿瘤细胞的扩增，以及将抗原呈递给适应性免疫系统，激发$CD4^+$T细胞和$CD8^+$T细胞的增殖。

INSIGHT-003试验评估了一种可溶性LAG-3蛋白Eftilagmod alpha和MHCⅡ类激动剂，与抗PD-1治疗帕博利珠单抗＋含铂双药化疗（卡铂/培美曲塞）三联用药，作为转移性或晚期非鳞状NSCLC的一线治疗，三联组合实现了71.4%的ORR、90.5%的DCR，并在12个月OS和PFS率方面显示出积极的趋势。本研究mOS目前尚未达到，mPFS为10.1个月。在PD-L1 TPS50%中，三联疗法的ORR为70.6%，10.9个月mPFS（TPS 1%～49%）和10.1个月中位PFS TPS＜1%），优于抗PD-1＋双重化疗的40.8%的ORR、9.2个月中位PFS（TPS 1%～49%）和6.2个月中位PFS（TPS＜1%）。同时三联疗法不会增加标准化疗＋免疫治疗方案的毒性。因此我们非常期待这些双特异性药物的进一步临床结果，以确定这些药物是否比拮抗单抗的联合治疗更有效。

FS118以LAG3与抗PD-L1为靶点，其中代表性的FS118（靶向LAG-3/PD-L1的四价双特异性抗体）是一种针对LAG3和PD-L1的双检查点抑制剂，在临床前试验中被证明可以清除MC38（小鼠结肠癌细胞），现在已经进入了一项Ⅰ期临床研究。

Relatlimab作为新的LAG-3的免疫检查点抑制剂，与纳武利尤单抗联合应用于可手术肺癌患者的新辅助治疗效果也在近期一项开放标签、Ⅱ期、随机对照临床研究中得到肯定，该研究纳入无论PD-L1表达水平的初治潜在可切除的非小细胞肺癌患者，接受2周期纳武利尤单抗单药组或纳武利尤单抗＋Relatlimab联合组。根据术后病理给予标准辅助治疗，主要研究终点为43天内手术的可行性。单药组和联合组分别有100%和90%的患者接受了R0切除。单药组和联合组MPR分别为27%和30%，pCR分别为13%和17%。ORR分别为30%和27%。经过12个月的随访后，两组12个月DFS率分别为89%和93%，12个月的OS率分别为93%和100%，治疗相关3级以上不良反应发生率分别为10%和

表11-4 LAG-3靶点免疫治疗的Ⅱ/Ⅲ期临床研究

研究药物	研发阶段	类型	适应证
TSR-033	Ⅱ期	单抗	实体瘤
BI-754111	Ⅱ期	单抗	非小细胞肺癌、头颈癌/实体肿瘤
LAG-525	Ⅱ期	单抗	实体瘤
INCAGN02385	Ⅱ期	单抗	黑色素瘤
MGD-013	Ⅱ期	PD-1＋LAG-3	胃癌，食管癌
BMS-986016	Ⅲ期	单抗	黑色素瘤

13%这项研究明确了PD-1联合LAG-3抗体用于肺癌新辅助治疗的可行性。

（3）TIM-3：T细胞免疫球蛋白黏蛋白3（T cell immunoglobulin domain and mucin domain-containing protein 3，TIM-3）是一种跨膜蛋白，是适应性免疫中的一种抑制分子。TIM3是TIM家族的一个受体蛋白，在T细胞、Treg细胞、先天免疫细胞表面表达。TIM3是一类负调控免疫检查点，其作用机制为通过抑制T辅助细胞（Th1和Th7）、诱导$CD8^+$T细胞耗竭、促进Treg细胞成为免疫抑制的细胞群等途径发挥免疫抑制作用。TIM-3是继PD-1、CTLA-4后研究较多的免疫治疗靶点之一，主要的TIM-3靶向免疫治疗肺癌的Ⅱ/Ⅲ期临床研究见表11-5。研究发现，对于抗PD-1单抗治疗无反应或者产生耐药性的患者往往与TIM-3的表达高度相关，这一高表达可导致免疫逃逸。因此，针对TIM3和PD1通路的联合用药研究具有广阔前景。国内外临床研究进展如下。

TSR-022是一款人源化抗TIM-3 IgG4抗体，其适应证聚焦于非小细胞肺癌、肝细胞癌、黑色素瘤等实体瘤。在202例PD-1/PD-L1抗体难治的NSCLC患者中，与固定剂量的TSR-042（一种PD-1抗体）联合使用的情况下，随着TSR-022的剂量增加其显示出的临床活性也在增加，且未观察到剂量限制毒性。这说明TSR-022可与PD-1/PD-L1等抗体起到协同作用，用于治疗PD-1/PD-L1耐药的患者。

RO7121661是一种TIM-3/PD-1双特异性抗体，可靶向TIM3和PD-1双靶点。目前正在进行一项针对晚期转移性实体瘤患者的Ⅱ期研究。

SHR-1702单药或联合卡瑞利珠单抗治疗晚期实体瘤的Ⅰ期研究，旨在确定SHR-1702单药或联合卡瑞利珠单抗在晚期实体瘤受试者中的剂量限制性毒性与最大耐受剂量等，目前该药仍处于Ⅰ期临床阶段。

TQB2618是一款靶向TIM-3受体的人源化单抗。一项TIM-3单抗联合贝莫苏拜单抗一线标准治疗失败后的复发广泛期小细胞肺癌患者的ⅠB/Ⅱ期临床试验。

Surzebiclimab是一款抗TIM-3人源化IgG1单克隆抗体，目前正在进行与替雷利珠单抗联用治疗晚期实体瘤的研究。作为免疫检查点的后起之秀，目前开发TIM-3靶点的临床研究并不多。据不完全统计，目前处于在研阶段的TIM3药物约33款，大部分处于临床前阶段。由于选择性激活TIM-3从而导致免疫逃逸是PD-1抗体免疫治疗过程中发生耐药的主要机制，可见TIM-3抗体应用前景巨大。对TIM-3抗体及其应用的研究目前国内外进展相差不大，还需要进一步探索。

（4）VISTA：T细胞活化的免疫球蛋白抑制V型结构域（V-domain Ig suppressor of T cell activation，VISTA）是维持T细胞和髓系细胞稳态的B7家族成员。VISTA蛋白在抑制性$FoxP3^+$Treg和MDSC上的表达明显上调。敲除VISTA后巨噬细胞表面CCR2和CCR5调节异常，使得其向肿瘤微环境迁移的能力降低。临床前研究表面，使用抗VISTA抑制剂来调节TME中的巨噬细胞或免疫抑制MDSC是可行的治疗策略。目前已出现多款在研针对VISTA靶点的抑制剂，包括KVA12.1、CI-8993、CA-170、KVA12123等。PMC-309、SNS-101与其他ICI联合使用正尝试作为实体肿瘤患者的一种新疗法。

基于上述研究不难发现，双免治疗期望在单纯的PD-1/PD-L1抑制剂的基础上带来了新的突破，以上热门共抑制性免疫检查点中，CTLA-4、LAG-3与PD-1/PD-L1是目前仅有的、已有成品药物上市的3个热门免疫检查点，目前CTLA-4和LAG-3与PD-1/PD-L1相比还有着不小的差距。除此之外，还有BTLA、TIM-3、AA2R、CEACAM1、SIRPα、CD200R等靶点都已有相对应的抑制剂产品进入Ⅰ/Ⅱ/Ⅲ临床试验，但均没有成品药物获批上市。

表11-5 TIM-3靶点免疫治疗肺癌的Ⅱ/Ⅲ期临床研究

研发药物	靶点	阶段	适应证
Cobolimab	TIM-3	Ⅲ期	非小细胞肺癌
INCAGN-02390	TIM-3	Ⅱ期	黑色素瘤；非小细胞肺癌等
RO-7121661	TIM-3/PD-1	Ⅱ期	食管鳞癌；非小细胞肺癌等
BGB-A425	TIM-3	Ⅱ期	非小细胞肺癌、头颈鳞癌等

(二)共刺激性免疫检查点

T细胞的激活不仅需要T细胞受体(TCR)识别抗原呈递细胞(APC)呈递的抗原肽MHCⅠ/Ⅱ复合物,另一方面还需要额外的共刺激信号。介导这个共刺激信号的受体和配体就是共刺激性免疫检查点。共刺激性免疫检查点的临床应用,主要用两个思路,一个是开发拮抗剂,抑制免疫检查点的免疫激活作用;另一个是开发激动剂,激活免疫检查点信号通路,增强免疫防御反应。目前比较热门的共刺激性免疫检查点如下(图11-1)。

共刺激TCR为T细胞在TCR与抗原肽/MHC复合物结合后提供适当的第二信号以进行正确的激活。大多数这些分子在抗原肽识别和TCR信号转导后上调。作为开发肿瘤治疗新型免疫治疗药物的潜在靶点。其中,4-1BB、OX40、GITR和CD40是这些新型免疫治疗靶点中研究最多的成员,它们都是TNF受体家族的成员。

1. 4-1BB　4-1BB是一种表面糖蛋白受体,属于TNF受体家族,也称为CD137和TNF受体超家族成员9。4-1BB在活化的T细胞,尤其是$CD8^+$T细胞、B细胞、树突状细胞、NK细胞、单核细胞和粒细胞表面表达较多。

(1)PM1003:4-1BB可以通过与其配体的结合诱导激活这些细胞,进而增强它们对癌细胞的杀伤性。PM1003是一种PD-L1/4-1BB双特异性抗体。通过结合PD-L1来阻断PD-1/PD-L1免疫抑制通路,同时还能激活4-1BB下游免疫活化信号,促进免疫细胞对肿瘤细胞的杀伤。这种双靶向机制有望极大增强候选药的抗肿瘤疗效。当前正在开展一项评价PM1003在晚期实体肿瘤患者中的耐受性、安全性、药代动力学特征和初步疗效的Ⅰ期临床试验及在晚期实体瘤中考察初步疗效的ⅡA期临床试验正在招募一线二线失败的EGFR、ALK、ROS1阴性非小细胞肺癌患者。ESMO 2023上公布的临床数据来看,PM1003在晚期实体瘤患者中表现出良好的安全性和初步抗肿瘤活性。

(2)GEN1046:4-1BB×PD-L1双抗药物(bispecific antibody,bsAb)——GEN1046是一种首创的双特异性免疫疗法,基于Genmab专利的DuoBody平台研发,通过在两个IgG1抗体的Fc CH3区域引入K409R和F405L突变形成,混合两个目标抗体在氧化还原的环境下即可完成Fab臂交换,形成双特异性抗体。为了降低Fc依赖的交联所引起的肝毒性,抗体的L234F、L235E和D265A进行突变,减少抗体Fc端对FcγR和C1q的结合。GEN1046可阻断PD-1/PD-L1通路并共刺激4-1BB,激活T细胞,进而增强它们对肿瘤细胞的杀伤力。晚期实体瘤患者的Ⅰ期临床研究该研究纳入了61名晚期实体瘤患者,非小细胞肺癌9.8%,截至2021年12月中位随访9.4个月,DCR为65.6%,在2例曾接受过免疫检查点抑制剂治疗非小细胞肺癌患者中观察到部分缓解,揭示该双特异性分子在非小细胞肺癌中的应用潜力。

2. OX40　也称为CD134和TNFRSF4,是一种激活受体,在原始T细胞上不存在,但在抗原刺激后72小时内在活化T细胞上表达。OX40有一个已知的配体称为OX40L(也称为CD252),它是一种TNF家族成员,在活化的抗原呈递细胞上表达。OX40L在健康个体中全身低水平表达,在患有自身免疫性疾病的患者中表达更高。OX40信号传导导致$CD4^+$T细胞中NF-κB1的激活。OX40还控制着在T细胞中的凋亡抑制因子survivin的表达。

BGBA445:一项在既往接受过抗PD-L1抗体治疗的非小细胞肺癌患者中评价BGB-A445(OX40激动剂抗体)联合试验用药物的Ⅱ期、开放性、随机、多臂研究正在招募中。其他OX40激动剂抗体还包括GSK3174998、MOXR0916、PF-04518600、MEDI0562、MEDI6469和MEDI6383等也出于早期临床研究阶段,用于治疗各种晚期或转移性肿瘤患者。

3. GITR　糖皮质激素诱导的肿瘤坏死因子受体相关蛋白(Glucocorticoid-induced TNFR-related protein,GITR)是TNF受体家族的成员,它在活化的效应T细胞、NK细胞和B细胞上广泛表达。GITR的共刺激作用通过增强产生IL-9的$CD4^+$T辅

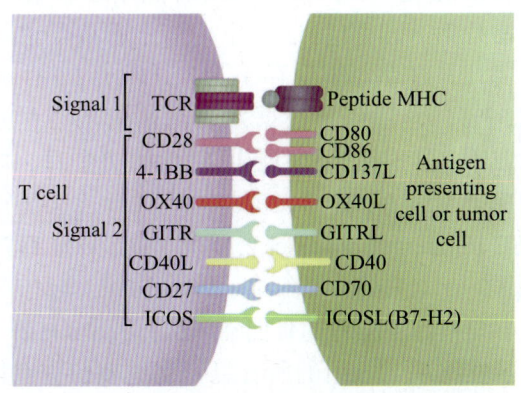

图11-1　共刺激免疫检查点示意图

助细胞的分化和增加细胞毒性T淋巴细胞（CTL）的反应来介导抗肿瘤免疫应答。GITR的药物候选物，包括TRX518、MEDI1873、INCAGN01876、目前正在Ⅰ/Ⅱ期临床试验中，作为于晚期或转移性实体肿瘤的患者。

4. CD40　　CD40又称为TNFRSF5，是TNF受体家族的成员，在APC（如DC、B细胞和单核细胞）以及一些非免疫细胞和多种肿瘤上表达。CD40有一个已知的配体CD40L或CD154，主要表达在活化的T细胞上。抗CD40单克隆抗体已被证明在活化APC并产生抗肿瘤T细胞反应方面具有作用。CD40的信号转导：CD40与CD40L结合后，将一组适配蛋白，称为TNFR相关因子（TRAF），招募到其胞质结构域。TRAF蛋白然后激活几个信号转导通路，包括磷脂酰肌醇-3-羟激酶（PI3K）、磷脂酶Cg（PLCg）通路、NF-κB以及MAPK。

针对CD40的新药研究包括全人源IgG2型单克隆抗体CP-870、893、RO7009789，人源化IgG1型单克隆抗体Dacetuzumab（也称为SGN-40或huS2C6）等，目前正在与其他免疫检查点阻断抑制剂联合进行临床试验。

5. CD27　　CD27又称为TNFRSF7，是TNF受体超家族的成员，作为B细胞和T细胞的共刺激分子。CD27信号转导激活NF-κB，促进B细胞和T细胞的存活、增殖和效应功能。针对CD27的药物研究已进入Ⅰ期/Ⅱ期临床试验。

6. ICOS（Inducible T-Cell Costimulator）　　ICOS又称为CD278，表达在活化的T细胞表面。虽然ICOS不是TNF受体家族的成员，但它作为共刺激分子在T细胞上表达。ICOS有一个已知的配体，B7-H2（也称为ICOSL和CD275），在活化的单核细胞和DC上表达。ICOS在TCR激活后在T细胞上表达，并且ICOS的表达也可以被CD28信号诱导。针对ICOS的药物GSK3359609是一种人源化的IgG4抗ICOS受体激动剂，目前正在进行Ⅰ期临床试验，评估其作为单药治疗和与帕博利珠单抗联合治疗在选定的晚期实体肿瘤患者中的疗效。初步安全数据结果显示，这种抗体耐受性良好，没有剂量限制的毒性。

7. 其他　　自然杀伤细胞活化性受体簇2A（natural killer group2D，NKG2A）是一种细胞表面分子，通常由NK细胞表达，但也可在T细胞上诱导表达，特别是在$CD8^+$T细胞上。HLA-E是NKG2A的配体，通过与NKG2A结合，其表达被证明具有免疫抑制功能。肿瘤细胞上HLA-E的过表达与不良预后相关。Monalizumab是一种靶向NKG2A的单克隆抗体，在肺癌的早期临床试验中显示出很有前景的抗肿瘤活性，包括最近报道的一项Ⅱ期试验的中期成果表明Monalizumab联合度伐利尤单抗比单独使用度伐利尤单抗在不可切除的Ⅲ期NSCLC患者中更改善了ORR和PFS，这些患者在同步放化疗后没有进展。

二、疫苗

随着肿瘤基因组学发展，生物免疫疗法正成为继手术、放射治疗和药物治疗后的新兴治疗手段。肿瘤疫苗大致分为四类：全细胞疫苗、肿瘤相关蛋白或多肽疫苗、病毒载体疫苗和核酸疫苗（DNA或RNA疫苗）。早在2008年，古巴就已经研发上市了全球第一支肺癌疫苗——CIMAvax-EGF。CIMAvax-EGF，是表皮生长因子（EGF）与从乙型脑膜炎细菌中获得的P64蛋白的化学结合物。该疫苗抑制EGF分泌，能激活人体免疫系统产生EGF抗体，从而清除血液中的EGF。

在2018年9月的世界肺癌大会上，CIMAvax-EGF临床试验的初步结果表明，在肿瘤中PD-L1表达低且无法单独对纳武利尤单抗产生良好反应的患者中，疫苗联合疗法疗效喜人。Ⅱ期临床试验（NCT02955290）显示疾病控制率（DCR）为47.6%（$n=10$）；3年总生存（OS）率为29%；中位总生存期为11.9个月。更重要的是，超50%的晚期肺鳞癌患者通过这一联合方案，生存期达到3年。DCVAC/LuCa是针对非小细胞肺癌患者的树突状细胞疫苗。SLU01研究显示，DCVAC/LuCa联合卡铂及紫杉醇相比于单纯化疗显著延长了Ⅳ期非小细胞肺癌患者生存（OS 15.5个月 vs 11.8个月，$P=0.0179$，降低死亡风险46%）。在2022年最新的新型树突细胞疫苗DCVAC/LuCa联合标准卡铂/培美曲塞治疗晚期非鳞状细胞非小细胞肺癌的Ⅱ期临床研究中，患者1年生存率为72.73%，2年生存率为52.57%。尽管截止数据发表时，中位总生存期还未成熟，但中位无进展生存期为8.0个月，客观缓解率达到了31.82%。2020年4月1日，法国南特的OSE Immunotherapeutics公司宣布新型抗癌疫苗Tedopi在针对HLA-A2阳性、PD-1/PD-L1治疗失败的非小细胞肺癌患者的Ⅲ期临床试验Atalante研究取得了阳性结果，入组的所有患者在免疫检查点抑制剂（PD-1）耐药或失败后，二线或三线使用Tedopi

疫苗，一年的总生存率达到46%，远超预设的25%。Tedopi让晚期NSCLC患者中位总生存期达到17.3个月，一年生存率显著提升，并且为免疫检查点抑制剂治疗失败后的晚期NSCLC患者带来了新的希望。FDA已授予Tedopi HLA-A2阳性NSCLC孤儿药地位。此外，3种肺癌疫苗如Tecemotide、TG4010和Belagenpumatucel-L也正在临床研究过程中。

肿瘤疫苗的历史经历了许多失败，但癌症疫苗的研发一直是医学研究领域激烈探索的热点。无论如何，肿瘤疫苗为肺癌的治疗提供了创新的思路和角度，随着更多肺癌疫苗的问世以及临床研究的开展，相信不久的将来，肺癌将转变为一种可防可控的慢性病。

1. 肿瘤特异性疫苗　肿瘤特异性疫苗旨在通过在肿瘤环境向个体免疫系统提供TAA来促进患者的抗原特异性免疫反应。疫苗治疗通过引入肿瘤抗原刺激宿主免疫系统产生肿瘤抗原特异性效应子和记忆T细胞反应。在过去的10年里，针对非小细胞肺癌的疫苗已经进行了多项Ⅲ期试验，但几乎所有药物都无法表现出生存优势。肿瘤疫苗接种面临多重挑战，更多地了解免疫逃避机制、设计有效的配方、针对肿瘤微环境和肿瘤细胞衍生因子发现新的联合免疫疗法可以促进下一代癌症疫苗的开发。

蛋白质靶向肿瘤疫苗是针对癌症睾丸抗原（CTA）的疫苗，CTA的正常表达主要见于睾丸中的男性生殖细胞，由于基因突变，它们在一定比例的不同恶性肿瘤类型中表达上调。MAGE是第一个被发现的CTA，其在多数肺腺癌患者中高表达。Ⅲ期MAGRIT研究最终结果并未显示与安慰剂对照组相比，MAGE-A3治疗组的DFS有所改善（分别为60.5个月和57.9个月），但没有达到研究主要终点，随后更新数据显示疫苗并未改善生存结局，研究也最终关闭。后来进行了的包START2和INSPIRE在内的Ⅲ期研究，都由于Ⅰ/Ⅱ期日本EMR 63325-009研究的阴性结果而终止Ⅲ非小细胞肺癌患者招募。DNA疫苗在动物模型中发挥作用，但在临床研究中并未显示出有希望的结果，因此未来抗肿瘤疫苗研究可能需要致力于联合治疗方法，包括DNA疫苗在致癌病毒诱导/激活肿瘤中的应用。

2. 载体疫苗　载体疫苗通过操纵细菌、病毒、酵母来表达任何重组抗原。TG4010是一种病毒载体疫苗，由一个编码人MUC1和白细胞介素2的改良痘苗病毒安卡拉（MVA）构成。2003年，一项Ⅰ期临床试验报告了其良好的安全性，包括肺癌在内的13名患者接受了TG4010。其中，一名肺癌患者在14个月内表现出远处转移病灶的缩小。一项纳入ⅢB期和Ⅳ期NSCLC患者的Ⅱ期随机临床试验表明，试验组使用TG4010联合化疗较对照组单纯化疗更好。一项联合TG4010与纳武利尤单抗治疗局部晚期及转移性非小细胞肺癌患者的Ⅱ期临床试验（NCT00793208）正在进行。除此之外，其他表达黑色素瘤相关抗原3（MAGE-A3）和MG1马拉巴溶瘤病毒（MG1-MAGEA3）的腺病毒疫苗也在Ⅰ/Ⅱ期剂量递增试验（NCT02879760）中进行验证，以测试两种疫苗联合帕博利珠单抗在接受至少接受一个周期的含铂双药化疗后进展的NSCLC患者中的治疗效果。

3. 树突状细胞（DC）疫苗　细胞免疫疗法帮助免疫细胞识别肿瘤抗原和肿瘤细胞，这种潜在的免疫治疗技术多以树突状细胞疫苗联合免疫检查点抑制剂的治疗方式涌现。DC疫苗在肺癌领域的探索尚处于初步阶段。多项肺癌相关DC疫苗临床试验正在进行中。2021年欧洲肺癌年会（ELCC）报告了DC疫苗联合化疗在驱动基因阴性的非鳞NSCLC中作为一线治疗的研究结果，患者接受4~6周期培美曲塞联合卡铂诱化疗，随后进入培美曲塞维持阶段。从诱导化疗2周期后，未进展患者纳入mITT人群，并联合DC疫苗（DCVAC/LuCa）治疗，截至2年的随访时间点，mITT人群中中位OS期尚未达到，2年OS率达到52.57%；中位PFS期为8.0个月。DCVAC/LuCa联合化疗的安全性良好，最常见的治疗相关不良反应包括便秘（63%）、食欲缺乏（62%）、乏力（60%）。该研究开拓性地探索了DC疫苗联合化疗在NSCLC中的应用可能性，为今后大规模随机对照试验打下基础。此外，在DC疫苗的制备方面，该研究相较于多数DC疫苗相关研究中的传统制备方式有所改进，即采用患者自体的死亡肺癌细胞株负载自体DC制备疫苗，相当于肺癌细胞全抗原负载DC，无须个体化制备，提高了DC疫苗在临床应用的可行性。在肺癌的免疫治疗中，抗PD-1单抗是目前最受关注并体现出良好应用价值的疗法，尽管跨试验对比是不合理的，以KEYNOTE189数据（帕博利珠单抗联合化疗一线治疗*EGFR/ALK*阴性转移非鳞NSCLC：中位OS期为22.0个月，中位PFS期为9.0个月）作为初步参照，也可提示DC疫苗联合化疗一线治疗晚期EGFR、ALK阴性非鳞NSCLC的应用潜力，表明这一疗法具有进一步研究的价值。在今后的探索中，仍有待完善DC疫苗发挥疗效的验证环节，深入分析患者在接受DC疫苗治疗前、治疗过程中及治疗后的免疫应答状态，进一步明确DC疫苗在这一联合疗法中所起的作用及起作用的机制。

4. 同种异体疫苗　同种异体疫苗将非自身肿瘤细胞作为抗原，简单来说是将同种异体肿瘤细胞经必要修饰和加工后给予另一名具有相同肿瘤类型的患者以达到治疗目的。既往研究表明，高水平的TGF-β与NSCLC患者的免疫抑制和预后恶化相关，其中一种经过基因修饰的同种异体疫苗Belagenpumatucel-L通过带有转化生长因子β2的质粒转染同种异体NSCLC细胞系，该疫苗中包含的反义转基因可抑制TGF-β2可增加免疫原性达到治疗效果。Belagenpumatucel-L（Lucanix）用于NSCLC，抑制TGF-β2 mRNA的产生。虽然针对NSCLC的Ⅲ期试验没有达到预定的临床终点，但额外的分析表明在患者亚群中取得了令人鼓舞的结果，在一线化疗结束后12周内随机使用Lucanix治疗的患者中，观察到OS的显著增加。然而，在接种疫苗组和安慰剂组之间未观察到mOS差异（分别为20.3个月和17.8个月，HR 0.94，$P = 0.594$）。另外两种同种异体疫苗Tergenpumatucel-L（NCT02460367，16名受试者参加ⅠB/Ⅱ期试验）和Viagenpumatucel-L（NCT02439450，121名受试者参加ⅠB/Ⅱ期DURGA试验）联合免疫检查点抑制剂疗法正在进行。单一疫苗疗法的主要挑战包括瘤内异质性、同种异体疫苗诱导的突变和肿瘤逃逸。制约同种异体疫苗发展的瓶颈在于由细胞系开发的疫苗可能无法反映实际的肿瘤抗原和肿瘤/肿瘤微环境诱导的免疫抑制。因此，对抗原选择进行更优化的转录组分析（包括新抗原、解决免疫抑制以及基于T细胞的免疫疗法）是十分必要和紧迫的。

三、过继细胞疗法

CAR-T细胞疗法是嵌合抗原受体T细胞的一种免疫疗法，也是近年来免疫治疗中备受关注的疗法之一。CAR-T细胞疗法在血液肿瘤领域取得了巨大成功，2024年ASCO年会上新兴疗法硕果累累，其中涉及两项CAR-T细胞疗法研究均为消化道肿瘤方向，在肺癌领域的应用前景也备受关注。相较于血液肿瘤，实体瘤具有肿瘤异质性强、靶抗原选择有限、T细胞浸润率低、免疫抑制肿瘤微环境（TME）等特点。因此，CAR-T细胞疗法在实体瘤上的应用具有局限性。迄今为止，已经采用了多种创新策略，包括联合化疗、放疗或其他免疫疗法来改善CAR-T细胞克服实体瘤肿瘤微环境的不利影响，如将CAR-T细胞与TGF-β靶向药物联合使用，在维持其抗肿瘤活性方面取得了有希望的临床前结果。此外，将CAR-T细胞直接引入肿瘤部位为克服其对实体瘤疗效的障碍提供了另一种选择。

在NSCLC中CAR-T细胞疗法显示出巨大的前景。目前几种具有高特异性的靶抗原，可以克服与实体瘤特异性TME相关的障碍。包括表皮生长因子受体（EGFR）、间皮素（MSLN）、前列腺干细胞抗原（PSCA）和黏蛋白1（MUC1）。

1. EGFR　2019年的一项临床前研究显示靶向EGFRvⅢ的第三代CAR-T细胞与对照MOCK-CAR细胞相比，它们在小鼠模型中的应用显著延长了生存时间并降低了肺部肿瘤负荷。另一项研究报道了类似的结果，当CAR-T细胞在瘤内递送时，细胞毒性增强。一项Ⅰ期研究测试CXCR5修饰的CAR-T细胞对晚期NSCLC（NCT05060796）的抗EGFR作用，结果显示治疗耐受性良好。

2. MUC1　癌性突变会导致MUC1表达，特别是在肺腺癌中。2019年的一项研究测试了CAR-T细胞对注射到小鼠体内的MUC1阳性肿瘤的影响，在注射后4天内显著降低了异种移植小鼠的肿瘤负荷。后续研究还观察到CAR-T细胞肿瘤毒性的寿命较长，因为这些细胞在治疗后长达81天，还杀死了新注射的肿瘤细胞。一项针对人类的初步研究试图将MUC1 CAR-T细胞与PD-1敲除T细胞相结合来治疗晚期NSCLC，显示出显著的原发性肿瘤减少。

3. MSLN　MSLN（mesothelin，间皮素）是一种免疫原性糖蛋白，与预后不良和化疗耐药有关，在非小细胞肺癌和间皮瘤细胞中大量表达，在健康组织中无明显表达。第二代靶向MSLN的CAR-T细胞的试验表明，尽管不能完全消除癌症，但具有抑制肿瘤生长的治疗潜力。迄今为止，临床试验尚未产生有希望的结果。

4. PSCA　患者来源的异种移植模型中，抗PSCA的第三代CAR-T细胞延缓了NSCLC的发生。另一项研究证明了PSCA定向CAR-T细胞对NSCLC的细胞毒性。添加MUC1靶向CAR-T细胞也显示出协同效应，总体肿瘤肿块明显小于单独使用MUC1或PSCA定向CAR-T细胞治疗的CAR-T细胞。多项试验正在研究PSCA CAR-T细胞对实体瘤的影响。

为了提高CAR-T细胞疗法对NSCLC的疗效，科学家们已经进行了大量研究。目前已经确定了几个靶点正在临床试验中：产促红细胞生成素的肝细胞癌A2（EphA2）、组织因子（TF）和蛋白酪氨酸激酶7（PTK7）。

由于EphA2抗原的分布特点，EphA2是CAR-T细胞疗法治疗NSCLC的一个有前途的靶点。EphA2在90%以上的NSCLC样本中过表达，EphA2表达增加与吸烟史、预后较差和生存率降低相关。一个研究小组开发了一种靶向EphA2的CAR，发现在体外模型中对肿瘤具有特异性细胞毒性，并在体内降低了小鼠的肿瘤信号。

TF也称为凝血因子Ⅲ，启动凝血级联反应的外在途径，是一种表面分子，已被发现在某些癌症（包括NSCLC）中过表达。NSCLC肿瘤的体外分析发现，TF在侵入血管的肿瘤中表达增加，凸显了其在转移过程中的潜在作用。TF表达增加与总生存期较差相关，体外研究表明使用siRNA敲低TF可抑制肿瘤生长和转移。最近的一项研究开发了针对TF的第三代CAR，发现用TF定向的CAR-T疗法治疗抑制了TF阳性癌细胞的生长和转移，没有明显的毒性。

PTK7是非经典Wnt信号通路中的一种酪氨酸激酶，被认为是NSCLC中CAR-T治疗的潜在肿瘤相关抗原靶点。研究人员发现PTK7靶向CAR-T治疗通过多轮肿瘤攻击是有效的，并且使用体内异种移植小鼠模型，发现抑制了肿瘤生长并增加了总生存期。

CAR-T细胞疗法在实体瘤治疗中面临几大挑战：①由于T细胞难以浸润到实体瘤微环境中以及T细胞耗竭，一些微环境可能会使CAR-T细胞完全失活。②实体癌中肿瘤抗原表达的异质性。实体瘤中的一些抗原（如EGFR和PSCA）可以在健康组织中表达，从而增加了器官损伤的可能性。③由于载体对细胞的固有毒性，生产细胞系中慢病毒载体的生产过程效率相对较低，费用和时间成本也是一个巨大的挑战。

5.T细胞受体（TCR）与肺癌　T细胞受体（TCR）识别肿瘤抗原是免疫系统清除肿瘤细胞的天然机制之一。TCR-T细胞疗法是一种新的细胞治疗策略，它将外源性TCR引入患者的T细胞中。TCR-T细胞疗法可以靶向癌细胞的整个蛋白质组。

用外源性TCR改造T细胞来帮助患者抗击肿瘤已经在临床试验中取得了成功，特别是在治疗实体瘤方面。

目前TCR治疗进展多局限于晚期/转移性滑膜肉瘤或黏液样/圆形细胞脂肪肉瘤等少见瘤种，关于肺癌，单独使用抗NY-ESO-1 TCR转导T细胞与帕博利珠单抗联合治疗晚期非小细胞肺癌患者的Ⅰ期临床试验正在进行中（NCT03029273、NCT03709706）。TCR细胞治疗的另一个令人兴奋的靶点是KK-LC-1，目前一项针对KK-LC-1的TCR基因疗法在KK-LC-1（＋）肺癌患者中摸索安全剂量。

TCR-T细胞疗法在多种肿瘤领域取得突破，然而广泛应用于临床还必须解决一些挑战，包括可能存在脱靶、剂量限制性细胞毒性、自身免疫毒性和细胞因子相关毒性等。TCR-T细胞疗法针对肺癌和其他癌症的长期安全性评估研究也在进行中（NCT05292859、NCT05194735）。

6.肿瘤浸润T细胞（TIL）与肺癌　一项早期研究评估了Ⅱ～Ⅲ期NSCLC患者术后应用ACT/TIL联合治疗的疗效。该研究将肺肿瘤组织样本中分离出的淋巴细胞和肿瘤细胞在补充有rIL-2的培养基中培养后，将TIL注射到患者体内，每天皮下注射IL-2，直至达到最大耐受剂量。与标准护理治疗组相比，TIL组的mOS良好（22.4个月 vs 14.1个月）。

最近，根据一项小型Ⅰ期试验的结果，TIL疗法联合IL-2是一种可行的治疗选择，且毒性特征可控。既往研究发现，一项研究报告了双阴性T（DNT）细胞（$CD3^+CD4^-CD8^-$）在体外单独或与纳武利尤单抗联合治疗晚期肺癌的效果。结果显示，患者和健康供体来源的DNT细胞在离体扩增后，对肺癌细胞表现出相似的细胞毒性，除此之外，来自健康供体的DNT细胞可以显著抑制晚期肺癌患者异种移植物的生长，并且通过联合抗PD-1治疗可进一步提高抗癌效果。在小样本Ⅰ期研究（NCT03215810）中，自体TIL疗法在转移性PD-1耐药肺癌中有一定疗效。目前，一项Ⅱ期研究（NCT02133196）正在招募85名受试者，以编辑源自NSCLC患者的自体TIL，与阿地白介素、氟达拉滨和环磷酰胺等药物联合使用。预计下一步的临床试验将预测基于TIL的ACT在免疫治疗新时代的可行性。

四、溶瘤病毒

溶瘤病毒是一类天然或经过基因改造的病毒，能相对特异性地感染并杀伤肿瘤细胞。从杀伤肿瘤细胞的机制来看，溶瘤病毒不仅能对肿瘤细胞进行直接杀伤，还能在病毒复制过程中通过特异性抗原表达刺激人体的免疫反应诱导免疫原性的细胞死亡，同时刺激宿主抗肿瘤免疫，进一步增强抗肿瘤效果。溶瘤病毒与PD-1抑制剂联合能增加肿瘤内T细胞浸润。目前溶瘤病毒与PD-1抑制剂联合应用于黑色素瘤、肺癌、肝癌、头颈部癌、黑色素瘤等的研究，目前已完成和正在进行的评估溶瘤病毒在肺癌中的Ⅰ/Ⅱ期临床试验见表11-6。

截至目前，4款溶瘤病毒药物获批上市，分别为Oncorine、Imlygic、Delytact、Rigvir。重组人5型腺病毒Oncorine是具有全球专利的溶瘤病毒，抗肿瘤国家1类新药，已对多种实体瘤比如头颈鳞癌/鼻咽癌、肺癌、肝癌、胰腺癌等显示出一定疗效。

重组人5型腺病毒相关临床研究国内肺癌相关研究包括以下几项。南京大学医学院附属鼓楼医院一项探索性单臂研究：替雷利珠单抗联合重组人5型腺病毒注射液治疗既往免疫治疗失败的晚期NSCLC患者，研究主要目的是探究替雷利珠单抗联合重组人5型腺病毒注射液治疗晚期NSCLC的有效性；次要目的是探究替雷利珠单抗联合重组人5型腺病毒注射液治疗晚期NSCLC的其他疗效与安全性；探索性目的探究替雷利珠单抗联合重组人5型腺病毒注射液治疗既往免疫疗法失败的晚期NSCLC的生物标志物、免疫水平、免疫浸润的改变，提出溶瘤病毒可能的作用机制。

另外一项由上海市肺科医院开展：重组人5型腺病毒注射液联合新辅助化疗用于术前Ⅲ期肺癌的前瞻性、随机对照临床研究。研究时长2021年8月～2025年4月，主要目的是评估重组人5型腺病毒联合新辅助化疗用于Ⅲ期肺癌患者的有效性；次要目的是评估重组人5型腺病毒联合新辅助化疗的安全性；探索性目的是评估重组人5型腺病毒对p53基因突变患者的疗效和分析重组人5型腺病毒瘤内注射治疗前后单细胞水平的免疫微环境研究，提出溶瘤病毒可能的作用机制。作为一种新兴的肿瘤生物免疫治疗方法，溶瘤病毒已被中国及多个欧美国家的监管机构批准使用。溶瘤病毒通过多种机制杀死癌细胞。已有的大量临床研究证实其具有良好的安全性，其对肿瘤细胞的感染增强了机体抗肿瘤免疫反应，并可产生较为持久的反应，可为不同类型、不同进展阶段，甚至转移性和无法治愈的肿瘤患者带来临床获益。更重要的是，其与化疗、放疗、靶向治疗特别是免疫治疗相结合，可以起到协同增效的作用。相信随着未来研究的进展，会有更多的肿瘤患者从溶瘤病毒类药物治疗中获益。

五、脂质纳米粒

脂质体纳米粒在临床应用方面取得了极大的成功。无论是小分子药物领域还是近期RNA疫苗研制中发挥的关键作用，都显示出脂质体在药物应用领域的巨大潜力。在药代动力学、组织分布和靶向给药（树突状细胞和巨噬细胞）方面，脂质纳米粒（LNP）最适合用于基于RNA的疫苗，是编码抗肿瘤疫苗抗原mRNA的合适载体。这种RNA LNP被设计用于逆转M2样巨噬细胞或其他免疫抑制表型，

表11-6 已完成和正在进行的评估溶瘤病毒治疗肺癌效果的Ⅰ/Ⅱ期临床试验

溶瘤病毒	病毒类型	转基因/靶点	合并治疗	阶段	适应证
Ad-MAGEA3 with MG1-MAGEA3	马拉巴病毒	黑色素瘤相关抗原-3	帕博利珠单抗	Ⅰ/Ⅱ期	非小细胞肺癌
CVA21	柯萨奇病毒	无（CAVATAK）	帕博利珠单抗	Ⅰ期	非小细胞肺癌
VSV-IFNβ-NIS	水疱型口炎病毒	干扰β/碘化钠传导体	帕博利珠单抗	Ⅰ/Ⅱ期	非小细胞肺癌
REOLYSIN	钩端螺旋体株	KRAS/EGFR	卡铂/紫杉醇	Ⅱ期	非小细胞肺癌
REOLYSIN	钩端螺旋体株	KRAS/EGFR	培美曲塞/多西他赛	Ⅱ期	非小细胞肺癌
（NTX-010）Seneca Valley virus-001	塞内加病毒	NA	NA	Ⅱ期	小细胞肺癌
rAd-p53	腺病毒	p53	外科手术	Ⅱ期	非小细胞肺癌
ADV/HSV-tk	单纯疱疹病毒	胸苷激酶	SBRT/帕博利珠单抗	Ⅱ期	非小细胞肺癌
ADV/HSV-tk	单纯疱疹病毒	胸苷激酶	SBRT/纳武利尤单抗	Ⅱ期	非小细胞肺癌

激活先天免疫，抑制其他可溶性免疫抑制因子，并诱导肿瘤浸润性淋巴细胞，由此采用免疫调节策略治疗恶性肿瘤，目前部分基于LNP的癌症疫苗的临床研究见表11-7。

脂质体纳米粒技术与化疗和核酸疗法的临床发展证明了脂质载体在一系列疾病治疗中的潜力。然而，已上市的成功产品数量并不准确代表临床试验中的制剂数量，这表明这些纳米颗粒的开发在从动物到人类的转化过程中仍然面临困难和挑战。另外，LNP对靶细胞的选择性结合仍然是一个挑战。例如，核酸疫苗不能直接注射到我们的淋巴结或脾脏中，而淋巴结或脾脏是负责制造抗体和杀死癌细胞的免疫细胞所在的组织。因此，将核酸从注射部位定向输送到淋巴结或脾脏中的免疫细胞对于最大限度地产生抗体或长寿命抗原特异性细胞毒性T细胞至关重要。总之，我们相信mRNA LNP疫苗的成功为LNP技术开启了激动人心的篇章。小分子药物和核酸给药的LNP制剂优化任重道远，LNP再次成为纳米药物给药系统的领跑者。

六、总结

目前，联合免疫治疗初见成效，但治疗人群的筛选、联合策略的选择尚未达成共识，新的免疫相关不良反应也不时出现。未来的NSCLC疗法可能包括化疗、ADC药物、新疫苗接种和多种免疫检查点抑制剂的组合，与此同时，细胞治疗仍是一个充满前景并兼具挑战性的一项新型疗法。晚期肺癌患者的治疗模式仍在不断探索发展的路上，从单药到联合免疫疗法，克服、逆转免疫耐药对于肿瘤学界来说都是一个亟待解决的问题。与传统化疗药物相比，以免疫检查点抑制剂为代表的免疫治疗延长了大多数晚期肺癌患者的生存期，但原发性和继发性耐药问题仍然普遍。通过利用分子生物学、基因组测序技术和免疫微环境调节方技术，探索能够预测免疫治疗预后的生物标志物，开发新型免疫药物，相信肺癌治疗领域很快将有新靶点、新组合新机制药物出现，造福更多晚期肺癌患者。

第六节 非小细胞肺癌术后辅助免疫治疗：临床现状和研究进展

一、术后辅助免疫治疗的背景

根治性手术是Ⅰ期、Ⅱ期和ⅢB期NSCLC的首选治疗手段。驱动基因突变阳性的早期（ⅠB～ⅢA）NSCLC患者，通过靶向治疗取得了较好的生存获益。对于驱动基因突变阳性NSCLC，手术联合以铂类为主的化疗已成为早期（ⅠB～ⅢA）NSCLC的标准方案，但接受该方案的患者5年生存率有限。免疫检查点抑制剂已彻底改变了不可切除局部晚期或转移性NSCLC的治疗，目前已批准几种PD-L1和PD-1通路抑制剂用于治疗晚期NSCLC。

一些Ⅲ期试验显示PD-L1表达增加与治疗获益存在关联。基于PD-L1抑制剂阿替利珠单抗在转移性NSCLC中显示出的临床获益和安全性，研究者们对于使用该药物治疗早期NSCLC的兴趣日益增加。在此基础上，阿替利珠单抗辅助治疗经顺铂辅助化疗的完全切除ⅠB～ⅢA期NSCLC的IMpower010研究应运而生。

IMpower010研究作为首个免疫检查点抑制剂辅助治疗的Ⅲ期临床研究，其结果于2021年ASCO年会首次公布，研究证实阿替利珠单抗术后辅助治疗可显著改善PD-L1≥1%的Ⅱ～ⅢA期NSCLC患者的无病生存期（DFS），中位DFS为NE vs 35.3个月（HR=0.66, 95% CI: 0.50～0.88, $P=0.004$）。基于IMpower010研究结果，美国FDA和我国的国家市场监督管理总局均已批准阿替利珠单抗用于经手术切除并且含铂化疗之后的Ⅱ～ⅢA期PD-L1≥1% NSCLC患者的辅助治疗。2022年ESMO线上会议公布了PD-1抑制剂帕博利珠单抗辅助治疗NSCLC的Ⅲ期研究结果，KEYNOTE-091研究纳入1177例ⅠB～ⅢA期R0切除的NSCLC患者，按1:1随机分组进行帕博利珠单抗或安慰剂治疗，结果显示帕博利珠单抗相较于安慰剂显著改善了全部

表11-7 基于LNP的癌症疫苗的临床研究

疫苗	临床阶段	适应证
Lipo-MERIT	Ⅰ期	黑色素瘤
mRNA-4157	Ⅰ/Ⅱ期	黑色素瘤、膀胱癌、非小细胞肺癌
L-BLP-25	Ⅲ期（终止）	非小细胞肺癌

患者的DFS（中位DFS：53.6个月 vs 42.0个月，HR＝0.76，95% CI：0.63～0.91，P＝0.0014）；安全性方面，帕博利珠单抗和安慰剂组3～5级不良事件（adverse event，AE）的发生率分别为34.1%和25.8%，总体可控，AE谱与既往帕博利珠单抗报道的相似，未出现新的安全性信号。

目前阿替利珠单抗不同区域获批的适应证不同，早在2021年10月FDA率先批准阿替利珠单抗用于≥1%的TC PD-L1染色阳性、经手术切除、以铂类为基础化疗之后的Ⅱ～ⅢA期（基于UICC/AJCC分期第7版）NSCLC患者的辅助治疗。2022年3月国家药品监督管理局（NMPA）批准了阿替利珠单抗的上述适应证。基于阿替利珠单抗在PD-L1表达≥50%的Ⅱ～ⅢA期NSCLC亚组中观察到最大的DFS获益，瑞士、加拿大和英国批准其用于这一亚组适应证。

二、术后辅助免疫治疗的模式

1.术后辅助化疗后免疫治疗　IMpower010研究中患者辅助化疗后才能够进行免疫治疗，而在KEYNOYE-091研究中对于是否进行辅助化疗无强制要求，结果发现术后未经化疗的患者似乎不能从帕博利珠单抗治疗中获益（辅助化疗DFS：HR＝0.73，95% CI：0.60～0.89；未辅助化疗DFS：HR＝1.25，95% CI：0.76～2.05），提示从现有临床证据来看，NSCLC患者术后应用辅助免疫治疗之前应先进行辅助化疗。

2.新辅助治疗后手术，后免疫治疗　将辅助治疗与新辅助治疗结合能否进一步刷新NSCLC患者生存数据，以KEYNOTE-671为代表的研究已初步得出令人满意的结果，再次证明新辅助免疫治疗＋辅助免疫治疗模式可使围手术期NSCLC患者取得EFS和OS双重获益。KEYNOTE-671作为当前唯一采用EFS＋OS双终点的早期NSCLC研究，中期分析数据在2023年美国临床肿瘤学会（American Society of Clinical Oncology，ASCO）年度会议上发布，中位随访时间为25.2个月，与安慰剂相比，帕博利珠单抗联合化疗新辅助治疗并术后单药辅助治疗Ⅱ～ⅢB期NSCLC患者的疾病复发、进展或死亡风险降低了42%（HR＝0.58，95% CI：0.46～0.72，P＜0.000 01）。同年ESMO年度会议上公布了KEYNOTE-671研究结果，与安慰剂相比，帕博利珠单抗新辅助治疗＋辅助治疗显著改善可切除Ⅱ～ⅢB期NSCLC患者的中位OS时间（54.2个月：未达到，HR＝0.72，95% CI：0.56～0.93，P＝0.005 17），3年OS率分别为64.0%和71.3%；在分析的大多数亚组中，OS获益总体一致。此外，ESMO大会进一步更新了EFS数据，帕博利珠单抗新辅助治疗＋辅助治疗组及安慰剂组的中位EFS时间分别为47.2个月和18.3个月（HR＝0.59，95% CI：0.48～0.72），3年EFS率分别为54.3%和35.4%，且所有亚组均取得了EFS获益趋势。KEYNOTE-671为目前唯一取得OS及EFS双终点阳性的研究，其是改善可切除NSCLC患者生存时间的里程碑式进展。CheckMate-77T研究进一步表明，尽管纳武利尤单抗新辅助＋辅助治疗主要研究终点中位EFS时间尚未达到，但从ESMO大会公布的数据来看，与安慰剂相比，围手术期应用纳武利尤单抗＋化疗，并在术后序贯纳武利尤单抗治疗可显著降低42%的术后复发风险；纳武利尤单抗组和安慰剂组中位EFS时间分别为18.4个月和未达到；18个月EFS率分别为70%和50%；亚组分析提示不同分期、不同组织学类型、不同PD-L1表达水平的患者，接受纳武利尤单抗新辅助＋辅助治疗更有可能实pCR；与未达到pCR或主要病理学缓解率（major pathologic remission，MPR）患者相比，达到pCR或MPR者EFS获益更优。

同样采用"夹心式"免疫治疗方案的AEGEAN研究，在2023年的AACR大会上首次公布研究数据，中位随访11.7个月，度伐利尤单抗组较安慰剂组的pCR率高12.9%（17.2% vs 4.3%）；中位EFS分别为未达到和25.9个月；度伐利尤单抗围手术期免疫治疗安全可耐受，并未对手术产生延期或取消等不利影响。

此外，2023年ASCO年度会议上公布了创新性采用"3＋1＋13"（即术前3个周期特瑞普利单抗＋化疗、术后1周期特瑞普利单抗＋化疗、13个周期特瑞普利单抗巩固治疗）围手术期免疫治疗新模式的Neotorch研究数据，中位随访18.3个月，与单纯化疗相比，特瑞普利单抗围手术期治疗均显著延长研究者及设盲的独立评审委员会评估的中位EFS，疾病复发、疾病进展或死亡风险均降低60%；PD-L1表达亚组分析中，PD-L1为1%～49%与PD-L1≥50%人群获益相似（均HR＝0.31），均可使疾病复发、疾病进展或死亡风险降低约70%；无论鳞癌还是非鳞癌，特瑞普利单抗联合化疗均可取得EFS获益。

2023年ELCC年度会议上也公布了Ⅱ期LCMC3

试验结果，中位随访3.1年，在获得MPR可评估人群中接受与未接受阿替利珠单抗辅助治疗患者的3年DFS率分别为83%和64%，3年OS率分别为89%及77%（HR 0.48，95% CI：0.19～1.21）；Ⅰ期、Ⅱ期和Ⅲ期患者的3年DFS率分别为75%和70%，OS率分别为82%和81%；未达到MPR人群中阿替利珠单抗辅助治疗也可使患者取得生存获益，接受与未接受阿替利珠单抗辅助治疗患者3年DFS率分别为80%和62%，3年OS率分别为87%和75%。此外，IMpower-030、EYNOTE-091及中国自主研发药物等多项临床试验仍在进展中，期待未来更多研究数据的公布，为早期NSCLC的免疫治疗提供有力的循证医学支持，推进免疫治疗前移，提高患者生存时间，使更多NSCLC患者获益。

三、最佳标志物选择

1. PD-L1表达　目前认为肿瘤组织PD-L1表达是PD-L1抑制剂治疗前选择优势人群标准的生物标志物。KEYNOTE-024研究结果显示帕博利珠单抗在PD-L1肿瘤比例评分（tumor proportion score，TPS）≥50%的驱动基因阴性的晚期NSCLC人群中，一线治疗效果优于化疗。KEYNOTE-042研究显示帕博利珠单抗能显著改善PD-L1 TPS≥1% NSCLC患者的mOS。IMpower110和Empower-Lung 1研究也显示了类似的结果，这四项临床研究均证实了PD-L1表达水平与免疫治疗疗效的相关性。CheckMate057研究对比了纳武利尤单抗单药与多西他赛二线治疗NSCLC的疗效，无论PD-L1的表达水平，免疫治疗相较于化疗均能获益，但在PD-L1低表达或不可检测的患者中，未观察到相似的OS获益。因此PD-L1是晚期NSCLC的免疫治疗疗效预测的生物标志物之一，NCCN及CSCO指南推荐PD-L1检测结果可以作为伴随诊断指导晚期NSCLC患者一线接受免疫治疗。

尽管IMpower010和KEYNOTE-091两项Ⅲ期临床研究均证实术后辅助免疫治疗能够改善患者DFS，但获益程度并不令人满意，亟待明确真正获益人群。在KEYNOTE-091研究探索性分析中发现，帕博利珠单抗能不同程度地改善患者DFS，且与手术切除类型、淋巴结受累程度、肿瘤大小、辅助化疗周期无关。PD-L1表达水平对于筛选辅助免疫治疗获益人群的指导意义尚不清楚。IMpower010研究发现PD-L1表达水平越高的患者获益越多，PD-L1<1%、1%～49%和≥50%人群DFS HR分别为0.97（95% CI：0.72～1.31）、0.87（95% CI：0.60～1.26）和0.43（95% CI：0.27～0.68），体现出较好的一致性。然而KEYNOYE-091研究却得到不同结果，在整体人群显著获益的情况下，其主要研究终点之一的PD-L1≥50%人群意外显示阴性结果（全人群DFS：HR=0.76，95% CI：0.63～0.91，$P=0.0014$；PD-L1≥50%人群DFS：HR=0.82，95% CI：0.57～1.18，$P=0.14$），可能的原因是PD-L1≥50%对照组人群出现生存较好的偏倚，导致试验组和对照组间未出现统计学差异，需要等待PD-L1≥50%人群下一次期中分析的结果。另外值得注意的是，尽管阿替利珠单抗获批用于PD-L1≥1% Ⅱ～ⅢA期NSCLC患者术后辅助治疗，但获益主要体现在PD-L1≥50%人群，PD-L1 1%～49%的人群获益并不明显。因此，患者PD-L1表达水平对辅助治疗的指导意义仍不确定。

2. 循环肿瘤DNA（circulating tumor DNA，ctDNA）　循环肿瘤DNA的分子检测近年来已经应用于肿瘤治疗应答评估、疾病监测及早期诊断。IMpower010研究发现ctDNA阳性是一个重要的预后因素，在Ⅱ～ⅢA期的NSCLC患者中，无论阿替利珠单抗组还是最佳支持治疗组，与ctDNA阴性患者相比，ctDNA阳性患者预后更差。随着检测技术的快速发展，检测灵敏度和特异性进一步提升，基于ctDNA检测的微小残留病灶（molecular residual disease，MRD）用于监测疾病复发成为一大研究热点。一项前瞻性研究提示，术后ctDNA-MRD持续阴性的NSCLC患者可能为潜在治愈人群，对55例接受辅助治疗的患者（6例接受免疫治疗）进行分析，发现术后MPD阴性患者无法从辅助治疗中获益，而术后MRD阳性患者可以获益，或许ctDNA-MRD状态可用于筛选辅助免疫治疗获益人群。目前研究样本量有限，还需更大样本量的研究来进一步证实其预测价值。此外，如何实现ctDNA-MRD检测方法的标准化、进一步提高检测灵敏度和准确度（如Ⅰ期NSCLC患者ctDNA检测灵敏度较低，不确定潜能的克隆性造血产生的假阳性影响检测准确度等），检测的最佳时间点缺乏统一标准等，均为ctDNA MRD未来需要攻克的问题。

3. 肿瘤基因突变负荷（tumor mutational burden，TMB）/血液TMB（blood TMB，bTMB）　CheckMate 026探索性分析提示高TMB患者可从免疫治疗中获益。KEYNOTE系列研究的探索性分析显示，无论TMB高低，帕博利珠单抗联合化疗一线治疗使NSCLC患者生存获益。KEYNOTE-158研究评估泛实体瘤患者中TMB高（TMB-high，TMB-H）与帕博利珠单抗疗效的关系，TMB-H患ORR达29%，非TMB-H仅6%。2020年FDA批准了帕博利珠单抗单药治疗TMB-H且既往治疗后疾病进展的无法切除或转移性实体瘤患者，同时也批准FoundationOne®CDx作为治疗的伴随诊断。如组织标本不足，利用ctDNA检测bTMB潜在可行。

四、基因突变阳性患者的免疫治疗探索

对于驱动基因阳性的NSCLC进行免疫治疗目前尚缺乏充分证据。IMpower150是第一个在亚组中显示ICI对表皮生长因子受体（EGFR）阳性患者有临床获益的究。针对EGFR阳性亚组的进一步分析显示，阿替利珠单抗＋贝伐珠单抗＋化疗组较贝伐珠单抗联合化疗组具有PFS获益（10.2个月 vs 7.1个月，HR＝0.56），且OS获益在EGFR敏感突变NSCLC患者中更明显（29.4个月 vs 18.1个月，HR＝0.60）。CT18 Ⅱ期临床研究中探索了特瑞普利单抗联合化疗用于EGFR-TKI治疗失败的EGFR突变阳性T790M阴性晚期NSCLC患者的疗效和安全性，客观缓解率（objective response rate，ORR）达50.0%，mPFS达7.0个月。针对EGFR阳性晚期NSCLC，国内外免疫联合抗血管生成或化疗的多项研究（KEYNOTE-789、Checkmate-722、ORIENT-31和TREASURE）正在进行中，有望探索出新的治疗方案。

约有73.9%的NSCLC患者伴驱动基因突变，而EGFR是中国NSCLC患者中最常见的突变基因，EGFR-酪氨酸激酶抑制剂（tyrosine kinase inhibitor，EGFR-TKI）是晚期携带EGFR突变NSCLC患者的标准疗法。

但大部分患者TKI治疗后可出现耐药，导致疾病进展。一线含铂双药化疗疗效有限，PFS时间仅4～6个月，中位OS时间不足1年。如何延长TKI耐药后的生存时间、满足患者临床需求仍在探索中。

五、老年人群免疫治疗探索

前期文献分析表明ICI在年龄≥75岁患者人群中的疗效存在争议，导致老年患者免疫治疗受限。2023年ESMO年度会议上公布了一项关于老年患者免疫单药治疗及联合治疗的疗效及安全性分析，结果显示老年患者免疫联合治疗的OS时间较长。此外，一项对PD-1、PD-L1抑制剂联合化疗与单纯化疗一线治疗老年晚期NSCLC的随机试验进行的Meta分析显示，在≥65岁的患者中，与化疗相比，联合治疗与OS和PFS获益显著相关。这提示高龄患者并非免疫治疗的禁忌人群。对高龄晚期NSCLC患者而言，ICI治疗的疗效和总人群类似，且安全可耐受。≥70岁患者接受纳武利尤单抗治疗后，OS获益与总人群无差异（mOS：10.4个月 vs 9.1个月；2年OS：25% vs 26%），3～5级严重AE（6% vs 6%）和TRAE的发生率（38% vs 37%）与总人群无统计学差异。另一项KEYNOTE-010/024/042研究的汇总分析结果显示，帕博利珠单抗单药相对于化疗在PD-L1表达阳性老年（≥75岁）患者中具有与总人群类似的临床获益，且TR AE较化疗少（任何级别：68.5% vs 94.3%；3级及以上：24.2% vs 61.0%）。

六、对于不同体力活动状态评分（performance status，PS）患者的治疗

PS 0～1分的患者可以耐受放化疗；2分可考虑接受靶向治疗或者ICI治疗；3～4分则需要慎重接受治疗。尽管PS 2分患者较PS 0～1分患者生存预后更差，但仍能从ICI治疗中获益且安全可耐受。一项多中心单臂Ⅱ期PePS2研究显示，PS 2分的NSCLC患者接受一线帕博利珠单抗治疗后持续临床获益率（durable clinical benefit，DCB）达38%，接受二线及以上帕博利珠单抗治疗的DCB为36%。PD-L1表达越高，临床获益越明显，DCB在PD-L1＜1%、1%～49%和≥50%的患者中分别为22%、47%和53%，mPFS分别为3.7个月、8.3个月和12.6个月，mOS分别为8.1个月、12.6个月和14.6个月。

参考文献

[1] Gadgeel S, Rodríguez-Abreu D, Speranza G, et al. Updated analysis from KEYNOTE-189: Pembrolizumab or placebo plus pemetrexed and platinum for previously untreated metastatic nonsquamous non-small-cell lung cancer. J Clin Oncol, 2020, 38: 1505-1517.

[2] Paz-Ares L, Vicente D, Tafreshi A, et al. A randomized, placebo-controlled trial of Pembrolizumab plus chemotherapy in patients with metastatic squamous NSCLC: protocol-specified final analysis of KEYNOTE-407. J Thorac Oncol, 2020, 15: 1657-1669.

［3］Forde PM, Spicer J, Lu S, et al. Neoadjuvant Nivolumab plus chemotherapy in resectable lung cancer. N Eng J Med, 2022, 386: 1973-1985.

［4］中国抗癌协会肺癌专业委员会, 中华医学会肿瘤学分会肺癌学组. Ⅲ期非小细胞肺癌多学科诊疗专家共识（2019版）. 中华肿瘤杂志, 2019, 41（12）: 881-890.

［5］Tan WL, Chua KLM, Lin CC, et al. Asian thoracic oncology research group expert consensus statement on optimal management of stage Ⅲ NSCLC. J Thorac Oncol, 2020, 15（3）: 324-343.

［6］中华医学会肿瘤学分会, 中华医学会杂志社. 中华医学会肺癌临床诊疗指南（2023版）. 中华医学杂志, 2023, 103（27）: 2037-2074.

［7］Herbst RS, Majem M, Barlesi F, et al. COAST: An open-label, phase Ⅱ, multidrug platform study of durvalumab alone or in combination with oleclumab or monalizumab in patients with unresectable, stage Ⅲ non-small-cell lung cancer. J Clin Oncol, 2022, 40（29）: 3383-3393.

［8］Durm GA, Jabbour SK, Althouse SK, et al. A phase 2 trial of consolidation pembrolizumab following concurrent chemoradiation for patients with unresectable stage Ⅲ non-small cell lung cancer: Hoosier Cancer Research Network LUN 14-179. Cancer, 2020, 126（19）: 4353-4361.

［9］Zhou Q, Chen M, Jiang O, et al. Sugemalimab versus placebo after concurrent or sequential chemoradiotherapy in patients with locally advanced, unresectable, stage Ⅲ non-small-cell lung cancer in China（GEMSTONE-301）: interim results of a randomised, double-blind, multicentre, phase 3 trial. Lancet Oncol, 2022, 23（2）: 209-219.

［10］Herbst RS, Giaccone G, de Marinis F, et al. Atezolizumab for first-line treatment of PD-L1-selected patients with NSCLC. N Engl J Med, 2020, 383: 1328-39.

［11］Zhou C, Huang D, Fan Y, et al. Tislelizumab versus docetaxel in patients with previously treated advanced NSCLC（RATIONALE-303）: a phase 3, open-label, randomized controlled trial. J Thorac Oncol, 2023, 18（1）: 93-105.

［12］Borghaei H, Gettinger S, Vokes E E, et al. Five-year outcomes from the randomized, phase Ⅲ trials checkmate 017 and 057: nivolumab versus docetaxel in previously treated non-small-cell lung cancer. Journal of Clinical Oncology, 2021, 39（7）: 723-733.

［13］Chang J, Wu Y L, Lu S, et al. Three-year follow-up and patient-reported outcomes from CheckMate 078: Nivolumab versus docetaxel in a predominantly Chinese patient population with previously treated advanced non-small cell lung cancer. Lung Cancer, 2021, 165: 71-81.

［14］司嘉鑫. 晚期非小细胞肺癌患者一线化疗进展后二线免疫检查点抑制剂治疗方案综合比较的网状Meta分析. 中国医科大学, 2023.

［15］Sterner RC, Sterner RM. CAR-T cell therapy: current limitations and potential strategies. Blood Cancer J, 2021, 11（4）: 69.

［16］Chocarro L, Arasanz H, Fernández-Rubio L, et al. CAR-T cells for the treatment of lung cancer. Life, 2022, 12（4）: 561.

［17］Bao C, Gao Q, Li L-L, et al. The application of nanobody in CAR-T therapy. Biomolecules, 2021, 11（2）: 238.

［18］Saltos A, Khalil F, Smith M, et al. Clinical associations of mucin 1 in human lung cancer and precancerous lesions. Oncotarget, 2018, 9（86）: 35666-35675.

［19］Felip E, Altorki N, Zhou C, et al. IMpower010 investigators. Adjuvant atezolizumab after adjuvant chemotherapy in resected stage IB-ⅢA non-small-cell lung cancer（IMpower010）: a randomised, multicentre, open-label, phase 3 trial. Lancet, 2021, 398（10308）: 1344-1357.

［20］Wakelee H, Liberman M, Kato T, G et al. Investigators. Perioperative pembrolizumab for Early-Stage non-small-cell lung cancer. N Engl J Med, 2023 Aug 10, 389（6）: 491-503.

［21］Cascone T, Awad MM, Spicer JD, et al. CheckMate 77T investigators. Perioperative nivolumab in resectable lung cancer. N Engl J Med, 2024 May 16, 390（19）: 1756-1769.

［22］Shu CA, Gainor JF, Awad MM, et al. Neoadjuvant atezolizumab and chemotherapy in patients with resectable non-small-cell lung cancer: an open-label, multicentre, single-arm, phase 2 trial. Lancet Oncol, 2020, 21: 786-795.

［23］Reuss JE, Anagnostou V, Cottrell TR, et al. Neoadjuvant nivolumab plus ipilimumab in resectable non-small cell lung cancer. J Immunother Cancer, 2020, 8（2）: 1282.

［24］Gao SJ, Corso CD, Wang EH, et al. Timing of surgery after neoadjuvant chemoradiation in locally advanced non-small cell lung cancer. J Thorac Oncol, 2017, 12（2）: 314-322.

［25］Provencio M, Serna-Blasco R, Nadal E, et al. Overall survival and biomarker analysis of neoadjuvant nivolumab plus chemotherapy in operable stage ⅢA non-small-cell lung cancer（NADIM phase Ⅱ trial）. J

KEYNOTE-604研究是一项评估帕博利珠单抗（Keytruda）联合依托泊苷和顺铂化疗（EP）对比安慰剂联合EP方案治疗广泛期小细胞肺癌疗效的Ⅲ期临床研究。该研究纳入了453名先前未接受过ES-SCLC治疗的患者。主要终点是OS和PFS。研究结果显示：帕博利珠单抗联合EP方案化疗显著改善了患者的PFS。两组的中位PFS分别为4.5个月、4.3个月（HR=0.75，95% CI：0.61～0.91，$P=0.0023$）。然而在另一个研究终点OS方面，尽管帕博利珠单抗组显示出OS改善的趋势（10.8个月 vs 9.7个月，HR=0.80，95% CI：0.64～0.98，$P=0.0164$），但最终分析中差异未达统计显著性水准（$P=0.0128$）。因此帕博利珠单抗联合化疗一线治疗广泛期小细胞肺癌未能获批适应证。

二、后线免疫治疗

Ⅰ/Ⅱ期CheckMate-032研究的小细胞肺癌队列旨在评估纳武利尤单抗单药或联合伊匹木单抗治疗复发性小细胞肺癌的疗效和安全性。研究允许晚期小细胞肺癌一线或多线含铂双药化疗失败后的患者入组，无论PD-L1表达水平高低。患者随机接受纳武利尤单抗3mg/kg，每2周1次或纳武利尤单抗3mg/kg或1mg/kg＋伊匹木单抗1mg/kg或3mg/kg，每3周1次，4周期后，纳武利尤单抗3mg/kg，每2周1次维持。研究证实复治SCLC患者接受纳武利尤单抗3mg/kg单药治疗的ORR为10%，接受纳武利尤单抗1mg/kg＋伊匹木单抗3mg/kg治疗患者的ORR为23%，接受纳武利尤单抗3mg/kg＋伊匹木单抗1mg/kg治疗患者的ORR为19%。在该研究中纳武利尤单抗单药三线治疗的亚组分析中，ORR为11.9%，中位DOR为17.9个月，中位PFS为1.4个月，中位OS为5.6个月。基于此项研究结果，FDA批准纳武利尤单抗单药用于治疗既往接受过含铂方案化疗以及至少一种其他疗法后疾病进展的转移性SCLC患者。由于纳武利尤单抗在中国未获批SCLC适应证，CSCO指南将纳武利尤单抗作为复发SCLC的三线及以上治疗（Ⅱ级推荐2A类）。在后期开展了纳武利尤单抗用于SCLC二线治疗的Ⅲ期临床研究CheckMate-331及一线治疗后维持治疗的Ⅲ期研究CheckMate-451，但均以失败告终。2020年12月纳武利尤单抗在美国撤回了获批的SCLC的适应证。

KEYNOTE028/158研究汇总分析结果显示，帕博利珠单抗三线及以上治疗SCLC的ORR为19.3%。DOR未达到，超过12个月的DOR率为67.7%，超过18个月DOR率为60.9%。PFS为2.0个月，12个月和24个月的PFS率分别为16.9%和13.1%。中位OS为7.7个月，12个月和24个月OS率分别为34.2%和20.7%。基于此结果，美国FDA批准帕博利珠单抗单药用于治疗既往接受过含铂方案化疗及至少一种其他疗法后疾病进展的转移性SCLC患者。由于帕博利珠单抗在中国未获批SCLC适应证，CSCO指南也是将帕博利珠单抗作为复发SCLC的三线及以上治疗（Ⅱ级推荐2A类）。但由于Ⅲ期验证性研究KEYNOTE604只达到了联合主要研究终点之一PFS，而没有达到另一主要终点OS，2021年3月帕博利珠单抗在美国撤回了获批的SCLC的适应证。

三、免疫治疗新靶点探索

在过去的10年中，免疫治疗为小细胞肺癌（SCLC）的治疗带来了新的曙光，提高了生存率并改善了患者的预后。多个研究已经证明了免疫治疗对SCLC的潜在益处。然而，PD-1/PD-L1抑制剂给SCLC患者中所带来的生存改善仍然有限，尚未取得突破性的进展。SCLC患者的预后仍然是一个主要的临床难题。SCLC的免疫治疗也仍面临着疗效有限、受益人群少和缺乏典型预测标志物等问题。因此，迫切需要寻找新的免疫治疗靶点或药物。对此，目前SCLC的免疫治疗中出现了以Delta样配体3（DLL3）、T细胞免疫球蛋白和ITIM结构域（TIGIT）、淋巴细胞激活基因-3（LAG-3）和二唾液酸神经节苷脂（GD2）为代表的新免疫治疗靶点相关的新疗法、临床前研究和临床数据，旨在为未来SCLC的治疗提供新思路。

1. Delta样配体3（Delta-like ligand 3，DLL3）
DLL3是一种单跨膜蛋白，属于Notch家族配体。在Notch系统中有4种Notch受体（Notch 1、2、3和4）和5种配体（Jagged 1和2，以及Delta-like 1、3和4）。DLL3与Notch受体结合以发挥其生物学功能。然而与其他Notch配体不同，当DLL3与Notch受体结合时，它不会激活Notch受体，而是通过抑制Notch通路来抑制信号转导。DLL3蛋白在不同类型的肿瘤中可以与多种Notch受体结合，因此在细胞增殖、分化和凋亡过程中促进或抑制肿瘤发生和发展。由于DLL3与Notch1受体的结合，将抑制Notch信号的激活，导致HES1/HEY1转录上调，并抑制ASCL1。ASCL1是正常肺神经内分泌细胞生长和发育所需的转录因子，也是SCLC中的一个致癌因子。在表达ASCL1的SCLC中，DLL3的表达显著上调并异常转运到细胞表面，在SCLC肿瘤细胞上的广泛和特异性表达使其成为理想的治疗靶点。研究证实了DLL3与ASCL1的表达呈正相关，在几乎所有SCLC中均表达DLL3。与影响Notch信号的其他疗法相比，靶向DLL3具有优势。

Tarlatamab是一种双特异性T细胞结合剂（BiTE）抗体，其靶向小细胞肺癌（SCLC）上的DLL3和T细胞上的CD3复合物，并融合到Fc结构域以延长其药代动力学半衰期。Tarlatamab在SCLC细胞系和小鼠模型中显示出显著的疗效。在患者来源的肿瘤异种移植研究中，Tarlatamab诱导了显著的肿瘤退缩和肿瘤体积的显著减少。在一种SCLC播散性原位模型中，Tarlatamab甚至在低剂量下也能显著抑制肿瘤生长。在使用SCLC细胞系进行体外T细胞依赖性细胞毒实验中，Tarlatamab的低浓度能够在体外诱导T细胞杀死DLL3阳性的癌细胞。此外，Tarlatamab在毒理学研究中耐受良好，在剂量高达每周4.5mg/kg时未报告任何不良反应。在2022年7月19日，Amgen公司启动了一项Tarlatamab的开放标签Ⅰ期研究（NCT03319940），旨在评估Tarlatamab在晚期或铂类化疗后复发SCLC患者中的安全性、耐受性和药代动力学。截至目前，已有107名患者接受了治疗，其中97名患者（90.7%）出现了与治疗相关的不良事件。最常见的与治疗相关的不良事件是细胞因子释放综合征，发生在52%的患者中。ORR为23.4%，包括两例完全缓解和23例部分缓解。中位DOR为12.3个月，疾病控制率为51.4%。中位无进展生存期和中位总生存期分别为3.7个月和13.2个月。尽管Tarlatamab的缓解率较低，但缓解持续时间和生存期中位数均超过1年，其疗效令人鼓舞。

BI764532是一种BiTE构建物，在临床前研究中显示出对DLL3阳性肿瘤细胞具有强大的抗肿瘤活性。在人类T细胞移植小鼠模型中，BI764532可诱导表达DLL3的肿瘤细胞溶解和T细胞浸润到肿瘤组织中，导致肿瘤完全退缩。此外，这项临床前研究同时还观察到PD-1、PD-L1和LAG-3的上调，表明可能与免疫检查点抑制剂具有潜在的协同作用。

NCT04429087研究是BI764532的首个人类试验，旨在评估该药物的安全性、疗效和耐受的最高剂量。在这项研究中，BI76453被用于治疗DLL3阳性的SCLC和其他神经内分泌癌。这些数据于2023年在ASCO大会上公布。截至2022年12月28日，已有90名患者接受了≥1剂次的BI764532治疗，其中52%的患者为SCLC，中位治疗持续时间为43天，仍在接受治疗的患者有25名。安全性数据显示，TRAE的发生率为86%，其中大多数为1～2级，可通过症状管理可控。疗效方面，接受目标剂量BI764532治疗的SCLC（$n=24$）或NEC（$n=23$）患者的所有方案的客观缓解率分别为33%和22%。其中一名肺大细胞神经内分泌癌（large cell neuroendocrine carcinoma, LCNEC）患者可供评估疗效，并获得部分缓解（PR）。此外，在接受≥90μg/kg药物剂量的所有患者中观察到肿瘤退缩。BI764532表现出临床上可管理的耐受性，目前有多项临床研究正在进行中。

嵌合抗原受体（CAR）T细胞疗法是利用患者的T细胞治疗癌症的另一种策略。利用患者来源的T细胞，经过基因改造以表达肿瘤抗原的受体来识别肿瘤细胞，导致T细胞激活和增殖以杀死肿瘤细胞。CAR-T细胞已被证明在治疗血液系统恶性肿瘤患者方面具有良好的临床疗效，为它们成为癌症治疗的重要组成部分奠定了基础。

AMG 119是一种细胞疗法药物，患者自身的T细胞在体外经过基因改造，表达一个特异性靶向DLL3的跨膜CAR，将细胞毒性T细胞重定向到DLL3阳性细胞。在SCLC异种移植模型中，AMG 119 CAR-T细胞被发现能够有效杀死体外表达DLL3的SCLC细胞，并在体内抑制肿瘤生长。根据临床前研究，AMG 119在小鼠模型中展现出显著的抗肿瘤活性。一项开放标签的Ⅰ期研究（NCT03392064）旨在评估AMG 119在铂类化疗后复发的SCLC患者中的安全性和耐受性。研究中，5名患者出现了不同级别的TRAE；1名患者出现了1级TRAE；2名患者出现了2级TRAE；1名患者出现了3级TRAE。在可评估的患者（$n=4$）中，有1名受试者在首次剂量后1.1个月后达到了部分缓解（PR）。另外1名受试者病情稳定，与基线相比靶病灶缩小了16%。此外，达到PR的受试者在治疗开始后7天内，体内循环肿瘤细胞水平迅速下降。所有受试者中位无进展生存期为3.7个月，中位总生存期为7.4个月。总之，AMG 119是第一个在小细胞肺癌治疗中展现出可控安全性和一定的抗肿瘤活性的CAR-T细胞疗法。未来可能成为小细胞肺癌免疫治疗的一种新的方式。

除了T细胞外，目前还开发了CAR-NK-92细胞以靶向SCLC细胞上的DLL3。在最近的一项研究中，探索了DLL3特异性NK-92细胞在治疗SCLC中的潜力。将DLL3阳性的SCLC细胞与DLL3 CAR-NK-92细胞共培养导致体外显著的细胞毒作用和细胞因子产生。使用DLL3 CAR-NK-92细胞治疗的H446源性肺转移模型表现出良好的抗肿瘤活性。此外，DLL3阳性的SCLC异种移植物显示出DLL3 CAR-NK-92细胞的显著肿瘤浸润。鉴于这些发现，DLL3 CAR-NK-92细胞可能是SCLC的潜在治疗选择。

2. T细胞免疫球蛋白和ITIM结构域（TIGIT）

TIGIT是一种具有抑制功能的新型免疫检查点受体，其属于Ig超家族成员。它由一个细胞外免疫球蛋白可变结构域、一个Ⅰ型跨膜结构域和一个包含免疫受体酪氨酸基于抑制基序和类似免疫球蛋白酪氨酸尾巴的细胞内结构域组成。与PD-1受体一样，TIGIT可以限制肿瘤的抗肿瘤免疫应答。研究发现TIGIT在NK、NKT、$CD8^+$T细胞、Treg和记忆$CD4^+$T细胞上均有表达。TIGIT可能通过几种方式发挥免疫抑制作用。首先，作为CD155的配体，TIGIT可以在细胞外下调T细胞应答。研究发现，TIGIT与CD155的相互作用促进了在耐受性树突状细胞中T细胞应答的下调，并且人单核细胞源性树突状细胞中的CD155信号转导导致IL-10的增加和促炎细胞因子IL-12的减少。其次，它可能在细胞内干扰共刺激。DNAM-1是一种促进细胞毒性淋巴细胞功能的共刺激分子。TIGIT与CD155的结合亲和力高于DNAM-1，因此在与CD155的相互作用中可能比DNAM-1更有效。此外，TIGIT分子还可能干扰CD226共刺激信号转导。类似于CD28-CTLA-4轴，CD226-TIGIT抑制CD226介导的共刺激信号转导，并且可以与T细胞中的CD155竞争。再次，TIGIT还可以直接向效应细胞传递抑制信号。已发现TIGIT在所有人类NK细胞中表达，并通过其ITIM直接抑制NK细胞的细胞毒性。有证据表明，$TIGIT^+$Treg比$TIGIT^-$Treg更有效地抑制T细胞。

Tiragolumab是一种新型的针对TIGIT的肿瘤免疫治疗药物，是第一个被美国FDA授予突破性疗法的抗TIGIT药物。它已在多种实体肿瘤，特别是非小细胞肺癌中的Ⅰ期和Ⅱ期试验中取得了成功。然而，在小细胞肺癌治疗中却遭遇了挫折，Tiragolumab未能在Ⅲ期研究（NCT04256421）中达到试验的主要终点。SKYSCRAPER-02是一项双盲、随机研究，旨在评估Tiragolumab联合阿替利珠单抗＋化疗对比阿替利珠单抗＋化疗在广泛期小细胞肺癌的疗效。主要终点是总生存期（OS）和无进展生存期（PFS）。在由397名患者组成的主要分析集中，Tiragolumab组的中位PFS为5.4个月，安慰剂组为5.6个月；而中位OS分别为13.6个月和14.2个月。研究主要终点PFS及OS差异均无统计学差异。两组的ORR分别为70.8%和65.6%。两组中位DOR分别为4.2个月和5.1个月。结果表明，虽然Tiragolumab组的缓解率更高，但未达到一线治疗的预期缓解率。TIGIT是肿瘤免疫治疗中的一个潜在强大的免疫检查点。SKYSCRAPER-02研究未能达到其主要终点，但不能仅基于一项研究的结果就否定它。研究人群的筛选、药物剂量和给药方案都可能影响了研究结果。

3. 淋巴细胞激活基因-3（LAG-3）

LAG-3（CD233）位于12号染色体上，编码一种Ⅰ型跨膜蛋白。它由细胞外区域、跨膜区域和细胞内区域组成。LAG-3的细胞外区域由四个免疫球蛋白超家族结构域组成，即D1、D2、D3和D4。在LAG-3的D4和跨膜区域之间有一段长的氨基酸序列，称为"连接肽"。LAG-3的细胞内区域有60多个氨基酸残基，包括近膜区域的FSAL、中央区域的KIEELE和几个其他氨基酸序列。LAG-3的细胞内结构域与T细胞增殖和溶解功能有关。与PD-1和CTLA-4类似，LAG-3在幼稚的T细胞上不表达。然而，在抗原刺激后可诱导其在$CD4^+$和$CD8^+$T细胞上表达。LAG-3可以负向调控T细胞的增殖。在肿瘤中，T细胞持续受到刺激，导致T细胞耗竭和LAG-3的表达。因此，T细胞变得不太敏感，失去了杀伤肿瘤细胞的能力。此外，同时表达LAG-3和PD-1的T细胞比仅表达PD-1的T细胞更容易被耗竭。已有报道称，抑制LAG-3可以增强T细胞的抗肿瘤活性。目前有几项针对LAG-3的免疫治疗药物作为单药疗法或与抗PD-1药物联合应用的研究。

INCAGN02385和LAG525都是Incyte公司开发的单克隆抗体，可以阻断LAG-3与MHC Ⅱ的结合。INCAGN02385在猕猴的研究中显示出可接受的耐受性和药代动力学特性。NCT03365791是一项评估LAG525与PDR001联合治疗晚期实体肿瘤和血液肿瘤的安全性和有效性的Ⅱ期研究。截至2019年1月7日，共有76名患者接受了治疗，其中包括16名小细胞肺癌患者。在试验过程中，LAG525展现出了有效的抗肿瘤活性，SCLC的24周临床获益率为0.27，符合主要终点。XmAb®22841是由Xencor公司开发的抗CTLA-4/LAG-3双特异性抗体，可增强T细胞的反应和增殖。NCT03849469是一项Ⅰ期递增剂量和扩展研究，旨在确定XmAb®22841单药或联合Pembrolizumab治疗的最大耐受剂量和推荐剂量。该研究适用于晚期实体瘤患者，包括小细胞肺癌。

4.二唾液酸神经节苷脂（Disialoganglioside，GD2）

作为一种糖脂，GD2通过与邻近细胞上的糖类结合蛋白相互作用而充当细胞间受体。与正常组织相比，GD2在神经母细胞瘤、肉瘤和小细胞肺癌中过度表达。接受抗-GD2抗体治疗的神经母细胞瘤患者预后显著改善，生存时间延长。Yoshida等发现在肺癌中GD2的表达差异很大，小细胞肺癌具有特征性表达，而非小细胞肺癌的表达较低或不表达。因此，GD2是小细胞肺癌免疫治疗的一个潜在的靶点。GD2可以促进肿瘤细胞的增殖、黏附、迁移和侵袭，并赋予其抗凋亡特性。当GD2在肿瘤微环境中过度表达时，会促进免疫逃逸并抑制淋巴细胞免疫。

Naxitamab是一种人源化（IgG1）抗GD2单克隆抗体。在一项Ⅰ期临床研究中，Naxitamab显示了较低的毒性、低免疫原性和显著的抗神经母细胞瘤活性。在其前期开展的临床研究中也纳入了部分小细胞肺癌，但其疗效及安全性目前尚未报道。Dinutuximab也是一种靶向GD2的单克隆抗体，已获得FDA批准用于治疗高风险神经母细胞瘤。在一项Ⅱ/Ⅲ期临床研究中，比较了Dinutuximab+伊立替康与伊立替康或拓扑替康治疗复发的小细胞肺癌的疗效。不幸的是，研究结果显示Dinutuximab+伊立替康并没有改善患者的疾病缓解率及生存率。因此，需要进一步研究确定Dinutuximab在SCLC治疗中的最佳剂量和联合治疗方案。

Nivatrotamab是一种人源化抗GD2/CD3双特异性抗体。在NCT04750239中，该药物在SCLC患者中进行了安全性和耐受性评估。然而，该研究在3名受试者后被终止。尽管大多数针对GD2治疗SCLC的研究处于探索阶段，但它们都可能为SCLC患者的免疫治疗提供新策略。

SCLC是一种侵袭性的神经内分泌肿瘤，预后不佳。目前对SCLC的治疗存在局限性，迫切需要寻找新的治疗方法。免疫疗法已经显示出在SCLC治疗中的潜力。然而，与传统化疗相比，大多数研究未能证明免疫检查点抑制剂对SCLC患者的生存显著改善。因此，继续开发新的免疫治疗靶点和药物对于SCLC至关重要。DLL3、TIGIT、LAG-3和GD2是目前小细胞肺癌免疫治疗潜在靶点。近年来，一些新药物和治疗方案已经在临床研究中进行测试，并取得了令人鼓舞的结果。在SCLC中，针对新的免疫治疗靶点的大多数治疗药物仍在研发中，大量数据尚未发表。这些药物的安全性和有效性需要进一步研究，同时还需要探索更有效的治疗组合以及如何预防复发。进一步的研究和更好的数据有望在未来为SCLC患者带来更多的生存获益。

第二节　局限期小细胞肺癌免疫治疗的临床实践

肺癌是世界范围内最常见，死亡率最高的恶性肿瘤之一，其中小细胞肺癌（SCLC）占肺癌总数的10%~20%。小细胞肺癌是一种侵袭性恶性肿瘤，具有顽固性神经内分泌特征，5年总生存期较差。临床上SCLC分为局限期小细胞肺癌（limited-stage small cell lung cancer，LS-SCLC）和广泛期小细胞肺癌（extensive-stage small cell lung cancer，ES-SCLC）。LS-SCLC目前的标准治疗是同步放化疗（concurrent chemoradiotherapy，CCRT）联合铂类+依托泊苷。虽然LS-SCLC有可能通过放化疗治愈，但预后仍很差，中位无进展生存期（PFS）和中位总生存期（OS）分别为15个月和30个月。但大多数病例会迅速的复发，二线治疗效果不佳。因此，在临床上亟须寻找更有效的治疗方法。

近年来中，免疫检查点抑制剂（ICI）在激活靶向和杀伤癌细胞的抗肿瘤免疫方面取得了前所未有的进展。主要靶点包括PD-1、PD-L1和CTLA-4，利用抗体来阻断肿瘤和免疫细胞上的免疫调节检查点。由于ICI在非小细胞肺癌（NSCLC）和黑色素瘤等多种肿瘤中已取得明显效果，美国食品药品监督管理局（FDA）批准包括抗CTLA-4、抗PD1和抗-PD-L1在内的几种ICI用于治疗多种晚期癌症的患者。基于临床疗效的改善，免疫疗法在SCLC治疗方面具有巨大的治疗潜力。

既往的研究证实SCLC患者中的突变率很高，肿瘤突变负荷（TMB）是免疫疗法敏感性的生物标志物，但是发现只有一部分SCLC患者对免疫疗法有应答（抗PD-1单药治疗的患者约占10%，抗PD-1/抗CTLA-4联合治疗的患者约占23%）。其原因可能是PD-L1、MHC Ⅰ的低表达以及调节性T细胞（Treg）过表达会抑制其他T细胞的活化、扩增和效应功能。MHC Ⅰ的低表达会导致浸润SCLC肿瘤的细胞毒性T淋巴细胞（TIL）减少，这是影响免疫治疗反应的不利因素。近年来，许多研究表明，联合治疗模式（多ICI、免疫治疗/放化疗、免疫治疗/靶向治疗）对SCLC的疗效明显。因此，寻找有效的联合治疗策略获得更好的治疗效果，对SCLC的治疗至关重要。

一、LS-SCLC的免疫治疗联合放化疗

随着免疫治疗的问世及在SCLC领域中的探索，PD-1/PD-L1抑制剂联合化疗显著改善了ES-SCLC患者的总生存期（OS），但其在LS-SCLC中的疗效仍缺乏高级别循证医学证据。

1.放化疗同步或序贯联合免疫治疗 对于超过T1-2N0的LS-SCLC患者同步放化疗为标准治疗。如果患者不能耐受，也可行序贯放化疗。经Ⅲ期随机对照研究验证，实行同步放化疗优于序贯放化疗。加拿大一项研究比较在化疗第2与第6周期开始放疗的疗效，发现早期放疗可提高局部和全身控制率，获得更长的生存期。因此胸部放疗应在化疗的第1~2个周期尽早介入，对于特殊的临床情况，如肿瘤巨大、合并肺功能损害、阻塞性肺不张等，可考虑2个周期化疗后进行放疗。但是关于LS-SCLC放疗的两项Ⅲ期研究——CONVERT研究和RTOG0538研究均未能证明66Gy或70Gy（每天1次）方案优于45Gy（每天2次）方案，但前者的总生存率和毒性均与后者相似，因此推荐LS-SCLC患者胸部放疗总剂量为45Gy/1.5Gy，每天2次/3周或总剂量为60~70Gy，1.8~2.0Gy，每天1次/6~8周。

靶向PD-1和PD-L1的免疫检查点抑制剂在ES-SCLC治疗中显示了良好的临床活性。基于IMpowerl133研究、CASPIAN研究的结果，指南批准了PD-L1抑制剂阿替利珠单抗或度伐利尤单抗+依托泊苷/卡铂一线治疗ES-SCLC的适应证。有研究表明抗PD-1单抗序贯或同步放疗的毒性均较小，而且患者对常规分割和低分割放疗的耐受性均较好，提示该联合治疗模式是转移性病变的低风险治疗选择。因此在此我们回顾一下针对LS-SCLC患者放化疗期间同步或序贯联合免疫治疗的临床研究。

2015年开展了一项Ⅰ/Ⅱ期试验（NCT02402920），共招募了40名LS-SCLC患者，在CCRT中同时使用帕博利珠单抗，并采用帕博利珠单抗进行巩固治疗，最多持续16个周期。该研究结果表明在LS-SCLC患者中同时使用ICI和CCRT的安全性和有效性。所有患者都完成了放疗，并接受了大于或等于一个周期的帕博利珠单抗治疗。研究中观察到了一种剂量限制性毒性，无5级毒性，有3例4级事件（2例中性粒细胞减少，1例呼吸衰竭）。肺炎发生率为15%（3例2级，3例3级）。中位随访时间为23.1个月，中位PFS为19.7个月，中位OS为39.5个月。这与CONVERT研究中30个月的中位OS相比效果更佳。

STIMULI研究中对比了LS-SCLC患者在同步放化疗及PCI治疗后接受免疫巩固治疗的疗效，免疫巩固组应用纳武利尤单抗+抗CTLA-4药物（伊匹木单抗）4周期巩固治疗后继续行纳武利尤单抗维持治疗12个月。共有153名患者入组，免疫巩固组和观察组的PFS分别为14.5个月和10.7个月（$P=0.93$），同样，两组之间的OS也没有统计学差异。免疫巩固组中有55.1%的患者因AE终止治疗，≥3级AE患者比例为61.5%（治疗相关AE占51.3%），对照组为25.3%。由于短期积极治疗后出现了无法耐受的毒性反应，导致治疗终止。由于这项研究开展较早，研究方案选择了毒性较大的方案，双抗药物治疗组中AE和因AE导致治疗终止事件较观察组明显增加，这可能是影响免疫治疗发挥疗效的因素之一。

既往的失利未能阻止研究者探索的脚步。基于度伐利尤单抗在CASPIAN研究中的良好获益以及在PACIFIC研究中取得的成功，开展了随机双盲、安慰剂对照Ⅲ期研究ADRIATIC研究，探索度伐利尤单抗联合/不联合抗CTLA-4单体（替西木单抗）作为CCRT治疗后疾病稳定的LS-SCLC患者巩固治疗的安全性及有效性。研究者将受试者随机分为三组，分别接受度伐利尤单抗、度伐利尤单抗+替西木单抗或安慰剂巩固治疗。经独立评审委员会（BIRC）评估的PFS（RECIST v1.1）及OS是本项研究主要终点，客观缓解率（ORR）、24个月OS率以及18个月PFS率等为次要终点。2024年公布了ADRIATIC研究中PFS及OS冲过"终点线"，使度伐利尤单抗成为全球首个且唯一一个在LS-SCLC全球Ⅲ期临床研究中展示出生存获益的PD-L1抑制剂。该研究证实了度伐利尤单抗作为CCRT后疾病稳定的LS-SCLC患者巩固治疗的有效性，打破了

既往LS-SCLC患者CCRT后"被动等待"的治疗格局，推动了PD-L1抑制剂的进一步拓展与探索。在取得mPFS及mOS双获益的同时，度伐利尤单抗表现出与既往研究中一致的安全性。此外，度伐利尤单抗联合替西木单抗治疗组结果尚未揭盲。

2024年欧洲肺癌大会（ELCC）首次披露PD-L1抑制剂阿得贝利单抗联合同步放化疗在LS-SCLC的研究中安全性导入期的结果。治疗包括接受4个周期阿得贝利单抗联合卡铂＋依托泊苷方案，从第3个周期开始接受胸部放射治疗。CCRT后，患者接受阿得贝利单抗单药维持治疗，直至疾病进展或出现不可耐受毒性。主要终点是安全性。该研究共有28例患者接受了阿得贝利单抗联合CCRT治疗。中位随访时间为29.4个月，确认的ORR为92.9%，疾病控制率（DCR）为100%。在有效缓解人群中，中位缓解持续时间（DOR）为20.1个月，中位PFS为17.9个月。中位OS未达到，2年OS率为64.3%。27例（96.4%）发生了3级及以上治疗相关不良事件（TRAE）；所有发生率≥10%的事件均为血液学毒性。4例（14.3%）发生了治疗相关肺炎，1例（3.6%）发生了治疗相关免疫介导性肺病（均为2级）。TRAE导致1例患者（3.6%；输液相关反应）停止治疗，没有因TRAE导致的死亡。该研究结果显示了阿得贝利单抗在LS-SCLC患者中的安全性，期待后续研究结果的公布。

2.术前新辅助免疫联合化疗　Ⅰ～ⅡA期的SCLC可能从手术中获益。现有的数据显示，手术组和非手术组患者5年生存率范围分别在27%～73%和4%～44%。Yang等基于NCDB数据库的倾向匹配分析发现手术治疗能显著改善5年的生存率（47.6% vs 29.8%，$P<0.01$）。Cohort研究针对未经治疗的局限期小细胞肺癌患者，手术前接受3个周期的阿得贝利单抗联合铂类＋依托泊苷化疗作为新辅助治疗或转换治疗。研究主要终点是病理完全反应（pCR），以治疗相关不良事件（AE）和术后并发症评估安全性。纳入的17名患者中有13名（包括14名男性和3名女性）接受了手术。意向性治疗（ITT）队列pCR和主要病理反应率分别为47.1%（8/17）和70.6%（12/17），ORR为94.1%。截止数据统计时，pCR患者的mOS未达到，非CR患者mOS为18.2个月。在新辅助治疗期间，3级或以上AE的发生率为58.8%（10/17）。此外，3名患者（17.6%）出现了免疫相关不良事件（3级）。因此，在LS-SCLC患者中，新辅助阿得贝利单抗联合化疗可显著改善患者的pCR，且治疗相关不良反应可耐受。

二、正在进行的相关临床试验

目前在LS-SCLC患者中有ICI相关临床试验10余项正在开展。这些试验的ICI类别、研究方案、药物作用见表12-1。

阿替利珠单抗，基于IMpower133研究结果显

表12-1　目前在LS-SCLC治疗方面进行的ICI研究

临床研究编号	入组人数	临床试验分期	研究设计	主要研究终点	免疫药物作用
NCT03585998	51	Ⅱ	队列1：CCRT同步联合度伐利尤单抗治疗后，使用度伐利尤单抗维持治疗2年	PFS	巩固治疗
ADRIATIC（NCT03703297）	728	Ⅲ	队列1：度伐利尤单抗1500mg＋安慰剂 队列2：度伐利尤单抗1500mg＋替西木单抗75mg 队列3：安慰剂 以上方案治疗4周期后，队列1和队列2使用度伐利尤单抗维持2年，队列3使用安慰剂维持治疗2年	队列1中的PFS和OS	巩固治疗
ACHILES（NCT03540420）	212	Ⅱ	CCRT后使用阿替利珠单抗1200mg每3周1次，维持治疗1年	2年的OS率	巩固治疗
LU005（NCT03811002）	506	Ⅱ/Ⅲ	队列1：CCRT后观察 队列2：CCRT同步联合阿替利珠单抗每3周1次，使阿替利珠单抗维持治疗1年	OS	同步＋巩固治疗
DOLPHIN（NCT04602533）	105	Ⅱ	队列1：CCRT同步联合度伐利尤单抗每3周1次，4～6周期后，使用度伐利尤单抗维持治疗直至疾病进展 队列2：CCRT后观察	18个月的PFS率	同步＋巩固治疗

续表

临床研究编号	入组人数	临床试验分期	研究设计	主要研究终点	免疫药物作用
AdvanTIG-204（NCT04952597）	120	II	队列1：CCRT同步联合欧司珀利单抗＋替雷利珠单抗4周期，序贯使用欧司珀利单抗＋替雷利珠单抗维持治疗 队列2：CCRT同步联合替雷利珠单抗4周期，序贯使用替雷利珠单抗维持治疗 队列3：CCRT 4周期治疗后，观察	PFS	同步＋巩固治疗
NCT04691063	486	III	队列1：CCRT同步联合SHR-1316 队列2：CCRT同步联合安慰剂	OS	同步治疗
ML41257（NCT04308785）	150	II	队列1：阿替利珠单抗＋替瑞利尤单抗巩固治疗17周期 队列2：阿替利珠单抗＋安慰剂巩固治疗17个周期	PFS	巩固治疗
NCT04189094	140	II	队列1：CCRT同步联合信迪利单抗治疗后，使用信迪利单抗维持治疗13周期 队列2：CCRT后，观察	PFS	巩固治疗
NCT04418648	170	II	队列1：使用特瑞普利单抗240mg每3周1次，维持治疗6个月 队列2：观察	PFS	维持治疗
KEYLYNK-013（NCT04624204）	672	III	队列1：CCRT同步联合帕博利珠单抗治疗后，序贯使用帕博利珠单抗＋安慰剂治疗1年时间 队列2：CCRT同步联合帕博利珠单抗治疗后，序贯使用帕博利珠单抗＋奥拉帕利治疗1年时间 队列3：CCRT同步联合安慰剂后，序贯使用安慰剂治疗1年时间	PFS和OS	同步＋巩固治疗

示在ES-SCLC患者中OS获益明显，为了证实在LS-SCLC患者CCRT后巩固治疗阶段使用阿替利珠单抗是否有作用，开展了II期临床研究ACHILES（NCT03540420）。该研究于2018年7月开始招募患者，在完成CCRT后接受阿替利珠单抗治疗，主要终点为2年OS率。ADRIATIC试验的结果已有更新，业界更加期待后续的结果。2019年5月NRG-LU005研究开始招募LS-SCLC患者（NCT03811002）。该研究是美国国家癌症研究所（NCI）赞助的一项II/III期随机试验，患者在CCRT后，随机分配为阿替利珠单抗巩固治疗组和观察组，疗程长达1年。该研究预计将招募506名患者，主要终点为OS。

度伐利尤单抗联合化疗治疗ES-SCLC临床获益明显。韩国的一项单臂II期研究（NCT03585998）在LS-SCLC患者接受放化疗同步使用度伐利尤单抗治疗，随后序贯度伐利尤单抗巩固治疗，拟纳入51名患者。2020年10月德国研究者发起DOLPHIN研究（NCT04602533）。这是一项II期、随机、开放标签研究，旨在评估CCRT期间同步联合度伐利尤单抗治疗、序贯度伐利尤单抗维持治疗与观察组的疗效和安全性，该研究的主要终点是18个月的PFS。

LS-SCLC患者中探索CCRT期间同步联合ICI治疗模式的临床研究也正在进行中，期待研究结果能够为LS-SCLC治疗策略的选择提供证据。

TIGIT是多种T细胞（包括CD8$^+$肿瘤浸润淋巴细胞和调节性T细胞）表面的一种协同抑制信号分子，可能会抑制抗肿瘤免疫反应。为了提高ICI治疗效果，使用TIGIT抗体（替瑞利尤单抗）联合阿替利珠单抗双抗药物治疗LS-SCLC的临床研究处于入组中。II期研究ML41257（NCT04308785）旨在评估阿替利珠单抗和替瑞利尤单抗联合治疗与阿替利珠单抗单药治疗的疗效对比。

值得注意的是国内多种ICI也在LS-SCLC中开展临床研究。一项III期试验（NCT04691063）旨在评估CCRT同步SHR-1316治疗对比与单独CCRT治疗的疗效差异。该研究预计纳入468名LS-SCLC患者，主要终点OS。信迪利单抗、特瑞普利单抗相关研究也在进行中。2021年7月启动一项II期、多中心、开放标签的中国研究AdvanTIG-204（NCT04952597）。方案采用替雷利珠单抗和抗TIGIT单克隆抗体Ociperlimab的新型治疗组合。预计纳入120名LS-SCLC患者，主要终点是PFS。

PARP作为DNA修复蛋白和转录因子腺病毒E2启动子结合因子-1（E2F1）的共激活因子，具有阻断双链DNA修复、控制细胞周期、调控其他E2F1抑制DNA修复蛋白的作用。既往研究证实SCLC中高表达PARP蛋白，因此PARP抑制剂（奥拉帕利）由于对铂类药物的高度敏感性，具有成为治疗SCLC的候选药物。KEYLYNK-013（NCT04624204）是一项随机、安慰剂对照、双盲的Ⅲ期试验，在672名LS-SCLC患者中评估CCRT联合帕博利珠单抗＋奥拉帕利治疗方案的安全性和有效性，研究的主要终点是PFS和OS。该研究试图探讨联合PARP抑制剂（PARPi）与ICI在LS-SCLC巩固治疗中的作用。PARPi能否增强LS-SCLC对ICI的治疗反应，我们翘首以待。

三、总结

大量临床研究数据表明，ICI与放射治疗之间存在协同作用。在LS-SCLC患者中CCRT同步或序贯帕博利珠单抗具有良好的耐受性。然而，STIMULI研究并未达到PFS的主要终点，纳武利尤单抗＋伊匹木单抗双抗治疗的耐受性也不佳。ADRIATIC研究中PFS及OS冲过"终点线"，推动了PD-L1抑制剂在LS-SCLC中的进一步拓展与探索。但是鉴于数据参差不齐，目前处于进行中的十余项研究正在评估CCRT与ICI、PARP抑制剂或抗TIGIT抗体等新型药物治疗LS-SCLC的安全性和有效性，这些研究将成为确定ICI在胸部肿瘤学领域中的作用的催化剂。关于SCLC患者PD-L1的表达与ICI、CCRT联合用药的时机对患者预后的影响等关键问题仍有待解答。总之，这些临床研究将继续推动临床指南向前发展，并为改善LS-SCLC患者的治疗方法带来希望。

参考文献

[1] Ying Cheng, Yun Fan, Yanqiu Zhao, et al. Tislelizumab plus platinum and etoposide versus placebo plus platinum and etoposide as first-line treatment for extensive-stage SCLC（RATIONALE-312）: A multicenter, double-blind, placebo-controlled, randomized, phase 3 clinical trial. J Thorac Oncol, 2024 Mar 7, S1556-0864（24）00115-1.

[2] Cheng Y, Liu Y, Zhang W, et al. LBA93 EXTENTORCH: A randomized, phase Ⅲ trial of toripalimab versus placebo, in combination with chemotherapy as a first-line therapy for patients with extensive stage small cell lung cancer（ES-SCLC）. Annals of Oncology, 2023, 34（Supplement 2）: S1334.

[3] Zhang H, Yang Y, Li X, et al. Targeting the notch signaling pathway and the notch ligand, DLL3, in small cell lung cancer. Biomed Pharmacother, 2023, 159: 114248.

[4] Wermke M, Felip E, Kuboki Y, et al. First-in-human dose-escalation trial of BI 764532, a delta-like ligand 3（DLL3）/CD3 IgG-like T-cell engager in patients（pts）with DLL3-positive（DLL3＋）small-cell lung cancer（SCLC）and neuroendocrine carcinoma（NEC）. J Clin Oncol, 2023, 41: 8502.

[5] S Peters, J-L Pujol, U Dafni, et al. Consolidation Nivolumab and ipilimumab versus observation in limited-disease small-cell lung cancer after chemo-radiotherapy- results from the randomised phase Ⅱ ETOP/IFCT 4-12 STIMULI trial. Ann Oncol, 2022 Jan, 33（1）: 67-79.

[6] Hongtao Duan, Liang Shi, Changjian Shao, et al. A multicenter, single-arm, open study of neoadjuvant or conversion Atezolizumab in combination with chemotherapy in resectable small cell lung cancer（Cohort Study）. International Journal of Surgery, 2023, 109: 2641-2649.

[7] Yoshida S, Fukumoto S, Kawaguchi H, et al. Ganglioside G（D2）in small cell lung cancer cell lines: enhancement of cell proliferation and mediation of apoptosis. Cancer Res, 2001, 61: 4244-4252.

[8] Yoshida S, Kawaguchi H, Sato S, et al. An anti-GD2 monoclonal antibody enhances apoptotic effects of anti-cancer drugs against small cell lung cancer cells via JNK（c-Jun terminal kinase）activation. Jpn J Cancer Res, 2002, 93: 816-824.

[9] Suresh Senan, Isamu Okamoto, Gyeong-Won Lee, et al. Design and rationale for a phase Ⅲ, randomized, placebo-controlled trial of Durvalumab with or without tremelimumab after concurrent chemoradiotherapy for patients with limited-stage small-cell lung cancer: the ADRIATIC study. Clin Lung Cancer, 2020, 21（2）: e84-88.

第13章

特殊类型肺癌

第一节　SMARCA4缺失型肺癌免疫治疗实践及进展

一、临床现状

2015年，Loarer等首次报道SMARCA4缺失的胸部肿瘤（包括肺及纵隔），命名为"SMARCA4缺失性胸部肉瘤"；2021年5月出版的《WHO胸部肿瘤分类（第5版）》将其命名为"胸部SMARCA4缺失的未分化肿瘤（thoracic SMARCA4-deficient undifferentiated tumor，SMARCA4-UT）"，并与中线癌（NUT）一起归类为"其他肺上皮肿瘤"。SMARCA4-UT是一类罕见的肺部疾病，截至2021年报告病例数不到100例。目前对其了解仍十分有限。

SMARC家族是人SWI/SNF样染色质重塑蛋白复合物的组成部分，具有重要的抑癌作用，约20%的人类恶性肿瘤具有其亚基的致病性改变。SMARCA4基因编码BRG1蛋白，是SWI/SNF染色体重塑复合体的一个亚单位，是癌症中最常见的异常染色质重塑ATP酶之一。5%～7%的人类恶性肿瘤中存在SMARCA4突变。需要注意的是，约有5%的NSCLC患者可出现SMARCA4缺失，但WHO分类认为SMARCA4-UT与具有SMARCA4缺失的常规NSCLC是不同的实体肿瘤，因为它们具有不同的表型。SMRACA4-UT是未分化或分化不良的肿瘤，具有未分化或横纹肌样表型，与具有SMARCA4缺失的常规NSCLC可通过其典型的上皮样结构（如腺体形成）及免疫组化表达情况加以鉴别。

SMARCA4-dLUT常发生在中青年人，中位年龄48岁，男性居多，大多数为重度吸烟者。可累及纵隔、肺门、肺和（或）胸膜，伴或不伴胸壁侵犯。大多数病例中肺部受累，但可被明显的纵隔受累掩盖，罕见病例可不累及肺部。SMARCA4-UT具有极强的侵袭性和高度恶性的生物学行为，预后极差，中位生存时间仅4～7个月。

目前关于SMARCA4-dLUT的文献报道多为病例报告和小样本研究，缺乏对SMARCA4-dLUT发病机制、临床过程和治疗选择的相关研究。迄今为止，SMARCA4-UT的标准有效治疗方法尚未确立。但在过去的几年中，许多研究都证明了免疫疗法对SMARCA4-UT患者的疗效，无论是作为单一疗法还是与化疗联合使用。

（一）单药治疗

Henon和Iijima等分别报道一名ⅣB期患者在一线接受放化疗（卡铂联合紫杉醇）后，在二线或二线以上接受纳武利尤单抗或帕博利珠单抗单药治疗，可获得部分反应（partial response，PR），OS显著延长。此外，一名ⅣA期患者在一线接受卡铂联合紫杉醇加免疫检查点抑制剂治疗后，其PFS和OS分别达到24周和11个月。对于PD-L1表达＞50%的ⅣB期患者，接受帕博利珠单抗单药一线治疗的患者的PFS为24周，OS显著延长。

研究显示，SMARCA4-UT患者的免疫治疗反应可能非常迅速。Shi等报道了一例ECOG评分为3的SMARCA4-UT患者，该患者因呼吸困难、胸痛和咯血而对化疗无反应。患者在输注一剂替雷利珠单抗（200mg）后，呼吸道症状缓解，临床获益，并且ECOG评分从3分降至1分。

尽管免疫治疗在各类肿瘤中的临床治疗中取得了突破性进展，然而值得注意的是，免疫检查点抑制剂单药治疗的疗效仍然有限。一项纳入9例患者的回顾性研究报道了一名患者一线接受卡铂联合紫杉醇治疗，二线接受纳武利尤单抗治疗，其OS仅为6.5个月。

（二）联合治疗

1. ICI联合放化疗 一项基于*SMARCA4*-UT和*SMARCA4*缺失的NSCLC患者小样本的回顾性研究显示，与免疫联合化疗疗法相比，单纯化疗的无进展生存期（PFS）明显较低（26.8个月 *vs* 2.73个月，$P=0.0437$）。一名PD-L1表达量为10%的Ⅳ期患者在一线接受了培美曲塞联合卡铂加Pembrolizumab治疗，在初始治疗3个月后获得了PR，该患者已存活11个月，病情稳定。而值得关注的是，一些病例也显示了免疫疗法作为转换手术治疗的疗效。两名*SMARCA4*-UT患者在接受ICI加化疗治疗后接受了纵隔肿块切除术，获得了完全病理反应。

2. ICI联合靶向治疗 贝伐珠单抗单抗可促进树突状细胞成熟、T细胞活化和浸润，同时降低髓源性抑制细胞（MDSC）和调节性T细胞（Treg）的活性，并使肿瘤血管正常化。根据IMpower-150的研究，阿替利珠单抗加贝伐珠单抗加卡铂和紫杉醇（ABCP）可改善PFS和OS。Chauhan等报道了3例*SMARCA4*-UT患者接受了阿替利珠单抗加贝伐珠单抗加卡铂和紫杉醇治疗，所有3例均观察到对ABCP治疗的部分缓解，无进展生存期约为6个月或更长时间，1例的持续缓解为1年或更长时间。一名无PD-L1表达的ⅣB期患者接受ABCP治疗后的PFS达到10个月。一名PD-L1表达率为40%的ⅣA期患者在3个周期后获得PR，病情稳定并存活了17个月。然而，PD-L1表达水平为80%的ⅣA期患者的PFS仅为12周，这可能与*KEAP1*突变有关，而*KEAP1*突变是免疫治疗反应和预后的负面预测因子。因此，没有*KEAP1*突变的患者可能对ABCP方案反应更佳，PFS最佳。

另外，Kunimasa等报道了一例伴有胸壁和椎体侵犯的*SMARCA4*-UT病例，该患者在接受了由阿替利珠单抗联合贝伐珠单抗、紫杉醇和卡铂组成的新辅助治疗后，成功接受了转化手术治疗。PD-1抑制剂与*HDACi*、*KRASG12C*突变患者的KRASG12C抑制剂（或KRASG12C抑制剂单药作为二线或后线疗法）或*STK11/LKB1*突变患者的AXL抑制剂联合使用，可能是更好的治疗选择。

3. 不同ICI联合 双免联合疗法可能在后线治疗中发挥作用。Kunimasa等报道了一例在二线化疗失败后使用伊匹木单抗和纳武利尤单抗联合治疗进行手术切除的病例，术后病理提示完全病理缓解。

二、研究进展

1. 免疫疗法标志物 尽管免疫疗法在*SMARCA4*-UT中的高疗效已在许多病例中得到报道，仍迫切需要进行前瞻性研究，以确定免疫治疗标志物从而筛选合适人群。

SMARCA4-UT的免疫治疗疗效似乎与PD-L1的表达相关，对于PD-L1表达小于1%的Ⅳ期患者，一线接受纳武利尤单抗单药治疗或伊匹木单抗联合纳武利尤单抗治疗均无反应，OS小于3个月。而对于PD-L1表达水平达到或超1%的*SMARCA4*-UT患者，对ICI的反应令人满意，似乎PD-L1表达水平越高，免疫疗法的疗效就越好。亦有个例报道显示，一例经过三轮标准化疗后使用纳武利尤单抗治疗的*SMARCA4*-UT患者获得了完全应答，且无PD-L1表达。同样，有报道在4周期脂质体紫杉醇和顺铂组成的一线化疗失败后，采用含有替雷利珠单抗、依托泊苷和卡铂的二线方案成功治疗了一名PD-L1阴性的*SMARCA4*-UT患者。然而，这两名患者的TMB都很高。另外，当PD-L1高表达同时伴有*KEAP1*突变时，免疫疗法的疗效可能并不理想。

此外，肿瘤中TLS的存在似乎与预后的改善有关。Gantzer等使用免疫染色法评估了三级淋巴结构（tertiary lymphoid structures，TLS）、免疫细胞标志物和免疫检查点，发现*SMARCA4*-UT主要是免疫沙漠类型。肿瘤中存在TLS的患者从手术和ICI综合治疗中获益，生存期接近2年。因此，TLS可能是预测ICI治疗获益的潜在生物标志物。

2. 挑战与展望 世卫组织在2021年将*SMARCA4*-UT归类为"其他肺上皮性肿瘤"，以加强对*SMARCA4*-UT的关注。考虑到*SMARCA4*-UT患者的年轻化以及该病对化疗的低反应率，迫切需要开展专门针对*SMARCA4*-UT的临床试验。同时，鉴于*SMARCA4*-UT的特殊性，肿瘤学家在鉴别诊断时必须提高对其他肺部肿瘤的敏感性，从而做出最佳的治疗决策。

目前，还没有针对*SMARCA4*-UT的标准治疗方案。早期或局部晚期患者可受益于根治性手术和辅助化疗（或同时联合贝伐珠单抗）。再次手术、放疗或溶瘤疗法可延长已接受手术并局部进展的患者的生存时间。与单纯化疗相比，无法切除或无法手术的*SMARCA4*-UT患者接受放疗、铂类化疗、靶向及免疫治疗的预后可能会有所改善。PD-1抑制剂联合铂类化疗、抗血管内皮生长因子治疗联合PD-L1抑制剂加化疗可能会使 *SMARCA4*-UT 患者获益更多。此外，基于 *SMARCA4*-UT 的发病机制、表观遗传学特征和共突变，PD-1抑制剂联合HDACi、KRAS抑制剂、AXL抑制剂或EZH2抑制剂可能具有很大的潜力。

第二节 大细胞神经内分泌癌免疫治疗实践及进展

一、临床现状

大细胞神经内分泌癌（large cell neuroendocrine carcinoma，LCNEC）是一种罕见且高度侵袭性的肺癌，占肺癌的2%~3%。由于有限的活检样本中神经内分泌形态可能缺失导致诊断困难，LCNEC的实际发生率可能比估计值更高。LCNEC的预后极差，与小细胞肺癌一起被归类为肺高级别神经内分泌癌。据报道，LCNEC中位总生存期为8~12个月，5年生存率约为30%，即使在Ⅰ期患者中也是如此。因此，系统治疗在LCNEC的治疗中起着重要作用。

尽管ICI目前正在改变广泛肿瘤的治疗格局，但对于LCNEC这类罕见疾病尚缺乏前瞻性数据，大多数证据来自小型回顾性研究和治疗策略，这些研究和治疗策略是从SCLC和NSCLC患者中采用的研究中推断出来的。然而，关于LCNEC患者ICI治疗的有限但有希望的数据正在出现。

（一）单药治疗

LCNEC细胞表现出高表达水平的PD-L1，以及9.9muts/Mb的中位肿瘤突变负荷（TMB），表明免疫治疗对LCNEC患者的潜在有效性。Dudnik等报道，从诊断开始及从接受ICI治疗开始的LCNEC患者（$n=41$）的mOS分别为12.4个月或11.0个月。相比之下，84例患者中非ICI方案的mOS为6.0个月。Komiya等进行的回顾性研究表明，与未接受免疫治疗的患者（$n=624$）相比，免疫治疗可显著改善Ⅳ期LCNEC患者（$n=37$）的OS。12个月生存率为34.0% vs 24.1%，而18个月生存率为29.1% vs 15.0%。

Sherman等进行了一项临床试验，共纳入了37例晚期LCNEC患者，接受抗PD-1/PD-L1免疫治疗的患者（$n=21$）的ORR为33%，完全缓解率（CRR）为11%，mPFS为4.2个月（95% CI: 2.4~8.1），mOS约为11.8个月（95% CI: 3.7~NR）。这些发现与之前关于NSCLC和LCNEC的报告一致，表明LCNEC和NSCLC在免疫治疗方面的有效性相似。

Levra等对10例接受铂类一线治疗后接受纳武利尤单抗或帕博利珠单抗治疗的ⅢB~Ⅳ期LCNEC患者进行了回顾性分析，结果显示ORR为60%，mPFS为14个月。此外，Oda等报道了一例在帕博利珠单抗治疗后获得长达4年的完全缓解（CR）的病例。Chauhan等报道了3例LCNEC患者在铂类化疗进展后接受纳武利尤单抗治疗，均取得了稳定持久的反应。

（二）联合治疗

1. ICI联合放化疗　根据Zhang等的报道，帕博利珠单抗联合endostar作为一线治疗被诊断为LCNEC的患者，PFS为2年。Song等回顾性分析了10例帕博利珠单抗联合化疗的LCNEC一线治疗，mPFS为5.5个月（95% CI: 2.3~8.7），mOS为13.0个月（95% CI: 11.0~15.0），ORR和DCR分别为70%和90%。在8例接受帕博利珠单抗联合或不联合化疗作为二线或后续治疗的患者中，mPFS为3.8个月（95% CI: 0.0~7.6），未达到mOS，这表明帕博利珠单抗联合化疗可能是对于改善晚期LCNEC患者生存结局有吸引力的一线治疗策略。同时，发现使用帕博利珠单抗联合化疗作为一线治疗与PD-L1表达≥50%（$P=0.024$）患者的PFS改善相关。Mauclet等还报道了一例局部晚期LCNEC在姑息性胸部放疗和纳武利尤单抗治疗后达到完全肿瘤缓解的病例。

尽管上述研究结果表明LCNEC患者对免疫治疗反应良好，但存在不同的结果。Kim等进行的Ⅰ期研究包括9例肺HGNEC，给予纳武利尤单抗加镥标记的生长抑素类似物（lutathera）。尽管表现出良好的耐受性，但药物的抗肿瘤活性显示出局限性，需要扩大样本量。Han等报道了一例LCNEC患者接受术后化疗，然后接受贝伐珠单抗、紫杉醇和纳武利尤单抗治疗。尽管PD-L1表达呈阳性，但患者表现出快速的疾病进展。在这种情况下，延迟开始免疫治疗可能会限制疗效。

2. 不同ICI联合　Patel等的前瞻性多中心Ⅱ期临床试验招募了32名被诊断患有神经内分泌肿瘤的患者，以评估抗PD-1加抗CTLA-4抗体治疗的疗效。在这些病例中，18例（56%）患者被归类为HGNEC。结果显示，HGNEC患者的ORR为25%，

6个月PFS率为31%（95% CI：19%～52%），mOS为11月，与其他患者相比，不良反应没有显著增加。然而，目前的研究随访时间很短，没有评估长期毒性作用，如肺纤维化和食管狭窄或瘘管形成。

二、研究进展

1. LCNEC的分子亚型 LCNEC具有复杂的生物学特性，与SCLC和NSCLC均有一定的相似之处。在最近的几年中，下一代测序的引入帮助鉴定了LCNEC的分子亚型，具有预后和潜在的治疗意义。基于遗传特征和转录谱的差异，将LCNEC区分为SCLC-like型和NSCLC-like型。SCLC-like型与SCLC相似，其特征是具有作为SCLC标志的*TP53*和*RB1*伴随突变；而NSCLC-like型与NSCLC相似，其特征是缺乏伴随的*TP53*和*RB1*突变并且存在其他NSCLC型突变，如*STK11*、*KRAS*、*KEAP1*或*CDKN2A*突变。是否能基于不同分型的LCNEC，选择性地采用SCLC或NSCLC的治疗策略，尚不清楚。未来研究的重点应放在阐明LCNEC的分子机制和特征上，以期确定更有效的治疗方案。

2. 免疫治疗标志物 免疫疗法可以克服LCNEC现有的治疗局限性，探索疗效和预后的标志物可以识别受益人群或反应，对于实现精确治疗至关重要。例如，炎症和免疫生物标志物如外周血中的中性粒细胞/淋巴细胞比值（NLR）和血小板/淋巴细胞比值（PLR）可能是预测LCNEC免疫治疗疗效的潜在生物标志物。Okui等证明，术前NLR是LCNEC患者OS的独立预后因素（HR = 2.46，95% CI：1.51～4.01，$P<0.001$）。Christopoulos等发现，轻度淋巴细胞耗竭通常发生在LCNEC中，而在治疗前T细胞库（TCR）亚群和淋巴细胞计数升高的患者表现出更好的预后和更长的生存时间（441天 vs 157天，$P=0.019$）。因此，TCR可用于预后、预测和治疗目的。Chen等报道，*KEAP1*突变是接受免疫治疗的患者的潜在免疫治疗标志物。在其他类型的肺癌中，免疫治疗标志物包括*PD-L1*、*TMB*、*MSI*/*dMMR*、*POLE*/*POLD1*突变等。然而，单一和通用的标志物可能无法准确预测治疗效果，标志物的特异性也可能因肿瘤类型和不同的ICI而异，因此LCNEC疗效的相关标志物仍有待探索。

更重要的是，目前缺乏关于LCNEC中ICI的抗性基因组标记的数据，而抗性相关基因在NSCLC中受到关注并引起热烈讨论。

3. 大型队列的评估及联合治疗策略 目前，免疫治疗加放化疗仍是LCNEC的主要研究方向。通过探索涉及ICI、新型免疫治疗药物和其他创新方法的联合策略，发现新的治疗方式势在必行。此外，研究人员应评估ICI在大型患者队列中的疗效，并建立基因组特征与治疗反应之间的相关性，从而促进明智的决策。此外，研究与免疫治疗相关的分子生物标志物并分析获得生存益处的LCNEC患者的分子特征，将通过个性化治疗策略大大提高治疗结果。目前正在开展的LCNEC免疫治疗相关的临床试验见表13-1。

表13-1 正在进行的大细胞神经内分泌癌（LCNEC）免疫治疗相关的临床试验

NCT	期别	样本量	肿瘤	纳入条件	治疗设置	主要终点	状态	完成时间
Eudract 2020-005942-41（DUPLE）	II	49	LCNEC	一线治疗	度伐利尤单抗＋依托泊苷＋卡铂×4周期→度伐利尤单抗维持	1年生存率	招募	2026年7月
NCT05126433	II	60	低分化神经内分泌肿瘤，包括LCNEC	铂类治疗方案进展（与先前的线数无关）	鲁比奈丁	客观缓解率	招募	2024年6月
NCT03591731	II	185	低分化神经内分泌肿瘤，包括LCNEC	经过一线或两线治疗后进展，包括至少一线铂化疗	A组：纳武利尤单抗 B组：纳武利尤单抗＋伊匹木单抗	客观缓解率	启动，尚未招募	2023年9月
NCT03728361	II	55	队列1：SCLC；队列2：任何级别/原发部位的转移性NEC，包括LCNEC	队列1：铂类化疗联合免疫治疗后进展或复发；队列2：任意线数	纳武利尤单抗＋替莫唑胺	客观缓解率	启动，尚未招募	2023年12月

续表

NCT	期别	样本量	肿瘤	纳入条件	治疗设置	主要终点	状态	完成时间
NCT05262985	II	22	LCNEC	一线治疗	度伐利尤单抗+顺铂/卡铂+依托泊苷	无进展生存期	招募	2025年1月
NCT05470595	II	67	LCNEC	局部晚期或转移性LCNEC患者	阿替利珠单抗/铂类/依托泊苷	总生存率	招募	2029年1月
NCT05652686	I	58	晚期难治性癌症，包括LCNEC	经组织学或细胞学证实的不可切除的晚期或转移性LCNEC	PT217（DLL3/CD47双特异性抗体）	剂量限制性毒性、最大耐受剂量、推荐的II期剂量	尚未招募	2025年6月
NCT05680922	I	41	LCNEC	LCNEC	LB2102（DLL3靶向嵌合抗原受体T细胞）	扩展推荐剂量	尚未招募	2028年3月
NCT04429087	I	193	NEC，包括LCNEC	局部晚期或转移性LCNEC	BI764532（DLL3/CD3双特异性抗体）	最大耐受剂量	招募	2024年9月

注：NEC.神经内分泌癌。

第三节　驱动基因阳性肺癌免疫治疗实践及进展

一、总述

在晚期NSCLC患者中，腺癌患者驱动基因突变率高达64%，常见的驱动基因有表皮生长因子受体（EGFR）、间变性淋巴瘤激酶（ALK）、间质上皮转换因子（MET）等。靶向治疗目前仍是驱动基因阳性患者的一线标准治疗。然而，原发和继发性耐药是靶向治疗面临的挑战。驱动基因阳性非小细胞肺癌（NSCLC）在过去被认为是免疫治疗的"禁区"，但随着对靶向药物免疫调节作用的深入认识和临床证据的不断积累，免疫治疗开始为这部分患者带来新的治疗希望。尤其是靶向治疗耐药后的患者，免疫检查点抑制剂（ICI）如PD-1/PD-L1抑制剂开始被用于临床，并展现出一定的疗效。

二、免疫检查点抑制剂在EGFR突变NSCLC患者中的应用

目前EGFR酪氨酸激酶抑制剂（TKI）被临床指南推荐为EGFR突变的NSCLC的最佳一线治疗策略。根据美国国立综合癌症网络（National Comprehensive Cancer Network，NCCN）指南，EGFR-TKI被推荐为EGFR突变晚期NSCLC患者的标准一线治疗药物。与标准化疗相比，第一代、第二代EGFR-TKI的mPFS更长（9～13个月）、副作用更轻，但并未显示出OS方面的优势。对于第一代和第二代EGFR-TKI治疗耐药后的T790M阳性晚期NSCLC患者，与铂类化疗相比，第三代EGFR-TKI显示出更好的疗效和更低的严重不良反应发生率，且mPFS为18.9个月。虽然靶向治疗显著提高了患者的生存率，但对大多数患者来说，长期应答仍不常见，EGFR-TKI的耐药性不可避免。过去几年里，ICI极大地提高了无驱动基因突变NSCLC患者的生存率，但是对于驱动基因阳性的NSCLC靶向治疗耐药后的疗效是临床中重点探索的领域。

（一）PD-L1表达与EGFR的关系

NSCLC中EGFR通路可以调控PD-L1的表达。在NSCLC细胞中，增加EGFR的激酶活性可以激活下游的相关通路，并促进肿瘤的发生。EGFR可通过MAPK/p-ERK1/2、ePI3K/Akt/mTOR和IL-6/JAK/STAT通路来影响肿瘤发生发展。研究表明，EGFR通路可通过调控p-ERK1/2p-c-Jun信号轴来促进肿瘤细胞PD-1和PD-L1的表达，进而介导肿瘤的免疫逃逸、促进肿瘤发展。Azuma等对164个NSCLC患者术后组织标本进行免疫组化分析，结果显示，EGFR突变与组织PD-L1高表达显著相关，EGFR突变是调控PD-L1蛋白表达的一个独立因素。可见，在NSCLC中，EGFR突变可以上调PD-L1的

表达。

（二）免疫治疗在EGFR突变NSCLC患者中的疗效

1.免疫单药治疗　尽管ICI单药或联合化学药物治疗显著延长了一线或二线NSCLC患者的总生存时间，但是，在EGFR突变型患者中并没有显著的疗效。

Lisberg等报道了帕博利珠单抗用于EGFR突变型并且PD-L1表达≥1%的NSCLC患者一线免疫治疗的作用，证实了EGFR突变患者单独免疫治疗失败。CheckMate057研究对比了纳武利尤单抗和多西他赛在晚期EGFR突变NSCLC患者二线治疗中的应用，结果提示，与化疗相比，接受纳武利尤单抗单药治疗的EGFR突变患者未能显示出临床获益（中位PFS：2.3个月 vs 4.3个月，中位OS：12.2个月 vs 9.5个月）。KEYNOTE010研究对比了帕博利珠单抗与多西他赛后线治疗晚期NSCLC患者的疗效，其中纳入了86例EGFR突变的患者，同样没有显示出延迟疾病进展以及降低死亡风险的作用（PFS HR=1.79；OS HR=0.88）。OAK研究结果显示，对比多西他赛，阿替利珠单抗在EGFR突变患者中并没有OS的获益（HR=1.24）。CheckMate012研究显示，纳武利尤单抗治疗的EGFR突变患者生存期明显低于EGFR未突变患者（mPFS：8.8个月 vs 1.8个月；mOS：未达到 vs 18.8个月）。在KEYNOTE-001的研究中，使用帕博利珠单抗治疗26例EGFR-TKI耐药的NSCLC患者的ORR仅为4%，中位OS为120天。Lee等的一项Meta分析提示，使用单药纳武利尤单抗、帕博利珠单抗或阿替利珠单抗与先前治疗的EGFR野生型患者相比，EGFR突变型人群没有显示出更好的疗效。上述研究均显示EGFR突变患者应用免疫治疗没有获益。

然而，ATLANTIC研究显示了免疫治疗对于EGFR突变患者潜在的获益可能，度伐利尤单抗作用于EGFR突变/ALK阳性且PD-L1表达≥25%的74例患者时ORR达到12.2%，但PD-L1表达<25%的患者ORR只有3.6%。这可能提示在EGFR突变的患者中，PD-L1表达高的患者免疫治疗疗效更好，但仍要注意的是，在PD-L1表达≥25%的患者中，EGFR突变/ALK阳性患者ORR仍低于EGFR阴性/ALK阴性患者（12.2% vs 16.4%）。BIRCH研究也发现，入组的45例EGFR突变患者应用阿替利珠单抗有一定的抗肿瘤作用，只是相比于EGFR野生型患者获益较低。Gainor等的一项回顾性研究显示，EGFR突变和ALK阳性非小细胞肺癌患者通常表现出较低的PD-L1表达和较少的CD8$^+$肿瘤浸润淋巴细胞（TIL），并且这类患者的免疫治疗疗效也较差。在Haratani等的另一项回顾性研究中，相比较于EGFR-TKI耐药后T790M阳性的患者，T790M阴性的患者应用纳武利尤单抗生存获益更明显，原因可能与T790M阳性患者CD8$^+$TIL低浸润和肿瘤突变负荷低表达有关。这种"冷"肿瘤微环境可能解释了为何免疫治疗在EGFR突变/ALK阳性肿瘤中的疗效有限。

2.免疫联合治疗　对于EGFR突变的NSCLC患者，免疫单药治疗的疗效有限，使得该部分患者在临床上较少采用免疫治疗，临床上也并不推荐对驱动基因阳性患者首选免疫治疗。但是，有研究结果显示，免疫联合治疗在EGFR突变NSCLC中可取得较好的效果。

几项早期研究显示，ICI+化疗对EGFR-TKI治疗进展的NSCLC患者具有良好的抗肿瘤活性。一项Ⅱ期临床研究评估了Pembrolizumab联合卡铂和培美曲塞治疗复发性EGFR突变NSCLC（n=26）的疗效，结果显示ORR为42.3%，mPFS为8.3个月，mOS为22.2个月。同样，一项研究评估了替雷利珠单抗（Tislelizumab）联合化疗对EGFR-TKI治疗失败的EGFR突变晚期非鳞状NSCLC患者（n=32）的疗效，初步分析显示ORR和DCR分别为59.4%（95% CI：40.6%～76.3%）和90.6%（95% CI：75.0%～98.0%），约32.5%的患者出现了3级以上的相关AE。Yang等（2020）研究发现，对于EGFR-TKI治疗失败后的EGFR突变晚期NSCLC患者，免疫+化疗联合组（n=25）的疗效优于免疫单药组（n=6）（mPFS：3.42个月 vs 1.58个月，P=0.027），未观察到≥3级的免疫治疗相关AE。Arrieta等进行的一项Ⅱ期随机对照试验探讨了帕博利珠单抗联合多西他赛对比多西他赛单药治疗铂基化疗后疾病进展的晚期NSCLC的有效性，其中在EGFR突变型患者中，联合用药相比于化疗来说，对ORR（58.3% vs 23.1%，P=0.08）及PFS（6.8个月 vs 3.5个月，P=0.04）均有改善，在野生型患者中也显示出相似的结果。这表明无论EGFR突变状态如何，在晚期NSCLC患者铂基化疗后疾病进展的患者中，帕博利珠单抗联合多西他赛治疗可改善ORR和PFS。综上，对于EGFR-TKI耐药的EGFR突变NSCLC患者来说，在标准化疗的基础上增加免疫疗法有可能会提高疗效。

VEGF和EGFR是促进肿瘤进展和转移的关键因素，并具有共同的下游信号通路。EGFR信号通路可诱导VEGF的表达，从而调节肿瘤特异性血管生成，促进髓源性抑制细胞向肿瘤内迁移，从而促进免疫抑制性TME的形成。抗VEGF抗体不仅能促进肿瘤血管正常化，还能解除免疫抑制性TME。IMpower150研究是一项纳入了1202例NSCLC患者的多中心Ⅲ期临床试验，共分为3个亚组：ACP组：阿替利珠单抗+卡铂+紫杉醇；BCP组：贝伐珠单抗+卡铂+紫杉醇；ABCP组：阿替利珠单抗+贝伐珠单抗+卡铂+紫杉醇。在伴有 *EGFR* 突变的患者中，ABCP组的中位OS明显高于BCP组（29.4个月 *vs* 18.1个月，HR = 0.6）。从IMpower150研究的结果来看，4药联合治疗可能有益于 *EGFR* 突变的NSCLC患者，且未增加不良反应发生率。抑制血管内皮生长因子可增加肿瘤内浸润和细胞毒性T淋巴细胞的存活，减少调节性T淋巴细胞的募集，从而为ICI抗肿瘤活性提供更有利的免疫微环境，这可能解释了为何4药联合方案有着良好的获益，为EGFR突变NSCLC患者对TKI耐药后的治疗提供了另一可行选择。一项开放标签、多中心、多队列、ⅠB期/Ⅱ期研究显示，对于 *EGFR* 或 *ALK* 驱动基因突变的复发性或转移性非鳞NSCLC患者，卡瑞利珠单抗联合阿帕替尼展现出一定的临床获益，ORR为18.6%，1年OS率达到57.2%。ORIENT-31的Ⅲ期研究旨在探索信迪利单抗（Sintilimab）±IBI305联合化疗（培美曲塞+顺铂）对EGFR-TKI治疗失败后的 *EGFR* 突变局部晚期或转移非鳞状NSCLC患者的疗效，中位随访时间为9.8个月，结果显示信迪利单抗limab + IBI305 + 化疗组（n = 148）比单纯化疗组（n = 151）有更长的mPFS（6.9个月 *vs* 4.3个月，HR = 0.464，95% CI：0.337～0.639，P < 0.0001），信迪利单抗limab + 化疗组（n = 145）的mPFS为5.6个月。信迪利单抗limab + IBI305 + 化疗组的3级或4级中性粒细胞减少的发生率为20%，而信迪利单抗limab + 化疗组为18%，单纯化疗组为18%。在美国临床肿瘤学会（ASCO）2020年年会上，国内首个针对中国EGFR突变患者的前瞻性CT18研究，即特瑞普利单抗联合化疗用于EGFR-TKI治疗失败的 *EGFR* 突变阳性 *T790M* 阴性晚期NSCLC患者Ⅱ期研究进行了相关报道，ORR达到50.0%，总体人群PFS达7.0个月。基于该研究，2023年5月NMPA批准信迪利单抗联合贝伐珠单抗及化疗用于EGFR-TKI治疗失败的NSCLC。2023年WCLC大会报告了ALTER-L038研究：PD-L1单抗TQ-B2450（Benmelstobart）联合安罗替尼在既往EGFR-TKI治疗失败的晚期 *EGFR* 阳性NSCLC患者中的Ⅰ/Ⅱ期研究。TQB2450联合安罗替尼取得了良好的抗肿瘤活性：中位PFS为8.97个月（6.28，11.83），9个月PFS率为49.0%，12个月PFS率为33.6%；中位OS为28.9个月（19.12，NE），12个月OS率为85.4%，24个月OS率为67.2%；ORR为25.3%，DCR为87.3%，中位DOR为25.1个月。TQB2450联合安罗替尼耐受性良好，毒性可控；未发现预期外的安全性信号。同时该会议口头报告了LLUMINATE研究：度伐利尤单抗-Tremelimumab联合化疗用于EGFR抑制剂治疗后进展的 *EGFR* 突变NSCLC的疗效与安全性。结果：中位随访22个月后，队列1和队列2的ORR分别为31%（95% CI：20%～45%）和21%（95%CI：12%～34%），DCR分别为88%（95%CI：75%～94%）和75%（95%CI：61%～85%），队列1和队列2的中位PFS分别为6.5个月（95%CI：5.0～12.6）和4.9个月（95%CI：4.4～7.5），12个月PFS率分别为35%和13%。在队列1中，PD-L1表达水平≥50%的患者中位PFS显著优于<50%的患者（13.1个月 *vs* 4.8个月，P = 0.0044）。在含铂双药化疗的基础上加入度伐利尤单抗和Tremelimumab，对EGFR-TKI进展后的晚期 *EGFR* 突变NSCLC患者显示出一定的抗肿瘤活性。*EGFR T790M* 阴性患者（队列1）的ORR和PFS在数值上有更大的获益。安全性特征与其他晚期NSCLC的化免方案一致，并未因Tremelimumab的加入而导致毒性的增加。

双免联合策略的临床疗效仍有争议，CheckMate012研究共纳入了78例患者，其中一项亚组分析了纳武利尤单抗联合Ipilimumab在 *EGFR* 突变组（n = 8）中的效果，其中50%的患者获得了客观应答，高于 *EGFR* 野生型患者（n = 54）的ORR（41%）。在KEYNOTE021研究（n = 51）的一个亚组中，当接受Ipilimumab和Pembrolizumab联合治疗时，EGFR-TKI耐药后的 *EGFR* 突变型NSCLC（n = 10）的ORR仅为10%，而 *EGFR* 野生型组（n = 33）为30%。在Check-Mate012研究中，一线接受纳武利尤单抗联合伊匹木单抗的 *EGFR* 突变患者中有50%（4/8）获得客观缓解，而 *EGFR* 野生型组ORR为41%，显示出双免治疗潜在的临床获益。但是在KEYNOTE021研究中，接受帕博利珠单抗联合伊匹木单抗的10例EGFR-TKI耐药的*EGFR*突变患者中仅有1例获得客观缓解。由于样本量较少，双免联合策略的临床疗效仍需要进一步研究探索。以上试验表明，双ICI在*EGFR*突变NSCLC中的疗效还需要进一步证实。

在KEYNOTE-021研究中，共纳入19例初治*EGFR*突变型NSCLC患者，其中12例患者接受了Pembrolizumab＋厄洛替尼治疗，ORR和mPFS分别为41.7%和19.5个月，且不良事件（AE）与接受单药治疗的患者相似；但接受Pembrolizumab和吉非替尼联合疗法的组别显示出较高的肝毒性（3、4级）发生率（5/7，71.4%）。一项临床研究（$n=21$）评估了纳武利尤单抗联合厄洛替尼作为二线疗法在*EGFR*突变患者中的疗效，AE发生率没有明显增加，但临床疗效也没有改善。在一项Ⅰ期临床试验中，Ipilimumab联合厄洛替尼明显改善了*EGFR*突变晚期NSCLC患者（$n=11$）的mPFS（27.8个月）和mOS（未达到，但＞42.3个月），但因引起胃肠道毒性过大，导致研究提前结束。在一线和其他治疗方案中，都观察到了ICI联合EGFR-TKI的严重AE。联合疗法并没有进一步提高疗效，反而给患者带来了更多的安全风险。因此，EGFR-TKI和ICI联合治疗的机制、安全性和疗效有待进一步研究。

使用EGFR-TKI联合ICI治疗虽然可以增加*EGFR*突变患者的有效率，但是往往显示出较高的不良反应发生率。在ⅠB期TATTON研究中，奥希替尼联合度伐利尤单抗用药，在EGFR-TKI治疗后的患者中，ORR为57%（12/21）；初治患者ORR为80%（8/10），3级和4级间质性肺炎发生率为38%，而奥希替尼与度伐利尤单抗单药使用的间质性肺炎发生率仅为3%。正因TATTON研究的安全性问题，导致另一项Ⅲ期研究CAURAL提前停止，该研究报告的不良事件包括53%的患者出现腹泻，67%的患者出现皮疹，但联合用药组没有患者出现间质性肺病。此外，ICIs和EGFR-TKIs序贯用药也与严重免疫相关不良事件的风险增加有关。在41例使用抗PD-L1治疗后序贯奥希替尼治疗的患者中，6例出现了严重的免疫相关不良事件，包括4例3级肺炎，1例3级结肠炎，1例4级肝炎；相比之下，在29例接受奥希替尼治疗后使用抗PD-L1治疗的患者中，没有1例出现严重的免疫相关不良事件。也有*EGFR*突变患者在TKI治疗后采用帕博利珠单抗治疗发生超进展、双肺和全脑转移后死亡的个案报道。这为临床上靶向和免疫序贯治疗敲响了一个警钟。

综上所述，*EGFR*突变患者并非免疫治疗的绝对优势人群，但也并不是免疫治疗的禁地。免疫治疗单药对于少数PD-L1高表达的*EGFR*突变人群仍有临床获益；同时，ICI联合化疗＋抗血管治疗已经获批适应证，用于EGFR-TKI治疗失败的NSCLC，为临床治疗提供了一条新思路。*EGFR*突变患者对免疫检查点抑制剂单药治疗的反应较差，而免疫联合治疗方案可取得较好的疗效，且患者耐受性较好，这种联合治疗的方法为*EGFR*突变患者的治疗带来了曙光，但是也要特别关注不良反应。

三、免疫检查点抑制剂在*ALK*突变NSCLC患者中的应用

*ALK*也是NSCLC患者一个重要的驱动基因，阳性率为3%～7%。有研究报道，棘皮动物微管相关蛋白（echinoder mmicrotubule associated protein-like 4，EML4）-ALK阳性的肿瘤细胞中PD-L1表达水平较高，且EML4-ALK融合蛋白可上调肿瘤细胞中PD-L1的表达，而调低EML4-ALK后PD-L1的表达有所下降，说明NSCLC中该融合蛋白可调控PD-L1的表达水平。

大部分研究表明*ALK*突变与PD-L1高表达相关，但在这部分*ALK*突变患者中免疫治疗疗效较差。Mazieres等回顾性分析了23例*ALK*突变病例的PD-L1单药治疗，ORR为0。Gainor等的一项回顾性研究发现在*ALK*重排或*EGFR*突变患者中使用ICI的ORR只有3.6%（1/28），而在*ALK*阴性/*EGFR*突变/未知状态的患者中，ORR达到23.3%（7/30）。ICI单药对*ALK*突变患者并未显示出良好获益。在ICI联合ALK-TKI的研究中，Spigel等评估了13例使用纳武利尤单抗联合克唑替尼治疗的患者，ORR达到38%，但不良反应高，2例患者死亡，5例出现严重的肝毒性，这项研究也因此停止。阿维鲁单抗联合劳拉替尼的不良反应同样很高，3级或更高级不良反应事件的发生率为53%。研究显示，在伴有*ALK*融合的NSCLC患者中，如果PD-L1的阳性细胞表达率≥25%，免疫治疗也会有一定的效果。研究显示，对于使用TKI药物后出现进展且伴有*ALK*融合的患者，二线使用阿替利珠单抗联合贝伐珠单抗及铂类化疗药物可延长患者的PFS。

因此，对于有*ALK*融合的NSCLC患者，免疫

治疗的效果有待进一步明确。但对于TKI治疗失败的NSCLC患者，免疫治疗联合化疗可能会延长患者的OS，使患者OS获益。

四、免疫检查点抑制剂在KRAS突变NSCLC患者中的应用

大鼠肉瘤原癌基因（ratsarcoma，RAS）家族是癌症中最常见的突变癌基因家族之一，RAS突变中KRAS是最常见的类型之一，KRAS基因突变可激活RAS-GTP酶，并影响肿瘤的增殖、迁移和血管生成等。在西方国家，KRAS突变约占肺腺癌的30%，在亚洲占10%~15%。虽然KRAS是最早发现的致癌因素之一，但有效的KRAS靶向治疗仍然难以实现。在早期和晚期转移环境中，KRAS突变型肺癌的预后均较差，说明迫切需要针对KRAS驱动的NSCLC新型药物，ICI是一种潜在的选择。Li等分析了NSCLC患者组织中基因突变状态与PD-L1表达的关系，发现KRAS突变患者中PD-L1表达阳性率为47.3%。Karatrasoglou等研究亦证实NSCLC中KRAS突变与PD-L1表达呈正相关。

CheckMate057研究中，纳武利尤单抗对比多西他赛在KRAS突变患者中显示出良好的OS获益（HR：0.52，95% CI：0.29~0.95）。在BIRCH研究中，一线使用阿替利珠单抗可以有效延迟KRAS突变患者的肿瘤进展并降低其死亡风险（中位PFS：8.3个月 vs 5.5个月；中位OS：NE vs 20.1个月）。IMpower150研究的亚组分析显示，KRAS突变患者也能从4药联合方案中获益（中位PFS：8.1个月 vs 5.8个月；HR＝0.50）。Liu等的POOLED分析也显示出KRAS突变患者对抗PD-1/PD-L1治疗的良好反应，KRAS突变组ORR高于KRAS野生型组（OR＝1.51，$P＝0.002$）；将免疫治疗与化疗进行对比的3个随机试验的Meta分析结果显示，与化疗相比，免疫治疗可以延长KRAS突变患者OS（HR＝0.64，$P＝0.03$）。同时，Liu等系统评估KRAS突变与PD-L1表达之间的关系，发现KRAS突变型肿瘤较KRAS野生型肿瘤PD-L1阳性比例更高（OR＝1.87，$P<0.001$）。为进一步确认评估KRAS突变与PD-L1表达之间的关系，分析231例手术切除标本中的PD-L1表达，结果表明KRAS突变组PD-L1强阳性细胞比例高于野生型组，KRAS突变状态与PD-L1表达呈正相关（$P＝0.037$），同时KRAS突变肿瘤比KRAS野生型肿瘤表现出更多的T细胞浸润（$P＝0.003$）。这可能解释了为何ICI在KRAS突变患者中有明显获益。Passiglia等研究结果显示，伴有KRAS基因突变的初治NSCLC患者可以从纳武利尤单抗治疗中获益，但未突变的患者并没有获益。Amanam等回顾性分析了60例NSCLC患者，其中大部分为Ⅳ期腺癌（87%），KRAS外显子12突变（78%），接受免疫疗法的患者（占20%）的mOS约为28个月，高于未接受免疫治疗的患者（33个月 vs 22个月，$P＝0.31$）。而Dong等指出，KRAS突变状态与免疫治疗效果的相关性比较复杂。KRAS突变合并其他不同类型基因突变可能会影响免疫治疗疗效，KRAS突变常见的共存突变包括TP53、STK11。一项回顾性研究分析了免疫治疗在174例KRAS突变肺腺癌患者中的效果，结论如下：如只有KRAS突变，患者对免疫治疗会有更好的效果；KRAS/TP53双突变的患者OS获益最大（ORR约为30%），而KRAS/STK11双突变的患者获益最少，提示KRAS/TP53共突变是指导免疫治疗的一个潜在预测指标。

从上述结果可以看出，NSCLC患者中KRAS基因与PD-1信号通路的关系比较复杂，目前大部分学者认为KRAS突变患者PD-L1表达更高，且KRAS突变患者较KRAS野生型NSCLC患者免疫治疗的效果可能更好，KRAS突变可能是NSCLC免疫治疗的一个重要预测指标，但目前仍缺乏大样本前瞻性多中心研究进行验证。

参考文献

[1] Azuma K, Ota K, Kawahara A, et al. Association of PD-L1 overexpression with activating EGFR mutations in surgically resected nonsmall-cell lung cancer. Ann Oncol, 2014, 25（10）: 1935-1940. doi: 10.1093/annonc/mdu242.

[2] Lisberg A, Cummings A, Goldman JW, et al. A phase Ⅱ study of pembrolizumab in EGFR-mutant, PD-L1＋, typosine kinase inhibitor naive patients with advanced NSCLC. J Thorac Oncol, 2018, 13（8）: 1138-1145.

[3] Lee CK, Man J, Lord S, et al. Clinical and molecular characteristics associated with survival among patients treated with checkpoint inhibitors for advanced non-small-cell lung carcinoma: a systematic review and meta-analysis. JAMA Oncol, 2018, 4（2）: 210-216.

[4] Gainor JF, Shaw AT, Sequist LV, et al. EGFR mutations and ALK rearrangements are associated with low

[5] Haratani K, Hayashi H, Tanaka T, et al. Tumor immune micro-environment and nivolumab efficacy in EGFR mutation-positive non-small-cell lung cancer based on T790M status after disease progression during EGFR-TKI treatment. Ann Oncol, 2017, 28（7）: 1532-1539.

[6] Arrieta O, Barron F, Ramirez-Tirado LA, et al. Efficacy and safety of pembrolizumab plus docetaxel vs docetaxel alone in patients with previously treated advanced non-small cell lung cancer: the PROLUNG phase 2 randomized clinical trial. JAMA Oncol, 2020, 6（6）: 856-864.

[7] Mazieres J, Drilon A, Lusque A, et al. Immune checkpoint inhibitors for patients with advanced lung cancer and oncogenic driver alterations: results from the IMMUNOTARGET registry. Ann Oncol, 2019, 30（8）: 1321-1328.

[8] Gainor JF, Shaw AT, Sequist LV, et al. EGFR mutations and ALK rearrangements are associated with low response rates to PD-1 pathway blockade in non-small cell lung cancer: a retrospective analysis. Clin Cancer Res, 2016, 22（18）: 4585-4593.

[9] Spigel DR, Reynolds C, Waterhouse D, et al. Phase 1/2 study of the safety and tolerability of nivolumab plus crizotinib for the first-line treatment of anaplastic lymphoma kinase translocation-positive advanced non-small cell lung cancer (CheckMate 370). J Thorac Oncol, 2018, 13（5）: 682-688.

[10] Li C, Liu J, Xie Z, et al. PD-L1 expression with respect to driver mutations in non-small cell lung cancer in an Asian population: a large study of 1,370 cases in China. Ther Adv Med Oncol, 2020, 12: 1758835920965840. doi: 10.1177/1758835920965840.

[11] Karatrasoglou EA, Chatziandreou I, Sakellariou S, et al. Association between PD-L1 expression and driver gene mutations in non-small cell lung cancer patients: correlation with clinical data. Virchows Arch, 2020, 477（2）: 207-217. doi: 10.1007/s00428-020-02756-1.

[12] Liu C, Zheng S, Jin R, et al. The superior efficacy of anti-PD-1/PD-L1 immunotherapy in KRAS-mutant non-small cell lung cancer that correlates with an inflammatory phenotype and increased immunogenicity. Cancer Lett, 2020, 470: 95-105.

[13] Passiglia F, Cappuzzo F, Alabiso O, et al. Efficacy of nivolumab in pretreated non-small-cell lung cancer patients harbouring KRAS mutations. Br J Cancer, 2019, 120（1）: 57-62. doi: 10.1038/s41416-018-0234-3.

[14] Amanam I, Mambetsariev I, Gupta R, et al. Role of immunotherapy and co-mutations on KRAS-mutant non-small cell lung cancer survival. J Thorac Dis, 2020, 12（9）: 5086-5095. doi: 10.21037/jtd.2020.04.18.

[15] Dong ZY, Zhong WZ, Zhang XC, et al. Potential predictive value of TP53 and KRAS mutation status for response to PD-1 blockade immunotherapy in lung adenocarcinoma. Clin Cancer Res, 2017, 23（12）: 3012-3024. doi: 10.1158/1078-0432.CCR-16-2554.

[16] Mazieres J, Drilon A, Lusque A, et al. IMmune checkpoint inhibitors for patients with advanced lung cancer and oncogenic driver alterations: results from the IMMUNOTARGET registry. Ann Oncol, 2019, 30（8）: 1321-1328.

[17] Sabari JK, Leonardi GC, Shu CA, et al. PD-L1 expression, tumor mutational burden, and response to immunotherapy in patients with MET exon 14 altered lung cancers. Ann Oncol, 2018, 29（10）: 2085-2091.

[18] Dudnik E, Peled N, Nechushtan H, et al. BRAF mutant lung cancer: programmed death ligand 1 expression, tumor mutational burden, microsatellite instability status, and response to immune check-point inhibitors. J Thorac Oncol, 2018, 13（8）: 1128-1137.

[19] Tan I, Stenchcombe TE, Ready NE, et al. Therapeutic outcomes in non-small cell lung cancer with BRAF mutations: a single institution, retrospective cohort study. Transl Lung Cancer Res, 2019, 8（3）: 258-267.

[20] Nambirajan A, Jain D. Recent updates in thoracic SMARCA4-deficient undifferentiated tumor. Semin Diagn Pathol, 2021, 38: 83-89.

[21] Rekhtman N, Montecalvo J, Chang JC, et al. SMARCA4-Deficient Thoracic Sarcomatoid Tumors Represent Primarily Smoking-Related Undifferentiated Carcinomas Rather Than Primary Thoracic Sarcomas. J Thorac Oncol, 2020, 15: 231-247.

[22] Crombé A, Alberti N, Villard N, et al. Imaging features of SMARCA4-deficient thoracic sarcomas: a multi-centric study of 21 patients. Eur Radiol, 2019, 29: 4730-4741.

[23] Kawachi H, Kunimasa K, Kukita Y, et al. Atezolizumab with bevacizumab, paclitaxel and carboplatin was effective for patients with SMARCA4-deficient thoracic sarcoma. Immunotherapy, 2021, 13: 799-806.

[24] Hozumi C, Ⅱzuka A, Ikeya T, et al. Impact of mutations in subunit genes of the mammalian SWI/SNF complex on immunological tumor microenvironment. Cancer Genomics Proteomics, 2024, 21: 88-101.

[25] Song L, Zhou F, Xu T, et al. Clinical activity of

Pembrolizumab with or without chemotherapy in advanced pulmonary large-cell and large-cell neuroendocrine carcinomas: a multicenter retrospective cohort study. BMC Cancer, 2023, 23: 443.

[26] Gainor JF, Shaw AT, Sequist LV, et al. EGFR mutations and ALK rearrangements are associated with low response rates to PD-1 pathway blockade in non-small cell lung cancer: a retrospective analysis. Clin Cancer Res, 2016, 22(18): 4585-4593.

[27] Yang L, Hao X, Hu X, et al. Superior efficacy of immunotherapy-based combinations over monotherapy for EGFR-mutant non-small cell lung cancer acquired resistance to EGFR-TKIs. Thorac Cancer, 2020, 11(12): 3501-3509. doi: 10.1111/1759-7714.13689.

[28] Reck M, Mok TSK, Nishio M, et al. Atezolizumab plus bevacizumab and chemotherapy in non-small-cell lung cancer (IMpower150): key subgroup analyses of patients with EGFR mutations or baseline liver metastases in a randomised, open-label phase 3 trial. Lancet Respir Med, 2019, 7(5): 387-401. doi: 10.1016/S2213-2600(19)30084-0.

[29] Jiang T, Wang P, Zhang J, et al. Toripalimab plus chemotherapy as second-line treatment in prev iously EGFR-TKI treated patients with EGFR-mutant-advanced NSCLC: a multicenter phase-II trial. Signal Transduct Target Ther, 2021, 6(1): 355. doi: 10.1038/s41392-021-00751-9.

第14章

食 管 癌

第一节 食管癌新辅助免疫治疗实践及进展

一、食管癌新辅助免疫治疗

食管癌作为全球范围内最常见的恶性肿瘤之一,其在全球癌症死亡原因中占据显著地位。根据国际癌症研究机构的数据,食管癌在全球范围内具有较高的发病率和死亡率,尤其在亚洲的一些国家和地区,其发病率远高于西方国家。食管癌主要分为两种组织学类型:鳞状细胞癌和腺癌。其中,鳞状细胞癌是全球范围内最普遍的类型,而腺癌则在西方国家中较为常见。

传统的食管癌治疗方法包括手术切除、放疗和化疗等。尽管手术可以为早期患者提供潜在的根治性治疗,但多数食管癌患者在诊断时已处于中晚期,此时手术的疗效和可行性大幅下降。为此,放疗和化疗常被用作辅助手段,以期在术前减小肿瘤体积或术后消除残留癌细胞,增加治疗的总体效果。然而,这些传统治疗方式的整体疗效仍有限,特别是对于晚期食管癌患者的生存期提升并不显著。

免疫治疗的迅速发展为食管癌治疗带来了新的选择。免疫治疗通过激活患者自身的免疫系统,使其能够识别和攻击癌细胞。尤其是免疫检查点抑制剂,如PD-1/PD-L1和CTLA-4抑制剂,在多种肿瘤治疗中显示出显著的临床效果。这些治疗方法在一些患者中能够显著延长生存期,并正在逐步改变肿瘤治疗的传统模式。

新辅助治疗(neoadjuvant therapy),即在主要治疗措施(通常为手术)前施行的治疗,旨在缩小肿瘤体积、提高手术切除率和降低肿瘤复发率。在食管癌治疗领域,新辅助治疗策略已逐步显示出能够显著改善患者预后的潜力。特别是免疫治疗作为新辅助治疗的一部分,已在食管鳞状细胞癌治疗中显示出显著的治疗潜力,提高了患者对传统治疗的响应率及生存质量。

尽管如此,食管癌的免疫治疗在临床应用中仍面临一系列挑战。治疗效果的个体差异、高昂的费用以及治疗相关副作用都是当前急需解决的问题。未来的研究需继续探索如何优化免疫治疗方案,提高治疗的普适性和可接受性,以及如何通过组合疗法来进一步提升治疗效果。

二、免疫治疗的基础知识

(一)免疫系统与肿瘤的相互作用

1.免疫监视与免疫逃逸　免疫系统通过一种称为"免疫监视"的机制维护组织的完整性和稳定性,这一过程涉及免疫细胞识别并消除异常或变异的细胞。理论上,这包括对肿瘤细胞的识别与清除。然而,肿瘤细胞能够通过一系列复杂的机制,称为"免疫逃逸",来避免被免疫系统的攻击。这些机制包括降低抗原表达、分泌免疫抑制分子、诱导免疫抑制细胞环境等,从而抑制免疫细胞的活性或杀伤能力。

2.肿瘤微环境的免疫调节　肿瘤微环境是肿瘤生长与发展的局部环境,包括肿瘤细胞、支持细胞(如成纤维细胞)、免疫细胞及其分泌的细胞因子和化学信号。肿瘤细胞通过改变微环境中的细胞组成和分泌物,能够建立一个免疫抑制的环境。例如,肿瘤细胞可诱导调节性T细胞(Treg)和髓源性抑制细胞(MDSC)的聚集,这些细胞能够通过释放特定的细胞因子如TGF-β和IL-10来抑制效应T细胞的功能。

3.肿瘤抗原的编辑与呈递　肿瘤细胞表面的抗原是免疫系统识别的目标。这些抗原主要由细胞内蛋白质降解产生的肽段结合主要组织相容性复合体（MHC）分子呈递给T细胞。肿瘤细胞能通过改变抗原的编辑过程或降低MHC分子的表达来减少免疫系统的识别。此外，肿瘤细胞有时也能通过表达非典型的抗原来逃避免疫系统的监视，这些抗原可能因肿瘤特有的基因突变而产生。

4.免疫应答的双刃剑效应　虽然免疫系统在消除肿瘤细胞方面发挥着关键作用，但在某些情况下，免疫应答也可能促进肿瘤的生长和扩散。例如，慢性炎症反应可促进肿瘤微环境中的血管生成、增加肿瘤的供血和营养供给从而支持肿瘤生长。此外，某些免疫细胞如肿瘤相关巨噬细胞（TAM）可能在一定条件下被肿瘤细胞"劫持"，转而支持肿瘤细胞的存活与增殖。

（二）免疫治疗的主要策略

1.免疫检查点抑制剂　免疫检查点抑制剂是目前免疫治疗中最为成功的策略之一，它们主要目标是肿瘤细胞利用的免疫检查点，如PD-1、PD-L1和CTLA-4。这些蛋白质在正常免疫功能中的作用是防止免疫系统对正常细胞的攻击，但在肿瘤环境中，它们被肿瘤细胞表达或过度激活，用来保护自身免受免疫系统的攻击。

（1）PD-1/PD-L1抑制剂：如帕博利珠单抗（PD-1抑制剂）和阿替利珠单抗（PD-L1抑制剂），这些药物通过解除PD-1/PD-L1通路的抑制作用，使得T细胞能重新激活并攻击肿瘤细胞。

（2）CTLA-4抑制剂：如伊匹利单抗，它们作用于另一个免疫检查点CTLA-4，阻断CTLA-4与其配体的结合，从而增强T细胞的抗肿瘤活性。

2.肿瘤疫苗　肿瘤疫苗的设计旨在激发免疫系统对特定肿瘤抗原的长期记忆反应。这些疫苗包括如下种类。

（1）肽基疫苗：含有特定肿瘤抗原的短肽，能直接被免疫系统识别。

（2）细胞疫苗：使用经过处理的肿瘤细胞或其成分，旨在刺激机体对这些肿瘤细胞的免疫反应。

（3）DNA疫苗：含有编码肿瘤特定抗原的DNA，其作用机制是通过在宿主体内表达相应抗原，进而激活机体免疫系统产生特异性免疫应答。

3.细胞治疗　细胞治疗特别是利用CAR-T细胞疗法，已在某些类型的癌症治疗中取得重大突破。CAR-T细胞是通过遗传工程改造的T细胞，它们表面装配有特制的受体，能够特异性地识别并杀死表达特定抗原的肿瘤细胞。

CAR-T细胞疗法：主要用于某些难治性血液肿瘤，如急性淋巴细胞性白血病（acute lymphoblastic leukemia，ALL）和某些类型的淋巴瘤。此类研究正在进行中，以扩展其应用于实体瘤的治疗。

4.免疫调节剂　免疫调节剂通过调整免疫系统的活性来增强对肿瘤的攻击力。这些治疗包括但不限于以下几种。

（1）细胞因子：如白介素-2（IL-2）和干扰素-γ（IFN-γ），它们可以直接促进免疫细胞的增殖和活性。

（2）共刺激分子激动剂：如CD40、OX40和4-1BB（CD137）激动剂，这些分子通过激活T细胞或其他免疫细胞来增强其对肿瘤的攻击力。

（三）免疫治疗的作用机制和目标

免疫治疗的基本作用机制在于调节和激活体内的免疫系统，以提高其对肿瘤细胞的识别和清除能力。这一过程涉及以下多个方面。

1.免疫激活　免疫治疗首先通过激活或增强免疫细胞的活性来发挥作用。例如，免疫检查点抑制剂通过阻断肿瘤细胞利用的免疫抑制路径，解除对T细胞的抑制，使之能够再次活跃起来，识别并攻击肿瘤细胞。

2.增强抗原呈递　肿瘤疫苗和某些免疫调节剂能够增强肿瘤特异性抗原的呈递，提升免疫系统对肿瘤细胞的识别能力。这些抗原通过专业的抗原呈递细胞（如树突状细胞）处理并呈递给T细胞，从而触发针对肿瘤细胞的免疫反应。

3.调节免疫微环境　免疫调节剂和某些生物制剂可以改变肿瘤微环境中的免疫抑制状态。通过调整细胞因子、化学信号和免疫细胞的类型与数量，帮助建立一个更有利于免疫攻击的局部环境。

免疫治疗的主要目标包括如下方面。

（1）提高生存率：通过有效地激活免疫系统对抗肿瘤，免疫治疗旨在提高患者的总体生存率，尤其是在那些对传统治疗方法（如化疗和放疗）不敏感的肿瘤类型中。

（2）减少复发率：通过持续的免疫监视，免疫治疗有助于减少肿瘤的复发率。激活的免疫细胞可以维持对残留肿瘤细胞的长期监控和清除。

（3）提高治疗特异性：免疫治疗通过特异性识别和攻击肿瘤细胞，减少对正常细胞的伤害，从而可能带来更少的副作用和更好的生活质量。

（4）克服药物抗性：肿瘤的药物抗性是传统治疗面临的主要挑战之一。免疫治疗通过多种机制激活免疫反应，为克服药物抗性提供了新的策略。

三、食管癌的新辅助免疫治疗实践

（一）新辅助治疗的目的与策略

新辅助治疗，特别是在食管癌治疗中，旨在手术前通过药物治疗减小肿瘤体积，提高手术的根治可能性，同时也为无法手术的患者提供可能的治疗机会。通过在手术前使用免疫治疗，医师可以评估肿瘤对药物的响应性，从而更精确地制订后续治疗方案。此外，新辅助治疗还可能激发系统性免疫反应，帮助清除微小残留病灶，降低术后复发率。

在实施策略上，新辅助免疫治疗通常与化疗或放疗结合使用。这种组合治疗可以攻击肿瘤的多个生物学途径，增加治疗效果，同时免疫治疗可以通过抑制免疫逃逸机制增强体内免疫细胞对肿瘤的识别和杀伤。

目前，在食管癌的新辅助免疫治疗中，几种免疫检查点抑制剂已经展现出潜力。①PD-1/PD-L1抑制剂：例如帕博利珠单抗和阿替利珠单抗，这些药物通过阻断PD-1/PD-L1通路激活肿瘤特异性T细胞，对食管鳞状细胞癌和食管腺癌显示出一定的疗效。在一些临床试验中，PD-1抑制剂与化疗药物联合应用，表现出增强的抗肿瘤活性，并可能改善患者的总生存率。②CTLA-4抑制剂：如伊匹木单抗，虽然主要用于黑色素瘤，但在食管癌的研究中，其与PD-1/PD-L1抑制剂的联合使用正在探索中，以评估其在新辅助治疗中的潜在效益。③试验阶段的药物：还有多种新的免疫调节药物处于临床试验阶段，包括针对不同免疫检查点的抑制剂、激动剂以及肿瘤疫苗。这些治疗旨在进一步激发免疫系统的反应，或是通过新的机制增强已有免疫治疗的效果。

（二）新辅助免疫治疗在食管癌中的应用现状及效果分析

近年来，多项临床试验已经开始探索新辅助免疫治疗在食管癌治疗中的应用。这些研究的初步结果显示，免疫治疗能够在一定程度上改善患者的病理反应率和生存率。例如，在一些研究中，使用PD-1/PD-L1抑制剂作为新辅助治疗，与传统化疗相比，显示出更高的病理完全缓解（pCR）率。这表明免疫治疗可能帮助一部分患者达到肿瘤完全消退的疗效，从而提高手术成功率及长期生存潜力。

然而，免疫治疗的效果在不同的患者群体中存在显著差异，这可能与肿瘤的微环境、肿瘤突变负荷及患者自身免疫状态有关。因此，个体化治疗方案的开发和优化是当前研究的重点之一。此外，免疫治疗的副作用管理，特别是免疫相关不良事件的监测和处理，也是决定其能否在临床上广泛应用的关键因素。

四、临床研究与进展

（一）最新的临床试验结果

在食管癌的新辅助免疫治疗领域，最新的临床试验结果表明，使用免疫检查点抑制剂如PD-1和PD-L1抑制剂已经成为增强治疗效果的重要策略。

研究证明纳武利尤单抗为患者生存带来了显著的生存优势。2022年，Doki等发表的CheckMate-648试验评估了纳武利尤单抗联合化疗或伊匹木单抗与单纯化疗在晚期食管鳞状细胞癌患者中的效果对比。结果显示，在总体人群中，与单纯化疗组相比，纳武利尤单抗联合化疗（中位OS：13.2个月 vs 10.7个月）和纳武利尤单抗联合伊匹木单抗（中位OS：12.7个月 vs 10.7个月）的OS均显著长于单纯化疗组，这个结果在肿瘤细胞PD-L1表达≥1%的患者中更为显著。在针对食管鳞状细胞癌和腺癌患者的CheckMate 577试验中，公布了纳武利尤单抗（一种PD-1抑制剂）在接受完新辅助化疗和手术治疗的患者中的效果。试验结果显示，与安慰剂组相比，纳武利尤单抗显著提高了患者的无病生存率（DFS），中位无病生存时间从安慰剂的22.4个月增加到34.0个月。一项ⅠB期试验（NCT03044613）评估了纳武利尤单抗或纳武利尤单抗联合LAG-3抑制剂瑞拉利单抗与放化疗在可切除食管/胃食管交界处癌中的疗效和安全性。32名患者被分为两组，纳武利尤单抗组和纳武利尤单抗-瑞拉利单抗组合组。结果显示，纳武利尤单抗组的pCR和主要病理反应率（MPR）分别为40%和53.5%，而纳武利尤单抗-瑞拉利单抗组合组分别为21.4%和57.1%。最常见的不良事件包括疲劳、恶心和皮疹。较高的PD-L1和LAG-3表达与更深的病理反应相关。

在特瑞普利单抗的研究中，NEOCRTEC1901和SCALE-1试验的结果得到了广泛关注：NEOCRTEC1901试验是一项单臂、Ⅱ期试验，评估特瑞普利单抗联合新辅助放化疗在局部晚期食管鳞癌中的疗效和安全性。试验在44名患者中进行，所有患者接受了放疗、化疗（紫杉醇和顺铂）和特瑞普利单抗的联合治疗。结果显示，50%的患者（21/42）达到了病理完全缓解（pCR），98%的患者（41/42）达到了R0切除率。尽管与对照组相比，pCR率没有显著差异（50% vs 36%，$P = 0.19$），但治疗显示出良好的安全性和疗效，有必要进一步在Ⅲ期随机试验中评估。

SCALE-1单臂ⅠB期临床试验评估了特瑞普利单抗联合短程放化疗在局部晚期可切除食管鳞癌中的安全性和有效性。23名患者接受特瑞普利单抗、紫杉醇和卡铂的联合治疗，并进行30Gy短程放疗。结果显示，20例患者接受了手术，病理完全缓解（pCR）率为55%，2年PFS率为63.8%，2年OS率为78%。治疗相关不良事件大多为1～2级，少数患者出现3～4级不良事件。肿瘤免疫微环境分析表明，病理完全缓解的肿瘤在治疗前T细胞炎症评分表现出显著升高。以上试验的结果为特瑞普利在局部晚期食管鳞癌治疗中的应用提供了重要依据，但仍需Ⅲ期随机对照试验进一步验证。未来研究可进一步优化治疗方案，探索生物标志物在个体化治疗中的应用，以期进一步提高患者的生存率和生活质量。

卡瑞利珠单抗作为一种免疫检查点抑制剂，正在成为食管鳞癌围手术期治疗的重要的选择之一。ChiCTR1900026240和NIC-ESCC2019试验证明了卡瑞利珠单抗在食管癌治疗上的积极意义。ChiCTR1900026240是一项单臂Ⅱ期试验，研究了卡瑞利珠单抗联合化疗作为局部晚期食管鳞癌新辅助治疗的安全性和有效性。60名患者接受卡瑞利珠单抗、白蛋白结合型紫杉醇和卡铂的联合治疗。结果显示，39.2%的患者达到了pCR，98%的患者实现了R0切除。常见的治疗相关不良事件包括白细胞减少症（86.7%）。表明卡瑞利珠单抗联合化疗显示出显著的抗肿瘤活性和可控的安全性。NIC-ESCC2019多中心Ⅱ期研究评估了卡瑞利珠单抗联合化疗在可切除的局部晚期食管鳞癌患者中的疗效和安全性。56名患者接受了卡瑞利珠单抗、白蛋白结合型紫杉醇和顺铂联合治疗。结果显示，病理完全缓解（pCR）率为35.3%，客观缓解率（ORR）为66.7%。治疗相关的不良事件主要为低级别（1～2级，占75%）。表明卡瑞利珠单抗联合新辅助化疗在晚期食管鳞癌的治疗中表现出可接受的毒性和良好的疗效。2024年Yang等发布的一项单臂Ⅱ期研究显示卡瑞利珠单抗联合紫杉醇和奈达铂作为局部晚期可切除食管鳞癌患者新辅助治疗的疗效和安全性。75名患者接受2～4个周期的治疗后，82.7%的患者接受了手术。结果显示，病理完全缓解（pCR）率为27.4%，主要病理反应率（MPR）为45.2%，客观缓解率（ORR）为48.4%，所有患者均R0切除。治疗相关的不良事件大多数为1～2级（78.7%），少数患者出现3～4级不良事件。总的来说，卡瑞利珠单抗联合化疗作为食管鳞癌围手术期治疗的又一种策略，显示出良好的疗效和可控的安全性。这些研究为食管癌患者提供了更多治疗选择，希望能为患者带来更多的生存机会。

KEYNOTE-811和KEYSTONE-002试验为帕博利珠单抗在食管癌的治疗中提供了有力的证据：KEYNOTE-811试验评估了帕博利珠单抗联合标准化疗和曲妥珠单抗治疗局部晚期或转移性HER-2阳性胃食管交界处腺癌的效果。该试验显示，帕博利珠单抗组的总生存期（OS）和无病生存期（DFS）均显著优于安慰剂组。具体而言，帕博利珠单抗组的中位OS为20.0个月，相较于安慰剂组的16.9个月；中位DFS为10.0个月，相较于安慰剂组的8.1个月。这些结果表明，帕博利珠单抗在延长患者生存期方面具有显著优势。这可能归因于帕博利珠单抗增强了患者的免疫系统对抗癌细胞的能力，从而提高了治疗效果。其次，KEYSTONE-002试验则评估了帕博利珠单抗联合术前放化疗（CRT）治疗局部晚期食管鳞癌患者的疗效和安全性。试验结果显示，术后帕博利珠单抗治疗的患者的病理完全缓解（pCR）率达到46.1%，这表明相当比例的患者在治疗后肿瘤完全消失。此外，该试验的OS率在6个月、12个月和18个月分别为89.3%、80.8%和73.1%，显示出良好的生存率。最常见的不良事件为新辅助和辅助治疗期间的中性粒细胞减少（50.0%）和肝酶升高（30.8%），提示需要密切监控这些不良反应，以确保患者的安全。综合来看，这两项试验均显示了帕博利珠单抗在不同癌症类型中的有效性，尤其是在联合其他治疗手段时。KEYNOTE-811试验表明，帕博利珠单抗可以显著延长胃食管交界处腺癌患者的生存期，而KEYSTONE-002试验则展示了其在提高局部晚期食管鳞癌患者的病理完全缓解率和生存率方面的潜力。然而，需要注意的是，虽然帕博利珠单抗显示出了显著的治疗效果，但其副作用也不容忽视。总的来说，帕博利珠单抗在癌症治疗中的应用前景广阔，但仍需更多的研究和临床数据来进一步验证其长期疗效和安全性。

Orient-15试验评估了信迪利单抗联合化疗与安慰剂联合化疗在晚期食管鳞癌患者中的疗效。结果显示，在所有患者和综合阳性评分（CPS）≥10的患者中，信迪利单抗联合化疗的总生存期和无疾病生存期都显著优于安慰剂联合化疗。具体来说，信迪利单抗联合化疗组的中位总生存期为16.7个月，而安慰剂联合化疗组为12.5个月；中位无疾病生存期分别为7.2个月和5.7个月。而对于综合阳性评分（CPS）≥10的患者，这种显著益处更为明显，中位总生存期为17.2个月，而安慰剂联合化疗组为13.6个月；中位无疾病生存期分别为8.3个月和6.4个月。这些结果表明，在这些特定患者群体中，信迪利单抗联合化疗的疗效优于安慰剂联合化疗。

PERFECT试验旨在探讨阿替利珠单抗联合新辅助放化疗（nCRT）在可切除食管腺癌患者中的可行性和有效性。这项研究采用了倾向评分匹配的新辅助放化疗（neoadjuvant chemoradiotherapy, nCRT）队列作为对照，以比较两组患者的治疗效果和安全性。在这项研究中，40名患者接受了5个周期的阿替利珠单抗联合nCRT治疗，使用倾向评分匹配nCRT队列作为对照。结果显示，85%的患者完成了所有周期的治疗，83%的患者接受了手术，病理完全缓解（pCR）率为25%。仅在6例患者中观察到免疫相关不良事件。阿替利珠单抗联合nCRT组与nCRT组在生存率方面无统计学差异。该试验表明将nCRT与阿替利珠单抗联合使用是可行的，并强调了进一步研究以提高新辅助免疫治疗疗效的必要性。

此外，2023年，中国医学科学院肿瘤的赫捷团队发起的一项Ⅱ期临床研究评估了PD-L1抑制剂索卡佐利单抗联合化疗在局部晚期食管鳞癌患者中的安全性和有效性显示：PD-L1抑制剂索卡佐利单抗联合白蛋白结合型紫杉醇和顺铂组的MPR率为69.0%，对照组为62.1%；pCR率分别为41.4%和27.6%。在抑制剂索卡佐利单抗联合白蛋白结合型紫杉醇和顺铂组中观察到显著更高的ypT0发生率（37.9% vs 3.5%，$P=0.001$）。在PD-L1抑制剂索卡佐利单抗联合白蛋白结合型紫杉醇和顺铂组中，19名（65.5%）患者发生了T分期降级，而对照组为18名（62.1%）。两组患者在新辅助治疗前后进行PET/CT检查，发现治疗后SUV_{max}显著下降，

PD-L1抑制剂索卡佐利单抗联合白蛋白结合型紫杉醇和顺铂组和对照组的平均下降率分别为70.4%和69.2%。随着新辅助治疗的进行，ctDNA水平逐渐下降。PD-L1抑制剂索卡佐利单抗联合白蛋白结合型紫杉醇和顺铂组19名患者中有7名（36.8%）和对照组18名患者中有4名（22.2%）达到了ctDNA清除。两组在手术时间、住院时间、淋巴结清扫数目等指标上无显著差异。常见的不良事件（AE）包括中性粒细胞减少、白细胞减少和低钾血症等。PD-L1抑制剂索卡佐利单抗联合白蛋白结合型紫杉醇和顺铂组和对照组分别有65.6%和62.5%的患者发生了3级或以上的不良事件。新型PD-L1抑制剂索卡佐利单抗联合白蛋白结合型紫杉醇和顺铂在局部晚期食管鳞状细胞癌的新辅助治疗中显示出有希望的主要病理反应（MPR）和病理完全反应（pCR）率，并显著降低了T分期，无明显增加手术并发症。为患者带来了新的选择和生存机会。

循环肿瘤DNA（ctDNA）的探索性分析显示，术前和术后免疫治疗药物诱导后ctDNA检测阴性的患者的无复发生存期（RFS）和OS明显更长；ctDNA清除率反映了新抗原特异性T细胞反应。纳武利尤单抗在晚期食管癌治疗中显示了显著的生存优势，尤其是在联合化疗或其他免疫治疗药物时。临床试验结果为优化食管癌患者的治疗策略提供了重要参考，支持个体化治疗和生物标志物的应用。然而，还需要更多的研究来进一步验证这些发现，根据人群特征寻找最佳的个体化治疗方案。

在食管癌新辅助治疗的临床研究中，关注的关键统计指标包括响应率（RR）、无病生存率（DFS）和总生存率（OS）。最近的研究显示，新辅助治疗可以在20%~40%的食管癌患者中达到完全缓解，这表明肿瘤对治疗有明显的反应。在新辅助免疫治疗后，患者的中位无病生存期可以显著延长，特别是在免疫治疗药物有效的情况下。初步数据表明，通过在新辅助治疗中添加免疫治疗，可以提高患者的总生存率，特别是对于那些传统化疗效果不佳的患者。

（二）免疫治疗对手术前后疗效的影响

以上研究证实，新辅助免疫治疗对食管癌手术前后疗效的影响显著。在手术前，通过减小肿瘤体积和数量，免疫治疗有助于增加手术的可行性和安全性。此外，通过激发强烈的免疫反应，新辅助治疗有助于清除微小残留病变，减少术后复发的

风险。在手术后，持续的免疫治疗可以维持对肿瘤的免疫监视，提高长期生存率。食管癌的新辅助免疫治疗是一个充满希望的研究领域，临床试验结果支持了免疫治疗在食管癌治疗中的应用。随着更多研究的进行，免疫治疗有望成为食管癌标准治疗方案的一部分，为患者带来更好的治疗效果和生活质量。

五、面临的挑战与解决策略

（一）食管癌新辅助免疫治疗的主要挑战

1. 药物副作用　免疫治疗特别是使用免疫检查点抑制剂，可能导致一系列免疫相关副作用，包括但不限于疲劳、皮疹、肝功能异常、肺炎等。这些副作用可能影响患者的生活质量，甚至危及生命。例如，在ORIENT-15试验中（见前文），信迪利单抗组和化疗组免疫系统相关不良事件发生率分别达47%和24%，最常见的为皮疹（13% vs 2%）、甲状腺功能减退（13% vs 7%）和甲状腺功能亢进（6% vs 2%），这些副作用可能影响患者的生活质量，甚至危及生命。一项纳入331例食管癌患者的多中心回顾研究指出，额外的新辅助免疫治疗可有益于病理反应，但不会增加食管鳞癌术后吻合口瘘的风险。

2. 高成本　免疫治疗药物通常价格昂贵，尤其是新型和专利药物，这使得许多患者难以承担。

3. 免疫治疗疗效个体差异　免疫治疗在食管腺癌等肿瘤治疗中显示出了显著的个体差异，这一现象受多种因素的影响。首先，患者的遗传背景在一定程度上决定了其对免疫治疗的反应。研究发现，在接受新辅助免疫治疗的食管鳞状细胞癌（ESCC）患者中，存在一种特定的$CD8^+T$细胞亚群，即表达SPRY1（$CD8^+$Tex-SPRY1）的耗竭$CD8^+T$细胞亚群，与对免疫检查点阻断（ICB）的完全反应相关。这表明遗传因素可能影响着患者对免疫治疗的反应。其次，肿瘤微环境也在很大程度上决定了患者对免疫治疗的效果。肿瘤微环境中的免疫抑制因子、肿瘤细胞的免疫逃逸机制等因素可能影响着免疫治疗的有效性。例如，在该研究中发现，$CD8^+$Tex-SPRY1的表达能够增强前体耗竭T细胞（Tpex）的表型，并增强ICB的功效，从而改善患者的治疗反应和存活率。这表明肿瘤微环境中的特定细胞类型和分子机制可能对免疫治疗的效果产生重要影响。最后，前期治疗历史也可能影响患者对免疫治疗的响应。例如，曾接受过化疗或放疗等治疗的患者可能对免疫治疗产生不同程度的耐药性或免疫抑制，从而影响治疗效果。综上所述，患者对免疫治疗的响应受到遗传背景、肿瘤微环境和前期治疗历史等多种因素的综合影响。因此，实现个体化的免疫治疗仍然面临挑战，未来的研究需要进一步深入探讨以上因素，并寻找更精准的治疗策略，以提高患者对免疫治疗的治疗效果。

（二）目前的解决策略和研究方向

1. 副作用管理　为了降低免疫治疗相关的副作用，研究人员和临床医师正在探索更加精准的剂量调整和药物给药时间表。此外，正在研究针对特定副作用的预防和干预措施，例如使用皮质类固醇预防严重的免疫相关肺炎。

2. 成本效益分析与健康经济学评估　通过进行成本效益分析，医疗决策者可以更好地理解免疫治疗在治疗食管癌中的经济可持续性。此外，随着竞争的增加和生物类似药的引入，预计未来药物成本将降低。

3. 生物标志物的开发　为了解决疗效个体差异的问题，科研人员正在努力寻找可靠的预测生物标志物，这些标志物能够预测哪些患者更有可能从免疫治疗中受益。通过组织和血液样本的基因组和蛋白质组分析，研究人员试图揭示影响疗效的关键分子和通路。

（三）新辅助治疗未来可能的科研方向和技术进展

1. 组合疗法　研究表明，将免疫治疗与化疗、放疗或其他免疫调节剂（如抗CTLA-4、抗PD-1和抗PD-L1抗体）结合使用，可能会提高治疗效果，减少耐药性发生。在一项评估纳武利尤单抗或纳武利尤单抗联合LAG-3抑制剂瑞拉利单抗与放化疗在可切除食管/胃食管交界处癌中的疗效和安全性的ⅠB期试验中（见前文），该团队将32名患者分为两组，纳武利尤单抗组和纳武利尤单抗-瑞拉利单抗组合组，结果显示，纳武利尤单抗组的pCR和主要病理反应率（MPR）分别为40%和53.5%，而纳武利尤单抗-瑞拉利单抗组合组分别为21.4%和57.1%。在SCALE-1试验中（见前文），该团队招募了23名患者接受特瑞普利单抗、紫杉醇和卡铂的联合治疗，并进行30Gy短程放疗，结果显示20例患者接受了手术，病理完全缓解（pCR）率为

55%，2年PFS率为63.8%，2年OS率为78%。未来的研究将集中在优化这些组合疗法的组成和治疗计划。

2.免疫治疗技术的创新　相关研究表明，对接受新辅助免疫治疗的食管鳞状细胞癌（ESCC）患者肿瘤进行单细胞RNA测序的研究发现，$CD8^+$Tex-SPRY1细胞可以作为改善反应和存活率的免疫检查点阻断（ICB）特异性预测因子。此外，该研究证明，$CD8^+$T细胞中SPRY1的表达能够增强祖细胞耗竭T细胞（Tpex）的表型，从而提升ICB的疗效。随着基因编辑技术和细胞工程的不断进步，未来有望开发出新一代的免疫细胞疗法。这些疗法可能包括经过改造的T细胞或自然杀伤细胞（NK细胞），这些细胞将具有更高的肿瘤识别能力和抗肿瘤活性。例如，CRISPR-Cas9等基因编辑技术可以用来精确修改T细胞的基因，使其更有效地识别并攻击肿瘤细胞。同时，细胞工程技术可以改造NK细胞，使其在肿瘤微环境中具备更强的生存和杀伤能力。这些创新技术的应用，可能显著提高免疫治疗的有效性和个体化水平。然而，尽管这些技术前景广阔，但其在临床应用中的安全性和有效性仍需经过大量研究和验证。因此，未来的研究需要继续深入探索，以确保这些新疗法能够安全、高效地用于癌症患者的治疗。

3.肿瘤微环境的影响　食管癌的肿瘤微环境对免疫治疗的效果有深远影响。相关研究表明，特定微生物群的存在可以预测患者对新辅助化疗联合免疫治疗的反应。具体来说，链球菌属的富集与良好的治疗反应相关联。这些发现在理解食管癌肿瘤微环境对免疫治疗的影响方面具有重要意义。食管癌组织中存在丰富、具有代谢活性的瘤内细菌。这些微生物群的存在与患者对新辅助化疗联合免疫治疗的治疗反应密切相关。具体而言，有反应患者的肿瘤组织内链球菌属的含量更丰富，而链球菌的丰富度与患者的无病生存时间呈正相关。这些发现表明，肿瘤微环境中特定微生物的存在可能影响患者对免疫治疗的生存和治疗效果。研究证实链球菌属的丰富度与肿瘤组织内$CD8^+$T淋巴细胞的浸润呈正相关。进一步的实验表明，链球菌与$CD8^+$T淋巴细胞存在共定位现象，这进一步证明了链球菌属对肿瘤免疫微环境的调节作用。这些结果暗示了微生物在调节肿瘤免疫微环境中的潜在机制，可能通过影响T淋巴细胞的活性和浸润来影响免疫治疗的效果。动物实验进一步证实了链球菌的存在可以促进肿瘤组织内$CD8^+$T淋巴细胞的浸润，增强免疫治疗的疗效，抑制肿瘤生长。这进一步支持了微生物在调节肿瘤免疫微环境中的重要性，并提供了潜在的治疗策略，如粪便移植，可以重塑肿瘤内微生物群的组成，从而增强免疫治疗反应。这些发现为未来开发更有效的免疫治疗策略提供了重要的理论和实践基础，有望在临床实践中带来积极的影响。

六、结论

（一）新辅助免疫治疗在食管癌治疗中的潜力与前景

食管癌的新辅助免疫治疗，尤其是利用免疫检查点抑制剂，已经显示出显著的潜力，它不仅提高了治疗的疗效，也为那些传统治疗方法效果不佳的患者提供了新的希望。通过免疫治疗，尤其是在手术前使用，可以显著减小肿瘤的体积，有时甚至可以达到完全缓解，从而提高手术的成功率和患者的生存质量。尽管目前的研究结果为优化食管癌患者的治疗策略提供了重要参考，但仍需进一步研究以验证这些发现，并根据人群特征寻找最佳的个体化治疗方案。此外，免疫治疗的主要挑战包括药物副作用、高成本和疗效的个体差异。通过副作用管理、成本效益分析、生物标志物的开发以及组合疗法的研究，可以进一步提高免疫治疗的有效性和安全性。未来研究应继续探索肿瘤微环境对免疫治疗效果的影响，并通过基因编辑和细胞工程等创新技术，开发新一代的免疫细胞疗法，以提高食管癌患者的生存率和生活质量。此外，免疫治疗还可以激活体内的长期免疫记忆，有助于防止肿瘤的复发和转移。免疫治疗在食管癌治疗中的前景正在逐步明朗化，随着更多的研究和数据的积累，治疗方案正在不断优化和个性化。这种治疗方式的继续发展预计将进一步提高食管癌患者的总体生存率，尤其是对于那些中晚期食管癌患者。

（二）必要的未来研究和临床试验的建议

1.生物标志物的研究　未来的研究应当集中于发现和验证可以预测免疫治疗反应的生物标志物。这些标志物有助于识别哪些患者最可能从免疫治疗中获益，从而实现更加精确的个体化治疗。

2.组合疗法的优化　需要进一步的临床试验来确定最有效的免疫治疗药物组合，包括免疫检查点抑制剂与化疗、放疗或其他免疫调节药物的结合。

这些研究应考虑不同的食管癌亚型和患者的具体条件。

3.长期效果与安全性评估　尽管短期内免疫治疗表现出良好的疗效，但其长期效果和安全性仍需通过更长时间的随访进行评估。特别是免疫相关的副作用管理，需要详细的长期研究来确保治疗的可持续性和安全性。

4.经济评价　考虑到免疫治疗的高成本，进行经济评价研究是必要的。这些研究应评估免疫治疗的成本效益比，帮助政策制定者和卫生保健提供者做出更合理的治疗选择决策。

5.患者生活质量的研究　未来的研究还应关注免疫治疗对患者生活质量的影响，包括心理健康、身体功能和总体生活满意度等方面的评估。

第二节　局部晚期食管癌免疫治疗实践及进展

局部晚期食管癌可分为临床可切除和不可切除两种类型，其中临床可切除局部晚期食管是新辅助免疫治疗章节重点介绍的内容，本章节将介绍后者的免疫治疗实践及进展。2023版CSCO食管癌诊疗指南将临床分期cT1b-4bN0M0、cT1-4bN＋M0（包括不可切除或有手术禁忌证或拒绝手术）的患者定义为不可切除局部晚期食管癌患者。

一、临床实践

（一）根治性放化疗疗效达到瓶颈

无论NCCN指南还是我国的CSCO指南，均推荐同步放化疗作为不可切除局部晚期食管癌的标准治疗方案。但是根治性放化疗具有一定的局限性，其5年生存率仅为20%～30%，局部复发率达40%～60%。通过增加放疗剂量可能带来疗效的增加，但同时使得更多副反应发生，如放射性肺炎等。而化疗方案的改变未对生存率产生统计学影响，只是不良事件谱不同。局部晚期食管癌根治性同步放化疗联合尼妥珠单抗对比同步放化疗的随机对照研究的中期分析结果显示，加入尼妥珠单抗后pCR及肿瘤反应率（ORR）显著提高，并且未增加不良反应；但总生存是否获益还需要长期随访结果。免疫治疗在晚期食管癌及术后辅助治疗中的价值已得到大量临床研究证实，也被指南推荐作为这些食管癌患者的标准治疗方案，而对于免疫治疗在不可切除局部晚期食管癌中的价值已有一些小样本的Ⅰ、Ⅱ期临床研究报道，为后续开展Ⅲ期随机对照研究奠定了良好的基础。

（二）免疫治疗联合放化疗可能改善不可切除局部晚期食管癌患者预后

EC-CRT-001（NCT04005170）是中山大学癌症中心开展的一项前瞻性、单臂、Ⅱ期临床研究，利用特瑞普利单抗联合同步放化疗治疗不可切除的局部晚期食管鳞癌患者。入组的42例患者中有39例为Ⅲ～ⅣA期，患者同时接受IMRT放疗（总剂量50.4Gy，28次）联合化疗［5个周期，每周静脉注射紫杉醇（50mg/m^2）和顺铂（25mg/m^2）］和特瑞普利单抗（每3周静脉注射240mg，最长达1年，或直到疾病进展或出现不可耐受的不良反应）。总共有40例患者按计划完成放化疗，21例患者完成计划的17个周期特瑞普利单抗治疗。放化疗结束后3个月评估疗效，26例（62%）患者获得了完全缓解，9例（21%）患者部分缓解，2例（5%）病情稳定，5例（12%）患者出现疾病进展。完全缓解率高于该研究根治性放化疗的历史数据（31.0%～56.0%）。中位缓解时间12.1个月。1年总生存率（OS）为78.4%，1年无进展生存期率（progression free survival，PFS）为54.5%。最常见的3级或更严重的不良事件是淋巴细胞减少（36例）和白细胞减少（8例）。有1例患者死于治疗相关性肺炎。研究结论认为特瑞普利单抗联合同步放化疗治疗不可切除局部晚期食管鳞癌患者疗效令人鼓舞，且安全性良好，有必要进一步开展Ⅲ期临床随机对照试验验证相关结果。

一项回顾性分析SEER数据库中接受免疫联合根治性放化疗治疗不可切除局部晚期食管癌患者的研究是目前纳入患者最多的研究。倾向性评分匹配后，共纳入1357例免疫联合放化疗患者和5090例单纯放化疗的患者。研究结果显示，联合治疗组OS及肿瘤特异性生存时间（cancer-specific survival，CSS）均优于单纯放化疗组。另外一项回顾性研究对比了43例免疫联合同步放化疗局部晚期食管鳞癌患者和58例单纯同步放化疗患者的疗效，免疫联合治疗组完全缓解率高于单纯放化疗组（11.6% vs 1.7%，$P=0.037$），但是两组1年OS和PFS率均没有明显差异。Ma等的回顾性研究纳入81例局部晚期食管鳞癌患者，其中30例接受免疫同步放化疗，51例单纯接受同步放化疗。结果显示免疫联合治疗组中位PFS和OS达到18.6个月和27.7个月，均优于单纯放化疗组的11.8个月和17.4个月，1年OS率也明显高于对照组（93.3% vs 72.5%）。

天津医科大学肿瘤医院同一研究者团队开展了两项小样本ⅠB期临床研究，分别研究卡瑞利珠单抗联合放化疗和单独放疗治疗不可切除的局部晚期食管鳞癌患者的安全性和疗效。第一项研究（NCT03671265）中，患者接受同步放化疗（每周静脉注射多西他赛25mg/m^{2}和顺铂25mg/m^2，连续4周；放疗总剂量60Gy，2.0Gy/次，共30次）联合卡瑞利珠单抗（每2周1次，每次200mg，共32周）。共纳入20例患者，其中19例（95%）临床分期为Ⅲ～ⅣA期。所有患者放疗剂量均超过52Gy，其中14例（70%）患者完成60Gy。17例（85%）患者完成所有16周期卡瑞利珠单抗治疗，10例（50%）患者完成所有周期的化疗。没有患者发生3级以上治疗相关不良事件，9例（45%）患者出现3级不良事件，最常见的与治疗相关的3级不良事件包括放射性食管炎（20%）和食管瘘（10%）。8例（40%）患者出现严重治疗相关不良事件，无治疗相关死亡病例。11例（55%）患者出现免疫治疗相关不良事件，最常见的是反应性毛细血管增生症（50%）和甲状腺功能减退症（15%），但都只是1级不良事件。治疗后患者生活质量未明显恶化，13例患者在接受40Gy放疗后取得客观缓解（OR），2例（10%）患者获得完全缓解，11例（55%）患者部分缓解。17例患者进行内镜活检后病理缓解评估，有14例（70%）患者无肿瘤残留，中位缓解时间21.13个月。6例（30%）患者出现肿瘤复发，1例局部复发，3例远处转移，2例合并局部复发和远处转移。2年PFS率和OS率分别为65%和69.6%。另一项研究（NCT03222440）中患者接受放疗（总剂量60Gy，2.0Gy/次，共30次）同步联合卡瑞利珠单抗（每2周1次，每次200mg，共32周）。共纳入20例患者，19例患者纳入最终分析，其中18例患者临床分期为Ⅲ～ⅣA期。所有患者都出现了不同程度的治疗相关不良事件，但主要为1～2级不良事件，没有出现5级不良事件。17例（89%）患者出现皮肤毛细血管瘤，9例（47%）出现3级不良事件，分别是中性粒细胞减少、放射性肺炎、放射性喉炎和白细胞减少症。2例（10.5%）患者获得完全缓解，12例（63.2%）患者部分缓解。中位PFS时间和OS时间分别为11.7个月和16.7个月，2年PFS率和OS率分别为35.5%和31.6%。基于上述研究结果显示，同步放化疗或者单纯放疗联合卡瑞利珠单抗对局部晚期食管鳞癌具有可控的安全性和良好的抗肿瘤疗效，因而该研究团队已启动Ⅲ期随机双盲对照研究（NCT04426955）以进一步评估卡瑞利珠单抗联合放化疗治疗局部晚期食管鳞癌患者疗效。

除了单免同步联合放化疗的研究外，还有韩国学者发表的Ⅱ期临床研究（NCT03377400）探讨了双免疫治疗药物同步联合放化疗治疗不可切除的局部晚期食管鳞癌患者的疗效和安全性。患者接受2周期5-氟尿嘧啶+顺铂+度伐利尤单抗+替西木单抗治疗，每3周一次，同步进行放疗（剂量为60.2Gy或64.5Gy），放疗结束后继续2周期度伐利尤单抗+替西木单抗双免治疗，后每4周使用一次度伐利尤单抗单免维持治疗至2年。入组患者与仅接受同步放化疗的患者进行倾向性评分匹配分析。研究共纳入40例Ⅱ～Ⅲ期患者，2年PFS率和OS率分别为57.5%和75%。与单纯放化疗组相比，联合双免治疗组PFS（HR=0.52,95% CI: 0.28～0.97, $P=0.04$）和OS（HR=0.49,95% CI: 0.25～0.98, $P=0.04$）时间更长。试验组亚组分析显示PD-L1阳性患者较阴性患者PFS和OS时间更长，提示PD-L1表达情况可以协作判断预后。最常见的免疫治疗相关不良事件为皮疹和甲状腺功能减退，但多为1～2级不良事件，没有出现治疗相关死亡患者。上述研究显示双免疫治疗同步联合放化疗治疗不可切除的局部晚期食管鳞癌患者同样安全有效。

目前除了研究免疫治疗同步放化疗治疗不可切除的局部晚期食管癌患者之外，也有一些研究报道将免疫治疗作为放化疗的诱导治疗或者辅助治疗，研究不同的使用顺序对患者安全性及疗效的影响。

一项倾向性评分匹配研究共纳入132例不可切除的局部晚期食管鳞癌患者，其中61例患者接受诱导化疗联合免疫诱导治疗后行根治性放化疗，71例患者直接行根治性放化疗。诱导治疗组有9例（14.75%）患者达到完全缓解，高于单纯根治性放化疗组（1例，1.41%）。无论是匹配分析前还是匹配后，诱导治疗组PFS和OS均优于单纯根治性放化疗组，两组2年PFS和OS率分别为67.6% vs 42%和74.6% vs 52%，均有明显统计学差异。诱导治疗组和单纯根治性放化疗组3级以上不良事件发生率分别为44.26%和54.93%，诱导治疗组3级以上白细胞及中性粒细胞减少症发生率低于根治性放化疗组，但3级以上转氨酶升高发生率高于根治性放化疗组。另外一项倾向性评分匹配研究得出了相似的结果，诱导治疗组2年OS率为57.9%，高于对照组的43%。2年PFS率为45.7%，高于对照组的35.8%。同时诱导治疗组1年局部复发率显著低于对照组（17.4% vs 38.8%，$P=0.011$），但两组远处转移率相似。

ImpactCRT（ChiCTR2000034304）是一项单臂Ⅱ期研究，该研究共分析了46例局部晚期不可切除的食管鳞癌患者。首先，患者接受两个周期诱导治疗，包括白蛋白结合型紫杉醇、卡铂和卡瑞利珠单抗（200mg），3周1次。然后接受根治性同步放化疗，包括两个周期的氟尿嘧啶和顺铂，每4周重复一次，同时接受放疗总剂量50～66Gy，共行25～30次。患者ORR为97.6%，1年OS率和PFS率分别为87.6%和74.2%，且总体安全性良好。

复旦大学上海癌症中心开展的一项前瞻性单臂多中心临床研究（NCT03985046）纳入75例局部晚期食管鳞癌患者，所有患者先接受2周期信迪利单抗联合紫杉醇和顺铂诱导治疗（3周1次），之后接受同步放化疗（放疗总剂量50.4Gy，分28次完成；化疗紫杉醇和顺铂每周1次，连续5周）。研究结果显示2年局部控制率达到81.7%，高于历史对照的单纯根治性放化疗组（71.3%）。2年PFS率和OS率分别为61.3%和77.3%。研究证明诱导免疫治疗可以改善食管鳞癌对放疗的敏感性，改善总体治疗效果。

GASTO1071（NCT04844385）是中山大学肿瘤防治中心开展的一项前瞻性双队列Ⅱ期临床研究，纳入患者为不可切除局部晚期食管鳞癌患者（T1～T4，N0～N3，M0/M1，M1仅为锁骨上淋巴结转移）。患者分为两个队列，两组患者均先接受2周期白蛋白结合型紫杉醇、奈达铂及特瑞普利单抗治疗，后接受根治性放化疗，A队列放疗剂量为60Gy，B队列放疗剂量为50Gy。最终A队列纳入63例，B队列纳入61例患者。两组队列的ORR分别为93.7%和93.4%，A队列的18个月PFS率为64.4%，B队列为63.6%。两组中位PFS均未达到。局部复发率两组分别为19%和24.6%，远处转移率分别为12.7%和3.3%。3级以上放射性肺炎发生率A队列为3.2%，B队列为0。治疗相关性食管瘘发生率两组均为1.6%。研究结果显示特瑞普利单抗联合化疗作为根治性放化疗前的诱导治疗安全有效，至于放疗剂量的选择需要进一步的研究证实。

除了免疫诱导治疗外，根治性放化疗后免疫巩固治疗也有相关研究探讨。我国一项前瞻性单臂研究（NCT04286958），纳入11例Ⅱ～ⅣA期行根治性放化疗后的食管鳞癌患者，予以卡瑞利珠单抗单药巩固治疗1年，9例完成治疗的患者中，8例病情稳定，1例出现疾病进展，且安全性良好。日本一项多中心Ⅱ期研究（UMIN000034373）对局部晚期不可切除食管鳞癌根治性放化疗后阿替利珠单抗巩固治疗1年的疗效进行了评估，临床完全缓解（clinical complete remission，cCR）率为42.1%，中位PFS和1年PFS率分别为3.2个月和29.6%，中位OS和1年OS率分别为31.0个月和65.8%。根治性同步放化疗后的阿替利珠单抗单药巩固治疗可获得良好的cCR率，并可获得良好的长期生存。

上述前瞻性及回顾性临床研究初步证明免疫治疗联合放化疗可改善不可切除局部晚期食管癌的治疗效果，但免疫治疗联合放化疗的时机（诱导或者同步或者巩固）、放疗剂量、免疫治疗药物选择及疗程、优势人群筛选仍需进一步研究证实。目前的研究也多为小样本研究，也有待大样本Ⅲ期随机对照临床研究证实其有效性及安全性。另外，对于潜在可切除患者诱导治疗后行根治性切除术的疗效及安全性也有待研究证实。

二、研究进展

（一）诱导治疗及转化手术

针对不可切局部晚期食管癌诱导治疗后转化手术既往已有一些研究报道，但诱导治疗方案主要为化疗或者放化疗，单纯化疗多采用多西他赛＋顺铂＋氟尿嘧啶（DCF）方案，放化疗多采用CF或DCF方案，放疗总剂量30～60Gy，有较好的降期作用，手术切除率在35%～100%不等，1年总体生存率大部分可达60%，5年总体生存率约40%。诱导治疗实现肿瘤降期后行转化手术完全切除能使患者最大获益。但是目前诱导治疗的最佳方案尚无定论，免疫治疗在诱导治疗中的价值目前只有少量研究报道。

RICE-Retro研究（NCT0482210）是一项真实世界多中心研究，探讨在真实世界中，对最初不可切除的局部晚期食管鳞癌，在进行免疫治疗联合化疗诱导治疗后转变为可手术的可行性、安全性和有效性。入组标准为不可切除cT4b肿瘤或多站、大块淋巴结肿大、不适宜放射治疗的患者。多中心回顾性研究了2019年11月～2021年1月182例符合入组的ESCC患者，155例完成至少2个周期的免疫诱导治疗，均为Ⅲ～ⅣA期患者。其中116例患者接受了转化手术，转化率为74.8%，R0切除率为94%。免疫治疗联合化疗队列（iC）与历史对照化疗队列（iC）的疾病应答率有显著统计学差异（ORR：iIC 63.2% vs iC 47.7%，$P=0.004$；pCR率：iIC 22.4% vs iC 6.7%，$P=0.001$）。接受转化手术的患者无事件生存时间（event free survival，EFS）显著长于未接受转化手术的患者；达到主要病理缓解（major pathological response，mPR）的患者EFS优于non-mPR的患者。在155例患者中，107例（69.0%）患者发生至少1次治疗相关不良事件，45例（29.0%）患者发生≥3级不良事件。免疫治疗期间常见的≥3级的不良事件主要为白细胞减少、中性粒细胞减少、皮疹。相较历史对照化疗诱导队列，采用免疫联合化疗诱导的患者吻合口瘘发生率显著降低（19.2% vs 4%）。后续该研究团队的多中心回顾性研究进一步证实了上述研究结果，iIC较iC具有更高的转化手术率（iIC vs iC：127/150，84.7% vs 79/159，49.7%，$P<0.001$），pCR率更高（22% vs 5.1%），中位OS时间也更长（未达到 vs 36.3个月）。上述系列研究结果提示，免疫治疗联合化疗诱导治疗增加了转化为可手术的概率和潜在生存获益，可能使更多患者生存受益。

北京大学肿瘤医院开展的回顾性研究纳入了36例不可切除的局部晚期食管癌患者，接受化疗联合免疫治疗的诱导治疗后，ORR为71.4%（25/35），27例患者最终进行手术治疗（75%）。接受手术治疗的患者，81.5%（22/27）达到R0切除，22.2%（6/22）的患者达到病理完全缓解。诱导治疗中，22.2%（8/36）的患者出现3级及以上不良事件，术后，29.6%（8/27）出现3级及以上并发症。另一项回顾性研究取得了类似的结果，纳入27例不可切除局部晚期食管癌患者，接受卡瑞利珠单抗联合白蛋白结合型紫杉醇和卡铂诱导治疗，ORR为79.2%（19/24），20例患者最终进行手术治疗（74.1%）。R0切除率达到95%，7例患者（35%）达到病理完全缓解。诱导治疗中，30%（6/20）的患者出现3级及以上不良事件，术后20%（4/20）出现3级及以上并发症。上述回顾性研究进一步证实免疫联合化疗诱导治疗不可切除局部晚期食管癌患者的安全性和有效性，为后续开展前瞻性研究奠定了良好基础。

NEXUS研究（ChiCTR2100054327）是目前唯一报道部分结果的前瞻性单臂Ⅱ期临床研究，探讨了替雷利珠单抗联合放化疗诱导治疗不可切除局部晚期食管鳞癌患者的近期疗效。手术转化率达到68.4%（13/19），R0切出来达到100%，pCR率达到61.5%（8/13），MPR率达到76.9%（10/13），表明替雷利珠单抗联合放化疗治疗局部晚期不可手术切除食管癌具有良好的近期疗效，同时该研究显示出较好的安全性和耐受性，未出现新的免疫相关不良反应。

目前有两项前瞻性临床研究探讨免疫诱导治疗后转化手术对不可切局部晚期食管癌患者的疗效，具体见表14-1。

（二）免疫联合根治性放化疗治疗不可切除局部晚期食管癌的Ⅱ、Ⅲ期临床研究

目前可查询到6项正在开展的免疫联合根治性放化疗治疗不可切除局部晚期食管癌的Ⅱ、Ⅲ期临床研究（表14-2），随着这些研究结果的公布，将为局晚期食管癌患者提高疗效带来曙光。

表14-1 免疫联合放化疗诱导治疗后转化手术临床研究

临床试验	临床研究阶段	研究人群	试验药物	样本量	主要终点	预计主要完成时间
NCT05394415	Ⅰ/Ⅱ期	ⅢB～ⅣA	替雷利珠单抗＋紫杉醇＋卡铂＋放疗	30	治疗安全性	2025.4.30
NCT05821452	Ⅱ期	cT4或至少一组淋巴结侵犯周围器官和不可切除的淋巴结	卡瑞利珠单抗＋紫杉醇＋顺铂＋放疗	40	R0切除率	2026.5.30

表14-2 放化疗联合免疫治疗用于局部晚期不可切除食管癌患者Ⅱ、Ⅲ期临床研究汇总

临床试验	临床研究阶段	试验设计	患者特征	纳入病例数	研究结局指标
ARION UCGI 33/PRODIGE 67（NCT03777813）	Ⅱ期	度伐利尤单抗联合放化疗 vs 根治性放化疗	不可切除局部晚期食管鳞癌或腺癌	120例 R=1:1	PFS，OS，QOL
RATIONALE-311（NCT03957590）	Ⅲ期	替雷利珠单抗联合放化疗 vs 根治性放化疗	不可切除局部晚期食管鳞癌（Ⅱ～ⅣA期）	370例 R=1:1	PFS，ORR，DOR，OS，AE
KEYNOTE-975（NCT04210115）	Ⅲ期	帕博利珠单抗联合放化疗 vs 根治性放化疗	不可切除局部晚期食管鳞癌或腺癌或食管胃结合部腺癌	700例 R=1:1	OS，AE
KUNLUN（NCT04550260）	Ⅲ期	度伐利尤单抗联合放化疗 vs 根治性放化疗	Ⅱ～ⅣA期不可切除局部晚期食管鳞癌	600例 R=2:1	PFS，OS，AE
ESCORT-CRT（NCT04426955）	Ⅲ期	卡瑞利珠单抗联合放化疗 vs 根治性放化疗	Ⅱ～ⅣA期不可切除局部晚期食管鳞癌	390例 R=1:1	PFS，ORR，DOR，OS，AE
SKYSCRAPER-07（NCT04543617）	Ⅲ期	根治性放化疗+阿替利珠单抗+Tiragolumab vs 根治性放化疗+阿替利珠单抗 vs 根治性放化疗	Ⅱ～ⅣA期不可切除局部晚期食管鳞癌经根治性放化疗后未进展	750例 R=1:1:1	PFS，OS，AEs，ORR，DOR，QOL

注：PFS.无进展生存期；OS.总生存期；ORR.客观缓解率；QOL.生存质量；DOR.缓解持续时间；AE.不良事件。

第三节 晚期食管癌免疫治疗实践及进展

一、晚期食管癌与免疫治疗

食管癌是全球范围内常见的恶性肿瘤之一，具有一定的地区分布差异，特别是在亚洲某些国家和地区高发，其发病率和死亡率居高不下。根据2023年的全球统计，食管癌的5年生存率约21%，这与大多数患者就诊时已是晚期相关，晚期食管癌指的是肿瘤侵犯范围广、已经发生区域淋巴结转移或远处转移的食管癌。根据全球癌症统计数据，食管癌在所有癌症死亡原因中排名第6，每年新诊断病例超过50万例，其中约30万例在中国。

在治疗方法方面，早期食管癌患者通常可以通过外科手术切除肿瘤并可能治愈。然而，对于晚期食管癌患者，传统治疗的效果往往不是很理想，这主要包括手术、放疗和化疗。手术治疗在晚期通常因为肿瘤的广泛扩散而难以实施。化疗和放疗虽然可以缓解症状，但总体生存率提升有限，5年生存率仅为15%～25%。

随着医学研究的进展，免疫治疗已成为晚期食管癌治疗的一个重要领域。免疫治疗的基本原理是利用患者自身的免疫系统识别并消灭癌细胞。食管癌中的免疫逃逸机制，特别是通过PD-1/PD-L1路径的激活，帮助肿瘤细胞逃避免疫系统的监视和攻击。通过靶向这一途径，免疫检查点抑制剂（如纳武利尤单抗和帕博利尤单抗）能够阻断这种逃逸机制，恢复免疫系统对肿瘤的攻击能力。

免疫检查点是免疫系统中的一种自然的调节机制，旨在防止免疫系统对正常细胞造成损害，从而维护自身耐受性和免疫平衡。癌症细胞通过利用这些检查点来保护自己免受免疫细胞的攻击。其中，PD-1及其配体PD-L1是最为研究和应用广泛的免疫检查点之一。PD-1是T细胞表面的一种受体，当PD-1与其在癌细胞或免疫抑制细胞表面表达的配体PD-L1结合时，可以抑制T细胞的活性，减弱免疫系统对癌细胞的攻击。免疫检查点抑制剂如抗PD-1和抗PD-L1抗体可以阻断这一作用，从而恢复T细胞的活性，增强对癌细胞的攻击能力。

目前，PD-1和PD-L1抑制剂已经在多个国家获批用于晚期食管癌的治疗，并在临床试验中显示出提高患者总生存率的潜力。这些临床试验的数据，不仅改变了晚期食管癌的治疗策略，也为患者带来了新的希望。然而，免疫治疗并不是所有患者都适用，部分患者可能会出现不同程度的副作用，如免疫相关的肺炎、皮炎、肠炎、肝炎等，这些都需要在临床实践中加以管理。

晚期食管癌的治疗正处在一个多元化和个性化的转型阶段，免疫治疗作为其中的一部分，正在被越来越多的研究和实践所证实其在治疗晚期食管癌

中的重要性和潜力。

二、免疫治疗药物在晚期食管癌中的应用

（一）PD-1/PD-L1抑制剂

1. 帕博利珠单抗（Pembrolizumab） 在KEYNOTE-181研究中，帕博利珠单抗用于治疗晚期食管癌的疗效表现为显著延长患者的中位生存期，尤其是PD-L1阳性（CPS≥10）的患者群体中，生存期中位数由6.7个月延长到9.3个月。

2. 纳武利尤单抗（Nivolumab） 在CheckMate-648试验中，纳武利尤单抗与化疗联合用于PD-L1表达的食管鳞状细胞癌患者，相比单独化疗，总生存期得到了显著提高。这项研究报告了与化疗相比，联合使用纳武利尤单抗的治疗组中位生存期从11.1个月提高到15.4个月。

（二）CTLA-4抑制剂

作为CTLA-4途径的抑制剂，伊匹木单抗能增强免疫系统对肿瘤细胞的攻击能力。虽然它主要用于黑色素瘤的治疗，但在一些临床试验中，研究者也探索了其在食管癌治疗中的潜在用途。

（三）具体药物的研究数据和治疗效果

在多个临床试验中，这些免疫治疗药物表现出了显著的疗效，改善了晚期食管癌患者的总生存率和无进展生存期。

纳武利尤单抗在ATTRACTION-3、CHECKMATE-648和CHECKMATE-649等研究中为患者带来了显著的生存优势。ATTRACTION-3是一项在多个国家和地区的90多家医院和癌症中心开展的Ⅲ期临床试验，评估了590名患者的适格性，并将其中419名患者随机分配到治疗组：210名接受纳武利尤单抗，209名接受化疗。所有患者均被纳入ITT人群；417名患者接受了至少一剂指定治疗。截至2018年11月12日的数据显示，纳武利尤单抗组和化疗组的中位总体生存随访时间分别为10.5个月（IQR：4.5～19.0）和8.0个月（IQR：4.6～15.2）。两组患者的治疗中止的主要原因均为疾病进展。基线特征在治疗组之间大致相似。所有入组患者均为食管鳞状细胞癌患者，其中419名患者中有401名（96%）为亚洲人。所有患者均接受过前期系统性抗癌治疗；205名（49%）和295名（70%）患者接受过手术和放疗。每组中约50%患者的肿瘤在基线时表达至少1%的PD-L1。在最短随访时间为17.6个月时，纳武利尤单抗组的总体生存显著优于化疗组［中位生存期10.9个月，95% CI：（9.2～13.3）个月 vs 8.4个月，95% CI：7.2～9.9；HR = 0.77，95% CI：0.62～0.96，P = 0.019］。Kaplan-Meier总体生存曲线交叉，使用分层Cox模型测试比例风险假设时治疗与时间的交互P值为0.068，故进行加权log-rank检验的事后分析，结果显示两组间总体生存率有差异（P = 0.0019，有利于纳武利尤单抗对比化疗）。171名纳武利尤单抗组患者中有33名（19%，95% CI：14～26）和158名化疗组患者中有34名（22%，95% CI：15～29）达到了客观缓解。纳武利尤单抗的缓解持续时间明显长于化疗。纳武利尤单抗组有7名患者和化疗组有2名患者在数据截止时仍有持续缓解。纳武利尤单抗组最常见的治疗相关不良事件是皮疹、腹泻和食欲缺乏；化疗组最常见的是脱发、中性粒细胞减少和白细胞减少。严重治疗相关不良事件在纳武利尤单抗组有33例（16%），化疗组有47例（23%）。纳武利尤单抗组最常见的严重治疗相关不良事件是发热［5例（2%）］和间质性肺病［4例（2%）］，化疗组则是发热性中性粒细胞减少［16例（8%）］和食欲缺乏［6例（3%）］。导致治疗中止的治疗相关不良事件发生率在两组中相似。因治疗相关不良事件导致的剂量延迟在化疗组更为常见。化疗组有75例（36%）和37例（18%）患者因治疗相关不良事件导致剂量减少。治疗相关的死亡在纳武利尤单抗组有两例，化疗组有3例。预设的基线人口学和疾病特征的死亡风险子分析显示，肿瘤PD-L1表达小于1%的患者中，纳武利尤单抗组的中位生存期为10.9个月，化疗组为9.3个月；肿瘤PD-L1表达至少1%的患者中，纳武利尤单抗组的中位生存期为10.9个月，化疗组为8.1个月。预设的交互分析显示，PD-L1状态对治疗效果无显著交互作用。纳武利尤单抗组的总体生存质量显著优于化疗组。纳武利尤单抗组的患者生活质量下降的风险显著低于化疗组。两组中接受后续治疗的患者比例相似。CHECKMATE-649研究比较了纳武利尤单抗联合化疗与单纯化疗在晚期食管鳞癌患者中的疗效。结果显示，在所有随机分组的患者中，纳武利尤单抗联合化疗组的中位总生存期为13.1个月，而单纯化疗组为11.0个月。在PD-L1表达≥1%的患者中，纳武利尤单抗联合化疗组的中位总生存期进一步延长至17.3个月，明显优于化疗组的9个月。

CHECKMATE-649研究则评估了纳武利尤单抗联合化疗在局部晚期不可切除或转移性胃癌、胃食管连接部癌或食管腺癌患者中的疗效。结果显示，纳武利尤单抗联合化疗组的中位总生存期为13.1个月，优于单纯化疗组的11.1个月。在PD-L1综合阳性评分（CPS）≥5的患者中，这一生存优势更为明显。此外，CHECKMATE-577研究探讨了纳武利尤单抗在经新辅助放化疗（CRT）后仍有病理学残留的食管癌或胃食管连接部癌患者中的术后辅助治疗作用。结果显示，使用纳武利尤单抗组患者的中位无进展生存期达22.4个月，明显长于接受安慰剂的11.0个月，为该人群提供了新的治疗选择。纳武利尤单抗在ATTRACTION-3、CHECKMATE-648、CHECKMATE-649和CHECKMATE-577等研究中均显示出了显著的生存优势，尤其是在联合化疗的情况下，对于PD-L1表达较高的患者效果更加明显。这些研究结果表明，纳武利尤单抗作为一种免疫检查点抑制剂，能够显著提高晚期食管鳞癌、胃癌及胃食管连接部癌患者的总体生存率和无进展生存期，同时具有较好的耐受性和较低的治疗相关不良事件发生率。

帕博利珠单抗在晚期食管癌治疗中也显示出了显著的疗效。特别是在KEYNOTE-181和KEYNOTE-590这两项重要的Ⅲ期临床试验中，帕博利珠单抗的应用成果引起了广泛关注。在KEYNOTE-181研究中，研究者们将帕博利珠单抗单药治疗与传统化疗进行了比较。结果显示，接受帕博利珠单抗治疗的患者中位总生存期达到了9.3个月，相比之下，仅接受化疗的患者中位总生存期为6.7个月。这一结果表明，在晚期食管癌的治疗中，帕博利珠单抗单药治疗相比于化疗，能够显著延长患者的总生存期。进一步地，在KEYNOTE-590研究中，研究者探讨了帕博利珠单抗联合化疗与单纯化疗在晚期食管癌一线治疗中的疗效。研究结果更是令人鼓舞，帕博利珠单抗联合化疗的患者中位总生存期延长至12.4个月，而仅接受化疗的患者中位总生存期为9.8个月。特别值得注意的是，在食管鳞状细胞癌以及PD-L1综合阳性评分（CPS）为10分或以上的患者群体中，帕博利珠单抗联合化疗的生存优势更为显著。除了在总生存期方面的优势，帕博利珠单抗联合化疗在无进展生存期、总有效率和部分有效率等关键临床指标上，也展现出了明显的优势。这些成果不仅展示了帕博利珠单抗在晚期食管癌治疗中的重要作用，也为该病种的治疗提供了新的思路和方向。帕博利珠单抗在晚期食管癌治疗中的应用，无论是单药治疗还是联合化疗，都显示出了显著的生存优势。

在最近的ORIENT-15研究中，信迪利单抗结合化疗在治疗局部晚期或转移性食管鳞状细胞癌患者中展示了显著的生存优势。研究数据显示，信迪利单抗联合化疗组的中位总生存期（OS）为16.7个月，而安慰剂联合化疗组仅为12.5个月。此外，信迪利单抗组在无进展生存期（PFS）、总有效率（ORR）和部分有效率（PRR）等指标上也表现出明显优势。特别是在PD-L1综合阳性评分（CPS）为10分或以上的患者中，信迪利单抗联合化疗组的中位总生存期更长，达到17.2个月。这一研究结果为局部晚期或转移性食管鳞状细胞癌患者提供了一线治疗的重要临床依据，表明信迪利单抗在处理PD-L1高表达的晚期食管癌患者时，疗效显著优于传统化疗。基于以上研究，信迪利单抗联合化疗在局部晚期或转移性食管鳞状细胞癌的治疗中显示出良好的前景，特别是在PD-L1高表达的患者中更为显著。

在ESCORT研究中，卡瑞利珠单抗的治疗效果尤为显著。研究针对一线治疗失败或不耐受的晚期食管鳞癌患者，卡瑞利珠单抗组的中位总生存期（OS）为8.3个月，相较于化疗组的6.3个月，展现出了显著的生存期优势。这一成果不仅证实了卡瑞利珠单抗作为二线治疗选项的潜能，更为临床医师在治疗此类患者时提供了宝贵的参考信息。

替雷利珠单抗在RATIONALE-302研究中也显示了积极的疗效。与单纯化疗组相比，替雷利珠单抗组的中位总生存期延长至8.6个月，而化疗组为6.3个月。除了生存期的延长，替雷利珠单抗治疗的客观缓解率（ORR）也从化疗的9.8%显著提升至20.3%，且抗肿瘤反应的持续时间也更长（中位数7.1个月 vs 4.0个月）。

通过这一系列的多中心临床试验，卡瑞利珠单抗和替雷利珠单抗无论是联合化疗还是作为单药治疗，均显示了对晚期食管癌治疗的显著疗效。这些药物的研究与应用，不仅为晚期食管鳞状细胞癌的患者提供了新的希望，也为医学界深入了解并改进食管癌的治疗策略提供了坚实的基础。卡瑞利珠单抗（Camrelizumab）与替雷利珠单抗（Tislelizumab）在多中心临床试验中表现出了对晚期食管鳞状细胞癌的显著疗效，特别是对于那些对一线标准化疗产生进展或不耐受的患者。这些试验结果为这两种药物在二线治疗领域的应用提供了强有力的临床支持。

三、临床实践中的挑战

（一）免疫治疗的副作用管理

免疫治疗虽然为晚期食管癌治疗提供了新的可能，但其引起的免疫相关不良事件（irAEs）亦不容忽视。这些副作用范围从轻微（如皮疹和疲劳）到重度（如免疫性肺炎、肝炎、肺炎、心肌炎、肾炎及内分泌功能障碍）。医师需及时识别并对副作用进行管理，可能的措施包括暂停免疫治疗、使用皮质类固醇或其他免疫抑制剂。例如，免疫相关的甲状腺功能异常可能需要长期激素替代治疗，而严重的肠炎或肝炎可能需要较高剂量的免疫抑制治疗。

（二）免疫治疗的应答评估标准

在免疫治疗的应答评估中，传统的肿瘤评估标准如RECIST可能不足以反映免疫治疗的疗效，因为部分患者在治疗初期可能出现肿瘤短暂增大的"假性进展"现象。因此，为了更准确地评估免疫治疗的效果，开发了免疫相关反应标准（irRC）。这些新标准能更好地识别和解释免疫治疗后的肿瘤反应模式，避免因误判"假性进展"而过早终止有效治疗。

（三）治疗中的耐药性问题

尽管免疫治疗在食管癌治疗中取得初步成功，耐药性的发展是一个重要的临床挑战。一部分患者在初期对治疗有良好反应后，可能会出现治疗效果递减，即所谓的"耐药"。耐药性可能由肿瘤微环境中免疫抑制细胞的增多、肿瘤抗原表达的丧失或是免疫逃逸机制的变化引起。为了克服这一挑战，临床研究正在探索多种策略，包括联合使用不同机制的免疫治疗药物、结合靶向治疗、化疗或放疗等多模式治疗方法，以增强免疫应答并延长患者生存时间。

四、研究进展

晚期食管癌的治疗领域近年来见证了一系列创新的临床试验和研究，尤其在免疫治疗及其与其他治疗方法的组合应用上。下面详细介绍最新的临床试验和组合疗法的探索。

（一）最新的临床试验和研究

1. 正在进行的试验

KEYNOTE-975：这是一项Ⅲ期临床试验目的在于研究帕博利珠单抗联合放化疗治疗局部晚期食管癌的效果，比较其与单独行根治性放化疗的疗效差异，该研究的主要终点包括总生存期、无进展生存期、病理完全缓解率等。通过这项研究，旨在验证帕博利珠单抗联合根治性放化疗作为局部晚期不可切除食管癌一线治疗的疗效和安全性，并为临床实践提供更多的治疗选择。

2. 最近完成的重要试验

CheckMate-577：该试验是一项全球性、随机、双盲、安慰剂对照的Ⅲ期试验，旨在探索纳武利尤单抗作为经新辅助放化疗（CRT）行手术切除后仍有病理学残留的食管癌或胃食管连接部癌患者术后辅助治疗的效果，结果表明该药物能显著延长无疾病复发的时间，在接受纳武利尤单抗治疗的532例患者中，中位无进展生存期为22.4个月相比于接受安慰剂治疗的262例患者中位无进展生存期仅为11.0个月，实现了无进展生存期的翻倍，为术后辅助治疗提供了新的选择。

（二）组合疗法的探索

1. 免疫治疗与化疗的组合　通过引起肿瘤细胞凋亡，化疗可以增强抗原释放，从而提高免疫治疗的有效性。化疗，作为传统的癌症治疗手段，通过引起肿瘤细胞的DNA损伤，导致细胞凋亡。最近的研究表明，化疗不仅直接杀死癌细胞，还能通过诱导肿瘤细胞释放抗原，从而激活免疫系统。在此背景下，麻省理工学院的研究团队发现，特定剂量的化疗可以通过损伤肿瘤细胞DNA，并将这些活损伤细胞注射回小鼠肿瘤中，显著激活细胞毒性T细胞。这一过程增强了免疫检查点阻断（Immune Checkpoint Blockade，ICB）的效果，有效地抑制了肿瘤的生长和转移，并提高了抗肿瘤免疫记忆的形成。研究表明，化疗诱导的活损伤细胞在T细胞免疫中起到了决定性作用。与单独使用ICB相比，瘤内注射经过体外化疗处理的肿瘤细胞作为损伤细胞佐剂，可以显著促进抗肿瘤免疫。这表明，通过化疗增强肿瘤细胞的免疫原性，并结合ICB，可以实现更好的肿瘤控制效果。研究发现，黑色素瘤小鼠在接受这一组合治疗后，约35%的小鼠出现了肿瘤完全消退的现象，存活率也显著提高。此外，这种组合疗法还显示出持久的抗肿瘤免疫记忆。在长期观察中，肿瘤完全消退的小鼠在随后的98天内保持无肿瘤状态，并且在再次接种肿瘤细胞时没有复发。这表明，ICB与化疗诱导的损伤细胞佐剂相结合，能够诱导强效且持久的抗肿瘤免疫反应。这一发现为癌症患者提供了一种新的、更加特异性的方法，使肿瘤免疫疗法不仅更持久有效，还能在更广泛的肿瘤类型中发挥作用。尽管化疗的毒副作用和耐药性问题仍然存在，但通过这种组合疗法，化疗的作用不仅限于直接杀死肿瘤细胞，还能通过增强免疫系统来进一步打击肿瘤，从而提供双重打击效果。

2. 免疫治疗与放疗的组合　通过放疗使癌细胞发生免疫原性细胞死亡，释放肿瘤相关抗原，这些抗原被抗原呈递细胞识别并呈递给T细胞，产生类似于"原位疫苗"的效果，并激活全身性免疫应答以消除肿瘤。此外，放疗通过上调肿瘤微环境中PD-L1的表达来重新编辑肿瘤微环境，通过细胞因子和趋化因子调节各种免疫细胞，导致免疫学上的"冷"肿瘤转化为"热"肿瘤，使它们更适合免疫治疗。在一项ⅠB期的临床研究中，20例接受放疗联合卡瑞利珠单抗治疗的局部晚期食管癌患者的客观缓解率为74%，中位总生存期和无进展生存期分别为16.7个月和11.7个月，24个月生存率和无进展生存率分别为31.6%和35.5%，这表明免疫治疗与放疗的组合在提高生存率方面有显著优势。

3. 免疫治疗与靶向治疗的组合　靶向治疗可以直接抑制肿瘤生长并可能改变肿瘤微环境，使之更有利于免疫治疗的介入。在一项双盲、安慰剂对照、随机、多中心的Ⅲ期试验JACOB（NCT 01774786）中，通过将既往未经治疗的HER-2阳性转移性胃癌或胃食管交界处癌患者按1∶1的比例随机分配至帕妥珠单抗联合曲妥珠单抗组或安慰剂联合曲妥珠单抗组，比较两组治疗后的生存差异，结果显示：帕妥珠单抗联合曲妥珠单抗组的中位总生存期增加了3.9个月，中位无进展生存期增加了1.3个月。客观缓解率在数值上更高（57.0% vs 48.6%），帕妥珠单抗治疗组的中位缓解持续时间也较单用曲妥珠单抗组延长了1.8个月，这表明帕妥珠单抗与曲妥珠单抗的联合应用可能成为治疗HER2阳性胃癌或胃食管交界处癌的有效策略。

五、未来展望

近年来，CTLA-4抑制剂在癌症免疫治疗中的应用取得了显著进展。作为CTLA-4途径的抑制剂，伊匹木单抗通过增强免疫系统攻击肿瘤细胞的能力，主要用于黑色素瘤的治疗。在CheckMate-648研究中，研究者探索了其在食管癌治疗中的潜在用途。该研究结果显示，无论PD-L1表达水平如何，纳武利尤单抗（O）联合伊匹木单抗（Y）相比于单独化疗，在治疗食管鳞癌方面表现出了更好的疗效。具体数据显示，"O+Y"组的客观缓解率为28%，中位总生存期为12.8个月，而单独化疗组的客观缓解率为27%，中位总生存期为10.7个月。此外，"O+Y"组的中位持续缓解时间为11.1个月，相比单独化疗组的7.1个月更长，同时3～4级不良事件发生率也低于单独化疗组（32% vs 36%）。这些数据表明，伊匹木单抗在联合治疗食管癌方面具有明显优势，可能推动食管癌的"去化疗"治疗策略。在其他免疫检查点抑制剂的研究中，纳武利尤单抗和帕博利珠单抗也显示出显著的疗效。纳武利尤单抗在ATTRACTION-3、CheckMate-648和CheckMate-649等研究中，改善了晚期食管癌患者的总生存率和无进展生存期。例如，ATTRACTION-3研究显示，纳武利尤单抗组的中位生存期显著优于化疗组（10.9个月 vs 8.4个月），且治疗相关不良事件发生率较低。此外，CheckMate-577研究结果表明，纳武利尤单抗作为术后辅助治疗，能够显著延长无疾病复发的时间（22.4个月 vs 11.0个月）。帕博利珠单抗在KEYNOTE-181和KEYNOTE-590研究中，同样展现了显著的生存优势和较好的耐受性，进一步证实了其在晚期食管癌治疗中的重要作用。除了免疫检查点抑制剂的单药治疗，联合治疗策略也在不断探索中。信迪利单抗和卡瑞利珠单抗在多个临床试验中表现出色。例如，在ORIENT-15研究中，信迪利单抗联合化疗组的中位总生存期达到16.7个月，明显优于安慰剂联合化疗组的12.5个月。同样，ESCORT研究显示，卡瑞利珠单抗组的中位总生存期为8.3个月，相较于化疗组的6.3个月，展现出显著的生存期优势。替雷利珠单抗在RATIONALE-302研究中也显示了积极的疗效，与化疗相比，中位总生存期延长至8.6个月。这些研究结果不仅证明了免疫检查点抑制剂在晚期食管癌治疗中的重要作用，还标志着治疗策略的重大转变，为患者提供了更多的希望和可能性。

在临床实践中，免疫治疗虽然展现了巨大的潜力，但也面临着一些挑战。免疫治疗引起的免疫相关不良事件（irAE）需要及时识别和管理、开发免疫相关反应标准（irRC）以更准确地评估疗效、免疫治疗中的耐药性问题等都是重要挑战。临床研究正在探索多种策略，如联合使用不同机制的免疫治疗药物，结合靶向治疗、化疗或放疗等多模式治疗方法，以增强免疫应答并延长患者生存时间。总之，CTLA-4抑制剂、PD-1/PD-L1抑制剂在食管癌治疗中的应用和研究进展展现了免疫治疗的巨大潜力。晚期食管癌的治疗领域持续发展，尤其在免疫治疗方面，未来的治疗策略和研究正朝着更加个体化、精准化的方向迈进。以下是晚期食管癌免疫治疗未来展望的两个方面。

（一）新兴免疫治疗策略

1.肿瘤疫苗　肿瘤疫苗旨在激活患者自身的免疫系统，针对特定的肿瘤抗原产生免疫应答。在食管癌中，研究者正在探索使用多肽疫苗或全细胞疫苗来诱导针对肿瘤特异性抗原的免疫反应。例如，一种针对MAGE-A3抗原的疫苗已在临床前研究中显示出对食管癌细胞的潜在有效性，有研究表明通过使用表达MAGE-A3抗原的树突状细胞（DC），可以显著增强患者体内的抗肿瘤免疫反应，表达MAGE-A3抗原的树突状细胞会刺激CD8$^+$细胞毒性T淋巴细胞，进而刺激分泌更高水平的干扰素-γ，从而对表达MAGE-A3的食管癌细胞产生细胞毒性作用。这种方法有望成为食管鳞状细胞癌治疗领域的一种有效策略，为患者提供更好的治疗选择。

2. CAR-T细胞疗法　CAR-T技术涉及对患者的T细胞进行遗传工程修改，使其能够识别并杀死特定的肿瘤细胞。在食管癌中，CAR-T疗法针对如HER-2和EGFR等已知的肿瘤相关抗原正在进行早期的临床试验，这标志着一种全新的治疗可能。个体化和精准医疗的趋势，随着分子生物学和基因组学的进步，晚期食管癌的治疗正在从"一刀切"模式转向更加个体化的治疗方案。通过基因测序和生物标志物分析，医师能够更准确地预测哪些患者可能从免疫治疗中获益，并根据每位患者的独特肿瘤特性定制治疗方案。例如，PD-L1表达水平已成为评估晚期食管癌患者是否适合接受PD-1/PD-L1抑制剂治疗的重要指标。

（二）伦理和经济因素

免疫治疗的高成本是晚期食管癌治疗普及的一个重要障碍。治疗费用对于许多患者和卫生系统来说都是一个挑战，尤其是在资源有限的设置中。此外，决策过程中需要考虑伦理问题，如患者的访问权和治疗的公平性。政策制定者和卫生经济学家正在努力找到方法来平衡这些疗法的成本效益与广泛的患者可及性。例如，通过药物价格谈判、政府补贴和保险覆盖策略来降低患者负担。

六、结论

（一）免疫治疗在晚期食管癌治疗中的地位和前景

免疫治疗已经从理论研究走向了实际应用，特别是在晚期食管癌的治疗领域中，显示出了显著的治疗潜力和成效。通过激活患者自身的免疫系统来攻击癌细胞，免疫治疗为晚期食管癌患者提供了新的治疗机会。特别是对于那些已经耐受了传统化疗或放疗的患者，免疫治疗药物如PD-1/PD-L1抑制剂和CTLA-4抑制剂已经成为改善他们生存期的重要手段。

随着临床试验的深入，如KEYNOTE-590、CheckMate-648和ORIENT-15等重要研究，已经证实了这些药物在提高晚期食管癌患者总生存期和无疾病进展生存期方面的有效性。此外，免疫治疗的组合策略，例如将免疫检查点抑制剂与化疗、放疗或其他生物治疗药物联用，正在开展的研究中表现出加成甚至协同的效果，这为晚期食管癌的治疗带来了新的希望。

（二）强调持续研究和创新的重要性以改善患者预后

尽管免疫治疗已在晚期食管癌治疗中取得了重要进展，但仍面临一些挑战和限制。例如，仅有部分患者对当前的免疫治疗药物有反应，且有些患者可能会经历严重的免疫相关副作用。这些挑战呼吁持续的研究和创新，以识别哪些患者最可能从免疫治疗中受益，如何组合使用多种治疗方法来最大化疗效，并管理和预防治疗相关的副作用。

未来的研究应聚焦于免疫治疗机制的更深入理解，开发新的免疫治疗标靶和药物，以及通过精准医疗的方法来个性化治疗方案。此外，跨学科的合作和多中心的临床试验将是推动这一领域快速发展的关键。

参考文献

[1] Kato K, Cho BC, Takahashi M, et al. Nivolumab versus chemotherapy in patients with advanced oesophageal squamous cell carcinoma refractory or intolerant to previous chemotherapy (ATTRACTION-3): a multicentre, randomised, open-label, phase 3 trial. Lancet Oncol, 2019 Nov, 20 (11): 1506-1517.

[2] van den Ende T, de Clercq NC, van Berge Henegouwen MI, et al. Neoadjuvant chemoradiotherapy combined with Atezolizumab for resectable esophageal adenocarcinoma: A single-arm phase II feasibility trial (PERFECT). Clin Cancer Res, 2021, 27 (12): 3351-3359.

[3] Janjigian YY, Kawazoe A, Bai Y, et al. Pembrolizumab plus trastuzumab and chemotherapy for HER2-positive gastric or gastro-oesophageal junction adenocarcinoma: interim analyses from the phase 3 KEYNOTE-811 randomised placebo-controlled trial. Lancet, 2023, 402 (10418): 2197-2208.

[4] Chen R, Liu Q, Li Q, et al. A phase II clinical trial of toripalimab combined with neoadjuvant chemoradiotherapy in locally advanced esophageal squamous cell carcinoma (NEOCRTEC1901). EClinicalMedicine, 2023, 62: 102118.

[5] Kelly RJ, Landon BV, Zaidi AH, et al. Neoadjuvant Nivolumab or Nivolumab plus LAG-3 inhibitor relatlimab in resectable esophageal/gastroesophageal junction cancer: a phase Ib trial and ctDNA analyses. Nat Med, 2024, 30 (4): 1023-1034.

[6] Liu J, Li J, Lin W, et al. Neoadjuvant camrelizumab plus chemotherapy for resectable, locally advanced esophageal squamous cell carcinoma (NIC-ESCC2019): A multicenter, phase 2 study. Int J Cancer, 2022, 151 (1): 128-137.

[7] Yang Y, Zhang J, Meng H, et al. Neoadjuvant camrelizumab combined with paclitaxel and nedaplatin for locally advanced esophageal squamous cell carcinoma: a single-arm phase 2 study. Int J Surg, 2024, 110 (3): 1430-1440.

[8] Kelly RJ, Ajani JA, Kuzdzal J, et al. CheckMate 577 Investigators. Adjuvant Nivolumab in Resected Esophageal or Gastroesophageal Junction Cancer. N Engl J Med, 2021 Apr 1, 384 (13): 1191-1203.

[9] Wu H, Leng X, Liu Q, et al. Intratumoral Microbiota Composition Regulates Chemoimmunotherapy Response in Esophageal Squamous Cell Carcinoma. Cancer Res, 2023, 83 (18): 3131-3144.

[10] Lu Z, Wang J, Shu Y, et al. Sintilimab versus placebo in combination with chemotherapy as first-line treatment for locally advanced or metastatic oesophageal squamous cell carcinoma (ORIENT-15): multicentre, randomised, double-blind, phase 3 trial. BMJ, 2022, 377: e068714.

[11] Zhu Y, Wen J, Li Q, et al. Toripalimab combined with definitive chemoradiotherapy in locally advanced oesophageal squamous cell carcinoma (EC-CRT-001): a single-arm, phase 2 trial. Lancet Oncol, 2023, 24 (4): 371-382.

[12] Li Y, Zhou A, Liu S, et al. Comparing a PD-L1 inhibitor plus chemotherapy to chemotherapy alone in neoadjuvant therapy for locally advanced ESCC: A randomized phase II clinical trial. BMC Med, 2023, 21 (1): 86.

[13] Liu J, Yang Y, Liu Z, et al. Multicenter, single-arm, phase II trial of camrelizumab and chemotherapy as neoadjuvant treatment for locally advanced esophageal squamous cell carcinoma. J Immunother Cancer, 2022, 10 (3): e004291.

[14] Doki Y, Ajani JA, Kato K, et al. Nivolumab Combination Therapy in Advanced Esophageal Squamous-Cell Carcinoma. N Engl J Med, 2022, 386 (5): 449-462.

[15] Peng F, Bao Y, Cheng C, et al. Induction chemotherapy plus camrelizumab followed by concurrent chemoradiotherapy in patients with unresectable locally advanced esophageal squamous cell carcinoma (ImpactCRT): A single-arm, phase II trial. Journal of Clinical Oncology, 2023, 41 (16_suppl): e16067-e16067.

[16] Kim H, Park S, Johnson D, et al. KEYNOTE-975 Phase 3 trial on pembrolizumab with radiotherapy in esophageal cancer. clinical Trials Database, 2019, 5: 112-123.

[17] Patel S, Chu D, Smith M, et al. The ESOPEC trial: evaluating the effect of preoperative chemoradiotherapy plus immunotherapy on patient outcomes in esophageal cancer. Journal of Clinical Oncology, 2019, 37: 1556-1565.

第15章

其他胸部肿瘤

第一节 胸腺肿瘤免疫治疗实践及进展

胸腺肿瘤是胸部肿瘤中一种相对罕见的肿瘤类型，常位于前纵隔，世界卫生组织（WHO）病理学分类将其划分为胸腺上皮肿瘤（Thymic epithelial tumor，TET）（表15-1），包括胸腺瘤（thymoma）和胸腺癌（thymic carcinoma）。胸腺上皮肿瘤分期依据Masaoka-Koga分期系统（表15-2）。不同病理分类和分期之间的治疗和预后存在一定差异。TET占所有肿瘤类型的不到1%。中国TET的发病率为（1.3～3.2）/100万，略高于欧美国家。自2000年以来其发病率呈波动性增高趋势。相比于较惰性的胸腺瘤，胸腺癌更具侵袭性。但根据文献报道，既往为良性的早期TET，术后仍有复发转移可能，因此，目前所有TET均已被视为恶性肿瘤。

对于可手术切除的TET优先推荐手术完全切除，术后或辅助以放化疗。而晚期不可切除的TET，治疗方式以放化疗为主，但是缺乏标准的一、二线治疗方案。近年来，免疫检查点抑制剂在TET中展现出了一定的治疗前景。但与其他肿瘤相比，接受免疫检查点抑制剂治疗的TET患者，出现自身免疫不良反应的概率更大，国际与国内指南在

表15-1 胸腺上皮肿瘤世界卫生组织分类

胸腺上皮肿瘤亚型	诊断必备标准	诊断其他标准
A型	异形性不显著的梭形上皮细胞（至少局灶）；整个肿瘤中无或仅有少量未成熟（TdT阳性）T细胞	多角形上皮细胞CD20$^+$上皮细胞
非典型A型变体	符合A型胸腺瘤标准，同时有以下特征：粉刺型肿瘤坏死，有丝分裂计数增加（>4个细胞/2mm^2），核拥挤	多角形上皮细胞CD20$^+$上皮细胞
AB型	异形性不显著的梭形上皮细胞（至少局灶）；局部或整个肿瘤中有丰富[a]的未成熟（TdT阳性）T细胞	多角形上皮细胞CD20$^+$上皮细胞
B1型	有胸腺样结构，且有以下细胞学特征：有丰富的未成熟T细胞，髓样分化区（髓岛），少有或未聚集的多角形或树突状上皮细胞（相邻上皮细胞<3个）	Hassall小体，血管周间隙
B2型	单个或聚集的多角形或树突状上皮细胞数量较多，混杂着丰富的未成熟T细胞	髓岛，Hassall小体，血管周间隙
B3型	成片的多角形、轻度到中度不典型上皮细胞，无或仅有少量细胞间桥，无或混合少量TdT阳性T细胞	Hassall小体，血管周间隙
MNT	异形性不显著的梭形或椭圆形上皮细胞结节，周围包绕无上皮细胞的淋巴基质	淋巴滤泡，单克隆B细胞和或浆细胞（少量）
化生性胸腺瘤	双相肿瘤：实体区由上皮细胞组成，背景为异形性不显著的梭形细胞，缺乏未成熟的T细胞	上皮细胞多形性，肌动蛋白，角蛋白或EMA阳性梭形细胞
罕见其他[b]	—	—

注：[a]丰富与少量的界限：丰富指任何区域存在拥挤的未成熟T细胞，或肿瘤中10%以上区域有中等数量的未成熟T细胞。MNT.伴淋巴样基质的小结节胸腺瘤；[b]罕见其他包括显微镜下胸腺瘤，硬化性胸腺瘤，脂纤维腺瘤等。EMA.上皮膜抗原；—为无此项。

表 15-2　胸腺上皮肿瘤 Masaoka-Koga 分期

Masaoka-Koga 分期	描述
Ⅰ期	肉眼和显微镜下未侵犯包膜
Ⅱ期	
ⅡA期	显微镜下侵犯包膜
ⅡB期	肉眼侵犯周围脂肪组织或累及但不穿透纵隔胸膜或心包
Ⅲ期	肉眼可见的侵犯邻近器官（如心包、大血管、肺）
ⅢA期	未侵犯大血管
ⅢB期	侵犯大血管
Ⅳ期	
ⅣA期	胸膜或心包播散
ⅣB期	淋巴或血行转移

推荐免疫疗法用于 TET 治疗的问题上也存在争议。本节主要介绍 TET 免疫治疗的背景及研究进展。

一、TET 中免疫检查点的表达与调控

免疫治疗是目前肿瘤治疗领域的热点。肿瘤中免疫抑制性信号过表达，能抑制 T 细胞活化增殖并诱导 T 细胞耗竭或凋亡，使肿瘤细胞不被人体免疫系统杀伤。目前临床上应用最广泛的免疫治疗药物是免疫检查点的抑制剂，目前常见的免疫检查点包括 CTLA-4、PD-1、PD-L1 和 TIM-3 等。不同免疫检查点分子的表达水平在 T 细胞活化过程中是变化的，如 CTLA-4 常在 T 细胞活化早期表达活跃，而 PD-1 在 T 细胞活化后期表达。PD-1 与 PD-L1 和 PD-L2 配体结合，抑制局部抗肿瘤免疫应答。阻止 PD-1 与 PD-L1 结合可解除这种抑制作用，恢复部分 T 细胞功能，增强局部抗肿瘤作用。检测这些免疫检查点分子在肿瘤组织或其浸润淋巴细胞中的表达水平是预测免疫治疗疗效有前景的途径。

（一）PD-1/PD-L1

PD-1 是一种参与调控程序性 T 细胞死亡的蛋白。PD-L1 是 PD-1 的配体，Katsuya 等的研究报道采用不同抗体，均展示 PD-L1 在胸腺肿瘤上皮细胞中存在较高表达。报告的阳性率可达 23%～92%。且 PD-L1 在更具侵袭性的 B2、B3 型胸腺瘤和胸腺癌中表达更高，提示 PD-1/PD-L1 阻断抗体可能在恶性程度更高的胸腺上皮肿瘤免疫治疗中具有优势。胸腺皮质和髓质上皮细胞中分别表达 PD-L1 和 PD-L2。PD-1 与 PD-L1/2 的结合抑制 T 细胞活化，抗原持续刺激能促进 PD-1 过表达使 T 细胞耗竭，有助于肿瘤免疫抑制环境形成。有 Meta 分析表明 PD-L1 在 A 型、AB 型、B1 型、B2 型、B3 型胸腺瘤和胸腺癌中存在明显的表达差异。以上研究提示，PD-L1 也在免疫治疗预测中具有较高的转化应用价值。

（二）CTLA-4

CTLA-4 与 CD28 高度同源，都可与 B7-1（CD80）和 B7-2（CD86）配体结合，为共刺激分子。通常 CTLA-4 在幼稚 T 细胞、效应性 T 细胞和调节性 T 细胞中呈低水平表达。CTLA-4 与 CD80/CD86 配体结合时抑制 T 细胞的激活，两者扮演 T 细胞"加速"和"刹车"的调控角色。在调控机制研究方面，有报道 CTLA-4 可增加 T 细胞的运动能力，减少 T 细胞与抗原呈递细胞的接触时间，并覆盖了 T 细胞受体诱导的停止信号，进而减少了细胞因子的产生和增殖。2018 年 Santoni 等评估了 68 例胸腺上皮瘤患者 CTLA-4 的转录和蛋白水平与预后的关系，发现高表达 CTLA-4 组患者相比于低表达 CTLA-4 组患者的总生存率显著性降低，提示 CTLA-4 表达可能是 TET 患者预后的不良因素。CTLA-4 阻断逆转 T 细胞的"刹车"状态并增强免疫细胞对肿瘤的杀伤，在胸腺上皮肿瘤的免疫治疗中可能具有作用。

（三）TIM-3

TIM-3 是一种活化诱导的 T 细胞表面抑制性分子，主要参与慢性病毒感染和癌症的免疫耐受过程中 T 细胞的衰竭。TIM-3 在肿瘤细胞（黑色素瘤、胃癌和淋巴瘤等）、免疫细胞和树突状细胞上均有表达；在胸腺上皮肿瘤中也报道，其呈中度到高度的表达水平。一项研究中发现，TIM-3 是重症肌无力相关胸腺瘤的保护因子，可能是自身免疫性疾病相关肿瘤的重要免疫调节机制中的潜在关键分子，并与肿瘤的发病机制相关。TIM-3 已被认为是一个有效的治疗靶点，它可能与抗 PD-1/PD-L1 阻断有协同作用，具有联合用药的可行性。

二、TET 免疫治疗研究进展

（一）帕博利珠单抗

帕博利珠单抗（Pembrolizumab）是一种人源化单克隆 IgG4 抗 PD-1 抗体。美国一项单臂、单

中心、Ⅱ期临床研究纳入40例至少接受一种化疗后病情进展的胸腺癌患者，每3周静脉使用200mg帕博利珠单抗，最长持续2年。其中1例（3%）达到完全缓解（CR），8例（20%）部分缓解（PR），总体客观缓解率（ORR）为22.5%（9/40）；21例（53%）病情稳定（SD），10例（25%）病情进展（PD），30例（75%）实现了疾病控制（DCR）。9例CR/PR患者的中位反应时间为22.4个月（95% CI：12.3～34.7），21例SD患者的中位持续时间为6.8个月（95% CI：1.8～11.7）。该研究中，中位无进展生存期（PFS）为4.2个月（95% CI：2.9～10.3），中位总生存期（Overall Survival，OS）为24.9个月（95% CI：15.5～未达到）。该研究同时显示，PD-L1高表达患者的中位PFS显著长于低表达或无表达患者（24个月 vs 2.9个月）。高表达患者的OS高于低或无表达患者。不良反应方面，6例患者（15%）患者中出现了严重的免疫相关不良事件，最常见的3～4级不良反应为肝功能异常，有2例患者（5%）在两次使用帕博利珠单抗后发展为多发性肌炎和心肌炎。

韩国一项单臂、单中心、Ⅱ期研究纳入33例经含铂化疗失败后的胸腺瘤/癌患者，其中胸腺癌26例，胸腺瘤7例，均接受每3周1次的帕博利珠单抗200mg静脉治疗，最长持续2年。7例胸腺瘤患者中，2例达到PR，5例SD，ORR为28.6%，DCR为100%，中位PFS 6.1个月；26例胸腺癌患者中，5例PR，14例SD，ORR为19.2%，DCR为73.3%，中位PFS 6.1个月。不良反应包括相关性肝炎、心肌炎、甲状腺炎、结肠炎、结膜炎和肾炎。该研究中，14例PD-L1高表达患者中有5例达到PR/CR，而10例PD-L1低/无表达患者均未达到病情缓解。与上述美国研究结论一致，提示胸腺上皮肿瘤中PD-L1高表达的患者接受免疫治疗具有较好疗效。

此外，正在进行中的PECATI是一项多中心、开放标签、单臂Ⅱ期研究，纳入43例患者，旨在评估仑伐替尼和帕博利珠单抗联合治疗在晚期B3胸腺瘤或胸腺癌患者中的活性和安全性，这些患者在至少经历一线含铂化疗后出现进展。该试验的主要终点是5个月的PFS率，次要终点包括ORR、缓解持续时间和OS。其最终的结果可能有助于支持胸腺上皮肿瘤的免疫治疗策略。

（二）纳武利尤单抗

纳武利尤单抗（Nivolumab）是人源化单克隆IgG4抗PD-1抗体。2018年，日本一项单臂、多中心Ⅱ期研究纳入15例不可切除或复发的胸腺癌患者，接受每2周1次静脉注射3mg/kg纳武利尤单抗治疗。结果显示未观察到CR或PR患者，11例（73.3%）达SD，4例达PD，DCR为73.3%，中位PFS为3.8个月，中位OS为14.1个月。治疗后不良反应总体可控，无患者因不良反应而停药，大多数不良反应轻微，2例患者出现严重反应（1例3级转氨酶升高和1例2级肾上腺功能不全）。因未达到预期目标，该研究提前终止。由于该研究未检测患者PD-L1表达情况，其表达情况是否是纳武利尤单抗疗效的重要影响因素有待进一步研究证实。

纳武利尤单抗THYM是一项国际性、多中心、Ⅱ期、双队列、单臂试验，旨在评估纳武利尤单抗（240mg静脉注射，每2周1次）单独或与伊匹木单抗（1mg/kg静脉注射，每6周1次）联合治疗晚期/复发型经一线化疗后进展的B3型胸腺瘤或胸腺癌患者的有效性和安全性。主要研究终点是6个月PFS率（PFSR-6）。该研究纳入了来自5个国家的55名患者。10例患者（18%）为B3型胸腺瘤，43例（78%）为胸腺癌。在接受治疗的49例符合条件的患者中，PFSR-6为35%。ORR和DCR分别为12%和63%。采用Kaplan-Meier方法评估的中位PFS和OS分别为6.0个月和21.3个月。安全性方面，22例（41%）患者观察到1/2级不良反应，31例（57%）患者观察到3/4级不良反应。4级不良反应包括1例中性粒细胞减少症、1例免疫介导的转氨酶升高和2例心肌炎。该研究显示出纳武利尤单抗单药治疗TETs具有一定前景。目前该研究的第二组（纳武利尤单抗加伊匹木单抗）试验正在进行中，以评估双免疫治疗的疗效及安全性。

（三）阿维鲁单抗

阿维鲁单抗（Avelumab）是人源化单克隆IgG1抗PD-L1抗体。2019年一项阿维鲁单抗治疗晚期胸腺肿瘤的Ⅰ期临床研究纳入了8例患者（胸腺瘤7例，胸腺癌1例），接受每2周1次静脉注射10～20mg/kg阿维鲁单抗治疗。其中，4例胸腺瘤患者达到PR（其中2例为确认的PR，2例为未经确认的PR），2例胸腺瘤患者SD，1例胸腺瘤患者PD，1例胸腺癌患者SD，ORR为57.1%，缓解持续时间为4～17周。不良反应方面，有5例（62.5%）患者应用阿维鲁单抗后出现严重（3或4级）免疫相关不良事件，包括自身免疫性皮肌炎/肌炎和呼吸肌功能不全。因此该研究提前终止。其中，所有达到病情缓解的患者都出现了不同程度的免疫治疗相关不良反应（irAE），而无反应患者中只有1例发生了irAE。该研究指出，与其他实体肿瘤相比，TET对阿维鲁单抗的耐受性更差，且观察到严重irAE的发生率高于预期。

CAVEATT是意大利一项单臂、多中心、Ⅱ期研究，旨在评估Avelumab联合阿昔替尼治疗方案在TET中的类型。该研究纳入32例至少一线含铂化疗后进展的晚期B3型胸腺瘤或胸腺癌患者，其中27例患者为胸腺癌，3例为B3型胸腺瘤，2例为B3型胸腺瘤。患者接受阿维鲁单抗（每2周1次静脉注射，10mg/kg）联合阿昔替尼（每日2次，每次口服5mg）的治疗。结果显示，没有患者达到CR，11例（34%）患者达到PR，18例（56%）患者达到SD，2例（6%）患者PD。高血压是最常见的3/4级不良反应。32例患者中有4例（12%）发生严重不良反应，包括1例3级间质性肺炎、1例4级多发性肌炎和2例3级多发性肌炎。没有与治疗相关的死亡发生。该研究显示免疫联合抗血管治疗的方案在TETs中具有一定的抗肿瘤活性和可接受的毒性反应。

三、TET免疫治疗相关不良反应情况

鉴于PD-L1常在TET中呈高表达，免疫治疗可能是辅助治疗的有效方式之一。随着更多临床试验的结果报道，2020年版美国国立综合癌症网络（NCCN）指南已将帕博利珠单抗推荐作为胸腺癌患者的二线全身治疗选择（2A类），但指南同时强调需关注胸腺肿瘤免疫治疗中的多种irAE。既往临床研究数据表明，最常见的3～4级irAE是肝转氨酶升高、肌痛、肌炎、肠炎、心肌炎、甲状腺炎、结肠炎和肾炎，也有报告心脏毒性等致命后果的病例。2023年，Joe-Elie Salem等的研究搜索了国际药品不良反应数据库，发现TET患者接受免疫治疗后更易产生心肌炎和肌炎，发生率分别为16%和14%，均高于这2种不良反应事件的总体发生率（1%）。且TET患者接受免疫治疗后心律不齐和肌炎的症状更重，死亡风险更高。但这些irAE在接受相同药物治疗的黑色素瘤、非小细胞肺癌、肾细胞癌和霍奇金淋巴瘤等其他类型肿瘤中相对少见。胸腺作为重要的免疫器官，通过阴性选择非自身反应性克隆促进T细胞的成熟，胸腺上皮细胞恶性增殖引起的髓质上皮细胞功能缺失，这些机制都可能导致较高的irAE发生率。此外，TET患者本身具有较高的自身免疫性疾病风险，如重症肌无力等，免疫检查点抑制剂可能加重这些并发症，导致治疗复杂化。因此特别是对于合并自身免疫综合征的TET患者，有必要平衡免疫治疗的益处和风险。

四、总结与展望

胸腺肿瘤因其发病率低，大型随机性临床研究入组困难，目前均为小样本、单臂研究。根据NCCN指南，含铂双药化疗方案是转移性、不可手术或复发性TETs的主要治疗方法。一线化疗失败后，免疫治疗是一个可以考虑的选择，帕博利珠单抗已被NCCN指南作为二线治疗推荐，PD-L1高表达的患者接受免疫治疗具有较好疗效，但需密切监测免疫治疗过程中的irAE。目前研究结果也仅限于单药免疫治疗，未来需进一步探寻免疫治疗在胸腺肿瘤中的作用机制，开展更多免疫联合治疗的研究和更多大样本研究来证实疗效、安全性以及探索其他有效的疗效预测标志物。

第二节 胸膜间皮瘤的免疫治疗实践及进展

恶性胸膜间皮瘤（malignant pleural mesothelioma，MPM）是一种罕见的侵袭性恶性肿瘤，起源于胸膜表面间皮细胞，与石棉暴露史明显相关（超过80%的病例）。由于职业暴露，男性患病率较高，诊断的中位年龄为71岁，多在晚期诊断，预后差，在中国发病率及死亡率一直持续上升。20世纪90年代，发达国家实施了严格的法规，导致各个行业的石棉使用量减少了75%以上。这种监管方法是这些发达国家减少MPM发病率的首要策略。但因这种侵袭性肿瘤潜伏期长（10～40年），直至近年来，发病率才呈缓慢下降趋势。

目前MPM的治疗方案强调其姑息性目的。MPM的中位总生存期（overall survival，OS）约为1年，5年OS约为10%，治愈罕见。MPM目前常见治疗方案包括手术、化疗、放疗和免疫治疗。SEER数据库14228例MPM患者分析结果显示，>50%患者诊断时即为转移性疾病，仅有23%的患者接受手术。不可切除MPM患者治疗选择有限。对于不可切除的MPM患者，与单用顺铂相比，培美曲塞联合铂类化疗方案的中位OS增加了2～3个月。自2003年培美曲塞联合铂类化疗方案获批以后，推荐的一线系统

治疗仅限于化疗，无论是否使用贝伐珠单抗。10余年来无新的系统治疗方案获批，直到近些年免疫疗法的研究进展被报道。

已知一些免疫浸润肿瘤细胞具有抗肿瘤作用，而另一些则通过抑制免疫反应促进肿瘤生长。例如，淋巴细胞（细胞毒细胞和T辅助细胞）、树突状细胞和自然杀伤细胞是抗肿瘤细胞，而骨髓源性抑制细胞和调节性T细胞是促肿瘤细胞；巨噬细胞和中性粒细胞的作用是可变的，可能与促肿瘤活性和抗肿瘤活性有关。间皮瘤微环境受石棉纤维暴露的影响，这与免疫抑制剂的发展有关。新的疗法应该采用综合策略，包括既能抑制又能刺激MPM微环境的特异性免疫细胞的免疫疗法。近年来，通过抑制PD-1/PD-L1检查点等免疫检查点来恢复患者抗肿瘤免疫的治疗理念在癌症治疗方面取得了突破性进展。由于免疫浸润与间皮瘤细胞之间的密切相互作用被认为在MPM的发病机制中至关重要，因此这种方法也可能提高这种实体瘤的治疗效果。

本章主要探讨了恶性胸膜间皮瘤的免疫治疗（单药或联合）相关的临床试验。通过这些临床试验的数据，我们可以更详细地了解到免疫治疗在恶性胸膜间皮瘤治疗中的发展历程及地位，期待目前在研的临床研究可以带来更令人欣喜的结果。

一、临床实践

（一）免疫单药

随着免疫治疗在各大癌种开展的临床研究取得优异的成绩，胸膜间皮瘤领域也在近几年开展了很多免疫治疗的临床试验。早期的一些小型临床试验已经证明免疫检查点抑制剂（ICI）如纳武利尤单抗或帕博利珠单抗对经化疗后进展的晚期MPM患者有益。

2017年首次报道了二线使用帕博利珠单抗单药治疗MPM的结果，这项名为Keynote-028的研究是胸膜间皮瘤免疫治疗领域最具代表性的Ⅰ期研究。该研究探讨了帕博利珠单抗在25例MPM患者中的疗效，入组的患者PD-1均表达为阳性，中位OS和中位PFS分别为18个月和5.4个月，并显示出20%的缓解率。

2018年，另一项名为MERIT的研究在日本开展，是一项评估纳武利尤单抗单药二线及后线治疗MPM的单臂、多中心、开放标签Ⅱ期研究。意向性治疗（ITT）人群的客观缓解率（ORR）为29.4%，中位OS为17.3个月，中位无进展生存期（PFS）为6.1个月，3年生存率为23.5%。无论组织学类型如何，患者都可以从中获益。基于MERIT的研究结果，2018年纳武利尤单抗在日本获批用于治疗不可切除的复发性MPM。

另外几项免疫检查点抑制剂单药治疗MPM的小样本研究，包括NivoMes研究（使用纳武利尤单抗）、JAVELIN研究（使用阿维鲁单抗）和U Chicago研究（使用帕博利珠单抗），这几项研究均未进行PD-L1检测，结果显示患者的ORR分别为24%、8%和19%，疾病控制率（DCR）分别为47%、58%、66%，中位OS分别为11.8个月、10.7个月和11.5个月，均未能超越Keynote-028的研究结果。

DETERMINE研究和PROMISE Meso研究是关于免疫单药的ⅡB/Ⅲ期研究，分别使用替西木单抗和帕博利珠单抗，但因中位OS和PFS均未能超越对照的安慰剂和化疗组的结果，最终以失败告终。

2019年，ESMO大会上公布了PROMISE Meso的试验数据，在PROMISE Meso的研究中，144名预先治疗的MPM患者随机接受化疗（吉西他滨或长春瑞滨）或帕博利珠单抗。允许交叉使用帕博利珠单抗。不幸的是，中位OS（10.7个月 vs 12.4个月；HR = 1.12；95% CI：0.74～1.69；P = 0.59）和中位PFS（2.5个月 vs 3.4个月；HR = 1.06；95% CI：0.73～1.53；P = 0.76）都没有改善。然而，接受帕博利珠单抗治疗的患者较接受化疗的患者其反应率得到了提升（22% vs 6%，P = 0.004）。

2020年世界肺癌大会（WCLC）上公布的CONFIRM研究证实了纳武利尤单抗治疗复发性胸膜间皮瘤有获益结果，并入选了2020届WCLC的主席研讨会缓解。CONFIRM研究是一项评估纳武利尤单抗单药作为间皮瘤（其中95%的患者为MPM）二线治疗的Ⅲ期临床研究，在这项研究中，332名二线或三线的间皮瘤患者被随机分配接受纳武利尤单抗或安慰剂，且不允许交叉试验。中位随访时间为11.6个月。纳武利尤单抗单药组对比安慰剂组达到了OS和PFS的主要终点。研究者评估的PFS分别为3.0个月（95% CI：2.8～4.1，纳武利尤单抗单药组）和1.8个月（95% CI：1.4～2.6，安慰剂组）（HR = 0.67，95% CI：0.53～0.85，P = 0.0012）。纳武利尤单抗单药组的1年PFS率为14.5%，安慰剂组为4.9%。与安慰剂组相比，纳武利尤单抗单药组的OS也显著获益。中位OS分别为

10.2个月（95% CI：8.5～12.1，纳武利尤单抗单药组）和6.9个月（95% CI：5.0～8.0，安慰剂组）（HR＝0.69，P＝0.009）。纳武利尤单抗单药组1年的OS率为39.5%，安慰剂组为26.9%。亚组分析显示，上皮样组织学患者的OS有所改善（9.4个月 vs 6.6个月；HR＝0.71；95% CI：0.53～0.95；P＝0.021），但非上皮样组织学组无明显差异（5.9个月 vs 6.7个月；HR＝0.79；95% CI：0.35～1.79；P＝0.572）。CONFIRM研究是首个显示铂类双药化疗后复发性间皮瘤患者总体OS显著提高的随机对照Ⅲ期研究，表明二线及后线纳武利尤单药可以给患者提供临床获益。

2020年，另一项KEYNOTE-158研究是一项评估帕博利珠单抗治疗标准治疗后进展或不耐受的MPM的研究，研究结果显示无论PD-L1状态如何，经治晚期MPM患者都可以从帕博利珠单抗治疗中获益，毒性可控且缓解持续超过1年。77例PD-L1阳性MPM患者中有6例（8%）观察到客观反应（中位缓解持续时间为17.7个月），31例PD-L1阴性MPM患者中有4例（13%）观察到客观反应（中位缓解持续时间为14.3个月）。中位OS为10.0个月（95% CI：7.6～13.4），中位PFS为2.1个月（95% CI：2.1～3.9）。

（二）双免疫联合治疗

除了免疫单药研究以外，双免疫联合治疗在二线及后线治疗MPM也有较多探索。IFCT-1501 MAPS-2研究、INITIATE研究和NIBIT-Meso-1研究均为在二线及后线治疗MPM的Ⅱ期研究。

1. 纳武利尤单抗联合伊匹木单抗　IFCT-1501 MAPS-2是一项多中心、随机、非对照Ⅱ期研究（n＝125），旨在观察纳武利尤单抗±伊匹木单抗治疗经培美曲塞联合铂类化疗后进展的不可切除的MPM患者。此项研究的策略是靶向两个与抗PD-1抗体和抗CTLA-4抗体相关的免疫检查点。难治性间皮瘤患者被随机分配接受纳武利尤单抗（3mg/kg，每2周1次）或纳武利尤单抗＋伊匹木单抗（1mg/kg，每6周1次）。试验的主要终点是12周时的DCR，而PFS、OS和ORR是次要终点。结果显示纳武利尤单抗联合伊匹木单抗显著改善晚期经治MPM患者的治疗缓解率和生存获益。纳武利尤单抗联合伊匹木单抗组患者的DCR为50%，ORR为29%，中位PFS为5.7个月，中位OS为15.9个月。1年生存率为58.1%，2年OS率31.7%；纳武利尤单抗单药组的DCR为44%，中位OS为11.9个月（95% CI：6.7～17.7个月），1年生存率为49.2%，2年OS率25.4%。PD-L1高表达与总体反应率呈正相关，尤其以PD-L1表达≥25%为著。由于该试验为非对照性研究，无法对纳武利尤单抗单药与纳武利尤单抗联合伊匹木单抗双药组进行正式比较，然而，在纳武利尤单抗联合伊匹木单抗组中，DCR、PFS、ORR和OS的数值均高于单独使用纳武利尤单抗单药组。基于MAPS-2这项Ⅱ期临床研究结果，美国国立综合癌症网络（NCCN）指南将纳武利尤单抗联合或不联合伊匹木单抗推荐用于MPM二线或三线治疗。

INITIATE研究旨在观察纳武利尤单抗联合伊匹木单抗治疗经铂类治疗后疾病进展或复发的MPM患者。其中复发性MPM患者接受纳武利尤单抗（每2周240mg）＋伊匹木单抗（每6周1mg/kg）治疗。试验的主要终点是12周时的疾病控制率（DCR），次要终点是OS、PFS等。在这项试验中，36名患者接受了纳武利尤单抗和伊匹木单抗的联合治疗，12周时的DCR为68%，ORR为29%，中位PFS为6.2个月，而在结果发表时尚未达到最大生存期，但估计最大生存期超过12.7个月。

2. 度伐利尤单抗联合替西木单抗　NIBIT-Meso-1研究旨在观察度伐利尤单抗联合替西木单抗治疗拒绝接受一线化疗或一线铂类化疗后进展的不可手术切除的MPM患者。NIBIT-MESO-1是第一个研究抗CTLA-4抗体与抗PD-L1单抗联合疗效的研究。在这项关键的单组Ⅱ期试验中，替西木单抗以1mg/kg的剂量、度伐利尤单抗以20mg/kg的剂量联合治疗，每4周进行一次治疗，该研究方案预见了度伐利尤单抗和替西木单抗在最初获得临床获益并在随后进展的患者中再次治疗的可能性。中位随访19.2个月，ORR为28%，PFS为8个月，而中位PFS为5.7个月，中位OS为16.6个月。最新的生存分析报告分别有20%和15%的患者在3年和4年存活。

（三）免疫联合化疗

除了单独使用外，免疫治疗药物的使用已经在一系列试验中与标准化疗联合进行了研究，免疫治疗联合化疗的治疗效果已有相关研究报道。

1. 度伐利尤单抗联合化疗　DREAM和PrE0505是两项评估度伐利尤单抗联合化疗一线治疗MPM的Ⅱ期临床研究。

DREAM研究是度伐利尤单抗联合含铂双药化疗一线治疗MPM的首次尝试，是一项多中心、单臂、Ⅱ期研究，研究共纳入了54例未经治疗的各种病理分型的成年MPM患者，给予度伐利尤单抗＋培美曲塞＋顺铂三药联合治疗，6个周期后以度伐利尤单抗维持治疗（最长12个月）。试验的主要终点是6个月的PFS，次要终点是ORR、PFS和OS。研究结果显示57%的患者在6个月时存活且疾病无进展，部分缓解率为48%。6个月的ORR为61%，中位PFS为6.9个月，中位OS为18.4个月。相比于单纯化疗，化疗联合度伐利尤单抗的方案提高了患者6个月的无进展生存率和ORR，且不良反应耐受。

PrE0505也是一项度伐利尤单抗＋培美曲塞＋顺铂三药联合一线治疗不可切除的MPM的Ⅱ期、单臂、多中心研究，纳入了55名既往未经治疗、不可切除的MPM患者。患者接受6个周期度伐利尤单抗联合培美曲塞和顺铂治疗，随后使用度伐利尤单抗维持治疗至12个月。中位随访时间为24.2个月。中位OS为20.5个月（95% CI：13.0～28.5；80% CI：15.1～27.9），明显长于历史研究对照组的12.1个月（$P=0.0014$）。评估6个月、12个月和24个月的生存率分别为87.2%、70.4%和44.2%。中位PFS为6.7个月（95% CI：6.1～8.4；80% CI：6.3～8.2）。部分缓解率为56%，ORR 56.4%。

DREAM和PrE0505均证明度伐利尤单抗联合化疗一线治疗MPM可改善PFS和OS。基于DREAM及PrE0505的研究结果，国内指南将度伐利尤单抗＋培美曲塞＋顺铂方案作为一线治疗的二级推荐。由于一线度伐利尤单抗联合化疗在MPM患者中表现出了良好的活性，促进了DREAM3R（NCT04334759）的随机Ⅲ期研究的进行。

2.纳武利尤单抗联合化疗　JME-001是一项单臂、前瞻性、非随机、非比较、开放标签的多中心Ⅱ期研究，旨在评估纳武利尤单抗联合培美曲塞和顺铂治疗作为MPM一线治疗的疗效性和安全性。共纳入18名未经治疗、无法切除的MPM患者，接受了纳武利尤单抗（360mg，每3周1次）和顺铂加培美曲塞联合治疗。14名（77.8%）患者出现部分缓解，3名患者疾病稳定，1名患者无法评估，DCR为94.4%（95% CI：72.7%～99.9%）。ORR 77.8%，中位OS为20.8个月，中位PFS为8.0个月。

基于JME-001的研究结果，国内指南将纳武利尤单抗联合培美曲塞和铂方案作为一线治疗的三级推荐。

3.帕博利珠单抗联合化疗　另外，Ⅱ期IND-227试验的中期分析也报道了有趣的结果，该试验主要研究了帕博利珠单抗联合含铂化疗与单独化疗的疗效。在这项研究中，接受帕博利珠单抗联合化疗的患者的中位PFS为6.8个月，中位OS为19.2个月，ORR为48%。联合治疗组的3年存活率也更高（25% vs 17%）。

二、研究进展

（一）免疫单药

同为胸部肿瘤，肺癌的新辅助及辅助治疗已有众多免疫药物获批，但在胸膜间皮瘤领域目前尚无免疫治疗在新辅助或辅助治疗的相关阳性研究结果被报道。

鉴于一些临床试验已经证明了免疫检查点抑制剂在晚期MPM患者中的有益作用，免疫治疗或者免疫联合化疗也可能提高可手术切除的胸膜间皮瘤的疗效。

NICITA是一项研究纳武利尤单抗在胸膜间皮瘤术后患者化疗后维持疗效的试验。NICITA试验是一项前瞻性、随机、开放标签、多中心的Ⅱ期临床试验。92例上皮样亚型的MPM患者接受胸膜切除术和去皮术，伴或不伴胸腔内热化学灌注，并进行术后辅助治疗。所有患者将接受小于等于4个周期的铂类联合培美曲塞化疗（分为A组和B组）。B组患者将在辅助化疗的基础上额外接受纳武利尤单抗免疫治疗，随后接受小于等于12个周期的免疫维持治疗。这项研究的主要终点是到患者接受下一次治疗的时间。次要终点包括PFS、OS、生活质量等。这项前瞻性试验将为评估标准化疗联合纳武利尤单抗在早期MPM多模式治疗中的疗效提供数据。目前正在招募患者中。

（二）双免疫联合治疗

NIBIT-MESO-1、MAPS-2和INITIATE这几项研究的结果极大地促进了CheckMate 743研究的进行。在CheckMate 743研究结果问世之前，并没有关于单纯免疫治疗的方案一线治疗MPM的有效性或安全性的随机Ⅲ期研究被发表。

CheckMate 743研究是自2003年培美曲塞＋铂类获批MPM一线治疗以来，目前唯一取得成功的一线免疫治疗MPM的Ⅲ期临床研究。CheckMate

743是一项多中心、随机、开放的Ⅲ期临床研究，在这项研究中，605名一线MPM患者以1:1的比例随机接受纳武利尤单抗加伊匹木单抗或含铂双药化疗，试验的主要终点是总体的OS，次要终点是PFS、ORR和安全性等。该研究的中位随访时间为43.1个月，与单纯化疗（培美曲塞联合顺铂或卡铂）相比，纳武利尤单抗联合伊匹木单抗可显著降低不可切除MPM患者的死亡风险高达26%。双免联合治疗组患者的中位OS为18.1个月，优于化疗组的14.1个月（HR=0.74，95% CI：0.60～0.91，$P=0.002$），中位总生存期提高了4个月。然而，两个研究组的中位PFS为6.8个月 vs 7.2个月（HR=1，95% CI：0.82～1.2）、ORR为40% vs 43%，在统计学上是相似的。但值得注意的是，纳武利尤单抗加伊匹木单抗组有5个完全缓解。亚组分析的结果显示，非上皮样型（HR=0.46）和PD-L1≥1%（HR=0.69）的人群OS获益更多。但无论ITT人群或不同组织学类型，纳武利尤单抗加伊匹木单抗都可改善OS的获益。事实上，虽然免疫治疗的非上皮样和上皮样亚型的中位OS相似（18.1个月 vs 18.2个月），但化疗患者的中位OS在非上皮样和上皮样患者之间存在差异（8.8个月 vs 16.7个月）。亚组分析显示，与化疗相比，纳武利尤单抗联合伊匹木单抗治疗组的非上皮样组织学患者的生存期延长了近10个月（分别为18.1个月和8.8个月；HR=0.46；95% CI：0.31～0.68）。因此，该试验的积极结果部分是由免疫治疗对非上皮样组织学患者的巨大益处所驱动的。

基于CheckMate 743的研究结果，2020年10月2日纳武利尤单抗联合伊匹木单抗被美国食品药品监督管理局批准用于MPM的一线治疗。2021年6月8日，中国国家药品监督管理局批准纳武利尤单抗联合伊匹木单抗用于不可手术切除的、初治的非上皮样MPM患者。2021年9月13日，CheckMate 743临床研究的3年随访数据显示，与含铂标准化疗相比，无论组织学类型如何，纳武利尤单抗联合伊匹木单抗用于不可切除的MPM一线治疗均显示出持久的生存获益。纳武利尤单抗联合伊匹木单抗组患者3年生存率为23.2%，化疗组为15.4%。对纳武利尤单抗联合伊匹木单抗产生应答的患者中，有28%在3年时仍存在应答，而在化疗组中该比例为0。2022年欧洲内科肿瘤学会（European Society of Medical Oncology，ESMO）公布了Checkmate 743的4年随访结果，双免联合治疗组较化疗组显示了长期持久的获益，4年OS率为17% vs 11%。亚组分析显示，非上皮样型OS获益更显著，4年OS率为14% vs 1%。这也进一步证实相较于传统化疗模式相比，Nivolumab联合伊匹木单抗的双免治疗是一线治疗不可切除的MPM的更优选择，尤其是在非上皮样型中。

（三）免疫联合化疗

1.帕博利珠单抗联合化疗　考虑到化疗联合免疫的多个Ⅱ期试验的阳性结果，目前有多个Ⅲ期试验研究的结果正在热切等待中。其中KEYNOTE-483首先在2023年年底公布了研究结果。KEYNOTE-483是一项关于免疫联合化疗一线治疗MPM的Ⅲ期研究，2023年年底在 Lancet 上发表了研究结果。该研究评估了帕博利珠单抗联合化疗治疗不可切除的晚期MPM患者的疗效。该研究的主要终点是OS，次要终点包括无PFS和ORR。这项研究是在加拿大、意大利和法国等51家医院进行的开放标签、国际、随机Ⅲ期临床试验。一共440名患者被随机（1:1）分配接受静脉化疗{顺铂（75mg/m^2）或卡铂[AUC 5～6mg/（ml·min）]联合培美曲塞（500mg/m^2），每3周1次，最多6个周期}联合或不联合静脉注射帕博利珠单抗200mg，每3周1次（最长2年）。中位随访16.2个月。研究结果显示，帕博利珠单抗组的OS显著延长，帕博利珠单抗联合化疗组的中位OS为17.3个月（95% CI：14.4～21.3），单独化疗组的中位OS为16.1个月（95% CI：13.1～18.2），死亡风险降低了21%（HR=0.79，95% CI：0.64～0.98，双侧$P=0.0324$），帕博利珠单抗联合化疗组的3年总生存率为25%（95% CI：20～33%），而单独化疗组为17%（95% CI：13%～24%）。两组的中位PFS分别为7.13个月和7.16个月，在12个月时，帕博利珠单抗联合化疗组的预计PFS率为26%，而单独化疗的PFS率为17%。且帕博利珠单抗联合化疗组的ORR明显高于单独化疗组（62% vs 38%，$P<0.0001$）。KEYNOTE-483的研究结果进一步证明了在晚期MPM患者中，在标准铂类联合培美曲塞化疗的基础上加用免疫检查点抑制剂是可耐受的，并显著改善了总生存期。依据KEYNOTE-483的研究结果，2024年中国临床肿瘤学会（CSCO）指南新增"帕博利珠单抗+培美曲塞+顺铂/卡铂"为MPM患者的一线治疗Ⅰ级推荐。

2.度伐利尤单抗联合化疗　除KEYNOTE-483

外，DREAM3R也是一项研究一线使用免疫联合化疗在晚期不可切除的MPM患者中的疗效，研究结果即将在2024年公布研究结果。DREAM3R是一项多中心、开放标签、随机、Ⅲ期临床研究，共招募480名未治疗过的成年晚期MPM患者，将患者按2∶1随机分组，试验组每3周接受度伐利尤单抗（1500mg）联合双药化疗{顺铂（75mg/m^2）或卡铂[AUC＝5mg/（min·ml）]和培美曲塞（500mg/m^2）}，进行4～6个周期，随后接受度伐利尤单抗（1500mg）每4周一次维持治疗，直到疾病进展，或因不可耐受的毒性而停药。对照组单用双药化疗4～6个周期。主要终点是OS，次要终点包括PFS、ORR等。

（四）免疫联合其他药物

除了免疫联合化疗的治疗模式以外，还有一些免疫联合其他药物的治疗模式也正在研究中。

2024公布的一项临床试验ETOP BEAT-meso（NCT0376201）旨在评估在卡铂＋培美曲塞＋贝伐珠单抗的治疗方案中添加阿替利珠单抗对MPM患者的疗效。该研究在欧洲招募了400名患者，但其"免疫治疗＋抗血管生成"方案仅带来PFS显著获益，未能转化为OS显著获益。

此外，一项对比雷星－阿奈妥单抗与帕博利珠单抗联合治疗与单用帕博利珠单抗治疗MPM患者的有效性的Ⅱ期研究（NCT03126630）结果也在2023年公布。雷星－阿奈妥单抗是一种免疫球蛋白G1抗体－药物偶联物，可识别间皮素，并与强效微管抑制剂结合。间皮素是一种细胞表面糖蛋白，正常稳态下几乎仅表达于间皮细胞，常过度表达于胸膜间皮瘤。该研究的主要终点为缓解率（RR）。18例患者接受雷星－阿奈妥单抗和帕博利珠单抗联合治疗，17例患者接受帕博利珠单抗单独治疗。其中联合用药组2例部分缓解（PR）（11%），单用帕博利珠单抗组1例PR（6%），两组之间的RR无显著性差异（$P＝0.28$）。联合用药组的疾病稳定率为50%，单用帕博利珠单抗组的疾病稳定率为29%。联合用药组的中位PFS为12.2个月（95% CI：5.1～NE），单用帕博利珠单抗组的中位PFS为3.9个月（95% CI：2.1～NE）（HR＝1.8，$P＝0.020$）。研究结果显示接受雷星－阿奈妥单抗和帕博利珠单抗联合治疗或单用帕博利珠单抗治疗的患者的RR无显著性差异。帕博利珠单抗治疗MPM的RR低于先前报道的RR。与单用帕博利珠单抗相比，联合用药组的疾病稳定率和中位PFS数值更高，但在统计学上无显著性差异，可能与样本量小于计划有关。未来需要更大样本的数据进一步证实雷星－阿奈妥单抗在MPM患者中的疗效。

除了目前研究较多的PD-1及PD-L1以外，还有其他一些免疫疗法也正在被不断地研究。其中一个类似的想法即使用疫苗来刺激免疫系统，DENIM试验是一项在不可切除的MPM患者中进行的随机Ⅲ期研究，对比了裂解物自体树突状细胞（MesoPher）作为一线化疗完成后的维持治疗与最佳支持治疗（best supportive care，BSC）的疗效。入组患者接受4～6周期的铂类联合培美曲塞的化疗方案后无进展，化疗结束后的9～13周开始接受MesoPher治疗，每2周接受1剂MesoPher注射，共3剂。若患者病情稳定或部分/完全缓解，则在第18周和第30周再注射2剂作为加强维持。该研究共纳入176例患者。基线特征平衡良好。患者的中位年龄为69岁（38～82岁），84.1%的患者为上皮样型，6.3%为肉瘤样型，9.1%为双相（混合）型。65例（36.9%）患者的体能状态（ECOG）评分为0，110例（62.5%）患者的ECOG评分为1。所有患者均成功接种疫苗。82例患者接受了至少1剂MesoPher。从最后一个化疗周期开始到第一次注射的中位时间为11.6周。中位随访时间为15个月（120例死亡）。MesoPher组的中位OS为16.8个月，BSC组为18.2个月（$P＝0.62$）。两组18个月时的生存率分别为43%和51%。MesoPher组患者在第6周的DCR显著较高（56.8% vs 39.8%，$P＝0.02$），但两组的PFS无显著性差异（5.4个月 vs 3.2个月，$P＝0.60$）。66%的MesoPher组患者由于早期进展而疫苗接种未超过3次。对于低疾病负担且ECOG＝0的患者亚组，MesoPher组的PFS几乎是BSC组的2倍（8.8个月 vs 4.8个月）。免疫监测显示MesoPher诱导CD4$^+$T细胞的Ki-67上调。CD4$^+$T细胞和中央记忆细胞的Ki-67表达绝对增加与PFS相关。进展后治疗主要为单药PD-1抑制剂（58.0%，$n＝102$）。PD-1治疗在BSC组中的开始时间更早。DENIM研究未能显示MesoPher组的OS增长。化疗和MesoPher治疗之间的长时间间隔可能导致大多数患者在前3次MesoPher治疗之前或治疗期间已出现疾病进展，从而阻止诱导有效的免疫反应。与早期的MesoPher研究相比，由于随机化和额外的无菌检测，导致该间隔时间延长。疾病负担低且ECOG＝0的患者接受MesoPher治疗的疗效优于BSC治疗，

MesoPher诱导增殖性CD4⁺T细胞的增加也与PFS相关。对照组的OS比历史数据预期的要长，这可能与PD-1抑制剂的高二线治疗率相关。

另一种疫苗CRS-207是一种基因改造的单核李斯特菌，将CRS-207注射到体内可以很快激活免疫系统。该疫苗已在ⅠB期试验中进行了研究，患者接种该疫苗，随后进行培美曲塞和顺铂化疗，DCR为89%，ORR为57%。值得注意的是，31%的患者在接种疫苗后和化疗前观察到肿瘤缩小。

除此之外，CAR-T等新型免疫疗法可能也会给MPM患者带来获益。以CAR-T治疗MPM的研究仍处于早期阶段，然而，从临床前和临床研究中获得的初步数据迄今为止在安全性和有效性方面显示出令人鼓舞的结果。一项Ⅰ期研究NCT02414269调查了抗间皮素CAR-T细胞疗法联合帕博利珠单抗治疗MPM患者的疗效，在经治疗的MPM患者中，胸膜内给予间皮素CAR-T细胞，然后再给予PD-1阻断剂——帕博利珠单抗，与仅接受CAR-T细胞治疗的患者相比，接受联合治疗的患者的中位OS约两年，而仅接受CAR-T细胞治疗的患者的中位OS为17.7个月。联合治疗组的ORR为63%，中位OS为23.9个月，1年OS率为83%。总体而言，尽管CAR-T细胞治疗在早期研究中显示可以延长MPM患者的OS和PFS，但CAR-T细胞策略在该疾病中的应用仍处于起步阶段。需要在MPM患者的大队列中进行进一步的研究，以及深入了解它们与肿瘤微环境成分的相互作用，以提高CAR-T的效力，并在适当的联合方案中利用它们。

新出现的免疫检查点，如淋巴细胞活化基因3（LAG-3），也正在MPM中进行评估。LAG-3表达于T细胞表面，其负调控作用阻碍T细胞对肿瘤抗原的活化和增殖。研究表明，LAG-3在MPM患者分离的免疫细胞浸润上表达。临床前模型显示，给药抗PD-1+抗LAG-3抗体可延缓小鼠肿瘤生长，提高生存期。特泊利单抗是一种双特异性抗体，旨在结合PD-1和LAG-3，恢复晚期实体瘤中耗竭的T细胞的功能。一项旨在评估特泊利单抗的安全性和耐受性的Ⅰ期试验显示了令人鼓舞的初步结果。期待后续的Ⅱ/Ⅲ期临床试验的结果。

此外，肿瘤病毒疗法也代表了一个潜在的治疗MPM的方法。将含有人类基因的改良病毒，如腺病毒或麻疹病毒注射到患者体内，通过自身免疫系统诱导多克隆抗肿瘤活性。一项涉及40名患者的Ⅱ期临床试验表明，在MPM患者胸膜内注射一种表达免疫激活细胞因子干扰素-α的非复制腺病毒载体，随后使用塞来昔布和化疗，获得了安全可行的结果。塞来昔布是一种免疫抑制分子前列腺素E₂的抑制剂，用于进一步控制肿瘤微环境。该方案可使胸膜产生大量干扰素，转化为对患者免疫系统的强烈刺激，疾病控制率有望达到88%。目前，一项规模更大的随机Ⅲ期临床试验INFINITE正在进行中，测试53例MPM患者使用腺病毒介导的干扰素α-2b联合塞来昔布和吉西他滨治疗。

另一种与标准化疗联合治疗的想法还包括Hsp90抑制剂——Ganetespib。Ganetespib是一种高效的热休克蛋白90抑制剂，可阻断多种致癌途径，从而具有抗肿瘤活性。MESO-02是一项研究Ganetespib与培美曲塞+铂类联合一线治疗MPM患者的Ⅰ/Ⅱ期试验。这项研究中的27例患者中有14例（52%）出现部分缓解，DCR为81%，在使用最大耐受剂量的Ganetespib治疗的患者中，18例患者中有10例（56%）出现部分缓解，所有患者均获得疾病控制（100%）。这种药物应该在更大的试验中进行更好的研究，但据了解，目前还没有相关的临床试验在进行中。

参考文献

［1］中国医师协会肿瘤多学科诊疗专业委员会. 中国胸腺上皮肿瘤临床诊疗指南（2021版）. 中华肿瘤杂志，2021，43（4）：395-404. DOI：10.3760/cma.j.cn112152-20210313-00226.

［2］Xu C, Zhang Y, Wang W, et al. Chinese expert consensus on the diagnosis and treatment of thymic epithelial tumors. Thorac Cancer, 2023, 14（12）：1102-1117. doi：10.1111/1759-7714.14847

［3］黄月雨，余昶，王佳慧，等. 胸腺上皮肿瘤免疫检查点及免疫治疗研究进展. 中国肿瘤，2022，31（7）：562-568.

［4］Giaccone G, Kim C. Durable response in patients with thymic carcinoma treated with Pembrolizumab after prolonged follow-up. J Thorac Oncol, 2021, 16（3）：483-485.

［5］Weissferdt A, Fujimoto J, Kalhor N, et al. Expression of PD-1 and PD-L1 in thymic epithelial neoplasms. Mod Pathol, 2017, 30（6）：826-833.

［6］Santoni G, Amantini C, Morelli MB, et al. High CTLA-4 expression correlates with poor prognosis in thymoma patients. Oncotarget, 2018, 9（24）：16665-16677.

[7] Kraehenbuehl L, Weng CH, Eghbali S, et al. Enhancing immunotherapy in cancer by targeting emerging immunomodulatory pathways. Nat Rev Clin Oncol, 2022, 19(1): 37-50.

[8] Cho J, Kim HS, Ku BM, et al. Pembrolizumab for patients with refractory or relapsed thymic epithelial tumor: an open-label phase Ⅱ trial. J Clin Oncol, 2019, 37(24): 2162-2170.

[9] Giaccone G, Kim C, Thompson J, et al. Pembrolizumab in patients with thymic carcinoma: a single-arm, single-centre, phase 2 study. Lancet Oncol, 2018, 19(3): 347-355.

[10] Katsuya Y, Horinouchi H, Seto T, et al. Single-arm, multicentre, phase Ⅱ trial of Nivolumab for unresectable or recurrent thymic carcinoma: PRIMER study. Eur J Cancer, 2019, 113: 78-86.

[11] Rajan A, Heery CR, Thomas A, et al. Efficacy and tolerability of anti-programmed death-ligand 1 (PD-L1) antibody (Avelumab) treatment in advanced thymoma. J Immunother Cancer, 2019, 7(1): 269.

[12] Fenioux C, Abbar B, Boussouar S, et al. Thymus alterations and susceptibility to immune checkpoint inhibitor myocarditis. Nat Med, 2023. https://doi.org/10.1038/s41591-023-02591-2.

[13] Remon J, Girard N, Novello S, et al. PECATI: A multicentric, open-label, single-arm phase Ⅱ study to evaluate the efficacy and safety of pembrolizumab and lenvatinib in pretreated B3-thymoma and thymic carcinoma patients. Clin Lung Cancer, 2022, 23(3): e243-e246. doi: 10.1016/j.cllc.2021.07.008.

[14] Girard N, Ponce Aix S, Cedres S, et al. Efficacy and safety of Nivolumab for patients with pre-treated type B3 thymoma and thymic carcinoma: results from the EORTC-ETOP NivolumabTHYM phase Ⅱ trial. ESMO Open, 2023, 8(3): 101576. doi: 10.1016/j.esmoop.2023.101576.

[15] Conforti F, Zucali PA, Pala L, et al. Avelumab plus axitinib in unresectable or metastatic type B3 thymomas and thymic carcinomas (CAVEATT): a single-arm, multicentre, phase 2 trial. Lancet Oncol, 2022, 23(10): 1287-1296. doi: 10.1016/S1470-2045(22)00542-3.

[16] Stevenson J, Ettinger DS, Wood DE, et al. Mesothelioma: pleural, version 1. 2024. J Natl Compr Canc Netw, 2024, 22(2): 72-81.

[17] Alley EW, Lopez J, Santoro A, et al. Clinical safetyand activity of pembrolizumab in patients with malignant pleural mesothelioma (KEYNOTE-028): preliminary results from a non-randomised, open-label, phase 1b trial. Lancet Oncol, 2017, 18(5): 623-630.

[18] Fujimoto N, Okada M, Kijima T, et al. Clinicalefficacy and safety of Nivolumab in Japanese patients with Malignant pleuralmesothelioma: 3-year results of the MERIT study. JTO Clin Res Rep, 2020, 2(3): 100135.

[19] Popat S, Curioni-Fontecedro A, Dafni U, et al. Amulticentre randomised phase Ⅲ trial comparing Pembrolizumab versus single-agentchemotherapy for advanced pre-treated Malignant pleural mesothelioma: the European Thoracic Oncology Platform (ETOP 9-15) PROMISE-meso trial. Ann Oncol, 2020, 31(12): 1734-1745.

[20] Fennell DA, Ewings S, Ottensmeier C, et al. Nivolumab versus placebo in patients with relapsed Malignant mesothelioma (CONFIRM): a multicentre, double-blind, randomised, phase 3 trial. Lancet Oncol, 2021, 22(11): 1530-1540.

[21] Scherpereel A, Mazieres J, Greillier L, et al. Nivolumab or Nivolumab plus ipilimumab in patients with relapsed Malignant pleuralmesothelioma(IFCT-1501 MAPS2): a multicentre, open-label, randomised, non-comparative, phase 2 trial. Lancet Oncol, 2019, 20(2): 239-253

[22] Zalcman G, Oulkhouir Y, Cornelissen R, et al. LBA71 First-line Nivolumab (Nivolumab) plus ipilimumab (IPI) vs chemotherapy (chemo) in patients (pts) with unresectable malignant pleural mesothelioma (uMPM): 4-year update from CheckMate 743. Annals of Oncology, 2022, 33: S1438-S1439.

第三篇
胸部肿瘤免疫治疗典型案例

2021年9月16日基因检测（图16-3）：驱动基因阴性；MSI-L；tTMB 39.1mut/Mb；PD-L1表达阴性，TPS＜1%。

入院诊断：左肺恶性肿瘤（腺癌cT2N3M1 Ⅳ期）；双肺继发恶性肿瘤；腰2～4椎体结核；腰椎骨折固定术后；陈旧性肺结核。

（三）诊疗经过

患者及家属拒绝化疗，2021年9月24日开始行帕博利珠单抗200mg静脉滴注治疗，2周期后，2021年10月13日复查胸部CT（图16-4）：（原发病灶增大为5.0cm×4.3cm、转移瘤缩小至2.7cm×1.7cm、淋巴结缩小至2.5cm×2.9cm，影像学提示左肺中叶结节影较前增大，纵隔内及右肺门区多发肿大淋巴结影，余双肺结节影部分较前缩小，出现混合疗效，疗效评价为免疫待确认的疾病进展（immune unconfirmed progressive disease，iUPD）。C3D0（第3周期起始日）的ctDNA动态监测结果提示ctDNA含量显著下降（图16-8），患者一般状况较前明显好转，继续行2周期帕博利珠单抗治疗，2021年11月3日复查胸部CT（图16-5）：原发病灶缩小为3.2cm×2.7cm、转移瘤2.0cm×1.2cm、淋巴结2.0cm×1.5cm，疗效评价PR。继续2周期帕博利珠单抗治疗，2022年2月22日至我院复查胸部CT（图16-6），提示病灶继续缩小好转（原发病灶缩小为1.9cm×1.5cm、转移瘤直径0.7cm、淋巴结1.7cm×0.9cm），疗效评价PR，后继续予以原方案免疫单药帕博利珠单抗注射液200mg维持治疗8周期，末次治疗2023年4月3日，治疗过程顺利，未诉特殊不适。2023年4月11日行胸部CT（图16-7）提示："左肺癌"左肺上叶结节影伴周围炎症，同前无显著改变。余双肺多发结节及斑片影，部分较前显示不清，后因患者生活质量良好，未再复诊。

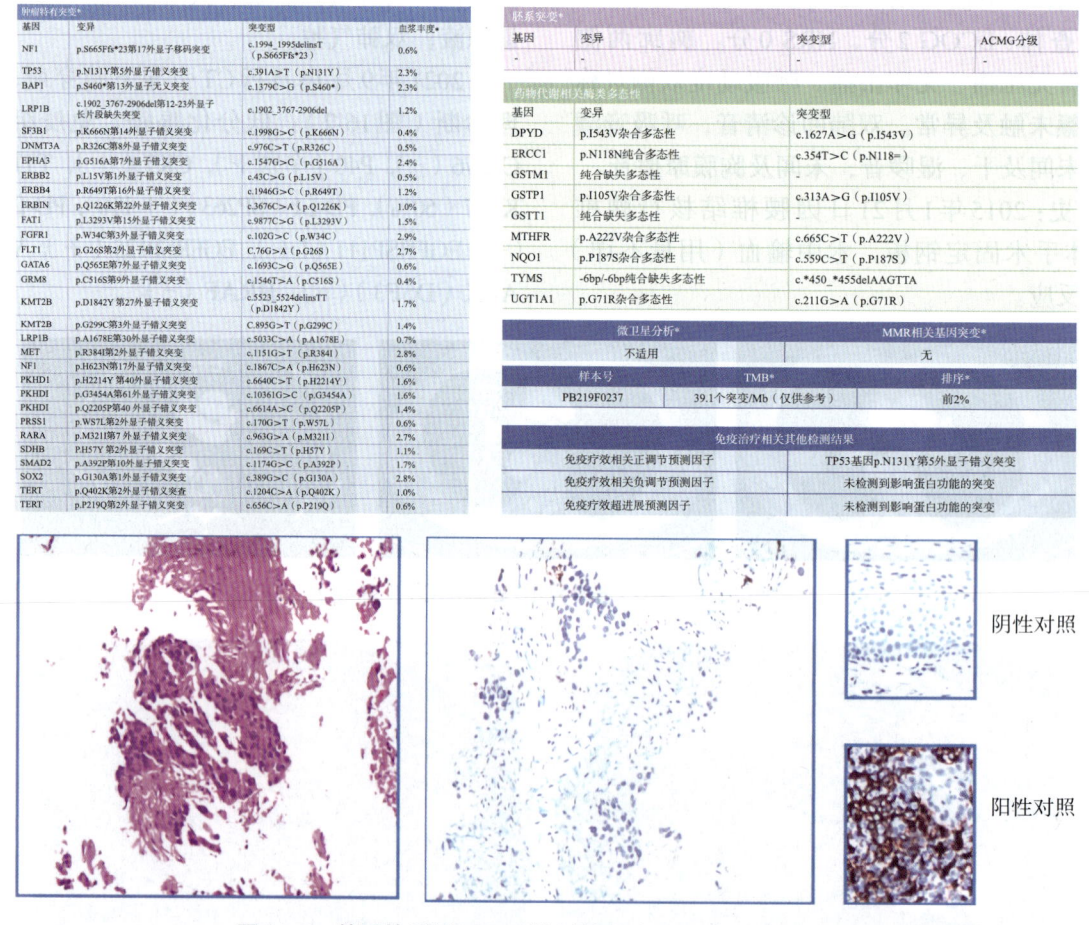

图16-3 基因检测及PD-L1检测结果（2021年9月16日）

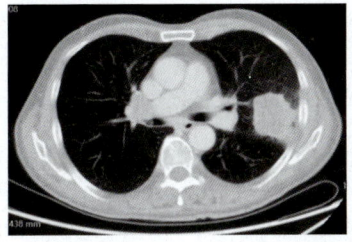 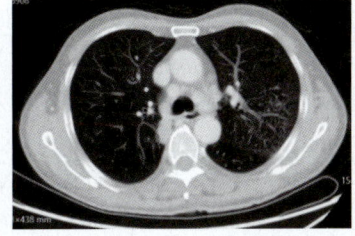 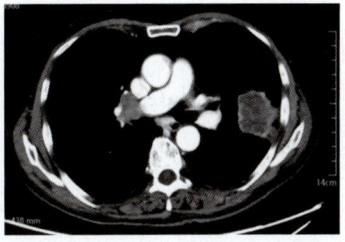

图 16-4　2021 年 10 月 13 日胸部 CT（2 周期）

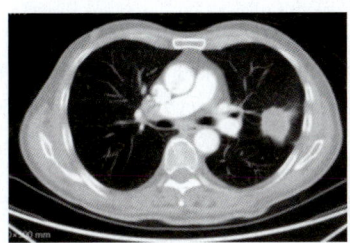 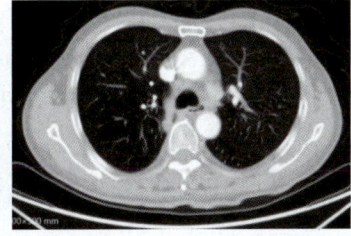 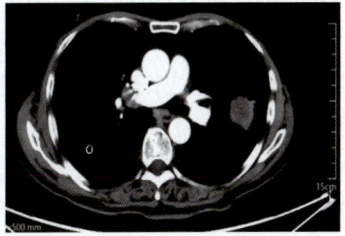

图 16-5　2021 年 11 月 3 日胸部 CT（4 周期）

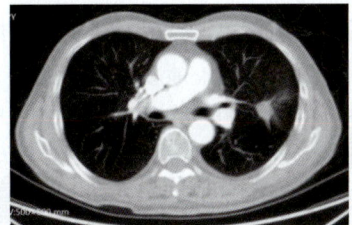 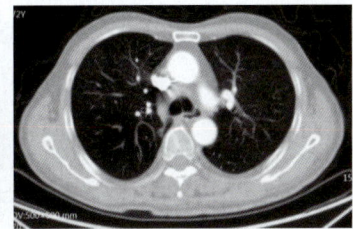 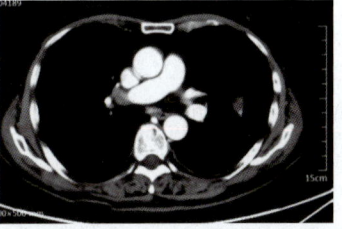

图 16-6　2022 年 2 月 22 日胸部 CT（6 周期）

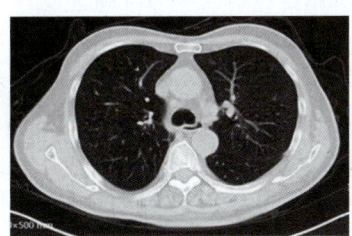 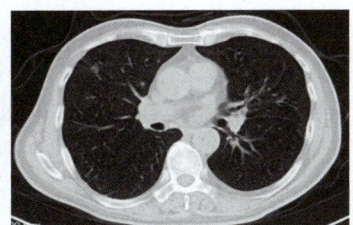 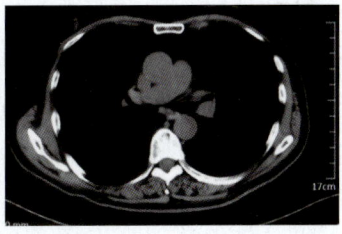

图 16-7　2023 年 4 月 11 日胸部 CT（维持治疗）

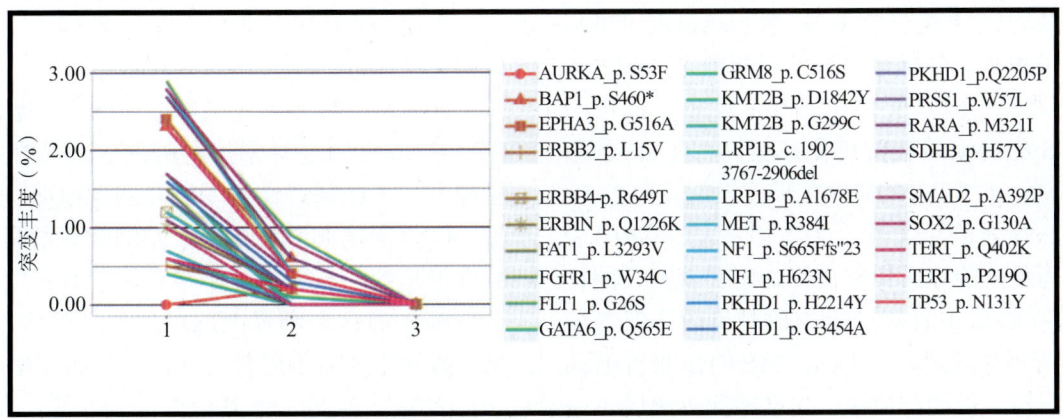

图 16-8　2022 年 3 月 2 号 ctDNA 动态变化

（四）预后及随访

截至2024年5月，电话随访该患者，患者自诉目前状态良好，饮食、睡眠尚可，大小便正常，体重无明显变化。

（五）总结与讨论

该例患者就诊时为晚期低分化腺癌，基因检测tTMB 39.1mut/Mb为TMB-H。由于患者拒绝化学治疗，结合CheckMate-026及CheckMate-568临床研究将TMB≥10mut/Mb划定为免疫优势人群，故选择帕博利珠单抗200mg单药免疫治疗。2周期后评估疗效，出现混合疗效，疗效评价iUPD，继续行免疫单药治疗14周期，期间过程顺利，未诉明显不适，未出现免疫相关不良反应，截至2024年5月患者状态良好。此患者自确诊肿瘤后接受帕博利珠单抗免疫单药治疗至今已32个月。

该患者PD-L1表达阴性，但是tTMB 39.1mut/Mb。2014年，TMB被确定为黑色素瘤中ICI的生物标志物。TMB是指肿瘤基因组内突变的总数（每兆碱基基因组或mut/Mb的突变数）。肿瘤突变负荷（TMB）包括组织TMB及血液TMB。组织TMB（tissue TMB，t-TMB）是指在所检测的肿瘤组织中每兆碱基区域内发生非同义突变的个数。血液TMB（blood-TMBb-TMB）指在血液标本中检测计算得到的肿瘤突变负荷。其计算方法为：突变数目/所检测外显子Mb长度。目前最常用的TMB测定方法是全外显子组测序（whole exome sequencing，WES）。一般来说，研究对象的TMB突变水平在NSCLC数据库中排序为前25%的定义为高TMB（TMB-H）组，排名数值在25%之后的为低TMB（TMB-L）组。Checkmate 227临床研究基于TMB分层后发现，TMB-H（TMB≥10mut/Mb）的患者PFS及ORR均较常规化疗更高。Checkmate 026临床研究基于PD-L1分层并没有发现两组之间PFS和OS之间的差异，但基于TMB分层后发现，TMB-H的患者PFS及ORR均较常规化疗更高，但OS数据却没有差异。而KEYNOTE021研究没有发现TMB表达与ICIs疗效的相关性。本例患者基于TMB表达选择单药免疫治疗后带来良好的生存获益，同样提示TMB在临床中具有一定的预测价值。但各项临床研究所得结论不一，提示TMB的预测价值同样有其局限性，可能的原因，包括检测方法的不一致，不同肿瘤的异质性，以及对TMB高低水平定义的阈值不同等，均可能对预测效能产生影响。

参考文献

[1] Dempke WC, Fenchel K, Dale SP. Programmed cell death ligand-1（PD-L1）as a biomarker for non-small cell lung cancer（NSCLC）treatment—are we barking up the wrong tree?. Transl Lung Cancer Res，2018，7（Suppl 3）：S275-S279.

[2] Richard C, Fumet JD, Chevrier S, et al. Exome analysis reveals genomic markers associated with better efficacy of nivolumab in lung cancer patients. Clin Cancer Res，2019，25（3）：957-966.

二、病例二

（一）现病史

患者，男，55岁，2022年2月10日因"间断发热半个月，发现左肺占位2天"就诊于我院。入院前半个月出现间断发热，体温37.9℃，未诉咯血、盗汗等不适，于外院行胸部CT示左肺门增大，左肺上叶不规则实变影伴周围渗出，中央型肺癌并阻塞性肺不张、阻塞性肺炎不除外。右肺下叶小结节。为进一步治疗就诊我院。

体格检查：ECOG评分1分，NRS评分0分，胸廓两侧对称，胸骨无压痛、无叩击痛。呼吸动度双侧对称一致，语颤未触及异常。双肺叩诊清音，呼吸音清晰，双肺未闻及干、湿啰音，未闻及胸膜摩擦音。全腹软，无压痛反跳痛肌紧张。双下肢无水肿，足背动脉搏动可。

个人史：吸烟30年，15支/日；既往史、家族史均无特殊。

（二）入院检查检验及诊断

入院查血常规、肝肾功能、电解质、凝血、肺癌相关肿瘤标志物未见明显异常。

2022年2月14日查CT（图16-9）提示：颅脑CT平扫未见明显异常；左肺门区占位伴周围阻塞性肺炎，考虑肺恶性病变。左侧颈根部、纵隔、左肺门区多发稍大淋巴结影；左侧胸膜增厚，左侧胸腔少量积液。双肺下叶小结节影。双肺气肿，双肺多发肺大疱；左侧肾上腺略增粗；盆腔CT平扫未见明显异常；右侧股骨头局部骨质密度增高。

入院后行支气管镜检查，主气管：黏膜光软、未见明显隆起及凹陷改变。隆突锐、活动好。右主

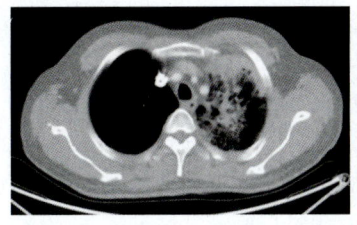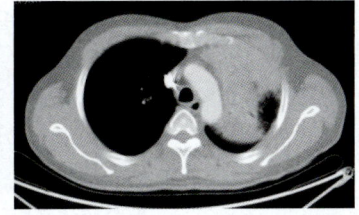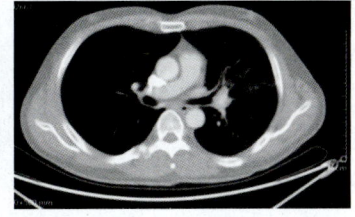

图16-9　2022年2月14日胸部CT（基线）

支气管及各段黏膜光软、通畅，未见明显隆起及凹陷改变。左肺：左肺上叶支气管口黏膜菜花样隆起，质地脆，取检3块。舌支未见异常，下叶支气管黏膜未见异常。考虑左肺上叶癌。

2022年2月13日支气管镜病理（图16-10）："左肺上叶"鳞状细胞癌Ⅰ～Ⅱ级。免疫组化：PD-L1（22C3）（CPS：1）、PD-L1（SP263）（-）、P40（+）、Ki-67（15%）。

2022年2月17日基因检测（图16-11）：驱动基因阴性；MSS；TMB-L；PD-L1表达阴性，TPS＜1%。

入院诊断：左肺恶性肿瘤（鳞状细胞癌cT4N2M1 Ⅳ期）；淋巴结继发恶性肿瘤；胸膜继发性恶性肿瘤。

（三）诊疗经过

于2022年2月16日、2022年3月11日、2022年4月2日、2022年4月24日行舒格利单抗1200mg＋白蛋白结合型紫杉醇300mg第1天＋顺铂30mg第1～3天静脉滴注方案化疗4周期。2周期后复查（2022年3月30日）（图16-12）：左肺门区占位伴周围阻塞性肺炎，同2022年2月14日片对照范围较前缩小。左侧颈根部、纵隔、左肺门区多发肿大淋巴结影，较前缩小。疗效评价PR。4周期治疗后复查（2022年5月17日）（图16-13）：左肺门区软组织增厚伴周围阻塞性肺炎，同2022年3月30日

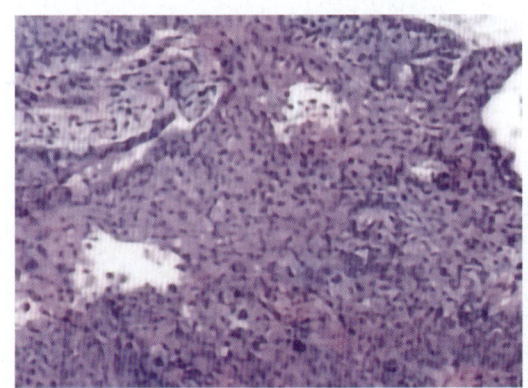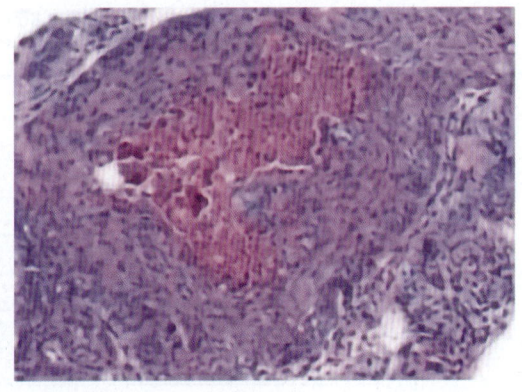

图16-10　2022年2月13日支气管镜HE染色：鳞状细胞癌

图16-11　2022年2月17日基因检测

片对照范围较前缩小、好转。疗效评价PR。此时复查ctDNA（图16-14），检测到的突变由2022年2月11日的0.2%下降至0.1%。4周期治疗后出现四肢以及躯干散在斑丘疹（麻疹样）皮疹，考虑免疫检查点抑制剂相关皮肤不良事件2级，暂停治疗一次，给予甲泼尼龙60mg 1次/日冲击治疗，并逐渐减量，皮疹消失。2022年6月1日继续原方案化疗1周期。患者因化疗乏力、呕吐，自觉不适拒绝化疗，2022年6月23日至2023年9月7日给予舒格利单抗1200mg免疫维持治疗17周期，期间复查疗效评价SD。

2023年9月27日复查CT（图16-15）提示右肺下叶新发小结节，余病灶稳定。考虑右肺病灶较小，是否为新发转移灶不能完全确定，与患者及其家属商议后拟定原方案继续治疗，并定期随访肺部病灶变化情况，继续舒格利单抗1200mg维持治疗至2023年12月21日，患者免疫治疗已满2年，后定期复查（图16-16），疾病稳定。

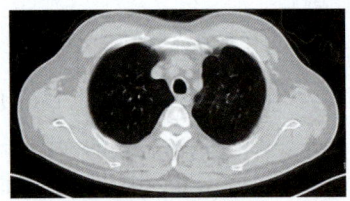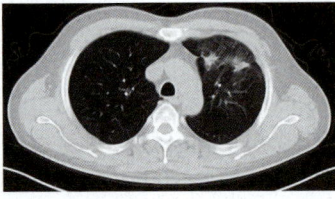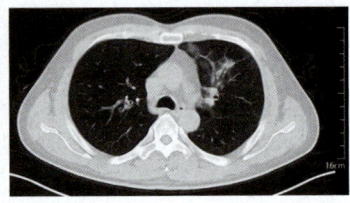

图16-12　2022年3月30日胸部CT（2周期）

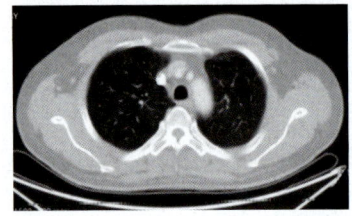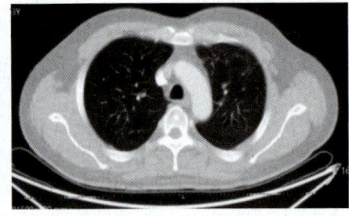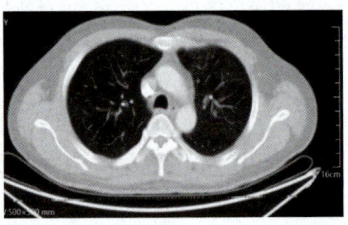

图16-13　2022年5月17日胸部CT（4周期）

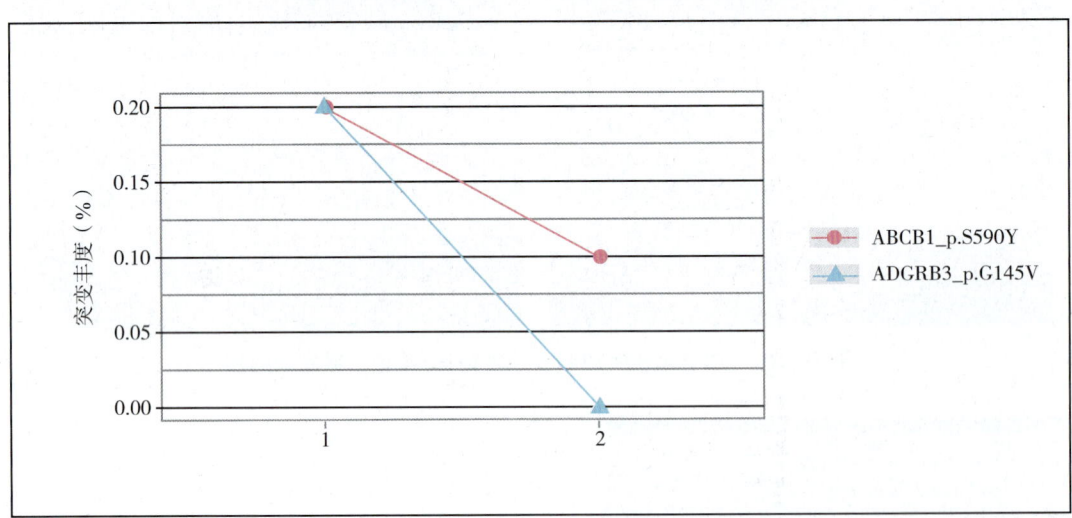

图16-14　2022年4月14日ctDNA动态变化

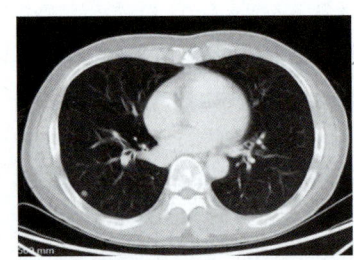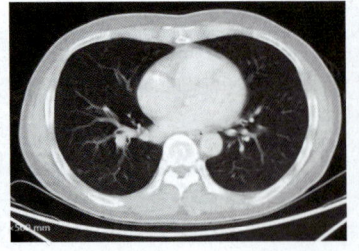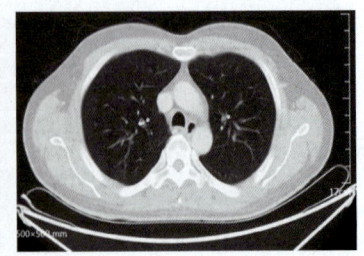

图16-15　2023年9月27日胸部CT

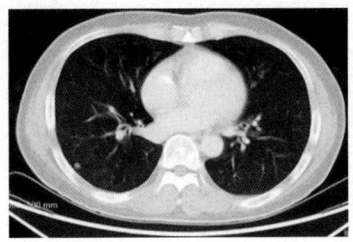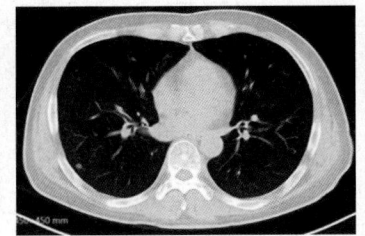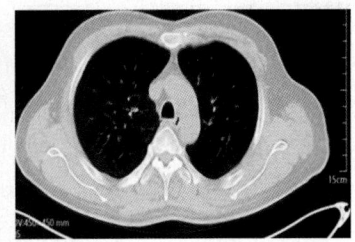

图16-16 2024年2月9日胸部CT（免疫治疗结束）

（四）预后和随访

截至2024年3月3日，该患者状态良好，饮食、睡眠尚可，大小便正常，体重无明显变化。

（五）总结和讨论

该例为诊晚期肺鳞癌患者，初诊时驱动基因阴性；MSS；TMB-L；PD-L1表达阴性，TPS＜1%。患者确诊至2024年4月已生存26个月，该患者状态良好，曾出现免疫检查点抑制剂相关皮肤病学不良事件，分级2级，使用全身激素治疗控制后症状缓解，后定期复查，疾病稳定。

患者在治疗过程中出现了免疫检查点抑制剂相关皮肤不良事件，皮肤及其附属物是最常见的目标。皮肤免疫相关不良事件包括多种炎症反应，其中斑丘疹、瘙痒、银屑病样和苔藓样皮疹是最普遍的亚型。该病例出现的是斑丘疹（麻疹样）皮疹。瘙痒性斑丘疹是斑丘疹（麻疹样）皮疹的主要代表，它是PD-1/PD-L1和CTLA-4抑制剂中最常见的皮肤病相关不良反应。尽管皮肤病学不良事件发病率很高，但是≥3级皮疹的发生率相当罕见。这种类型通常面部不受影响，主要累及躯干，其次累及上肢。在轻度（＜10%体表面积）或中度（10%～30%体表面积）斑丘疹伴或不伴瘙痒、灼热、紧绷等症状的治疗中，可以维持免疫抑制剂治疗。皮疹应使用局部保湿润肤剂、口服抗组胺药治疗瘙痒和中至高效外用皮质类固醇治疗。对于持续性和严重病例（＞30%体表面积，伴或不伴相关症状并限制自我护理或日常生活的器械活动），应保留全身性泼尼松龙。该患者使用泼尼松龙后效果较好，皮疹明显缓解。

本例患者为MSS、TMB-L、PD-L1阴性，从现有评价体系来看不属于免疫优势人群，但患者依然取得了长时间生存。所以，可能需要从更多的维度去评估患者的免疫微环境情况。

PD-1及其配体（PD-L1和PD-L2）是免疫检查点通路的刺激分子，其主要功能是限制炎症反应和自身免疫，但肿瘤细胞却通过表达PD-L1，对T细胞发出抑制信号，逃避免疫监视。PD-L1是迄今为止唯一获批用于NSCLC免疫检查点抑制剂治疗的预后生物标志物。与PD-L1表达＜1%相比，PD-L1表达≥1%与更高的病理学显著缓解率（MPR）和病理学完全缓解率（pCR）相关。化学治疗时，PD-L1表达高的肿瘤与更长的OS和更高的客观率相关。大量试验证实PD-L1的表达与免疫治疗的预后相关，可通过免疫治疗有效预测NSCLC的预后。尽管如此，2016年出现了不同的结论，通过Dako免疫组化检测，Nivolumab单抗单药治疗复发性转移性尿路上皮癌的客观反应率（ORR）与肿瘤PD-L1表达无关。无论肿瘤PD-L1表达如何，均具有显著的抗肿瘤活性。肿瘤突变负荷（TMB）定义为每兆碱基的体细胞突变数，不同的瘤种差异较大。高TMB与肿瘤细胞表面人类白细胞抗原（HLA）分子上显示肿瘤新抗原的概率更大相关，由于更多的突变负荷会增加新抗原反应性T细胞识别的可能性，可以合理地假设TMB最高的肿瘤更有可能对ICI药物产生反应。对多项研究（Keynote-001、Keynote-002、Keynote-010、Keynote-012、Keynote-028、Keynote-045、Keynote-055、Keynote-059、Keynote-061、Keynote-086、Keynote-100）的回顾性分析表明，tTMB≥175突变/外显子组（分别为31.4%和9.5%）与TMB＜175突变/外显子组相比，接受ICI治疗的患者的ORR有所改善。但是TMB在新辅助治疗中的作用的研究较少，仅有Keynote-816试验，将可切除的NSCLC用Nivolumab单抗治疗与Nivolumab单抗加化疗进行比较。在本研究中，TMB阈值＜或≥12.3mut/Mb均对患者的PFS没有显著影响。

目前对免疫治疗预后具有预测价值的指标还有微卫星不稳定性/缺陷错配修复（MSI/dMMR）、特定基因组改变、某些基因突变和易位（EGFR和ALK）、STK11/KEAP1、TP53、循环肿瘤DNA （ctDNA）、中性粒细胞与中性粒细胞与淋巴细胞比率（NLR）、血小板与淋巴细胞比率（PLR）等。

该患者用现有的疗效评价体系不属于免疫优势人群，但接受免疫治疗却获得了长生存，说明免疫治疗优势人群的评估不能仅聚焦于个别指标，多个指标的联合预测才可能具有更高的价值，也是未来的探索方向。

参考文献

[1] Geisler AN, Phillips GS, Barrios DM, et al. Immune checkpoint inhibitor-related dermatologic adverse events. J Am Acad Dermatol, 2020, 83（5）: 1255-1268.

[2] Apalla Z, Papageorgiou C, Lallas A, et al. Cutaneous adverse events of immune checkpoint inhibitors: a literature review. Dermatol Pract Concept, 2021, 11（1）: e2021155.

[3] Tsoukalas N, Kiakou M, Tsapakidis K, et al. PD-1 and PD-L1 as immunotherapy targets and biomarkers in non-small cell lung cancer. J BUON, 2019, 24（3）: 883-888.

[4] Brueckl WM, Ficker JH, Zeitler G. Clinically relevant prognostic and predictive markers for immune-checkpoint-inhibitor（ICI）therapy in non-small cell lung cancer（NSCLC）. BMC Cancer, 2020, 20（1）: 1-16.

[5] Deng H, Zhao Y, Cai X, et al. PD-L1 expression and tumor mutation burden as pathological response biomarkers of neoadjuvant immunotherapy for early-stage non-small cell lung cancer: a systematic review and meta-analysis. Crit Rev Oncol Hematol, 2022, 170: 103582.

[6] Woodford R, Zhou D, Lord SJ, et al. PD-L1 expression as a prognostic marker in patients treated with chemotherapy for metastatic non-small-cell lung cancer. Future Oncol, 2022, 18（14）: 1793-1799.

[7] Sharma P, Callahan MK, Bono P, et al. Nivolumab monotherapy in recurrent metastatic urothelial carcinoma（CheckMate 032）: a multicentre, open-label, two-stage, multi-arm, phase 1/2 trial. Lancet Oncol, 2016, 17（11）: 1590-1598.

[8] Chan TA, Yarchoan M, Jaffee E, et al. Development of tumor mutation burden as an immunotherapy biomarker: utility for the oncology clinic. Ann Oncol, 2019, 30（1）: 44-56.

[9] Ahmed J, Das B, Shin S, et al. Challenges and future directions in the management of tumor mutational burden-high（TMB-H）advanced solid malignancies. Cancers, 2023, 15（24）: 5841.

[10] Forde PM, Spicer J, Lu S, et al. Neoadjuvant nivolumab plus chemotherapy in resectable lung cancer. N Engl J Med, 2022, 386（21）: 1973-1985.

三、病例三

（一）现病史

患者，男，57岁，2023年1月13日因"发热1个月，发现左肺占位20日"就诊。入院前1个月无明显诱因出现低热，体温波动于37.6～38℃，以午后为著，并出现咳嗽、咳痰、痰中带血，伴胸闷、气短，自行服用退热药物后体温可恢复正常。入院前20天就诊于当地医院行CT检查提示左肺占位，后就诊于外院行增强CT提示：颅脑CT增强未见明显异常；慢性支气管炎；双肺多发实性微小结节；左肺上叶前段胸膜下团块状高密度影，其内部不均，增强轻度不均匀渐进性强化，以宽基底与胸膜相连，邻近肺组织轻度受压呈线样；上腹部CT增强未见明显异常。右侧肾上腺外支包块，增强扫描呈渐进性不均匀强化，多考虑腺瘤。

个人史：吸烟史36年，40支/日；既往史、家族史无特殊。

（二）入院检查检验及诊断

入院后检查显示：红细胞$3.73×10^{12}$/L，血红蛋白109g/L，白细胞$24.12×10^9$/L，血小板$260×10^9$/L，中性粒细胞计数$21.61×10^9$/L升高。肝肾功能、电解质、心肌酶谱、肿瘤标志物无明显异常。

2023年1月18日查胸部CT（图16-17）示：左肺上叶占位，邻近胸膜可能受侵，15.3cm×9.7cm。纵隔内见多发小淋巴结影。

2023年1月16日行CT引导下左肺占位穿刺活检，病理结果（图16-18）提示："左肺"片内结构结合免疫组化提示低分化非小细胞肺癌。免疫组化：CK7（+）、TTF-1（-）、Ki-67（60%）、CKpan（+）、NapsinA（-）、Vimentin（+）、P40（-）、SMARCA4/BRG1（+）、INI-1（+）、NUT（-）、ALK（D5F3）（-）、Syn（-）、CgA（-）、CD56（-）。

入院诊断：左肺恶性肿瘤（非小细胞肺癌，cT4N1M0 ⅢA期）。

（三）诊疗经过

2023年1月19日给予白蛋白结合型紫杉醇400mg第1天＋顺铂40mg 第1～3天静脉滴注化疗1周期，治疗后患者发热症状未控制，考虑肿瘤热

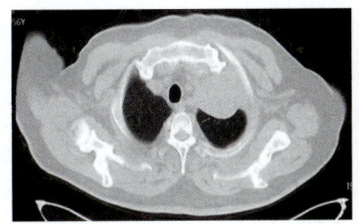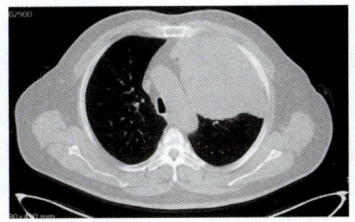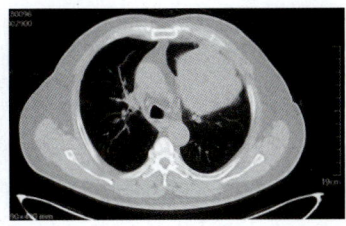

图 16-17　2023 年 1 月 18 日胸部 CT（基线）

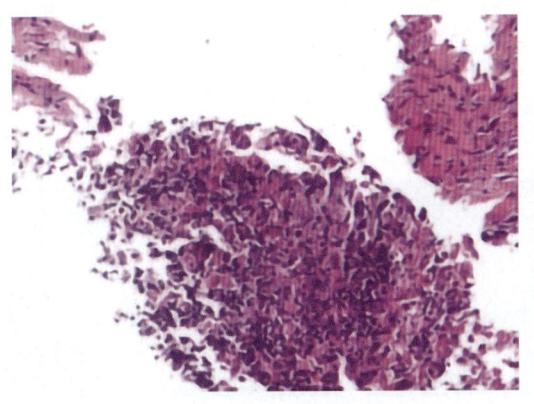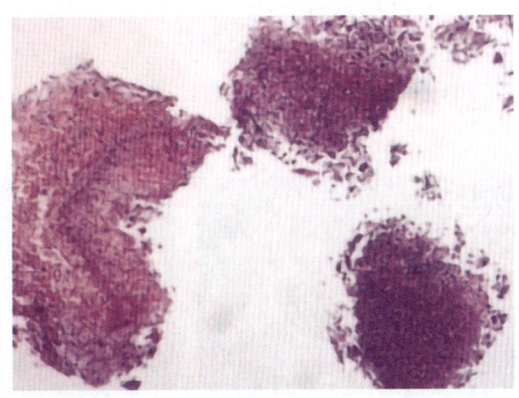

图 16-18　2023 年 1 月 16 日肺穿刺 HE 染色：低分化非小细胞肺癌

不能除外。2023 年 2 月 12 日复查 CT（图 16-20 中）：左肺上叶占位，邻近胸膜可能受侵，同前 2023 年 1 月 18 日对比范围增大（16.8cm×10.5cm），疗效评价 PD。此时根据患者第 1 周期基因检测结果（图 16-19）：TMB-L，未检测到 MSI-H，PD-L1：TPS 80%，2023 年 2 月 10 日至 2023 年 4 月 14 日调整治疗为替雷利珠单抗 200mg 第 1 天＋白蛋白结合型紫杉醇 400mg 第 1 天＋顺铂 40mg 第 1～3 天静脉滴注治疗 4 周期。2 周期治疗后（2023 年 3 月 1 日），复查胸部 CT 示：左肺上叶占位，邻近肋骨、胸

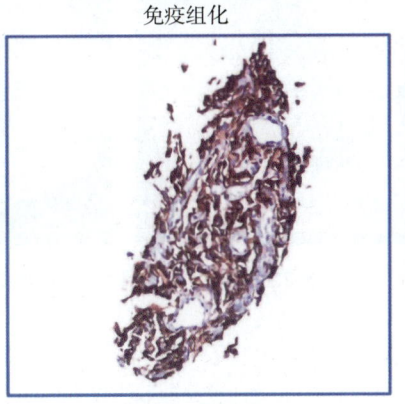
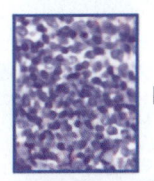
阴性对照

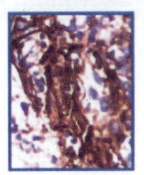
阳性对照

图 16-19　2023 年 1 月 20 日基因检测及 PD-L1 表达

膜可能受侵,同前 2023 年 2 月 12 日对比范围缩小(15.5cm×9.7cm),疗效评价 SD,4 周期治疗后复查胸部 CT(2023 年 5 月 5 日)(图 16-20 右)示:左肺上叶占位(11.1cm×7.7cm),疗效评价 PR。

4 周期治疗后,请胸外科会诊表示有手术治疗机会。于 2023 年 5 月 11 日在全身麻醉下行胸腔镜下左肺上叶切除术,术中同步进行左侧胸膜放射性粒子植入术。手术过程顺利,术后病理示(图 16-21):左肺上叶大片坏死伴局灶纤维组织增生、胆固醇裂隙形成及组织细胞反应;支气管切缘未见癌浸润;支气管旁淋巴结 0/2 癌转移;"叶间"淋巴结 0/3 癌转移;"4 区"淋巴结 0/3 癌转移;"5、6 区"淋巴结 0/6 癌转移;"7 区"淋巴结 0/1 癌转移;"9 区"淋巴结 0/3 癌转移;"10 区"淋巴结 0/16 癌转移;"11 区"淋巴结 0/1 癌转移。AJCC 第 8 版 TNM 分期:ypT0N0,疗效评价 pCR(图 16-22)。

术后 2023 年 6 月 14 日至 2024 年 4 月 19 日行替雷利珠单抗单药 200mg 维持治疗 1 年,期间复查疾病稳定,动态监测 ctDNA 清零(图 16-23)。

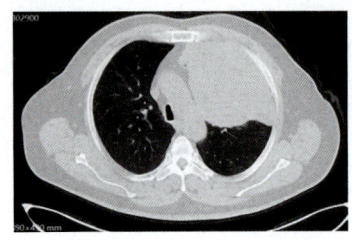 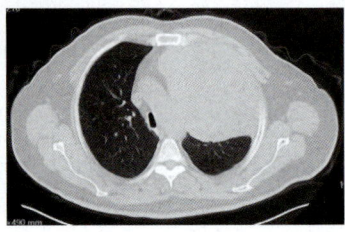 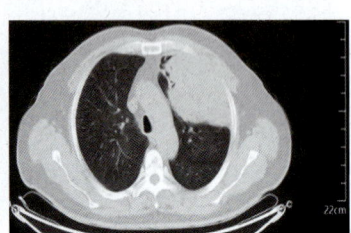

2023 年 1 月 18 日(基线)   2023 年 2 月 12 日   2023 年 5 月 5 日

图 16-20   治疗期间胸部 CT

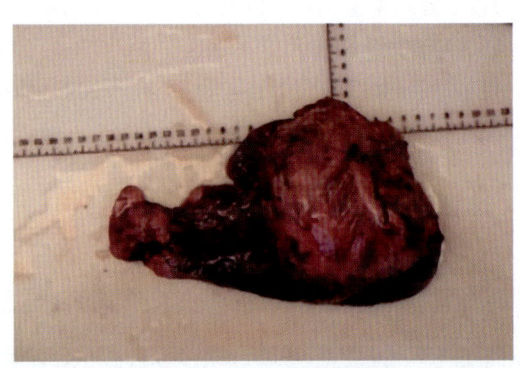 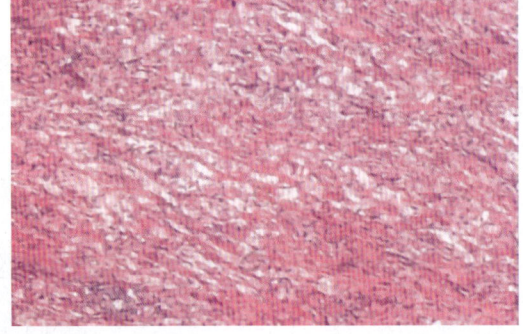

图 16-21   2023 年 5 月 11 日术后病理

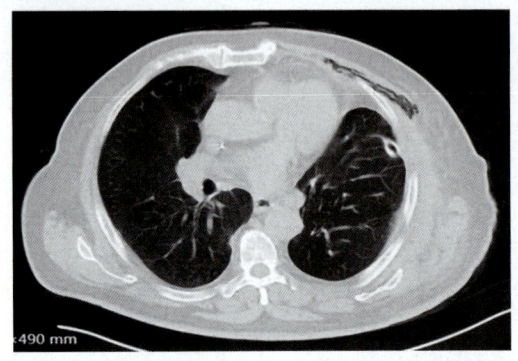 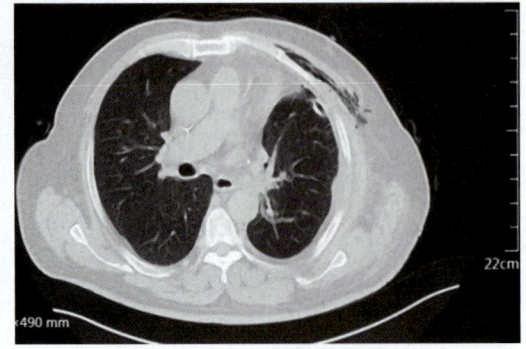

图 16-22   2023 年 5 月 16 日胸部 CT(术后)

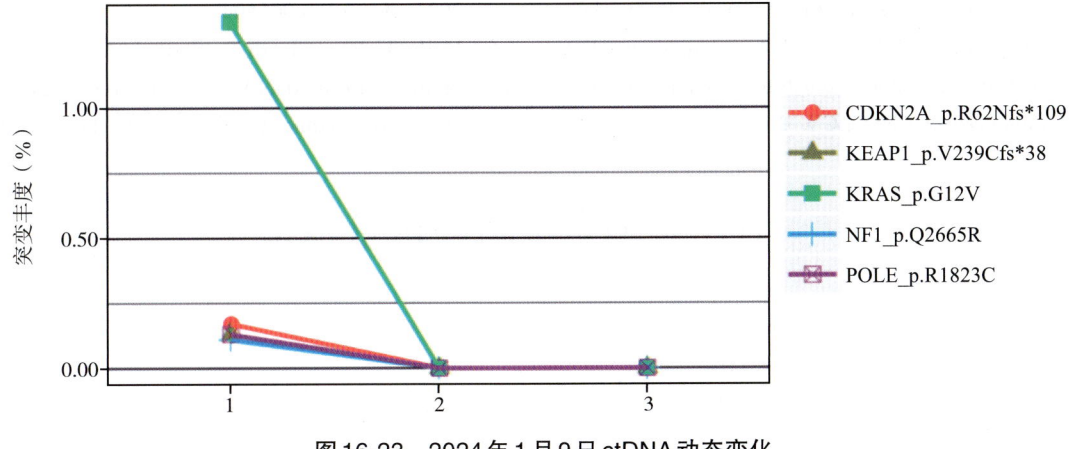

图 16-23　2024年1月9日 ctDNA 动态变化

（四）预后和随诊

截至2024年4月，该患者状态良好，饮食、睡眠尚可，大小便正常，体重无明显变化。后续将继续替雷利珠单抗术后辅助1年。

（五）总结与讨论

该例为2023年1月确诊低分化非小细胞肺癌患者，因侵犯胸膜转移，肿瘤分期T4，初期为不可切除局部晚期肺癌。基因检测回报PD-L1：TPS 80%，给予替雷利珠单抗＋白蛋白结合型紫杉醇＋顺铂方案治疗4疗程后，复查肿瘤缩小，请胸外科会诊评估有手术机会，同时患者家属手术意愿强烈，2023年5月11日在全身麻醉下行胸腔镜下左肺上叶切除术，术中同步进行左侧胸膜放射性粒子植入术，手术过程顺利。术后病理为pCR，术后行替雷利珠单抗单药200mg维持治疗至2024年4月19日。

ICI改变了晚期非小细胞肺癌的治疗模式，之前的研究表明，PD-L1 TPS表达大于50%，可以选择ICI单药治疗，从而减少铂类化疗药物的毒副反应，然而，最新的报道指出，只有当PD-L1表达水平高达80%时，患者才能够从ICI单药治疗中获益。该病例PD-L1：TPS 80%，可以选择免疫治疗单药，但患者初诊时瘤负荷较大，伴有发热症状，故选择化疗联合免疫，术后病理pCR。

患者治疗全程进行ctDNA（循环肿瘤DNA）检测，ctDNA可以反映实际的肿瘤负荷和疾病的特定基因组状态，因此可以作为免疫检查点抑制剂治疗的预后和预测生物标志物。NSCLC是第一个被批准使用ctDNA检测的恶性肿瘤，用于预测晚期NSCLC是患者对EGFR酪氨酸激酶抑制剂的反应。随着免疫检查点抑制剂应用于临床，ctDNA作为疗效预测的biomarker同样得到深入研究。众多临床研究发现，ctDNA作为疗效预测指标可以获得与影像学一致的疗效评价信息，并且明显早于影像学。同时，ctDNA是否早期清除，是预测免疫疗效和耐药的生物标志物。所以，目前ctDNA在肺癌患者早期筛查、初始治疗后的疾病监测和晚期肿瘤疗效预测等多个方面具有重要的作用。该患者在新辅助治疗后ctDNA清零，提示近期疗效较好，同时术后随访期间，动态监测ctDNA仍然清零，提示远期生存预后较好。

参考文献

[1] Nikolic N, Golubovic A, Ratkovic A, et al. Brief report: predictive value of PD-L1 expression in non-small-cell lung cancer-should we set the bar higher for monotherapy?. Clin Lung Cancer, 2023, 24（6）: e214-e218.

[2] Stadler JC, Belloum Y, Deitert B, et al. Current and future clinical applications of ctDNA in immuno-oncology. Cancer Res, 2022, 82（3）: 349-358.

[3] Duffy MJ. Circulating tumor DNA（ctDNA）as a biomarker for lung cancer: early detection, monitoring and therapy prediction. Tumour Biol, 2024, 46（s1）: S283-S295.

[4] Goldberg SB, Narayan A, Kole AJ, et al. Early assessment of lung cancer immunotherapy response via circulating tumor DNA. Clin Cancer Res, 2018, 24（8）: 1872-1880.

增大,双肺多发结节较前增多、增大;左心膈角及腹膜后多发淋巴结较前增大;开始行长春瑞滨胶囊90mg每周1次口服化疗。影像学表现见图17-1、图17-2。

2023年5月复查胸部CT提示:与2023年2月对比,左下肺门区增多软组织密度影及邻近不张肺实变,较前范围明显增大,左肺上叶下舌段病灶较前略有增大,双肺多发结节较前稍增多,增大;腹膜后病灶较前稍增大。2023年5月至2023年7月行替雷利珠单抗200mg第1天+安罗替尼12mg第1～14天+多西他赛110mg方案治疗4周期,2023年6月复查胸部CT提示:与2023年5月对比,左下肺门区增多软组织密度影较前缩小,余病灶同前;疗效评价SD(影像学检查见图17-3)。2023年8月开始口服安罗替尼12mg第1～14天抗肿瘤治疗。2023年9月患者因重症药疹伴中毒性表皮坏死松解症(图17-4),予以甲泼尼龙、丙种球蛋白冲击治疗,局部皮肤换药等对症处理好转后出院。

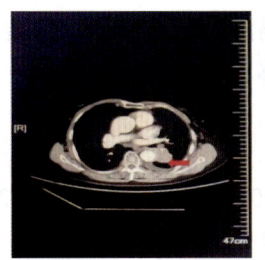 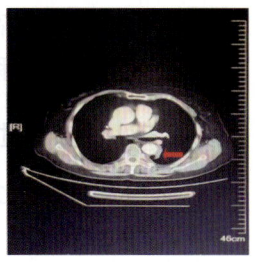 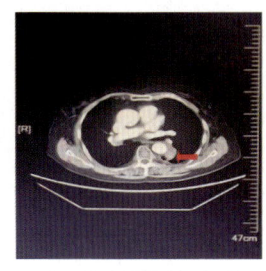 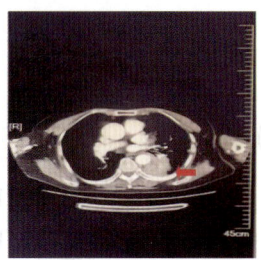

| 2021年10月治疗前 | 2022年7月免疫治疗后 | 2023年2月抗血管联合化疗3周期后 | 2023年5月单药化疗后 |

图17-1 患者治疗期间胸部CT提示肿瘤变化

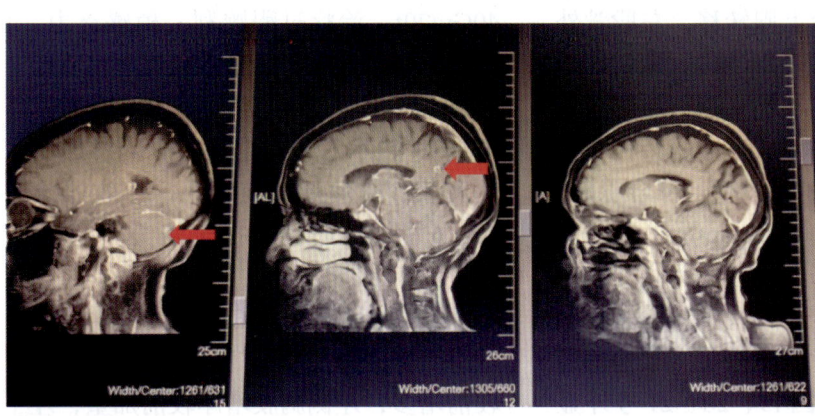

2022年7月复查:与2021年10月对比提示,左侧小脑半球、左侧扣带回后部异常信号结节较前明显缩小,颅内病灶控制稳定

图17-2 患者治疗期间头颅MRI变化

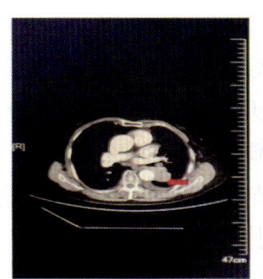 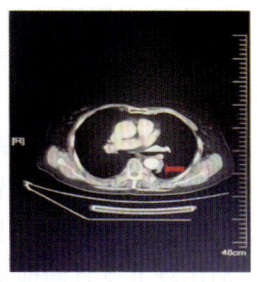 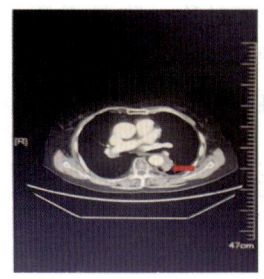 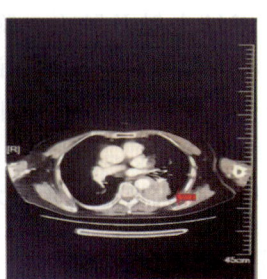

| 2021年10月治疗前 | 2022年7月免疫治疗后 | 2023年2月抗血管联合化疗3周期后 | 2023年5月单药化疗后 |

图17-3 患者治疗期间胸部CT提示肿瘤变化

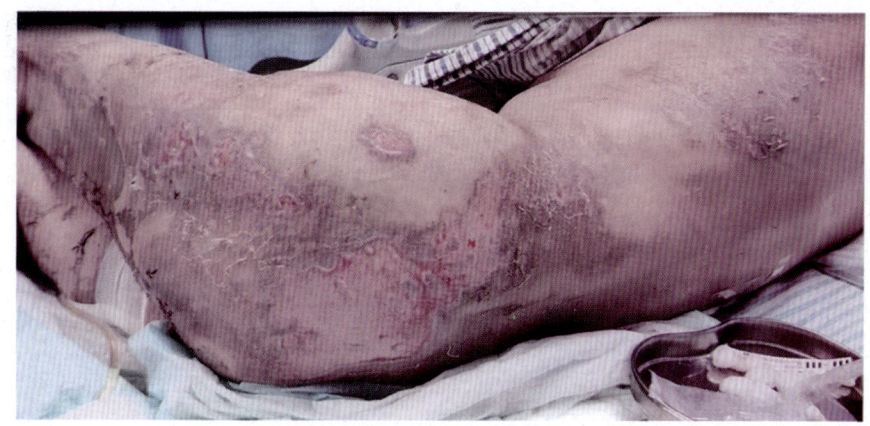

图17-4　患者免疫治疗期间皮肤改变

2023年11月患者入院复查胸部CT提示：与2023年6月对比，左下肺门区增多软组织密度影及邻近不张肺实变，较前范围稍增大；左肺上叶下舌段及右肺上叶尖端病灶较前略有增大，双肺多发结节较前增大（图17-5）。头颅MRI提示颅内未见明确肿瘤。抽血行NGS基因检测：共检出14个体细胞突变，其中3个与靶向药物相关，*EGFR* p.E746-A750del 45.98%；EGFR p.790M 0.5%；*EGFR* Amplification 1.5X。微卫星不稳定性：MSS（图17-6）。再次行左下肺穿刺活检提示：左下肺浸润性腺癌（图17-7）。于2023年11月24日开始行伏美替尼靶向治疗。

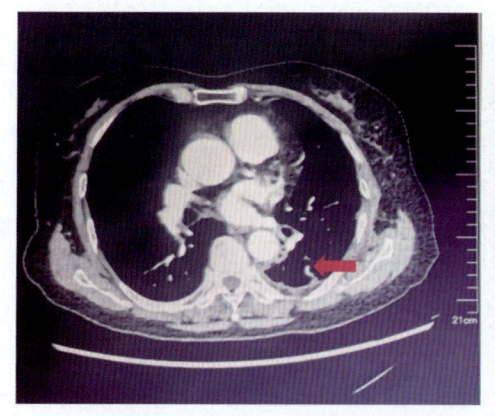 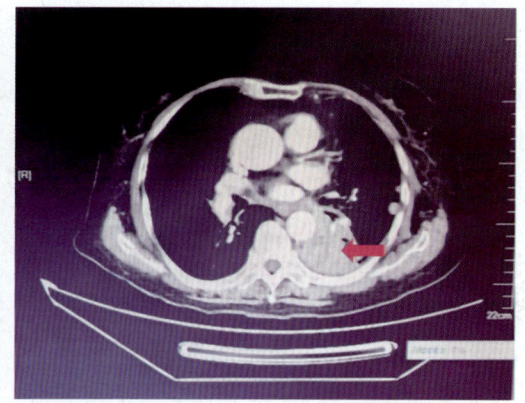

2024年2月胸部增强CT提示：与2023年11月对比，左下肺门区见团片状不规则软组织影，大小约11mm×18mm，较前明显缩小

图17-5　患者治疗前后CT变化情况

一、样本信息

姓名		送检医院：重庆市中医院	样本编号：THS-231110-ZYY-1061
性别：女		送检科室：肿瘤科三病区（南）	病理编号：-
年龄：71		送检医生：	标本类型：血液
临床诊断：肺癌			送检时间：2023-11-11

二、检测项目

本检测对与肿瘤密切相关的1238个基因进行高通量脱氧核糖核酸测序。检测突变形式为点突变（SNV）、小片段插入缺失（INDEL）、拷贝数变异（CNV）以及融合（FUSION）。

三、检测结果小结

检测类型	检测结果
靶向用药指导	共检出14个体细胞突变，其中3个与靶向药物相关（EGFR p.E746_A750del；EGFR p.T790M；EGFR Amplification）；共检出3个胚系突变，其中0个与靶向药物相关

详细结果

EGFR	NM_005228.5 exon19 c.2235_2249del p.E746_A750del	45.98%
EGFR	NM_005228.5 exon20 c.2369C>T p.T790M	0.50%
EGFR	Amplification	1.5X

图17-6　患者基因检测结果

2023年11月23日行左肺穿刺活检：浸润性腺癌，Ki-67（+约60%）

EGFR基因突变检

姓　　名：	标本类型：切片	送检医师：	样本编号：M-231129-ZYY-251病区（南）
性　　别：	病 理 号：464-1	送检科室：	送检单位：重庆市中医院
年　龄：71	ID　号：	送检日期：2023-11-29	联系方式：

一、检测结果：

检测项目	外显子/密码子	突变类型	检测结果
EGFR基因29种热点突变检测	Exon-18	G719X	野生型
	Exon-20	S768I	野生型
	Exon-20	T790M	野生型
	Exon-21	L858R	野生型
	Exon-21	L861Q	野生型
	Exon-20	20-ins	野生型
	Exon-19	19-del	突变型

二、检测结论：
本检测结果提示患者EGFR基因为19del突变型

图17-7　患者复查后基因检测结果

（四）预后及随访

截至2024年4月20日，该患者一般状态良好，ECOG评分1分，饮食睡眠可，大小便正常，定期于我院门诊随访。继续给予伏美替尼靶向治疗。

（五）总结与讨论

本例病例是一例免疫治疗有效病例，多次联合化疗控制肿瘤，并且再次免疫挑战的病历，疾病控制稳定后因皮肤不良反应停药，重新行基因检测发现驱动基因突变患者，并且使用靶向治疗继续有效的病例。

国家癌症中心最新发布的全国恶性肿瘤流行病学调查报告显示，肺癌已是我国死亡率最高的恶性肿瘤。其中，非小细胞肺癌（NSCLC）作为肺癌中最常见的类型，约占全部肺癌病例的80%。国内外指南推荐对初诊即为NSCLC尤其是肺腺癌患者进行基因检测，驱动基因阳性的患者推荐接受相应的靶向治疗。而对于驱动基因阴性的晚期肺癌患者，以免疫治疗为基础的联合治疗已成为一线标准治疗。但是免疫治疗和靶向治疗一般作为晚期肺癌的独立选择，目前指南均不推荐联合使用，尤其是免疫治疗的患者很少采用针对驱动基因的靶向治疗。

目前临床实践上对于一线检测和决策制定的建议，可以总结如下：对患者进行包括 EGFR、ALK、ROS1、BRAF、NTRK、MET14外显子跳跃、RET、KRAS 等在内的广泛分子检测。此外，也建议进行PD-L1检测。建议使用广泛的分子检测模式和下一代测序（NGS）模式，因为它们可以最小化组织使用，同时有50%～60%的机会识别到驱动突变。

临床医师应在给予免疫治疗之前，尽可能获取可操作的生物标志物的分子检测。尽管PD-L1在具有致癌驱动因子的患者中可能升高，但靶向治疗仍然是最好的选择，并应优先于免疫检查点抑制剂的治疗。一项著名的2期研究显示，约20名具有 EGFR 突变和高PD-L1表达的肺癌患者接受了帕博利珠单抗治疗而不是靶向治疗，尽管他们具有高PD-L1表达，但没有人对帕博利珠单抗有反应。这表明，如果患者是 EGFR 突变的，至少作为一线单药免疫治疗，对免疫治疗的反应机会是很低的。这些发现强调了在进行免疫治疗之前获取分子检测的重要性，因为了解患者的分子特征可以帮助医师做出更准确的治疗决策，优先选择靶向治疗而不是免疫治疗。

EGFR 和 ALK 突变患者对单药治疗的数据表明，在携带 EGFR 第19外显子缺失、L858R 突变和 ALK 突变的患者中，单药治疗的效果较差。帕博利珠单抗在 EGFR 阳性患者中的一项小型研究显示，单药帕博利珠单抗在 EGFR 阳性患者中的效果不佳，即使这些患者的PD-L1表达水平很高，也没有观察到响应率。这再次强调了PD-L1表达水平并不是选择免疫治疗唯一或最佳的指标。如果在开始免疫治疗之后发现患者存在 EGFR 驱动突变，并考虑给予奥希替尼等靶向治疗，可能会因为免疫治疗与靶向治疗的毒性重叠而导致问题，如肺炎和其他毒性反应。因此，如果在开始免疫治疗之后需要给予靶向治疗，需要特别小心并考虑毒性重叠的风险。从靶向治疗过渡到免疫治疗通常是安全的，但反之则不然。如果在开始免疫治疗之后需要给予靶向治疗，通常需要等待8～12周。肺癌治疗中根据患者的分子特征选择适当治疗策略的重要性，并强调了序列治疗时考虑治疗顺序和潜在毒性重叠的必要性。医师在决定治疗方案时需要综合考虑患者的具体情况和最新的研究数据。

对于携带可操作突变（如EGFR突变）的非鳞状晚期NSCLC患者，首先应考虑靶向治疗作为初始治疗方案。这基于多个研究数据，包括KEYNOTE-789等，这些研究强调了针对特定突变的靶向药物在肺癌治疗中的有效性。随后可能接受化疗：在靶向治疗之后，患者可能需要接受化疗。化疗作为肺癌治疗的一种重要手段，能够杀死或抑制癌细胞的生长，常用于疾病进展或靶向治疗耐药后的情况。在化疗之后，根据患者的具体情况和治疗效果，可能会考虑使用检查点抑制剂作为进一步的治疗选择。然而，这通常是在靶向治疗和化疗之后，作为三线或更晚线的治疗策略。

Schoenfeld研究表明，在PD-L1抑制剂治疗后接着使用奥希替尼可能导致严重的免疫相关不良事件。在41名患者中，有6名（15%）发生了严重的免疫相关不良事件。这表明如果首先使用免疫治疗，然后转向使用如奥希替尼这样的靶向治疗，可能会对患者造成真正的伤害。当患者在接受高PD-L1表达的免疫治疗之后被诊断为EGFR突变，并随后接受如奥希替尼的靶向治疗时，毒性重叠可能会成为一个严重问题。这种毒性重叠可能导致3级和4级的不良事件。在提到的6名患者中，有5名因为毒性问题而住院。一项荟萃分析显示，在二线治疗中，对于EGFR阳性的患者，免疫治疗并不优于多西他赛。该荟萃分析比较了免疫治疗与多西他赛的所有Ⅲ期研究，当多西他赛还是标准治疗时。对于EGFR突变的患者亚组，免疫治疗的疗效并不优于多西他赛。

综上所述，免疫治疗在EGFR阳性患者中效果不佳。特别是针对EGFR突变患者的荟萃分析支持多西他赛作为更优选择。虽然可能有个别例外，但大多数情况下，EGFR阳性的患者对至少单药免疫治疗的反应不佳。KEYNOTE-789研究将回答在奥希替尼耐药后，化疗联合免疫治疗与单独化疗相比的效果问题。这项研究的结果对于确定EGFR突变型肺癌患者的后续治疗策略具有重要意义。

本例患者在治疗初期行驱动检测未见敏感驱动基因突变，采用免疫联合化疗一线治疗，取得一定程度疾病控制，后因进展采用抗血管联合靶向治疗，单药化疗及免疫联合多靶点抑制新生血管治疗，再次取得疾病缓解，但免疫再挑战后患者因重度皮损不能耐受免疫治疗，面临山重水复疑无路窘境，再次复检驱动基因检测提示敏感驱动基因突变，使用EGFR TKI靶向治疗后，疾病再次得到明显缓解，疗效再次获益，既往通常是靶向治疗患者耐药后采用免疫挽救治疗，临床上很少出现免疫治疗后出现驱动基因突变患者，考虑肿瘤存在异质性可能，清除敏感细胞，剩余耐药细胞再次出现基因突变可能，值得临床重视。

参考文献

[1] Lisberg A，Cummings A，Goldman JW，et al. A phase Ⅱ study of pembrolizumab in EGFR-mutant，PD-L1⁺，tyrosine kinase inhibitor naïve patients with advanced NSCLC. J Thorac Oncol，2018，13（8）：1138-1145.

[2] Ramalingam SS，Vansteenkiste J，Planchard D，et al. Overall survival with osimertinib in untreated，EGFR-mutated advanced NSCLC. N Engl J Med，2020，382（1）：41-50.

[3] Brahmer JR，Govindan R，Anders RA，et al. The Society for Immunotherapy of Cancer consensus statement on immunotherapy for the treatment of non-small cell lung cancer（NSCLC）. J Immunother Cancer，2018，6（1）：1-15.

[4] Schoenfeld A，Arbour K，Rizvi H，et al. Severe immune-related adverse events are common with sequential PD-（L）1 blockade and osimertinib. Ann Oncol，2019，30（5）：839-844.

[5] Lee CK，Man J，Lord S，et al. Clinical and molecular characteristics associated with survival among patients treated with checkpoint inhibitors for advanced non-small cell lung carcinoma：a systematic review and meta-analysis. JAMA Oncol，2018，4（2）：210-216.

二、病例二

（一）病史

患者，男，56岁，2019年10月8日因背痛至外院，行胸部CT：①右肺上叶癌（5.8cm×5.4cm）；②左肺上叶小结节；③纵隔淋巴结转移；④左侧第3后肋及胸3椎体左侧附件区转移，左侧第8肋骨转移可能；⑤左侧肾上腺转移。头颅CT：左侧额顶叶稍低密度影。纤维支气管镜（-）。骨扫描：胸骨体右份、胸3椎体左份及邻近左第3后肋多发性骨转移。诊断为"肺恶性肿瘤；淋巴结转移；骨转移"。未予以专科治疗，予以止痛处理，10月14日转院治疗，予以穿刺活检：右肺腺癌。CT增强显示：①右肺上叶周围型肺癌（4.99cm×6.39cm）伴纵隔淋巴结转移；②左侧肾上腺区转移（3.61cm×3.91cm）；③左肾实质内肾癌可能、不除外转移；④胸3椎体左份及左侧第3肋骨转移。头颅MRI增强：双侧额叶及左侧额顶叶交界区考虑转移瘤。基因检测结果为PD-L1阳性。诊断为"右肺上叶腺癌cT3N2M1c ⅣB期；多发脑转移；骨转移；肾上腺转移"。因穿刺活检后患者气胸，予以对症处理好转后患者拒绝治疗，后持续于外院进行中药治疗。11月19日因疼痛、活动不利收入外院肿瘤科。入院症状：全身刺痛、胸壁疼痛、盐酸吗啡缓释片60mg每12小时1次+塞来昔布100mg每日2次+加巴喷丁0.1g每日3次镇痛，咳嗽、咳痰，喘累、稍动发作，右侧肢体无力、活动不利，乏力，心慌，怕热，汗出，纳可，眠差，大便难，小便调。舌红暗苔少，脉细弦滑。

入院查体：PS评分为3分，左肺呼吸音粗，右肺呼吸音低，未闻及干、湿啰音，腹平软、无压痛及反跳痛，肝脾肋下未触及，右肢肌力Ⅳ（-），左肢肌力Ⅴ（-），生理反射正常，病理反射未引出。

既往史：既往体健。个人史、家族史无特殊。

（二）入院检查及诊断

CT增强：①右肺上叶周围型肺癌（4.99cm×6.39cm）伴纵隔淋巴结转移；②左侧肾上腺区转移（36.1cm×39.1mm）；③左肾实质内肾癌可能、不除外转移；④胸3椎体左份及左侧第3肋骨转移；⑤心包少量积液（图17-8）。2019年10月19日重医附三院：头颅MRI增强：①双侧额叶及左侧额顶叶交界区考虑异常信号，结合病史考虑转移瘤；②双侧额叶软化灶可能（图17-9）。活检：（右肺）腺癌。免疫组化：CK7（+），TTF-1（+），NapsinA（+），P63（+），P40（-），CK5/6（-）。基因检测：*EGFR*、*ALK*、*MET*、*BRAF*、*ERRB2*、*ROS1*、*RET*野生型（未突变）；*KRAS*（15%）：exon2，c.35G>T，p.G12V；*TP53*（6%）；EXON8，C.892G>T，p.E298X；*PD-L1*：PD-1/PD-L1类抑制剂相对获益较高（图17-10）。2019年11月20日肿瘤标志物：CEA

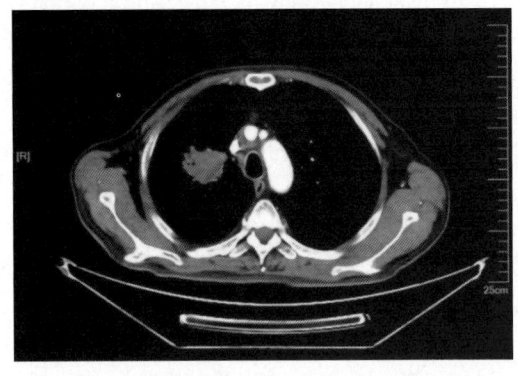
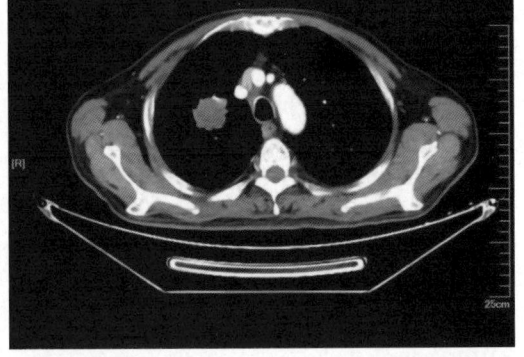

图17-8　患者胸部CT

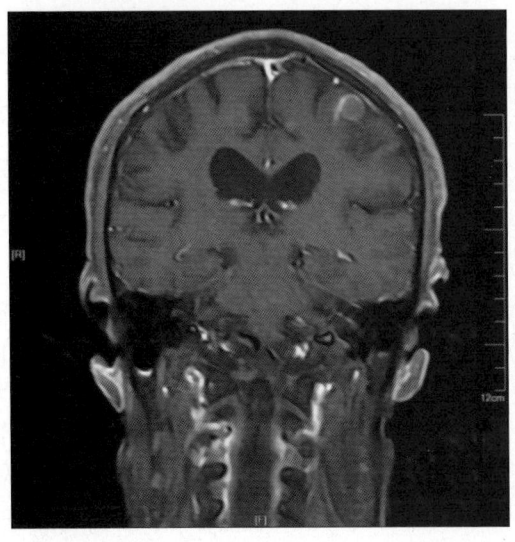
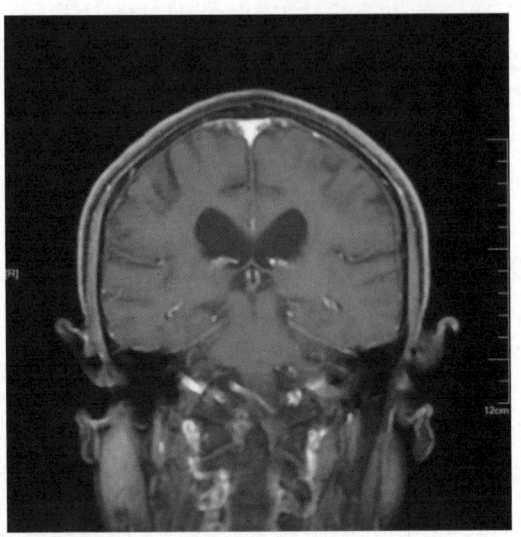

图17-9　患者头颅MRI

检测报告

■ 基本信息

样品编号	191028102	送检时间	2019-10-28
样品类型	血液	病理诊断	
姓名		性别	男	年龄	53

■ 检测信息

▲ 基因表达检测
检测项目：PD-L1
检测方法：RT-Q-PCR
检测仪器：ABI 7500

■ 检测结果汇总

基因	检测内容	检测结果 Ct	提示（仅供参考）
PD-L1	基因表达	22.89	PD1/PD-L1类抑制剂相对获益较高
GAPDH	基因表达	12.13	

图17-10　患者基因检测结果

78.19ng/ml，CA125 1135.7U/ml，CA19-9 425.18U/ml，NSE 32ng/ml，CA50＞180U/ml，CA72-4 24.80U/ml，Cyf21-1 28.23ng/ml。

入院诊断：

（1）右肺上叶腺癌cT3N2M2c ⅣB期：①脑转移；②骨转移；③左肾上腺转移；④淋巴结转移。

（2）癌性疼痛。

（三）诊疗经过

入院后11月20日予以唑来膦酸骨治疗，11月21日特瑞普利单抗240mg第1天免疫治疗，后因肺部感染，予以对症抗感染好转后，12月4日予以培美曲塞800mg第1天＋奈达铂120mg第1天抗肿瘤治疗，期间予以保肝治疗、镇痛、止吐对症处理。12月25日至2020年4月10日予以培美曲塞800mg第1天＋奈达铂120mg第1天＋特瑞普利单抗240mg第1天抗肿瘤治疗5周期，2020年5月1日至2021年4月予以特瑞普利单抗维持治疗，4月至外院行肺部及脑部病灶立体定向放射治疗，2021年5月复查右侧枕叶结节灶较前增大、周围水肿增加。5月20日至9月14日予以特瑞普利单抗240mg第1天＋贝伐珠单抗500mg第1天＋培美曲塞900mg第1天抗肿瘤治疗6周期，10月9日至2022年1月14日予以贝伐珠单抗500mg第1天＋特瑞普利单抗240mg第1天维持治疗5周期，2月8日至8月17日改用特瑞普利单抗240mg第1天＋重组人血管内皮生长抑制素第1～3天抗肿瘤治疗8周期。

2020年1月复查CT：①右肺上叶尖段肿块（4.1cm×3.6cm），左侧肾上腺转移（4.5cm×3.4cm），左侧第3后肋、胸2、3椎体及左侧附件、胸骨多发转伴胸骨病理性骨折，纵隔、肝胃间隙、肠系膜区及腹膜后肿大淋巴结。头颅增强MRI：①双侧额叶多发结节，周围水肿；②双侧额叶、左侧颞叶软化灶伴周围胶质可能。肿瘤标志物：CEA 17.88ng/ml，CA125 60.6U/ml，CA19-9 66.25U/ml，NSE 6.11ng/ml，CA50 26.7/ml，CA72-4 1.87U/ml，Cyf21-1 2.20ng/ml。后续患者CT显示病灶逐步缩小。疼痛消失、镇痛药物由盐酸吗啡缓释片90mg每12小时1次逐步停药，生活逐步自理，症状逐步消失。2021年5月复查MRI提示右侧枕叶结节灶较前增大、周围水肿增加。使用特瑞普利单抗＋培美曲塞＋贝伐珠单抗抗肿瘤治疗6周期及特瑞普利单抗＋贝伐珠单抗/重组人血管内皮生长抑制素维持治疗后病情稳定，CT提示脑转移较前缩小。后续病情稳定未进展，整个治疗期间无明确不良反应。

（四）预后及随访

截至2024年4月，该患者生活质量良好，PS评分0～1分，定期复查病情稳定，未再反复住院、使用抗肿瘤治疗及口服药物，至今未达OS。定期随访状况良好。

（五）总结与讨论

对于PD-1/PD-L1类抑制剂相对获益较高人群，在免疫维持进展后使用抗血管药物联合免疫治疗再挑战仍可获益，但对于患者来讲，经济负担较大，且指南无明确推荐，需要患者及其家属的充分配合。

对于PS评分＞2分的患者，指南多建议姑息对症治疗，这个时候患者及其家属的治疗意见趋于保守，对于治疗的决策也总是在没有了解充分的信息时仓促决定，因此肿瘤科医师在做给患者做治疗方案建议时应该多方面考虑，尽量公正全面的告知可能存在的问题和获益，与患者及其家属的充分沟通是非常有必要的。

免疫检查点抑制剂现已成为驱动基因阴性转移性非鳞非小细胞肺癌的一线治疗方案，然而一部分肿瘤患者在初始治疗时就表现出治疗抵抗，初始治疗响应者中20%～30%的患者最终也会出现复发和进展，能维持长期获益的患者屈指数。研究发现，耐药机制分为以下几种：肿瘤细胞层面、$CD8^+T$细胞层面、TME层面、肠道菌群失调、贫血等。其中$CD8^+T$细胞浸润不足会导致PD-1/PD-L1抗体几乎无法发挥作用，从而导致免疫治疗原发耐药的发生。VEGF信号通过抑制淋巴细胞对活化的内皮细胞的黏附，影响淋巴细胞通过内皮细胞到达肿瘤部位，使得T细胞浸润不足，从而影响免疫治疗的效果。因此，应用如贝伐珠单抗等抗VEGF信号的抗血管生成药物，可改善$CD8^+T$细胞在肿瘤内的浸润。美国FDA已批准贝伐珠单抗联合阿替利珠单抗及化疗用于一线治疗无驱动基因突变的转移性NSCLC。一项信迪利单抗联合安罗替尼一线治疗晚期NSCLC的Ⅰ期临床研究显示，总入组的22名患者中，16名患者达到部分缓解，客观缓解率为72.7%，疾病控制率为100%。本例患者属于免疫抑制剂获益类人群，在维持治疗期间仍不可避免出现耐药，目前指南没有对于这类患者的统一治疗方式，在患者不愿意使用副作用较大方案的时候或者身体状况不耐受规范化疗时，根据目前的研究进展及理论指导，可以考虑重启免疫治疗，并且联合使用抗血管治疗药物。

参考文献

[1] 徐瑞华，李进，马军，等. 中国临床肿瘤学会（CSCO）常见恶性肿瘤诊疗指南2023. 北京：人民卫生出版社，2023.

[2] Walsh RJ, Soo RA. Resistance to immune checkpoint inhibitors in non-small cell lung cancer: biomarkers and therapeutic strategies. Ther Adv Med Oncol, 2020, 12: 1-12.

[3] 朱波. 肿瘤免疫治疗耐药机制与克服策略. 中国肿瘤生物治疗杂志，2023，30（3）：187-195.

[4] Socinski MA, Jotte RM, Cappuzzo F, et al. Atezolizumab for first-line treatment of metastatic nonsquamous NSCLC. N Engl J Med, 2018, 378（24）: 2288-2301.

[5] Chu T, Zhong R, Zhong H, et al. Phase 1b study of sintilimab plus anlotinib as first-line therapy in patients with advanced NSCLC. J Thorac Oncol, 2021, 16（4）: 643-652.

[6] Hegde PS, Chen DS. Top 10 challenges in cancer immunotherapy. Immunity, 2020, 52（1）: 17-35.

[7] Motz GT, Santoro SP, Wang LP, et al. Tumor endothelium FasL establishes a selective immune barrier promoting tolerance in tumors. Nat Med, 2014, 20（6）: 607-615.

第18章

免疫放疗典型应用

一、病例一

（一）现病史

患者，男，55岁，因"咳嗽、咳痰伴胸闷、气短3日"于2022年7月15日就诊。3日前于外院行胸部CT示：右侧肺门及前上纵隔多发肿大淋巴结，部分融合伴不均匀强化。

入院查体：ECOG评分2分，NRS评分0分。面部、颈部、双上肢水肿，前胸壁可见静脉曲张，胸廓两侧对称，胸骨无压痛、无叩击痛。呼吸动度双侧对称一致，语颤未触及异常。双肺叩诊清音，呼吸音减弱，双肺未闻及干、湿啰音，未闻及胸膜摩擦音。

既往史：高血压病病史8年，最高收缩压180mmHg，平时口服硝苯地平，血压控制良好。心肌梗死病史4年，口服阿托伐他汀片、单硝酸异山梨酯片治疗。6个月前有小脑出血史，无其他手术史。

个人史：患者吸烟40年，平均20支/日，未戒烟。饮酒40年，平均200g/d，未戒酒。

（二）入院检查检验及诊断

入院血常规、肝肾功能、电解质、凝血、心电图未见异常，肺癌相关肿瘤标志物：NSE 59.84ng/ml（↑）。

入院CT（图18-1）：右肺门区占位并阻塞性肺炎，病灶包绕右肺动脉，右肺门及纵隔淋巴结转移，侵及上腔静脉及奇静脉。双肺肺气肿，多发肺大疱，右侧胸膜结节增厚。肝右后叶结节影，转

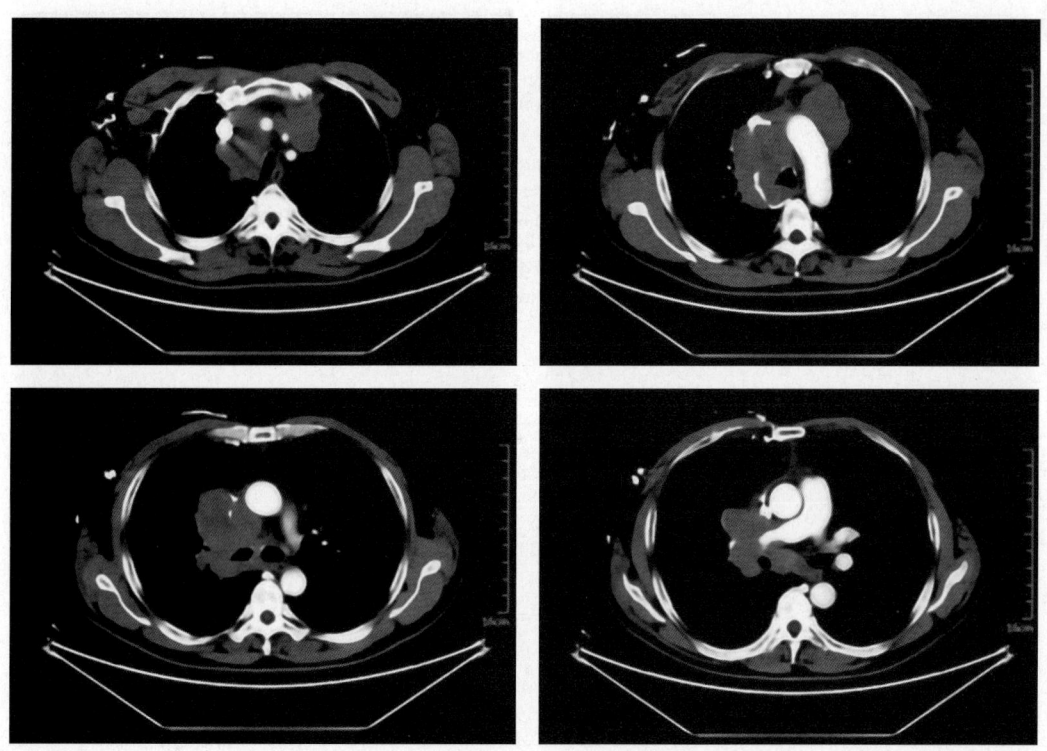

图18-1 2022年7月22日基线CT

移待排除。头颅MRI：左顶叶考虑脑梗死后改变。多发腔梗，双侧基底节区软化灶；脑白质脱髓鞘改变。

入院诊断：右肺癌（小细胞肺癌广泛期）；右肺门及纵隔淋巴结转移；肝转移；上腔静脉综合征；高血压；脑出血病史；陈旧性心肌梗死。

（三）诊疗经过

入院后考虑上腔静脉综合征属内科急症，嘱患者头高足低位，吸氧及下肢输液，给予激素冲击减轻正常细胞水肿，同时给予甘露醇脱水对症处理。2022年7月19日完善支气管镜检查，见主气管较多新鲜血迹附着，主气管末端前壁见一结节样隆起，表面粗糙，质脆，取检2块。右上叶支气管腔闭塞，表面见较多心血血迹附着，内镜无法通过，活检钳伸入其内盲取2块。考虑右肺癌。支气管镜病理提示：右上叶小细胞癌（图18-2）。免疫组化：CKpan（+）、TTF-1（+）、Syn（+）、CgA（部分+）、CD56（+）、Ki-67（90%）、LCA（-）。2022年7月26日行基因检测（图18-3），提示ATR p.N862T，TP53 p.S127F突变。TMB-H（组织TMB：11.35mut/Mb；血浆TMB：14.18mut/Mb），微卫星稳定。

2022年7月21日至2022年11月28日行恩沃利单抗200mg皮下注射每周1次+依托泊苷50mg口服每天1次，第1~10天+卡铂500mg静脉滴注第1~2天治疗，共计5周期。治疗期间无不良反应。治疗1周期后，2022年8月24日复查CT（图18-4）右肺门区占位伴右肺门及纵隔淋巴结转移，同前

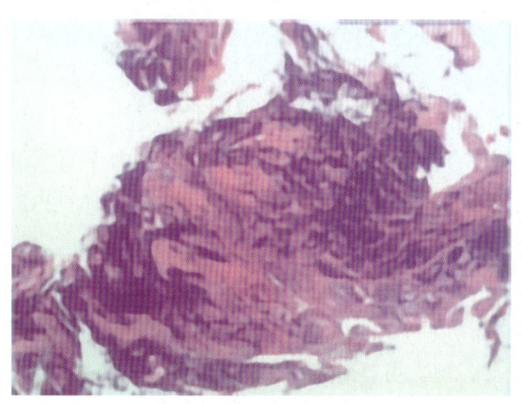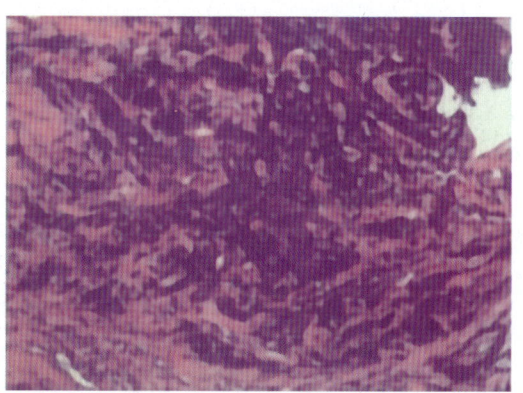

图18-2 2022年7月19日支气管镜病理，HE染色提示小细胞癌

检出变异情况	靶向用药相关基因变异	TP53 p.S127F，RB1 p.W78*，PTEN p.N48K，PTEN p.F200Lfs*21
	临床意义尚不明确的基因变异	体细胞变异：MST1R p.R910L，EP300 p.Q2068R，FAT4 p.G3416V，PTEN p.C124Y，PREX2 p.I330T，ASXL1 p.E1423*，SBDS c.259-3T>C，BTG2 p.I113F，TEK p.F143Sfs*5，PDE4D p.R44P等 胚系变异：FH p.I231V，ATR c.5739-14_5739-6delinsT，CHEK2 p.H371Y

	检测指标	检测结果	
		组织	血浆
免疫疗效预测相关指标	MSI状态	MSS	MSS
	TMB 插入缺失&非同义突变	11.35 Muts/Mb（前10.54%）	14.18 Muts/Mb（前7.48%）
	TMB 插入缺失&同义突变&非同义突变	12.77 Muts/Mb	15.6 Muts/Mb
	本癌种潜在免疫治疗相关的基因变异	正相关：ATR p.N862T，TP53 p.S127F 负相关：PTEN p.N48K，PTEN p.F200Lfs*21 超进展相关：未检出	

图18-3 2022年7月26日基因检测

2022年7月22日片对比范围缩小。右侧胸膜结节增厚范围缩小。肝右后叶结节影,较前缩小、部分显示不清,疗效评价PR,肿瘤标志物NSE下降至2.75ng/ml。后定期复查疗效维持PR(图18-5)。2022年10月20日行第二次基因检测,提示TP53 p.S127F突变,肿瘤突变负荷降低(外周血TMB,8.51 mut/Mb)、未检测出超进展相关基因突变(图18-6)。

2023年1月11日因病毒性肺炎行抗感染治疗,故中断抗肿瘤治疗。2023年3月23日复查CT示(图18-7):纵隔肿大淋巴结较前2023年1月11日片增多增大。复查肺癌相关肿瘤标志物NSE19.57ng/ml,胃泌素释放肽前体161pg/ml,均较前升高,2023年3月22日行第3次基因检测(图18-9),提示TP53 p.S127F突变。外周血TMB,16.31mut/Mb,未检测出超进展相关基因突变,结合上述因素考虑病情进展(图18-10)。于2023年3月29日行原发肿瘤放射治疗(总剂量:6000cGy,每次200cGy)。经放疗后病灶缩小好转(图18-8),2023年6月再次行恩沃利单抗200mg每周1次维持治疗至2023年8月24日。

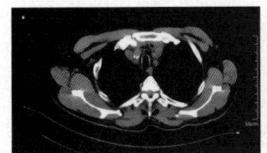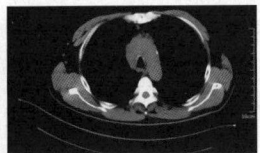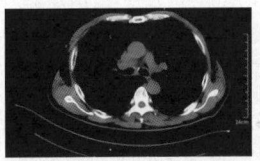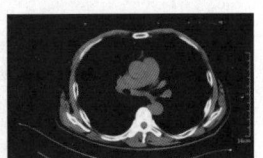

图18-4　2022年8月24日治疗1周期CT

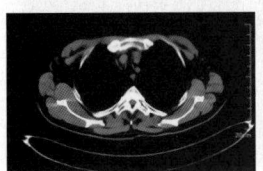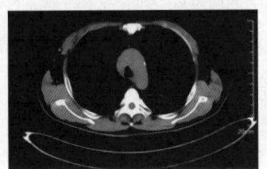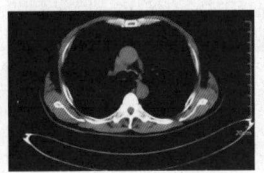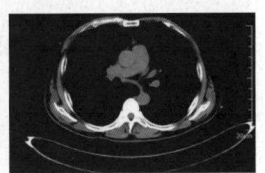

图18-5　2022年10月19日治疗4周期CT

检测类别		检测结果
基因变异	体系	Ⅰ类(具有明确临床意义的变异):未检出
		Ⅱ类(具有潜在临床意义的变异):TP53 p.S127F
		Ⅲ类(临床意义不确定的变异):MST1R p.R910L,ATR p.N862T,BTG2 p.I113F,PDE4D p.R44P,ASXL1p.E1423等15个
	胚系	致病性/疑似致病性变异:未检出
靶向药物提示		TP53 p.S127F提示:AZD1775(C级)可能敏感;阿法替尼(C级)、埃克替尼(C级)、奥希替尼(C级)、达可替尼(C级)、厄洛替尼(C级)、吉非替尼(C级)可能耐药
免疫治疗疗效提示	TMB(同义突变&非同义突变)	9.93Muts/Mb
	TMB(非同义突变)	8.51Muts/Mb(前20%)
	MSI状态	MSS(微卫星稳定)
	其他潜在免疫疗效相关标志物	正相关:TP53 p.S127F
		负相关:未检出
		超进展相关:未检出
化疗用药提示		可能药物敏感性较高:顺铂,卡铂,多柔比星,紫杉醇,长春碱类,依托泊苷
		可能毒副作用风险较低:环磷酰胺/异环磷酰胺,卡铂,紫杉醇

图18-6　2022年10月27日治疗4周期基因检测

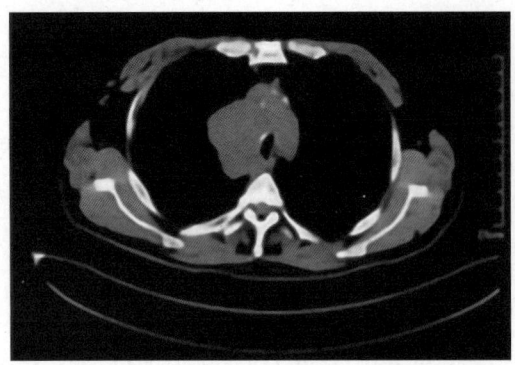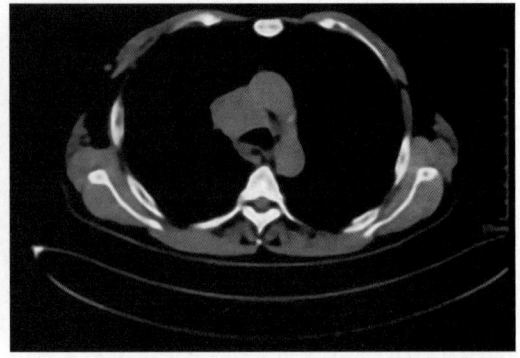

图18-7　2023年3月23日CT

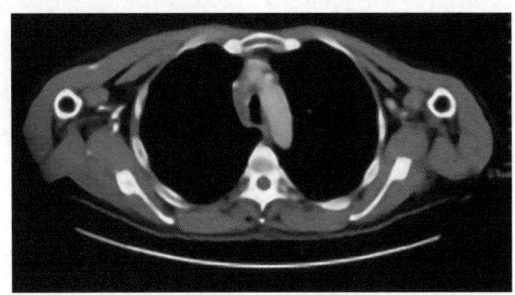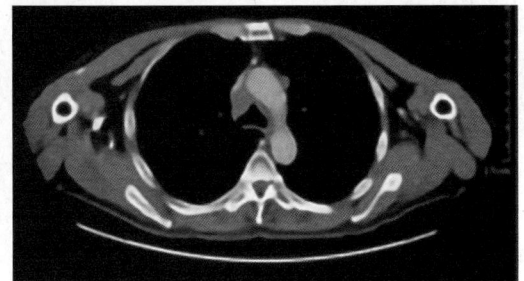

图18-8　2023年5月17日放疗后复查CT

检测类别		检测结果
基因变异	体系	Ⅰ类（具有明确临床意义的变异）：未检出
		Ⅱ类（具有潜在临床意义的变异）：TP53 p.S127F，RB1 p.W78
		Ⅲ类（临床意义不确定的变异）：MST1R p.R910L, FAT4 p.G3416V, EP300 p.Q2068R, ATR p.N862T, SBDS c.259-3T＞C等31个
	胚系	致病性/疑似致病性变异：未检出
靶向药物提示		TP53 p.S127F提示：AZD1775（C级）可能敏感;阿法替尼（C级）、埃克替尼（C级）、奥希替尼（C级）、达可替尼（C级）、厄洛替尼（C级）、吉非替尼（C级）可能耐药
		RB1p.W78*提示：曲拉西利（D级）可能耐药
免疫治疗疗效提示	TMB（同义突变&非同义突变）	18.44Muts/Mb
	TMB（非同义突变）	16.31Muts/Mb（前4.74%）
	MSI状态	MSS（微卫星稳定）
	其他潜在免疫疗效相关标志物	正相关：TP53 p.S127F
		负相关：未检出
		超进展相关：未检出

图18-9　2023年3月22日基因检测

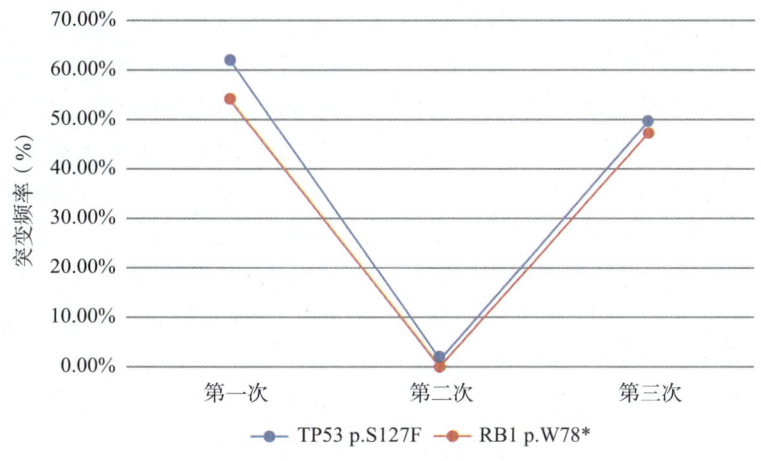

图18-10 ctDNA动态监测

2023年8月29日复查CT（图18-11）提示：右肺上叶支气管管壁较前2023年5月17日片增厚，纵隔多发肿大淋巴结较前增大进展，以7、8区为著，邻近心包及下段食管可能受侵，心包积液，双肺炎症形成；新增双肺多发小结节，肺转移可能；约左侧第9前骨转移；双侧颈部及锁骨上窝区多发肿大淋巴结，较前增大进展；新增肝内多发低密度影，部分融合，提示肝转移；左额叶新增稍高密度影伴周围水肿形成，脑转移；左侧眼眶后壁周围骨质及枕骨偏右侧见溶骨性骨质破坏，均考虑转移。肺癌相关肿瘤标志物：NSE＞500ng/ml（↑），胃泌素释放肽前体2879.5pg/ml（↑）。结合病史及辅助检查考虑病情进展，但因患者总体情况偏差，目前情况评估无法耐受化疗，于2023年9月9日开始口服安罗替尼（10mg每天1次）靶向治疗。

（四）预后及随访

电话随访，患者家属表示患者于2023年12月去世。

（五）总结与讨论

该患者初诊为小细胞肺癌广泛期（TMB-H），使用免疫+化疗后疗效评价PR；后因中断治疗，复查CT提示局部淋巴结增大；接受胸部放疗后，纵隔淋巴结再次显著缩小；患者重启免疫治疗后，出现疾病超进展并最终死亡。

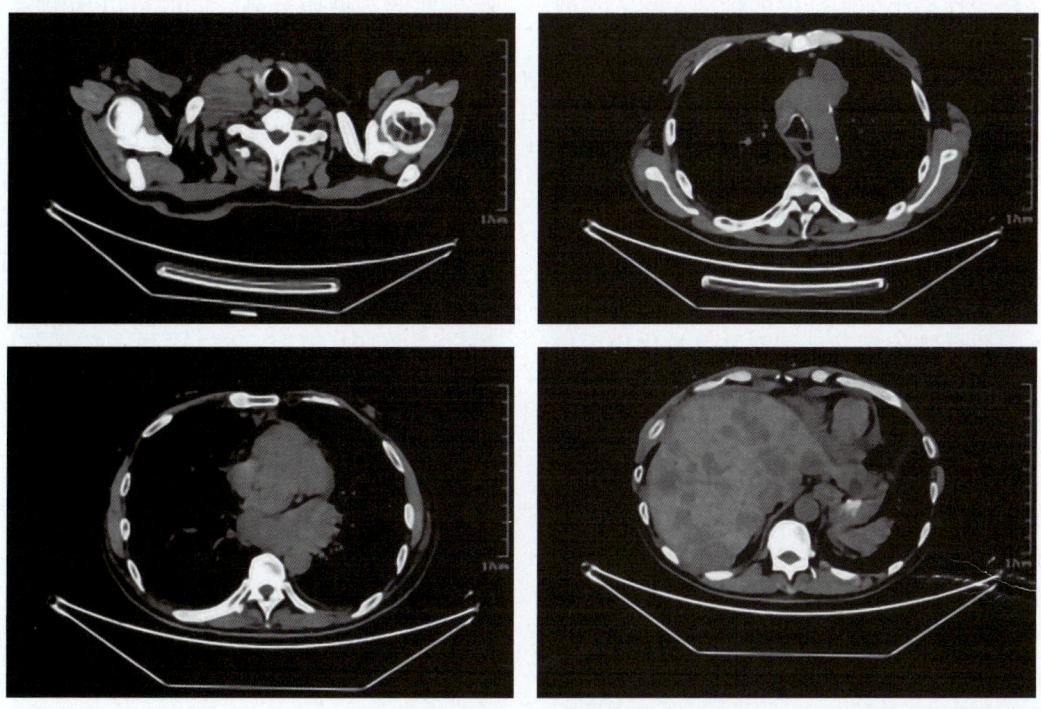

图18-11 2023年8月29日CT

放射治疗是仅次于手术或化疗的有效抗肿瘤治疗方式，多达2/3的实体瘤癌症患者会接受单独放疗或联合放疗，放疗通过破坏肿瘤细胞的脱氧核糖核酸双链发挥直接杀伤肿瘤细胞的作用。近几年免疫检查点抑制剂改变了晚期肺癌患者的治疗格局，已有多项临床研究证实，放化疗后使用ICI维持治疗，可改善无转移的晚期非小细胞肺癌患者的预后。但免疫治疗耐药会导致治疗失败和疾病进展，该患者在免疫联合化疗治疗5周期后，病情出现进展，此时放疗的加入实现了显著的缩瘤效果，一线治疗的无进展生存期达到了1年，这为免疫时代中放疗的重要地位提供更多的循证医学证据。

1.恩沃利单抗联合化疗治疗小细胞肺癌的依据
小细胞肺癌（SCLC）占所有肺癌的13%～15%，约70%的SCLC患者因其高度恶性肿瘤、易浸润和转移而在诊断时发展为广泛期小细胞肺癌（extensive stage small cell lung cancer，ES-SCLC）。近年来，免疫治疗联合化疗已成为ES-SCLC的标准一线治疗，免疫联合化疗为ES-SCLC患者带来了更多的生存获益，总生存期达到12.3～15.4个月。WCLC大会公布了恩沃利单抗联合化疗也为患者带来了更高的ORR和DCR，恩沃利单抗联合卡铂和依托泊苷作为ES-SCLC患者的一线治疗，显示出显著的疗效和可控的毒性，为ES-SCLC患者提供了一种新的治疗策略。

2.免疫联合化疗后放疗治疗小细胞肺癌的依据
放化疗综合治疗是小细胞肺癌的标准治疗。一般局限期小细胞肺癌患者建议尽早进行同步化放疗，可以考虑与第1或第2个周期化疗同步进行。如果病灶巨大，放射治疗导致肺损伤的风险过高，可以考虑在第3个周期化疗时同步放疗。如果患者不能耐受，也可行序贯化放疗。对于广泛期小细胞肺癌患者，远处转移灶经化疗控制后加用胸部放疗可以提高肿瘤控制率，延长生存期。化疗联合免疫治疗有效患者，间质性肺疾病是小细胞肺癌放化疗后出现放射性肺炎的预测因素，合并间质性肺疾病的小细胞肺癌患者，接受放化疗后既有长期生存的可能性，也存在放射性肺炎的风险。该患者经一线恩沃利单抗联合EP方案化疗治疗5周期内病灶缩小，后因病毒性肺炎暂停抗肿瘤治疗，病情发生进展后联合胸部放疗，经放疗后病灶缩小好转，一线治疗PFS超过1年。治疗全程均没有出现放射性肺炎，考虑为患者较年轻，且无明显肺部基础疾病有关。

3.肿瘤突变负荷对小细胞肺癌患者的指导意义

肿瘤突变负荷（TMB）是多种实体肿瘤（包括肺癌）的免疫治疗疗效预测生物标志物。在Checkmate 032研究中，TMB水平可以在一定程度上预测纳武利尤单抗±伊匹木单抗治疗SCLC患者免疫治疗的疗效，高TMB患者往往获益更多。但在IMpower133研究中，使用外周血肿瘤突变负荷（bTMB）的既定临界值（≥16 vs ＜16mut/Mb和≥10 vs ＜10mut/Mb）分析研究的探索性终点，在既定bTMB临界值组中，PFS和OS的获益没有差异，表明bTMB是否可以预测免疫治疗对ES-SCLC患者的疗效还需要更近一步的研究。该患者于2022年7月19日行基线基因检测，提示ATR p.N862T，TP53 p.S127F突变，同时确定了较高的肿瘤突变负荷（组织TMB：11.35mut/Mb；血浆TMB：14.18mut/Mb），患者接受免疫联合化疗，最佳疗效评价PR，治疗期间，2022年10月20日进行第二次基因检测，肿瘤突变负荷降低（外周血TMB，8.51mut/Mb）。2023年3月22日疾病进展之后，进行第3次基因检测，患者的肿瘤突变负荷（外周血TMB：16.31mut/Mb）较2022年10月20日升高。这提示我们，TMB水平对小细胞肺癌免疫联合化疗治疗的疗效有一定的指导意义。

4.肿瘤标志物神经元特异性烯醇化酶　神经元特异性烯醇化酶（neuron-specific enolase，NSE）是小细胞肺癌患者良好的肿瘤标志物，可以较好地鉴别小细胞肺癌和非小细胞肺癌。NSE水平随临床分期的进展而升高，同时可以预测SCLC的治疗疗效。肺癌治疗后NSE水平下降，复发时会再度升高。NSE在患者首次化疗开始后24～72小时，NSE水平因肿瘤细胞溶解等出现短暂性升高，是化疗有效的前兆；NSE水平在化疗开始1周或第1周期化疗结束前出现快速下降，提示化疗有效。疾病复发时血清NSE水平再次升高，且通常早于影像学表现。连续2次NSE和ProGRP升高的幅度较前次测定增加10%以上，或1次测定较之前增加50%以上对SCLC的复发具有较好的预测价值。该患者在基线时NSE水平较高，为59.84ng/ml，疗效评价PR及SD阶段时，NSE水平皆处于正常值。2023年3月21日复查NSE值升高，结合CT检查考虑病情进展，在2023年8月29日复查疾病显著进展是，NSE水平已大于500ng/ml。

10%～20%的非小肺癌患者癌组织中存在神经内分泌分化，因而也会出现血清NSE水平升高。在表皮生长因子受体突变阳性的肺癌患者，接受

EGFR酪氨酸激酶抑制剂治疗后监测血清NSE水平可判断患者生存期，其术前血清NSE高水平可提示预后较差。

5.上腔静脉综合征 导致上腔静脉综合征的最主要病因为肺癌，占上腔静脉综合征全部病因的70%～85%。小细胞肺癌由于多为中心性生长，且易转移，极易合并上腔静脉综合征。合并上腔静脉综合征时，由于静脉回流障碍，患者表现为胸闷、气短、颜面部水肿，病死率高。小细胞肺癌对放化疗均敏感，但单一治疗方式不易控制肿瘤，放疗为合并合并上腔静脉综合征的首选治疗手段。该患者入院查体示面部、颈部、双上肢水肿，前胸壁可见静脉曲张，为肺部肿块压迫了上腔静脉，导致上腔静脉压迫综合征，患者不能平卧，因为未行放疗，对患者给予患者激素冲击治疗后上腔静脉压迫综合征好转。

6.免疫治疗超进展 免疫治疗后出现肿瘤快速增大，单位时间内肿瘤大小或体积增长超过1.2～2倍阈值，这种快速进展的现象被称为超进展（hyperprogressive disease，HPD）。该患者在2023年6月再次使用恩沃利单抗，2023年8月23日复查CT出现新发双肺、肝脏、骨骼、脑转移灶，疾病进展迅速，高度怀疑超进展，但患者治疗期间进行3次基因检测，均未检测出超进展相关基因突变，目前超进展的原因仍有待研究。

参考文献

［1］Reck M, Rodríguez-Abreu D, Robinson AG, et al. Five-year outcomes with pembrolizumab versus chemotherapy for metastatic non-small-cell lung cancer with PD-L1 tumor proportion score ≥ 50%. J Clin Oncol, 2021, 39（21）: 2339-2349.

［2］Jassem J, De Marinis F, Giaccone G, et al. Updated overall survival analysis from IMpower110: atezolizumab versus platinum-based chemotherapy in treatment-naive programmed death-ligand 1-selected NSCLC. J Thorac Oncol, 2021, 16（11）: 1872-1882.

［3］Herbst RS, Giaccone G, De Marinis F, et al. Atezolizumab for first-line treatment of PD-L1-selected patients with NSCLC. N Engl J Med, 2020, 383（14）: 1328-1339.

［4］Morad G, Helmink BA, Sharma P, et al. Hallmarks of response, resistance, and toxicity to immune checkpoint blockade. Cell, 2021, 184（21）: 5309-5337.

［5］Antonia SJ, Villegas A, Daniel D, et al. Durvalumab after chemoradiotherapy in stage Ⅲ non-small-cell lung cancer. N Engl J Med, 2017, 377（20）: 1919-1929.

［6］Antonia SJ, Villegas A, Daniel D, et al. Overall survival with durvalumab after chemoradiotherapy in stage Ⅲ NSCLC. N Engl J Med, 2018, 379（24）: 2342-2350.

［7］Faivre-Finn C, Vicente D, Kurata T, et al. Four-year survival with durvalumab after chemoradiotherapy in stage Ⅲ NSCLC—an update from the PACIFIC trial. J Thorac Oncol, 2021, 16（5）: 860-867.

［8］Cheng Y, Han L, Wu L, et al. Effect of first-line serplulimab vs placebo added to chemotherapy on survival in patients with extensive-stage small cell lung cancer: the ASTRUM-005 randomized clinical trial. JAMA, 2022, 328（12）: 1223-1232.

［9］Kobayashi H, Wakuda K, Naito T, et al. Chemoradiotherapy for limited-stage small-cell lung cancer and interstitial lung abnormalities. Radiat Oncol, 2021, 16（1）: 1-9.

［10］Hellmann MD, Callahan MK, Awad MM, et al. Tumor mutational burden and efficacy of nivolumab monotherapy and in combination with ipilimumab in small-cell lung cancer. Cancer Cell, 2018, 33（5）: 853-861.

［11］Liu SV, Reck M, Mansfield AS, et al. Updated overall survival and PD-L1 subgroup analysis of patients with extensive-stage small-cell lung cancer treated with atezolizumab, carboplatin, and etoposide (IMpower133). J Clin Oncol, 2021, 39（6）: 619-630.

［12］Wu LH, Chen L, Wang QY, et al. Correlation between HRCT signs and levels of CA125, SCCA, and NSE for different pathological types of lung cancer. Eur Rev Med Pharmacol Sci, 2023, 27（9）: 4162-4168.

［13］Wei M, Ye Q, Wang X, et al. Early tumor shrinkage served as a prognostic factor for patients with stage Ⅲ non-small cell lung cancer treated with concurrent chemoradiotherapy. Medicine, 2018, 97（19）: e0632.

［14］Zimmerman S, Davis M. Rapid fire: superior vena cava syndrome. Emerg Med Clin North Am, 2018, 36（3）: 577-584.

［15］Ciammella P, Timon G, Bruni A, et al. Radiation therapy in small cell lung cancer: a national Italian survey. Radiol Med, 2018, 123: 554-560.

［16］Ding P, Wen L, Tong F, et al. Mechanism underlying the immune checkpoint inhibitor-induced hyper-progressive state of cancer. Cancer Drug Resist, 2022, 5（1）: 147-164.

二、病例二

(一) 现病史

患者,男,71岁。2023年1月13日因"咳嗽2个月,发现左肺占位3日"就诊。患者2023年1月10日无明显诱因出现刺激性干咳,咳嗽频繁,伴少许白痰、轻度气短,未诉胸痛、头晕、头痛、发热等不适,就诊当地医院行胸部CT提示左肺门占位,双肺肺气肿改变。2023年1月12日行PET/CT(图18-12)提示左肺上叶中央型肺癌(5.5cm×4.9cm×5.2cm)并阻塞性肺炎,两肺支气管扩张并感染、两肺肺气肿,肺大疱,纵隔(2R、4R、4L、5、7)及右侧肺门10R淋巴稍增大,伴轻度代谢增高;双侧基底节区腔隙性脑梗死,双侧半卵圆中心区、侧脑室脑白质脱髓鞘改变;脊柱退行性变。

入院查体:ECOG 1分,NRS 0分。呼吸动度双侧对称一致,语颤未触及异常。双肺叩诊清音,呼吸音清晰,左肺呼吸音稍减低,双肺未闻及干、湿啰音,未闻及胸膜摩擦音。

既往史:高血压病史10年,口服硝苯地平缓释片,血压控制可。

个人史:吸烟50年,1包/日,有长期饮酒史。否认家族史。

(二) 入院检查检验及诊断

入院血常规、肝肾功能、电解质、凝血未见异常。肺癌相关肿瘤标志物:细胞角蛋白19片段9.82ng/ml(↑)。心电图一度房室传导阻滞。入院行支气管镜,主气管:黏膜光软、未见明显隆起及凹陷改变。隆突锐、活动好。左主支气管口见隆起性病变,表面粗糙,覆白苔,致管腔狭窄,内镜无法通过,取检2块送病理。右主支气管及各段黏膜光软、通畅,未见明显隆起及凹陷改变。支气管镜考虑左肺癌。支气管镜病理(图18-13):左主支气管鳞状细胞癌Ⅱ级。免疫组化:P40(+)、P63(+)、P53(3+)、CK7(-)、TTF-1(-)、Syn(-)、CD56(-)、Ki-67(70%)。PD-L1(E1L3N)(-)。2023年1月27日行外周血NGS基因检测(图18-14):未检出体细胞变异,未检出致病/疑似致病变异,TMB-L 0.0mut/Mb。

入院诊断:左肺恶性肿瘤(鳞癌pT2bN3M0 ⅢB期);肺气肿合并肺大疱;高血压2级。

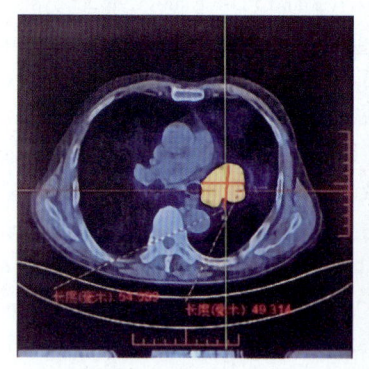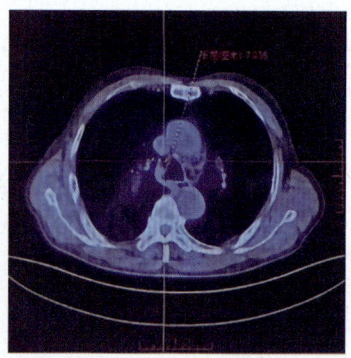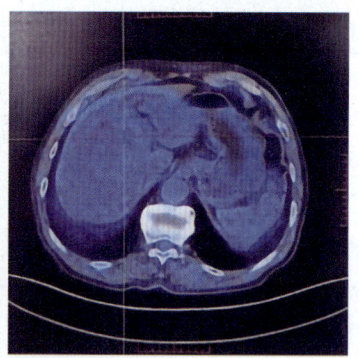

图18-12 2023年1月12日基线PET/CT

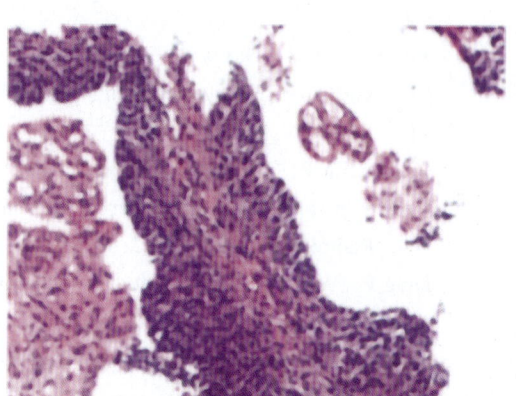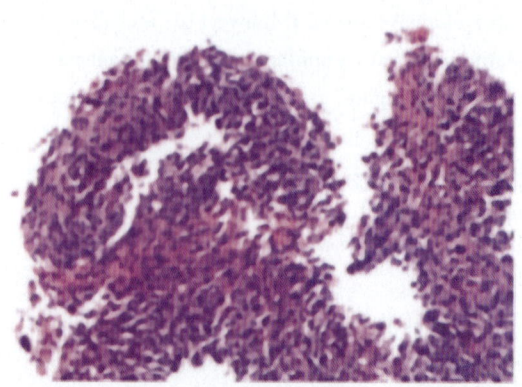

图18-13 2023年1月18日支气管镜病理,HE染色提示鳞状细胞癌

（三）诊疗经过

2023年1月29日至2023年4月15日，开始行白蛋白结合型紫杉醇300mg第1天＋卡铂500mg第1天＋替雷利珠单抗200mg静脉滴注化疗4周期，治疗期间无不良反应。2023年5月8日复查（图18-15），左肺上叶占位性病变伴左肺上叶阻塞性肺炎，纵隔多发稍大淋巴结，疗效评价PR。4周期治疗后经胸外科评估，仍需行左肺全切术，患者家属拒绝手术。2023年5月17日开始根治性同步放化疗，剂量为：6000cGy/30f。2023年8月17日复查CT（图18-16），左肺上叶近肺门区占位伴阻塞性肺炎，同前2023年5月30日片对比范围缩小。左下肺炎症较前范围增大，疗效评价PR。考虑患者出现放射性肺炎，给予甲泼尼龙60mg静脉滴注第1～5天，甲泼尼龙40mg静脉滴注第6～10天，后改为口服醋酸泼尼松片逐渐减量。患者后续由于放射性肺炎，未行免疫维持治疗，定期复查，2024年3月29日复诊CT（图18-17）：左肺上叶近肺门区占位伴阻塞性肺炎，范围较前略缩小。左肺下叶及右肺中叶炎症，同前无著变。双肺肺气肿，双侧胸膜肥厚，纵隔多发稍大淋巴结。疗效评价维持PR。

> 1.3 检测结果小结

检测项	检测结果
体细胞变异	在检测范围内，未检出体细胞变异
胚系变异	在检测范围内，未检出致病/疑似致病变异
肿瘤突变负荷（TMB）	0.0 Muts/Mb，肿瘤突变负荷较低（TMB-L）
免疫检查点抑制剂疗效相关基因	–

图18-14　2023年1月27日外周血NGS基因检测

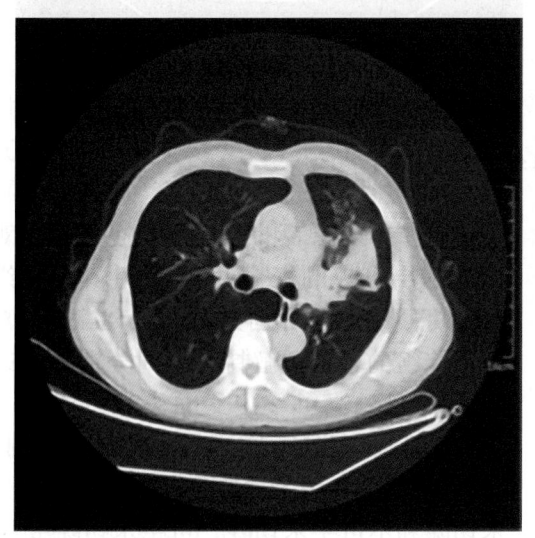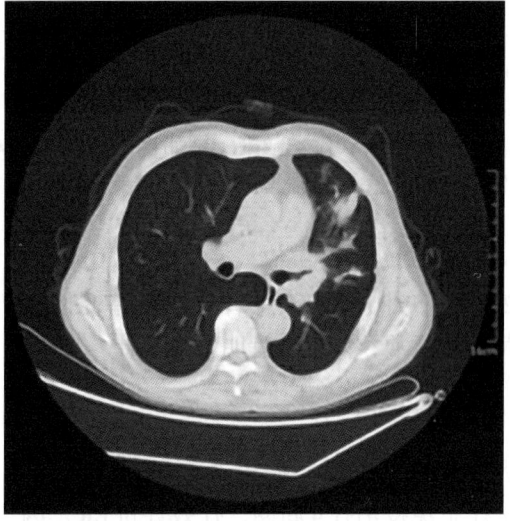

图18-15　2023年5月8日4周期治疗后CT

结肠炎、ALT升高、肝炎和脂肪酶升高（$P<0.95$）。然而，与PD-L1抑制剂相比，PD-1抑制剂引起的瘙痒、呼吸困难和甲状腺功能减退的发生率显著升高，发热、便秘和肾损伤发生率显著降低（$P<0.05$）。2018年，JAMA Oncology上发表的一项Meta研究显示，PD-1抗体和PD-L1抗体的致死性副反应发生率相当（0.36% vs 0.38%）。2019年，该杂志发表的另一项Meta分析（包含125个临床试验、2万多名患者）发现，PD-1和PD-L1抗体的总体副反应发生率无显著差异，但相比PD-1抗体，PD-L1抗体的3级及以上副反应率更低。

一项纳入了23个免疫单药肺癌研究的Meta分析发现，相比PD-1抗体，PD-L1抗体的免疫相关性不良反应（irAE）发生率更低（16% vs 11%，$P=0.07$），且间质性肺炎发生率更低（4% vs 2%，$P=0.01$）。另一项纳入19个肺癌免疫单药试验的Meta研究也显示，相比PD-1抗体，PD-L1抗体的肺炎总体发生率显著更低（3.6% vs 1.3%，$P=0.001$），3～4级肺炎发生率也更低（1.1% vs 0.4%，$P=0.02$）。其可能机制是由于PD-L1单抗只阻断PD-1与PD-L1的结合，并不影响PD-1与PD-L2的结合，因此不影响该通路介导的一些正常的生理生化反应，避免肺炎的发生。安全性分析显示PD-1抗体与PD-L1抗体总体不良反应相当。是否能在ICI控制后重启ICI治疗目前尚无定论，在一项大型回顾性队列研究中，使用同样的ICI再次挑战治疗，出现相同irAE的发生率为28.8%，新的irAE发生率为4.4%。Pollack等（2018）研究中，重启ICI治疗后，18%的患者复发了相同的irAEs，21%的患者出现新的irAE。其中1例患者甚至出现了严重程度达5级的史蒂芬斯-强森综合征。若患者初始治疗发生严重irAE并使用皮质类固醇治疗，那么重启治疗irAsE复发率有更高趋势。

基于以上研究的结果表明，该患者在使用PD-1抑制剂替雷利珠单抗致严重皮肤毒性情况下更换成PD-L1抑制剂恩沃利单抗重启免疫治疗，不排除发生跟之前相类似的irAE可能，但发生的irAEs通常不会比初始治疗时更严重。因此临床医师采纳药师建议，为该患者重启恩沃利单抗免疫治疗。后随访发现，截至目前患者已使用恩沃利单抗3周期，期间未再发生皮肤相关irAE。

3. PD-1抑制剂换用PD-L1抑制剂治疗的有效性评价　一项纳入了23项研究（其中20项为单臂研究）的Meta分析发现，在接受PD-1或PD-L1治疗的患者中，ORR分别为21% vs 15%，DCR分别为61% vs 59%。在接受PD-1或PD-L1治疗的患者中，CR率分别为2% vs 1%，PR率为1.8% vs 1.4%。PFS分别为3.42个月 vs 3.58个月，OS分别为12.31个月 vs 11.82个月。可见，两种免疫治疗药物治疗的疗效相当，总生存期方面PD-1略显优势。Duan等（2020）首次提出"镜像法则"（mirror principle）应用于Meta分析，系统比较了PD-1抗体和PD-L1抗体的疗效和安全性。该研究提示，相比PD-L1抗体，PD-1抗体治疗具有显著更好的生存结局。PD-1抗体结合PD-1，可同时阻断PD-1与其受体PD-L1、PD-L2的连接，而PD-L1抗体只能选择性阻断PD-1和PD-L1连接，PD-1和PD-L2仍可以相互作用而抑制T细胞，给肿瘤留下了一条免疫逃逸之路。有案例报道患者在PD-1单抗耐药的情况下立刻更换PD-L1单抗，病情迅速控制达到完全缓解。

该患者胃印戒细胞癌cT4aN1-2M0 Ⅲ期，基于安全性和有效性考虑，该患者重启ICI治疗，选择恩沃利单抗再挑战治疗，有望获得有利的总生存期OS和PFS结果。后随访得知该患者于2022年10月9日和2022年10月31日已完成恩沃利单抗的第2～3周期免疫治疗，复查肿瘤未见明显进展，腹腔积液较前吸收。

4. 重启ICI致皮肤毒性的药学监护　皮肤不良事件是PD-L1/PD-1最常见的irAE，发生率高达46%～62%。皮肤毒性可以在治疗早期出现（治疗开始后的前几周），也有患者在治疗结束后出现皮肤irAE的报道。皮肤毒性较轻者主要表现为斑丘疹、苔藓样皮炎、大疱性类天疱疮、白癜风、银屑病和硬皮病。病情较重甚至危及生命的皮肤不良反应主要包括史蒂芬斯-强森综合征和中毒性表皮坏死松解症（toxic epidermal necrolysis，TEN），其他包括药疹伴嗜酸性粒细胞增多和系统症状（drug reaction with eosinophilia and systemic symptoms，DRESS）、Sweet's综合征、秃头症、Grover's病和副肿瘤综合征等。在Song等（2020）的研究中，使用替雷利珠单抗70例患者有6例发生了免疫相关性皮肤不良事件，包括皮炎、红斑结节、瘙痒、皮疹、白癜风等，但3级及以上皮肤相关不良事件仅1例。

医师需加强在此时间段内的监测，一旦患者出现疑似皮肤irAE症状，应及时给予详细的检查，对于发生严重irAE的患者，应及时停止使用ICI，并及时给予足量类固醇激素药物或免疫抑制剂的治疗。ICI再挑战的条件需要在前瞻性临床试验中进一步验证，因此重启ICI需慎重。应该基于irAE发生时间、持续时间、类型、部位、分级等，建立再挑战后再发irAE的风险模型，以指导临床实践。此外，再挑战中，可以通过更换ICI药物类型、减少ICI剂量并联合其他作用机制药物（例如传统化疗药物、抗血管生成药物等）有可能延续免疫治疗疗效并减少irAE再发生。

5.小结与体会　重启ICI治疗对晚期肿瘤患者而言，风险与挑战并存。现有的研究似乎提示，既往ICI治疗获益的患者，重启ICI再次获益的可能性更高。在潜在临床获益的同时，患者出现irAE甚至是致死性irAE的风险也大大提高。对于较高级别的（3级及以上）irAE停药后是否再次启动ICI治疗，应需要根据患者的不同情况而定。不仅取决于肿瘤的复发风险，复发性irAE的类型、严重程度以及ICI再挑战对特定癌症类型的预期疗效，而且需要对重启ICI治疗患者进行严密监测，使用标准化的方案去诊断和治疗再次出现的irAE。

参考文献

［1］Sung H, Ferlay J, Siegel RL, et al. Global cancer statistics 2020：GLOBOCAN estimates of incidence and mortality worldwide for 36 cancers in 185 countries. CA Cancer J Clin, 2021, 71（3）：209-249.

［2］Xia C, Dong X, Li H, et al. Cancer statistics in China and United States, 2022：profiles, trends, and determinants. Chin Med J, 2022, 135（5）：584-590.

［3］Janjigian YY, Shitara K, Moehler M, et al. First-line nivolumab plus chemotherapy versus chemotherapy alone for advanced gastric, gastro-oesophageal junction, and oesophageal adenocarcinoma（CheckMate 649）：a randomised, open-label, phase 3 trial. Lancet, 2021, 398（10294）：27-40.

［4］Janjigian YY, Kawazoe A, Yañez P, et al. The KEYNOTE-811 trial of dual PD-1 and HER2 blockade in HER2-positive gastric cancer. Nature, 2021, 600（7890）：727-730.

［5］Ladomersky E, Zhai L, Lauing KL, et al. Advanced age increases immunosuppression in the brain and decreases immunotherapeutic efficacy in subjects with glioblastoma. Clin Cancer Res, 2020, 26（19）：5232-5245.

［6］中国临床肿瘤学会指南工作委员会组织. 中国临床肿瘤学会（CSCO）胃癌诊疗指南-2022. 北京：人民卫生出版社，2022.

［7］Singh S, Hassan D, Aldawsari HM, et al. Immune checkpoint inhibitors：a promising anticancer therapy. Drug Discov Today, 2020, 25（1）：223-229.

［8］洪毅勇，朱琳，黄影，等. 免疫检查点抑制剂引起的药疹及其应对策略. 皮肤性病诊疗学杂志，2021，28（6）：513-519.

［9］中国临床肿瘤学会指南工作委员会. 中国临床肿瘤学会（CSCO）免疫检查点抑制剂相关的毒性管理指南. 北京：人民卫生出版社，2021.

［10］Gu Y, Zhang H, Liu Z, et al. Different patterns of treatment-related adverse events of programmed cell death-1 and its ligand-1 inhibitors in different cancer types：a meta-analysis and systemic review of clinical trials. Asia Pac J Clin Oncol, 2020, 16（5）：e160-e178.

［11］Wang Y, Zhou S, Yang F, et al. Treatment-related adverse events of PD-1 and PD-L1 inhibitors in clinical trials：a systematic review and meta-analysis. JAMA Oncol, 2019, 5（7）：1008-1019.

［12］Duan J, Cui L, Zhao X, et al. Use of immunotherapy with programmed cell death 1 vs programmed cell death ligand 1 inhibitors in patients with cancer：a systematic review and meta-analysis. JAMA Oncol, 2020, 6（3）：375-384.

［13］Dolladille C, Ederhy S, Sassier M, et al. Immune checkpoint inhibitor rechallenge after immune-related adverse events in patients with cancer. JAMA Oncol, 2020, 6（6）：865-871.

［14］Simonaggio A, Michot JM, Voisin AL, et al. Evaluation of readministration of immune checkpoint inhibitors after immune-related adverse events in patients with cancer. JAMA Oncol, 2019, 5（9）：1310-1317.

［15］Wen W, Zhang Y, Zhang H, et al. Clinical outcomes of PD-1/PD-L1 inhibitors in patients with advanced hepatocellular carcinoma：a systematic review and meta-analysis. J Cancer Res Clin Oncol, 2022, 149（3）：969-978.

［16］Zhang N, Tu J, Wang X, et al. Programmed cell death-1/programmed cell death ligand-1 checkpoint inhibitors：differences in mechanism of action. Immunotherapy, 2019, 11（5）：429-441.

［17］Singh N, Seetharamu N. Complete response with anti-PD-L1 antibody following progression on anti-PD-1 antibody in advanced non-small cell lung cancer. BMJ Case Rep, 2020, 13（8）：e236101.

［18］Morad G, Helmink BA, Sharma P, et al. Hallmarks of response, resistance, and toxicity to immune checkpoint blockade. Cell, 2021, 184（21）：5309-5337.

［19］Song Y, Gao Q, Zhang H, et al. Treatment of relapsed or refractory classical Hodgkin lymphoma with the anti-PD-1, tislelizumab: results of a phase 2, single-arm, multicenter study. Leukemia, 2020, 34（2）: 533-542.

[20] Haanen J, Ernstoff M, Wang Y, et al. Rechallenge patients with immune checkpoint inhibitors following severe immune-related adverse events: review of the literature and suggested prophylactic strategy. J Immunother Cancer, 2020, 8（1）: e000604.

[21] Park R, Lopes L, Saeed A. Outcomes following immunotherapy re-challenge after immune-related adverse event: systematic review and meta-analysis. Immunotherapy, 2020, 12（16）: 1183-1193.

二、病例二

（一）现病史

患者，女，68岁，因"诊断纵隔小细胞神经内分泌癌11个月，乏力、食欲缺乏3天"入院。患者11个月前（2023年1月）无意间扪及左颈根部包块，约鸡蛋大小，质硬，固定，无明显咳嗽、声音嘶哑，无饮水呛咳，无发热盗汗，无明显体重减轻，无胸闷胸痛。至医院完善相关检查后，行颈部包块穿刺活提示小细胞神经内分泌癌。进一步行食管CT增强检查提示：左侧颈部及锁骨间隙、纵隔内多发不均匀强化软组织影，颈部病变横断面长径约6cm，左颈部静脉局部变扁。完善全腹部增强CT：肝右叶见稍低密度结节，大小约为5mm，增强扫描轻度强化；双肾上腺增粗，增强扫描双侧可见低强化结节影。诊断为纵隔小细胞神经内分泌癌。2023年2月开始行斯鲁利单抗＋EP方案化疗4周期，期间复查纵隔部分淋巴结较前轻度退缩，余病灶较前变化不明显，疗效评价为SD。遂予以斯鲁利单抗免疫单药治疗1周期后，行纵隔病灶放射治疗，PTV60Gy/30f/2Gy。放疗后患者自觉厌食、乏力、食欲缺乏，予以对症治疗后好转。2023年9月6日免疫治疗后，患者出现乏力，食欲缺乏呕吐等症状。甲功：总二碘甲状腺原氨酸：3.51nmol/L，游离T3：6.71pmol/L，总甲状腺素：207.50nmol/L，游离甲状腺素：16.93pmol/L，促甲状腺素：3.688mU/L。经内分泌科会诊建议暂不予以药物治疗，定期随访。2023年10月11日、2023年11月28日继续行斯鲁利单抗单药免疫治疗。2023年11月28日免疫治疗后，患者再次出现乏力、食欲缺乏、呕吐。入院前3天，患者诉乏力、食欲缺乏、呕吐加重，为求进一步治疗至我院就诊，门诊以"纵隔小细胞神经内分泌癌"收入院，入院症见：患者神清，精神差，乏力，食欲缺乏，食后呕吐，二便尚可，睡眠欠佳。

既往史：高血压病史2年，自行服用降压药，自述血压控制尚可，余无特殊。

个人史：吸烟20余年，现已戒烟。

家族史：父亲因肺癌去世，母亲尿毒症去世，否认家族遗传病史。

（二）入院检查及诊断

2023年12月5日电解质：钾3.33mmol/L，钠132mmol。2023年12月5日促肾上腺皮质激素皮质醇节律试验：8:00促肾上腺皮质激素1.044pg/ml，皮质醇4.8nmol/L；16:00促肾上腺皮质激素＜1.000pg/ml，皮质醇＜2.764nmol/L；24:00促肾上腺皮质激素＜1.000pg/ml，皮质醇3.0nmol/L。性激素全套：泌乳素22.03ng/ml，人促卵泡生成素13.17mIU/L，雌二醇＜10pg/ml，睾酮1.21ng/ml，游离雄激素指数7.35%，硫酸脱氢表雄酮20.5μg/dl。2023年12月6日24小时尿液生化（7项）：24小时尿量0.7L，24小时尿钠28mmol，24小时尿氯28mmol。2023年12月8日鞍区磁共振增强成像：T_1示垂体偏左后份稍高信号结节影，未见明显强化，垂体微腺瘤不除外。

诊断为：①纵隔小细胞神经内分泌癌Ⅳ期；a.左侧颈部、锁骨间隙、纵隔继发恶性肿瘤；b.肝继发恶性肿瘤；c.双肾上腺继发恶性肿瘤；②肾上腺皮质功能减退；③垂体微腺瘤；④高血压2级（高危组）。

（三）诊疗经过

本患者考虑免疫治疗后引起肾上腺皮质功能减退症，经内分泌科会诊，予以氢化可的松每日2次，8:00口服10mg、14:30口服5mg，补充糖皮质激素治疗。患者恶心呕吐症状逐渐缓解，精神状态也较前明显改善。2023年12月18日电解质提示：氯113mmol/L，余正常。ACTH皮质醇节律试验：8:00促肾上腺皮质激素1.003pg/ml，ACTH皮质醇节律试验；16:00促肾上腺皮质激素1.000pg/ml。2023年12月19日24小时尿液生化（7项）：24小时尿氯119mmol，24小时尿钙1.42mmol，24小时尿磷16.0mmol，24小时尿尿素239.04mmol。2023年12月19日ACTH皮质醇节律试验：24:00促肾上腺皮质激素＜1.000pg/ml。激素替代治疗后10天，患者食欲明显好转，乏力改善，电解质得以纠正。嘱患者继续口服激素治疗。

（四）预后及随访

2024年3月5日性激素全套：人促卵泡生成素18.51mU/ml，硫酸脱氢表雄酮26.34g/dl。2024年3月5日ACTH皮质醇节律试验：16:00促肾上腺皮质激素＜1.000pg/ml。2024年3月6日ACTH皮质醇节律试验：24:00促肾上腺皮质激素1.000pg/ml。ACTH皮质醇节律试验：8:00促肾上腺皮质激素＜1.000pg/ml。考虑皮质醇功能仍旧低，激素疗程不足，继续口服激素替代治疗。暂不重启免疫治疗。

（五）总结与讨论

本例为一例纵隔小细胞神经内分泌癌患者，2023年1月确诊，然后行4周期化疗＋免疫治疗后局部放疗，评效为SD。然后予以斯鲁利单抗免疫维持，期间逐渐出现乏力、厌食等症状，予以对症处理后患者症状缓解，至2023年11月免疫治疗后出现乏力、食欲缺乏、呕吐等症状加重，查ACTH及垂体磁共振提示肾上腺皮质功能减退、垂体微腺瘤，考虑免疫所致的内分泌不良反应，予以氢化可的松治疗后患者症状明显改善，嘱患者继续口服激素替代治疗，待病情稳定后重新评估是否再次启动免疫治疗。

肾上腺皮质功能减退症是以肾上腺皮质激素缺乏为主要特征的内分泌疾病，可分为原发性、继发性和三发性肾上腺皮质功能减退，后两者均属于中枢性肾上腺皮质功能减退。原发性肾上腺皮质功能减退多由肾上腺自身病变引起，包括先天性和获得性，先天性约95%由*CYP21A2*基因突变引起的先天性肾上腺增生病导致，而获得性肾上腺功能不全通常由自身免疫、感染、出血、转移或双侧肾上腺切除引起。继发性肾上腺皮质功能减退常见的病因有长期使用超生理剂量糖皮质激素、手术或外伤、鞍区肿瘤、垂体瘤、感染、免疫性垂体炎等。三发性肾上腺皮质功能减退主要由下丘脑病变引起促肾上腺皮质激素释放激素和精氨酸加压素合成障碍，从而进一步引起皮质醇功能减退。

随着ICI的使用，irAE越来越受到重视，与其他系统irAE不同，内分泌系统irAE多不可逆，且需要终身激素替代治疗。垂体功能减退是常见的内分泌irAE之一，其临床表现不具有特异性，可表现为各个系统的症状，如疲倦、乏力、腹痛、腹泻、便秘、厌食、恶心呕吐，头晕头痛、性欲减退、低血糖，女性还可表现为月经失调，实验室检查可见低钠血症、高钾血症等电解质紊乱的情况。部分患者会以危及生命的肾上腺危象为肾上腺皮质功能不全的第一表现，临床症状包括呕吐、肌肉疼痛、关节疼痛、严重低血压和低血容量性休克等。

Brahmer等（2018）发现，CTLA-4、PD-1及其配体PD-L1抑制剂在单药治疗时，垂体炎发生率分别为3.2%、0.4%和小于0.1%，而两种ICI联合使用时发生率会大幅度升高，其根据疾病的严重程度分为1～4级，1～2级不需要停用ICI的治疗，3～4级则需要中断ICI的治疗。糖皮质激素替代治疗是肾上腺皮质功能减退症最主要的治疗方法，根据症状的严重程度而选用不同的剂量。但继发性肾上腺皮质功能减退患者使用糖皮质激素治疗后肾上腺功能不全往往不能恢复，需长期使用糖皮质激素替代治疗。

本例患者通过相关辅助检查，可明确诊断为继发性肾上腺皮质功能减退症，本例患者出现的厌食、乏力、呕吐、电解质紊乱等这些症状均为肾上腺皮质激素减退的典型症状，然而由于这些症状缺乏特异性，在其他系统疾病尤其是肿瘤中也非常常见，因此易漏诊。

研究发现，使用PD-1单抗和CTLA-4单抗后垂体功能损害患者的表现不同。前者多表现为孤立性ACTH缺乏，而后者临床表现更接近淋巴细胞性垂体炎，可出现垂体增大和多种垂体激素缺乏，部分患者在ICI治疗中先出现原发性甲状腺功能减退，后出现ACTH缺乏。当ICI治疗后出现1种内分泌腺体损伤时，患者很可能同时存在其他腺体的免疫性损伤。因此，有研究者建议，可在每个ICI治疗周期开始前进行系统的激素评估，可以减少内分泌性irAE的发生率。

肾上腺皮质功能减退虽然是一种罕见的内分泌性irAE，但是由于患者临床症状缺乏特异性，极易漏诊，因此它是一种相对严重的irAE，死亡率较高，需引起高度重视。如患者出现垂体功能减退，特别是ACTH缺乏时应暂停ICI治疗，直至急性症状缓解；同时应根据临床指征给予相应的激素替代治疗，治疗后甲状腺和性腺功能可恢复，但继发性肾上腺皮质功能不全通常不可逆，需长期治疗。此外，若患者同时存在甲状腺功能减退和肾上腺功能减退，应先予以糖皮质激素治疗，避免肾上腺危象的发生。但是,有研究发现,大剂量糖皮质激素冲击治疗不会改善内分泌irAE患者的预后,反而可能导致肿瘤进展。因此建议,患者病情稳定后应尽快给予生理剂量氢化可的松或泼尼松。临床上ICI相关性肾上腺皮质功能不全及时诊治预后较好,但未及时救治的肾上腺皮质功能不全可能是永久性的,需长期激素替代治疗。

ICI相关性肾上腺皮质功能不全患者什么时候可以考虑重启ICI治疗?首先,必须在患者的肾上腺皮质功能不全症状得到有效控制后,如激素水平、电解质水平以及乏力、食欲缺乏、恶心、呕吐等临床症状。其次,能否重启ICI治疗与ICI类型相关,重启治疗时,需根据患者之前使用的ICI类型(如PD-1单抗或CTLA-4单抗)及具体毒性反应进行个体化评估。例如,PD-1单抗相关肾上腺皮质功能不全患者在症状缓解后,重启PD-1单抗相对安全。最后,重启ICI治疗后,需密切监测患者的肾上腺皮质功能,定期复查血清皮质醇水平及ACTH水平,关注患者有无乏力、头晕、心悸等肾上腺皮质功能不全复发的早期症状。总之,ICI相关性肾上腺皮质功能不全患者能否重启ICI治疗,需要在多学科团队协作下,综合考虑病情控制、免疫治疗相关因素及患者个体情况后谨慎决策。

参考文献

[1] Husebye ES, Pearce SH, Krone NP, et al. Adrenal insufficiency. Lancet, 2021, 397(10274): 613-629.

[2] Paragliola RM, Corsello SM. Secondary adrenal insufficiency: from the physiopathology to the possible role of modified-release hydrocortisone treatment. Minerva Endocrinol, 2017, 43(2): 183-197.

[3] Chang LS, Barroso-Sousa R, Tolaney SM, et al. Endocrine toxicity of cancer immunotherapy targeting immune checkpoints. Endocr Rev, 2019, 40(1): 17-65.

[4] Byun DJ, Wolchok JD, Rosenberg LM, et al. Cancer immunotherapy—immune checkpoint blockade and associated endocrinopathies. Nat Rev Endocrinol, 2017, 13(4): 195-207.

[5] 郑鹏杰, 张少玲. 肾上腺皮质功能减退症的诊治现状. 内科急危重症杂志, 2019, 25(1): 73-79.

[6] Faje A. Immunotherapy and hypophysitis: clinical presentation, treatment, and biologic insights. Pituitary, 2016, 19(1): 82-92.

[7] Scott ES, Long GV, Guminski A, et al. The spectrum, incidence, kinetics and management of endocrinopathies with immune checkpoint inhibitors for metastatic melanoma. Eur J Endocrinol, 2018, 178(2): 173-180.

[8] Faje AT, Sullivan R, Lawrence D, et al. Ipilimumab-induced hypophysitis: a detailed longitudinal analysis in a large cohort of patients with metastatic melanoma. J Clin Endocrinol Metab, 2014, 99(11): 4078-4085.

[9] Brahmer JR, Lacchetti C, Schneider BJ, et al. Management of immune-related adverse events in patients treated with immune checkpoint inhibitor therapy: American Society of Clinical Oncology Clinical Practice Guideline. J Clin Oncol, 2018, 36(17): 1714-1768.

[10] Feng Y, Roy A, Masson E, et al. Exposure-response relationships of the efficacy and safety of ipilimumab in patients with advanced melanoma. Clin Cancer Res, 2013, 19(14): 3977-3986.

[11] Chang LS, Barroso-Sousa R, Tolaney SM, et al. Endocrine toxicity of cancer immunotherapy targeting immune checkpoints. Endocr Rev, 2019, 40(1): 17-65.

[12] 曹灵, 李晓牧. 免疫检查点抑制剂相关内分泌不良事件. 中国临床医学, 2020, 27(6): 931-937.

[13] Okahata S, Sakamoto K, Mitsumatsu T, et al. Fulminant type 1 diabetes associated with Isolated ACTH deficiency induced by anti-programmed cell death 1 antibody—insight into the pathogenesis of autoimmune endocrinopathy. Endocr J, 2019, 66(4): 295-300.

[14] Faje AT, Sullivan R, Lawrence D, et al. Ipilimumab-induced hypophysitis: a detailed longitudinal analysis in a large cohort of patients with metastatic melanoma. J Clin Endocrinol Metab, 2014, 99(11): 4078-4085.

[15] Min L, Hodi FS, Giobbie-Hurder A, et al. Systemic high-dose corticosteroid treatment does not improve the outcome of ipilimumab-related hypophysitis: a retrospective cohort study. Clin Cancer Res, 2015, 21(4): 749-755.

[16] Faje AT, Lawrence D, Flaherty K, et al. High-dose glucocorticoids for the treatment of ipilimumab-induced hypophysitis is associated with reduced survival in patients with melanoma. Cancer, 2018, 124(18): 3706-3714.

第20章

免疫检查点抑制剂耐药挽救治疗

一、病例一

（一）现病史

患者，女，62岁，2020年9月24日因"胸闷、气短1个月"就诊，入院前1个月无明显诱因出现胸闷、气短，伴咳嗽、咳白痰，未诉咯血、发热等不适，就诊当地医院，行胸部CT示：右肺下叶软组织块影，可疑占位性病变；右肺上叶，下叶胸膜结节，右侧胸腔积液。于外院行胸部CT：双肺多发结节，最大在右肺下叶背段，结节边缘欠光整，有分叶状，局部胸部牵拉。纵隔内多发小淋巴结节影。两侧胸腔积液，右侧为著。头颅MRI示：脑实质未见明显异常。腹部增强CT未见明显异常。2020年9月16日于外院行右肺占位穿刺活检术，术后病理提示右肺穿刺浸润性腺癌。基因检测：*EGFR 21*外显子L858R突变，*ALK*、*BRAF*、*ERBB2*、*KRAS*、*MET*、*NTRK1*、*NTRK2*、*NTRK3*、*RET*、*ROS1*检测阴性。

入院查体：ECOG评分1分，NRS评分0分。全身浅表淋巴结未触及肿大。胸廓对称，胸骨无压痛，呼吸动度双侧对称一致，语颤未触及异常。双肺叩诊清音，呼吸音清晰，未闻及干、湿啰音，未闻及胸膜摩擦音。

既往史：患者于2008年行胆囊切除术。个人史、家族史无特殊。

（二）入院检查检验及诊断

入院血常规、肝肾功能、电解质、凝血、肺癌相关肿瘤标志物未见异常。

入院诊断：右肺恶性肿瘤（腺癌*EGFR* L858R突变Ⅳ期）；肺继发恶性肿瘤；胸膜继发恶性肿瘤；胸腔积液。

（三）诊疗经过

1. 2020年9月26日开始行贝伐珠单抗注射液400mg静脉滴注每3周1次＋盐酸埃克替尼片125mg口服每日3次，治疗12周期，治疗期间主要不良反应：服药3周后鼻翼两侧及下颌出现皮疹，偶有疼痛，无破溃。服药6周后皮疹自行缓解。治疗2个月后偶有鼻涕中带血丝，刷牙时牙龈出血，对症治疗后好转。治疗期间定期复查，CT示右肺下叶见软组织结节影，大小约1.7cm×1.6cm，右肺中上叶及左肺上叶见小结节影，疗效评价SD（图20-1A）。

2. 2022年2月9日复查（图20-1B）右肺下叶占位，同前片对照增大（1.6cm×2.8cm）。双肺小结节，纵隔内多发小结节影，均同前无显著改变。结合病史及辅助检查，考虑病情进展，2022年2月15日在全身麻醉下行胸腔镜下右肺下叶楔形切除术。术后病理结果回报（图20-2A）：右肺下叶周围型腺泡型腺癌及乳头状腺癌，混合性；支气管切缘未见癌浸润。免疫组化：CK7（＋）、TTF-1（＋）、P40（－）、Ki-67（30%）、EGFR SP111（－）、EGFR SP125（2＋）、BRA（－）、VENTANA ALK（D5F3）（－）。2022年2月22日PD-L1免疫组化结果判读（图20-2B）：PD-L1表达阴性，TPS＜1%。2022年2月23日组织基因检测回报（图20-2C）：*EGFR* p.L858R第21外显子错义突变；*EGFR* p.T790M第20外显子错义突变；*TP53* c.993＋2T＞C第9内含子剪切突变；*MDM4* p.L122V第6外显子错义突变。2022年3月1日行血液基因检测同组织基因检测（图20-2D）。术后恢复良好，未口服药物，定期复查。

3. 2023年4月11日，复查PET/CT示：右肺下叶肺癌术后及治疗后，胸7～9椎体水平脊柱右前方（纵隔旁）软组织肿块影伴葡萄糖代谢明显增高，多考虑为恶性病变，复发可能性大；伴右侧锁骨上区、

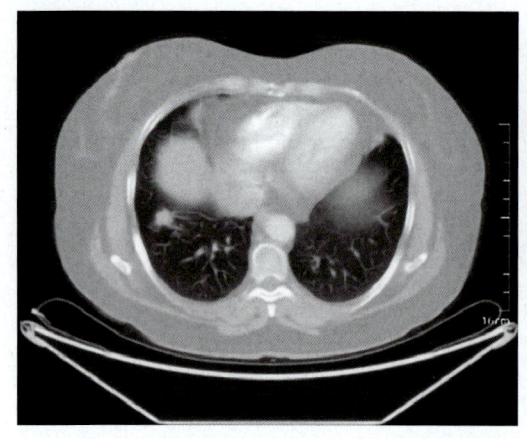

A. 2020年11月17日　　　　　　　　　　　B. 2022年2月9日

图20-1　患者贝伐珠单抗联合埃克替尼治疗期间基线CT（2020年11月17日）以及12周期治疗后复查CT（2022年2月9日）

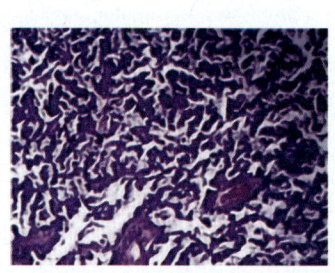 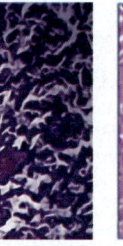 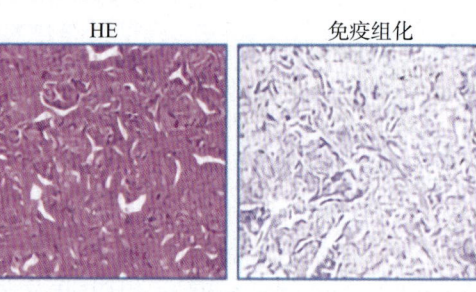  阴性对照

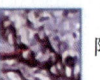 阳性对照

A. 2022年2月15日　　　　　　　　　　　B. 2022年2月22日

基因	变异	突变型	组织丰度*
EGFR	p.L858R第21外显子错义突变	c.2573T>G（p.L858R）	19.9%
EGFR	p.T790M第20外显子错义突变	c.2369C>T（p.T790M）	8.6%
TP53	c.993+2T>C第9内含子剪切突变	c.993+2T>C	8.9%
MDM4	p.L122V第6外显子错义突变	c.364C>G（p.L122V）	3.6%

C. 2022年2月23日

基因	变异	突变型	血浆丰度*	组织丰度*
EGFR	p.L858R第21外显子错义突变	c.2573T>G（p.L858R）	-	19.9%
EGFR	p.T790M第20外显子错义突变	c.2369C>T（p.T790M）	-	8.6%
TP53	c.993+2T>C第9内含子剪切突变	c.993+2T>C	-	8.9%
MDM4	p.L122V第6外显子错义突变	c.364C>G（p.L122V）	-	3.6%

D. 2022年3月1日

图20-2　患者手术后HE染色（2022年2月15日）、PD-L1染色（2022年2月22日）、组织标本NGS检测（2022年2月23日）、血液标本NGS检测（2022年3月1日）

纵隔右侧（2R、4R、7区）及右肺门多发淋巴结转移，右上肺近胸廓入口处胸膜下梭形软组织肿块影并葡萄糖代谢增高，考虑为恶性病变，转移可能性大；双肺转移可能性大；余纵隔及左肺门淋巴结轻度葡萄糖摄取，多考虑为炎性增生淋巴结，双肺轻度肺气肿；双下肺轻度间质增生，双肺多发纤维灶；双侧胸膜及叶间胸膜增厚；余颅脑及躯干未见明显占位及异常葡萄糖代谢改变。2023年3月27日行血液ctDNA动态检测回报：*EGFR* p.L858R第21外显子错义突变；*TP53* c.993＋2T＞C第9内含子剪切突变；*STAG2* p.R252W第8外显子错义突变（图20-3A）。

结合PET/CT提示疾病复发，于2023年4月13日至2023年7月20日行阿美替尼110mg口服每日1次＋培美曲塞700mg静脉滴注第1天＋卡铂400mg静脉滴注第1天共计5周期，期间主要不良反应为Ⅰ～Ⅱ度骨髓抑制。2023年7月18日血浆ctDNA

动态基因检测回报：*EGFR* p.L858R第21外显子错义突变；*TP53* c.993＋2T＞C第9内含子剪切突变；*AKT3* p.E17K第2外显子错义突变；*NF1* p.N148S第4外显子错义突变（图20-3B）。治疗后疗效评价SD（图20-4A）。

2023年8月17日开始给予后纵隔淋巴结转移灶放射治疗，剂量：46Gy/23f。2023年10月23日复查CT提示：双侧颈部多发淋巴结，部分较前缩小。右后下纵隔下腔静脉旁近膈面软组织影增厚范围较前缩小。另右侧胸膜结节样增厚影，考虑转移，范围较前缩小。双肺多发小结节，部分较前略增大，余同前无显著改变。疗效评价PR（图20-4B）。

4. 2023年11月患者出现咳嗽、气短，复查CT（图20-5A）显示双肺多发小结节，部分较前增大；双肺炎症，右侧胸膜结节样增厚，均较前范围增大。2023年11月18日血液ctDNA动态基因检测回报（图20-5B）：*EGFR* p.L858R第21外显子错义突变；*TP53* c.993＋2T＞C第9内含子剪切突变；*TP53* p.R273H第8外显子错义突变；*AKT3* p.E17K第2外显子错义突变；*AXL* p.Q83*第2外显子无义突变；*NF1* p.N148S第4外显子错义突变。患者支气管肺泡灌洗液培养：铜绿假单胞菌，相对丰度10.09%。患者于综合医院呼吸科进行抗感染治疗。

5. 2024年1月2日行血液NGS基因检测示（图20-6A）：*EGFR* p.L858R第21外显子错义突变；*TP53* c.993＋2T＞C第9内含子剪切突变。2024年1月13日复查胸部CT示（图20-6B）：术区条状致密影，周围软组织影增厚，较前增大；双肺及右侧胸膜多发结节，较前增多增大，提示转移；右肺炎范围较前扩大、密度较前增高；右侧胸腔积液较前增多。提示病情进展，于2024年1月19日行恩沃利单抗200mg皮下注射1次/周＋白蛋白结合型紫杉醇100mg静脉滴注第1、8、15天治疗1周期。治疗后，复查血常规PLT 67×10⁹/L，考虑Ⅱ度骨髓抑制。患者目前体质较弱，难以耐受化疗，2024年1月31日至2024年3月11日给予安罗替尼10mg口服每天1次第1～14天＋恩沃利单抗200mg皮下注射1次/周治疗3周期，2024年4月8日复查疗效评价SD（图20-6C）。

基因	变异	突变型	丰度*
EGFR	p.L858R 第21外显子错义突变	c.2573T＞G（p.L858R）	9.34%
TP53	c.993+2T＞C 第9内含子剪切突变	c.993+2T＞C	4.86%
STAG2	p.R252W 第8外显子错义突变	c.754C＞T（p.R252W）	0.63%

A.2023年3月27日

肿瘤特有突变*	20230320	20230712
AKT3 p.E17K	−	1.51%
EGFR p.L858R	9.34%	9.96%
NF1 p.N148S	−	0.12%
TP53 c.993+2T＞C	4.86%	4.37%

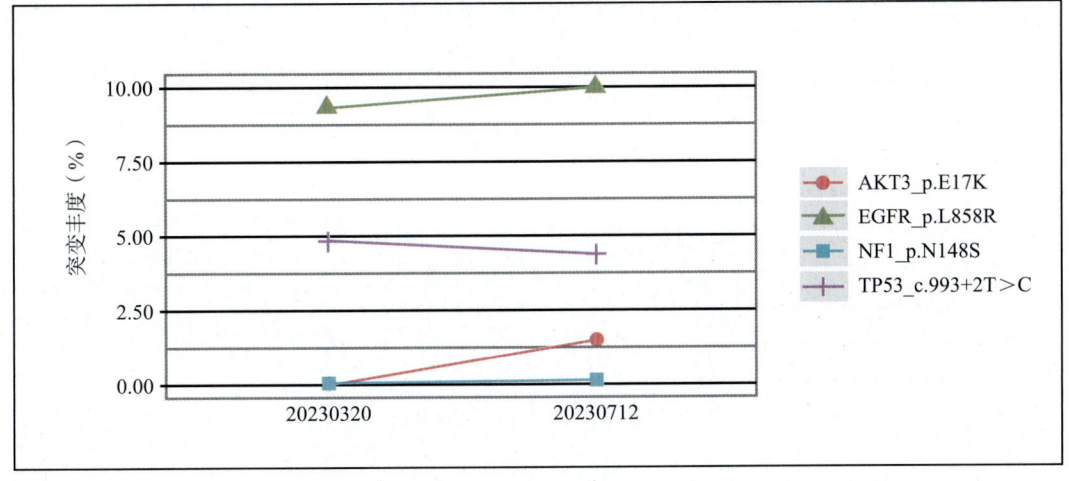

B.2023年7月18日

图20-3　患者2023年3月27日、2023年7月18日血液NGS动态监测

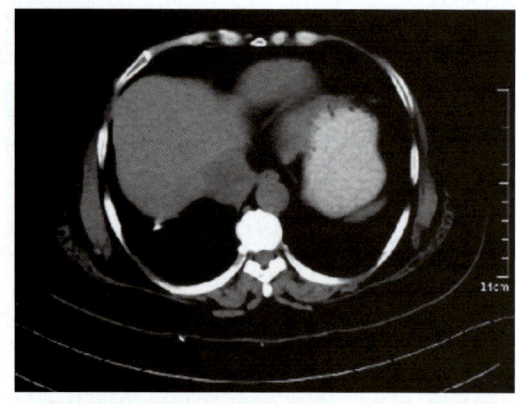
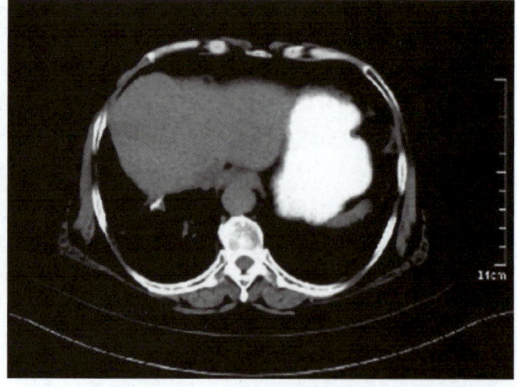

A.2023 年 8 月 10 日　　　　　　　　　　　　B.2023 年 10 月 23 日

图20-4　患者化疗＋靶向治疗后纵隔旁软组织占位（2023年8月10日），放疗后纵隔旁软组织占位（2023年10月23日）

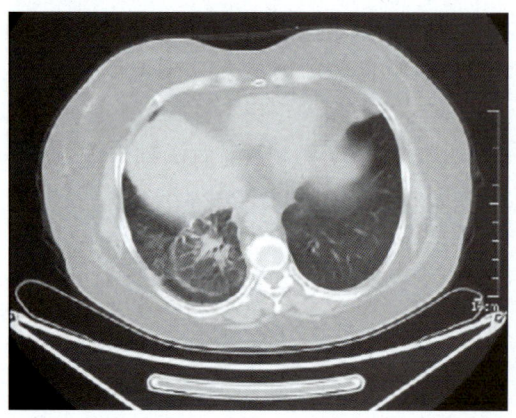
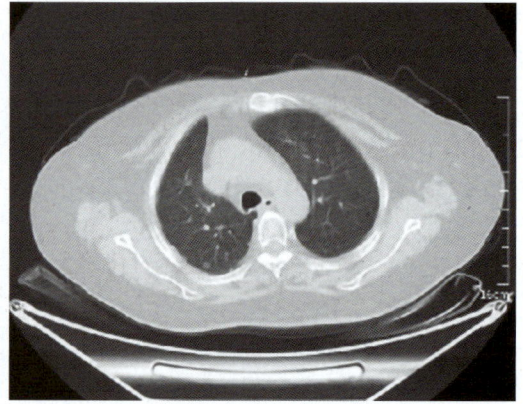

A.2023 年 11 月 18 日

肿瘤特有突变*	20230320	20230712	20231120
AKT3 p.E17K	–	1.51%	0.79%
AXL p.Q83*	–	–	0.51%
EGFR p.L858R	9.34%	9.96%	9.12%
NF1 p.N148S	-	0.12%	0.09%
TP53 c.993+2T＞C	4.86%	4.37%	3.58%
TP53 p.R273H	–	–	0.33%

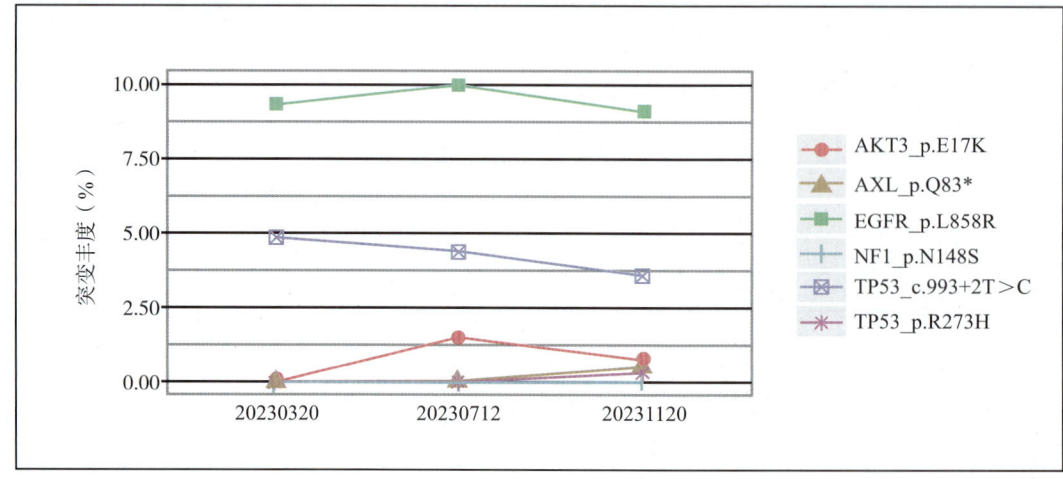

B.2023 年 11 月 18 日

图20-5　患者2023年11月18日血液NGS动态监测及胸部CT

基因	变异	突变型	丰度*
EGFR	p.L858R 第21外显子错义突变	c.2573T>G（p.L858R）	4.87%
TP53	c.993+2T>C第9内含子剪切突变	c.993+2T>C	1.24%

A. 2024年1月2日

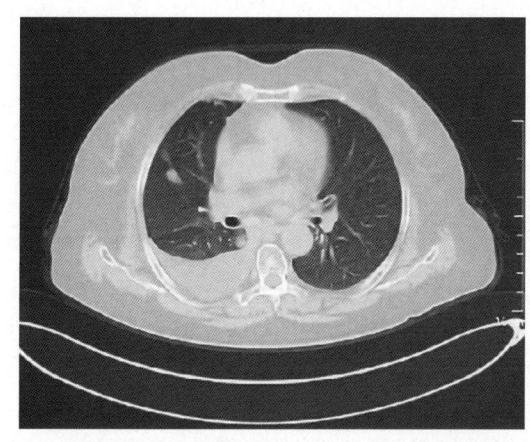
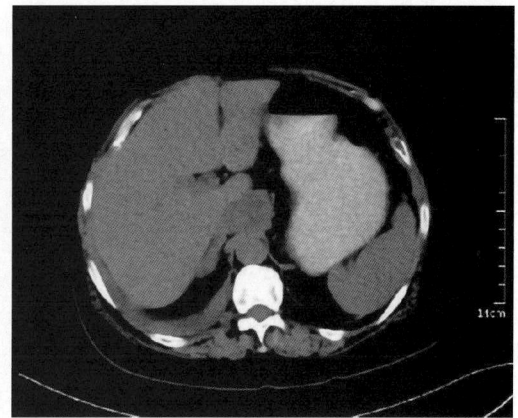

B. 2024年1月13日

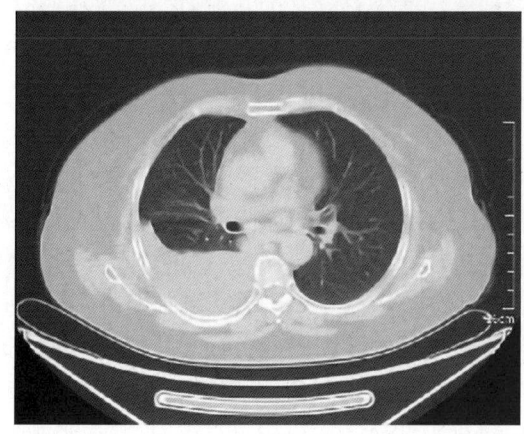
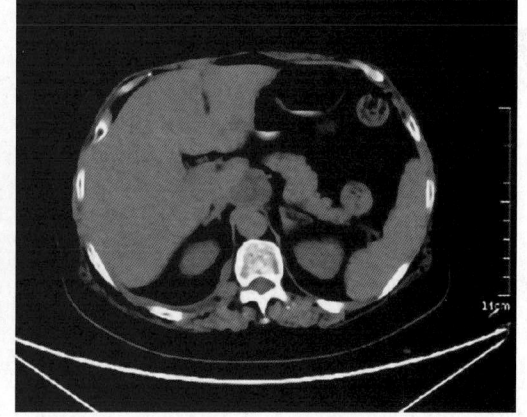

C. 2024年4月8日

图20-6　患者2024年1月2日血液NGS动态监测，免疫治疗前胸部CT（2024年1月13日），免疫治疗后胸部CT（2024年4月8日）

（四）预后及随访

截至2024年4月8日，该患者状态良好，饮食睡眠可，大小便正常，体重未见明显减轻。继续给予恩沃利单抗联合安罗替尼治疗。

（五）总结与讨论

本例病例是一例靶向治疗耐药后，使用免疫治疗再挑战的病例。

肺癌作为全球研究最广泛的恶性肿瘤之一，根据其组织病理学特征可分为非小细胞肺癌（NSCLC）和小细胞肺癌（SCLC）。NSCLC约占所有肺癌病例的80%。由于缺乏有效的早期筛查和诊断，约75%的患者发现时即存在局部浸润或远处转移，5年生存率低于15%。*EGFR*基因是NSCLC的致癌驱动因素，10%～30%的晚期NSCLC患者携带*EGFR*基因突变，其主要发生在18～21号外显子。其中，19外显子缺失突变（p.E746-A750del）和21外显子点突变（p.L858R）最为常见，占*EGFR*突变的85%以上。对于携带*EGFR*突变的NSCLC患者，选择EGFR酪氨酸激酶抑制剂（EGFR-tyrosine kinase inhibitor，EGFR-TKI）是标准治疗方案。EGFR-TKI与传统化疗相比，客观缓解率（ORR）为67.0% vs 40.8%，中位无进展生存期（PFS）为10.9个月 vs 7.4个月，EGFR-TKI治疗组显著改善。然而，在EGFR-TKI的治疗过程中不可避免地出现耐药性，对于一线治疗选择第三代EGFR-TKI失败的患者，建议再次进行基因检测，或者使用含铂双药联合或不联合贝伐珠单抗治疗，但生存获益仍非常有限。因此，EGFR-TKI 耐药后的治疗选择已经成为亟待解决的热点问题。

在基础研究中发现，EGFR-TKI 耐药的 NSCLC 细胞系中，PD-L1 表达水平显著升高，在小鼠模型中，EGFR 突变耐药可以诱导 PD-L1 的表达并促进肿瘤逃逸的发生。有些研究同样发现 EGFR-TKI 治疗后，患者的 TMB 和 PD-1 表达水平增加相关，因此 ICI 可能是 EGFR-TKI 耐药患者的一种治疗选择。

相关研究显示，ICI 与 EGFR-TKI 联合治疗对 EGFR 突变耐药的 NSCLC 患者具有协同作用。在 2021 年世界肺癌大会上发表的一项真实世界研究结果显示，EGFR-TKI 耐药后，在任何时候接受 ICI 治疗的患者比未接受 ICI 的患者具有更长的 OS。一项纳武利尤单抗联合厄洛替尼治疗晚期 EGFR 突变 NSCLC 患者的 I 期临床研究，入组了 21 例晚期 NSCLC 患者，20 例为 EGFR-TKI 耐药患者，1 例为初治患者，结果显示，EGFR-TKI 耐药患者的 mPFS 为 5.1 个月，mOS 为 18.7 个月，整体耐受性可。但总体来说，EGFR-TKI 耐药后，免疫联合靶向治疗仍需要更多的循证医学证据支持。同样，Checkmate-722 和 KEYNOTE-789 研究提示 ICI 联合化疗或许对 EGFR-TKI 耐药患者无效。

目前，免疫治疗联合抗血管生成治疗可能是 EGFR-TKI 耐药可选择的治疗方式。IMpower150 研究选择阿替利珠单抗（A）联合贝伐珠单抗（B）及卡铂（C）和紫杉醇（P）的四联方案，亚组分析结果显示，在 EGFR 敏感突变晚期非鳞状 NSCLC 中，与 BCP 的三联方案相比，ABCP 组的 OS 持续改善（HR = 0.60；95% CI：0.31～1.14）。此外，ORIENT-31 研究进一步就免疫联合抗血管生成治疗模式进行了探索，作为一项前瞻性、双盲 III 期研究，对于既往治疗失败的 EGFR 突变非鳞状非小细胞肺癌，在对照组化疗基础上添加信迪利单抗和贝伐珠单抗可显著延长患者的中位 PFS（7.2 个月 vs 4.3 个月；HR = 0.51；$P < 0.0001$），ORR 达 48%，中位缓解持续时间为 8.5 个月。

除了贝伐珠单抗，ICI 联合安罗替尼也可能是 EGFR-TKI 耐药患者可选择的治疗模式。ALTER0303 研究的亚组分析表明，安罗替尼对 EGFR 突变患者的 PFS 和 OS 均有效，mPFS 为 5.6 个月，mOS 为 10.7 个月。这一良好的生存结果为安罗替尼作为 EGFR-TKI 耐药后的后线治疗提供了有力支持。一些小样本的临床研究提示，安罗替尼联合 ICI 治疗 EGFR-TKI 耐药患者的 mPFS 为 4.3 个月，mOS 达 14.2 个月。在一项 EGFR-TKI 耐药的回顾性研究中，共纳入 80 例 NSCLC 患者，分别将其分配到安罗替尼联合 ICI 治疗组（$n = 38$）和铂培美曲塞化疗组（$n = 42$）。与化疗组相比，联合组治疗表现出更好的 PFS（3.6 个月 vs 4.3 个月，$P = 0.005$）和更好的 OS（9 个月 vs 14.2 个月，$P = 0.029$）。同时，安罗替尼和 ICI 的联合治疗显示出良好的耐受性。在血液学毒性方面，ICI 联合安罗替尼发生 3 级或更高级别的血液学毒性的概率，明显低于与联合化疗组。因此，安罗替尼和 ICI 的联合治疗可作为 EGFR-TKI 耐药 NSCLC 患者后期治疗的一种有前途的方案。

除此之外，能从 ICI 治疗中获益的患者可能具有某些特殊的临床特征。与 EGFR 19del 亚型患者相比，携带 EGFR 21 L858R 突变的患者可能从联合免疫治疗中获益更多。Mazieres 等研究表明，免疫治疗后 EGFR 21 L858R 突变患者比 EGFR 19del 突变患者预后更好。一项发表在 IMMUNO-TARGET 研究发现，EGFR 分子不同突变亚组的 PFS 差异显著，EGFR-TKI 耐药后使用免疫治疗，EGFR 19del 突变患者 PFS 为 1.8 个月，EGFR 21 L858R 突变患者 PFS 为 2.5 个月（$P < 0.001$）。从机制上讲，EGFR 21 L858R 突变患者的肿瘤突变负荷（TMB）明显高于 19del 突变患者。此外，Jin 等报道，EGFR 21 L858R 突变组的双阳性标志（PD-L1$^+$/TIL$^+$）患者比例高于外显子 19del 突变组，表明携带 EGFR 21 L858R 突变的患者的免疫微环境更加能从 ICI 治疗中获益。

本例患者在治疗全过程中始终存在 EGFR 21 L858R 突变，且不合并 T790M 突变，晚期一线治疗选择贝伐珠单抗联合埃克替尼，二线治疗选择阿美替尼联合化疗，三线治疗使用安罗替尼联合恩沃利单抗已经获得了 4 个月的 PFS，患者目前生活质量尚可，继续该方案治疗中。

参考文献

[1] Siegel RL, Miller KD, Jemal A. Cancer statistics, 2020. CA Cancer J Clin, 2020, 70（1）：7-30.

[2] Ettinger DS, Wood DE, Aisner DL, et al. Non-small cell lung cancer, version 3. 2022, NCCN clinical practice guidelines in oncology. J Natl Compr Canc Netw, 2022, 20（5）：497-530.

[3] Peng S, Wang R, Zhang X, et al. EGFR-TKI resist-

ance promotes immune escape in lung cancer via increased PD-L1 expression. Mol Cancer, 2019, 18（1）: 165.
[4] Wu L, Ke L, Zhang Z, et al. Development of EGFR TKIs and options to manage resistance of third-generation EGFR TKI osimertinib: conventional ways and immune checkpoint inhibitors. Front Oncol, 2020, 10（1）: 602762.
[5] Isomoto K, Haratani K, Hayashi H, et al. Impact of EGFR-TKI treatment on the tumor immune microenvironment in EGFR mutation-positive non-small cell lung cancer. Clin Cancer Res, 2020, 26（8）: 2037-2046.
[6] Madeddu C, Donisi C, Liscia N, et al. EGFR-mutated non-small cell lung cancer and resistance to immunotherapy: role of the tumor microenvironment. Int J Mol Sci, 2022, 23（12）: 6489.
[7] Khaddour L, Zhang C, Ali F, et al. P10.04 immunotherapy-treated non-small cell lung cancer patients with sensitizing gene alterations: a real world survival analysis. J Thorac Oncol, 2021, 16（10）: S999-S1000.
[8] Mok T, Nakagawa K, Park K, et al. Nivolumab plus chemotherapy in epidermal growth factor receptor-mutated metastatic non-small-cell lung cancer after disease progression on epidermal growth factor receptor tyrosine kinase inhibitors: final results of CheckMate 722. J Clin Oncol, 2024, 42（11）: 1252-1264.
[9] Yang JCH, Lee DH, Lee JS, et al. Pemetrexed and platinum with or without pembrolizumab for tyrosine kinase inhibitor（TKI）-resistant, EGFR-mutant, metastatic nonsquamous NSCLC: Phase 3 KEYNOTE-789 study. J Clin Oncol, 2023, 41（17）: 1.
[10] Nogami N, Barlesi F, Socinski MA, et al. IMpower150 final exploratory analyses for atezolizumab plus bevacizumab and chemotherapy in key NSCLC patient subgroups with EGFR mutations or metastases in the liver or brain. J Thorac Oncol, 2022, 17（2）: 309-323.
[11] Lu S, Wu L, Jian H, et al. Sintilimab plus bevacizumab biosimilar IBI305 and chemotherapy for patients with EGFR-mutated non-squamous non-small-cell lung cancer who progressed on EGFR tyrosine-kinase inhibitor therapy（ORIENT-31）: first interim results from a randomised, double-blind, multicentre, phase 3 trial. Lancet Oncol, 2022, 23（9）: 1167-1179.
[12] Yu L, Hu Y, Xu J, et al. Multi-target angiogenesis inhibitor combined with PD-1 inhibitors may benefit advanced non-small cell lung cancer patients in late line after failure of EGFR-TKI therapy. Int J Cancer, 2023, 153（3）: 635-643.
[13] Yin X, Liu X, Ren F, et al. The later-line efficacy and safety of immune checkpoint inhibitors plus anlotinib in EGFR-mutant patients with EGFR-TKI-resistant NSCLC: a single-center retrospective study. Cancer Immunol Immunother, 2024, 73（7）: 1-12.
[14] Bai M, Wang W, Gao X, et al. Efficacy of immune checkpoint inhibitors in patients with EGFR mutated NSCLC and potential risk factors associated with prognosis: a single institution experience. Front Immunol, 2022, 13: 832419.
[15] Jin R, Liu C, Zheng S, et al. Molecular heterogeneity of anti-PD-1/PD-L1 immunotherapy efficacy is correlated with tumor immune microenvironment in East Asian patients with non-small cell lung cancer. Cancer Biol Med, 2020, 17（3）: 768-781.

二、病例二

（一）现病史

患者，男，69岁，2020年9月12日因"胸闷、气短1个月"就诊。入院1个月前无明显诱因出现活动后气短，伴左下胸部隐痛不适，偶有咳嗽，无咳痰、发热等不适，于外院行胸部CT提示：左侧液气胸，肺压缩约40%；两肺间质增生，左肺内散在小片感染灶；左肺上叶结节样病灶；左肺上叶陈旧性病灶。后于外院行B超引导下胸膜活检及闭式引流，病理诊断：胸腔积液涂片查见少量腺癌细胞，免疫组化：CK7（+）、TTF-1（+）、NapsinA（+）、P40（-）、CDX2（-）、CR（-）、D2-40（-）。结合免疫组化提示肺来源。胸腔积液脱落细胞学检测提示：*ALK*、*BRAF*、*EGFR*、*ERBB2*、*KRAS*、*MET*、*NTRK1*、*NTRK3*、*RET*、*ROS1*均未检测到突变。后完善PET/CT检查提示：左肺上叶后段结节伴核素摄取增高，考虑周围型肺癌，左肺上叶多发转移，左侧纵隔胸膜、侧胸膜、后胸膜结节转移；左侧气胸，左侧膨胀不良伴胸腔少量积液；腔隙性脑梗死。2020年9月2日行胸腔灌注血管内皮抑制素45mg局部治疗。

入院查体：ECOG评分1分，NRS评分0分，胸廓两侧对称，胸骨无压痛、无叩击痛。呼吸动度双侧对称一致，语颤未触及异常。双肺叩诊清音，呼吸音清晰，双肺未闻及干、湿啰音，未闻及胸膜摩擦音。

既往史：2015年6月于外院行"冠状动脉支架置入术"，过程顺利。

个人史：吸烟史30余年，间断吸烟，6～20支/日，2015年6月戒烟。

家族史无特殊。

（二）入院检查检验及诊断

入院血常规、肝肾功能、电解质、凝血、肺癌相关肿瘤标志物、甲功、心动超声、心肌酶谱未见明显异常。2020年9月14日CT检查：左肺上叶多发结节（其中最大为1.8cm×1.6cm），左侧液气胸，左侧胸膜结节样增厚。

入院诊断：①左肺恶性肿瘤（腺癌T3NxM1 Ⅳ期），胸膜继发性恶性肿瘤，左侧恶性胸腔积液；②冠状动脉粥样硬化性心脏病，冠状动脉支架置入后状态。

（三）诊疗经过

1. 2020年9月14日复查胸部CT，与前片比较，胸腔积液及气胸较前明显缓解（图20-7A），建议复查基因检测，家属拒绝再次穿刺活检及引流胸腔积液行基因检测。于2020年9月15日至2021年1月26日行卡瑞利珠单抗200mg＋培美曲塞700mg＋卡铂400mg，每3周1次，化疗6周期，2周期后疗效评价SD，4周期后疗效评价PR。2021年2月22日至2021年6月30日行卡瑞利珠单抗200mg＋培美曲塞700mg，每3周1次，维持治疗5周期，过程顺利，疗效维持PR。因患者化疗后出现乏力、食欲缺乏等不适，2021年8月3日至2021年12月6日行卡瑞利珠单抗单药200mg维持治疗5周期（图20-7B）。

2. 2022年1月13日复查胸部CT（图20-8A）示同前2021年11月4日片对照右肺上叶新发结节影，余双肺多发结节均无著变。纵隔多发小淋巴结，同前无显著改变。考虑病情进展，2022年1月13日至2022年3月8日给予白蛋白结合型紫杉醇200mg＋卡瑞利珠单抗200mg治疗3周期。2022年3月29日复查胸部CT：原2022年1月13日片所示右肺病灶缩小，左肺上叶结节影较前略增大，双肺新发多个结节影。2022年4月11日血液ctDNA动态基因检测回报：未检测到基因突变，综合评估病情进展。2022年4月14日至2022年8月25日更换为替雷利珠单抗200mg静脉滴注＋安罗替尼12mg口服每天1次，第1～14天治疗6周期，过程顺利。第2周期、第4周期复查病情疗效评价SD，6周期后复查左肺病灶较前稍增大。于2022年9月27日至2022年10月26日行替雷利珠单抗200mg＋安罗替尼10mg口服每天1次，第1～14天＋长春瑞滨软胶囊80mg口服第1、5天治疗2周期。2022年11月25日复查左肺病灶继续增大，疗效评价PD（图20-8B）。

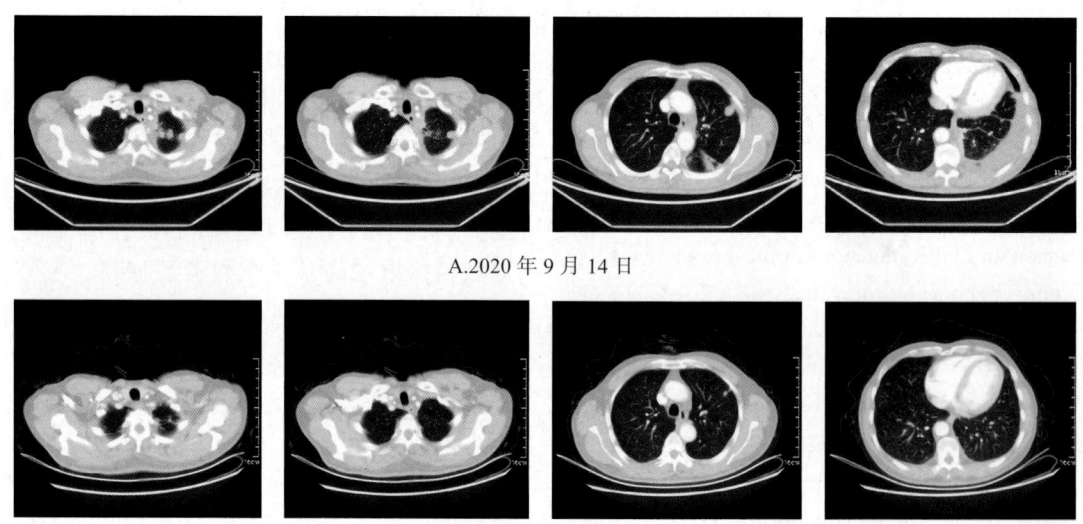

A.2020年9月14日

B.2021年11月4日

图20-7 患者入院基线CT（2020年9月14日）及卡瑞利珠单抗维持治疗后CT（2021年11月4日）

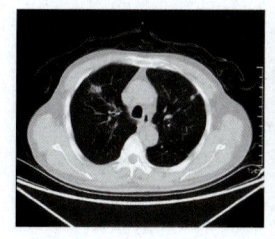 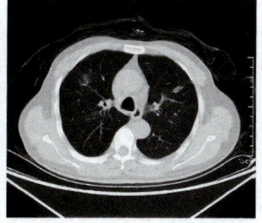 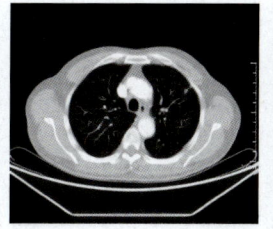 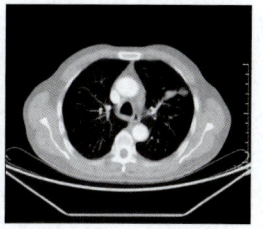

A.2022年1月13日　　　　　　　　　B.2022年11月25日

图20-8　患者后续多线免疫治疗中复查CT

3. 2022年12月1日血液NGS检测回报（图20-9A）：*ALK* TERF1～ALK融合；*CREBBP* p.E1752*第31外显子无义突变；*ALK* p.S62第1外显子错义突变；*MET* c.-15+7441_-15+7442insN［80574］第1内含子长片段插入突变；*PIK3CA* p.G914R第18外显子错义突变。于2023年1月28日给予恩沙替尼225mg口服每天1次，期间2023年9月14日复查，疗效评价维持PR（图20-10A）。2024年3月5日，血液ctDNA动态检测提示（图20-9B）：*ALK*基因TERF1-ALK融合，*ALK*基因p.G1269A第25外显子错义突变；*PIK3CA*基因p.G914R第18外显子错义突变；*ATRX*基因p.L1612V第18外显子错义突变。给予布格替尼90mg口服每天1次治疗，复查疗效评价维持PR（图20-10B）。

肿瘤特有突变*	第1次（20220330）	第2次（20221124）
ALK TERF1～ALK	-	10.04%
ALK p.S62L	-	0.55%
CREBBP p.E1752*	-	8.69%
MET c.-15+7441_-15+7442insN［80574］	-	4.78%
PIK3CA p.G914R	-	9.61%

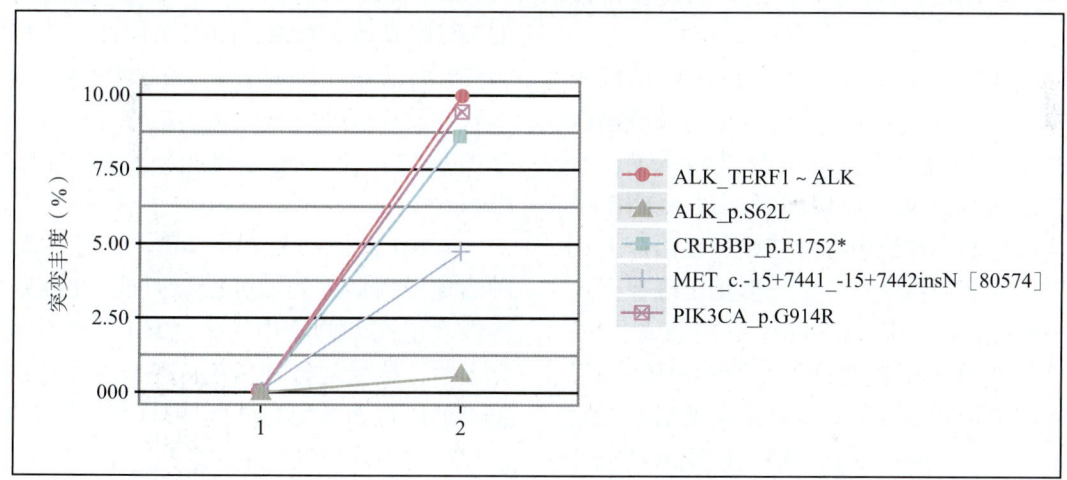

A.2022年12月1日

基因	变异	突变型	丰度*
ALK	TERF1~ALK融合	TERF1：exon5~ALK：exon20	0.45%
ALK	p.G1269A第25外显子错义突变	c.3806G＞C（p.G1269A）	0.19%
PIK3CA	p.G914R第18外显子错义突变	c.2740G＞A（p.G914R）	0.27%
ATRX	p.L1612V第18外显子错义突变	c.4834C＞G（p.L1612V）	0.20%

B.2024年3月5日

图20-9　患者2022年12月1日及2024年3月5日血液NGS动态监测提示*ALK*突变

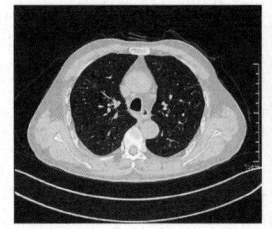 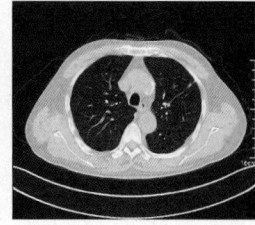 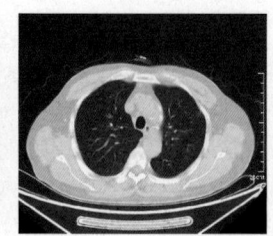 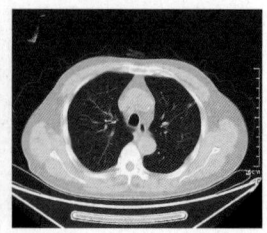

A.2023年9月14日　　　　　　　　　　B.2024年4月15日

图20-10　患者口服恩沙替尼复查CT（2023年9月14日），口服布格替尼复查CT（2024年4月15日）

（四）预后及随访

截至2024年4月15日，该患者状态良好，饮食睡眠可，大小便正常，体重未见明显减轻。继续口服布格替尼治疗。

（五）总结与讨论

本例病例是一例驱动基因阴性的患者，使用免疫治疗过程中，疾病持续缓慢进展，后血液NGS检测出现 *ALK* 融合突变，目前靶向治疗获益已达17个月。

ICI改变了NSCLC患者的治疗格局，但免疫治疗耐药，限制了患者的临床获益。根据不同的机制和反应时间，ICI耐药可分为原发性耐药和获得性耐药。

ICI原发性耐药主要是由于体细胞DNA的畸变引起，影响了肿瘤相关抗原的表达水平以及肿瘤微环境（TME）中免疫效应细胞的数量和质量。原发耐药中T细胞的活化、迁移和浸润进入TME中多个过程均被阻断，导致患者对初始免疫治疗无反应，进而出现疾病的快速进展，一般指出现在至少接受6周的ICI治疗，但不超过6个月的患者。ICI获得性耐药是指肿瘤患者在对免疫治疗初始有效，而后出现病情进展或复发。获得性耐药的潜在机制包括T细胞无法识别肿瘤细胞、缺乏抗原表达或抗原呈递功能缺陷、T细胞耗竭和免疫逃逸等。此外，记忆T细胞产生受损也可能会导致ICI的作用随着时间的推移而减弱，从而导致获得性耐药性，一般指出现在至少接受6个月的ICI治疗的患者。

ICI耐药是目前肿瘤免疫治疗面临的巨大挑战之一。而新辅助化疗、放疗和靶向治疗与ICI的联合治疗显示出阻断甚至逆转获得性耐药的明显优势。目前，联合治疗策略是延缓或逆转免疫耐药性最重要、最有效的措施之一。

1. 不同作用机制的ICI联合　研究表明，用单一ICI治疗的肿瘤（如TIM-3、LAG-3、VISTA和TIGIT）复发后，代偿性免疫检查点（IC）的表达水平上调，因此联合应用不同的ICI抗体可以部分逆转获得性耐药。例如，抗PD-1与抗TIM-3的联合治疗已用于肺癌，抗LAG-3和抗PD-1的联合治疗间皮瘤和三阴性乳腺癌。

2. ICI联合化疗　在ICI治疗之前或之后联合化疗有助于延缓获得性耐药的出现。联合治疗的作用机制包括增强肿瘤细胞的免疫原性、直接杀伤免疫抑制细胞、重置TME以支持T细胞效应功能和记忆T细胞的形成。例如，环磷酰胺、铂和紫杉烷可消耗循环中的Tregs，从而增加肿瘤中Teffs/Tregs的比率，减少MDSC的数量。

3. ICI联合放疗　放疗可以增强肿瘤内T细胞的T细胞受体（TCR）库的多样性，并有助于效应T细胞的活化。研究表明，抗TIM-3和抗PD-L1抗体联合放疗可使抗肿瘤免疫应答更持久。并且，放疗的剂量对免疫应答的诱导和ICI的有效性亦有影响。

4. ICI联合靶向治疗　靶向治疗主要通过增强肿瘤免疫周期（例如肿瘤抗原性、T细胞启动和运输以及浸润到肿瘤中）来与ICI协同作用。既往研究表明，接受阿替利珠单抗联合贝伐珠单抗治疗的患者的中位PFS为11.7个月，而阿替利珠单抗单药治疗组的中位PFS为6.1个月。

该患者初诊时，使用PCR法对胸腔积液脱落细胞学进行肺癌十基因检测，未检测到 *ALK* 融合突变。在免疫治疗耐药后，使用血液标本行NGS检测，发现TERF1～ALK融合突变，该突变位点不是 *ALK* 基因的常见融合位点，因此初诊时PCR法未检出。对于 *ALK* 融合基因阳性晚期NSCLC患者的一线治疗药物包括：克唑替尼、塞瑞替尼、阿来替尼、恩沙替尼、布格替尼、洛拉替尼和伊鲁阿克。而阿来替尼、恩沙替尼、布格替尼、洛拉替尼和伊鲁阿克被优先推荐。患者一线治疗选择恩沙替尼，治疗过程中基因检测提示出现 *ALK* 基因 p.G1269A 耐药突变，因此更换布格替尼治疗。一线 *ALK* 靶向治疗后多会发生疾病进展，明确耐药后的二线/后线治疗选择十分重要，布格替尼对于常见的耐药位点 L1196M、I1171N/C/V、G1202R、G1269A 都具有很强的抑制性。在一项基础研究中，研究者构建了 *ALK* G1269A 突变的 PDX 小鼠模型，探索布格替尼、塞瑞替尼和恩沙替尼的疗效。结果发现，使用布格替尼或塞瑞替尼治疗的 *ALK* G1269A 突变 PDX 小鼠肿瘤缩小明显，布格替尼和塞瑞替尼的 IC50 值分别为 0.06μM 和 0.12μM，说明布格替尼对于 *ALK* G1269A 耐药突变具有更强效的抑制活性。回顾病史，本例患者使用 ALK-TKI 治疗已经获得了 17 个月的 PFS 获益，这也提示大 Panel NGS 检测对于晚期 NSCLC 患者的精准治疗具有更为重要的价值和意义。

参考文献

[1] Schoenfeld AJ, Hellmann MD. Acquired resistance to immune checkpoint inhibitors. Cancer Cell, 2020, 37(4): 443-455.

[2] Wang Y, Yang S, Wan L, et al. New developments in the mechanism and application of immune checkpoint inhibitors in cancer therapy. Int J Oncol, 2023, 63(1): 1-19.

[3] Sharma P, Hu-Lieskovan S, Wargo JA, et al. Primary, adaptive, and acquired resistance to cancer immunotherapy. Cell, 2017, 168(4): 707-723.

[4] Tang S, Qin C, Hu H, et al. Immune checkpoint inhibitors in non-small cell lung cancer: progress, challenges, and prospects. Cells, 2022, 11(3): 320.

[5] Limagne E, Richard C, Thibaudin M, et al. Tim-3/galectin-9 pathway and mMDSC control primary and secondary resistances to PD-1 blockade in lung cancer patients. Oncoimmunology, 2019, 8(4): e1564505.

[6] Andrews LP, Yano H, Vignali DA. Inhibitory receptors and ligands beyond PD-1, PD-L1 and CTLA-4: breakthroughs or backups. Nat Immunol, 2019, 20(11): 1425-1434.

[7] Rivera Vargas T, Apetoh L. Can immunogenic chemotherapies relieve cancer cell resistance to immune checkpoint inhibitors?. Front Immunol, 2019, 10: 1181.

[8] Hayashi H, Nakagawa K. Combination therapy with PD-1 or PD-L1 inhibitors for cancer. Int J Clin Oncol, 2020, 25(5): 818-830.

[9] Oweida A, Hararah MK, Phan A, et al. Resistance to radiotherapy and PD-L1 blockade is mediated by TIM-3 upregulation and regulatory T-cell infiltration. Clin Cancer Res, 2018, 24(21): 5368-5380.

[10] Frąk M, Krawczyk P, Kalinka E, et al. Molecular and clinical premises for the combination therapy consisting of radiochemotherapy and immunotherapy in non-small cell lung cancer patients. Cancers, 2021, 13(6): 1222.

[11] McDermott DF, Huseni MA, Atkins MB, et al. Clinical activity and molecular correlates of response to atezolizumab alone or in combination with bevacizumab versus sunitinib in renal cell carcinoma. Nat Med, 2018, 24(6): 749-757.

[12] Chinese Association for Clinical Oncologists, Medical Oncology Branch of China International Exchange and Promotive Association for Medical and Health Care. China expert recommendations on anaplastic lymphoma kinase-tyrosine kinase inhibitors treatment for advanced non-small cell lung cancer (2024 edition). Zhonghua Yi Xue Za Zhi, 2024, 104(7): 473-485.

[13] Nishio M, Yoshida T, Kumagai T, et al. Brigatinib in Japanese patients with ALK-positive NSCLC previously treated with alectinib and other tyrosine kinase inhibitors: outcomes of the phase 2 J-ALTA trial. J Thorac Oncol, 2021, 16(3): 452-463.

[14] Ge FJ, Dai XY, Qiu Y, et al. Inflammation-related molecular signatures involved in the anticancer activities of brigatinib as well as the prognosis of EML4-ALK lung adenocarcinoma patient. Acta Pharmacol Sin, 2024, 45(6): 1252-1263.

第21章

其他特殊案例

一、病例一

（一）现病史

患者，男，54岁，2020年8月13日因"左肺腺癌治疗后1年"就诊，1年前无明显诱因出现肩背部持续性钝痛，夜间休息正常，2019年8月20日于当地医院行CT提示：左上肺占位；肝脏多发占位，转移（？）；右上肺钙化灶，两肺小结节，两肺小磨玻璃结节；肝脏、双肾囊肿。2019年8月30日行左肺占位穿刺活检，穿刺病理：浸润性腺癌，腺泡型为主，PCR法肺癌十基因检测提示EGFR 19外显子缺失突变。明确诊断后行奥希替尼80mg治疗，疗效评价PR。2020年5月22日复查CT提示：左肺上叶前段可见不规则团块状混合磨玻璃密度影，大小约2.9cm×1.5cm，左肺上叶尖后段、前段及右肺上叶尖段、右侧叶间胸膜走行区及下叶外侧基底段可见稍高密度小结节影，右肺中叶内侧段见索条影，右肺上叶尖段可见结节状钙质密度影。颈部B超：双侧颈部及锁骨上窝未见明确肿大淋巴结回声。疗效评价SD。

入院查体：ECOG评分1分，NRS评分1分，胸廓两侧对称，胸骨无压痛、无叩击痛。呼吸动度双侧对称一致，语颤未触及异常。双肺叩诊清音，呼吸音清晰，双肺未闻及干、湿啰音，未闻及胸膜摩擦音。

既往史、个人史、家族史无特殊。

（二）入院检查检验及诊断

入院血常规、肝肾功能、电解质、凝血、心肌酶、肺癌相关肿瘤标志物未见异常。

入院诊断：左肺恶性肿瘤（腺癌 EGFR 19del cT4NxM1 Ⅳ期）双肺继发恶性肿瘤。

（三）诊疗经过

1. 入院后复查CT，2020年8月12日CT示（图21-1）：左肺上叶占位（2.5cm×1.4cm），纵隔内多发小淋巴结节影；双肺多发小结节影；肝多发低密度影，囊肿可能；腰3椎体局部骨质密度增高。头颅MRI：左颞叶底部蛛网膜囊肿。疗效定期复查SD，继续口服奥希替尼80mg/d。

2. 2020年9月28日复查颈部B超：右侧锁骨上窝外侧见两枚低回声，较大约2.4cm×1.7cm，边界尚清，形态欠规则，CDFI：内见血流信号，考虑右侧锁骨上窝外侧低回声转移。于2020年9月29日在局部麻醉下行颈部淋巴结切检术。术后病理提示："颈部"小细胞癌。免疫组化：CK7（＋）、TTF-1（＋）、Syn（＋）、CgA（灶＋）、CD56（＋）、Ki-67（60%＋）、CKL（＋）、P40（－）。基因检测：EGFR 19外显子缺失突变、TP53突变、RB1突变（图21-3）。2020年10月16日至2021年4月15日给予口服奥希替尼80mg/d＋EP（具体用量：依托泊苷0.1g 第1～5天静脉滴注＋顺铂40mg 第1～3天静脉滴注）治疗，共计6周期。2周期复查疗效评价PR，后定期复查疗效评价SD，治疗期间复查ctDNA降

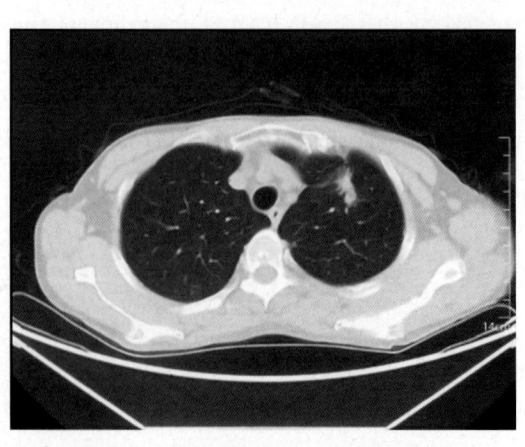

图21-1　2020年8月12日胸部CT

低。2021年5月5日至2021年8月5日继续口服奥希替尼80mg，疗效评价SD（图21-2）。

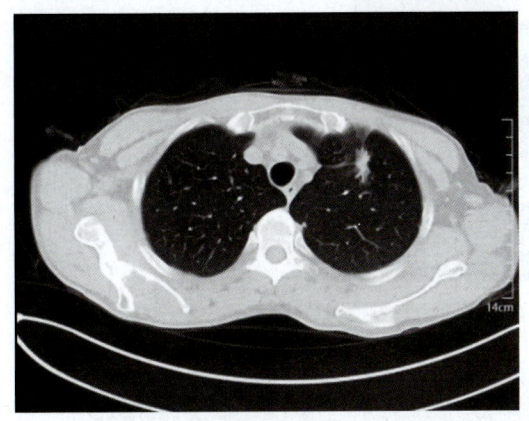

图21-2　2021年8月3日复查CT

3. 2021年8月12日复查外周血ctDNA动态监测较前明显升高（图21-4），调整为白蛋白结合型紫杉醇200mg第1、5天静脉滴注化疗1周期，结束化疗出院后出现皮疹伴瘙痒，给予抗过敏治疗后好转。2021年9月15日至2022年2月8日调整方案为奥希替尼口服联合多西他赛60mg 第1~2天静脉滴注化疗6周期，后继续口服奥希替尼靶向治疗，期间复查疗效评价SD。

4. 2022年4月10日入院复查肺部病灶较前增大（图21-5），于2022年4月11日行CT引导下肺穿刺活检术，病理回报：肺穿刺腺癌Ⅱ~Ⅲ级（图21-6）。免疫组化：CK（+）、TTF（+）、NapsinA（+）、P40（-）、Syn（少数+）、CD56（-）、Ki-67（40%）。

基因检测结果提示 *EGFR* C797S突变（图21-7），外周血ctDNA动态监测如图（图21-8），更换为伏美替尼80mg口服每天1次联合吉非替尼片0.25g口服每天1次治疗。后定期复查疗效评价SD。2022年7月19日（图21-9）复查肺部病灶稍增大（2.9cm×1.8cm），于2022年8月2日开始行肺局部放疗：肺局部病灶；CTV为GTV外放0.6cm，PTV为CTV外放0.5cm；PTV剂量DT：50Gy/10f。

肿瘤特有突变*				
基因	变异	突变型	血浆丰度*	组织丰度*
EGFR	p.E746_A750del 第19外显子非移码缺失突变	c.2235_2249del（p.E746_A750del）	9.4%	31.0%
PIK3CA	p.E542K 第9外显子错义突变	c.1624G>A（p.E542K）	6.9%	27.0%
INPP4B	p.Q797* 第25外显子截短突变	c.2389C>T（p.Q797*）	6.0%	31.3%
RB1	p.S149* 第4外显子截短突变	c.446C>G（p.S149*）	22.6%	77.5%
TP53	p.D49Ifs*74 第4外显子移码突变	c.145del（p.D49Ifs*74）	11.1%	69.6%
ABCB1	p.E690K 第18外显子错义突变	c.2068G>A（p.E690K）	1.9%	-
AKT1	p.E267K第9外显子错义突变	c.800G>A（p:E267K）	3.6%	-
BRCA1	p.W372S 第11外显子错义突变	c.1115G>C（p.W372S）	2.7%	-
FGFR1	p.E612Q第13外显子错义突变	c.1834G>C（p.E612Q）	6.4%	28.5%
FLT3	p.R322K第8外显子错义突变	c.965G>A（p.R322K）	3.0%	-
IL7R	p.E95K 第3外显子错义突变	c.283G>A（p.E95K）	6.2%	27.6%
KMT2A	p.G1833A 第19外显子错义突变	c.5498G>C（p.G1833A）	2.7%	-
PIK3R1	p.K141N 第3外显子错义突变	c.423G>C（p.K141N）	2.2%	-

图21-3　2020年9月29日基因检测：*EGFR* 19外显子缺失突变、*TP53*突变、*RB1*突变

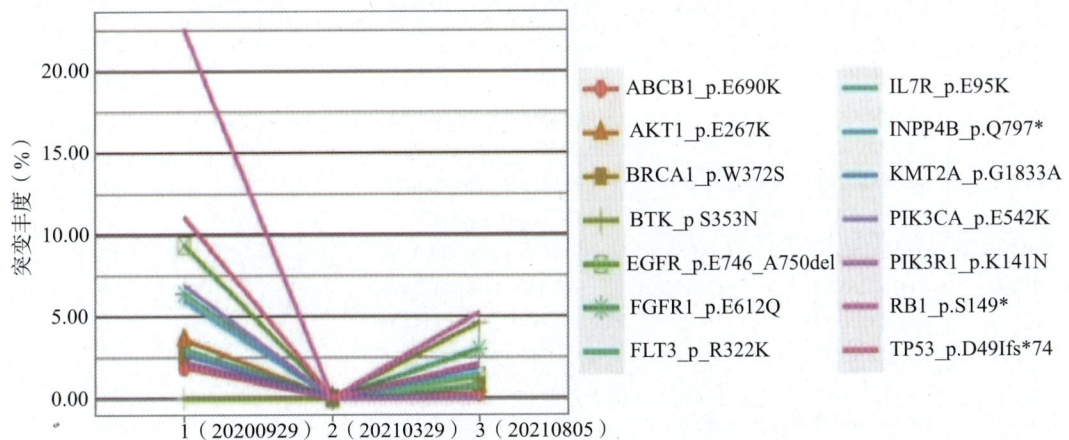

图21-4　2020年9月29日至2021年8月5日ctDNA样本肿瘤突变丰度动态变化

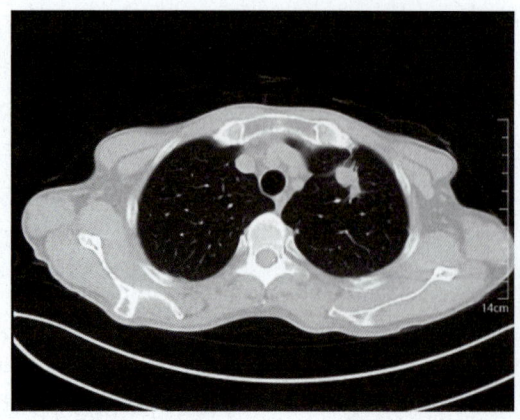

图21-5　2022年4月10日复查CT

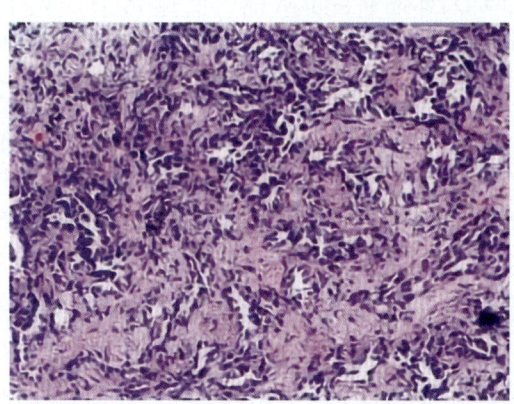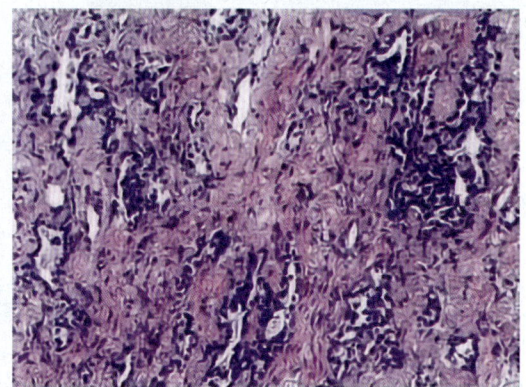

图21-6　2022年4月14日肺穿刺腺HE染色腺癌Ⅱ～Ⅲ级

肿瘤特有突变*				
基因	变异	突变型	血浆丰度*	组织丰度*
EGFR	p.E746_A750del第19外显子非移码缺失突变	c.2235_2249del（p.E746_A750del）	0.6%	31.7%
EGFR	p.C797S 第20外显子错义突变	c.2390G＞C（p.C797S）	-	7.5%
PIK3CA	P.E542K 第9外显子错义突变	c.1624G＞A（p.E542K）	1.7%	-
TP53	p.D49Ifs*74第4外显子移码突变	c.145del（p.D49Ifs*74）	0.9%	30.0%
CCN6	p.W50*第3外显子突变	c.150G＞A（p.W50*）	-	11.9
INPP4B	p.Q797*第25外显子突变	c.2389C＞T（p.Q797*）	0.4%	-
RB1	p.S149*第4外显子突变	c.446C＞G（p.S149*）	2.3%	47.9%
APC	p.P1613T第16外显子错义突变	c.4837C＞A（p.P1613T）	-	1.4%
BRCA1	p.W372S第11外显子错义突变	c.1115G＞C（p.W372S）	0.6%	-
BTK	p.S353N 第12外显子错义突变	c.1058G＞A（p.S353N）	1.4%	-
DENND1A	p.L825Q第24外显子错义突变	c.2474T＞A（p.L825Q）	-	1.5%
FGFR1	p.E612Q第13外显子错义突变	c.1834G＞C（p.E612Q）	2.5%	-
FLT3	p.R322K第8外显子错义突变	c.965G＞A（p.R322K）	0.6%	-
FLT4	p.V300I第7外显子错义突变	c.898G＞A（p.V300I）	-	0.8%
IL7R	p.E95K第3外显子错义突变	c.283G＞A（p.E95K）	1.2%	-
JAK1	p.S304L第7外显子错义突变	c.911C＞T（p.S304L）	-	1.2%
LRP1B	p.Q1507R第27外显子错义突变	c.4520A＞G（p.Q1507R）	-	1.5%
PIK3CA	p.G363A第5外显子错义突变	c.1088G＞C（p.G363A）	-	2.1%
PKHD1	p.R2922K第56外显子错义突变	c.8765G＞A（p.R2922K）	-	0.9%
PMS1	p.Q269K 第7外显子错义突变	c.805C＞A（p.Q269K）	-	10.8%
ZNF217	p.G42E 第1外显子错义突变	c.125G＞A（p.G42E）	-	2.4%

图21-7　肺穿刺基因检测结果提示 EGFR C797S 突变

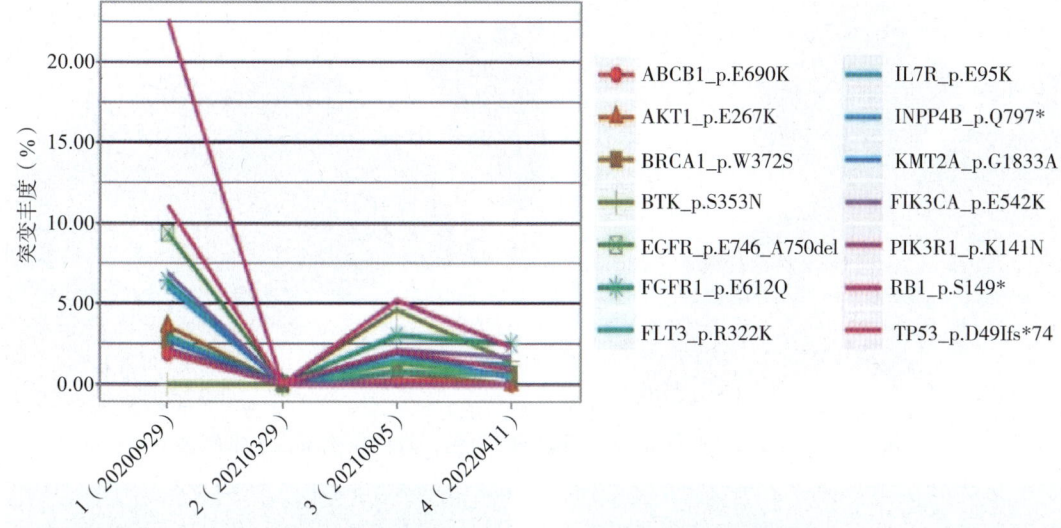

图21-8　2020年9月29日至2022年4月11日ctDNA样本肿瘤突变丰度动态变化

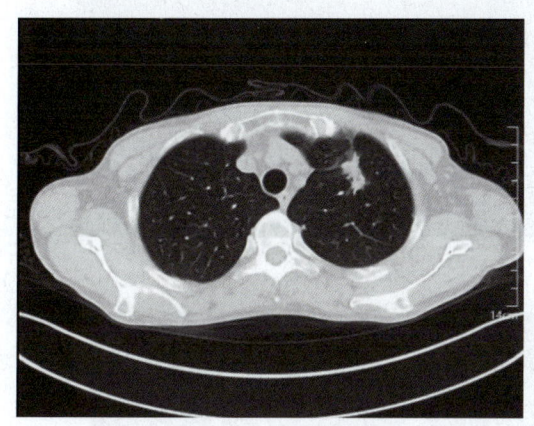

图21-9　2022年7月19日复查CT

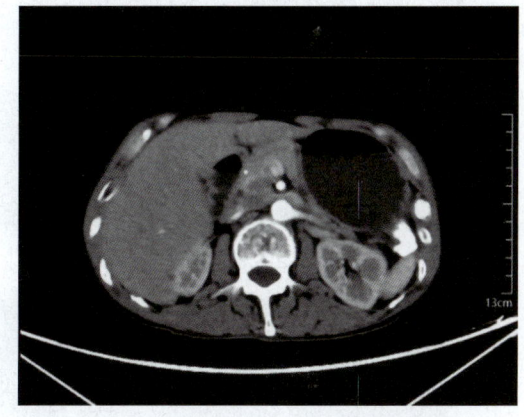

图21-11　2022年9月7日复查腹部CT

5. 2022年9月5日复查（图21-10）左肺上叶见2.4cm×1.3cm不规则形结节影（肺部病灶缩小），新增肝内多发低密度结节（图21-11），最大位于肝右叶，直径约为1.1cm，肝内多发结节，结合病史，考虑转移瘤。

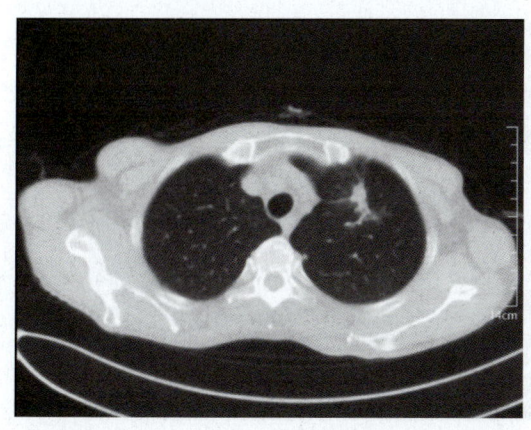

图21-10　2022年9月5日复查肺部CT

于2022年9月8日行B超引导下肝占位穿刺活检术。病理提示肝脏小细胞癌（图21-12）。免疫组化结果：CK7（+），TTF-1（+），Syn（+），CgA（灶+），CD56（+），Ki-67（60%），CKL（+），P40（-）。

于2022年9月21日至2023年2月1日行斯鲁利单抗200mg＋伊立替康0.1mg 第1、5天＋顺铂40mg 第1～3天静脉滴注治疗6周期。6周期后疗效评估PR。2023年3月25日至2023年5月30日斯鲁利单抗维持治疗3周期。期间2023年2月27日复查CT，左肺上叶见1.7cm×1.2cm不规则形结节影（图21-13），肝脏未见可评价病灶（图21-14），期间疗效评估PR。

6. 2023年6月13日复查颅脑CT（图21-15）：增强后病灶呈明显环形强化，较大者位于左侧枕叶，约2.0cm×1.6cm，病灶周围见环形水肿带，双侧大脑半球脑实质内新发多发占位伴周围水肿带，考虑转移瘤。胸部CT：左肺上叶占位，

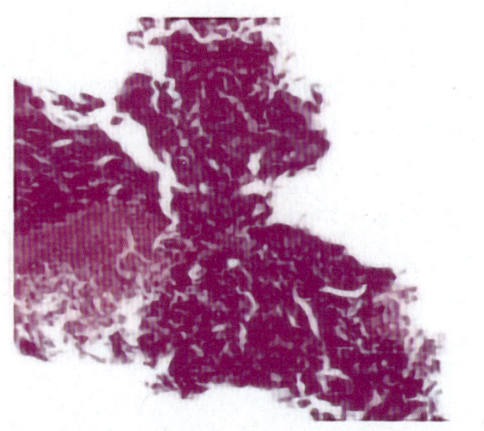
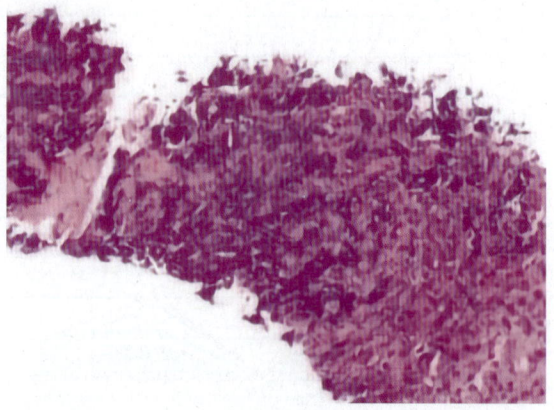

图21-12　2022年9月13日肝穿刺HE染色，片内结构符合小细胞癌

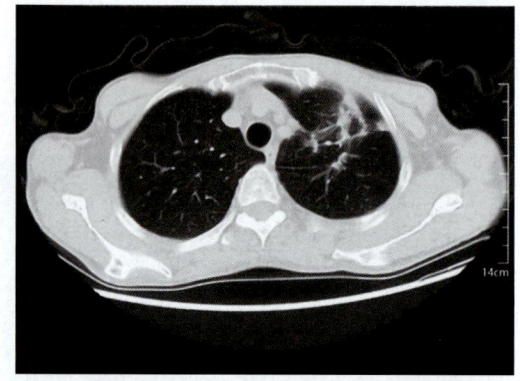
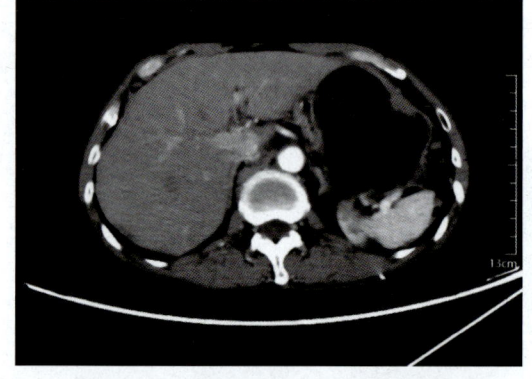

图21-13　2023年2月27日复查CT　　　图21-14　2023年2月27日复查CT

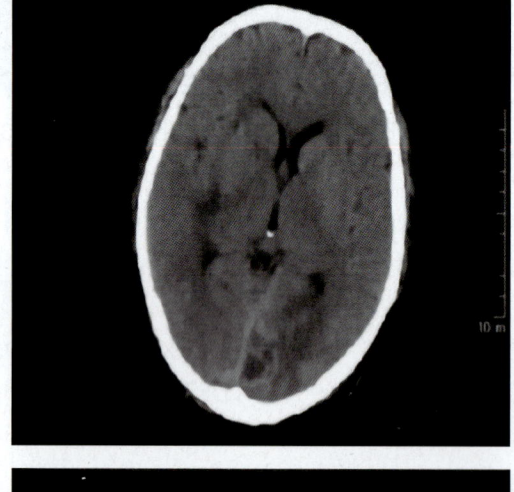
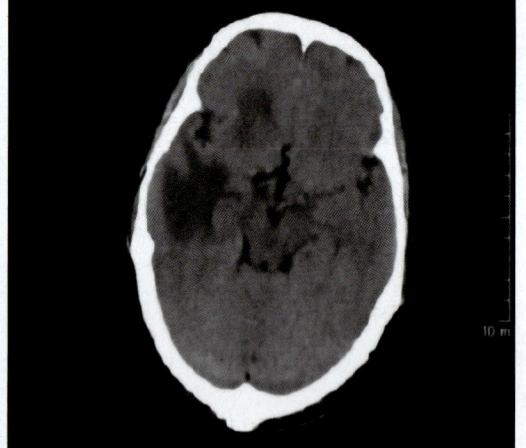
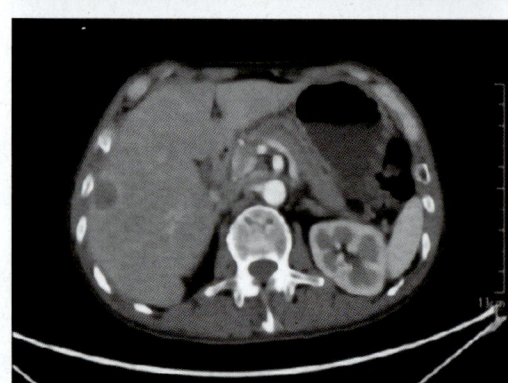
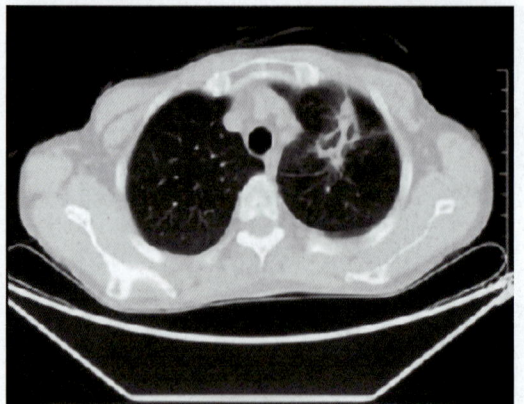

图21-15　2023年6月13日复查CT，疾病进展

2.1cm×1.3cm不规则形结节影，范围似较前2023年4月13日片略大；肝右叶低密度影，大小约1.9cm×1.7cm，考虑转移瘤，较前增大。

于2023年6月19日行颅脑放射治疗及肝穿刺活检，肝穿刺病理依然提示小细胞癌伴大片坏死。行斯鲁利单抗200mg静脉滴注第1天＋安罗替尼10mg口服每天1次第1～14天治疗1周期，但患者ECOG评分3分，肿瘤标志物显著升高，后未再复诊。

（四）预后及随访

2023年11月电话随诊，家属告知患者已去世。

（五）讨论与总结

小细胞转化是 EGFR 突变患者口服靶向药物耐药机制之一。从现有数据来看，EGFR 突变患者口服靶向药物治疗过程中有5%～10%出现小细胞肺癌转化。

关于小细胞转化机制目前主要存在两种理论基础。第一，谱系可塑性。从起源而言，小细胞肺癌多源自神经内分泌细胞，而肺腺癌则来源于肺泡Ⅱ型细胞，两者并不同源。但是，谱系可塑性里理论指出，一旦肺腺癌出现了 TP53 合并 RB1 缺失，其作为源头的肺泡Ⅱ型细胞就会具备神经内分泌转化条件，从而诱导小细胞肺癌转化的发生。第二，肿瘤异质性。有学者认为有相当一部分的肺癌患者，原本就含有非小细胞肺癌和小细胞肺癌的混合成分，在EGFR-TKI药物治疗下，有效消灭了混合成分中的非小细胞肺癌成分的同时，残存的小细胞神经内分泌成分却保留了下来并逐渐发展，最终成为最重要的病理亚型。结合本例患者发生小细胞转化后因肺部局部进展，再次行肺穿结果，提示腺癌，从小细胞转化机制上此例患者更符合非小细胞肺癌和小细胞肺癌的混合成分。

准确识别肺腺癌患者转化为小细胞肺癌是临床工作中重点与难点，目前，组织病理活检仍是判断小细胞转化的"金标准"。除此之外，有学者从4112名肺癌患者群体中，筛选得到863名携带 EGFR 突变且接受靶向治疗（21%）。其中，39名肺腺癌患者在初始状态下，除携带 EGFR 驱动基因外还伴有 TP53 突变和 RB1 缺失。结果显示，在平均3.2年的随访过程中，这部分三联突变的患者在靶向治疗过程中，出现小细胞转化的概率高达18%（7/39），故初始状态下合并 TP53 突变和 RB1 缺失是发生小细胞肺癌转化的独立危险因素。本例患者初始诊断肺腺癌时仅行肺癌10基因检测，TP53、RB1基因状态未知，根据后续基因检测结果，患者期初可能存在 TP53 突变和 RB1 缺失。

有研究显示，转化为小细胞肺癌后，依然有约部分患者仍然携带 EGFR 突变，故小细胞肺癌转化后仍需再次行基因检测指导治疗，针对这部分患者，靶向联合依托泊苷＋铂类（EP方案）对比单纯化疗可明显改善患者PFS。尽管有数据提示伊立替康联合铂类可能有更好效果，但相关研究较少，仍需Ⅲ期临床研究证实。结合本例患者，在发现小细胞肺癌转化后，行基因检测提示：EGFR 19外显子缺失突变、TP53 突变、RB1 突变。故行奥希替尼联合EP方案治疗，患者PFS为10个月。随后患者因肺局部进展，再次行肺穿结果，提示腺癌，基因检测提示 EGFR C797S 突变，考虑奥希替尼耐药，遂行伏美替尼联合吉非替尼治疗，后因肝脏进展再次行穿刺活检提示小细胞癌，基因检测提示虽有 EGFR 19del 突变，但考虑到第三代EGFR-TKI耐药。已有多项临床研究显示，免疫联合化疗对于单纯化疗可明显改善小细胞肺癌患者PFS、OS，故本例患者再次进展后行免疫联合化疗（斯鲁利单抗＋伊立替康＋顺铂）治疗，PFS 8个月，对比ASTRUM-005研究的PFS 5.7个月，提高患者2.3个月无进展生存期。

总之，目前对于转化型SCLC的认识仍然不足，有关转化型SCLC的研究仅停留在回顾性分析的个案报道层面。期待未来出现更多大型临床试验及前瞻性的研究，以明确转化SCLC的发生机制，从而改善这类患者的预后，提高患者的生存率。对于晚期具有敏感突变的NSCLC患者，在TKI药物治疗出现耐药后，应在患者身体状况及经济条件允许的情况下再次进行病理组织活检或液体活检，必要时两者同时进行，以避免因组织过小而忽略其他病理成分的存在。然后根据明确的耐药机制进行后续治疗，这对转化型SCLC患者的全程管理十分重要。

参考文献

[1] Zhu Y, Ye X, Wu Y, et al. Design, synthesis, and biological evaluation of novel EGFR PROTACs targeting C797S mutation. J Med Chem, 2024, 67（9）：7283-7300.

[2] Mambetsariev I, Arvanitis L, Fricke J, et al. Small cell lung cancer transformation following treatment in

[3] Hao L, Chen H, Wang L, et al. Transformation or tumor heterogeneity: mutations in EGFR, SOX2, TP53, and RB1 persist in the histological rapid conversion from lung adenocarcinoma to small-cell lung cancer. Thorac Cancer, 2023, 14 (11): 1036-1041.

[4] Berlanga-Acosta J, Arteaga-Hernandez E, Garcia-Ojalvo A, et al. Carcinogenic effect of human tumor-derived cell-free filtrates in nude mice. Front Mol Biosci, 2024, 11: 1361377.

[5] Marel M, Padr R, Fila L, et al. Biopsy of lung lesions under CT control. Biomed Pap, 2021, 165 (4): 390-394.

[6] Offin M, Chan JM, Tenet M, et al. Concurrent RB1 and TP53 alterations define a subset of EGFR-mutant lung cancers at risk for histologic transformation and inferior clinical outcomes. J Thorac Oncol, 2019, 14 (10): 1784-1793.

[7] Zhang SL, Zhang CY, Chen YQ, et al. Expression of EGFR-mutant proteins and genomic evolution in EGFR-mutant transformed small cell lung cancer. J Thorac Dis, 2023, 15 (9): 4620.

[8] Wang J, Zhou C, Yao W, et al. Adebrelimab or placebo plus carboplatin and etoposide as first-line treatment for extensive-stage small-cell lung cancer (CAPSTONE-1): a multicentre, randomised, double-blind, placebo-controlled, phase 3 trial. Lancet Oncol, 2022, 23 (6): 739-747.

[9] Liu SV, Reck M, Mansfield AS, et al. Updated overall survival and PD-L1 subgroup analysis of patients with extensive-stage small-cell lung cancer treated with atezolizumab, carboplatin, and etoposide (IMpower133). J Clin Oncol, 2021, 39 (6): 619-630.

[10] Paz-Ares L, Chen Y, Reinmuth N, et al. Durvalumab, with or without tremelimumab, plus platinum-etoposide in first-line treatment of extensive-stage small-cell lung cancer: 3-year overall survival update from CASPIAN. ESMO Open, 2022, 7 (2): 100408.

[11] Cheng Y, Han L, Wu L, et al. Effect of first-line serplulimab vs placebo added to chemotherapy on survival in patients with extensive-stage small cell lung cancer: the ASTRUM-005 randomized clinical trial. JAMA, 2022, 328 (12): 1223-1232.

二、病例二

（一）现病史

患者，男，58岁，2023年3月29日因"咳嗽、咳痰1个月"就诊于我院。入院前1个月，患者因咳嗽、咳黄白色痰，无发热、咯血、胸闷、气短，于外院行胸部+上腹部增强CT提示：双肺肺气肿并多发肺大疱形成；右肺门增大，右肺下叶脊柱旁软组织肿块，考虑恶性肿瘤性病变可能；双肺下叶少许炎症；纵隔内多发肿大淋巴结；双侧胸膜增厚；肝胃间隙多发肿大淋巴结；双侧肾上腺CT增强未见明显异常。颅脑MR未见明显异常。

入院查体：ECOG评分1分，NRS评分0分。胸廓两侧对称，胸骨无压痛、无叩击痛，乳房未查。呼吸动度双侧对称一致，语颤未触及异常。双肺叩诊清音，呼吸音清晰，双肺未闻及干、湿啰音，未闻及胸膜摩擦音。

个人史：吸烟40余年，平均15支/日，已戒烟。偶有饮酒。

既往史、家族史无特殊。

（二）临床检查检验及诊断

入院血常规、肝肾功能、电解质、凝血、心肌酶、肺癌相关肿瘤标志物未见异常。

入院2023年3月29日基线CT（图21-16）：双侧颈部可见多发小结节影，直径均小于1.0cm。右肺下叶近肺门区见软组织肿块影，大小约3.1cm×4.1cm，纵隔4L、7、10R区及食管旁见多发肿大淋巴结，肝胃间隙见多发肿大淋巴结，较大者直径约1.6cm。双侧颈部多发小淋巴结。考虑右肺下叶中心型肺癌伴纵隔多发淋巴结转移可能。肝胃间隙多发肿大淋巴结。

入院诊断：右肺恶性肿瘤（浸润性低分化腺癌cT2aN3M1 Ⅳ期）；腹腔淋巴结继发恶性肿瘤；肺气肿合并肺大疱。

（三）诊疗经过

2023年4月6日在我院行肺穿刺病理结果提示：浸润性低分化癌，倾向腺癌（图21-17），免疫组化：CK7（+）、TTF-1（-）、NapsinA（-）、Ki-67（70%）、P40（-）、P63（-）、BRAF（-）、C-met（VENTANA SP44）（强+，90%）、EGFR SP111（-）、EGFR SP125（-）、ALK（D5F3）（-）、Syn（-）、CgA（-）、CD56（-）、CK5/6（-）；特殊染色：AB-PAS（少数+）。PD-L1表达TPS=70%（图21-18）。于2023年4月12日、2023年5月4日开始治疗2个疗程，具体用药：舒格利单抗1200mg静脉滴注+白蛋白结合型紫杉醇200mg 第1、5天静脉滴注+卡铂500mg静脉滴注第1天治疗2周期。

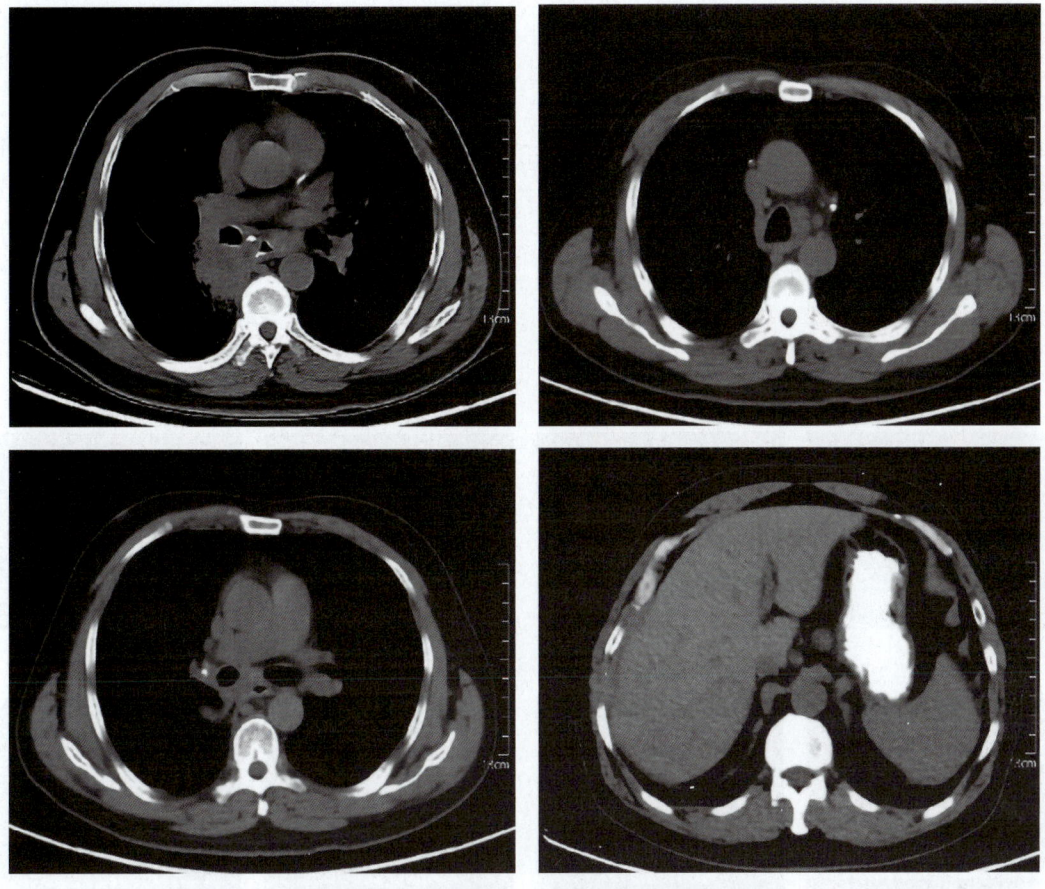

图21-16　2023年3月29日基线CT

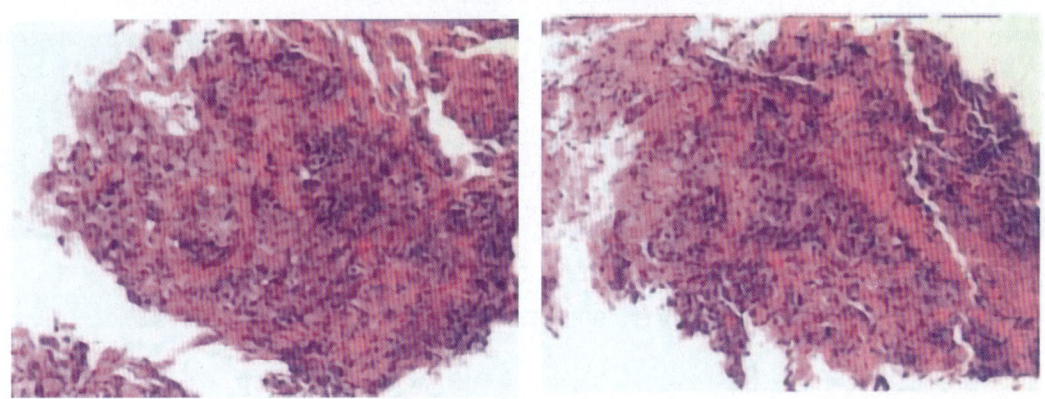

图21-17　肺穿刺HE：浸润性低分化癌，倾向腺癌

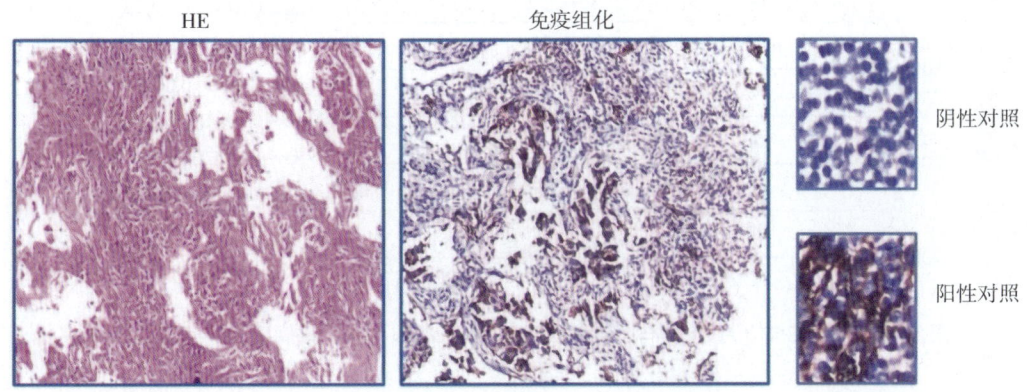

图21-18　PD-L1高表达，TPS＝70%

治疗2周期后,2023年5月29日复查影像学(图21-19):右肺下叶中央型肺癌伴阻塞性肺炎,同前2023年3月28日片对照范围较前增大;纵隔多发淋巴结转移,部分较前增大;左肺上叶及右肺中叶新发结节影,转移瘤?;肝胃间隙多发肿大淋巴结,部分较前略增大;左侧肾上腺新发结节影,转移可能。CT提示疾病进展。但患者咳嗽症状明显缓解,不排除假性进展,患者及其家属拒绝穿刺,完善血浆动态ctDNA监测(图21-20),提示血浆丰度较前明显降低,考虑假性进展。于2023年5月29日继续原方案治疗1周期。2023年6月25日复查CT,疗效评价PR。

于2023年6月27日、2023年7月24日、2023年8月22日继续原方案治疗3周期,过程顺利。于2023年9月15日至2024年4月8日给予舒格利单抗1200mg免疫维持治疗8周期。后续完善血浆动态ctDNA监测(图21-21),同时CT疗效评价SD(图21-22)。

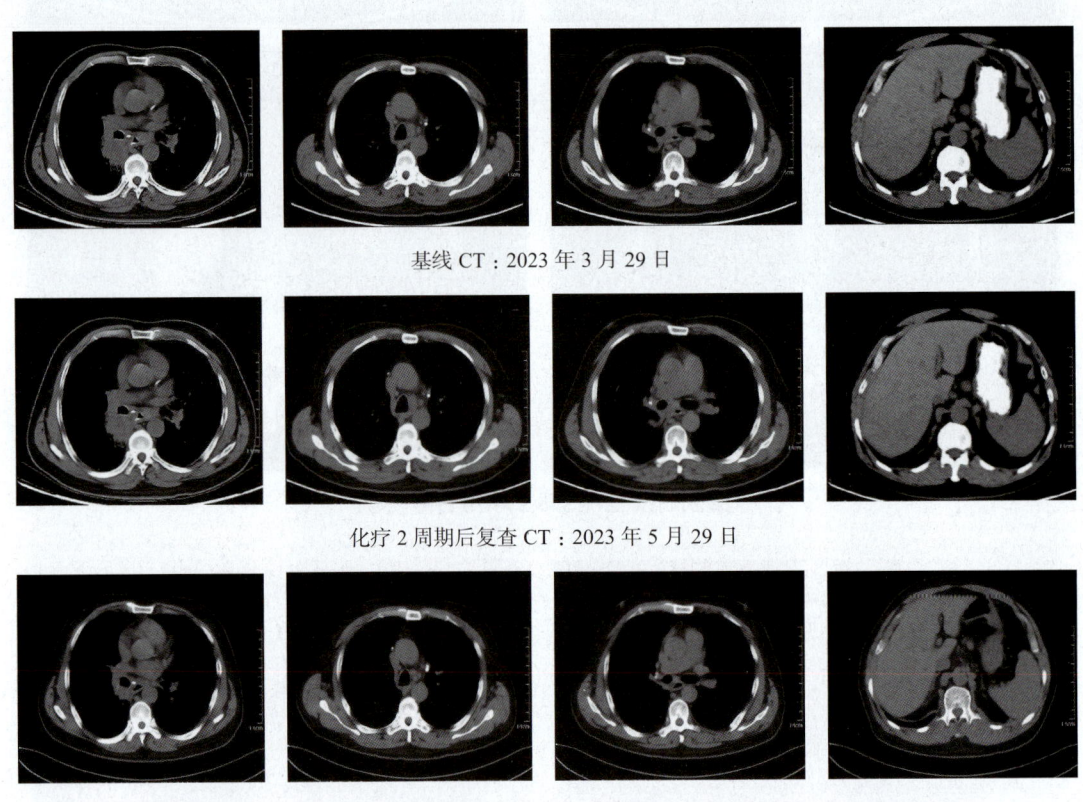

基线CT:2023年3月29日

化疗2周期后复查CT:2023年5月29日

化疗3周期后复查CT:2023年6月25日

图21-19　2023年3月29日、2023年5月29日、2023年6月25日CT对比

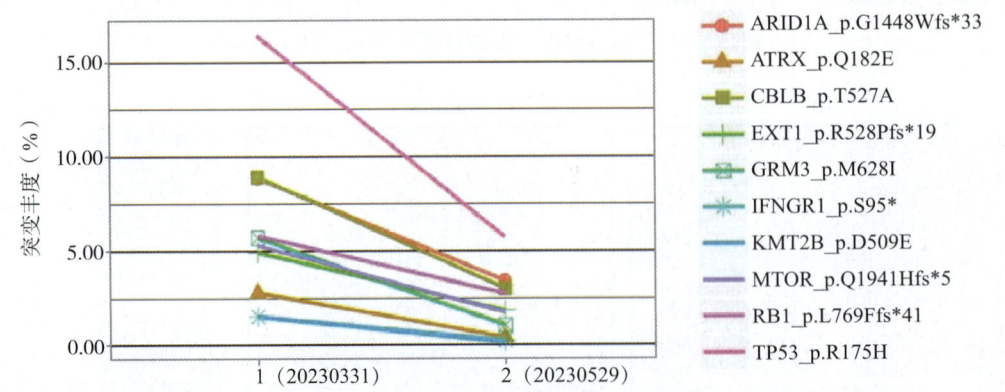

图21-20　2023年3月31日与2023年5月29日ctDNA样本肿瘤突变丰度动态变化

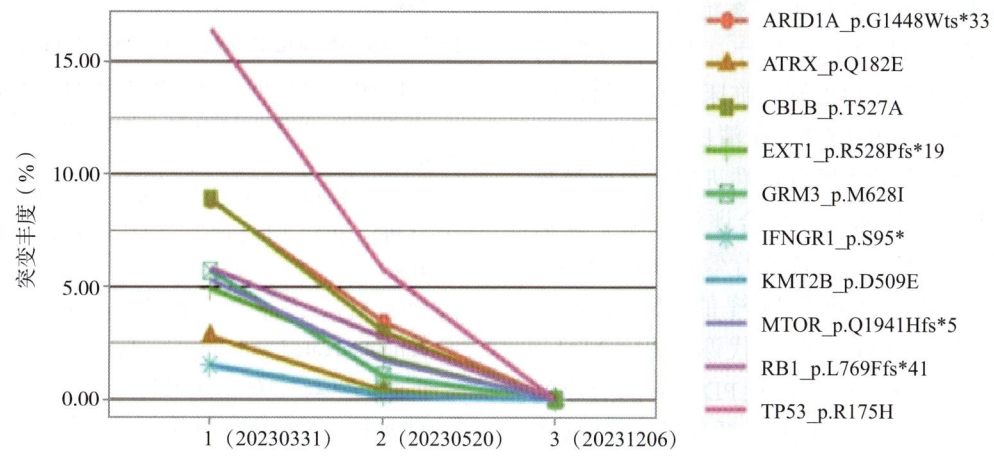

图21-21　2023年3月31日、2023年5月20日、2023年12月6日ctDNA样本肿瘤突变丰度动态变化

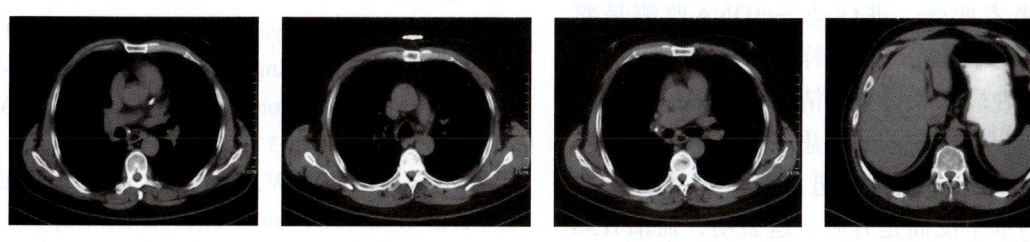

图21-22　2024年4月1日复查CT

（四）预后及随访

截至2024年5月，电话随诊该患者，患者自诉目前状态良好，饮食、睡眠尚可，大小便正常，体重无明显变化。

（五）讨论与总结

本文报道了1例非小细胞肺癌假性进展病例。患者在接受免疫联合化疗治疗2周期后，复查影像学提示进展，但结合患者咳嗽、咳痰症状缓解，结合免疫治疗时长，不排除假性进展，患者拒绝再次组织活检，完善ctDNA动态监测提示突变基因丰度较前明显降低，继续行原方案治疗1周期后复查影像学疗效评价复查部分缓解（PR），证实为肿瘤假性进展。

大量临床研究表明，免疫治疗会带来不同的肿瘤负荷的变化，除了典型的应答结果如CR、PR、SD之外，还有一些非典型的应答，如假性进展和超进展。

假性进展是恶性肿瘤在接受免疫治疗后，通过影像学检查发现肿瘤病灶在短期内增大或出现新病灶，但并不伴有疾病的恶化，继续原方案治疗后病灶缩小，这种现象称为假性进展。

不同学者报道假性进展发生率不一，但总体发生率较低，在15项临床研究数据分析中发现：假性进展的发生率在1.3%～9.1%，黑色素瘤发生率最高为4.6%～8.3%，其次非小细胞肺癌发生率为1.9%～6.9%。

免疫治疗所致假性进展的发生机制目前尚不明确。众所周知，免疫检查点抑制剂（如PD-1/PD-L1单抗、CTL-4单抗）并非直接组用于肿瘤细胞，而是激活免疫细胞间接杀伤肿瘤细胞。然而，在免疫细胞进入肿瘤区域并直接接触肿瘤细胞的这一过程中，细胞数量的增加会在影像学上造成疾病进展的假象。有研究表明，假性进展的患者对免疫治疗的反应优于病情稳定的患者，提示预后较好。目前，病理组织学检查仍是假性进展诊断的金标准，病理提示免疫细胞浸润或者大量坏死。当然，综合患者症状，结合影像学评估和血液中各种指标检测也可用于鉴别肿瘤假性进展。由于假性进展与治疗无效的肿瘤进展在常规影像学上难以区分，因此，准确识别是临床工作中的难点与重点，如果鉴别错误，可导致患者失去一线治疗机会。

正是因为假性进展应答模式的存在，促使了免疫治疗实体瘤疗效评价标准的产生与发展。在临床实践中，当首次评估为iUPD，若患者病情稳定、

第22章

PD-1/PD-L1单抗单药治疗的经典研究及发展历程

在过去的10多年里，免疫治疗已经成为肿瘤领域的一项重大突破。与传统的化疗或后续出现的靶向治疗不同，免疫治疗的机制主要是通过激活患者自身的免疫系统来攻击和摧毁肿瘤细胞，而不是由药物直接对肿瘤细胞进行杀伤，新作用机制的发现为患者提供了全新的治疗机会。在胸部肿瘤领域，免疫治疗已在非小细胞肺癌、小细胞肺癌、胸膜间皮瘤、胸腺上皮瘤等癌种的治疗中取得了很多进展。

本章的主要内容是探讨胸部肿瘤的免疫治疗单药临床试验。这些试验为我们提供了宝贵的数据和见解，也体现了免疫治疗药物临床研发的历程，帮助我们了解免疫治疗在肺癌等胸部肿瘤中的疗效、安全性和潜在的局限性。通过对这些临床试验的深入了解，我们可以更好地理解免疫治疗在胸部肿瘤治疗中的发展、定位和应用，为未来的研究和临床实践提供重要的参考和指导。

第一节 非小细胞肺癌

一、Ⅰ期研究

2010年，Brahmer等发表了纳武利尤单抗单药治疗晚期实体瘤的Ⅰ期临床研究结果，揭开了免疫治疗在非小细胞肺癌探索的序幕。这项研究纳入39例复发难治晚期实体瘤患者，其中包括6例非小细胞肺癌，主要研究终点是确定纳武利尤单抗单药治疗的最大耐受剂量（maximum tolerated dose，MTD）和药代动力学参数，次要研究终点是评估纳武利尤单抗的抗肿瘤作用、药效动力学和免疫学终点。研究结果发现，患者接受10mg/kg最大计划剂量的纳武利尤单抗仍可耐受，有1例患者发生严重不良反应（severe adverse events，SAE），为炎症性肠病。在疗效方面，所有非小细胞肺癌患者均观察到肿瘤缩小。2012年，Topalian等发表了另一项纳武利尤单抗单药治疗晚期实体瘤的ⅠB期临床研究结果，这项研究纳入296例晚期实体瘤患者，其中包括122例非小细胞肺癌患者，分别接受1.0mg/kg、3.0mg/kg、10.0mg/kg剂量的纳武利尤单抗治疗，主要研究终点是评估纳武利尤单抗的安全性、抗肿瘤作用和药代动力学。研究结果显示，14%的患者发生了3～4级药物相关不良反应，其中3例患者因肺毒性死亡。在疗效方面，76例具有可评估病灶的非小细胞肺癌患者纳入分析，约18%（14/76）的非小细胞肺癌患者观察到肿瘤客观缓解，其中8例患者缓解持续时间（duration of response，DOR）达到24周以上，2例患者DOR达到1年以上。这项研究还首次探索了基线肿瘤组织PD-L1表达水平与临床疗效的关系，发现PD-L1阳性患者的客观缓解率（objective response rate，ORR）为36%，而PD-L1阴性患者的ORR为0。这两项研究奠定了非小细胞肺癌免疫单药治疗临床研究的基础，同时这项研究也提示PD-L1表达水平可能是PD-1单抗潜在的疗效预测标志物，为后续的研究开辟了新思路。

2014年，Herbst等发表了阿替利珠单抗单药治疗晚期实体瘤的Ⅰ期临床研究结果。这项研究纳入277例晚期实体瘤患者，其中非小细胞肺癌患者53例。研究发现，3级以上治疗相关不良事件（treatment related adveise events，TRAE）发生率为13%，3级以上TRAE发生率为1%。在疗效方面，非小细胞肺癌患者的ORR为23%。此外，研究者根据PD-L1肿瘤细胞分数（tumour cell，TC）和肿瘤浸润免疫细胞PD-L1分数（tumour-infiltrating immune cell，IC）进行了分层分析，结果显示PD-L1 IC评分为3的非小细胞肺癌患者的ORR为83%，IC 2的ORR为14%，IC 1的ORR为15%，IC 0的ORR为20%。这项研究是第一项关于PD-L1单抗治疗晚期实体瘤的Ⅰ期临床研究，但与纳武利尤单抗的研究结果不同，在本研究中，除PD-L1高表达（IC 3）的人群外，其他PD-L1表达水平患者中应用阿替利珠单抗的疗效无明显差异，为后续是否能在PD-L1阴性人群中应用PD-1/PD-L1单抗留下了悬念。

2015年，Garon等发表了帕博利珠单抗单药治疗非小细胞肺癌的Ⅰ期临床研究结果。这项研究是国际多中心、泛瘤种Ⅰ期临床试验KEYNOTE-001研究的一部分，旨在评估帕博利珠单抗单药治疗晚期非小细胞肺癌的安全性和抗肿瘤作用，同时也评估和验证了肿瘤组织PD-L1表达水平与帕博利珠单抗治疗获益的相关性。KEYNOTE-001研究在2012年5月入组第1例经治的晚期非小细胞肺癌患者，采用帕博利珠单抗10mg/kg Q3W治疗。在最初入组的38例非小细胞肺癌患者中，有9例患者出现了应答，随后研究者根据PD-L1表达、给药剂量（10mg/kg每3周1次，10mg/kg每2周1次，2mg/kg每3周1次）、入组人群（经治或未经治）等因素进行了非小细胞肺癌扩展队列研究，总共入组495例患者。研究结果显示，TRAE发生率为70.9%，3级以上TRAE发生率为9.5%，免疫相关不良反应主要是输液反应、甲状腺功能减退和肺炎。在疗效方面，总人群的ORR为19.4%，中位无进展生存期（progression free survival，PFS）为3.7个月，中位总生存期（overall survival，OS）为12.0个月。生物标志物研究方面，182例患者被纳入训练集，313例患者被纳入验证集。根据ROC曲线，设定了50%以上肿瘤细胞表达PD-L1（TPS≥50%）作为分界值。在训练集中，PD-L1 TPS≥50%的患者ORR为36.6%；在验证集中，PD-L1 TPS≥50%的患者ORR为45.2%。PD-L1 TPS≥50%的患者ORR显著高于TPS 1%～49%及＜1%的患者，PD-L1 TPS≥50%的患者OS和PFS也更长。KEYNOTE-001作为无缝拓展队列试验设计的成功典范，是当时最大的Ⅰ期临床研究，入组超过1200例患者。该研究允许在多瘤种中同时验证多个假设，包括晚期黑色素瘤、晚期非小细胞肺癌和其他晚期实体瘤队列，同步探索帕博利珠单抗的剂量、适应证和生物标志物。KEYNOTE-001的研究结果促使FDA批准帕博利珠单抗的2项适应证（经治晚期非小细胞肺癌和黑色素瘤）及1项伴随诊断方式（IHC 22C3）。帕博利珠单抗从2012年开始用于非小细胞肺癌治疗到2014年被FDA授予突破性疗法，再到2015年获得FDA加速批准，仅用了3年时间，为加速药物开发

与获批提供了经典范例。2019年，KEYNOTE-001研究更新了5年的OS数据，提示免疫治疗应尽早使用，同时再次证实了PD-L1 TPS≥50%患者的临床获益。

在国际免疫治疗临床研究蓬勃发展之际，中国原创药物也在进行相关探索。2018年，徐建明等在ASCO会议上报告了我国首个PD-1单抗——信迪利单抗治疗晚期实体瘤的Ⅰ期临床研究数据。这项研究采用"3＋3"设计，纳入了12例晚期实体瘤患者，主要研究目的是评估信迪利单抗的安全性、药代动力学、药效动力学和初步疗效。研究结果未发现剂量限制性毒性，且未达到最大耐受剂量。有4例患者发生3级及以上TRAE。在疗效方面，3例患者达到部分缓解（portial response，PR），2例患者疾病稳定（stable disease，SD）。这项研究为中国PD-1单抗的研究打开了局面。此后，中国原创的特瑞普利单抗、替雷利珠单抗、卡瑞利珠单抗等一系列药物相继进行了相应的Ⅰ期临床试验，展示出了良好的安全性、耐受性和初步疗效，为后续的Ⅱ、Ⅲ期研究奠定了基础。

通过对非小细胞肺癌等实体瘤患者进行的Ⅰ期临床研究，研究者们发现了免疫治疗在肿瘤治疗领域的潜力。在上述研究中，展现出了一些令人鼓舞的结果，例如免疫治疗相关的不良反应率相对较低，且部分患者展现出了显著的临床疗效，这为免疫治疗带来了新的希望。此外，不同研究也展现了不同的设计思路，以解答不同的问题，体现了各家公司开发思路的差异。标志物的探索是各家公司均着重考虑的一个方面，不同研究结果揭示了PD-L1表达水平与治疗效果之间的密切关系。但基于不同的前期结果，各类药物的开发策略也有所不同。PD-1/PD-L1单抗这些发现为研究者提供了信心和启示，推动了后续针对免疫治疗的深入探索。

二、晚期二线及后线研究

基于Ⅰ期临床试验展示出的良好安全性和初步疗效，免疫治疗单药治疗非小细胞肺癌首先在二线背景下进行了探索。

（一）纳武利尤单抗

2015年Rizvi等发表的CheckMate-063研究是一项单臂Ⅱ期临床试验，纳入了117例接受二线或后线治疗失败的晚期复发难治肺鳞癌患者，主要研究终点为患者接受纳武利尤单抗治疗的ORR。研

究结果显示，患者接受纳武利尤单抗治疗的ORR为14.5%（17/117），26%患者为SD，17%的患者出现3～4级TRAE。这项Ⅱ期临床研究为后续纳武利尤单抗的Ⅲ期临床试验奠定了基础。

2015年Brahmer等发表的CheckMate-017研究是一项针对一线化疗失败后的晚期肺鳞癌的Ⅲ期临床试验。在该研究中，272例肺鳞癌患者被随机分为接受标准的多西他赛二线化疗（137例）或PD-1抑制剂纳武利尤单抗（135例）两组。多西他赛剂量强度为75mg/m^2，每3周为1周期；纳武利尤单抗剂量强度为3mg/kg，每2周为1周期直至疾病进展或出现不能耐受的毒副作用。主要研究终点为OS。结果显示：纳武利尤单抗组的中位OS达到9.2个月，多西他赛化疗组的中位OS为6.0个月（$P<0.001$）；1年OS率分别为42%和24%；PFS分别为3.5个月和2.8个月（$P<0.001$）。生物标志物分析提示，纳武利尤单抗的疗效与PD-L1的表达无相关性。安全性方面，纳武利尤单抗TRAE（58% vs 86%）及SAE（7% vs 24%）发生率均低于多西他赛组。这是首个针对肺鳞癌的免疫检查点抑制剂的Ⅲ期临床研究。基于此项研究，FDA批准纳武利尤单抗二线治疗晚期鳞状非小细胞肺癌。

2015年Borghaei等发表的CheckMate-057研究是一项旨在评价一线化疗失败后的转移性肺腺癌的Ⅲ期临床试验。在这项研究中，582例非鳞非小细胞肺癌患者被随机分为接受标准的多西他赛二线化疗或PD-1抑制剂纳武利尤单抗两组。多西他赛剂量强度为75mg/m^2，每3周为1周期；纳武利尤单抗剂量强度为3mg/kg，每2周为1周期直至疾病进展或出现不能耐受的毒副作用。研究结果发现，纳武利尤单抗组、多西他赛化疗组中位OS分别是12.2个月和9.4个月，达到了主要临床研究终点。1年OS率分别为51%和39%，中位PFS分别为2.3个月和4.2个月，$P=0.393$，差异无统计学意义，提示免疫单药治疗的PFS并未优于化疗。在非鳞非小细胞肺癌中，纳武利尤单抗的疗效与PD-L1的表达有相关性，PD-L1 TPS>1%的阳性患者疗效优于阴性患者。这是首项在非鳞非小细胞肺癌中的免疫检查点抑制剂的Ⅲ期临床研究，同时也是首个显示PD-L1表达与疗效相关的Ⅲ期临床试验。2015年10月，美国FDA扩大纳武利尤单抗治疗非小细胞肺癌适应证，批准其二线用于晚期非鳞非小细胞肺癌。2019年，WCLC年会公布CheckMate-017/057的5年随访结果，纳武利尤单抗与多西他赛的5年OS率在CheckMate-017研究中分别为12.3%和3.6%；在CheckMate-057中分别为14.0%和2.1%，再次证实了纳武利尤单抗在非小细胞肺癌二线治疗中的价值。同时也体现了鳞癌和非鳞非小细胞肺癌患者对免疫治疗疗效的差异，两种病理类型中免疫检查点抑制剂长期获益人群比例基本一致，但是鳞癌患者中有更多对PD-1单抗有短期疗效的患者；而CheckMate-057研究中纳武利尤单抗与多西他赛的OS曲线在早期交叉，显示非鳞癌患者中纳武利尤单抗在治疗早期的整体生存获益甚至不如多西他赛。

2019年Wu等发表的CheckMate-078是一项针对东亚人群的多中心、随机Ⅲ期临床研究，比较了纳武利尤单抗与多西他赛在含铂双药化疗治疗后出现疾病进展的ⅢB/Ⅳ期*EGFR*和*ALK*阴性的非小细胞肺癌患者中的疗效与安全性。2018年CSCO年会公布了中国患者亚组的数据结果，纳武利尤单抗在中国患者中的疗效与安全性表现与CheckMate-078总体研究及全球研究CheckMate-017/057一致。纳武利尤单抗组中位OS为11.9个月，多西他赛组为9个月，纳武利尤单抗组较多西他赛组显著延长患者生存，死亡风险降低36%（$P=0.0004$）。此生存获益在不同肿瘤病理类型和PD-L1表达的亚组中都表现一致。两组的ORR分别为17%（纳武利尤单抗组）和3%（多西他赛组）。3级及以上TRAE在纳武利尤单抗组及多西他赛组分别为11%和52%。基于这项研究的结果，国家药品监督管理局（NMPA）于2018年6月15日批准了纳武利尤单抗应用于晚期非小细胞肺癌的二线治疗并上市。2020年CSCO年会公布的3年随访数据显示，纳武利尤单抗组3年OS率为19%，高于多西他赛组的12%。这一结果与基于全球人群数据的CheckMate-017/057研究汇总分析结果保持一致。此外，两组的中位OS分别为11.9个月和9.5个月，纳武利尤单抗组较多西他赛组降低死亡风险达25%，与全球人群汇总分析结果保持一致（中位OS：11.1个月 vs 8.1个月，HR=0.68）。此外，亚洲人群分析结果显示，无论患者PD-L1表达阳性还是阴性，无论鳞癌还是非鳞癌，纳武利尤单抗相较多西他赛均能够为患者带来确切的OS获益。

（二）帕博利珠单抗

2016年Herbst等发表的KEYNOTE-010研究是一项多中心Ⅱ/Ⅲ期随机对照临床试验，旨在评价帕博利珠单抗在晚期PD-L1阳性经治非小细胞肺癌患者中的疗效及安全性。研究共纳入1034名PD-L1 TPS≥1%非小细胞肺癌患者，随机分为三组，344例患者接受2mg/kg帕博利珠单抗治疗、346例患者接受10mg/kg帕博利珠单抗治疗，343例患者多西他赛治疗。主要研究终点为OS和PFS；次要终点指标包括安全性、有效率和应答持续时间。研究结果显示，在PD-L1 TPS≥50%患者中，帕博利珠单抗2mg/kg组、10mg/kg组和多西他赛组的中位OS分别为14.9个月、17.3个月和8.2个月。在PD-L1阳性总体人群中得到了相似的结果，中位OS分别为10.4个月、12.7个月和8.5个月。但无论是在PD-L1 TPS≥50%的患者还是PD-L1阳性总体人群中，帕博利珠单抗组较多西他赛组的中位PFS均无明显延长。在PD-L1 TPS≥50%的人群中，帕博利珠单抗2mg/kg组、10mg/kg组和多西他赛组中位PFS分别为5个月、5.2个月、4.1个月；在全部人群中，帕博利珠单抗2mg/kg组、10mg/kg组和多西他赛组的中位PFS分别为3.9个月、4个月、4个月。2020年WCLC公布的5年随访结果显示，PD-L1 TPS≥50%患者的中位OS分别为16.9个月 vs 8.2个月（HR=0.55），5年OS率25% vs 8.2%；PD-L1 TPS≥1%患者的中位OS分别为11.5个月 vs 8.4个月（HR=0.70），5年OS率15.6% vs 6.5%。79例帕博利珠单抗组患者完成35周期（2年）治疗，ORR为98.7%（15例CR，63例PR）；其中61例（77.2%）存活（38例未出现PD）；完成35周期（2年）治疗患者的3年OS率为83.0%。

与纳武利尤单抗相关临床研究类似，帕博利珠单抗组展现了免疫治疗的"长拖尾"效应，预示着一旦患者从帕博利珠单抗治疗中获得缓解，很有可能实现长期生存获益。同时显示，免疫治疗的疗效评价指标与传统化疗或靶向治疗有所差异，中位的PFS无法完全体现免疫治疗药物的优势，OS及HR是更重要的评价指标。

（三）阿替利珠单抗

POPLAR研究是一项Ⅱ期随机对照临床研究，共入组了287名经过铂类化疗后疾病进展的晚期非小细胞肺癌患者，随机分组接受阿替利珠单抗或多西他赛治疗。主要研究终点是意向治疗（ITT）人群和PD-L1阳性人群的OS。结果显示，ITT人群中，两组的中位OS分别为12.6个月和9.7个月（HR=0.73, P=0.04），PFS和ORR则无显著差异。57名接受阿替利珠单抗治疗后被评估为疾病进展的患者，继续接受阿替利珠单抗治疗仍有获益，进展后OS达到11.1个月，而接受其他治疗的OS是8.3个月。在安全性方面，阿替利珠单抗组的3级以上TRAE发生率为11%，而多西他赛组为39%。生物标志物研究方面，PD-L1高表达患者从阿替利珠单抗中获益更多。POPLAR是第一个将PD-L1抑制剂应用于经治晚期非小细胞肺癌患者的临床研究。与多西他赛相比，阿替利珠单抗显著增加了患者的生存期，且治疗获益与肿瘤组织中PD-L1的表达有关。

基于POPLAR研究的结果，开展了Ⅲ期随机对照研究OAK研究，该研究纳入1225名一线含铂化疗失败后的晚期非小细胞肺癌患者接受二线阿替利珠单抗或多西他赛治疗，主要研究终点是ITT人群的OS和PD-L1阳性人群的OS。结果显示，在ITT人群中，中位OS分别是13.8个月 vs 9.6个月（HR=0.73, P=0.0003）。PFS和ORR在两组间表现类似。PD-L1阳性人群中，中位OS分别是15.7个月 vs 10.3个月（HR=0.74, P=0.0102）。3～4级AE发生率37% vs 54%，免疫相关不良反应（irAE）包括肺炎（1%），肝炎（<1%）和结肠炎（<1%）。生物标志物分析提示，阿替利珠单抗治疗获益和PD-L1表达（TC/IC）具有相关性，最大获益在PD-L1最高表达人群（TC3/IC3），中位OS 20.5个月 vs 8.9个月；但是TC0/IC0的患者，阿替利珠单抗依旧优于多西他赛，中位OS 12.6个月 vs 8.9个月。2016年，基于POPLAR和OAK研究结果，阿替利珠单抗获得FDA批准，用于铂类化疗进展后的非小细胞肺癌。随后NMPA也批准了阿替利珠单抗的这一适应证。2020年ESMO会议公布了这两项研究的最终结果，POPLAR研究4年的OS率在阿替利珠单抗组为14.8%，多西他赛组为8.1%。OAK研究4年的OS率在阿替利珠单抗组为15.5%，而多西他赛组为8.7%。在各病理类型和PD-L1表达亚组中均观察到阿替利珠单抗所带来的长期OS获益。

（四）信迪利单抗

ORIENT-3研究是一项开放标签、多中心的随机对照Ⅲ期临床试验，旨在评估信迪利单抗对比多西他赛用于一线标准含铂化疗失败的晚期或复发性鳞状非小细胞肺癌的疗效和安全性。研究纳入一线含铂治疗失败、不适合进行根治性放化疗的ⅢB/ⅢC或Ⅳ期鳞状非小细胞肺癌患者，按1:1

随机分配接受信迪利单抗（200mg）或多西他赛（75mg/m²）治疗，直至疾病进展或出现不可接受的毒性。主要研究终点为OS。这项研究纳入290例患者，两组各有145例。研究结果发现：与多西他赛相比，信迪利单抗明显改善患者的OS，两组的中位OS分别为11.79个月和8.25个月。信迪利单抗组的中位PFS、ORR也明显改善。安全性方面，信迪利单抗组（18.1%）的3级以上TRAE发生率低于多西他赛组（36.2%）。

（五）替雷利珠单抗

RATIONALE-303研究是一项全球随机多中心Ⅲ期临床试验，旨在评估替雷利珠单抗对比多西他赛用于晚期非小细胞肺癌患者二线或三线治疗的疗效和安全性。研究纳入无驱动基因突变、接受至少一种系统性治疗（包括铂类药物）失败后的晚期NSCLC患者，按2:1随机分配接受替雷利珠单抗（200mg每3周1次）或多西他赛（75mg/m²每3周1次）。主要研究终点为ITT人群的OS和PD-L1高表达（≥25% TC）人群的OS。这项研究纳入了805例患者，在ITT人群中，替雷利珠单抗和多西他赛组中位OS分别为17.2个月 vs 11.9个月；在PD-L1高表达患者中，中位OS分别为19.1个月 vs 11.9个月。中位PFS分别为4.1个月 vs 2.6个月。安全性方面，替雷利珠单抗3级以上TRAE发生率为42.1%；多西他赛3级以上TRAE发生率为74.8%。

以上研究结果提示，免疫单药治疗在非小细胞肺癌的二线治疗上的疗效和安全性均优于传统的多西他赛化疗，为二线治疗提供了更多的选择，这些结果为进一步了解免疫治疗在一线治疗的潜在作用提供了强有力的借鉴。同时，在不同的研究设计中，分别按照不同病理类型独立开展了临床研究，以及在一个临床研究中同时纳入不同病理类型的设计，部分研究做了较为充分的标志物探索，相关数据也成为认识免疫治疗的重要相关依据。

三、晚期一线研究

免疫治疗单药方案在非小细胞肺癌的二线研究中展示出了令人鼓舞的结果，此后，许多研究将免疫治疗单药方案推向了非小细胞肺癌的一线研究。这些研究力图探索免疫疗法在一线治疗中的潜在应用，并评估其与标准化疗相比的疗效和安全性表现。

（一）纳武利尤单抗

CheckMate-026是一项开放标签、随机对照Ⅲ期临床研究，旨在探索一线使用纳武利尤单抗与研究者选择的化疗方案在晚期非小细胞肺癌患者中的疗效差异。入组的541例患者之前未接受过全身治疗，且经检测为PD-L1表达阳性（TPS≥1%）。试验组接受纳武利尤单抗3mg/kg（每2周1次），对照组则接受研究者选择的化疗方案，给药一直持续到疾病进展、出现不可接受毒性事件或完成6个给药周期。研究的主要终点是PD-L1≥5%患者的PFS。研究结果显示，在PD-L1≥5%的患者中，纳武利尤单抗组和含铂化疗组的中位PFS分别为4.2个月和5.9个月（HR=1.15），并未表现出显著差异。而即使PD-L1≥50%的患者，纳武利尤单抗治疗组与化疗组PFS仍然未表现出显著差异。在PD-L1≥5%的人群中，纳武利尤单抗治疗组与化疗组的ORR分别为26%和33.5%，无统计学差异。对于PD-L1≥50%的患者，两组的ORR分别为34%和39%，仍然未显示统计学差异。两组的OS为14.4个月和13.2个月（HR=1.02）。纳武利尤单抗的安全性与既往研究一致。CheckMate-026研究表明，与传统化疗相比，纳武利尤单抗一线治疗晚期非小细胞肺癌在PFS、OS方面并未取得优势。进一步的探索性标志物分析则显示，在肿瘤突变负荷较高的患者中，纳武利尤单抗组和化疗组患者的ORR分别为47%和28%，中位PFS分别为9.7个月和5.8个月（HR=0.62，95% CI：0.38～1.00）。但两组的中位OS相似，不受肿瘤突变负荷的影响。从这项回顾性的肿瘤突变负荷探索性分析可以看到，对肿瘤突变负荷高的那部分患者，纳武利尤单抗一线治疗PFS可能优于标准化疗，但这一发现需要前瞻性的临床研究进一步证实。在总体研究范围内，CheckMate-026并未展现出纳武利尤单抗在晚期非小细胞肺癌一线治疗中的明显优势。

（二）帕博利珠单抗

KEYNOTE-024研究是一项随机对照Ⅲ期临床研究，旨在比较一线使用帕博利珠单抗单药和含铂双药化疗在PD-L1 TPS≥50%的晚期非小细胞肺癌患者（排除*EGFR*突变及*ALK*基因重排）中的疗效和安全性。主要研究终点为PFS。2021年4月，Reck等报道了KEYNOTE-024研究的5年随访结果。研究共纳入305例晚期非小细胞肺癌患者，154

例患者接受了帕博利珠单抗治疗，151例患者接受了化疗。研究结果提示，帕博利珠单抗组患者的中位OS为26.3个月，5年OS率为31.9%，化疗组患者的中位OS为13.4个月，5年OS率为16.3%，帕博利珠单抗组患者的OS比化疗组有了明显改善（HR=0.62）。帕博利珠单抗组患者的中位PFS为7.7个月，5年PFS率为12.8%，化疗组患者的中位PFS为5.5个月，帕博利珠单抗组患者的PFS比化疗组同样有了明显改善（HR=0.50）。在帕博利珠单抗组中有39名患者接受了35个周期的治疗，历时约2年，其中82.1%的患者在5年后依然存活。在安全性方面，帕博利珠单抗组（76.6%）TRAE发生率明显低于化疗组（90%），3级及以上TRAE的发生率帕博利珠单抗组（31.2%）也低于化疗对照组（53.3%）。KEYNOTE-024是第一个报道晚期非小细胞肺癌一线免疫治疗5年随访结果的Ⅲ期临床研究，证实了帕博利珠单抗是PD-L1 TPS≥50%晚期非小细胞肺癌患者的有效一线治疗方案。该里程碑式研究及结果对非小细胞肺癌患者治疗模式和疗效产生了深远的影响，并使帕博利珠单抗在此后多年垄断了NSCLC免疫单药一线治疗的适应证。但PD-L1高表达（TPS≥50%）的患者只占非小细胞肺癌的25%～30%，仍需探索PD-L1低表达或阴性的患者是否可以从帕博利珠单抗治疗中获益。

KEYNOTE-042研究是一项在PD-L1≥1%的晚期非小细胞肺癌一线治疗中比较帕博利珠单抗与含铂双药化疗方案的疗效与安全性的随机对照Ⅲ期研究。研究纳入1274例患者，以1∶1的比例随机分配至帕博利珠单抗组或含铂双药化疗组。研究主要终点为PD-L1 TPS≥50%、≥20%及≥1%患者的OS。2023年JCO公布了这项研究的5年随访结果，研究结果显示，在PD-L1≥50%的患者中，帕博利珠单抗组的中位OS明显优于化疗组，分别为20.0个月和12.2个月（HR=0.68），5年OS率分别为21.9%和9.8%；两组中位PFS分别为6.5个月和6.5个月（HR=0.86），5年PFS率分别为9.2%和2.1%；两组ORR分别为39.1%和32.3%，在PD-L1≥20%的人群中，两组中位OS分别为18.0个月和13.0个月（HR=0.75），5年OS率分别为19.4%和10.1%；两组中位PFS分别为6.2个月和6.9个月（HR=0.94），5年PFS率分别为7.8%和1.6%；两组ORR分别为33.2%和29.1%。在PD-L1≥1%的人群中，两组中位OS分别为16.4个月和12.1个月（HR=0.79），5年OS率分别为16.6%和8.5%；中位PFS分别为5.6个月和6.8个月（HR=1.03），5年PFS率分别为6.9%和1.2%；两组ORR分别为27.3%和26.7%。探索性分析发现，免疫治疗组有16%的PD-L1≥1%的患者完成35周期的治疗，治疗时间约2年，这部分患者ORR为84.3%。安全性方面，帕博利珠单抗组和化疗组TRAE的发生率分别为63.8%和90.2%。

综合而言，KEYNOTE-042研究证实了在PD-L1表达≥1%的局部晚期或转移性非小细胞肺癌患者中，帕博利珠单抗相较于含铂双药治疗展示了显著的临床获益，因这使其成为标准的一线治疗选择。但这项研究未报道PD-L1 TPS 1%～20%及20%～49%人群的亚组结果，结果及结论的主要贡献源自PD-L1≥50%的患者。因此对于PD-L1 TPS 1%～20%及20%～49%的人群，其治疗选择仍需斟酌。

（三）阿替利珠单抗

IMpower-110研究是一项阿替利珠单抗单药对比含铂双药化疗一线治疗PD-L1阳性晚期非小细胞肺癌的Ⅲ期临床研究。该研究纳入了572名PD-L1 TC或IC≥1%的晚期非小细胞肺癌患者，研究主要终点是根据PD-L1分层的OS。研究结果显示，PD-L1高表达（TC3/IC3）的患者接受阿替利珠单抗的疗效显著超过化疗，两组的中位OS分别是20.2个月 vs 13.1个月（HR=0.59，P=0.01）。PD-L1高或中表达（TC2/IC2）的患者，阿替利珠单抗组的OS也优于化疗组，两组的OS分别为18.2个月 vs 14.9个月（HR=0.72，P=0.04）。分子标志物分析发现，外周血TMB高（bTMB≥16muts/Mb）的患者具有更好的PFS和OS，突变负荷高于突变负荷低组的PFS分别为6.8个月和4.4个月，OS分别为13.9个月和8.5个月。在安全性方面，3～4级TRAE发生率阿替利珠单抗组明显低于化疗组，分别为30.1% vs 52.5%。基于IMpower-110研究的结果，2020年5月美国FDA批准了阿替利珠单抗单药一线治疗 EGFR/ALK 阴性、PD-L1高表达（TC≥50%或IC≥10%）的晚期非小细胞肺癌患者。

IPSOS研究是一项全球多中心随机对照Ⅲ期临床研究，旨在比较一线阿替利珠单抗单药和单药化疗（长春瑞滨/吉西他滨）在不适宜接受铂类化疗患者中的疗效和安全性。与既往针对晚期非小细胞肺癌的一线免疫治疗的关键临床试验不同，该试验纳入ⅢB/Ⅳ期非小细胞肺癌患者；ECOG PS

2～3或年龄≥70岁,并有严重的合并症或含铂双药化疗禁忌的患者;还允许有无症状脑转移的患者纳入,排除 EGFR⁺ 或 ALK⁺ 的患者。研究结果显示,阿替利珠单抗组与单药化疗组的中位 OS 分别为 10.3 个月和 9.2 个月,阿替利珠单抗治疗使患者死亡风险显著下降 22%(HR = 0.78),两组 12 个月 OS 率分别为 43.7% 和 38.6%,24 个月 OS 率分别为 24.3% 和 12.4%。亚组分析也表明,无论患者的 PD-L1 表达水平、PS 评分和组织学类型如何,阿替利珠单抗均可显著改善 OS。在次要疗效终点方面,阿替利珠单抗组的 ORR 为 17%,高于单药化疗组的 8%,两组中位 DOR 分别为 14.0 个月和 7.8 个月,两组的 PFS 并无显著差异(4.2 个月 vs 4.0 个月,HR = 0.87)。对患者生活质量的评估显示,阿替利珠单抗治疗能够显著改善患者的食欲缺乏、便秘、咳嗽、胸痛、呼吸困难等症状,而化疗组出现相应症状明显恶化。此外,阿替利珠单抗组 3 级以上 TRAE 发生率相对化疗较低(16.3% 和 33.3%),这对基础病较多、身体状况较差患者的治疗十分有意义。该研究是首个证实免疫治疗对于不适合接受含铂双药化疗的患者具有改善生存和生活质量的随机对照临床研究。

以上述三个药物为代表的一线研究结果,展现了不同药物的不同特性,但应注意,除了药物的差异,上述三个研究中 PD-L1 表达水平检测所用的试剂及判读方法均有所差异,且纳武利尤单抗的研究数据与前期 I 期研究及二线研究有较大出入。这提示伴随检测试剂及扎实的前期研究数据是确保药物向前线推进的重要基础。

四、局部晚期

(一)同步放化疗后免疫巩固治疗

临床上,约 1/3 的非小细胞肺癌患者在确诊时的分期为 III 期局部晚期疾病。尽管 III 期肺癌患者具备根治性机会,但高达 89% 的患者会进展为转移性非小细胞肺癌,有 56% 患者会出现复发。对体力状况良好、不可手术切除的 III 期非小细胞肺癌患者而言,标准治疗方法是以铂类为基础的双药化疗联合同步放化疗。然而,接受同步放化疗的患者中位 PFS 相对较短,约为 8 个月,并且只有 15% 的患者能存活 5 年以上。2015 年免疫检查点抑制剂应用于临床后,研究发现放疗可通过多种机制(包括促进新抗原生成和识别,诱导 CD8⁺T 细胞浸润等)增强宿主的抗肿瘤免疫反应。同时利用免疫治疗长效低毒的药物特性,设计出了同步放化疗完成后序贯 PD-L1 单抗免疫巩固的新型治疗模式。PACIFIC 研究是首个评估免疫检查点抑制剂用于不可切除的 III 期非小细胞肺癌患者疗效的随机对照 III 期临床研究。该研究使用度伐利尤单抗作为巩固治疗,用于接受标准含铂方案同步放化疗后未发生疾病进展的、无法手术切除的 III 期非小细胞肺癌,对比标准同步放化疗后接受安慰剂治疗的疗效和安全性。研究的主要终点为 PFS 和 OS,次要终点包括 PFS 率、OS 率、ORR、安全性以及 DOR 等。研究纳入了 709 名不可手术切除的局部晚期非小细胞肺癌患者,随机分配至度伐利尤单抗组(473 名)和安慰剂组(236 名)。2022 年 Spigel 等发表了 PACIFIC 研究的 5 年随访结果,度伐利尤单抗组的中位 OS 为 47.5 个月,而安慰剂组为 29.1 个月。度伐利尤单抗组的 5 年 OS 率估计为 42.9%,而安慰剂组为 33.4%。与安慰剂相比,度伐利尤单抗组的死亡风险降低了 28%(分层 HR = 0.72)。度伐利尤单抗组的中位 PFS 为 16.9 个月,而安慰剂为 5.6 个月。度伐利尤单抗组的估计 5 年 PFS 率为 33.1%,而安慰剂组为 19.0%。与安慰剂相比,度伐利尤单抗组的疾病进展或死亡风险降低了 45%(分层 HR = 0.55)。度伐利尤单抗组 ORR 为 29.8%,而安慰剂组为 18.3%。这项研究的结果证明了在同步放化疗后使用度伐利尤单抗巩固治疗可带来稳健且持续的生存益处。总而言之,这些研究数据支持使用 PACIFIC 方案作为不可手术切除的 III 期非小细胞肺癌患者的标准治疗。但由于 15%～30% 的人在放化疗阶段就发生疾病进展,没有机会接受后续的免疫巩固治疗,对于这类人群的治疗策略仍需进一步研究。

PACIFIC-2 研究是一项随机、双盲、安慰剂对照的多中心 III 期临床试验,首次评估了同步放化疗期间使用度伐利尤单抗,随后进行度伐利尤单抗巩固治疗对比单独同步放化疗在不可切除的 III 期非小细胞肺癌患者中的疗效和安全性。研究共纳入 327 例患者,219 例患者随机分配至度伐利尤单抗联合同步放化疗组,108 例患者随机分配至单纯同步放化疗组。研究的主要终点是 PFS。2024 年 ELCC 公布了 PACIFIC-2 研究最终结果,与单纯同步放化疗相比,度伐利尤单抗联合同步放化疗的患者 PFS 显示改善趋势,但无统计学意义(HR = 0.85,P = 0.247);中位 PFS 分别为 13.8 个月和 9.4 个月。在 OS 方面无显著差异(HR = 1.03,P = 0.823);中位OS分别为36.4个月和29.5个月。度伐利尤单抗联合同步放化疗组和单纯同步放化疗组分别有47.0%和51.9%的患者出现了严重不良事件；肺炎/放射性肺炎的发生率分别为28.8%和28.7%。这项研究未达到主要研究终点，其失败的原因可能由于免疫治疗联合同步放化疗的不良反应发生率高，因此治疗的完成率较低；另外，从生物学机制上讲，放射治疗可能会损伤募集到肿瘤中的效应性T细胞，这与免疫治疗药物通过募集这些细胞以杀伤肿瘤细胞的机制存在潜在冲突。若在放射治疗过程中同时使用PD-1或PD-L1抑制剂，尤其是在为期一个半月的放射照射期间，连续动态的应用可能导致淋巴细胞受损。

GEMSTONE-301研究是一项随机、双盲、安慰剂对照的Ⅲ期临床试验，旨在评估舒格利单抗或安慰剂作为巩固治疗在含铂方案同步或序贯放化疗后未出现疾病进展的局部晚期、不可切除、Ⅲ期非小细胞肺癌患者中的疗效。该研究纳入381例不可手术切除的Ⅲ期非小细胞肺癌患者，按2:1随机分配至舒格利单抗组或安慰剂组。患者每3周接受一次舒格利单抗1200mg或匹配的安慰剂作为巩固治疗，持续时间24个月。研究结果提示：舒格利单抗组的中位PFS为9.0个月，而安慰剂组为5.8个月（HR=0.64，95% CI: 0.48～0.85；$P=0.0026$）。两组的12个月无进展生存率分别为45.4%和25.6%。在大多数亚组中，舒格利单抗相比于安慰剂均可见到PFS获益。在数据截止时，OS数据仍不成熟。在安全性方面，舒格利单抗组和安慰剂组分别有193例（76%）和73例（58%）患者发生了TRAE；其中3级及以上TRAE的发生率两组分别为9%和6%，最常见的是肺炎或免疫相关肺炎（两组分别为3%、1%）。

PACIFIC研究和GEMSTONE-301研究的成功无疑为不可切除局部晚期非小细胞肺癌患者带来了新的希望，并显著改善了患者的预后。但也应注意，上述研究纳入的是顺利完成同步/序贯放化疗后且未发生进展的患者，对于那些同步放化疗期间出现疾病进展的患者，其最佳治疗方案尚有待进一步探索，PACIFIC-2研究的阴性结果也有部分是由于纳入了这些快速进展患者所致。此外，真实世界中Ⅲ期NSCLC异质性极大，很多患者因放射野过大、肺体积较小及基础疾病等因素无法耐受基线时的同步化放疗，限制了经典PACIFIC模式的应用。

（二）围手术期治疗

LCMC3研究是一项单臂Ⅱ期临床研究，旨在评估阿替利珠单抗用于初治ⅠB～ⅢB期可切除非小细胞肺癌患者新辅助治疗的疗效和安全性。该研究分为两部分：第一部分患者接受阿替利珠单抗1200mg，每3周为1周期，疗程2个周期，然后进行手术切除；第二部分是探索性研究，第一部分临床获益的患者可继续使用PD-L1抑制剂阿替利珠单抗辅助治疗≤12个月。研究的主要终点是无EGFR/ALK突变的非小细胞肺癌患者的主要病理缓解（MPR）。次要终点包括不同PD-L1表达水平患者的MPR、肿瘤突变负荷和TRAE。研究结果发现，在接受手术的无EGFR/ALK突变的患者中，MPR率为21%（30/144），病理完全缓解率（pCR）为7%（10/144）。43%（66/155）的患者接受阿替利珠单抗新辅助治疗后实现降期，19%（29/155）的患者的病理分期上升。安全性方面，术前和术后3级以上TRAE发生率分别为6%和14%；术前和术后3级以上irAE发生率为2%和9%。亚组分析提示：MPR与PD-L1状态相关，PD-L1表达水平高者，MPR率更高。生物标志物分析显示，新辅助免疫治疗增加$CD3^+/CD8^+$T细胞、$GZMB^+/CD8^+$T细胞相对$CD3^+/FOXP3^+$T细胞的比值，提示治疗后T细胞激活。在已知EGFR/ALK阳性患者中未观察到MPR。中位TMB为7.2mut/Mb，高TMB患者有更好的病理反应；STK11/LKB1和KEAP1突变在非MPR患者中更为常见。该研究为正在进行的Ⅲ期IMpower-030研究提供了更多支持证据。

IMpower-010研究是一项多中心、开放标签、Ⅲ期随机对照研究，共有1280名ⅠB期（肿瘤≥4cm）至ⅢA期非小细胞肺癌患者在完全切除后入组，通过区组随机化的方法将接受铂类辅助化疗（1～4个周期）后的患者随机分配（1:1）接受辅助阿替利珠单抗（每21天1200mg，16个周期或1年）或最佳支持治疗。研究的主要终点为PD-L1 TC≥1%（根据SP263）Ⅱ～ⅢA期人群的DFS、所有随机化Ⅱ～ⅢA期人群的DFS、ITT人群（ⅠB～ⅢA期）的DFS。次要终点为ITT人群的OS。研究结果显示，对于PD-L1≥1%的Ⅱ～ⅢA期人群，阿替利珠单抗组的中位DFS明显优于最佳支持治疗组（best supportive care，BSC）（NE vs 35.3个月，HR=0.66，$P=0.0039$）；对于所有的Ⅱ～ⅢA期人群，阿替利珠单抗组的中位DFS优于BSC组（42.3个月 vs 35.3个月，HR＝0.79，P＝0.02）。在PD-L1 TC≥50%的Ⅱ～ⅢA期非小细胞肺癌患者中，阿替利珠单抗辅助治疗获益最为突出：3年OS率为89.1%（最佳支持治疗组77.5%），HR＝0.42。安全性方面，阿替利珠单抗3级及以上TRAE发生率为10.7%。

PEARLS/KEYNOTE-091是一项随机对照Ⅲ期临床试验，旨在评估帕博利珠单抗对比安慰剂作为肺癌根治术后ⅠB（T≥4cm）～ⅢA期非小细胞肺癌患者辅助治疗的有效性和安全性。符合条件的患者以1:1的比例随机分配到帕博利珠单抗组或安慰剂组。这项研究的主要终点是ITT人群和PD-L1 TPS≥50%人群的DFS。研究纳入1177例患者并进行随机分组，帕博利珠单抗组590例（其中168例PD-L1 TPS≥50%），安慰剂组587例（其中165例PD-L1 TPS≥50%）。研究结果显示，ITT人群中帕博利珠单抗较安慰剂显著改善了DFS（53.6个月 vs 42.0个月）。但对于PD-L1高表达（TPS≥50%）人群并未发现DFS显著获益（HR＝0.82；95% CI：0.57～1.18；P＝0.14）。安全性方面，34%帕博利珠单抗组患者和26%例安慰剂组患者发生3级以上TRAE。帕博利珠单抗组24%的患者和安慰剂组15%的患者发生SAE。总体而言，研究数据表明帕博利珠单抗在完全切除的ⅠB～ⅢA期非小细胞肺癌具有获益，可被推荐作为辅助治疗（无论PD-L1表达水平如何）。但是，与IMpower-010研究及晚期NSCLC研究数据不一致之处，即PD-L1高表达亚组患者未能从帕博利珠单抗辅助中获益的"反常现象"，需要其他同类研究的亚组数据进一步明确。

第二节 小细胞肺癌

CheckMate-331是一项随机对照Ⅲ期临床研究，纳入一线铂类化疗后复发的小细胞肺癌患者，对比二线纳武利尤单抗与标准化疗方案的疗效与安全性。在这项纳入569例患者的大型研究中，56%的患者为铂类敏感复发。该研究主要研究终点为OS。研究结果显示，纳武利尤单抗组和化疗组的中位OS无显著差异（7.5个月 vs 8.4个月，HR＝0.86），纳武利尤单抗组的中位PFS在数值上甚至更差（1.4个月 vs 3.8个月，HR＝1.41），ORR在两组之间相似（13.7% vs 16.5%），但DOR在纳武利尤单抗组更优（8.3个月 vs 4.5个月）。亚组分析显示，铂类药物耐药复发的患者有OS获益的趋势（7.0个月 vs 5.7个月，HR＝0.71），无肝转移的患者同样有获益的趋势（11.2个月 vs 10.5个月，HR＝0.75）。

CheckMate 032研究的小细胞肺癌患者队列旨在评估纳武利尤单抗联合或不联合伊匹木单抗用于治疗后的小细胞肺癌的疗效和安全性。该研究纳入一线或多线含铂双药化疗失败后的晚期小细胞肺癌患者，随机分配接受纳武利尤单抗单药或纳武利尤单抗联合伊匹木单抗方案。主要研究结果为ORR和DOR。研究结果显示，纳武利尤单抗单药治疗的ORR为10%，中位PFS为1.4个月，联合伊匹木单抗治疗后可将ORR提高至19%～23%。2018年报道了109名（非随机队列59例，随机队列50例）接受三线及以上的纳武利尤单抗单药治疗患者的疗效，ORR为11.9%，中位DOR为17.9个月。在取得客观缓解的患者中，DOR超过12个月的患者占61.5%，这表明免疫治疗一旦有效，其长久获益率显著。基于这一数据，2018年8月FDA批准纳武利尤单抗用于晚期小细胞肺癌的三线治疗。

KEYNOTE-158研究纳入了包括小细胞肺癌在内的晚期实体瘤患者，所有患者均接受过至少一种化疗方案后疾病进展。入组后给予帕博利珠单抗200mg每3周一次，最长用药时间为2年。该研究的主要研究终点是ORR。研究结果显示，帕博利珠单抗治疗组的ORR为18.7%，其中3例CR，17例PR，12例SD，62例PD。中位PFS为2.0个月，中位OS为8.7个月；在PD-L1≥1%的人群中，ORR达到35.7%，而PD-L1阴性人群中ORR为6.0%。PD-L1≥1%的人群中位OS显著长于PD-L1阴性组（14.9个月和5.9个月）。安全性方面，纳武利尤单抗组60%的患者发生了TRAE，9%的患者发生了3级及以上的TRAE。

KEYNOTE-028是一项多队列、非随机、ⅠB期"篮子"研究，在横跨20种不同类型的肿瘤、超过450例PD-L1阳性实体瘤患者中开展，评估了帕博利珠单抗单药疗法（每2周一次10mg/kg）的安全性、耐受性和抗肿瘤活性。小细胞肺癌队列入组24例既往已接受过至少一线治疗的晚期小细胞肺癌患者。研究结果显示，该队列ORR为33.3%，其中4.2%的患者CR，29.2%的患者PR，4.2%的患者SD，54.2%患者PD。客观缓解具有持久性，中位DOR为19.4个月。此外，患者的中位PFS为1.9个月（6个月PFS率为28.6%，12个月PFS率为23.8%）。中位OS为9.7个月（6个月OS率为66.0%，12个月OS率为37.7%）。

2019年6月，基于KEYNOTE-158和KEYNOTE-028研究结果，FDA批准帕博利珠单抗用于既往接受过铂类为基础的化疗和至少一种其他治疗后发生疾病进展的小细胞肺癌患者。

第三节 胸膜间皮瘤

两项Ⅱ期临床试验评估了曲美木单抗在胸膜间皮瘤后线治疗的疗效与安全性。第一项研究在2009年至2012年入组29例不可手术切除的恶性胸膜间皮瘤患者，这些患者至少接受过一线化疗后出现疾病进展。研究结果提示，2例（7%）患者接受曲美木单抗15mg/kg每90天1次治疗获得持久的PR。入组患者的DCR为31%，中位PFS为6.2个月。这项研究未达到主要终点。随后另一项Ⅱ期研究采用曲美木单抗10mg/kg每4周1次治疗，入组29例不可手术切除的恶性胸膜间皮瘤患者，这些患者至少接受过一线化疗后出现疾病进展。29例患者中仅1例（3%）患者达到PR，52%的患者获得中位10.9个月的疾病控制。虽然这两项研究的ORR有限，但是基于观察到的DCR结果，开展了国际、双盲、安慰剂对照的ⅡB期DETERMINE研究。研究纳入571例经治的晚期胸膜或腹膜间皮瘤患者，按2∶1随机分组接受曲美木单抗或安慰剂组治疗。研究未达到主要研究终点，结果显示曲美木单抗组和安慰剂组的中位OS分别为7.7个月和7.3个月（HR=0.92，95% CI：0.76～1.12，P=0.41）。曲美木单抗组和安慰剂组3级以上TRAE的发生率分别为65%和48%。基于上述研究结果，尚未有足够的循证医学证据支持CTLA-4抑制剂单药在胸膜间皮瘤的二线或三线治疗中应用。

2017年开展的KEYNOTE-028研究中，首次报告了二线使用帕博利珠单抗单药治疗胸膜间皮瘤的结果。该研究入组患者共25例，PD-L1表达均为阳性，其中18例为上皮样型，4例为肉瘤样或双相型，3例为组织学未确定型；15例患者既往接受过一线治疗，8例患者接受过二线治疗。研究结果显示，5例患者获得PR，18例患者获得疾病控制，患者中位OS和中位PFS分别为18个月和5.4个月，1年的OS率为62.6%。同期有另外几项免疫检查点抑制剂单药治疗恶性胸膜间皮瘤的小样本研究，包括Merit研究、NivoMes研究、JAVELIN研究和U Chicago研究，使用的免疫检查点抑制剂单药包括纳武利尤单抗（Merit研究、NivoMes研究均使用纳武利尤单抗）、阿维鲁单抗和帕博利珠单抗，结果显示，患者ORR分别为29.4%、24%、8%和19%，DCR分别为67.6%、47%、58%和66%，中位OS分别为17.3个月、11.8个月、10.7个月和11.5个月，均未能超越KEYNOTE-028研究。

CONFIRM研究是首项在复发性恶性间皮瘤患者中开展的PD-1单抗与安慰剂对照的Ⅲ期临床研究，该研究纳入既往接受过至少1种治疗的、不可切除、组织学证实的转移性恶性间皮瘤成年患者，患者以2∶1的比例随机被分配至纳武利尤单抗组（n=221）或安慰剂组（n=111），主要研究终点是OS和PFS，结果显示纳武利尤单抗治疗增加了OS获益，中位OS分别为10.2个月（95% CI：8.5～12.1）和6.9个月（95% CI：5.0～8.0）（HR=0.69，95% CI：0.52～0.91，P=0.009）。纳武利尤单抗组患者的12个月OS率为43.4%，安慰剂组为30.1%。中位PFS数据也显示纳武利尤单抗组显著优于安慰剂组，分别为3.0个月和1.8个月（HR=0.67，95% CI：0.53～0.85，P=0.0012），两组的12个月PFS率分别为14.2%和7.2%。在该研究中，上皮样亚组表现出更多的获益，在上皮样恶性胸膜间皮瘤患者中，研究组和对照组的中位OS分别为10.5和6.9个月（HR=0.67，95% CI：0.5～0.91，P=0.021）。CONFIRM研究显示了纳武利尤单抗在恶性胸膜间皮瘤的后线治疗中可带来OS获益，而毒性与在其他癌种中的表现相似。

Ⅲ期PROMISE-meso研究探索了PD-1单抗对比单药化疗的疗效和安全性。由于尚无化疗药物获批用于恶性胸膜间皮瘤的二线治疗，而临床广泛应用长春瑞滨/吉西他滨，因此，研究患者随机分配接受帕博利珠单抗200mg每3周1次（≤2年），或长春瑞滨/吉西他滨单药化疗。疾病进展后允许交叉用药，63%的患者最终交叉应用帕博利珠单抗。主要研究终点PFS方面，化疗组和帕博利珠单抗组的中位PFS为3.4个月 vs 2.5个月（HR=1.06）。两组的ORR为6% vs 22%，中位OS为11.7个月 vs 10.7个月（HR=1.04）。非上皮样恶性胸膜间皮瘤患者的PD-L1阳性率往往更高，然而以1%为界值的PD-L1阳性患者未观察到更大的获益。这项研究的阴性结果可能由于临床实践中单药二线化疗的有效性较高，以及交叉用药的影响。

目前，帕博利珠单抗已作为胸膜间皮瘤二线推荐用药写入NCCN指南，纳武利尤单抗被日本批准用于化疗后进展的晚期或复发性胸膜间皮瘤。期待未来更多大型临床试验的开展，进一步证实免疫单药治疗为胸膜间皮瘤带来的治疗获益。

第四节 胸腺上皮肿瘤

2018年，Giaccone等报道了一项单臂Ⅱ期临床试验，旨在评估帕博利珠单抗在复发的胸腺癌患者中的疗效。具有自身免疫性疾病或免疫缺陷病史的患者被排除。该研究纳入了40名至少接受过一线化疗的复发性胸腺癌患者，总人群ORR为22.5%。PD-L1高表达组的中位PFS为4.2个月，明显高于PD-L1低表达组2.9个月的中位PFS。PD-L1高表达组的中位OS为24.9个月，明显高于PD-L1低表达组15.5个月的中位OS。这表明PD-L1表达水平越高，对免疫检查点抑制剂治疗的反应越好。然而，入组的所有患者都出现了irAE，其中6例患者同时出现了多种irAE，另有6例患者出现了严重的irAE，如心肌炎和高血糖，但未报告与irAE相关的死亡。

2019年，Cho等在一项单臂Ⅱ期研究中探索了帕博利珠单抗在一线化疗失败的胸腺上皮肿瘤中的疗效，该研究纳入了33例至少接受过一线铂类化疗后发生疾病进展的胸腺上皮肿瘤患者（包括7名胸腺瘤和26名胸腺癌）。在7名胸腺瘤患者中，2例达到PR，5例患者SD。26例胸腺癌患者中，5例达到PR，14例SD。胸腺瘤和胸腺癌患者的中位PFS均为6.1个月。胸腺瘤患者的中位OS未达到，胸腺癌患者的中位OS为14.5个月。这项研究也发现PD-L1表达水平更高的患者对免疫治疗的反应更好。

2019年，Katsuya等开展了一项名为PRIMER的单臂多中心Ⅱ期试验，评估了纳武利尤单抗在胸腺癌患者中的疗效和安全性。该研究纳入15例胸腺癌患者，这些患者至少接受过一次化疗和放疗，随后出现疾病进展。研究结果显示，73.3%（11例）的患者SD，但在所有患者中都未观察到客观缓解。由于未达到Ⅱ期研究预设的标准（客观缓解者少于1人），本研究提前终止。

2019年，Rajan等开展了一项Ⅰ期剂量递增研究，该研究评估了PD-L1抑制剂阿维鲁单抗在胸腺上皮肿瘤患者中的安全性和初步疗效。该研究共纳入8名无自身免疫病史的胸腺上皮肿瘤患者，包括7名胸腺瘤和1名胸腺癌患者，这些患者在至少一次标准治疗后出现疾病进展。研究结果发现，7名胸腺瘤患者中的4名达到PR，另外3名胸腺瘤患者SD。1例胸腺癌患者SD。安全性方面，4例患者因严重的irAE停药，严重的irAE包括肌酸激酶升高、肌炎、转氨酶升高、吞咽困难、肌无力、腹泻等。这些患者在口服或静脉注射糖皮质激素治疗后好转。尽管出现了irAE，但达到PR的患者在停药后14周未观察到PD，体现了免疫治疗的长拖尾效应。

综上所述，这些研究结果体现了免疫单药治疗在胸腺上皮肿瘤中的潜在获益，但irAE仍需十分警惕，尤其存在自身免疫综合征的患者，接受免疫治疗前需衡量获益与治疗的风险。PD-L1表达可能是抗PD-1/PD-L1单抗治疗胸腺瘤或胸腺癌的疗效预测标志物，未来仍需大样本研究来证实以及探索其他的疗效预测标志物。

参考文献

[1] Brahmer JR, Drake CG, Wollner I, et al. Phase I study of single-agent anti-programmed death-1（MDX-1106）in refractory solid tumors: safety, clinical activity, pharmacodynamics, and immunologic correlates. J Clin Oncol, 2010, 28（19）: 3167-3175.

[2] Topalian SL, Hodi FS, Brahmer JR, et al. Safety, activity, and immune correlates of anti-PD-1 antibody in cancer. N Engl J Med, 2012, 366（26）: 2443-2454.

[3] Herbst RS, Soria JC, Kowanetz M, et al. Predictive correlates of response to the anti-PD-L1 antibody MPDL3280A in cancer patients. Nature, 2014, 515（7528）: 563-567.

[4] Garon EB, Rizvi NA, Hui R, et al. Pembrolizumab for the treatment of non-small-cell lung cancer. N Engl J Med, 2015, 372（21）: 2018-2028.

[5] Rizvi NA, Mazières J, Planchard D, et al. Activity and safety of nivolumab, an anti-PD-1 immune checkpoint inhibitor, for patients with advanced, refractory squamous non-small-cell lung cancer（CheckMate 063）: a phase 2, single-arm trial. Lancet Oncol, 2015, 16（3）: 257-265.

[6] Brahmer J, Reckamp KL, Baas P, et al. Nivolumab versus docetaxel in advanced squamous-cell non-small-cell lung cancer. N Engl J Med, 2015, 373（2）: 123-135.

[7] Borghaei H, Paz-Ares L, Horn L, et al. Nivolumab versus docetaxel in advanced nonsquamous non-small-cell lung cancer. N Engl J Med, 2015, 373（17）: 1627-1639.

[8] Wu YL, Lu S, Cheng Y, et al. Nivolumab Versus Docetaxel in a Predominantly Chinese Patient Population With Previously Treated Advanced NSCLC: CheckMate 078 Randomized Phase III Clinical Trial. J Thorac Oncol, 2019, 14(5): 867-875.

[9] Herbst RS, Baas P, Kim DW, et al. Pembrolizumab versus docetaxel for previously treated, PD-L1-positive, advanced non-small-cell lung cancer (KEYNOTE-010): a randomised controlled trial. Lancet, 2016, 387(10027): 1540-1550.

[10] Carbone DP, Reck M, Paz-Ares L, et al. First-line nivolumab in stage iv or recurrent non-small-cell lung cancer. N Engl J Med, 2017, 376(25): 2415-2426.

[11] Reck M, Rodríguez-Abreu D, Robinson AG, et al. Five-year outcomes with pembrolizumab versus chemotherapy for metastatic non-small-cell lung cancer with PD-L1 tumor proportion score ≥ 50. J Clin Oncol, 2021, 39(21): 2339-2349.

[12] de Castro G Jr, Kudaba I, Wu YL, et al. Five-Year Outcomes With Pembrolizumab Versus Chemotherapy as First-Line Therapy in Patients With Non-Small-Cell Lung Cancer and Programmed Death Ligand-1 Tumor Proportion Score ≥ 1% in the KEYNOTE-042 Study. J Clin Oncol, 2023, 41(11): 1986-1991.

[13] Herbst RS, Giaccone G, de Marinis F, et al. Atezolizumab for first-line treatment of pd-l1-selected patients with NSCLC. N Engl J Med, 2020, 383(14): 1328-1339.

[14] Giaccone G, Kim C, Thompson J, et al. Pembrolizumab in patients with thymic carcinoma: a single-arm, single-centre, phase 2 study. Lancet Oncol, 2018, 19(3): 347-355.

[15] Cho J, Kim HS, Ku BM, et al. Pembrolizumab for patients with refractory or relapsed thymic epithelial tumor: an open-label phase II trial. J Clin Oncol, 2019, 37(24): 2162-2170.

[16] Katsuya Y, Horinouchi H, Seto T, et al. Single-arm, multicentre, phase II trial of nivolumab for unresectable or recurrent thymic carcinoma: PRIMER study. Eur J Cancer, 2019, 113: 78-86.

[17] Rajan A, Heery CR, Thomas A, et al. Efficacy and tolerability of anti-programmed death-ligand 1 (PD-L1) antibody (Avelumab) treatment in advanced thymoma. J Immunother Cancer, 2019, 7(1): 269.

[18] 中国医师协会肿瘤多学科诊疗专业委员会. 中国恶性胸膜间皮瘤临床诊疗指南（2021版）. 中华肿瘤杂志, 2021, 43(4): 383-394.

[19] 中国医师协会肿瘤多学科诊疗专业委员会. 中国胸腺上皮肿瘤临床诊疗指南（2021版）. 中华肿瘤杂志, 2021, 43(4): 395-404.

第23章

PD-1/PD-L1单抗联合治疗经典研究

免疫治疗为胸部肿瘤的治疗带来了革命性突破，但随着其应用趋于成熟，单药免疫治疗展现出的生存获益仍不尽人意。一方面PD-L1高表达的优势人群比例较低，另一方面免疫治疗耐药不可避免。在此背景下多种联合治疗模式的探索展现出治疗优势：免疫联合化疗可显著延长患者生存，无论PD-L1表达水平；免疫联合放疗和其他局部治疗改善了早期患者和晚期寡转移患者的预后结局；随着临床研究的前移，围手术期免疫联合治疗也带来振奋人心的结果。本章对近年来免疫联合治疗领域的重要进展进行总结，以期为临床诊疗和后续临床研究提供依据。

第一节 晚期肺癌免疫联合化疗的研究解读

免疫联合化疗可通过增加肿瘤特异性新抗原释放、促使免疫原性细胞死亡（immunogenic cell death，ICD）、调节免疫微环境等途径发挥协同增效的作用，相关研究为免疫联合化疗的治疗方案奠定了理论基础，同时近年来大量临床研究进一步证实了其在胸部肿瘤应用中的安全性及有效性。

一、非小细胞肺癌免疫联合化疗

（一）单药免疫联合化疗

KEYNOTE-189是一项随机、对照、双盲Ⅲ期临床研究，对比了一线应用培美曲塞＋顺铂联合PD-1抑制剂帕博利珠单抗（$n=410$）或安慰剂（$n=206$）的治疗效果。该研究的主要终点是PFS和OS，研究达到了双终点，联合方案组中位OS为22个月，显著优于化疗组10.6个月（HR＝0.56），联合方案组PFS为9.0个月 vs 化疗组4.9个月（HR＝0.49）。KEYNOTE-407是一项多中心、随机、双盲、安慰剂对照的Ⅲ期临床研究，纳入了转移性鳞状非小细胞肺癌患者，对比了一线应用紫杉醇类药物＋铂类化疗联合帕博利珠单抗（$n=278$）或安慰剂（$n=281$）的疗效。该研究也是PFS、OS双重主要终点，证实了联合方案组的治疗优势（中位OS 17.2个月 vs 11.6个月，HR＝0.71；中位PFS 8.0个月 vs 5.1个月，HR＝0.62）。两项研究均对PD-L1＜1%的人群进行了亚组分析，显示帕博利珠单抗联合化疗可提升PD-L1＜1%非小细胞肺癌患者的OS、PFS及ORR，进一步支持将帕博利珠单抗联合化疗，作为无论PD-L1表达情况的驱动基因阴性晚期NSCLC的一线标准治疗。回答了KEYNOTE-024及042研究未能回答的问题。

PD-L1抑制剂阿替利珠单抗也相继公布了几项Ⅲ期临床研究结果。IMpower-132是一项全球多中心、开放标签、随机对照的Ⅲ期临床试验，探索了阿替利珠单抗联合培美曲塞＋铂类（$n=292$）对比单纯化疗（$n=286$）在驱动基因阴性晚期非鳞非小细胞肺癌中的疗效，研究表明联合治疗组有一定的PFS获益（中位PFS：7.6个月 vs 5.2个月，HR＝0.6），但OS未达到统计学差异（中位OS：17.5个月 vs 13.6个月，HR＝0.86）。不良反应方面未看到新的安全信号，两组3～4级不良反应发生率分别为54.6%和40.1%。对于Ⅳ期肺鳞状细胞癌的患者，Ⅲ期随机对照研究IMpower-131公布了阿替利珠单抗联合白蛋白结合型紫杉醇＋卡铂（$n=343$）对比单纯化疗组（$n=340$）的研究结果，主要研究终点为研究者评估的PFS和OS。其中联合治疗组中位PFS展现出获益（6.3个月 vs 5.6个月，HR＝0.71）；中位OS未达到统计学差异（14.2个月 vs 13.5个月，HR＝0.88）。两项研究的结果似乎表明阿替利珠单抗联合化疗并未改善晚期非小细胞肺癌患者的生存结局，但由于IMpower-132和IMpower-131均为开放标签的研究，这可能导致了单纯化疗组的患者后续交叉选择免疫治疗的高比率，从而对总生存分析的结果造成偏倚。因此，尽管帕博利珠单抗联合化疗的研究显示出OS获益，而两项基于阿替利珠单抗的研究结果OS均无统计学差异，仍需设计头对头的Ⅲ期临床研究，进一步比较PD-1抑制剂和PD-L1抑制剂在非小细胞肺癌人群中的应用前景。

后续的两项研究IMpower-130和IMpower-150挑战性地纳入了驱动基因阳性的患者。IMpower-130是一项多中心、随机、开放标签的Ⅲ期研究，分析了Ⅳ期非鳞非小细胞肺癌患者一线应用阿替利珠单抗联合化疗（$n=451$）对比单纯化疗（$n=240$）的疗效，主要研究终点是针对驱动基因阴性患者的OS及PFS，均达到了统计学差异（中位OS：18.6个月 vs 13.9个月，HR=0.79；中位PFS 7.0个月 vs 5.5个月，HR=0.64）。同时IMpower-130对靶向治疗进展后驱动基因阳性的患者也进行了亚组分析，与既往研究结果相似，免疫联合化疗仍未使伴有敏感突变的患者获益。IMpower-150是一项开放标签、随机对照Ⅲ期临床研究，也分别对驱动基因阴性和阳性的患者进行了探索。研究纳入了1202名驱动基因阴性的晚期非鳞非小细胞肺癌患者，按照1∶1∶1的比例随机分配至阿替利珠单抗（A）+紫杉醇（C）+卡铂（P）组（简称ACP方案）、贝伐珠单抗（B）+紫杉醇+卡铂组（简称BCP方案）和阿替利珠单抗+贝伐珠单抗+紫杉醇+卡铂的四药联合方案（简称ABCP方案）。ACP组和BCP组在OS上并未展现出统计学差异，但阿替利珠单抗+贝伐珠单抗+紫杉醇+卡铂的四药联合方案（简称ABCP方案）优于BCP方案（中位OS：19.5个月 vs 14.7个月，HR=0.80，95% CI：0.67～0.95）。针对伴EGFR敏感突变并至少经过一线EGFR酪氨酸激酶抑制剂（tyrosine kinase inhibitor, EGFR-TKI）治疗后进展的患者，ACP方案相比BCP方案同样无明显获益，ABCP方案的OS在数值上显著优于BCP方案，但由于ABCP组仅纳入4名EGFR突变的患者，此结果在统计学意义上仍需辩证分析（中位OS 27.8个月 vs 18.1个月，HR=0.74，95% CI：0.38～1.46）。安全性方面整体可耐受（≥3级不良反应事件发生率，ABCP组∶ACP组∶BCP组为60%∶44%∶51%），但四药联合方案的不良反应发生率仍有所升高。值得注意的是ABCP组有11名患者（3%）出现5级不良反应事件，在临床应用中仍需根据患者基础身体情况及用药反应选择个体治疗方案，避免严重不良反应事件的发生。总的来说，结合IMpower-130、IMpower-150以及既往研究共识，驱动基因阳性的患者从免疫治疗中的获益有限。

我国的几个国产药物也先后在临床研究中获得阳性结果，为临床用药提供了更多的选择，并为患者降低一定的用药成本。ORIENT-11研究是一项Ⅲ期双盲随机对照研究，旨在评估信迪利单抗或安慰剂联合培美曲塞和铂类用于Ⅳ期驱动基因阴性、非鳞非小细胞肺癌患者一线治疗的有效性和安全性。该研究达到OS、PFS双终点，联合治疗组的中位PFS为9.2个月，化疗组为5.0个月（HR=0.49）；联合治疗组的中位OS为24.2个月，化疗组为16.8个月（HR=0.65）。ORIENT-12研究是一项随机、双盲、多中心、Ⅲ期临床研究，旨在评估信迪利单抗联合吉西他滨+铂类对比吉西他滨+铂类化疗在一线治疗ⅢB～Ⅳ期鳞状非小细胞肺癌患者中的疗效。该研究不同于其他鳞癌相关研究的一点在于化疗方案的选择，并未选择大部分研究青睐的紫杉醇类药物，而是选择了吉西他滨联合铂类药物。该研究结果显示信迪利单抗联合化疗组的中位PFS为5.5个月，化疗组为4.9个月（HR=0.54，95% CI：0.42～0.68）；该研究的OS结果尚未公布。CTONG1901研究是一项Ⅱ期随机对照研究，以PD-L1表达水平作为分组因素，其中PD-L1 TPS≥50%的患者，随机接受信迪利单抗或帕博利珠单抗单药治疗；而PD-L1 TPS＜50%的患者随机接受信迪利单抗+化疗或帕博利珠单抗+化疗联合治疗。所有接受信迪利单抗治疗的患者与所有接受帕博利珠单抗治疗的患者的中位PFS分别为6.9个月 vs 8.1个月，其中单药治疗组为7.6个月 vs 11.0个月，联合治疗组为7.4个月 vs 7.1个月。所有接受信迪利单抗治疗的患者与所有接受帕博利珠单抗治疗的患者的中位OS分别为14.9个月 vs 21.3个月，其中单药治疗组为14.9个月 vs 22.6个月，联合治疗组为14.7个月 vs 17.3个月。治疗组间PFS和OS在统计学上的无显著差异，且截至分析OS数据尚未成熟。CTONG1901研究是第一个在晚期非小细胞肺癌患者中头对头比较两种抗PD-1抗体作为一线治疗的前瞻性临床研究，该研究初步证实了，在晚期非小细胞肺癌患者中，无论PD-L1表达水平如何，信迪利单抗与帕博利珠单抗具有相似的疗效和安全性。但由于该研究的样本量较少且为开放标签的Ⅱ期临床研究，仍需要开展大型Ⅲ期临床研究来确证其结论。

RATIONALE-304为一项多中心、随机、开放标签的Ⅲ期临床研究，旨在评估替雷利珠单抗联合培美曲塞和铂类对比培美曲塞和铂类一线治疗ⅢB～Ⅳ期非鳞状非小细胞肺癌的疗效和安全性。该研究达到了主要研究终点，联合治疗组的中位PFS 9.7个月，单纯化疗组7.6个月（HR=0.65）。后续公布的结果中联合治疗组OS也有显著获益（中位OS：21.6个月 vs 14.9个月，HR=0.68，95%CI：0.50～0.92）。RATIONALE-307研究也是一项多中心、随机、开放标签的Ⅲ期临床研究，旨在评估替雷利珠单抗联合紫杉醇+卡铂（A组）/白蛋白紫杉醇+卡铂（B组）对比单纯紫杉醇+卡铂（C组）作为一线治疗晚期鳞状非小细胞肺癌患者的有效性及安全性，主要研究终点PFS达到显著差异（中位PFS，A组 vs C组：7.7个月 vs 5.5个月，HR=0.45；中位PFS，B组 vs C组：9.6个月 vs 5.5个月，HR=0.43）。替雷利珠单抗联合化疗与化疗组相比OS获益也更为显著（中位OS：26.1个月 vs 23.3个月 vs 14.0个月；A组 vs C组：HR=0.53；B组 vs C组：HR=0.60）。两项研究均未将OS设定为主要终点，样本量不足以及组间交叉等因素可能影响其分析结果。

CameL研究是一项对比了卡瑞利珠单抗联合卡铂+培美曲塞（卡瑞利珠单抗维持治疗至最多2年）和单纯化疗一线治疗驱动基因阴性ⅢB～Ⅳ期非鳞非小细胞肺癌的多中心、随机、开放标签、Ⅲ期临床研究。该研究公布了长期生存结果，联合治疗组中位OS显著优于化疗组（27.1个月 vs 19.8个月，HR=0.74），52.7%的化疗组患者后续交叉进行免疫治疗（校正交叉效应后HR=0.62），5年PFS率16.1%（vs 化疗组3%），5年OS率达31.2%（vs 化疗组19.3%）。CameL-sq研究是一项卡瑞利珠单抗联合卡铂和紫杉醇对比安慰剂联合化疗一线治疗驱动基因阴性ⅢB～Ⅳ期鳞状非小细胞肺癌（NSCLC）的随机、双盲、多中心、Ⅲ期临床研究，该研究同样展现出远期生存获益，联合治疗组相较化疗组中位OS显著延长（27.4个月 vs 15.5个月，HR=0.56），55.6%的化疗组患者后续交叉进行免疫治疗（校正交叉效应后HR=0.35），4年OS率达到33.9%（vs 化疗组14.3%）。两项研究交叉治疗的患者比例均较高，但一线联合治疗组的生存优势仍然显著，可能提示免疫治疗前移的重要性，提高了免疫联合治疗的一线地位。

CHOICE-01研究是一项随机、双盲、安慰剂对照、多中心的Ⅲ期临床研究，纳入465例无EGFR或ALK突变的初治晚期非小细胞肺癌患者，随机（2:1）接受特瑞普利单抗（n=309）或安慰剂（n=156）联合化疗4～6个周期，序贯特瑞普利单抗或安慰剂维持治疗，直至疾病进展、不可耐受的毒性或特瑞普利单抗治疗达2年。主要终点为研究者评估的PFS。研究结果表明，尽管对照组患者可交叉至化免联合治疗组，特瑞普利单抗联合化疗仍可显著延长患者OS期（中位OS分别为23.8个月 vs 17.0个月；HR=0.73）。亚组分析表明，非鳞非小细胞肺癌患者的OS获益更显著，两组中位OS分别为27.8个月 vs 15.9个月（HR=0.50）。

ASTRUM-004研究是一项随机、双盲、国际多中心的Ⅲ期临床研究，研究纳入了初治ⅢB～Ⅳ期鳞状非小细胞肺癌患者，随机（2:1）接受斯鲁利单抗（n=358）或安慰剂（n=179）联合化疗，主要研究终点是PFS。研究结果表明，化免联合治疗组相较对照组显著提升了患者的PFS（中位PFS：8.3个月 vs 5.7个月）和OS（中位OS：22.7个月 vs 18.2个月）。安全性方面未发现新的安全信号，两组≥3级不良反应事件分别有127例（35.5%）和57例（31.8%）患者。

GEMSTONE-302是一项多中心、随机、双盲的Ⅲ期临床研究，在Ⅳ期驱动基因阴性非小细胞肺癌患者的一线治疗中评估舒格利单抗联合化疗对比安慰剂联合化疗的疗效和安全性。该研究的中期分析表明，联合组与化疗组的中位OS分别为25.4个月和16.9个月（HR=0.65），2年OS率分别为51.7%和35.6%。GEMSTONE-302是首个同时纳入晚期鳞状和非鳞状非小细胞肺癌患者的Ⅲ期临床研究，证实了舒格利单抗联合化疗在两种组织学类型患者中的疗效和安全性，其中肺鳞癌患者的OS获益优势更为明显（23.3个月 vs 12.2个月）。同时亚组也分析显示，舒格利单抗联合化疗组显著改善了脑转移患者的总生存（22.1个月 vs 9.0个月）。

上述研究从多个方面证实了化疗联合免疫治疗的有效性及安全性，凸显了免疫治疗在全人群，包括不同病理类型和脑转移患者中的卓越作用。但在研究解读中也需注意，不能仅仅关注HR值，HR值较低可能由于试验药物更为显著的延长了患者的生存，但有时过低的对照组OS数据也值得深思。

（二）双药免疫联合治疗

为进一步扩大免疫治疗的获益人群，研究者们同时对双重免疫疗法进行了探索。既往研究表明，包括CTLA-4抑制剂和PD-1/PD-L1抑制剂在内的多种免疫检查点抑制剂的联合治疗可进一步放大抗肿瘤免疫反应。CheckMate-227研究是一项随机、开放标签的Ⅲ期临床研究，纳入了1739名不伴有 EGFR 或 ALK 突变的Ⅳ期/复发性非小细胞肺癌患者，将这些受试者根据PD-L1表达水平分为PD-L1表达≥1%（$n=1189$）和PD-L1表达<1%（$n=550$）两组，再在两组中随机分配至纳武利尤单抗联合伊匹木单抗的双免组，纳武利尤单抗的单药/联合化疗组和单纯化疗组，对比三种方案在晚期非小细胞肺癌患者一线治疗中的疗效和安全性。该研究的主要研究终点是高TMB（≥10mut/Mb）人群的PFS和PD-L1表达≥1%的人群的OS。其中对PD-L1表达≥1%的人群进行分析，三组的中位OS分别为（联合组 vs 单药组 vs 化疗组＝17.1个月 vs 15.7个月 vs 14.9个月，联合组 vs 化疗组的HR＝0.77，单药组 vs 化疗组的HR＝0.92），达到了主要研究终点，三组的5年OS率分别为24%、17%和14%；对PD-L1表达<1%的人群进行分析，三组的中位OS分别为（联合组 vs 单药组 vs 化疗组＝17.4个月 vs 15.2个月 vs 12.2个月，联合组 vs 化疗组的HR＝0.65，95% CI：0.52～0.81，单药组 vs 化疗组的HR＝0.80），三组的5年OS率分别为19%、10%和7%。根据CheckMate-227的研究结果，无论肿瘤PD-L1表达如何，与传统化疗相比，纳武利尤单抗联合伊匹木单抗对于既往未经治疗的晚期非小细胞肺癌患者具有长期、持久的临床益处。CheckMate-9LA研究是一项国际多中心Ⅲ期随机对照研究，纳入驱动基因阴性Ⅳ期非小细胞肺癌患者，按照1:1的比例随机分至纳武利尤单抗＋伊匹木单抗联合2周期化疗组（$n=361$）或单纯化疗组（$n=358$），主要终点为OS，续贯次要终点为PFS、ORR。其中联合治疗组的中位OS达到15.8个月，化疗组11个月（HR＝0.74），达到统计学差异；两组4年OS率分别为21%和16%。该研究同时对因出现严重免疫相关不良事件停药的患者进行了分析，结果显示此类人群的中位OS相对更长（CheckMate-9LA：中位OS＝27.5个月，4年OS率41%），免疫相关不良反应与疗效之间是否存在相关性，哪些不良反应以及出现不良反应的时间段可能预示疗效的不同，这些问题还需进一步的大型临床研究加以佐证。

POSEIDON研究是一项CTLA-4抑制剂曲美木单抗和PD-L1抑制剂度伐利尤单抗联合化疗一线治疗驱动基因阴性转移性非小细胞肺癌患者的开放标签、Ⅲ期临床研究，该研究显示度伐利尤单抗联合曲美木单抗和化疗的中位PFS为6.2个月 vs 化疗组4.8个月（HR＝0.72），中位OS为14.0个月 vs 化疗组11.7个月（HR＝0.77），后续更新的5年OS率两组分别为15.7%和6.8%。亚组分析中，PFS和OS获益在非鳞状（比鳞状）组织学亚组中更为突出。

然而，并非所有双免疗法的临床研究均达到预期的临床疗效。一项随机、双盲、Ⅲ期临床研究KEYNOTE-598表明，伊匹木单抗和PD-1抑制剂帕博利珠单抗联合应用于驱动基因阴性、PD-L1 TPS≥50%的初治晚期非小细胞肺癌患者，未能提高患者生存，联合组中位PFS 8.2个月 vs 帕博利珠单抗单药组8.4个月（HR＝1.06），联合组中位OS 21.4个月 vs 单药组21.9个月（HR＝1.08）。安全性方面，联合治疗组亦展现出更大的治疗相关毒性（≥3级不良事件发生率：62.4% vs 50.2%；5级不良事件发生率：13.1% vs 7.5%）。该研究结果为双免治疗的应用敲响了警钟，同时也说明PD-L1高表达人群，单纯给予PD-1抑制剂已能取得较好效果，该人群或并非PD-1单抗联合CTLA-4单抗的获益人群。真实世界中如何平衡疗效与安全性，如何选择适合的治疗人群仍为一大难题。

除了CTLA-4抑制剂和PD-1/L1抑制剂，研究者们还对其他免疫检查点抑制剂的联合进行了探索。Ⅱ期随机对照研究CITYSCAPE表明，TIGIT抑制剂Tiragolumab联合阿替利珠单抗对比安慰剂联合阿替利珠单抗，用于驱动基因阴性、PD-L1阳性的晚期非小细胞肺癌患者的一线治疗，可显著改善ORR（38.8% vs 20.6%）和中位PFS（5.6个月 vs 3.9个月，HR＝0.62）等短期疗效指标，联合治疗组的中位OS在数值上也有所提升（23.2个月 vs 14.5个月，HR＝0.69），但统计学未达到显著差异。值得一提的是，在PD-L1高表达（22C3 TPS≥50%）的亚组患者中，联合治疗组展现出令人振奋的临床获益，联合组ORR 69%对比单药组24.1%，中位PFS 16.6个月对比单药组4.1个月（HR＝0.29），中位OS未达对比单药组12.8个月（HR＝0.23）。遗憾的是，后续的确证性Ⅲ期随机双盲研SKYSCRAPER 01研究（NCT04294810）的首次中期分析结果表明，该联合治疗模式并未改善PD-L1阳性晚期非小细胞肺癌患者的中位PFS，该研究的OS结果尚未成熟。

从上述研究可以看出，CTLA-4抑制剂和TIGIT抑制剂的真正获益人群或有不同，虽然尚无大规模Ⅲ期确证性研究的证实，但是可以看到CTLA-4抑制剂联合PD-1/PD-L1抑制剂或可进一步提高PD-L1低表达或PD-L1阴性人群的预后，而TIGIT抑制剂的联合方案可能对于PD-L1高表达人群的预后。这也体现了免疫治疗组合方案的选择，需要精准筛选获益人群。

二、小细胞肺癌免疫联合化疗

（一）单药免疫联合化疗

依托泊苷联合铂类药物的传统化疗模式在过去几十年中是小细胞肺癌唯一的标准治疗。与非小细胞肺癌不同，尽管 TP53 或 RB1 缺失是大多数小细胞肺癌患者的常见共有突变，但目前无针对这两种肿瘤抑制基因缺失的有效靶点。免疫治疗的出现首次为小细胞肺癌患者生存带来曙光。如前文所述，基于CHECKMATE-032、KEYNOTE-028和KEYNOTE-158的结果，帕博利珠单抗和纳武利尤单抗分别于2018年和2019年被FDA快速批准作为SCLC患者后线治疗，但ORR实际上低于预期，也并未带来总体生存优势。随着两种药物的临床研究进一步推进，CHECKMATE-331（主要研究终点中位OS：7.5个月 vs 8.4个月）、CHECKMATE-451和KEYNOTE-604却出乎意料的公布了阴性结果，导致帕博利珠单抗和纳武利尤单抗退出小细胞肺癌市场。其中，KEYNOTE-604研究的失利与其统计分析的设计思路有一定的关系。该研究设计了PFS及OS双终点，包括2次中期分析及1次终期分析，最终统计学终点未达到可能和过度分散的统计学效能有关。

两种PD-1抑制剂相继折戟沉沙，但在非小细胞肺癌人群中未表现出治疗优势的PD-L1抑制剂却在小细胞肺癌领域崭露头角。IMpower-133是一项随机、双盲、Ⅰ/Ⅲ期临床研究，在既往未经治疗的广泛期小细胞肺癌患者中评估了阿替利珠单抗联合依托泊苷＋卡铂与单纯化疗的疗效差异，两组的中位PFS分别达到5.2个月和4.3个月，中位OS分别达到了12.3个月和10.3个月，同时该研究的一项扩展研究 Imbrella A 已显示出此方案的长期生存获益，5年生存率可达12%。CASPIAN是一项开放标签、Ⅲ期随机对照研究，在初治广泛期小细胞肺癌患者中比较了应用度伐利尤单抗联合化疗与传统化疗的方案，同样展现出生存获益，中位OS为13个月，化疗组为10.3个月，联合组的3年生存率达到17.6%（vs 化疗组5.8%）。CAPSTONE-1是一项全国多中心、随机、双盲、安慰剂对照的Ⅲ期临床研究，公布了广泛期小细胞肺癌患者一线应用国产PD-L1抑制剂阿得贝利单抗＋依托泊苷＋顺铂对比依托泊苷＋顺铂两种治疗方案的疗效，联合治疗组展现出明显优势（PFS 5.8个月 vs 5.6个月；OS 15.3个月 vs 12.8个月）。同时该研究联合治疗组的总生存时间突破了15个月，是现有PD-L1抑制剂相关临床研究中数值最长的研究，但由于其对照的传统化疗组的OS数值也较另外两项研究有所提升，这可能与入组人群的基本特征不同相关。

ASTRUM-005是一项国际多中心、双盲、Ⅲ期随机对照研究，旨在评估PD-1抑制剂斯鲁利单抗联合化疗对比安慰剂联合化疗作为广泛期小细胞肺癌患者的一线治疗的疗效和安全性。结果表明，主要研究终点OS达到统计学差异，联合治疗组中位OS为15.4个月，而化疗组为10.9个月，2年OS率分别为43.1%和7.9%。联合治疗组中位PFS 5.7个月也优于化疗组4.3个月，12个月PFS率是23.6% vs 6.0%。该研究是第一项PD-1抑制剂在广泛期小细胞肺癌一线治疗中获得阳性结果的Ⅲ期临床研究，联合组生存获益显著。RATIONALE-312是一项全国多中心、随机对照Ⅲ期研究，探索了替雷利珠单抗联合标准化疗对比单纯化疗一线治疗广泛期小细胞肺癌的疗效和安全性，该研究联合治疗组中位OS达到15.5个月 vs 化疗组13.5个月，3年OS率达到25%（化疗组为9%）。EXTENTORCH是一项全国多中心、随机、双盲、安慰剂对照的Ⅲ期临床研究，对比了特瑞普利单抗联合化疗 vs 化疗在广泛期小细胞肺癌一线治疗的疗效。该研究达到了双预设终点，中位PFS联合治疗组和化疗组分别为5.8个月和5.6个月，中位OS分别为14.6个月和13.3个月。

一线应用免疫联合化疗的临床研究层出不穷，虽然未曾进行头对头的对比，但对总生存的改善在数值上并没有太大差异（表23-1），寻找其他联合治疗方式可能是突破瓶颈的方法之一。ETER-701研究是一项随机、双盲、安慰剂对照的Ⅲ期临床研究，旨在探索贝莫苏拜单抗联合安罗替尼及化疗

表23-1 广泛期小细胞肺癌一线免疫联合化疗的临床研究

研究名称	试验组	对照组	ORR（%）	mPFS（月）	HR for PFS 95%CI	mOS（月）	HR for OS 95%CI
IMpower-133	阿替利珠单抗+化疗	化疗	60.2vs64.4	5.2vs4.3	0.77（0.63，0.95）	12.3vs10.3	0.76（0.60，0.95）
CASPIAN	度伐利尤单抗+曲美木单抗+化疗	化疗	58.0vs58.0	4.9vs5.4	0.84（0.70，1.01）	10.4vs10.5	0.82（0.68，1.00）
CASPIAN	度伐利尤单抗+化疗	化疗	68.0vs58.0	5.1vs5.4	0.78（0.65，0.94）	12.9vs10.5	0.75（0.62，0.91）
CAPSTONE-1	阿得贝利单抗+化疗	化疗	70.4vs65.9	5.8vs5.6	0.67（0.54，0.83）	15.3vs12.8	0.72（0.58，0.90）
KEYNOTE-604	帕博利珠单抗+化疗	化疗	70.6vs61.8	4.5vs4.3	0.75（0.61，0.91）	10.8vs9.7	0.80（0.64，0.98）
ASTRUM-005	斯鲁利单抗+化疗	化疗	80.2vs70.4	5.7vs4.3	0.48（0.38，0.59）	15.4vs10.9	0.63（0.49，0.82）
EA5161	纳武利尤单抗+化疗	化疗	52.3vs47.7	5.5vs4.6	0.65（0.46，0.91）	11.3vs8.5	0.67（0.46，0.98）
RATIONALE-312	替雷利珠单抗+化疗	化疗	68.3vs61.7	4.8vs4.3	0.63（0.51，0.78）	15.5vs13.3	0.75（0.61，0.92）
ETER-701	贝莫苏拜单抗+安罗替尼+化疗	化疗	81.3vs66.8	6.9vs4.2	0.61（0.46，0.79）	19.3vs11.9	0.32（0.26，0.41）
EXTENTORCH	特瑞普利单抗+化疗	化疗	/	5.8vs5.6	0.67（0.54～0.82）	14.6vs13.3	0.80（0.65～0.98）

一线治疗广泛期小细胞肺癌的疗效及安全性。四药联合组（n=245）和化疗组（n=247）的中位PFS分别为6.9个月 vs 4.2个月（HR=0.32），两组12个月的PFS率为27.9% vs 2.3%。两组中位OS分别为19.3个月 vs 11.9个月（HR=0.61），24个月的OS率为41.8% vs 24.2%。由于该研究的对照组未设计化疗联合免疫治疗组，仍需进一步的对比四药方案和化免联合治疗方案，明确四药联合方案的优势。安全性方面，两组≥3级的不良反应事件发生率为93.1% vs 87.0%，任意级别的不良事件发生率为42.7% vs 19.1%，安全性整体可控。但在临床实践中，广泛期小细胞肺癌患者的一般状况往往较差，咯血发生率也较高，免疫联合抗血管和化疗的四药方案可能需要更多的真实世界数据指导用药的具体方案和剂量。

（二）双药免疫联合化疗

针对广泛期小细胞肺癌患者的双重免疫疗法研究较少，首个在小细胞肺癌后线进行尝试的研究是Ⅰ/Ⅱ期CheckMate-032研究，该研究证实纳武利尤单抗及纳武利尤单抗联合伊匹木单抗具有抗肿瘤活性。但后续的确证研究CheckMate-451研究却公布了阴性结果。该研究是一项随机、双盲、三臂的多中心临床研究，纳入既往含铂双药化疗3～4周期后达到PR或4周期后评估为SD的广泛期小细胞肺癌患者，将834名患者1:1:1随机分配到双免联合治疗组，纳武利尤单抗单药组和安慰剂组，组间不允许交叉。该研究未达到主要研究终点，三组中位OS分别为9.2个月、10.4个月和9.6个月（双免疫治疗组与安慰剂相比：HR=0.92；单免疫治疗组与安慰剂组相比：HR=0.84），三组中位PFS分别为1.7个月、1.9个月和1.4个月（双免疫治疗组与安慰剂相比：HR=0.72；单免疫治疗组与安慰剂组相比：HR=0.67）。该研究提示对于广泛期一线含铂双药化疗后未进展的小细胞肺癌患者，给予纳武利尤单抗联合伊匹木单抗维持治疗并不改善患者生存。

另一项设计了双免联合治疗的研究是前文提到过的CASPIAN研究，该研究同时设计了度伐利尤单抗和曲美木单抗联合化疗的治疗组，与化疗组相比，双免联合治疗组的中位PFS为4.9个月（vs化疗组5.4个月，HR=0.84），中位OS为10.4个月（vs化疗组10.5个月，HR=0.82），均未展现出治疗优势。安全性方面，双免联合化疗、单免联合化疗和单纯化疗三组分别有36%、20%和3%的患者出现任何级别的免疫相关不良反应，其中三度及以上免疫相关不良反应发生率分别为14%、5%和<1%。因此，一线应用双免联合治疗的方案并未给广泛期小细胞肺癌患者带来额外的OS获益，同时增加了免疫相关不良事件的发生率。

Ⅲ期随机对照研究SKYSCRAPER-02是前文提到过的TIGIT抑制剂Tiragolumab在小细胞肺癌领域的尝试，该研究对比了Tiragolumab+阿替利珠单抗+化疗和阿替利珠单抗+化疗4个周期后免疫维持治疗在初治广泛期小细胞肺癌患者中的疗效和安全性。主要研究终点是由研究者评估的无脑转移史/存在的患者的PFS和OS。该研究双终点均未达到，双免联合组中位PFS 5.4个月 vs 单免联合组5.6个月（HR=1.11），中位OS 13.1个月 vs 13.1个月（HR=1.14）。目前双免联合疗法在小细胞肺癌领域尚无阳性结果，仍需对其他联合治疗方式进行探索。

第二节 围手术期肺癌的免疫联合治疗研究解读

一、新辅助治疗

术后辅助免疫治疗的成功确立了围手术期免疫检查点抑制剂在可切除非小细胞肺癌患者中的关键作用。对于可切除的NSCLC患者，新辅助阶段免疫联合化疗的治疗模式成为近年来非小细胞肺癌领域的研究热点。

NADIM研究是首批启动的免疫联合化疗的新辅助研究之一，是一项开放标签多中心单臂Ⅱ期临床研究。该研究纳入未经治疗、不伴EGFR或ALK基因突变、潜在可手术切除的ⅢA期非小细胞肺癌患者，接受纳武利尤单抗联合紫杉醇及卡铂治疗3周期后行手术治疗，术后纳武利尤单抗维持治疗至最多1年。主要研究终点为24个月的PFS率，达到77.1%。主要病理缓解率（MPR）达到了83%，病理完全缓解率（pCR）为71%。

NADIMⅡ研究是在NADIM研究基础上设计的一项多中心、开放标签、Ⅱ期随机对照研究，纳入了可切除的ⅢA期非小细胞肺癌患者，随机分至纳武利尤单抗＋紫杉醇＋卡铂组和紫杉醇＋卡铂的单纯化疗组进行新辅助治疗3周期，免疫联合组中术后经病理评估证实为R0切除的患者，继续为期6个月的术后免疫巩固治疗。该研究的结果表明，纳武利尤单抗联合化疗组的2年PFS率为67.3%，化疗组为52.6%（HR=0.56）；纳武利尤单抗联合化疗组的2年OS率为85.3%，化疗组为64.8%（HR=0.37）。免疫联合治疗组的pCR为36.8%，化疗组为6.9%，MPR为52.6%，化疗组为13.8%。

CheckMate-816是一项开放标签的Ⅲ期临床研究，纳入了ⅠB～ⅢA期非小细胞肺癌患者，随机分配至纳武利尤单抗加铂基化疗组或单纯化疗组行术前3周期新辅助治疗，随后行手术治疗。主要终点无事件生存期（EFS）联合组和化疗组分别为31.6个月 vs 20.8个月（HR=0.63，97.38%），pCR率两组分别为24% vs 2.2%，MPR率分别为36.9% vs 8.9%。CheckMate-77T是一项Ⅲ期、双盲、随机对照研究，旨在ⅡA～ⅢB期可手术非小细胞肺癌患者中，评估新辅助纳武利尤单抗＋含铂双药化疗治疗4周期后序贯手术和纳武利尤单抗术后辅助治疗1年，对比新辅助安慰剂＋化疗序贯手术和安慰剂辅助治疗的疗效与安全性。该研究的主要研究终点为EFS，联合组中位EFS未达到，化疗组为18.4个月（HR=0.58），pCR率两组分别为25.3% vs 4.7%，MPR率分别为35.4% vs 12.1%。两项围手术期基于纳武利尤单抗的研究均显示出良好的治疗效果，且均未发现新的安全信号，但两种模式的疗效结果似乎较为接近，且使用药物均为纳武利尤单抗，在化疗组EFS，MPR比例均较为接近，似乎提示并非所有患者均需要在术后行免疫辅助治疗。

二、围手术期联合治疗

AEGEAN研究是一项随机、对照、双盲、国际多中心Ⅲ期临床研究，纳入了驱动基因阴性可切除ⅡA～ⅢB期非小细胞肺癌患者，1:1随机分配至度伐利尤单抗联合含铂双药化疗组和安慰剂联合化疗组，经过4周期新辅助治疗后，行手术治疗和术后度伐利尤单抗辅助治疗至最多12周期或安慰剂辅助治疗。该研究结果表明，联合治疗组和化疗组的中位EFS分别为未达到和25.9个月（HR=0.68），pCR率两组分别为17.2% vs 4.3%，MPR率分别为33.3% vs 12.3%。KEYNOTE-671是一项随机、双盲、Ⅲ期临床研究，该研究纳入Ⅱ～ⅢB期非小细胞肺癌患者，将患者按1:1随机分配至帕博利珠单抗联合铂基化疗组和安慰剂联合化疗组，两组患者均在术前接受新辅助治疗4周期，手术后行帕博利珠单抗或安慰剂辅助治疗至最多13个周期。该研究的主要研究终点为EFS和OS，是目前唯一采用EFS、OS双终点的临床研究。结果表明，联合治疗组和化疗组EFS分别为47.2个月 vs 18.3个月，联合治疗组OS未达到 vs 化疗组52.4个月，pCR率两组分别为18.1% vs 4.0%，MPR率分别为30.2% vs 11%。以上新辅助阶段临床研究设计基本类似，综合说明了术前免疫联合化疗＋术后免疫辅助的"三明治"治疗模式可以显著改善早期非小细胞肺癌患者的预后。

Neotorch是一项Ⅲ期随机对照研究，纳入了驱动基因阴性的Ⅱ～Ⅲ期可切除非鳞非小细胞肺癌患者，将患者按1:1随机分配至特瑞普利联合含铂双药化疗组或安慰剂联合化疗组。患者在术前接受3周期新辅助治疗，在术后接受1个周期特瑞普利单抗/安慰剂联合化疗治疗，后续接受特瑞普利单抗单药或安慰剂维持治疗至最多13个周期。该研究的主要研究终点包括研究者评估的中位EFS，联合组尚未达到 vs 安慰剂组中位EFS为15.1个月（HR=0.40），pCR率两组分别为24.8% vs 1.0%，MPR率分别为48.5% vs 8.4%，展现出非常亮眼的研究结果。基于该研究特瑞普利单抗成为中国首个获批肺癌围手术期适应证的PD-1抑制剂，开创了全球首个术前3周期免疫联合化疗＋术后1周期免疫联合化疗＋术后13周期免疫巩固治疗的"3+1+13"非小细胞肺癌围手术期治疗模式，这一模式确保了患者总共接受了4个周期的围手术期化疗，同时允许外科医生确定新辅助治疗的最佳周期和手术时机，更灵活的联合了内外科干预手段，该研究的结果也证实了此治疗模式的可行性和安全性。

RATIONALE-315研究是一项随机、双盲、安慰剂对照的Ⅲ期临床研究，纳入了Ⅱ～ⅢA期非小细胞肺癌患者，将患者按1:1随机分配至替雷利珠单抗联合含铂双药化疗组或安慰剂联合化疗组。患者在术前接受3～4周期新辅助治疗（兼顾疗效与手术时机灵活选择），在术后接受2～8周期替雷利珠单抗单药或安慰剂维持治疗。该研究的主要研究终点为EFS和MPR，EFS结果尚未成熟，pCR率两组分别为40.7% vs 5.7%，MPR率分别为56.2% vs 15%。该研究从外科治疗的角度出发，着重关注新辅助免疫治疗是否会影响手术难度和增加术后并发症，同期报道了手术类型和手术方式结果，提示替雷利珠单抗＋化疗新辅助治疗能够一定程度助力外科手术，提升微创手术比例，降低开胸手术比例，降低全肺切除手术比例，保留更多肺功能；同时灵活选择新辅助治疗的周期数，可能减少了错失手术时机患者的比例，最大程度保证了新辅助治疗对手术的积极作用。该研究的pCR和MPR结果也十分亮眼，但入组人群不包括ⅢB期患者，仍需进一步扩大纳入人群比例来确证其治疗优势。

综合以上临床研究结果（表23-2），总体上支持围手术期免疫检查点抑制剂对于治疗可切除的Ⅱ期或Ⅲ期NSCLC的益处，但目前的治疗模式仍存在许多问题。围手术期给予新辅助化免联合治疗＋免疫辅助治疗是否比单纯术前新辅助化免联合治疗的疗效更好仍存在争议，一项荟萃分析纳入了4项新辅助-辅助免疫治疗的研究（KEYNOTE-671、Neotorch、AEGEAN、NADIM Ⅱ）和1项单纯新辅助免疫治疗的研究（CheckMate-816），分析结果认为两种治疗模式的EFS和OS结果相当，并未看到"三明治"模式的显著优势，但术后添加免疫辅助治疗显著增加了任何级别免疫相关不良反应的发生风险（RR=1.08）。该研究结果提示对围手术期患者进行进一步分层研究的重要性，需综合患者的术后病理缓解情况、临床毒性和经济毒性考虑术后辅助免疫治疗的必要性。同时，对于驱动基因阳性的患者，现有入组患者的比例较低，需要进一步探

表23-2 非小细胞肺癌新辅助免疫治疗联合化疗的临床研究

研究名称	分期	治疗方案	给药模式	EFS（月）	MPR（%）	PCR（%）
Nadium Ⅱ	ⅢA	纳武利尤单抗＋化疗 vs 化疗	术前3周期	/	52.6 vs 13.8	36.8 vs 6.9
Checkmate-816	ⅠB～ⅢA	纳武利尤单抗＋化疗 vs 化疗	术前3周期	31.6 vs 20.8	36.9 vs 8.9	24.0 vs 2.2
Checkmate-77T	ⅡA～ⅢB	纳武利尤单抗＋化疗 vs 化疗	术前4周期＋术后单免辅助治疗	NR vs 18.4	35.4 vs 12.1	25.3 vs 4.7
Aegean	ⅡA～ⅢB	度伐利尤单抗＋化疗 vs 化疗	术前4周期＋术后单免辅助治疗12周期	NR vs 25.9	33.3 vs 12.3	17.2 vs 4.3
KEYNOTE-671	Ⅱ～ⅢB	帕博利珠单抗＋化疗 vs 化疗	术前4周期＋术后单免辅助治疗13周期	47.2 vs 18.3	30.2 vs 11	18.1 vs 4.0
Neotorch	Ⅱ～ⅢB	特瑞普利单抗＋化疗 vs 化疗	术前3周期＋术后1周期＋单免辅助13周期	NR vs 15.1	48.5 vs 8.4	24.8 vs 1.0
Rationale-315	Ⅱ～ⅢA	替雷利珠单抗＋化疗 vs 化疗	术前3～4周期＋术后单免辅助治疗8周期	NR	56.2 vs 15	40.7 vs 5.7
IMpower-030	Ⅱ～ⅢB	阿替利珠单抗＋化疗 vs 化疗	正在进行	/	/	/

索新辅助免疫联合治疗和新辅助靶向治疗的预后差异。

第三节 肺癌免疫治疗联合放疗的研究解读

一、非小细胞肺癌

除了前文所提PACIFIC研究、PACIFIC2研究及GEMSTONE-301研究外，目前的研究表明，体部立体定向放射治疗（stereotactic body radiation therapy，SBRT）又称立体定向消融放疗（stereotactic ablative radiotherapy，SABR）是早期非小细胞肺癌的一种有效的局部治疗。与传统放疗相比，SBRT/SABR可以在较短的时间内提高局部放射剂量，从而提高局部肿瘤控制率。一项探索SABR联合/不联合4周期纳武利尤单抗治疗早期或孤立性复发、淋巴结阴性非小细胞肺癌的开放标签、随机、Ⅱ期临床研究表明，联合治疗（I-SABR模式）显著改善了4年EFS率（I-SABR vs SABR：77% vs 53%，HR＝0.38）。安全性方面耐受良好，无与SABR相关的≥3级不良事件。在I-SABR组中，10名受试者（15%）出现与纳武利尤单抗相关的3级免疫相关不良反应；无人出现3级及以上的肺炎，或其他4级及以上毒性反应。该治疗模式的疗效和安全性均得到令人振奋的结果，后续Ⅲ期临床研究正在探索中，I-SABR模式将有望改变早期非小细胞肺癌治疗格局。

二、小细胞肺癌

小细胞肺癌恶性程度高、早期转移、疾病进展迅速，是预后最差的癌种之一。研究者们尝试了包括化疗、放疗、免疫治疗在内的多种联合治疗方法，尽管初始化疗的反应率很高，大多数患者在治疗后迅速耐药。目前局限期小细胞肺癌患者的标准治疗为基于依托泊苷＋铂类的同步放化疗联合/不联合预防性脑照射，广泛期小细胞肺癌患者的标准一线治疗是PD-1/PD-L1抑制剂联合依托泊苷＋铂类化疗，可对转移部位行姑息性放疗。但免疫治疗联合放疗的研究在小细胞肺癌领域尚不成熟。

STIMULI研究是一项开放标签、随机、多中心、Ⅱ期临床研究，评估了初治局限期小细胞肺癌患者在标准放化疗序贯预防性脑照射治疗后，继续纳武利尤单抗和伊匹木单抗维持治疗4周期＋纳武利尤单抗维持治疗至1年，或进入临床观察的有效性和安全性。双免治疗组的中位PFS为10.7个月，观察组为14.5个月（HR＝1.02，95% CI：0.66～1.58），24个月的PFS率分别43.2% vs 40.3%。双免治疗组的中位OS未达到，观察组为32.1个月，无显著差异（HR＝0.95，95% CI：0.59～1.52），24个月的OS率分别为62.9% vs 66.4%。安全性方面，双免维持组和观察组出现任何级别的不良反应为98.7% vs 86.7%，其中双免维持组免疫相关不良反应的发生率高达96.2%，因不良反应停止治疗的患者达55.1%，5.1%的患者出现5级事件。

基于IMpower-133的研究结果，研究者们对阿替利珠单抗联合放疗进行探索。MATCH研究评价了同步低剂量胸部放疗（Low-Dose Radiation Therapy，LDRT）（15Gy/5f）一线治疗广泛期小细胞肺癌的疗效和安全性。该研究纳入56名患者，接受阿替利珠单抗＋铂类＋依托泊苷治疗共4个周期，其中第一个周期的第1天至第5天进行同步LDRT，随后接受阿替利珠单抗维持治疗，直至出现不可接受的毒性。中位PFS为6.9个月，12个月PFS率27.7%；中位OS未达到，12个月OS率71.9%。安全性与既往报道一致。另一项多中心、单臂、Ⅱ期临床研究纳入40例患者，经过2周期阿替利珠单抗＋铂类＋依托泊苷后未进展的患者，接受同步姑息性大分割放疗（hypofractionated radiation therapy，HFRT）和2周期阿替利珠单抗＋铂类＋依托泊苷治疗，随后进入阿替利珠单抗维持治疗期。结果显示中位PFS为8.6个月，12个月时的PFS率为27.5%。安全性方面，3～4级不良反应发生率仅为22.5%，未观察到5级不良反应事件。多项免疫联合放疗的临床研究正在进行中。

第四节 罕见胸部肿瘤免疫联合治疗研究解读

一、胸腺肿瘤的免疫联合治疗

胸腺肿瘤是一种罕见的前纵隔肿瘤，属于偏惰性的肿瘤，整体生存时间较长。目前手术仍是胸腺肿瘤最主要的治疗手段。对于晚期不可切除的胸腺肿瘤来说，传统治疗方式包括放疗和化疗，但疗效有限。随着免疫治疗逐渐应用于临床，目前已有部分关于胸腺肿瘤免疫治疗的研究公布了结果，但大部分研究均应用免疫单药治疗，免疫联合治疗仍缺乏高级别的临床证据。

一项来自中山大学肿瘤防治中心的真实世界回顾性研究，纳入了62例接受PD-1抑制剂联合含铂双药化疗（联合组，$n=24$）或单纯化疗（化疗组，$n=38$）一线治疗的晚期胸腺癌患者。研究结果显示，免疫联合含铂双药化疗能够改善晚期胸腺癌患者的PFS，联合组中位PFS为6.97个月，化疗组为4.43个月（$P=0.007$）；联合组的ORR为36.84%，化疗组为37.93%（$P>0.05$），未达到显著差异。安全性方面免疫联合化疗组未出现新的安全信号。

另有一项前瞻性、单臂、Ⅱ期临床研究，探索了特瑞普利单抗联合化疗一线治疗晚期胸腺癌的疗效和安全性。研究纳入14名Ⅲ期或Ⅳ期胸腺癌患者，接受特瑞普利单抗联合紫杉醇和卡铂治疗4～6个周期，并继续接受特瑞普利单抗维持治疗直至疾病进展或出现无法耐受的毒性，主要终点是PFS。研究结果显示，12名接受放射学评估的患者中，5名患者部分缓解，7名病情稳定，ORR为41.7%，DCR为100%，中位随访时间7个月时，PFS结果尚未成熟。安全性方面，3～4级治疗相关不良事件发生率为35.7%，其中最常见的骨髓抑制（28.6%）。

综上所述，目前已有的免疫联合化疗的研究均针对晚期胸腺癌患者。胸腺癌比胸腺瘤更具侵袭性，早期易发生远处转移，确诊时多为晚期，预后较差。因胸腺癌患者比例较低，大型临床研究难以开展，目前关于免疫联合化疗在胸腺癌患者中的疗效仍不明确，现有研究提示该治疗模式具有探索前景。

二、恶性胸膜间皮瘤的免疫联合治疗

恶性胸膜间皮瘤较为罕见，因其起病隐匿，局部侵袭性强，初诊发现时多为晚期，治疗选择有限，主要的治疗手段是包括手术、放疗和化疗的三联疗法。随着免疫时代的到来，恶性间皮瘤的系统性治疗也从单纯化疗转向基于免疫的联合治疗模式。

目前有3项Ⅱ期临床研究和1项Ⅲ期临床研究探索了CTLA-4抑制剂和PD-1/PD-L1抑制剂的组合。NIBIT-Meso-1研究是一项开放标签、非随机对照Ⅱ期临床研究，在40名受试者中一线或二线应用曲美木单抗和度伐利尤单抗治疗4周期后序贯度伐利尤单抗维持治疗。结果显示，主要研究终点ORR为25%，受试者的中位PFS达到5.7个月，中位OS达到16.5个月，4年OS率15%。IFCT-1501 MAPS2是一项多中心、随机、非对照Ⅱ期临床研究，评估纳武利尤单抗联合/不联合伊匹木单抗二线治疗恶性胸膜间皮瘤的疗效，主要研究终点为12周疾病控制率（DCR）。结果显示，双免组和单免组的12周DCR率分别为50%和44%，中位PFS分别为5.6个月和4.0个月，中位OS分别为15.9个月和11.9个月，均提示双免疫联合治疗疗效更佳。双免疫联合治疗虽可改善疗效，但也增加了不良反应发生率，双免联合组3～4级不良事件发生率为26%，明显高于单药组的14%。INITIATE研究是一项评估纳武利尤单抗联合伊匹木单抗治疗二线以上复发性恶性胸膜间皮瘤的单臂、Ⅱ期临床研究。该研究的主要研究终点同样是12周DCR率，共纳入34名受试者，12周DCR率达到68%，29%的患者达部分缓解，38%的患者维持疾病稳定，1年OS率达到64%。安全性方面，94%的患者出现治疗相关不良事件，3级不良事件的发生率为34%。

为了进一步确证双免疫疗法的疗效和安全性，研究者们开启了双免治疗的Ⅲ期随机对照研究。CheckMate-743是一项开放标签、多中心的Ⅲ期随机对照研究，旨在评估纳武利尤单抗联合伊匹木单抗对比标准化疗用于未经治疗的恶性胸膜间皮瘤的疗效，首次证实了一线双免联合治疗可以改善不可切除恶性胸膜间皮瘤患者的生存。研究结果显示，纳武利尤单抗+伊匹木单抗较培美曲塞+铂类的标准化疗显著降低了不可切除恶性胸膜间皮瘤患者的死亡风险（26%），其中双免组患者的中位OS为18.1个月，优于化疗组的14.1个月（$HR=0.74$，96.6% CI：0.60～0.91）。亚组分析显示，非上皮样胸膜间皮瘤（$HR=0.46$）和PD-L1≥1%（$HR=0.69$）患者的OS获益更多。安全性方面，双免治疗方案较单纯化疗不良反应发生率更低，两组3～4级治疗相关不良事件发生率分别为30%和32%。但无数据证明一线免疫治疗后联合或单药化疗的疗效。对于上皮样间皮瘤患者，可考虑接受检查点阻断或联合化疗作为一线治疗。

免疫联合化疗的治疗模式也在恶性胸膜间皮瘤患者中开展了一系列研究。DREAM研究是一项多中心、单臂、Ⅱ期临床研究，该研究为PD-L1抑制剂联合含铂化疗一线治疗恶性胸膜间皮瘤的首次尝试，纳入了54例未经治疗的恶性胸膜间皮瘤患者，经度伐利尤单抗+培美曲塞+顺铂治疗后，度伐利尤单抗维持至最长12个月。研究的主要终点6个月

PFS率为57%，部分缓解率为48%。相比于单纯化疗，化疗联合免疫方案提高了患者6个月PFS率和ORR，且不良反应耐受。PrE0505是一项单臂、多中心、Ⅱ期临床研究，纳入了55名既往未经治疗、不可切除的恶性间皮瘤患者，同样测试了度伐利尤单抗联合培美曲塞+顺铂治疗6周期后，度伐利尤单抗维持治疗1年的疗效和安全性，主要研究终点是OS。研究显示中位OS为20.5个月，24个月OS率为44.2%，中位PFS为6.7个月，6个月PFS率为67.3%。值得注意的是，PrE0505研究中上皮样恶性胸膜间皮瘤患者的ORR显著高于非上皮样肿瘤患者（65.9% vs 28.6%），中位OS明显更长（24.3个月 vs 9.2个月，HR=0.27），结合CheckMate-743的研究结果，提示免疫联合化疗的模式更适用于上皮样恶性胸膜间皮瘤的患者，而非上皮样类型的患者为双免疫联合治疗的受益人群。DREAM和PrE0505均是联合度伐利尤单抗和培美曲塞+顺铂，两项研究支持了Ⅲ期PrE0506/DREAM3R研究的启动，目前尚未公布相关研究数据。

JME-001是一项评估培美曲塞+顺铂联合纳武利尤单抗治疗4～6周期，序贯纳武利尤单抗维持治疗的方案，作为恶性胸膜间皮瘤一线治疗有效性和安全性的Ⅱ期临床研究，研究的主要终点为ORR。研究共纳入18名患者，ORR率达到77.8%，DCR率为94.4%，中位PFS为8.02个月，中位OS为20.8个月。安全性方面，10名患者（55.6%）经历了3级及以上不良反应事件，未发生与治疗相关的死亡，整体疗效和安全性支持该模式的进一步探索。IND227是一项开放标签、随机、国际多中心、Ⅱ/Ⅲ期临床研究，旨在探索培美曲塞+铂类化疗联合/不联合帕博利珠单抗在不可切除恶性胸膜间皮瘤一线治疗中的疗效和安全性。研究共纳入440名患者，按1:1的比例随机分配至联合组和化疗组，结果表明联合组的中位OS达到17.3个月，化疗组达到16.1个月（HR=0.79），两组的3年OS率分别为25%和17%，两组ORR率分别为62%和38%，3～4级免疫相关不良事件发生率分别为27%和15%。帕博利珠单抗联合培美曲塞+铂类对比化疗在初治胸膜间皮瘤患者中安全可耐受，显著改善OS，是该人群的一个新治疗选择。

参考文献

[1] Novello S, Kowalski DM, Luft A, et al. Pembrolizumab Plus Chemotherapy in Squamous Non-Small-Cell Lung Cancer: 5-Year Update of the Phase Ⅲ KEYNOTE-407 Study. J Clin Oncol, 2023, 41（11）: 1999-2006.

[2] West H, McCleod M, Hussein M, et al. Atezolizumab in combination with carboplatin plus nab-paclitaxel chemotherapy compared with chemotherapy alone as first-line treatment for metastatic non-squamous non-small-cell lung cancer（IMpower130）: a multicentre, randomised, open-label, phase 3 trial. Lancet Oncol, 2019, 20（7）: 924-937.

[3] Socinski MA, Nishio M, Jotte RM, et al. IMpower150 final overall survival analyses for atezolizumab plus bevacizumab and chemotherapy in first-line metastatic nonsquamous NSCLC. J Thorac Oncol, 2021, 16（11）: 1909-1924.

[4] Nogami N, Barlesi F, Socinski MA, et al. IMpower150 final exploratory analyses for atezolizumab plus bevacizumab and chemotherapy in key NSCLC patient subgroups with EGFR mutations or metastases in the liver or brain. J Thorac Oncol, 2022, 17（2）: 309-323.

[5] Johnson ML, Cho BC, Luft A, et al. Durvalumab with or without Tremelimumab in combination with chemotherapy as first-line therapy for metastatic non-small-cell lung cancer: the phase Ⅲ POSEIDON study. J Clin Oncol, 2023, 41（6）: 1213-1227.

[6] Jotte R, Cappuzzo F, Vynnychenko I, et al. Atezolizumab in combination with carboplatin and nab-paclitaxel in advanced squamous NSCLC（IMpower131）: results from a randomized phase Ⅲ trial. J Thorac Oncol, 2020, 15（8）: 1351-1360.

[7] Yang Y, Sun J, Wang Z, et al. Updated overall survival data and predictive biomarkers of sintilimab plus pemetrexed and platinum as first-line treatment for locally advanced or metastatic nonsquamous NSCLC in the phase 3 ORIENT-11 Study. J Thorac Oncol, 2021, 16（12）: 2109-2120.

[8] Zhang L, Wang Z, Fang J, et al. Final overall survival data of sintilimab plus pemetrexed and platinum as first-line treatment for locally advanced or metastatic nonsquamous NSCLC in the phase 3 ORIENT-11 study. Lung Cancer, 2022, 171: 56-60.

[9] Zhou C, Wu L, Fan Y, et al. Sintilimab plus platinum and gemcitabine as first-line treatment for advanced or metastatic squamous NSCLC: results from a randomized, double-blind, phase 3 trial (ORIENT-12). J Thorac Oncol, 2021, 16 (9): 1501-1511.

[10] Owonikoko TK, Park K, Govindan R, et al. Nivolumab and Ipilimumab as maintenance therapy in extensive-disease small-cell lung cancer: CheckMate 451. J Clin Oncol, 2021, 39 (12): 1349-1359.

[11] Rudin CM, Awad MM, Navarro A, et al. Pembrolizumab or placebo plus etoposide and platinum as first-line therapy for extensive-stage small-cell lung cancer: randomized, double-blind, phase III KEYNOTE-604 study. J Clin Oncol, 2020, 38 (21): 2369-2379.

[12] Liu SV, Reck M, Mansfield AS, et al. Updated overall survival and pd-l1 subgroup analysis of patients with extensive-stage small-cell lung cancer treated with atezolizumab, carboplatin, and etoposide (IMpower133). J Clin Oncol, 2021, 39 (6): 619-630.

[13] Goldman JW, Dvorkin M, Chen Y, et al. Durvalumab, with or without tremelimumab, plus platinum-etoposide versus platinum-etoposide alone in first-line treatment of extensive-stage small-cell lung cancer (CASPIAN): updated results from a randomised, controlled, open-label, phase 3 trial. Lancet Oncol, 2021, 22 (1): 51-65.

[14] Boyer M, Şendur MAN, Rodríguez-Abreu D, et al. Pembrolizumab plus ipilimumab or placebo for metastatic non-small-cell lung cancer with PD-L1 tumor proportion score ≥ 50%: randomized, double-blind phase III KEYNOTE-598 Study. J Clin Oncol, 2021, 39 (21): 2327-2338.

第24章

免疫治疗标志物探索研究

随着免疫治疗在肺癌中所展现的有效性和安全性逐渐得到认可,从晚期到局晚期到围手术期、从后线到前线的成功尝试,从联合治疗到单药方案的成功探索,以PD-1/PD-L1单抗为代表的免疫治疗现已广泛应用于NSCLC治疗的各阶段,彻底改变了肺癌治疗格局,然而并非所有患者都可从免疫治疗中获益。因而,寻找可靠、有效的免疫治疗疗效预测生物标志物十分必要。已进行深入研究的标志物包括PD-L1表达水平、TMB、微卫星不稳定(MSI)、错配修复缺陷(dMMR)等。目前为止对于免疫治疗仍然没有一个准确有效的生物标志物。值得一提的是,多项临床研究显示,*EGFR*突变、*ALK*融合等驱动基因阳性NSCLC患者从晚期免疫治疗中获益不明显,亦可驱动基因理解为晚期肿瘤免疫治疗的负性标志物,但在早中期肿瘤的预测价值仍需更多数据。

以NSCLC患者为例,指南指出携带驱动基因突变的患者免疫药物治疗疗效较差,若选择免疫治疗,首先应检测*EGFR/ALK/ROS1*等驱动基因是否突变。若驱动基因为阴性,依据《中国非小细胞肺癌PD-L1表达检测临床病理专家共识》推荐,依次检测PD-L1、TMB、MSI和POLE等免疫正负相关基因。

本章将以不同生物标志物为主要线索,结合具体临床研究设计、研究结果及药物获批标准,进行肺癌免疫治疗临床研究梳理。

第一节 PD-L1表达检测在肺癌患者免疫治疗决策中的作用

PD-1/PD-L1单抗通过阻断T细胞表面PD-1与肿瘤细胞表面PD-L1的结合,可通过招募酪氨酸磷酸酶负性调控T细胞信号转导,最终起到免疫抑制的作用。理论上,PD-L1蛋白的表达水平会直接影响到免疫检查点抑制剂治疗效果,通过检测PD-L1表达水平可以指导免疫检查点抑制剂的使用。PD-L1表达是首个获得FDA批准用于免疫治疗的伴随诊断方法,已经在临床试验和实际临床实践中被广泛使用。PD-L1表达检测通常用免疫组织化学(IHC)进行检测,相对二代基因测序(NGS)而言,对组织切片数量要求较低,价格相对便宜。

不同药物及适应证对PD-L1表达提出了不同的检测需求,包括伴随诊断、补充诊断或不需要检测等。伴随诊断(companion diagnostic,CD)是治疗药物决策所必需的体外诊断技术,有助于确定能够从某一治疗产品中获益的患者群体。补充诊断即非治疗药物决策所必需,但可以提供个体治疗相关信息的检测,如缺乏检测结果或检测结果为阴性亦可进行用药。同时,对应的PD-L1检测试剂克隆号(22C3、28-8、SP263、SP142和73-10等)、检测平台及PD-L1评判方法与界值也因不同临床研究设计而异。具体而言,22C3抗体可作为帕博利珠单抗一线单药的伴随诊断,SP142抗体可作为阿替利珠单抗一线单药的伴随诊断,28-8抗体和SP263抗体可分别作为对应PD-1和(或)PD-L1单抗的补充诊断。另外,SP263被欧盟批准用于NSCLC晚期患者帕博利珠单抗药物一线和二线以及Ⅲ期→局部晚期患者度伐利尤单抗药物的伴随诊断、纳武利尤单抗药物二线的补充诊断。PD-L1检测平台主要包括DAKO和Ventana平台,其中22C3、28-8和73-10检测平台为DAKO平台;SP142和SP263为Ventana平台。

在体内,除了肿瘤细胞会表达PD-L1之外,淋巴细胞、巨噬细胞等免疫细胞及间质细胞也会表达PD-L1。目前,肺癌中PD-L1表达水平的评价方法包括:①肿瘤细胞阳性比例评分(TPS)与肿瘤细胞评分(tumor cell,TC)意义一致但检测试剂克隆号不一,指任何强度PD-L1膜染色肿瘤细胞占肿瘤细胞的百分比;②综合阳性评分(combined positive score，CPS），指每100个肿瘤细胞中PD-L1染色的肿瘤细胞、免疫细胞及间质细胞数之和；③免疫细胞评分（immune cell，IC），指任何强度PD-L1膜和胞质染色肿瘤免疫细胞占所有肿瘤免疫细胞的百分比。其中TPS和CPS评分最常用。

国内外多项研究结果均显示，22C3、28-8和SP263对肿瘤细胞染色一致性较高，SP142与其他3个抗体在肿瘤细胞中染色一致性较差。在蓝印计划Ⅰ期研究中，选用4种抗体（22C3、28-8、SP142和SP263）对38例标本进行染色，各抗体使用匹配平台进行检测，判读阈值采用所有抗体对应界值，结果表明，尽管研究中22C3、28-8和SP263染色相似，但22C3采用28-8或SP263对应的界值，28-8采用22C3或SP263对应的界值，以及SP263采用22C3或28-8对应的界值判读仍存在5.3%～13.2%的不同，即采用不同的判读结果可能直接影响治疗方案的选择。阿替利珠单抗的3项临床研究（IMpower-150、IMpower-110和OAK研究）对抗体互用性进行了初步探索，结果显示，SP142（TC或IC）、22C3（TC）和SP263（TC）抗体按各自判读标准筛选的PD-L1高表达水平人群具有较高的重叠，特别是22C3与SP263抗体，且临床获益较一致。但目前仍缺乏前瞻性有效的临床研究数据支持抗体间检测结果互用的可行性。

一、PD-L1表达检测在晚期NSCLC患者免疫治疗决策中的作用

（一）一线单纯免疫治疗

KEYNOTE-024研究显示，对于PD-L1高表达（22C3，TPS≥50%）的转移性NSCLC患者，一线使用帕博利珠单抗单药治疗的5yOS达到31.9%，较化疗组提高了15.6%，中位OS延长12.9个月（HR＝0.62）。KEYNOTE-042研究进一步将入组人群标准扩大至PD-L1阳性（22C3，TPS≥1%）人群，在该研究中，随着PD-L1表达水平增高，帕博利珠单抗一线单药治疗长期OS获益优势更加明显（TPS≥1%：HR＝0.79，5yOS＝19.9%；TPS≥20%：HR＝0.75，5yOS＝20.8%；TPS≥50%：HR＝0.68，5yOS＝22.1%）。值得注意的是，在中国亚组人群数据方面，帕博利珠单抗一线单药治疗亦有显著中位OS获益（TPS≥1%：HR＝0.67；TPS≥50%：HR＝0.63）。与KEYNOTE-024研究结果一致，KEYNOTE-042研究在≥50%表达亚组患者疗效更佳，而在1%～49%表达亚组应用帕博利珠单抗与化疗相当，可以推断出，整体人群的生存获益是由PD-L1高表达组驱动的。基于Ⅲ期KEYNOTE-024和KEYNOTE-042研究结果，美国FDA和我国NMPA已批准帕博利珠单抗作为PD-L1高表达（22C3，TPS≥50%）或阳性（22C3，TPS≥1%）且*EGFR/ALK*阴性或未知的局部晚期或转移性NSCLC一线治疗选择，其中PD-L1高表达用药证据更为充分。

IMpower-110研究纳入PD-L1阳性（SP142，TC/IC≥1%）的*EGFR/ALK*驱动基因阴性Ⅳ期NSCLC患者。该研究采用复合终点设计，分别为PD-L1≥50%，≥5%及≥1%的患者的OS，并基于此顺序进行α传递进行整体Ⅰ类错误校正。研究结果显示，在PD-L1高表达（TC≥50%或IC≥10%）的患者中，一线免疫单药治疗较化疗组中位OS延长。而在PD-L1中高表达（TC/IC≥5%）的患者中未得到阳性结果。因此，该研究未在PD-L1任意表达患者中进行正式的统计分析。基于IMpower-110研究，美国FDA和我国NMPA批准阿替利珠单抗作为PD-L1高表达（SP142，TC≥50%或IC≥10%）且*EGFR/ALK*阴性的转移性NSCLC患者的一线治疗。

PD-1单抗与CTLA-4单抗均属于免疫检查点抑制剂，分别作用于抗肿瘤免疫的不同阶段。PD-1单抗主要在T细胞的效应阶段起作用，帮助现有的T细胞发现肿瘤。CTLA-4单抗则主要作用于T细胞激活早期，帮助激活和增殖T细胞，其激活的T细胞可以分化为记忆T细胞，从而有望实现长期的免疫反应。伊匹木单抗、曲美木单抗是目前常用的CTLA-4单抗。CheckMate-9LA研究显示，纳武利尤（O）单抗＋低剂量伊匹木单抗（Y）联合化疗能显著提高一线转移性非小细胞肺癌患者OS，无论PD-L1表达水平如何。基于该研究，美国FDA和我国NMPA已正式批准该方案用于*EGFR/ALK*阴性的晚期NSCLC患者的一线治疗。CheckMate-227研究之路则比较坎坷，CheckMate-227 Part 1a（28-8，PD-L1 TC≥1%）与Part 1b（PD-L1 TC＜1%）达到了该研究的联合主要终点OS，证实了无论PD-L1表达如何，O＋Y疗效均优于传统化疗。然而CheckMate-227 Part 2（对PD-L1表达无要求）未达到主要研究终点OS，因而，FDA未认可CheckMate-227 Part 1b的结果，仅批准O＋Y用于PD-L1阳性的患者。MYSTIC研究是第二个探索PD-1/PD-L1抑制剂联合CTLA-4抑制剂在晚期NSCLC一线治疗的Ⅲ期研究，对比度伐利尤单抗（D）*vs* 度

伐利尤单抗＋曲美木单抗（T）vs 传统化疗药物。PD-L1表达水平（SP263，TC≥25%/＜25%）及病理组织类型（鳞癌/非鳞癌）是分层因素。基于PD-L1表达的亚组分析中，仅PD-L1≥50%人群显示出两种免疫治疗模式（D和D＋T）较传统化疗具有OS获益，PD-L1≥1%人群OS数值上获益可能主要源于≥50%人群获益导致。最终该研究为阴性结果。事后分析表明，化疗组中有相当部分患者在二线治疗中交叉到免疫治疗，在采用2阶模型调整后线免疫治疗干扰后，D药较传统化疗组在PD-L1阳性（TC≥25%）人群显示出较化疗显著OS获益（HR＝0.66），但生存曲线在早期仍有交叉。因为该对比结果并非预设主要研究终点，无论是出于样本量估算还是统计效能考虑均需要谨慎解读。此外，并非所有双免疗法的临床研究均达到预期的临床疗效。Ⅲ期临床研究KEYNOTE-598表明，帕博利珠（K）单抗联合伊匹木单抗（K＋Y）vs 帕博利珠单抗单药应用于驱动基因阴性、PD-L1 TPS≥50%的初治晚期NSCLC患者，未能提高患者生存，却极大提高了治疗相关毒性。该研究为双免治疗的应用敲响了警钟，同时也说明PD-L1高表达人群，单纯给予PD-1抑制剂已能取得较好效果，该人群或并非PD-1单抗联合CTLA-4单抗的获益人群。

（二）二线及后线单纯免疫治疗

纳武利尤单抗CheckMate-017（鳞癌）/CheckMate-057（非鳞癌）/CheckMate-078（NSCLC）研究、替雷利珠单抗RATIONALE-303研究、阿替利珠单抗Ⅱ期POPLAR/Ⅲ期OAK研究、帕博利珠单抗KEYNOTE-010研究等多项研究表明，无论PD-L1表达状态，驱动基因阴性NSCLC患者二线或后线治疗接受PD-1/PD-L1单抗单药较多西他赛单纯化疗相比可显著获益。尽管二线治疗均无须考虑PD-L1状态，但有研究显示，PD-L1表达水平越高，临床获益越大。如KEYNOTE-010研究纳入PD-L1阳性晚期NSCLC患者，5年生存分析显示，帕博利珠单抗组与多西他赛组相比，中位OS获益在PD-L1高表达患者中更为显著（TPS≥1%，HR＝0.70；TPS≥50%，HR＝0.55）。值得注意的是，KEYNOTE-010研究设计之初，就将入组患者的标准要求为PD-L1≥1%，因而FDA批准二线NSCLC适应证时，对帕博利珠单抗要求伴随诊断PD-L1表达≥1%。

（三）一线免疫联合治疗

如今，PD-1/PD-L1单抗联合化疗已成为驱动基因阴性晚期NSCLC一线治疗标准方案，对相应的标志物挖掘又提出了新的挑战。现有疗效证据表明，化疗联合免疫治疗作为一线治疗适应证时，均不需要考虑PD-L1表达水平。帕博利珠单抗KEYNOTE-021G（非鳞癌）KEYNOTE-189（非鳞癌）/KEYNOTE-407（鳞癌）研究、卡瑞利珠单抗CameL（非鳞癌）/CameL-sq（鳞癌）研究、信迪利单抗ORIENT-11（非鳞癌）/ORIENT-12（鳞癌）研究、替雷利珠单抗RATIONALE-304（非鳞癌）/RATIONALE-307（鳞癌）研究、阿替利珠单抗IMpower-132（非鳞癌）/IMpower-130研究（非鳞癌）、舒格利单抗GEMSTONE-302（NSCLC）研究、特瑞普利单抗CHOICE-01（NSCLC）研究、派安普利单抗AK105-302（鳞癌）研究、斯鲁利单抗ASTRUM-004（鳞癌）研究等多个大型Ⅲ期临床研究均显示，PD-L1高表达患者使用PD-1/PD-L1单抗单药即可明显获益，而PD-L1低表达和阴性患者使用PD-1/PD-L1单抗联合化疗也能有一定获益，这得益于与化疗的协同增效机制。此外，CHOICE-01研究显示，特瑞普利单抗在PD-L1阴性人群获益突出。这可能与特瑞普利单抗较强的内吞机制相关，其抗肿瘤作用不依赖于PD-L1表达。

CheckMate-9LA研究及MYSTIC研究均不同程度提示一线PD-1/PD-L1单抗联合CTLA-4单抗在PD-L1表达较高水平的晚期NSCLC患者中显示较好的疗效。此后，双抗联合化疗的研究陆续开展。POSEIDON是一项探索度伐利尤单抗＋曲美木单抗（D＋T）＋化疗 vs 单独化疗一线治疗转移性NSCLC患者的Ⅲ期临床研究，纳入 *EGFR/ALK* 阴性患者，PD-L1表达（SP263，TC≥50% vs ＜50%）是分层因素之一。在中位随访时间为63.4个月时，D＋T＋化疗 vs 单独化疗，显示出持续的OS获益（HR＝0.77），特别是在PD-L1＜1%患者中，D＋T＋化疗仍能显著获益（HR＝0.81）。基于POSEIDON研究，美国FDA批准D＋T＋化疗作为 *EGFR/ALK* 阴性的转移性NSCLC患者的一线治疗。

此外，免疫联合靶向联合化疗的四药联合方案亦是晚期NSCLC患者可选的治疗方式之一。基于Ⅲ期IMpower-150研究，美国FDA批准阿替利珠单抗＋贝伐珠单抗＋紫杉醇＋卡铂联合方案作为EGFR/ALK阴性的Ⅳ期非鳞NSCLC的一线治疗。基于ORIENT-31研究，NMPA已批准信迪利单抗+贝伐珠单抗+化疗治疗经EGFR-TKI治疗失败的EGFR基因突变阳性的局部晚期或转移性非鳞状NSCLC。均无须考虑PD-L1表达水平。

二、PD-L1表达检测在局部晚期NSCLC患者免疫治疗决策中的作用

PACIFIC研究纳入Ⅲ期不可手术的NSCLC患者，不限定入组患者PD-L1表达水平，没有排除EGFR/ALK阳性人群。PD-L1表达水平基于SP263抗体进行检测，以1%和25%作为截断值进行疗效分析。研究结果显示，度伐利尤单抗作为放化疗结束后无疾病进展的不可切除的局部晚期NSCLC患者的巩固治疗，在TPS≥1%的患者中，能够显著改善患者的生存获益，且在TPS≥25%的患者中疗效更佳（SP263，TPS≥1%，PFS HR=0.46，OS HR=0.59；TPS≥25%，PFS HR=0.41，OS HR=0.50）。因此，欧盟批准其用于放化疗结束后无疾病进展的不可切除局部晚期Ⅲ期NSCLC患者的巩固治疗，其中PD-L1检测（SP263，TPS≥1%）为伴随诊断。值得注意的是，美国FDA和我国NMPA并未对PD-L1表达作限制，但对于PD-L1＜1%的人群及携带驱动突变的患者，现有数据显示其获益不显著或无获益。因此在实际临床应用时，这部分患者使用度伐利尤单抗维持治疗应当更加谨慎。

此外，基于Ⅲ期GEMSTONE-301研究结果，NMPA已批准舒格利单抗用于治疗不可切除的Ⅲ期NSCLC在同步或序贯放化疗后未进展的巩固治疗。鉴于东亚人群中EGFR突变率更高，且免疫治疗对EGFR/ALK/ROS1突变人群的作用极为有限，GEMSTONE-301排除了这部分患者。有趣的是，GEMSTONE-301研究和PACIFIC研究中的两组mPFS差异显著，分别为16.8个月和9.0个月。这与我们以往序贯放化疗的患者疗效相对同步放化疗的患者更差的认知相左。GEMSTONE-301研究亚组分析显示中，接受同步放化疗的患者中位PFS与全人群基本一致，为10.51个月，但与16.8个月仍然存在差异。其中，PD-L1表达水平的差异可能是导致这一结果的原因之一。同前所述，PACIFIC研究显示，PD-L1表达水平低于1%的患者没有明显获益。然而，由于两项研究均未强制要求检测PD-L1表达水平，导致GEMSTONE-301研究和PACIFIC研究中分别有52%和37%的患者PD-L1表达状态不明，两项研究中PD-L1低于1%的患者具体比例亦无从知晓。

三、PD-L1表达检测在早期可手术NSCLC患者免疫治疗决策中的作用

（一）术后辅助治疗

IMpower-010研究纳入ⅠB期（肿瘤≥4cm）~ⅢA期可切除的NSCLC患者，不基于PD-L1的表达水平对患者进行选择，没有排除EGFR/ALK阳性人群，术后必须接受辅助含铂化疗，采用传递法进行Ⅰ类错误校正。结果显示，阿替利珠单抗辅助免疫治疗对比最佳支持治疗（BSC），显著改善了PD-L1阳性（TC≥1%）的Ⅱ~ⅢA期NSCLC的生存获益（OS，HR=0.71；5yOS，76.8%）。在PD-L1高表达（TC≥50%）亚组中，阿替利珠单抗组生存获益更为突出（OS，HR=0.42；5yOS，84.8%）。基于IMpower-010研究结果，美国FDA和我国NMPA均已批准阿替利珠单抗用于经手术切除、以铂类为基础化疗之后，PD-L1阳性（TC≥1%）的Ⅱ~ⅢA期NSCLC患者的辅助治疗。

KEYNOTE-091研究纳入ⅠB期~ⅢA期（AJCC第7版）可切除的NSCLC患者，不基于PD-L1的表达水平对患者进行选择，术后接受辅助含铂化疗不是必需条件，采用拆分法进行Ⅰ类错误校正。结果显示，帕博利珠单抗辅助治疗对比安慰剂组显著改善全人群DFS（HR=0.76）。然而，该研究有几点现象出乎意外，为局部晚期NSCLC生物标志物的探索蒙上了一层神秘的面纱。①PD-L1高表达（TPS≥50%）人群生存曲线在18~24个月时与TPS＜50%组出现一过性交叉，这意味着高表达组疗效反而劣于全人群，这与在晚期肺癌患者中观察到PD-L1高表达患者通常免疫疗效更高的现象相左。②后续安慰剂组分析显示，TPS≥50%人群较TPS＜50%人群预后更好，这可能是PD-L1高表达亚组未能体现出帕博利珠单抗辅助治疗DFS获益的原因之一。然而，这与其他研究显示PD-L1高表达与患者较短的OS有关的逻辑相左。③EGFR突变阳性亚组亦有免疫治疗生存获益（DFS，HR=0.44）。该亚组仅有73例患者，对结果的解读应该更加审慎。基于目前KEYNOTE-091研究结果，美国FDA已批准帕博利珠单抗用于经手术切除和铂类为基础化疗之后ⅠB期（肿瘤≥4cm）、Ⅱ~ⅢA期NSCLC患者的辅助治疗。NMPA尚未批准该适

应证。

（二）新辅助治疗

对于潜在可手术患者，通过新辅助治疗降低肿瘤负荷、获得手术机会是优先考虑的治疗策略，单纯化疗为患者带来的获益有限。随着免疫治疗在这部分患者中开疆拓土，新辅助免疫治疗成为这一领域近年的研究热点之一，包括新辅助免疫单药、免疫联合化疗、双免疫治疗等均有相关探索。

对于新辅助免疫单药研究，单臂小样本CheckMate-159研究发现新辅助纳武利尤单抗2周期带来了45%的MPR，且不同PD-L1表达水平的患者均有获益。LCMC3研究发现新辅助阿替利珠单抗2周期带来了18%的MPR，PD-L1表达阳性组和阴性组的MPR分别为29%和8%（$P=0.055$），则高表达组和低表达组的MPR分别为35%和11%（$P=0.04$）。

新辅助双免疫代表性研究NEOSTAR研究，是一项小型Ⅱ期多队列单臂研究（O＋Y＋化疗，O＋化疗，O＋Y，O）。亚组分析显示，PD-L1≥1%的患者，其影像缓解水平及病理学缓解水平均更高，但部分PD-L1表达阴性患者同样出现客观缓解。

CheckMate-816研究纳入ⅠB期（肿瘤≥4cm）～ⅢA期可切除的且治疗前可评估PD-L1表达水平的NSCLC患者，没有排除*EGFR/ALK*阳性人群。结果显示，无论PD-L1表达结果，纳武利尤单抗联合化疗与单纯化疗相比具有明显的临床获益。PD-L1表达水平与EFS成正相关（＜1%，HR＝0.85；1%～49%，HR＝0.58；≥50%，HR＝0.24），支持PD-L1表达作为新辅助免疫治疗疗效的预测因子。美国FDA和我国NMPA均已批准纳武利尤单抗联合含铂化疗3个周期用于可手术（肿瘤≥4cm或淋巴结阳性）NSCLC患者的新辅助治疗，无论PD-L1表达水平。而欧盟批准的适应证为PD-L1表达≥1%的高复发风险的可切除的NSCLC患者的新辅助治疗。

（三）围手术期化疗联合免疫治疗

Ⅱ期NADIM研究纳入ⅢA期、Ⅱ期NADIMⅡ研究纳入Ⅲ期（最多至T3N2 ⅢB期）可切除的NSCLC患者，排除*EGFR/ALK*阳性人群。纳武利尤单抗联合紫杉醇加卡铂化疗3周期后手术，术后纳武利尤单抗巩固治疗上限分别为1年（NADIM研究）或6个月（NADIMⅡ研究），对照组为化疗组。NADIM研究的事后分析表明，pCR患者的肿瘤PD-L1表达水平更高，PD-L1表达和肿瘤突变负荷与患者的预后无关。NADIMⅡ研究表明，pCR患者的肿瘤PD-L1表达水平更高，pCR率随着PD-L1表达升高而增大（＜1%，15.0%；1%～49%，41.7%；≥50%，61.1%）。而在阿替利珠单抗联合化疗（NCT02716038）、特瑞普利单抗联合化疗（NCT04304248）及度伐利尤单抗联合化疗（SAKK16/14研究）的Ⅱ期新辅助研究显示，MPR与治疗前PD-L1表达之间不存在显著相关性。

随后，纳武利尤单抗CheckMate-77T研究、帕博利珠单抗KEYNOTE-671研究、度伐利尤单抗AEGEAN研究、阿替利珠单抗IMpower-020研究、特瑞普利单抗NEOTORCH研究、替雷利单抗RATIONALE-315研究、卡瑞利珠单抗TD-FOREKNOW研究等多个大型Ⅲ期临床研究表明，围手术期PD-1/PD-L1单抗联合化疗＋术后免疫巩固治疗可作为可切除NSCLC的重要治疗手段之一。这些研究大多广泛地纳入了Ⅱ期和Ⅲ期可切除的NSCLC患者，没有进行PD-L1表达水平的筛选，没有排除*EGFR/ALK*阳性人群。目前新辅助免疫治疗Ⅲ期临床研究均预设PD-L1表达水平为关键分层因素，并分析了不同PD-L1表达水平与临床获益的关系。各研究中PD-L1阳性率相似，为53.7%～66.7%。CheckMate-816、AEGEAN、CheckMate-77T和RATIONALE-315研究分析了PD-L1表达水平和病理缓解（pCR/MPR）获益的关系，在不同的PD-L1表达水平均观察到pCR率（＜1%，5.8%～14.1%；1%～49%，11.4%～23.5%；≥50%，22.8%～45.3%）和MPR率（＜1%，7.7%～15.2%；1%～49%，19.2%～36.9%；≥50%，38.4%～42.9%），且PD-L1表达水平和病理缓解（pCR/MPR）的提升呈正相关趋势。进一步分析PD-L1表达与EFS获益发现，在不同PD-L1表达水平下观察到不同程度的EFS获益（＜1%，0.59～0.85；1%～49%，0.31～0.76；≥50%，0.24～0.71），且PD-L1表达水平和EFS获益呈正相关趋势。因而，PD-L1的表达水平高提示患者从新辅助免疫治疗中获益的可能性大。

四、PD-L1表达检测在SCLC患者免疫治疗决策中的作用

基于阿替利珠单抗IMpower-133研究、度伐利尤单抗CASPIAN研究、斯鲁利单抗ASTRUM-005研究、阿得贝利单抗CAPSTONE-1研究、特瑞普利单抗EXTENTORCH研究、替雷利珠单抗RATIONALE-312研究等大型Ⅲ期临床研究结果，目前PD-1/PD-L1单抗联合化疗已成为广泛期SCLC一线标准治疗方式。不同于NSCLC，PD-L1在SCLC中的阳性表达并不高。IMpower-133和CASPIAN研究中，肿瘤细胞PD-L1表达阳性（＞1%）的患者占比均＜6%。且PD-L1表达与PD-L1单抗联合化疗疗效并无显著关联。

PD-L1表达与免疫单药疗效的相关性亦有争议，部分研究进行了PD-L1表达与SCLC免疫治疗疗效的探索。Ⅱ期NCT02359019研究，探讨了帕博利珠单抗在ES-SCLC维持治疗中的效果，结果与既往无维持治疗患者的生存数据相比无差异。尽管为阴性结果，亚组分析显示，PD-L1表达阳性组帕博利珠单抗维持治疗有获益的趋势。此外，两项评估帕博利珠单抗后线治疗ES-SCLC疗效的研究（ⅠB期KEYNOTE-028研究和Ⅱ期KEYNOTE-158研究）结果均显示，可根据PD-L1表达水平不同筛选出帕博利珠单抗治疗ES-SCLC的获益人群。而CheckMate-032研究结果显示，PD-L1表达阴性（＜1%）和阳性（≥1%）患者的ORR相似，不支持PD-L1表达与免疫三线治疗疗效有关。最终，FDA批准帕博利珠单抗、纳武利尤单抗用于ES-SCLC的后线用药时并未对PD-L1表达水平设限。

目前，阿替利珠单抗、度伐利尤单抗等免疫治疗的应用已经悄然扩展至局限期小细胞肺癌（LS-SCLC）的治疗领域。部分研究亦对PD-L1表达进行了检测，其结果令人期待。

第二节 肿瘤突变负荷（TMB）在肺癌患者免疫治疗决策中的作用

很显然PD-L1表达不是免疫治疗的金标准。即便在PD-L1低表达的群体中，仍然有为数不少的有效患者，因此单纯地使用PD-L1作为生物标志物，会使很多患者错失治疗良机。肿瘤突变负荷（TMB）指肿瘤细胞基因组中存在的体细胞突变位点数量，可以间接反映肿瘤产生新生抗原的能力，预测多种肿瘤的免疫治疗疗效。

目前TMB主要检测方法有WES和NGS panel检测。为将不同标本的突变进行标准化，单位采用mut/Mb，即突变数/百万碱基对。WES是测定肿瘤TMB的金标准。NSCLC早期免疫治疗研究均使用WES计算TMB。由于同义突变产生新生抗原的可能性较低，利用WES计算TMB时仅纳入非同义突变。但WES检测成本较高、对样本要求较高、数据分析较为复杂，在临床应用中有较大的局限性。通过NGS panel检测TMB的计算标准为每Mb中单碱基突变（部分panel设计可以纳入同义突变）以及短插入和缺失突变时。无论是WES还是NGS panel，胚系变异、核苷酸多态性位点（SNP）、明确的抑癌基因及驱动基因热点突变均不计算在内。NGS panel检测TMB需要与WES检测TMB有较高的一致性才能指导临床。一般认为NGS panel≥0.8Mb可以较好地评估肿瘤组织TMB水平。测序深度是每个碱基读长的平均测序次数。WES的测序深度约100×，对于等位基因突变频率大于15%的位点检测较灵敏。NGS panel的测序深度应大于500×，以提高低频突变的检测敏感性。通过NGS panel检测TMB需经过模型建立、虚拟验证、技术验证和临床验证。目前，区分TMB高低的界值并无统一界定，有中国专家共识指出，在各个癌种中应使用相同的筛选策略，用"五分位法"选择排序在20%以上的病例定义为TMB高组。

石蜡包埋样本是临床上评估TMB最常用的标本类型，经石蜡包埋的肿瘤组织用于TMB检测之前应经过病理质控。在肿瘤组织获取困难或石蜡包埋样本中肿瘤细胞含量不足的情况下，外周血循环肿瘤DNA（ctDNA）也是可选择的一种样本类型。相比于组织，使用ctDNA检测bTMB具有创伤性小、易操作、可重复性强检测等优势。

一、tTMB在肺癌患者免疫治疗决策中的作用探索

TMB概念起源于2013年发表于 *Nature* 的一项研究，根据全基因组测序（WGS）及全外显子组测序（WES）对30个癌种超过7000例样本进行了突变图谱分析，得到了所有样本每百万碱基的突变数量，其中黑色素瘤、肺、膀胱和胃肠道肿瘤TMB水平相对较高。2014年，tTMB首次被证实与抗CTLA-4抗体治疗恶性黑色素瘤疗效存在相关性。2015年，发表于 *Science* 的一项研究发现tTMB-H与

晚期NSCLC患者接受帕博利珠单抗治疗更好的效果相关。2017年，一项荟萃分析发现tTMB对27种肿瘤的免疫治疗有显著的疗效预测作用，tTMB与ORR存在显著相关性（$P<0.001$，相关系数0.74），提示tTMB与PD-1/PD-L1抗体疗效存在强相关性，这一结论为其泛癌种治疗探索奠定了基础。

FoundationOne CDx分析验证平台已被美国FDA批准在临床用于4种基因变异类型以及2个基因标签（MSI和TMB）的诊断应用，但在临床实践中TMB的应用价值仍未得到完全验证。CheckMate-026是纳武利尤单抗挑战晚期肺癌一线治疗方案的一项研究。研究发现，纳武利尤单抗疗效与PD-L1表达无显著相关性，但首次在前瞻性队列中证实了tTMB对免疫治疗具有预测作用。在tTMB-H（FoundationOne CDx，≥243mut）的患者中，纳武利尤单抗组和化疗组患者的ORR分别为47%和28%，中位PFS分别为9.7个月和5.8个月（HR＝0.62），tTMB-L患者接受免疫治疗的中位PFS显著劣于化疗，中位PFS分别为4.1个月和6.9个月。然而，在tTMB-H的患者中，两组的中位OS最终相似。这一结果可能是由于化疗组中有68% tTMB-H患者交叉接受了纳武利尤单抗治疗所致。

CheckMate-227研究将tTMB为生物标志物作为研究终点，在2018年下半年该研究证明了O＋Y联合治疗组在tTMB-H组（≥10mut/Mb）PFS显著优于化疗。ESMO和ESMO亚洲在指南中纳入TMB作为可能的生物标志物，对于tTMB-H（≥10mut/Mb）的患者，建议将O＋Y作为一线治疗方案。然而还未到半年，新数据显示肿瘤tTMB水平高或低的患者的OS没有差异，tTMB最终在CheckMate-227折戟。值得一提的是，CheckMate-227研究多次改变研究方案，其最初并未设计用于评估TMB，可能存在随机分组偏倚。

为了前瞻性验证tTMB的界值设置为10mut/Mb的意义，研究者开设了CheckMate-568研究，这是一项大型、单臂、Ⅱ期临床研究，在该研究中O＋Y作为NSCLC的一线治疗方案。总体人群的ORR为30%。按TMB分层，无论PD-L1表达如何，tTMB-H组ORR明显高于TMB-L组（43.8% vs 12.0%）。总体人群中位PFS为4.2个月。tTMB-H组中位PFS明显长于TMB-L组（7.1个月 vs 2.6个月）。然而，获取TMB评分的周期平均为2～3周，这已经超过了美国病理家学会推荐的肺癌研究临床决策时间。国际标准认为，只有经过技术验证、临床标本的队列验证以及临床有效性验证，产品才能真正用于临床。以上研究的验证性分析结果为FoundationOne CDx这一产品未来在患者中的应用打下了坚实基础。

以上数据表明，tTMB检测可以指导NSCLC患者一线单纯免疫治疗。SCLC以高TMB为特征，那么TMB能否指导SCLC免疫治疗？部分研究显示，tTMB对后线单纯免疫治疗疗效具有一定的预测价值。一项SCLC二线及后线免疫治疗Ⅰ/Ⅱ期CheckMate-032临床研究探索性终点为生物标志物分析。研究对组织标本进行WES测序，基于错义突变总数将患者分为tTMB-H（≥248mut）、tTMB-M（143～247mut）和tTMB-L（0～143mut），并未发现PD-L1表达水平与免疫疗效的相关性，但发现tTMB显示出一定筛选优势人群的价值。结果显示，O药单药组中，tTMB-H、-M和-L组的ORR分别为46%、16%和22.2%，tTMB-H组ORR明显获益更多，而中位PFS和OS并未显著延长；O＋Y联合组中，tTMB-H、-M和-L组的ORR分别为21.3%、6.6%和4.8%，tTMB-H组ORR明显获益更多，且中位PFS和OS显著延长。KEYNOTE-158研究纳入了76例后线SCLC患者，TMB-H组帕博利珠单抗治疗的ORR达到29.4%，而TMB-L组为9.5%。因此推断TMB可能是SCLC免疫检查点治疗反应的预测标志物。

tTMB是一个新兴的独立的ICI疗效预测生物标志物，与多种肿瘤类型单药或两种ICI联合治疗的疗效相关。尽管在评估OS方面，TMB尚未有足够的证据以支撑其作为可靠的生物标志物。基于CheckMate-227、CheckMate-568、CheckMate-032研究数据，2019年CSCO指南和美国NCCN指南均将TMB纳入晚期肺癌的分子病理检测范围。

KEYNOTE-158研究是首个tumor-agnostic（不需要知晓肿瘤组织信息）的免疫治疗适应证临床试验，该研究纳入10个癌种共计1000余例不可治愈实体肿瘤。结果表明，帕博利珠单抗在TMB-H组（≥10mut/Mb）ORR为29%，TMB-L组ORR仅为6%，然而TMB-H和TMB-L患者的PFS和OS没有显著差异。基于该研究，2020年FDA批准用帕博利珠单抗用于TMB-H且既往治疗后疾病进展的不可手术或转移性实体瘤患者，成为全球首个以TMB作为标志物而获批的抗肿瘤药物，FoundationOne CDx为共同获批的伴随诊断检测方法，这标志着TMB正式成为继dMMR后的第2个泛癌种免疫相关生物标志物。此外，KEYNOTE-010、KEYNOTE-042研究显示，帕博利珠单抗单药治疗疗效与TMB呈正相关。

然而，在系列化疗联合免疫治疗的临床研究中，大部分未观察到TMB与化疗联合免疫治疗疗效的相关性。在NSCLC中，以帕博利珠单抗为例，KEYNOTE-021、KEYNOTE-189和KEYNOTE-407研究的回顾性分析发现，TMB-H不是帕博利珠单抗联合化疗疗效的独立预测因素。此外，信迪利单抗联合化疗的ⅠB期研究亦显示，TMB与ORR无显著相关。目前，IMpower-133、CASPIAN等研究的亚组分析结果显示，TMB不能有效预测免疫联合化疗一线治疗SCLC的疗效。

此外，免疫联合抗血管生成治疗、免疫联合抗血管生成和化疗治疗中，TMB的临床指导价值尚无充足的循证医学证据，有待于将来进一步探索。相比于晚期NSCLC，TMB在免疫新辅助治疗中的研究仍不多。纳武利尤单抗单臂新辅助CheckMate-159研究中，MPR和非MPR患者中位突变数量差异显著，分别为311mut和74mut。而单纯免疫新辅助NEOSTAR研究中，MPR和TMB高低状态无显著相关性。由于以上两个研究均为小样本临床研究，未来还需要更多研究探索TMB在免疫新辅助治疗中的预测价值。

若要将TMB作为免疫治疗生物标志物，仍需确定TMB界值的准确定义、标准化测序板的设计和尺寸，以及需要强大而严谨的技术和信息学，才能在不同的实验室间进行精准的TMB测量。目前涉及TMB检测的研究均为回顾性研究，亟须前瞻性的临床研究来进一步落实TMB与其相应的最佳治疗方法。TMB有别于PD-L1表达，PD-L1表达低的患者不一定TMB低。考虑到PD-L1表达检测简单便捷，而TMB相对复杂，价格较贵，一般建议采取先测PD-L1再测TMB的策略；有条件者可同时检测PD-L1和TMB。

值得一提的是，TMB检测除了提供其高低状态以外，仍可提示大量体系/胚系突变信息，对于挖掘待定基因突变与免疫疗效相关性具有重要意义。

二、bTMB在肺癌患者免疫治疗决策中的作用探索

ctDNA是肿瘤细胞发生凋亡、坏死、破裂之后释放至外周血的DNA片段。与常用的基于组织检测的PD-L1、TMB生物标志物相比，ctDNA取材于外周血，无创便捷，可在免疫治疗过程中重复多次获取样本，动态监测其变化，有助于个体化免疫治疗。此外，晚期肺癌有30%的患者取不到足够的组织，再度活检在约20%患者中不具可行性。因此探索并验证基于血液的预测标志物就显得尤为重要。

目前临床应用最广泛的外周血标志物是bTMB，它是对血浆中游离DNA片段进行白细胞DNA片段过滤，进一步测序分析，计算得到的TMB。值得注意的是，当ctDNA含量很低时，低频突变的丰度可能会低于最低检测限，而导致bTMB结果不准确，因而bTMB对测序深度有一定要求，通常使用NGS panel深度测序进行检测。此外，研究者通常定义MSAF（最大等位基因突变丰度）大于一定数值（通常为0.5%或1%）时，ctDNA的含量较为充足，并认为此时bTMB的结果是可靠的。bTMB与tTMB具有正向相关性，但检出的突变大部分不一致，且组织与血液样本收集时间间隔越大异质性越高。粗略地讲，tTMB对患者短期疗效预测效果（如PFS）较好，而bTMB对患者OS预测效果较好。目前，bTMB仍然处于探索阶段，检测准确性有待进一步验证。

bTMB也同样存在矛盾结果。MYSTIC研究探索性分析部分发现，bTMB-H和PD-L1阳性表达未见明显相关性，与既往研究结果类似，提示TMB状态独立于PD-L1表达。在bTMB-H亚组（GuardantOMNI，≥20mut/Mb）中，双免疫联合组vs单药组vs化疗组显示出显著OS获益（21.9个月vs 12.6个月vs 10个月），在2yOS、PFS及ORR也观察到双药免疫联合较传统化疗的获益，但在bTMB-L（＜20mut/Mb）亚组中，双药免疫联合治疗未见OS改善。也观察到tTMB-H亚组（FoundationOne CDx，≥10mut/Mb）中双药免疫联合的OS改善，但需要注意的是在bTMB-H或tTMB-H组中均存在较bTMB-L或tTMB-L组更高的吸烟人群和鳞癌比例，吸烟和鳞癌可能是潜在临床疗效预测因素。尽管bTMB-H/tTMB-H人群中，双免疫联合治疗显著改善整体OS，但因为TMB并非预设分层因素，整体而言，MYSTIC研究仍然还是一个阴性研究结果。然而在度伐利尤单抗＋替西木单抗双免疫治疗NEPTUNE研究发现bTMB-H（GuardantOMNI，≥20mut/Mb）和临床获益无关。

在FoundationOneCDx检测开始不久，Foundation Medicine的TMB检测策略正式开始。OAK和POPLAR回顾性研究显示，bTMB与tTMB具有一致性，bTMB-H（Foundation Medicine，≥16mut/

Mb)的NSCLC患者接受阿替利珠单抗治疗的PFS和OS显著优于化疗。一项Ⅱ期B-F1RST研究，纳入了接受一线阿替利珠单抗治疗的ⅢB～ⅣB期NSCLC患者，排除了 EGFR/ALK 驱动变异，不限制PD-L1的表达。回顾性分析显示，基线bTMB-H（Foundation Medicine，≥16mut/Mb）相较于bTMb-L亚组在接受阿替利珠单抗治疗后OS更长（29.1个月 vs 13.4个月）、ORR更高（35.7% vs 5.5%），ORR、PFS以及OS差异随着bTMB界值的增加而增加，尽管因为样本量有限，PFS并没有显著差异，但ORR和OS的结果增强了我们对于bTMB这一标志物的信心。同时，也发现PD-L1高表达（≥50%）与bTMB-H并不一致，这提示bTMB可能是独立于PD-L1表达的能预测疗效指标。本项研究将免疫治疗预测生物标志物推进到了液体活检领域。在Ⅲ期研究IMpower-110研究中，bTMB同样被列为探索性终点。基线bTMB-H（Foundation Medicine，≥16mut/Mb）与PD-L1高表达（SP142，22C3）之间的重叠较小，在bTMB-H的患者，阿替利珠单抗两组中位OS及中位PFS均显著获益，提示bTMB是潜在的生物标志物。一项Ⅲ期BFAST队列C研究中，比较阿替利珠单抗和化疗在高bTMB患者中的效果，结果显示bTMB-H（Foundation Medicine，≥16mut/Mb）亚组具有延长PFS趋势（HR＝0.77，$P=0.053$）。目前，Foundation Medicine平台的bTMB检测可作为阿替利珠单抗一线治疗NSCLC的伴随诊断。

SCLC以高TMB为特征，既往研究提示tTMB可能是SCLC免疫检查点治疗反应的预测标志物。IMpower133研究首次在SCLC中将bTMB作为预测一线免疫联合化疗的生物标志物进行分析，研究中虽有60%的患者为bTMB-H（FoundationOne CDx，≥10mut/Mb），但bTMB与OS获益无关。因此，bTMB可能与SCLC免疫检查点治疗反应无显著相关性。

第三节　微卫星不稳定（MSI）与错配修复缺陷（dMMR）在肺癌患者免疫治疗决策中的作用

除了PD-L1表达和TMB，另一个重要的免疫治疗生物标志物是微卫星不稳定（MSI）。科学家首先在结直肠癌细胞中发现了微卫星（microsatellite，MS），指细胞基因组中以少数几个核苷酸（多为1～6个）为单位串联重复的DNA序列，又称短串联重复（short tandem repeat，STR）。错配修复（MMR）可保持基因组稳定性，错配修复缺陷（dMMR）可能导致微卫星序列复制错误不能被修复而出现MSI，当错误累积到一定程度有可能进一步诱发细胞癌变。根据微卫星不稳定性程度分为可分成高微卫星不稳定性（MSI-high，MSI-H）、低微卫星不稳定性（MSI-low，MSI-L）和微卫星稳定（MSS）三类。一般来说，若在检测时30%以上的重复序列是不稳定的，即为MSI-H；如果检测时小于30%的重复序列不稳定，即为MSI-L；如果没有重复序列是不稳定的，即为MSS。有研究显示MSI-H/dMMR肿瘤通常具有免疫原性和广泛的T细胞浸润性，肿瘤微环境可大量表达PD-L1、淋巴细胞活化基因-3（LAG-3）、CTLA-4等免疫分子，对免疫治疗可能产生良好的反应。已有临床研究证明，多种MSI-H肿瘤患者可从免疫治疗中获得显著生存改善。因而，尽管在肿瘤中MSI-H的发生率不足1%，但仍具有重要的临床检测意义。

MSI的IHC检测包括4个错配修复蛋白（MLH1、PMS2、MSH2和MSH6），而聚合酶链式反应（PCR）则可以检测5个微卫星位点（BAT-26、BAT-25、D5S346、D2S123和D17S250）。随着技术的不断革新，基于NGS的MSI检测在临床应用中具有以下明显优势：①由于MSI-H在大多数实体瘤中占比较低，对于大多数实体瘤患者而言，单独进行MSI检测的成本效益比过低。而基于NGS的MSI检测可以同时捕获多段基因组序列，利用其中已有的微卫星位点，在对肿瘤进行基因分型和检测驱动基因变异的同时完成MSI状态评估，极大提高了分子诊断的效率，有利于降低样本用量。②NGS探针可以覆盖数百个微卫星位点，远多于传统PCR检测方法的5个位点，有望显著提高MSI检测的敏感度。③多数NGS-MSI检测依赖算法支持，无须额外准备正常组织作为对照。总体而言，基于NGS的MSI检测不仅提高了检测的灵敏度和效率，还在降低成本和样本用量方面表现出明显的优势。虽然大量的临床试验证实分子水平的MSI检测与蛋白水平MMR检测具有高度关联性，然而在实际的临床工作中，由于MMR蛋白功能代偿、MMR基因启动子甲基化、MMR基因突变等原因，有5%～10%的患者发生MMR与MSI检测不一致的情况。作为基因组不稳定性的重要标志物，MSI-H/dMMR通常也伴随TMB-H；反之，高TMB的患者不一定是MSI-H。MSI-H肿瘤样本中有超过80%表现为TMB-H，且有97%的样本TMB≥10mut/Mb。

随着对癌症的研究深入，学界发现具有相同生物标志物的不同瘤种具有一定共性，这使得"异病同治"成为可能。基于这一认识，Ⅱ期"篮式试验"KEYNOTE-158纳入了29种经治MSI-H/dMMR型非结直肠癌实体瘤，并取得阳性结果，总体ORR为33.8%，中位PFS为4.0个月，3年PFS率为25.0%；中位OS为19.8个月，3年OS率为39.2%。KEYNOTE-158中国桥接试验显示，帕博利珠单抗单药治疗的ORR高达70%，CR率为20%。Ⅱ期KEYNOTE-164研究旨在探索帕博利珠单抗在既往经治的MSI-H/dMMR晚期结直肠癌患者中的疗效与安全性。最终分析结果显示，队列A（≥2次标准治疗）和队列B（≥1次标准治疗）的ORR分别为32.8%和34.9%，两个队列均未达到中位DOR（NR）；中位PFS分别为2.3个月和4.1个月；中位OS分别为31.4个月和47.0个月。

2017年5月，基于KEYNOTE-158、KEYNOTE-164等5项研究数据，美国FDA加速批准帕博利珠单抗用于治疗既往治疗失败进展的不可切除或转移性MSI-H/dMMR晚期成人和儿童实体瘤患者，是首个获批的不限肿瘤组织来源、基于生物标志物定义的抗肿瘤治疗药物。此次获批适应证具有里程碑式意义，也是精准治疗的一道分水岭。MSI-H/dMMR作为免疫治疗的疗效预测标志物，兼具"精准"和"广泛"两种特征，据此将不同类型的肿瘤患者进行分层，达到精准的"异病同治"。当然不可忽视的是，目前MSI-H/dMMR肿瘤治疗还存在较多问题和挑战，如MSI-H和dMMR检测结果不一致、原发耐药、继发耐药、多线治疗后的MSI肿瘤异质性等。这些问题仍需进一步探索和解答。

在临床实践中，PD-L1表达、TMB和MSI 3个标志物相互独立。肺癌中MSI-H病例非常少见，临床主要检测PD-L1表达和TMB。此外，继续探索准确有效的疗效预测生物标志物、为免疫治疗不敏感人群寻找有效治疗策略需求迫切；部分患者仍会发生严重不良反应，安全性生物标志物探索也非常必要。

参考文献

［1］Yu H，Boyle TA，Zhou C，et al. PD-L1 expression in lung cancer. J Thorac Oncol. 2017，12（1）：157-159.

［2］Mino-Kenudson M，Schalper K，Cooper W，et al. Predictive biomarkers for immunotherapy in lung cancer：perspective from the international association for the study of lung cancer pathology committee. J Thorac Oncol，2022，17（12）：1335-1354.

［3］Dudley JC，Lin MT，Le DT，et al. Microsatellite instability as a biomarker for PD-1 blockade. Clin Cancer Res，2016，22（4）：813-820.

第25章

经典失败Ⅲ期研究解析

成功的临床研究固然改变了临床实践，提升了患者的预后，但失败的临床研究同样引人深思，并为成功的临床研究奠定了基础。笔者在此汇总分析了PD-1/PD-L1单抗研发过程中重要的阴性Ⅲ期临床研究，并进行更为深入的分析，以期帮助更好地理解免疫治疗及临床研究设计。

第一节　非小细胞肺癌免疫治疗经典阴性Ⅲ期研究解析

一、O药单药挑战NSCLC一线治疗失利（CheckMate-026）

如前文所述，我们已经知道，基于Ⅲ期KEYNOTE-024和KEYNOTE-042研究结果，美国FDA和我国NMPA已批准帕博利珠单抗作为PD-L1高表达（TPS≥50%）或阳性（TPS≥1%）且*EGFR/ALK*阴性或未知的局部晚期或转移性NSCLC一线单药治疗，其中PD-L1高表达用药证据更为充分。作为PD-1单抗先驱之一，跟所有新上市的药物一样，纳武利尤单抗开始最先想要挑战的晚期NSCLC一线方案，由此设计的临床研究就是CheckMate-026。研究结果公布之前，纳武利尤单抗和帕博利珠单抗均已是NSCLC的二线疗法，但纳武利尤单抗在获批此项适应证时间比帕博利珠单抗早7个月，且临床使用时无须检测PD-L1表达水平，避免了临床上很多的限制和不便，因而整体市场表现优于帕博利珠单抗。因此CheckMate-026研究是纳武利尤单抗能否坐稳老大位置的关键。

CheckMate-026是一项国际多中心、开放标签的Ⅲ期临床试验，该研究入组了1325例初诊Ⅳ期或复发性*EGFR/ALK*阴性NSCLC患者，只有入组前6个月内的新鲜或存档肿瘤组织样本的PD-L1阳性（28-8，TC≥1%）才予以随机化分组。最终有541例（41%）患者按照1∶1接受随机化分组，其中271例接受纳武利尤单抗3mg/kg每14天1次治疗，270例接受含铂双药化疗每21天1次治疗（鳞癌方案为吉西他滨/紫杉醇＋铂，非鳞癌方案为培美曲塞＋铂），给药一直持续到疾病进展、出现不可接受毒性事件或完成6个给药周期。化疗组患者可在疾病进展后交叉至纳武利尤单抗组。主要研究终点为PD-L1表达≥5%患者的PFS，由独立中心盲法评估得出。

最终，化疗组的212例患者中共有128例（60%）交叉至纳武利尤单抗组接受后续治疗。结果显示，423例PD-L1表达≥5%患者免疫单药相比化疗组没有疗效改善（PFS 4.2个月 vs 5.9个月，ORR 26% vs 33.5%），主要研究终点宣告失败。此外，中位OS亦没有得到显著延长（14.4个月 vs 13.2个月）。在PD-L1表达≥50%患者中开展的探索性亚组分析显示，纳武利尤单抗组相对化疗组患者的ORR、PFS和OS均无获益。因此，研究表明，纳武利尤单抗疗效与PD-L1表达无显著相关性。但值得一提的是，该研究在312例（随机分组患者占58%）患者中，探索性分析评估了tTMB对临床结局的影响。在tTMB-H（FoundationOne CDx，≥243mut）的患者中，纳武利尤单抗组和化疗组患者的ORR分别为47%和28%，中位PFS分别为9.7个月和5.8个月（HR＝0.62），tTMB-L患者接受免疫治疗的中位PFS显著劣于化疗，中位PFS分别为4.1个月和6.9个月。然而，在tTMB-H的患者中，两组的中位OS最终相似。这一结果可能是由于化疗组中有68%的tTMB-H患者交叉接受了纳武利尤单抗治疗所致。

纳武利尤单抗及帕博利珠单抗一线治疗NSCLC的研究结果差异主要从药物疗效差异或研究入组人群偏倚两个因素考虑。首先，这两种药物既往报道的非选择患者群体（包括NSCLC）的研究结果高度一致，因此推测大概率不是由这两药物疗效差异所致。从研究入组人群偏倚这个角度，CheckMate-026研究者认为该项研究结果为阴性的主要原因可能在于随机的不平衡，例如纳武利尤单抗组中女性及未吸烟者比例少于化疗组，而这两个亚组中单纯化疗PFS获益更为显著。

既往有研究发现，未经选择的患者群体其接受帕博利珠单抗的PFS与化疗类似，所以，挑选合适的人群来接受免疫治疗，才可以让这部分患者真正获益。首先想到的因素是PD-L1表达情况，PD-L1表达程度与接受PD-1/PD-L1通路抑制剂的疗效在不同种类肿瘤中的相关性不尽相同，差别较大。KEYNOTE-024与CheckMate-026这两项研究均采用了以肿瘤PD-L1表达阳性为入组患者的筛选指标，但所要求的PD-L1的表达程度不同。此前KEYNOTE-010研究显示，帕博利珠单抗对比多西他赛治疗PD-L1表达≥1%二线治疗NSCLC患者疗效优势主要是来自于PD-L1表达≥50%患者群体。KEYNOTE-024研究以PD-L1高表达（TPS≥50%）为入组标准且需要由独立第三方认证，而这一人群占1/4左右。这样的入组标准可以最大程度上保证入组患者的标准为阳性而排除掉假阳性患者，进而获得更佳的免疫治疗疗效，而KEYNOTE-024研究的最终结果也不负众望。

而纳武利尤单抗在所有单药治疗研究中的患者入组标准都与帕博利珠单抗不同，既往发表的CheckMate-017（鳞癌）/CheckMate-057（非鳞癌）/CheckMate078（NSCLC）3项二线研究中，研究者依据PD-L1表达程度（TC）将患者分组为大于1%、5%及10%。非磷癌CheckMate-057研究显示，纳武利尤单抗疗效随PD-L1表达水平界值上升而提升（mOS 19.4个月 vs 18.2个月 vs 17.2个月），PD-L1高表达患者纳武利尤单抗疗效好且明显拉开差距。但在鳞癌CheckMate-017研究中并没有看到这样的趋势。CheckMate-026研究以PD-L1表达≥5%为入组标准，因而有更大的概率纳入免疫治疗获益人群。那么，是否这样就能完全说明CheckMate-026研究的失败原因呢？研究者分析了该项研究中PD-L1表达≥50%的患者群体数据，结果显示这部分接受纳武利尤单抗治疗的患者其PFS仍未能优于化疗组。所以，纳武利尤单抗要想达到类似帕博利珠单抗那样PFS强于化疗的研究结果，入组标准不仅仅是肿瘤细胞PD-L1高表达那样简单。而PACIFIC相关研究中，临床获益患者群体的PD-L1表达还要略低于帕博利珠单抗，亦说明了PD-L1表达并不能很好预测免疫治疗的疗效。

既然肿瘤细胞的PD-L1表达程度对于免疫治疗疗效的预测作用存在较大异质性，那么有没有更好的生物标志物从大样本患者群体中挑选合适的患者来接受免疫治疗呢？办法是有的，例如研究者从CheckMate-026研究数据中发现了tTMB可以更好地预测免疫治疗疗效，既往KEYNOTE系列研究也看到对于TMB-H的患者使用帕博利珠单抗效果更好。当然，这来自于回顾性分析结果，tTMB可能否在前瞻性研究发挥同样的疗效预测能力还有待于观察。此外，阿替利珠单抗在对比化疗治疗经治NSCLC的研究中，研究者分别将肿瘤细胞及肿瘤微环境中浸润的免疫细胞所表达的PD-L1水平进行了四等分（TC0/IC0，TC1/IC，TC2/IC2，TC3/IC3）来分级评定患者接受免疫治疗获益的可能。结果显示，评分最优的患者（TC3/IC3），其接受免疫治疗疗效良好，OS中位的差距达到了20.5个月对比8.9个月，而评分最低的患者（TC0/IC0），免疫治疗则几乎不会显效。将来可能还会出现与现有免疫治疗疗效预测方法不同且更具有优势的指标或组合，从病理医师来看这些新的指标都必须要具备良好的一致性及稳定性，这样才可以在现有临床研究中挑选出免疫治疗获益人群。

此外，需要注意的一个因素是入组人群既往接受放疗情况，在CheckMate-026研究中，纳武利尤单抗治疗组中有将近40%的患者既往接受过放疗，而KEYNOTE-024研究中，帕博利珠单抗治疗组既往接受放疗患者的比例则非常有限。但PACIFIC研究发现，患者既往接受过放化疗治疗与免疫治疗疗效更佳呈一定关联。多个回顾性研究亦发现患者既往接受过放射治疗，再接受帕博利珠单抗的疗效要比未接受过放疗要有优势。因而"怪罪于放疗"这个因素应该是不成立的。

CheckMate-026虽然是纳武利尤单抗失败的临床研究，但这份研究依然非常重要，在*NEJM*发表。这份研究告诉很多重要的结论：①晚期NSCLC一线使用PD-1单抗需慎重，不加筛选的人群一线使用PD-1单抗可能适得其反；②纳武利尤单抗的疗效与肿瘤细胞PD-L1表达无显著相关性；③纳武利尤单抗的治疗效果可能与TMB水平有一定关联。

二、O + Y方案在PD-L1阴性NSCLC治疗的临床试验中折戟（CheckMate-227）

CheckMate-227作为O+Y双免联合重要的Ⅲ期研究，亦不像帕博利珠单抗系列一帆风顺，甚至可以用几经坎坷来形容，光研究方案就修改了2次，前后共形成3个版本的研究方案。

CheckMate-227研究第一例患者入组是2015年，彼时CheckMate-017和CheckMate-057研究已经取得纳武利尤单抗在NSCLC二线治疗的成功，而一线治疗的CheckMate-026研究正如火如荼开展中，CheckMate-227研究此刻信心满满。CheckMate-227最初的方案里，纳入 EGFR/ALK 阴性的人群，关于PD-L1的表达情况有两个主要部分：PD-L1阳性组（28-8，TC≥1%）和PD-L1阴性组（28-8，TC<1%），主要研究终点都是PFS和OS。PD-L1阳性组目的是比较"O+Y vs 化疗"和"O vs 化疗"。在PD-L阴性组目的是比较"O+Y vs 化疗"和"O+化疗 vs 化疗"。因此在PD-L阳性组和PD-L1阴性组都同时存在4（2×2）个主要研究假设，理论上讲，只要4个研究假设有一个达到统计学上的显著性，该部分都可以宣称在统计学上达到了阳性结果。与此相对应的是，研究者需要针对这四个研究假设分别计算样本量，并且合理分配α值，保证每个部分总体α值在0.05的水平。在CheckMate-227最初的方案里，所有入组人群都被纳入到主要分析中，研发者希望在所有人群拿到适应证的审批。两部分之间没有联合分析的计划，也没有共享α。类似于同时进行的两个独立的RCT，也就是两个RCT在一个研究方案下进行，但是结果和结论互不影响。此外，无论在阳性组还是阴性组，两个试验组之间是平分α的，显示研究者并未对两个试验组中的一个有任何倾向性。

（一）CheckMate-227研究方案的第一次修改（V2）

CheckMate-026研究和KEYNOTE-024研究公布结果后，O药单药未能取得阳性结果。这一结果也影响到正在进行的CheckMate-227研究，研究中途不得不修改了方案。研究方案修改中引入CheckMate-227 Part 2：在不限制PD-L1表达水平的人群中，对比"O+化疗 vs 化疗"。而原CheckMate-227方案变成Part 1，同时对Part 1进行修改。

V2研究方案简介：

1. V2 Part 1a（PD-L1阳性组）研究终点

（1）主要研究终点：在PD-L1≥50%人群比较"O+Y vs 化疗"的OS；次要研究终点：①在PD-L1≥1%人群比较"O+Y vs 化疗"的OS；②在PD-L1≥50%人群比较"O vs 化疗"的OS；③在PD-L1≥1%人群比较"O vs 化疗"的OS。

（2）V2 Part 1a（PD-L1阳性组）修改内容：样本量从990增加到1200。主要研究终点由PFS和OS双终点，改为OS单终点。受CheckMate-026研究未能取得阳性结果的影响，在PD-L1阳性人群O药一组基本放弃，"O+Y vs 化疗"的OS成为最重要的试验组，研究者放弃了在PD-L1阳性总体人群验证O+Y疗效的努力，而是跟KEYNOTE-024研究一样将主要人群变为PD-L1≥50%。同时，也均在α值得分配上做了修改，并在探索终点引入TMB作为生物标志物。

（3）V2 Part 1a（PD-L1阳性组）存在的问题：选择PD-L1≥50%作为唯一主要研究终点，只有不到40%的入组患者纳入到主要分析中，其余800人的数据不能帮助提供确证性结论，是极大的浪费。完全可以把PD-L1≥1%人群作为第二个主要研究终点，采用分层次设计，类似KEYNOTE-042研究。而这样的设计几乎不会额外增加任何成本。PD-L1≥50%并不是一个分层因素，试验组和对照组之间的基线均衡性受到一定威胁。

2. V2 Part 1b（PD-L1阴性组）研究终点

（1）主要研究终点：在PD-L1阴性人群比较"O+化疗 vs 化疗"的PFS。次要研究终点：①在PD-L1阴性人群比较"O+Y vs 化疗"的PFS；②在PD-L1阴性人群比较"O+Y vs 化疗"的OS；③在PD-L1阴性人群比较"O+化疗 vs 化疗"的OS。

（2）V2 Part 1b（PD-L1阴性组）修改内容：样本量从990减少到540。主要研究终点由PFS和OS双终点，改为PFS单终点。在样本量计算时研究者对PFS HR的估计更加乐观，从0.715变为0.66，HR的界值从0.783提高到0.778。在PD-L1阴性人群，研究者在O+化疗和O+Y之间选择了前者，作为最重要的试验组。

（3）V2 Part 1b（PD-L1阴性组）存在的问题：对免疫治疗来说，PFS相比于OS并不一定是一个更容易达到的研究终点，采用先PFS后OS的顺序是有风险的；对没有靶向基因驱动的NSCLC患者来说，生存期较短，提高OS仍然是最重要的目标；研究试验组是O+化疗，而不是O药单药，毒性和经济成本相比于单纯化疗都会增加，生活质量也很难有优势，单靠PFS获益很难获批，特别是在竞品帕博利珠单抗具有OS获益的情况下；即使将OS作为次要研究终点，也应该计算足够的样本量；在PD-L1阴性选择O＋化疗作为主要试验组，缺乏依据，特别是在增加了V2 Part 2的情况下，V2 Part 1应该更关注O＋Y这一组合。

（二）CheckMate-227研究方案的第二次修改（V3）

2017年6月CheckMate-026研究结果正式发表在NEJM上，除了主要研究结果外，研究者还报道了基于TMB的亚组分析结果。因此研CheckMate-227研究的方案再一次进行修改，这一次引入了TMB分析。整个CheckMate-227研究被分成了3大部分：①V3 Part 1a（基于PD-L1的分析，包含了原有的PD-L1阳性和PD-L1阴性亚组），V2的Part 1a的主要目标是在PD-L1≥50%人群比较"O＋Y vs 化疗"的OS，而现在研究者放弃了PD-L1≥50%的人群筛选标准，重新回到PD-L1≥1%人群；此外，V2的Part 1b的主要研究终点变为V3 Part 1a的次要研究终点。②V3 Part 1b（基于TMB的分析，也是基于原有的PD-L1阳性和PD-L1阴性亚组，但只包含了部分患者）；TMB成为与PD-L1表达水平同等重要的生物标志物，虽然是独立共主要研究重点，但是分析人群有重合。因此V3 Part 1的a、b两个部分必须分享同一个0.05的α，而不同于之前Part 1a和Part 1b可以分别使用一个0.05的α。③另外开展的Part 2。研究终点见表25-1。

1. Part 1a存在的问题　需要特别注意的是PD-L1阴性亚组部分，"O＋Y vs 化疗"的OS，这一终点在V3 Part 1a的分析计划中不属于主要研究终点，甚至不是次要研究终点，只能归为第三等级的探索性研究终点，在第三等级里也只能排在第四位，无论结果如何，都不能得到确证性的结果。而"O＋化疗 vs 化疗"是V3次要研究终点，有参与到α的分配，有机会得到确证性的结果。在已经有Part 2研究方案"O＋化疗 vs 化疗"的情况下，仍在PD-L1阴性人群中，将"O＋Y vs 化疗"的重要性放在"O＋化疗 vs 化疗"之后，是错过O＋Y优势人群确诊性结论的主要原因。此外，基于V3 Part 1a中PD-L1阴性亚组的样本量，在60%数据成熟度的情况下"O＋化疗 vs 化疗"想要做出OS的统计学差异，需要HR＜0.737，而在CheckMate-227 Part 2中，在60%数据成熟度的情况下"O＋化疗 vs 化疗"想要做出OS的统计学差异，只需要HR＜0.832，因此Part 2的存在，使得V3 Part 1a中PD-L1阴性亚组的"O＋化疗 vs 化疗"显得多余，而且浪费了PD-L1阴性亚组中"O＋Y vs 化疗"的得到确证性结果的机会。

表25-1　CheckMate-227 V3版研究终点

分层终点类型	PD-L1分层终点*	TMB分层终点*
独立共同主要终点	・NIVO＋IPI vs 化疗在PD-L1≥1%患者中的OS	・NIVO＋IPI vs 化疗在TMB≥10 mut/Mb患者中的PFS
次要分层	・NIVO＋化疗 vs 化疗在PD-L1＜1%患者中的PFS	・NIVO＋IPI vs 化疗在TMB≥10 mut/Mb患者中的OS
	・NIVO＋化疗 vs 化疗在PD-L1＜1%患者中的OS	
	・NIVO vs 化疗在PD-L1≥50%患者中的OS	
预设分析（不属于统计分层终点）		
・NIVO＋IPI及化疗在所有随机患者以及PD-L1≥1%和＜1%患者中的ORR		
・NIVO＋IPI、NIVO＋化疗及化疗在PD-L1＜1%患者中的OS、PFS和ORR		
・NIVO＋IPI、NIVO＋化疗及NIVO与化疗相比的整体安全性和耐受性		
・NIVO＋IPI、NIVO＋化疗及化疗在PD-L1＜1%患者中的OS		
・NIVO＋IPI及NIVO在PD-L1≥1%和≥50%患者中的OS、ORR和PFS		
・NIVO＋IPI及化疗按PD-L1分层的OS		
・NIVO＋IPI及化疗按PD-L1和TMB组合分层的OS		

注：PFS和ORR由盲法独立中央审查评估。

＊CheckMate 227 Part1设有独立共同主要终点。

2. Part 1b存在的问题 TMB作为生物标志物的证据不够充分，特别是与OS的关系；OS列为次要研究终点，且没有根据OS计算样本量，对于OS不能下确证性的结论。TMB的分析是在整个研究入组结束之后才引入的，TMB并不是分层因素，也不是基线变量，随机的完整性存在问题。CheckMate-026研究基于TMB的探索性亚组分析表明在高表达组，"O vs 化疗"并没有生存优势。此外，当时唯一公布的黑色素瘤一线O＋Y的Ⅲ期CheckMate-067研究显示，TMB水平跟O＋Y的疗效没有相关性。但是从当时面临的竞争压力来看，押注TMB是有一定理由的。KEYNOTE-024研究以及KEYNOTE-021G（非鳞癌）研究的结果，帕博利珠单抗单药在高表达人群以及帕博利珠单抗+化疗在不限制PD-L1表达人群中显示出了非常突出的疗效，PFS的HR在0.5左右，所以CheckMate-227研究不仅要赢，还要赢的非常漂亮，在市场上才会有竞争力，只在HR＝0.7左右的水平上得到一个阳性结果，即使获批，市场前景也有限。而PD-L1表达水平对于O药来说并不是一个生物标志物，虽然TMB不完美，但是V3 Part 1研究设计上最大的失误不是引入TMB，而是在引入TMB之后，在V3 Part 1a部分没能正确选择在PD-L1阴性亚组更具有研究价值的治疗组"O＋Y vs 化疗"。

V3 Part 1b TMB的PFS结果2018年4月发表在NEJM。TMB-H亚组中"O＋Y vs 化疗"两组中位PFS差距不大（7.2个月 vs 5.5个月），但是疾病进展风险下降了42%（HR＝0.58），此外1y PFS率显著提高（42.6% vs 13.2%）。后续报道显示，虽然O＋Y显著提高了TMB-H患者的PFS，但没有完全转化成OS获益。TMB-H亚组中，中位OS分别是23.03个月 vs 16.72个月（HR＝0.77；95% CI：0.56～1.06）；TMB-L亚组中，中位OS分别是16.20个月 vs 12.42个月（HR＝0.78；95% CI：0.61～1.00）。显示TMB并不是O＋Y的OS获益的预测因素。BMS最终撤回了基于CheckMate-227研究TMB结果上市的申请。

V3 Part 1a部分的6个重要的研究结果。值得一提的是，研究结果5和6仅为描述性分析。其中，研究结果5在研究方案里既没有计算样本量也没有分配α，甚至没有计划进行两组间的比较。而研究结果6则没有计划进行分析，只是事后分析的结果。但最终，这两个结果却具有统计学差异，并且成为本研究的主要结果之一，却不具备统计学意义，且不能成为确证性证据（表25-2）。

6年生存数据更新结果显示，在PD-L1≥1%人群中，O＋Y组6年生存率为22%，O组为15%，化疗组为13%。而在PD-L1＜1%人群中，O＋Y组6年生存率为16%，O组为10%，化疗组为5%。因此，与之前结论一样，PD-L1＜1%患者或更能从O＋Y双免治疗中获益。

总体而言，CheckMate-227 Part 1研究提示，TMB最终被证明不能预测OS的获益，加之TMB高表达人群数目过少，导致OS结果没有统计学差异；O＋Y vs 化疗可以显著提高PD-L1≥1%患者的OS；O＋Y vs 化疗在PD-L1＜1%患者的结果只能作为探索性，描述性分析的结果。遗憾的是如果研究者在CheckMate-227 Part 1专注于O＋Y vs 化疗的疗效，而且采用先PD-L1阳性再总体人群的策略或者先PD-L1阳性再PD-L1阴性的策略，本来可以得到一个O＋Y在总体人群可以显著延长OS的确证性的结果。

（三）CheckMate-227 Part 2研究方案

2016年10月KEYNOTE-021G（非鳞NSCLC）研究显示帕博利珠单抗+化疗 vs 化疗可以显著提高患者的ORR和PFS，与PD-L1表达水平无关。而原有的CheckMate-227研究只在PD-L阴性部分有O＋化疗的试验组，因此研究者在2016年11月

表25-2 不同PD-L1表达水平各组疗效及预后差异

序号	研究人群	研究结果	研究终点类型	治疗臂	风险比HR（97.72% CI）
1	PD-L1≥1%	OS	主要研究终点	O＋Y vs 化疗	0.79（0.56～0.96）
2	PD-L1＜1%	PFS	次要研究终点	O＋化疗 vs 化疗	0.73（0.56～0.95）
3	PD-L1＜1%	OS	次要研究终点	O＋化疗 vs 化疗	0.78（0.60～1.02）
4	PD-L1≥50%	OS	次要研究终点	O vs 化疗	未报道
5	PD-L1＜1%	OS	描述性分析	O vs 化疗	0.62（0.48～0.78）
6	全人群	OS	描述性分析	O＋Y vs 化疗	0.73（0.64～0.84）

增加了 Part 2，用来研究在不限制 PD-L1 表达水平人群中"O+化疗 vs 化疗"的效果。2018 年 KEYNOTE-189 和 KEYNOTE-407 研究结果相继公布，证明帕博利珠单抗+化疗 vs 化疗可以显著延长非鳞癌 NSCLC 和鳞癌 NSCLC 的 OS。

CheckMate-227 研究的 Part 2 可以看作一个相对独立的Ⅲ期研究，因为 Part 2 跟 Part 1 之间并没有联合分析的计划，试验组和对照组都是独立的，因此 Part 1 和 Part 2 之间不需要共享 α。CheckMate-227 Part 2 研究把主要研究终点定为了非鳞癌患者的 OS，总体人群和鳞癌人群的 OS 只是描述性的结果，无论结果如何都不具有统计学意义。

Part 2 研究设计问题：将非鳞癌 NSCLC 作为潜在优势人群的选择缺乏依据，O 药本身的历史数据不支持这一推断。O 药在 NSCLC 领域之前的三个大型临床研究都提示 O 药对于鳞癌患者效果更好。如纳武利尤单抗 vs 化疗：二线治疗——CheckMate-017（鳞癌，HR=0.59），CheckMate-057（非鳞癌，HR=0.73）；一线治疗——CheckMate-026（鳞癌，HR=0.82；非鳞癌，HR=1.17）。研究只设立非鳞癌一个主要研究人群，在总体人群和鳞癌亚组都只做描述性分析，是对入组的鳞癌人群数据的浪费。即使研究者认为 O 药在非鳞癌人群疗效更加突出，在 CheckMate-227 Part 2 研究也应该采用双主要研究终点：首先在非鳞癌人群进行分析，然后在总体人群中进行分析。这样设计几乎不增加任何额外成本。更加合理的设计或许是首先在鳞癌人群中进行检验，然后在总体人群中进行检验，或者直接在总体人群中进行统计学检验。

Part 2 研究结果显示：在非鳞癌 NSCLC 亚组，HR=0.86（95% CI：0.69～1.08），P=0.1859，未达主要研究终点；在总体人群，HR=0.819（95% CI：0.67～0.97）；在鳞癌亚组，HR=0.69（95% CI：0.50～0.97）。然而，在总体人群和鳞癌亚组的分析只能作描述性的结果。

（四）总结

TMB 这一生物标志物的引入一度给 CheckMate-227 研究带来了希望，但是 OS 的阴性结果使得在 PFS 上的显著获益失去了意义。最终，CheckMate-227 Part 1a（PD-L1 TC≥1%）与 Part 1b（PD-L1<1%）达到了该研究的联合主要终点 OS，证实了在全人群中，O+Y 疗效均优于传统化疗。然而 CheckMate-227 Part 2（对 PD-L1 表达无要求）未达到主要研究终点 OS，因而，FDA 未认可 CheckMate-227 Part 1b 的结果，仅批准 O+Y 用于 PD-L1 阳性的患者。在 CheckMate-227 Part 2 失败后，CheckMate-9LA 研究（O+化疗 vs 化疗）成了 O 药获得 NSCLC 一线全人群适应证的最后希望。好在 CheckMate-9LA 研究在期中分析中达到主要研究终点，提前终止。基于 CheckMate-9LA 研究，美国 FDA 和我国 NMPA 已正式批准 O+Y 联合化疗方案用于 EGFR/ALK 阴性的晚期 NSCLC 患者的一线治疗。

三、双免联合化疗退出新辅助治疗舞台

CheckMate-816 研究纳入可切除的ⅠB 期（≥4cm）～ⅢA 期 NSCLC 患者，不考虑患者肿瘤 PD-L1 状态。该研究报告了 8 个修正版，纳武利尤单抗联合化疗组在中途添加，而初始组即 O+Y 组被关闭，且主要终点发生了变化。O+Y 队列早期关闭，可能是受到了外部研究 NEOSTAR 研究的影响，即 O+Y 治疗组可能提高 MPR，但也可能会使得一部分患者失去手术机会。虽然应该赞扬研究人员及时依据新的外部数据修改正在进行的试验的行为，但多次的版本调整和修订是否会影响研究结果令人担忧。这些变化提出了一个问题，是否发生了 P-hacking（P 值操纵）？即研究者可以通过对结果的初步了解修改分析计划，直到达到预期结果即名义上显著的 P 值（P<0.05）。

KEYNOTE-598 是一项随机、双盲、对照Ⅲ期临床研究，用于评估帕博利珠单抗联合伊匹木单抗（K+Y）vs K 药单药一线用于 PD-L1 TPS≥50% 晚期或转移性 NSCLC 的疗效和安全性，主要终点为 OS 和 PFS。结果显示，K+Y vs K 药中位 OS 分别为 21.4 个月和 21.9 个月（HR=1.08；95% CI：0.85～1.37；P=0.74），中位 PFS 分别为 8.2 个月和 8.4 个月（HR=1.06；95% CI：0.86～1.30；P=0.72），ORR 分别为 45.4% 和 45.4%，CR 率分别为 4.6% 和 2.8%，mDOR 分别为 16.1 个月和 17.3 个月。安全性方面，联合治疗组亦展现出更大的治疗相关毒性（≥3 级不良事件发生率：62.4% vs 50.2%；5 级不良事件发生率：13.1% vs 7.5%）。O 药和 K 药同属 PD-1 抑制剂，彼时，O+Y 基于前期夯实的临床前及临床数据证据，已在 FDA 获批用于 6 大瘤种：黑色素瘤（一线/辅助），肾癌（一线），结直肠癌（二线），肝癌（二线），NSCLC（一线），胸膜间皮瘤（一线）。与此同时，O+Y 也被国内外权威指南推荐使用。而Ⅲ期临床研究 KEYNOTE-598 表

明，K+Y联合治疗 vs K药单药未能提高患者生存，却极大提高了治疗相关毒性。该研究为双免治疗的应用敲响了警钟，同时也说明PD-L1高表达人群，单纯给予PD-1抑制剂已能取得较好效果，该人群或并非PD-1单抗联合CTLA-4单抗的获益人群。此外，不同的PD-1/PD-L1抑制剂是不同的，不能简单替代，规范临床诊治需要基于高质量循证医学证据。同时，这项研究作为默沙东主动发起的临床研究，其核心目的在于进一步确立K药在一线治疗中的王者地位，虽未进一步提高患者预后，但却对临床实践提供了更多信息。

第二节 小细胞肺癌免疫治疗经典失败Ⅲ期研究解析

一、广泛期小细胞肺癌（ES-SCLC）

60%～70%的SCLC患者在确诊时已处于广泛期，不能接受根治性放疗。在这类患者中，一线化疗的缓解率通常较高，但疗效并不持久，传统化疗结束后通常进入"wait and see"（等待观察）阶段，患者定期复查，直至出现疾病进展。实际上，大部分患者很快会出现耐药，出现进展后的二线治疗方案非常有限，且效果通常不佳。

（一）免疫在一线治疗后维持治疗方案

CheckMate-451研究是一项随机、双盲、安慰剂对照Ⅲ期研究，纳入834例接受一线标准治疗后CR/PR/SD的ES-SCLC患者，以1∶1∶1随机分配接受O+Y vs O单药 vs 安慰剂治疗，治疗维持2年或至疾病进展，主要研究终点为OS。随访时间为9个月，与安慰剂组比较，O+Y组和O药单药组均未达到OS获益。研究者评价CheckMate-451研究是一个"很大的遗憾"。但是通过后续数据分析研究者也指出，免疫维持治疗在ES-SCLC患者中还是有一定作用的。首先，虽然患者OS没有改善，但与安慰剂比较，O+Y组和O药单药组的PFS均得到延长，提示免疫维持治疗可能延缓疾病进展。而且从K-M生存曲线分析，各个治疗组的OS曲线在1年左右出现分离，提示免疫维持治疗可能达到持久的延缓肿瘤进展效果。其次，化疗后尽快接受免疫治疗的患者，达到获益的可能性较大。数据显示，在化疗后5周内开始维持治疗的患者中，接受O+Y免疫维持治疗组的中位OS为9.1个月，O药单药为12.1个月，安慰剂组为8.9个月。与安慰剂组相比，O+Y组的死亡风险降低17%（HR=0.83），O药单药组的死亡风险降低34%（HR=0.66）。值得一提的是，本研究报告了TMB和PD-L1（CPS）作为生物标志物定义的亚群的疗效。在TMB评估人群中，与安慰剂相比，O+Y组治疗在TMB-H（≥13mut/Mb）的患者的OS改善（HR=0.61），但在TMB-L（<13mut/Mb）的患者中未得到改善（HR=1.04）。在CPS评估人群中，O+Y组中位OS在CPS≥1%亚组为11.9个月，CPS<1%亚组为8.6个月。O药单药组中位OS分别为14.1个月和9.4个月，对照组分别为13.9个月和6.1个月。在CPS≥1%的患者中，与安慰剂相比，O+Y组或O药单药组治疗均未显示OS、PFS或ORR获益。在CPS<1%的患者中，与安慰剂相比，O+Y组和O药单药组治疗反而倾向于OS获益。提示TMB可能是O+Y维持治疗ES-SCLC患者疗效生物标志物，而非PD-L1。

KEYNOTE-604研究是一项随机、双盲、安慰剂对照Ⅲ期研究，纳入453例初诊为ES-SCLC的患者随机分配接受帕博利珠单抗联合化疗或安慰剂联合化疗进行治疗。但由于该研究对α值做了拆分，OS预设的显著性水准为$P=0.0128$。结果显示，两组中位PFS分别为4.8个月和4.3个月（HR=0.75，$P=0.0023$）；中位OS分别为10.8个月、9.7个月（$P=0.0164$，未满足预设）；ORR分别为70.6%、61.8%；DOR别为4.2个月、3.7个月。帕博利珠单抗联合化疗改善了ES-SCLC患者的PFS，OS没有达到设计的统计假设的临界值，但有获益趋势。本研究提示我们需关注预设P值。

（二）免疫挑战后线治疗方案失败

CheckMate-331研究设计为ES-SCLC患者二线O药 vs 化疗临床研究，结果O药无论在PFS还是OS均未显示出有优势，亚组分析中以PD-L1表达为基线将患者分为CPS>1%和CPS<1%两组中O药和化疗患者OS在两组中均无显著差异。这说明无论患者PD-L1表达量如何，两组治疗均不影响患者总生存时间。CheckMate-331研究在SCLC布局中全面溃败，纳武利尤单抗在FDA的快速审批获得的SCLC二线适应证也因此撤销。CheckMate-331研究中国患者亚组分析的数据，O药和化疗组患者的OS分别为11.5个月和7个月，ORR分别为20.6%和4.7%。不难看出，虽然在总体人群中O药未显示出优于化

疗的效果，但在中国亚组中接受O药治疗的患者相对于化疗组能获益更多。虽然亚组分析未提示有新的不良反应发生，但与CheckMate-331研究中接受O药的总体人群相比，中国患者的不良反应发生率升高，O药相关3～4级不良反应在总体人群中为14%，中国亚组为23%。亚组分析的数据虽与整体人群数据有差异，但差异原因是种族相关还是样本量较小还有待进一步探究。

在免疫单药三线及以上治疗相关研究中，帕博利珠单抗的中位OS为7.7个月，纳武利尤单抗为5.6个月，但这两种方案均未在中国获得SCLC适应证。且由于KEYNOTE-604、CheckMate-331/CheckMate-451等Ⅲ期确证性研究OS不及预期，FDA已撤回这两种免疫单药方案的SCLC三线及以上适应证。

另一项CheckMate-032临床研究设计为患者二线O+Y vs O药，最终CheckMate-032联合组PFS优势也没有转化成OS获益，试验失败。此外阿替利珠单抗联合TIGIT抑制剂挑战免疫联合化疗的探索，研究结果未达到主要研究终点。

二、局限期小细胞肺癌（LS-SCLC）

有研究显示，放疗可以暴露新抗原，增强$CD8^+$T细胞抗肿瘤应答，放疗和免疫联合还可以改变肿瘤微环境，减少了髓源抑制性细胞的数量，解除对T细胞的免疫负性调控作用，这些研究均为放疗联合免疫治疗提供了理论基础。目前，局限期小细胞肺癌的标准治疗模式已逐步更新至放化疗后联合单纯巩固治疗，此外也有联合免疫治疗的探索结果，如STIMULI研究探索了放化疗之后的O+Y的巩固治疗，但未达到主要终点。

参考文献

[1] Carbone DP, Reck M, Paz-Ares L, et al. First-Line Nivolumab in Stage IV or Recurrent Non-Small-Cell Lung Cancer. N Engl J Med. 2017; 376 (25): 2415-2426.

[2] Killock D. Lung Cancer: Frontline nivolumab-CheckMate 026 ends in stalemate. Nat Rev Clin Oncol. 2017; 14 (8): 458-459.

[3] Garon EB. Cancer Immunotherapy Trials Not Immune from Imprecise Selection of Patients. N Engl J Med. 2017, 376 (25): 2483-2485.

[4] Hellmann MD, Paz-Ares L, Bernabe Caro R, et al. Nivolumab plus Ipilimumab in Advanced Non-Small-Cell Lung Cancer. N Engl J Med. 2019; 381 (21): 2020-2031.

[5] Forde PM, Spicer J, Lu S, et al. Neoadjuvant Nivolumab plus Chemotherapy in Resectable Lung Cancer. N Engl J Med. 2022; 386 (21): 1973-1985.

[6] Boyer M, Şendur MAN, Rodríguez-Abreu D, et al. Pembrolizumab Plus Ipilimumab or Placebo for Metastatic Non-Small-Cell Lung Cancer With PD-L1 Tumor Proportion Score ≥ 50%: Randomized, Double-Blind Phase III KEYNOTE-598 Study. J Clin Oncol. 2021; 39 (21): 2327-2338.

[7] Owonikoko TK, Park K, Govindan R, et al. Nivolumab and Ipilimumab as Maintenance Therapy in Extensive-Disease Small-Cell Lung Cancer: CheckMate 451. J Clin Oncol. 2021; 39 (12): 1349-1359.

[8] Rudin CM, Awad MM, Navarro A, et al. Pembrolizumab or Placebo Plus Etoposide and Platinum as First-Line Therapy for Extensive-Stage Small-Cell Lung Cancer: Randomized, Double-Blind, Phase III KEYNOTE-604 Study. J Clin Oncol. 2020; 38 (21): 2369-2379.

[9] Spigel DR, Vicente D, Ciuleanu TE, et al. Second-line nivolumab in relapsed small-cell lung cancer: CheckMate 331 ☆. Ann Oncol. 2021; 32 (5): 631-641.

[10] Peters S, Pujol JL, Dafni U, et al. Consolidation nivolumab and ipilimumab versus observation in limited-disease small-cell lung cancer after chemo-radiotherapy - results from the randomised phase II ETOP/IFCT 4-12 STIMULI trial. Ann Oncol. 2022; 33 (1): 67-79.

第26章

新型免疫治疗药物的临床研究探索

第一节 新型免疫检查点抑制剂

一、基于PD-1/PD-L1/CTLA-4改构药物

（一）多塔利单抗

多塔利单抗是一种靶向PD-1的人源化IgG4型单抗，通过阻断PD-1与PD-L1、PD-L2的结合，发挥抗肿瘤效果。事实上，多塔利单抗与O药、K药一样，是一种针对PD-1的免疫检查点抑制剂，是免疫治疗药物的一种。2021年8月17日，FDA批准多塔利单抗（dostarlimab-gxly）用于dMMR复发或晚期实体瘤患者。

错配修复基因缺陷最常见于子宫内膜癌、结直肠癌和其他胃肠道癌，但也可能存在于其他实体瘤中，比如肺癌、胰腺癌、胆管癌、肝癌、卵巢癌、乳腺癌、食管癌、前列腺癌、肾细胞癌等。多塔利单抗获批是基于一项非随机、多中心、开放标签、多队列的GARNET试验，该试验入选了209例复发或晚期dMMR实体瘤患者，这些患者在先前系统治疗后进展且没有令人满意的替代治疗方案。患者每3周接受多塔利单抗500mg，共4次，随后每6周静脉滴注1000mg，直到疾病进展或出现不可接受毒性。结果显示，总体客观缓解率（ORR）为41.6%，其中完全缓解（CR）为9.1%，部分缓解（PR）为32.5%。中位持续反应时间（DOR）为34.7个月，95.4%的患者持续应答时间≥6个月。在非子宫内膜癌的106例队列中，ORR为38.7%。

PERLA研究是一项全球性、双盲、平行Ⅱ期试验，旨在比较抗PD-1抗体多塔利单抗和帕博利珠单抗联合化疗作为转移性非小细胞患者的一线治疗效果和安全性。试验结果显示，多塔利单抗在总体缓解率、PFS和OS方面表现良好，尤其在PD-L1阳性亚组中效果更佳，证实了其作为一线治疗的临床疗效。研究的主要终点为ORR，次要终点为PFS（无进展生存期）。研究中，243名患者被随机分配到化疗联合多斯塔利单抗（$n=121$）每3周500mg或帕博利珠单抗（$n=122$）每3周200mg，其中化疗包括培美曲塞联合标准剂量的卡铂或顺铂。多斯塔利单抗组的中位随访时间为5.8个月，帕博利珠单抗组为5.0个月。多斯塔利单抗联合化疗组：ORR为46%；中位PFS为8.8个月（95% CI: 6.7～10.4）。帕博利珠单抗联合化疗组：ORR为37%。中位PFS为6.7个月（95% CI: 4.9～7.1）（HR = 0.70; 95% CI: 0.50～0.98）。在TPS < 1%的患者中，多斯塔利单抗联合化疗组的ORR为28%（$n=50$），帕博利珠单抗联合化疗组的ORR为33%，PFS分别为7.0个月和6.9个月（HR = 0.77; 95% CI: 0.46～1.28）；在TPS为1%或更高的患者中，多斯塔利单抗联合化疗组的ORR为59%（$n=71$），而帕博利珠单抗联合化疗组的ORR为39%（$n=71$），PFS分别为10.4个月和6.1个月（HR = 0.66; 95% CI: 0.41～1.03）；在TPS为1%～49%的患者中，多斯塔利单抗联合化疗组的ORR为50%（$n=44$），而帕博利珠单抗联合化疗组为34%（$n=44$），PFS分别为9.0个月和5.4个月（HR = 0.67; 95% CI: 0.38～1.19）；在TPS为50%或以上的患者中，多斯塔利单抗联合化疗组的ORR为74%（$n=27$），帕博利珠单抗组联合化疗组的ORR为48%（$n=27$）。该组的PFS分别为10.4个月和6.7个月（HR = 0.60; 95% CI: 0.27～1.29）。两组出现TRAE的患者比例相似，安全性概况与已发表的数据相近，并且两种疗法均没有发现的新安全信号。

这项Ⅱ期随机双盲试验结果显示在多个参数上趋势有利于多塔利单抗。然而，研究也揭示了一些设计上的限制，如无法统计上确认优越性。未来分

析药效和药代动力学数据将有助于深入理解这些差异及其在临床实践中的潜在意义。

（二）卡度尼利单抗

卡度尼利单抗（AK104）是由康方生物开发的"first-in-class"双特异性抗体，可阻断PD-1和CTLA-4两个免疫检查点通路，可以多途径恢复肿瘤微环境的"免疫正常化"，同时进行了深度Fc改构，具备特有的向瘤富集效应。2022年6月29日，卡度尼利在我国获批上市。

在一项多中心、开放标签、ⅠB/Ⅱ期研究中（AK104-202），先前接受过治疗的非小细胞肺癌患者被分成入三个不同的队列。符合条件的患者每2周静脉给予卡度尼利单抗6mg/kg。主要终点是根据实体肿瘤反应评价标准1.1版的客观缓解率（ORR）。最终结果显示，队列A为含铂化疗后免疫初治的患者，采用卡度尼利单药治疗的ORR为10%（3/30），mPFS为1.91个月，mOS为19.61个月。队列B为经免疫和含铂化疗（联合或序贯），且免疫原发性耐药患者，采用卡度尼利单药治疗的ORR为0，DCR为14.3%（1/7），mPFS为1.87个月，mOS为4.93个月。队列C为免疫和含铂化疗（联合或序贯），且免疫获得性耐药患者，采用卡度尼利单抗治疗的ORR为0，DCR为37.5%（6/16），mPFS为1.84个月，mOS为13.16个月。目前晚期NSCLC一线的标准治疗是免疫联合化疗，但在含铂化疗为标准一线治疗时期，诸多PD-1/L1抑制剂探索了含铂化疗后应用免疫单药的临床研究，包括阿替利珠单抗、纳武利尤单抗和帕博利珠单抗，这些研究报道的ORR为13.7%~19%，mPFS为2.3~4个月，AK104-202研究结果显示卡度尼利单药的ORR和mPFS和PD-1/L1抑制剂相当。

免疫耐药是晚期非小细胞肺癌患者的最大难题，目前尚无有效的治疗手段。特别是原发性耐药患者预后更差。AK104-202研究结果显示采用卡度尼利单药克服免疫耐药确实力不从心，ORR和mPFS并不惊艳，但我们也惊喜地发现，卡度尼利单抗仍然在延长患者生存期上展现出潜能，获得性耐药患者达到了13.16个月的中位生存期，数值上优于免疫耐药后指南推荐的化疗方案（CANOPY-2研究中多西他赛对照组的mOS为11.3个月，LUNG-MAP研究的多西他赛±雷莫芦的mOS为11.6个月）。

（三）MEDI5752

MEDI5752是由阿斯利康公司开发的一款同时靶向PD-1和CTLA-4、FC经过工程化改造、降低了FC效应器功能的单价双特异性人IgG1单克隆抗体。

在2022年ESMO大会上，公布了一项ⅠB/Ⅱ期临床试验结果，该试验探索了MEDI5752或帕博利珠单抗联合卡铂（C）/培美曲塞（P）一线治疗NSCLC。患者被纳入随机组（R）和单臂组（S）队列。在R队列中，患者接受C/P 4周期，然后接受培美曲塞维持＋1500mg每3周1次MEDI5752（M1500＋P）或培美曲塞单药。在后期S队列中，患者接受750mg每3周1次MEDI5752＋CP。主要研究终点是基于RECIST v1.1评判的ORR。结果显示：截至2022年7月12日，共有105名患者纳入该项研究。此次大会共计报告了91名患者的肿评结果：R组41名患者，S组前50名患者至少随访8周。M1500＋P（$n=20$；45% PD-L1＜1%）和P队列（$n=21$；47.6% PD-L1＜1%）的基线特征相似。ITT和PD-L1＜1%人群中，M1500＋P组的DOR、PFS和OS都高于P组。但是，M1500＋P组三级以上TRAE和导致治疗中止的TEAE的发生率皆为70%，因此，研究人员探索了750mg的剂量。

在750mg MEDI5752队列中（$n=50$；70% PD-L1＜1%），中位随访约3.9个月，新出现的疗效显示，ITT组的ORR为44%，PD-L1＜1%组为48%，安全性得到改善（Gr3 TRAE：32%，TEAE-D/C：20%）。与P相比，M1500＋P和M750＋P导致T细胞增殖（以及M1500＋P中的克隆扩增）的增加更大，这与CTLA-4阻断的药效学（PD）效应一致；M750＋P上的克隆性数据待定。在此项一线非鳞状NSCLC的随机试验中，M1500＋P与P相比，改善了DOR、PFS和OS。M750＋P的新数据显示了类似的令人鼓舞的疗效，尤其是在PD-L1＜1%的亚组中，耐受性得到有效改善。

2023年8月9日，阿斯利康申请注册MEDI5752（PD-1/CTLA-4双抗）联合化疗治疗非小细胞肺癌的Ⅲ期临床。对照组为帕博利珠单抗联合标准化疗。预计入组患者数量为900例。期待该试验结果的公布。

（四）KN046

KN046是PD-L1/CTLA-4双特异性抗体，可靶向富集于PD-L1高表达的肿瘤微环境并清除抑制肿瘤免疫的Treg细胞。

一项Ⅱ期、开放、多中心临床研究评估了KN046联合化疗一线治疗转移性NSCLC的有效性和安全性。研究的主要终点是确认的客观缓解率（ORR）和缓解持续时间（DOR）。在该研究中，共入组了87例患者，其中51例为非鳞状NSCLC，36例为鳞状NSCLC。截至2022年3月15日，中位随访时间为23.1个月。结果显示，ORR为46.0%，中位DOR为8.1个月。中位PFS为5.8个月；中位总生存期（OS）为26.6个月，12个月OS率为74.2%。在非鳞状NSCLC患者中，ORR为43.1%，中位DOR为9.7个月，中位PFS为5.8个月，中位OS为27.2个月；在鳞状NSCLC患者中，ORR为50%，中位DOR为7.3个月，中位PFS为5.7个月，中位OS为26.6个月。在安全性方面，最常见的药物相关不良事件（TRAE）包括：贫血、食欲缺乏和中性粒细胞计数降低；最常见的免疫相关不良事件（irAE）包括：瘙痒、天冬氨酸氨基转氨酶升高和皮疹。

（五）QL1706

QL1706是齐鲁制药研发的通过新型MabPair（美国专利号US20190276542A1）技术平台生成的组合抗体。QL1706含有以2∶1比例生产的抗PD-1 IgG4和抗CTLA-4 IgG1的混合物。每种抗体都经过单独优化，以实现理想的靶标覆盖率和抗体效应子功能。特别是，抗CTLA-4抗体被设计为具有较短的消除半衰期（$t_{1/2}$），以减少其暴露并降低irAE的风险。在抗PD-1暴露持续时间稳定的情况下，减少抗CTLA-4暴露的独特特征可以提高耐受性，从而使患者能够更长时间地接受QL1706而不会因CTLA-4抗体介导的免疫相关不良反应而中断。

一项在中国开展的多队列、开放标签、单臂Ⅱ期研究评估了QL1706＋化疗±贝伐珠单抗在晚期NSCLC患者中一线使用的疗效和安全性。研究还特别聚焦于EGFR-TKI耐药人群，设置了该队列研究。既往研究探索发现，针对此类患者，免疫联合化疗的KEYNOTE-789和CheckMate-722研究未取得阳性结果；IMpower-150研究提示免疫治疗＋抗血管生成药物＋化疗在无论是否携带*EGFR*突变的经治晚期NSCLC患者中均有获益潜力。研究根据基因型将患者分为5个不同的队列（队列1～4，*EGFR*野生型；队列5，*EGFR*突变型和EGFR-TKI进展型）。研究共纳入91名患者。*EGFR*野生型患者60例，Ⅳ期患者占比91.7%，鳞状和非鳞状NSCLC分别占比46.7%、53.3%；*EGFR*突变型患者31例，均为Ⅳ期非鳞状NSCLC患者，分别有51.6%、61.3%的患者既往接受过抗血管生成药物治疗和第三代EGFR-TKI治疗。

研究的疗效结果显示，队列1～4患者的总体ORR为45%，DCR为88.3%，中位DoR未达到，mPFS为6.8个月，预估1年PFS率为34.1%，mOS未达到。在鳞状NSCLC患者中，队列1（QL1706＋2周期化疗）对比队列2（QL1706＋4周期化疗）显示出数值更高的ORR（58.8% vs 36.4%），两队列的DCR结果相当（94.1% vs 90.9%），两队列的mPFS分别为未达到和5.3个月。在非鳞状NSCLC患者中，队列3（QL1706＋2周期化疗）和队列4（QL1706＋4周期化疗＋贝伐珠单抗）的ORR、DCR结果相当。队列3和队列4的mPFS分别为5.4个月和7.7个月，与队列3相比，队列4的6个月、9个月PFS率更高（53.3% vs 46.3%，46.7% vs 27.8%）。在EGFR-TKI耐药人群（QL1706＋4周期化疗＋贝伐珠单抗）的队列5中，总体ORR达到54.8%，中位TTR为1.5个月，mDOR为7.0个月，DCR为93.5%，mPFS为8.5个月。更加值得一提的是，EGFR-TKI耐药人群中，有超过一半（52.6%）的患者既往接受过第三代EGFR-TKI，这些患者的ORR为52.6%，DCR为94.7%；与此同时，有16例患者既往接受过抗血管生成药物治疗，其中56.3%患者达到PR，ORR为56.3%，DCR达到100%。安全性也是多药联合方案中备受关注的话题。本研究治疗方案的总体耐受性良好。尤其是在EGFR-TKI耐药的*EGFR*敏感突变患者中，无论既往是否接受过抗血管生成药物治疗，QL1706联合化疗联合抗血管生成药物均显示出更优疗效和可控的安全性。

这项Ⅱ期研究证明，无论患者的组织学类型如何，一线QL1706加上贝伐珠单抗或不加贝伐珠单抗的化疗对晚期NSCLC都具有令人鼓舞的活性。在*EGFR*野生型患者的ORR和mPFS与CheckMate-9LA研究的双重免疫疗法（O和Y）和化疗结果相当。此外，在非鳞状NSCLC人群中，mPFS略微支持QL1706联合4个周期加贝伐珠单抗化疗的方案。EGFR-TKI突变亚组进展的结果表明，QL1706加贝伐珠单抗化疗的临床获益，即使在先前接受抗血管生成药物或第三代EGFR-TKI的患者中，也有良好的缓解率（ORR=54.8%）。此外，mPFS（8.5个月）似乎在数字上长于ORIENT-31试验中使用信迪利单抗、化疗＋贝伐珠单抗（mPFS=6.9个月，ORR=

45%），意味着该方案在这一人群中比标准PD-1抑制剂加化疗有潜在优势。

2023年ASCO大会上公布了一项Ⅱ期开放、单臂、多中心研究，旨在探讨QL1706联合卡铂/依托泊苷（EC）作为广泛期小细胞肺癌（ES-SCLC）一线治疗的安全性和有效性。入组患者接受4～6个周期的QL1706（5mg/kg，每3周1次）联合EC治疗，随后进行QL1706维持治疗，直至出现疾病进展、不可耐受的毒性或研究方案中定义的其他停药事件发生。研究主要研究终点为治疗安全性。该研究共纳入40例患者（平均年龄59.1岁，87.5%为男性，80%有吸烟史）。至数据截止日（2023年1月16日），QL1706的中位治疗持续时间为5.9个月。32例（80.0%）患者至少出现一次与QL1706相关的不良事件（TRAE）。15例（37.5%）患者出现了3～4级TRAE，未发生5级治疗相关不良事件或导致治疗中止的不良事件。共有39例患者至少进行一次基线后肿瘤评估，其中37例达到PR（包含2例未确认PR），1例SD。根据RECIST标准，确认的ORR为89.7%（35/39），DCR为97.4%（38/39）。中位DOR为4.5个月，中位PFS为5.7个月。OS的中位随访时间为6.2个月，中位OS尚未达到，6个月PFS率为44.7%。研究结果表明，QL1706联合EC化疗作为ES-SCLC患者的一线治疗显示出可耐受的安全性和良好的疗效。这些数据支持QL1706在ES-SCLC中的进一步临床研究。

二、其他免疫检查点抑制剂

继CTLA-4和PD-1/PD-L1之后，开发了以LAG-3为代表的新一代免疫检查点。以下为新一代免疫检查点抑制剂在胸部肿瘤领域的概述。

（一）LAG-3

LAG-3全称为淋巴细胞活化基因3（lymphocyte activation gene-3），又称CD223，主要功能是负调控T细胞的功能，属于免疫球蛋白超家族成员。LAG-3分子可负向调节T细胞，在维持机体免疫系统稳态和促进肿瘤免疫逃逸方面扮演重要角色。作为新靶点之一，LAG-3在肿瘤免疫治疗方面存在巨大潜力。LAG-3抑制剂成了继PD-1和CTLA-4之后第3个应用于临床的免疫检查点。

2023年10月24日，Immutep在2023年ESMO大会上报告INSIGHT-003试验的最新数据。INSIGHT-003是由法兰克福临床癌症研究所开展的一项研究者发起的研究，正在进行Ⅰ期试验的第3组（Stratum C）。该研究评估了eftilagmod alpha（efti），一种可溶性LAG-3蛋白和MHCⅡ类激动剂，与抗PD-1治疗（帕博利珠单抗）、双重化疗（卡铂/培美曲塞）三联用药，作为转移性或晚期非鳞状非小细胞肺癌（NSCLC）的一线治疗的安全性、耐受性和初步疗效。三联组合实现了71.4%的ORR和90.5%的DCR，并在12个月的OS和PFS率方面显示出积极的趋势。中位PFS为10.1个月，中位OS尚未达到。在PD-L1低表达或阴性表达的患者（即PD-L1 TPS＜50%）中，三联疗法的ORR为70.6%，10.9个月中位PFS（TPS 1%～49%）和10.1个月中位PFS（TPS＜1%），优于抗PD-1＋双重化疗的40.8%的ORR、9.2个月中位PFS（TPS 1%～49%）和6.2个月中位PFS（TPS＜1%）。在安全性方面，整体安全性较高，未见不可接受的不良反应发生。

免疫耐药一直是临床重点关注的问题，Ⅱ期TACTI-002试验探索了帕博利珠单抗（K）联合Eftilagimod alpha二线治疗对PD-1/PD-L1抑制剂耐药的转移性NSCLC患者。研究纳入既往一线治疗对PD-1/PD-L1抑制剂耐药的转移性NSCLC患者，所有患者接受K药联合可溶性LAG-3蛋白Eftilagimod alpha治疗，主要终点为iRECIST评估的ORR。次要终点为DCR、PFS、OS和耐受性。结果显示：共入组36名患者。中位年龄为67岁（46～84岁），61%为男性。组织学分型有鳞状（19%）和非鳞状（78%）。所有的PD-L1亚组都包括在内：39%的患者TPS＜1%，82%的患者TPS＜50%。患者单独接受PD-1/PD-L1抑制剂（28%）或与铂类化疗相结合（72%）作为一线治疗。患者接受了中位剂量为5（2～35）个帕博利珠单抗和7（2～22）个Eftilagimod alpha治疗。ORR和DCR（iRECIST）分别为8.3%和33%。中位PFS为2.1个月，6个月时PFS率为25%。最常见（＞15%）的不良事件是食欲下降（33%）、呼吸困难（31%）、咳嗽（28%）、气喘（22%）、疲劳（19%）、关节痛（17%）和体重下降（17%）。总之，K药联合Eftilagimod alpha具有可靠的安全性，并且在PD-1/PD-L1抑制剂耐药的NSCLC患者中显示出令人鼓舞的抗肿瘤活性迹象，值得进一步研究。

（二）TIM-3

T细胞免疫球蛋白黏蛋白分子3（T cell immunoglobulin and mucin-containing molecule 3，TIM-3）

和PD-1/PD-L1、CTLA-4一样已经成为一个重要的免疫检查点分子，目前的研究认为TIM-3是T细胞耗竭的标志分子之一，其表达与肿瘤和慢性病毒感染的终末分化和衰竭有关。尽管许多临床试验正在使用靶向TIM-3的单克隆抗体，但是这些抗体抗肿瘤活性的确切机制尚不清楚，因为TIM-3也在其他几种类型的免疫细胞上表达，其他免疫细胞上的TIM-3是否也发挥重要的抗肿瘤作用仍有待研究。

AMBER研究（NCT02817633）是一项剂量递增和扩展、多中心、开放标签、Ⅰ期研究，评估TIM-3单抗Cobolimab单药和联合治疗晚期实体瘤患者的疗效。其ⅡB期部分探索Cobolimab联合PD-1抑制剂多塔利单抗（Dostarlimab）在先前接受过抗PD-L1治疗的晚期/转移性非小细胞肺癌患者中的疗效和安全性。符合条件的患者接受Cobolimab（100mg，300mg或900mg）加Dostarlimab（500mg）每3周1次的治疗。

主要终点包括RECIST v1.1的ORR，次要终点包DCR、irORR和irDCR/irRECIST、OS和安全性，探索性终点包括生物标志物评估（事后）。结果显示：共84例患者接受治疗，平均年龄65.9岁（35~86岁）。最常见的组织学为腺癌（69.0%）和鳞状细胞（26.2%），58.3%的患者既往接受过≥3线的治疗。至数据截止时，在所有剂量中，ORR为8.3%，irORR为9.5%，DCR为21.4%，irDCR为25.0%。在Cobolimab 300mg队列中观察到最高的ORR（9.8%），该队列最终被选为推荐的Ⅱ期剂量。irRECIST定义的部分缓解或疾病稳定的患者（$n=12$）与进展性疾病患者相比，基线TIM-3免疫组化（仅用于研究）水平更高（$n=22$，$P=0.013$）；ORR也有相近的趋势。低于中位基线全身性白细胞介素（IL）-6和IL-8的患者与高于中位基线全身性IL-6和IL-8的患者相比，OS更高。治疗后出现的TRAE（≥1）发生在98.8%的患者中，最常见的是：疲劳（42.9%）、呼吸困难（31.0%）和食欲缺乏（27.4%）；54.8%的患者TRAE≥3级。总的来说，52.4%、13.1%和7.1%的患者分别发生了TRAE、≥3级TRAE和严重TRAE；未观察到TRAE导致的死亡事件发生。该研究中的ORR结果并不理想，究其原因可能为入组患者多为经过多线治疗。正在进行的COSTAR研究是一项针对晚期NSCLC患者的Ⅱ/Ⅲ期研究（NCT04655976），评估Cobolimab＋多塔利单抗＋多西他赛对比标准治疗的疗效。

（三）TIGIT

TIGIT，即T细胞免疫球蛋白和ITIM结构域蛋白（T-cell immunoreceptor with Ig and ITIM domains），是一种T细胞和NK细胞共抑制性受体，其结构包括细胞外IgV结构域、I型跨膜蛋白区和包括经典免疫受体酪氨酸抑制基序和免疫球蛋白酪氨酸尾（ITT）基序的胞内结构域。其主要表达于活化的T细胞、NK细胞、Treg细胞、辅助性T细胞中。由于TIGIT可以抑制NK细胞和T细胞对肿瘤细胞的杀伤作用，因此它被认为是一种免疫检查点分子，类似于PD-1/PD-L1等。事实上，许多肿瘤患者的NK细胞和T细胞都有表达TIGIT，而且TIGIT的表达水平与患者的预后和生存率呈负相关。

（四）Tiragolumab

Tiragolumab是由基因泰克（罗氏）开发的、全球首个抗TIGIT单抗，用于治疗多种实体瘤。CITYSCAPE是一项前瞻性、随机、双盲、安慰剂对照Ⅱ期试验，探索相比阿替利珠单抗＋安慰剂（PA），Tiragolumab＋阿替利珠单抗（TA）一线用于PD-L1阳性（TPS≥1%）非小细胞肺癌安全性和疗效，主要终点为研究者评估的双终点（OS和PFS），其他终点包括DOR、OS和安全性，探索性终点包括PD-L1表达状态下的ORR和PFS。分层因素为PD-L1表达（TPS≥50% vs TPS 1%~49%）。主要分析结果显示，共纳入135例受试者，68例随机分配至PA组，67例随机分配至TA组。中位随访5.9个月时，相比PA组，TA组可显著改善ORR和PFS；同时，TA组安全性可控，任意级别TRAE发生率为80.6%（vs 72% PA组），≥3级TRAE发生率为14.9%（vs 19.1% PA组）。进一步延长6个月随访时间，TA组（vs PA组）ITT人群ORR和mPFS分别为31.3%（vs 16.2%）和5.4个月（vs 3.6个月）。

SKYSCRAPER-02是一项随机、安慰剂对照、双盲Ⅲ期试验，探索相比标准治疗阿替利珠单抗＋化疗，Tiragolumab＋阿替利珠单抗＋化疗一线用于广泛期SCLC的疗效和安全性，主要终点为基线无脑转移人群的OS和研究者评估的PFS，次要终点为全分析人群的PFS和OS、确认ORR、DOR、安全性、药代动力学（pharmacokinetics，PK）、患者报告结局（patient-reported outcome，PRO），不允许交叉。

共有490名患者被随机分组（tira＋atezo＋CE，

$n=243$；pbo + atezo + CE，$n=247$）。截至2022年2月6日，中位随访时间为13.9个月。在主要分析集（PAS）中，与安慰剂相比，Tiragolumab组的PFS或OS没有额外的获益，中位PFS分别为5.4个月（95% CI：4.7～5.5）vs 5.6个月（95% CI：5.4～5.9），OS分别为13.6个月（95% CI：10.8～14.9）vs 13.6个月（95% CI：12.3～15.2）。在全分析集（FAS）中，中位PFS和OS同样未观察到获益。ORR两组分别为70.8%（tira + atezo + CE）和65.6%（atezo + CE）。安全性方面，3/4级TRAE两组分别为52.3%（tira + atezo + CE）和55.7%（atezo + CE），5级TRAE分别为0.4%（tira + atezo + CE）和2.0%（patezo + CE）。导致任何治疗中止的TRAE两组分别为5.0%（tira + atezo + CE）和5.3%（atezo + CE）。尽管研究未达到其主要研究终点，但罗氏公司表示仍会做SKYSCRAPER-02的主要OS分析和生物标志物的探索。

对于研究的失败，相关学者总结了以下几点：①SCLC是MHC（主要组织相容性复合体）低表达的免疫沙漠型肿瘤，所以TIGIT单抗的加持可能并不能增加疗效；②既往有META分析显示TIGIT高表达与PFS和OS相关，但是至今并没有证据表明TIGIT表达与SCLC患者的生存之间的关系；③尽管这项研究失败了，但是又再一次证实了阿替利珠单抗联合化疗在初治SCLC中的标准治疗地位，另外也补充了IMpower-133研究中没有涉及的阿替利珠单抗联合化疗在未经治疗脑转移患者中的疗效数据。

（五）Vibostolimab

Vibostolimab是由默沙东公司研发的人源化IgG1单克隆抗体，具有完善的Fc段功能，可以增强抗体依赖性细胞介导的细胞毒性（ADCC）。Vibostolimab与抗PD-1抗体联用，在治疗NSCLC患者的早期临床试验中也获得了积极结果。

在2020年ESMO大会上，默沙东公布了KEYNOTE-U02试验ⅠB期数据，该试验评估了Vibostolimab联合治疗此前未接受过PD-1/PD-L1疗法，但至少接受过一种其他疗法的转移性NSCLC患者安全性和疗效。临床结果显示，Vibostolimab与帕博利珠单抗联用在未接受抗PD-1/PD-L1治疗的NSCLC患者中显示出良好的抗肿瘤活性和安全性。在所有入组患者中，Vibostolimab联合帕博利珠单抗治疗的ORR为29%，中位PFS为5.4个月。未达到中位DOR。在肿瘤表达PD-L1（TPS≥1%）的患者中，ORR为46%，中位PFS为8.4个月（95% CI：3.9～10.2）。在肿瘤表达PD-L1（TPS<1%）的患者中，ORR为25%，中位PFS为4.1个月。联合治疗组的TRAE发生率为83%，常见不良反应是瘙痒（34%）、低白蛋白血症（29%）和发热（20%）。

2023年12月7日，默沙东公布了KeyVibe-002试验的Ⅱ期研究结果，该临床试验旨在评估Vibostolimab和帕博利珠单抗（抗PD-1抗体），联合或不联合多西他赛用于免疫疗法和铂类双药化疗治疗后病情进展的转移性非小细胞肺癌患者。与单用多西他赛治疗相比，Vibostolimab和帕博利珠单抗（V/P）联合多西他赛将中位无进展生存期（PFS）延长了2.4个月，但结果未达到统计学意义（5.6个月 vs 3.2个月；HR = 0.77，95% CI：0.53～1.13；$P=0.0910$）。与单独使用多西他赛相比，单使用V/P治疗组并未显示出中位PFS改善（2.7个月 vs 3.2个月；HR = 1.40，95% CI：0.96～2.02；$P=0.9622$）。默沙东同时也披露了关键次要终点数据，包括OS、ORR和DOR。与单用多西他赛相比，V/P联合多西他赛改善了OS，但同样未达到统计学意义（HR = 0.76，95% CI：0.50～1.15）。与单独使用多西他赛相比，使用V/P并未显示OS改善（HR = 1.05，95% CI：0.70～1.58）。V/P加多西他赛的中位OS为10.2个月，使用V/P组的中位OS为7.5个月，8.8个月对于多西他赛。接受V/P联合多西他赛治疗的患者的ORR为29.9%，使用V/P的患者的ORR为6.0%，使用多西他赛的患者的ORR为15.3%。V/P加多西他赛组的中位DOR为6.5个月。V/P组和多西他赛组未达到中位DOR。V/P的安全性与之前报道的研究中观察到Vibostolimab和帕博利珠单抗的安全性一致，没有观察到新的安全信号。

第二节 免疫激动剂

免疫激动性抗体的靶点主要集中在B7-CD28家族和TNFR家族。免疫球蛋白和肿瘤坏死因子受体（TNFR）超家族。B7-CD28家族中，CD28和ICOS为主要的共刺激受体；在已知的TNFR超家族的29个成员中，有6个蛋白的免疫共刺激功能已被验证，即TNFRSF4（OX40）、TNFRSF5（CD40）、TNFRSF7（CD27）、TNFRSF8（CD30）、TNFRSF9（41BB）和TNFRSF18（GITR），并且多个激动性抗体已经进入临床试验阶段。

一、靶向CD27激动剂抗体

CD27，又称TNFRSF7，是一种跨膜糖蛋白，在CD4$^+$T和CD8$^+$T细胞、自然杀伤（NK）细胞和胸腺细胞上生理性表达。一般认为，CD27与CD70结合引发的共刺激信号，会激活T细胞，引起T细胞的增殖和分化，使其转化为细胞毒性T细胞和记忆T细胞。目前，全球已出现几款CD27靶向药，如默沙东的MK-5890（单抗）、Celldex的Varlilumab（单抗）、Celldex Therapeutics的CDX-527（双抗）。其中MK-5890是一款CD27激动剂，与CD27结合可激活T细胞。临床前数据已证明MK-5890作为单一疗法和与抗PD-1联合的疗效。默沙东正在探索MK-5890单药治疗或联合Keytruda治疗NSCLC和TNBC的疗效。CDX-527是一款CD27和PD-L1靶向双特异性抗体，将CD27共刺激与PD-L1/PD-1途径的阻断相结合。临床前数据证明CDX-527在抗T细胞活化和抗肿瘤活性方面比抗PD-L1和抗CD27抗体更有效。

二、靶向OX40激动剂抗体

作为肿瘤坏死因子受体（TNFR）家族的成员，OX40是一类关键的T细胞共刺激分子，也称为CD134或TNFRSF4，主要在T细胞活化后被诱导表达，可以平衡免疫细胞（包括CD4$^+$和CD8$^+$T细胞、NK细胞和B淋巴细胞）的抑制，同时直接刺激效应T细胞。OX40于1987年首次在活化的大鼠CD4$^+$T细胞表面发现。该靶点的具体作用是免疫细胞将抗原呈递给T细胞，使得其活化，随后T细胞表面的OX40与其配体OX40L结合，启动下游信号，延长活化T细胞存活时间。OX40像是免疫系统的"油门"，可以有效提高促进免疫细胞对肿瘤的杀伤作用。并且，在抗肿瘤过程中，OX40靶点还具有两大优势：第一，广泛性，其对多种肿瘤适应证都具备疗效；第二，其可以延长活化T细胞寿命，限制记忆T细胞，在停药后依旧能够持续应答。

BGB-A445是百济神州研发的一款OX40单抗，与其他进入临床阶段的OX-40抗体不同，BGB-A445不阻断OX40与配体的结合，保留APC细胞上的OX40配体信号转导，同时可以最大化T细胞上的OX40信号转导。临床进展方面，BGB-A445单药和联合替雷利珠单抗的剂量递增研究正在进行中，单药和联合治疗队列中均观察到临床活性。目前尚无剂量限制性毒性（DLT）。

三、靶向4-1BB激动剂抗体

4-1BB（CD137）是一种共刺激受体，其在多种免疫系统细胞上表达，特别是在活化的CD8$^+$T和NK细胞上。4-1BB与其配体4-1BBL（CD137L）或激动剂单抗共刺激可增强这些免疫效应细胞的增殖、记忆形成、寿命和细胞毒性作用，从而增强抗肿瘤免疫。

罗氏公司开发的新一代4-1BB激动剂——RO7122290，这是一种基于4-1BB配体（4-1BBL）三聚体与抗成纤维细胞活化蛋白（FAP）的Fab组成的融合蛋白。FAP在90%以上的人类上皮恶性肿瘤的基质癌相关成纤维细胞（CAF）上表达，在临床前模型中，FAP靶向的4-1BB激动剂的活性比第一代4-1BB激动剂抗体更强。这种双特异性抗体样融合蛋白，能够选择性地向肿瘤内的免疫效应细胞提供共刺激信号，在更高效地激活T细胞活性的同时降低毒副作用。

在其首次人体研究试验中，评估了RO7122290在晚期或转移性实体瘤患者接受每周一次静脉注射剂量递增的RO7122290单药治疗（$n=65$）或与1200mg固定剂量的抗PD-L1抗体阿替利珠单抗联合治疗（$n=50$），每3周给药一次（$n=50$），RO7122290测试剂量范围分别为5～2000mg和45～2000mg。研究报告了3种剂量限制性毒性，2种是不同RO7122290单药剂量（3级发热性中性粒细胞减少症和3级细胞因子释放综合征），一种是联合使用（3级肺炎）。没有确定最大耐受剂量。11例患者出现完全或部分缓解。这些结果支持进一步评估RO7122290与阿替利珠单抗或其他免疫肿瘤药物联合治疗实体瘤。

辉瑞的Utomilumab（PF-05082566）是人源化IgG2单克隆抗体，其激活4-1BB，同时阻断4-1BB与4-1BBL的结合。2014年报告的Utomilumab的初步临床数据表明，Utomilumab是一种比Urelumab作用更弱、但可能具有更高安全性的激动剂，目前也正在进行多项临床试验中。

Aptevo正在开发靶向4-1BB和5T4的双特异性抗体候选产品ALG.APV-527，并于2019美国癌症研究协会（AACR）年会上呈现。数据显示：在剂量范围内发现的试验毒理研究中耐受良好，肝酶水平、细胞因子水平或免疫细胞群没有发生重大变化；在临床前毒理研究中通过静脉输注给药延长5～7天的血清半衰期。

四、STING激动剂

干扰素基因刺激蛋白（STING）是胞质中DNA感受器环鸟苷酸-腺苷酸合酶（cGAS）下游的接头蛋白，在cGAS-STING信号通路起着重要的作用。通常情况下，STING处于自我抑制状态，受到刺激后分子构型改变并被激活，其能够介导TBK1对IRF3的磷酸化，从而诱导干扰素（IFN）-β形成；而Ⅰ型干扰素可以活化肿瘤中已被激活的T细胞，故此STING能够发挥自身的免疫作用和诱导Ⅰ型干扰素基因的表达双重作用。基于STING的特殊性，使得STING激动剂能在激活自身的免疫细胞，诱导肿瘤特异性T细胞的生成的同时，还能改变肿瘤微环境。

TSN222是泰励生物自主研发的一款双功能小分子免疫激动剂，这也是全球首创的一款药物，拟用于治疗晚期实体肿瘤或淋巴瘤。TSN222靶向作用于STING激活机体的固有免疫及STING通路，还能抑制DNA的合成，发挥细胞毒作用，促进肿瘤抗原释放和DNA凋亡，增强抗肿瘤作用。对于肿瘤TSN222能够做到直接杀伤，并且具有克服其他免疫激动剂的疗效持久性问题的潜力，而这都源于TSN222独特的体内药物动力学，能够完成免疫激动与细胞毒性功能的依序、协同释放。TSN222能够在机体内建立持久的T细胞免疫记忆，抑制着新肿瘤的形成及生长转移，形成长久的机体免疫。临床前研究显示，TSN222的耐受性、安全性都十分良好，并且具有持久的免疫记忆，疗效更佳。

目前，一项评估TSN222对晚期实体瘤或淋巴瘤受试者的安全性、耐受性、药代动力学及初步疗效评估的Ⅰ/Ⅱ期临床研究正在招募中。

五、靶向CD40激动剂抗体

CD40是连接先天性免疫和适应性免疫的关键分子，是肿瘤坏死因子受体（TNFR）超家族成员。它在抗原呈递细胞（APC）上表达，包括树突状细胞（DC）、B细胞、巨噬细胞、经典和非经典单核细胞、多种非免疫细胞（包括血小板和内皮细胞）以及多种类型的肿瘤细胞。CD40在刺激免疫突触中发挥核心作用，包括在APC启动T细胞期间，当CD40与CD40配体（CD40L）相互作用时，DC可激活抗原特异性T细胞。这是通过上调主要组织相容性复合体（MHC）分子、增加共刺激分子CD86/CD80的表达、上调DC表面的TNF超家族配体以及分泌白细胞介素-12（IL-12）来实现的，IL-12促进CD8⁺T细胞活化。同样，CD40/CD40L轴在B-T细胞免疫突触中起核心作用，促进B细胞活化和增殖以及抗原呈递。CD40作为免疫疗法的一个潜在治疗靶点正处于临床研究中。在患有晚期实体恶性肿瘤的患者中，CD40激动剂已表现出一定的抗肿瘤活性和可控的毒性特征。现在，第二代CD40激动剂已被设计为具有优化的Fc受体（FcR）结合，临床前证据表明FcR参与在定义CD40激动剂体内效力方面发挥着关键作用。

TQB2916是正大天晴研发的一款靶向CD40的激动型全人源IgG2新型单克隆抗体药物。体外药效学结果显示TQB2916可激活B细胞和树突状细胞，进而激活T细胞分泌IFN-γ。临床前体内药效学结果显示TQB2916可显著抑制动物模型的肿瘤生长。目前全球尚无CD40激动剂获批上市，同类产品在胰腺癌、软组织肉瘤、黑色素瘤、食管癌等领域展现出有潜力的开发前景。

在2024AACR年会上正大天晴报告了TQB2916单一药物治疗晚期实体瘤和淋巴瘤的首次人体研究临床数据结果。该研究旨在评估TQB2916的安全性、耐受性、药代动力学和初步抗肿瘤活性。

研究中，TQB2916每3周静脉注射一次，直至进展或出现不可接受的毒性。采用贝叶斯最佳区间（BOIN）设计确定最大耐受剂量（MTD）和推荐的Ⅱ期剂量（RP2D）。2022年4月至2023年11月，共收治18例实体瘤患者和2例淋巴瘤患者，TQB2916单药治疗，分为7组（0.5mg，$n=1$；2.5mg，$n=1$；12.5mg，$n=3$；60mg，$n=3$；200mg，$n=7$；300mg，$n=2$；400mg，$n=3$）。观察到三例剂量限制性毒性（DLT）：400mg组1例受试者发生3级肺炎、1例发生4级脂肪酶/淀粉酶升高，300mg组1例受试者发生3级胰腺炎。所有患者都经历了至少一次治疗相关不良事件（TRAE）。最常见的TRAE是脂肪酶升高（$n=15$，75%）、淀粉酶升高（$n=14$，70%）、淋巴细胞计数减少（$n=13$，65%）、丙氨酸氨基转移酶（ALT）升高（$n=12$，60%）、碱性磷酸酶（ALP）升高（$n=12$，60%）、天冬氨酸氨基转移酶（AST）升高（$n=11$，55%）、低白蛋白血症（$n=11$，55%）和厌食（$n=11$，55%）。5例（25%）患者发生严重TRAE。大多数TRAE为1级或2级且可控。对16

例患者进行了疗效评估,其中3例患者根据实体瘤免疫反应评估标准(iRECIST)和淋巴瘤免疫调节治疗标准(LYRIC)实现了疾病稳定(SD)。药代动力学表现良好,暴露剂量按比例增加,重复给药后未发生蓄积。在0.5mg及以上剂量组均检测到CD40受体占有率剂量依赖性增加,给药后也可观察到外周血B细胞减少和细胞因子分泌增加。

六、ICOS激动剂

ICOS(又称CD278)最早于1999年被科学家发现,是一种在激活的T细胞上表达的免疫检查点,是共刺激受体的一种,与CTLA-4、PD-1等同为CD28家族成员。作为一种I型跨膜(TM)糖蛋白,ICOS由一个细胞外免疫球蛋白结构域、一个跨膜片段和约含35个氨基酸的胞质尾区组成。ICOS主要在活化的T细胞上表达,它可诱导细胞增殖、存活和分化,并调节多种T细胞功能,包括$CD8^+$效应T细胞(Teff)的活化、与B细胞的相互作用以及调节性T细胞(Treg)的浸润等。ICOS主要通过与其配体ICOS-L结合发挥作用。ICOS-L属于共刺激分子B7家族成员。ICOS-L可在B细胞、巨噬细胞和树突状细胞(DC)等抗原呈递细胞上表达,也可在内皮细胞(EC)等各种非造血细胞上表达。在特定的体液免疫反应中,ICOS-L对于记忆T细胞和效应T细胞很重要。研究表明,在肿瘤的发生中,ICOS/ICOS-L信号通路具有双重作用。一方面,ICOS/ICOS-L的共刺激信号可参与抗肿瘤T细胞反应,例如ICOS-L被发现在多种类型癌症中被激活,它的过表达与肿瘤进展和较差的总生存率相关。另一方面,ICOS信号转导也具有促肿瘤作用,在结肠癌的研究中发现,ICOS/ICOS-L共刺激信号的激活与生存率的提高有关。ICOS信号通路具体执行何种功能,主要取决于其所在的T淋巴细胞亚型和相关的病理机制。鉴于ICOS共刺激信号通路在肿瘤中的作用,它已成为开发癌症免疫疗法的新兴靶点之一。

GSK3359609是一种激动性ICOS受体单克隆抗体。它能够在激活ICOS受体的同时不导致细胞衰竭,从而可能帮助进一步激活T细胞的免疫反应,提高免疫检查点抑制剂的疗效。目前,GSK正在针对该药物开展多项临床试验,包括单药以及与不同的免疫检查点抑制剂联用,治疗不同癌症类型,其中包括与默沙东旗下PD-1肿瘤免疫疗法K药联用,用于治疗头颈部癌。根据GSK在2019年欧洲肿瘤医学学会(ESMO)年会上公布的临床数据,GSK3359609联合K药在既往未接受过PD-1/PD-L1免疫检查点抑制剂治疗的头颈部鳞状细胞癌患者中展现了较有潜力的抗肿瘤活性:在接受联合治疗的34例可评估患者中,总缓解率(ORR)为24%;所有应答患者缓解持续时间≥6个月;中位无进展生存期(PFS)为5.6个月。在中国,GSK3359609已获批两项临床研究:一项为联合K药治疗头颈部鳞癌,另一项为治疗复发和(或)难治性实体瘤类恶性肿瘤。

BMS-986226是百时美施贵宝公司开发的一种可识别ICOS的激动性单克隆抗体,具有潜在的免疫调节和抗肿瘤活性。给药后,BMS-986226可靶向并结合在某些T细胞上表达的ICOS,刺激ICOS介导的信号传导,诱导ICOS阳性T细胞增殖,增强细胞毒性T淋巴细胞(CTL)的存活率,并增强CTL介导的针对肿瘤细胞的免疫反应。ClinicalTrials.gov网站显示,百时美施贵宝正在开展一项Ⅰ/Ⅱ期临床研究,旨在晚期实体瘤患者中评估BMS-986226单药或与PD-1抗体纳武利尤或CTLA-4抗体伊匹木联合使用安全性、耐受性、药代动力学和有效性。

MEDI-570是一种靶向ICOS的Fc区域优化的人源化免疫球蛋白(Ig)G1单克隆抗体,具有潜在的免疫检查点抑制和抗肿瘤活性。给药后,MEDI-570可与在肿瘤浸润性CD4阳性T细胞上表达的ICOS结合,以防止表达ICOS配体的ICOS阳性T细胞与浆细胞样树突状细胞(pDC)之间的相互作用。此外,阻断ICOS激活还可防止pDC诱导的调节性ICOS阳性T细胞增殖和积累,并抑制$CD4^+$浸润性T细胞分泌IL-10。这不仅可以消除Treg介导的免疫抑制,还可以增强针对肿瘤细胞的细胞毒性T淋巴细胞介导的免疫反应。而Fc区域的优化还可增强抗体依赖性细胞的细胞毒性(ADCC)。ClinicalTrials.gov网站显示,MEDI-570正在开展一项Ⅰ期临床试验PTCL and others,该研究旨在评估MEDI-570治疗复发或难治性滤泡变型外周T细胞淋巴瘤和血管免疫母细胞性T细胞淋巴瘤的安全性、药代动力学,并确定患者的最大耐受剂量。

Vopratelimab(JTX-2011)是Jounce Therapeutics公司开发的一种ICOS激动剂,通过与表达高水平ICOS的$CD4^+$T细胞结合,能够促进这些效应T细胞的增生和细胞因子的表达,从而增强免疫疗法的抗癌效果。目前,Jounce公司正在开发Vopratelimab作为单药疗法和与其他疗法联合治疗实体瘤。该公司已启动一项开放、多中心的Ⅱ期临床试验EMERGE，旨在评估Vopratelimab联合CTLA-4抗体伊匹木治疗NSCLC和尿路上皮癌的疗效。此外，Jounce公司还在探索Vopratelimab作为可预测的生物标志物的潜力。在ICONIC研究中，研究人员确定了一种生物标志物——基线肿瘤样本中的RNA标记（RNA signature）。在接受Vopratelimab单药或与纳武利尤联合治疗的患者中，该生物标志物与$ICOS^{hi}CD4^+$T细胞的出现、总体缓解率（ORR）和总生存期（OS）呈现相关性。ICONIC试验研究还发现，单独或与抗PD-1抗体纳武利尤联合使用时，Vopratelimab具有良好的安全和耐受性。在亚组分析中，与$ICOS^{lo}CD4^+$T细胞的患者相比，$ICOS^{hi}CD4^+$T细胞的患者表现出更高的应答率、无进展生存期（PFS）和总体生存期。

肿瘤浸润淋巴细胞表达多种免疫检查点和共刺激受体。XmAb23104是Xencor公司开发的一种可同时靶向PD-1（一种免疫检查点受体）和ICOS（一种免疫共刺激受体）的双特异性抗体，旨在促进肿瘤选择特异性T细胞活化。在临床前研究中，通过PD-1阻断和ICOS共刺激的协同作用，XmAb23104可显著增强体内T细胞的增殖、活化和抗肿瘤活性。XmAb23104已于2019年5月进入Ⅰ期临床研究，以治疗某些晚期实体瘤患者。上述产品之外，还有一些靶向ICOS的免疫检查点疗法正在开发之中，其中包括Kymab公司的KY1044。KY1044是一款ICOS激动剂，被设计用来耗尽肿瘤微环境中的Treg细胞，可能使肿瘤对检查点阻断的反应更灵敏。目前，KY1044作为单一药物与抗PD-L1（阿替利珠单抗）联合治疗选定晚期恶性肿瘤的成人患者的安全性和有效性的Ⅰ/Ⅱ期、开放标签、多中心研究正在招募中。

尽管激动剂抗体在临床试验中尚未显示出显著的临床疗效，但从早期的单药试验和临床前研究中已经学到了很多。与免疫检查点抑制剂不同，激动剂抗体的副作用较少，但肝毒性是最常见的安全问题。为了扩大治疗窗口，包括双特异性和其他方法在内的局部化抗体可能是重要的考虑因素。未来的临床开发可能需要考虑患者和（或）癌症的选择，以及目标的表达水平、肿瘤微环境的组成和期望的作用机制。随着对这些方面的了解的增加，我们在临床中成功利用激动剂抗体的能力也将随之而来。

第三节 小分子免疫药物

一、小分子免疫药物概述

免疫检查点介导的免疫环境紊乱，将促使肿瘤细胞发展出免疫逃逸的本领，逃脱免疫细胞的监视，进而获得无限增殖能力。然而有研究提出，大分子抗体药物不能有效穿透肿瘤组织，到达肿瘤的所有区域，且不能在肿瘤部位达到足够的浓度积累；此外，抗体药物的免疫原性会诱导机体产生抗药抗体，最终导致药效丧失；同时，该类药物或可导致免疫耐受平衡被打破，产生自身免疫副作用，对肝脏、胃肠道、肺、皮肤、内分泌系统等正常器官系统和组织造成损害。而且，临床随访数据显示，并非所有患者对单克隆抗体治疗都敏感。单克隆抗体生产困难、价格昂贵、不方便储存和运输、半衰期长、输液不便等弊端，可能会限制PD-1/PD-L1抗体药物的临床应用。

相比之下，小分子抑制剂在以上方面具有显著的优势。小分子抑制剂更适合口服给药。这类药物通过调节药物的半衰期来缩短靶点被结合的时间，从而避免严重免疫相关不良事件。此外，小分子抑制剂易于运输和储存，稳定性好，膜通透性好，以上特点使其有利于未来的临床治疗。目前的临床前研究表明，小分子化合物比抗体具有更好地抑制肿瘤生长和迁移的能力，其生物安全性良好。与抗体相比，它们可以以更低的成本生产，并且通常可以口服给药。因此，需要基于免疫学和肿瘤学来提高小分子在免疫治疗中的潜力，有望提高检查点阻断在抗肿瘤治疗中的成功率。

二、小分子免疫药物发展

目前，小分子免疫药物的研发已经取得了一些积极进展。进入临床研究阶段的小分子免疫药物作用的靶点主要包括：PD-1/PD-L1、干扰素基因刺激蛋白因子（stimulator of interferon gene，STING）、吲哚胺-2,3-双加氧酶（indoleamine 2,3-dioxygenase，IDO）、Toll样受体（toll like receptor，TLR）、精氨酸酶（arginase，ARG）、T细胞活化的免疫球蛋白抑制V型结构域（V-domain immunoglobulin suppressor of T-cell activation，VISTA）、转化生长因子β（transforming growth factorβ，TGF-β）等。这里重点介绍目前研究较多的几类。

三、靶向PD-1和PD-L1的小分子免疫药物

（一）肽基小分子抑制剂

2014年报道了首个多肽类PD-1抑制剂，名为AUNP-12，由于AUNP-12比单克隆抗体的代谢半衰期更短，故能够有效控制免疫治疗相关不良反应事件的发生。AUNP-12是一种由29个氨基酸组成的支链肽，作用原理主要是通过独特的设计来涵盖人类PD-1蛋白的细胞外PD-1结合域的一些序列，从而结合PD-1并抑制PD-1和PD-L1之间的相互作用。科研人员预期，它可以抑制原发肿瘤的生长和转移，并可保持至少24小时的抗肿瘤免疫活性，同时因毒性较小，半衰期较短，能够有效控制免疫治疗相关不良事件的发生。实验显示AUNP-12能够阻断PD-1与PD-L2的结合，进一步动物实验表明，AUNP-12具有良好的抗PD-L1活性，能有效抑制肿瘤细胞的生长和转移。AUNP-12具有良好的生物安全性，在任何剂量下均未出现明显的不良反应。

2015年研究人员又开发了一类环肽类化合物。其中化合物2能够诱导小鼠脾细胞的增殖。在小鼠的黑色素瘤株B16F10皮下移植瘤模型中，该化合物可显著抑制肿瘤转移，甚至可使肿瘤转移发生率下降54%，展现出了良好的效果。另外，化合物3和4在小鼠脾细胞增殖挽救试验表现不俗，在小鼠重组PD-L1存在下，向抗CD3/CD28抗体激发的小鼠脾细胞中加入待测化合物，来评估化合物挽救小鼠脾细胞能力，验证出化合物3和4的挽救率分别达到95%和94%。

在AUNP-12的发现基础上，新化合物正在研发中。既往研究筛选了由12个氨基酸组成的D型肽DPPA-1（氨基酸序列为NYSKPTDRQYHF），对PD-L1具有特异性亲和力。它在CT26异种移植小鼠模型中可明显抑制肿瘤生长。2017报道的22个氨基酸组成的多肽TPP-1（序列为SGQYASYHCWCWRDPGRSGGSK），也可靶向PD-L1。在使用大细胞肺癌细胞系H460的异种移植小鼠模型中，TPP-1显著增加干扰素-γ（IFN-γ）分泌和颗粒酶B表达，减少肿瘤体积。这类药物体现出了较好的抗肿瘤效果，但有许多尚未明确公布结构，且疗效及安全性有待进一步研究。

（二）非肽类小分子抑制剂

2015年，百时美施贵宝（Bristol Myers Squibb，BMS）公司首个联苯类免疫调制剂问世。最近也有报道，研究者利用含联苯化合物及其各种衍生物的特殊结构来发挥分子的药物性。这些小分子抑制剂具有阻断PD-1/PD-L1结合的能力，从而克服肿瘤的PD-1和PD-L1活化。研究表明，这些小分子化合物作用于PD-L1蛋白表面，导致PD-L1的二聚化，其中BMS-202则以疏水腔的形状结合在两个二聚化的PD-L1圆柱体上。二聚化后的PD-L1/PD-L1相互作用表面形成干扰，导致PD-1和PD-L1无法进行正常相互作用，最终阻断信号通路。

随后，该公司再次报道了一种以BMS202为先导化合物设计优化而得到的一类新化合物，以A56为代表，也是PD-1/PD-L1小分子抑制剂。该类抑制剂能够在体内外表现出高效的抗肿瘤活性，该抑制剂能够显著抑制肿瘤的生长，并且没有表现出明显的细胞毒性。

A56是一种值得进行深入探究的有潜力的临床候选药物。2017年，研究人员公布了一系列专利，是一类可以显著阻断PD-1和PD-L1相互作用的溴苄醚衍生物，该化合物的结构与BMS公开的化合物相似，但不同之处在于联苯结构中的甲基被溴取代。在提取人单核细胞的实验中，此类化合物在10nmol/L时可部分抑制PD-L1对IFN-γ分泌的抑制功能。2017年5月，经过体内外的多轮筛选和结构修饰，确立候选药物IMMH-010分子，在2019年成为国内首个获得临床试验批件的PD-1/PD-L1小分子抑制剂。

2018年科学家将联苯类化合物中的醚键用C-C双键替代，合成了芳香乙炔或芳香乙烯类化合物，此类化合物在均相时间分辨荧光法测试中可使PD-1/PD-L1相互作用被显著抑制。其代表性化合物10（MAX-10181）、11、12的IC50分别为18、46和18nmol/L。MAX-10181是全球第三个进入临床试验的小分子PDL1抑制剂，于2019年10月10日在澳洲开始Ⅰ期临床试验。

随后，因赛特（Incyte）公司通过将一些稠合杂环替代BMS原专利化合物的苯环，合成了许多新的小分子化合物，这些化合物可以阻断PD-1/PD-L1相互作用，代表性化合物为化合物13、14、15、16。2021年11月，研究人员报告了口服小分子PD-L1抑制剂INCB086550的Ⅰ期临床数据。截

至2021年4月9日，有79名患者接受了治疗，可评估人群包括68例患者。研究结果显示，所有患者的ORR为11.8%，DCR为19.1%。试验中观察到患者耐受尚可，初步疗效令人鼓舞。

2022年研究发现，靶向PD-L1的小分子抑制剂INCB086550，能够阻断PD-L1介导的抑制性信号，激活免疫细胞，增强免疫系统对肿瘤的免疫监视功能。研究证实INCB086550会迅速诱导PD-L1的二聚化和内化，并使其转移至细胞核内，降低细胞表面的PD-L1水平。该团队发现肿瘤细胞表面PD-L1水平越高，INCB086550的IC50越低，提示对于高表达PD-L1的肿瘤类型而言，INCB086550的治疗效果可能更加理想。同时，INCB086550治疗后肿瘤微环境中$CD8^+$ T细胞的浸润水平显著增加，并观察到肿瘤的显著缩小。

吉利德（Gilead）公司所公布的一类稠合杂环类小分子化合物，其中，化合物17、18和GS-4224的IC50分别为0.068nmol/L、0.051nmol/L和0.09nmol/L。口服PD-L1抑制剂GS-4224原本为基于肿瘤免疫治疗的小分子药物，处于肿瘤治疗临床Ⅱ期研究。

ASC61是一款强效、高选择性的口服PD-L1小分子抑制剂，通过诱导PD-L1二聚体的形成和内吞，从而阻断PD-1/PD-L1的相互作用。2022年2月6日，PD-L1小分子抑制剂ASC61获美国食品药品监督管理局批准，开展用于治疗晚期实体瘤的临床试验。ASC61单药在人源化小鼠模型等多种动物模型中表现出显著的抗肿瘤疗效。临床前研究显示，ASC61在动物模型中有良好的安全性和药代动力学特征。人类PD-L1表达细胞和新鲜外周血单个核细胞共培养的试验中，ASC61-A治疗可诱导分泌IFN-γ且呈现出浓度依赖。ASC61-A诱导的IFN-γ最大水平与已上市PD-1抗体可瑞达诱导的IFN-γ相似。

BPI-371153也是一类新型强效、高选择性的口服小分子PD-L1抑制剂，拟用于局部晚期或转移性实体瘤或复发/难治性淋巴瘤患者的治疗。临床前数据显示，BPI-371153可有效诱导和稳定PD-L1二聚体的形成和内吞，从而强有力地阻断PD-L1/PD-1相互作用。临床前研究中展现出优秀的体外及体内活性、良好的安全性及药代动力学性质。

CA-170是第一个进入临床试验（2016年）的口服小分子PD-L1抑制剂，目前正在进行ⅡB/Ⅲ期试验。它是一项口服抗Ⅴ区域免疫球蛋白的T细胞活化抑制剂和抗PD-1的小分子双抑制剂。体内临床前数据表明，CA-170能显著消除PD-L1对T细胞的抑制，促进T细胞的分化和增殖，诱导IFN-γ的产生。从已发表的临床资料来看，CA-170治疗非小细胞肺癌和霍奇金淋巴瘤的效果最好，其在这两种疾病中的总体临床获益率分别为70%和77.8%，且CA-170在生物安全性方面明显优于单克隆抗体，因此CA-170作为靶向PD-1/PD-L1的小分子抑制剂具有很大的研究和应用前景。

（三）抑制PD-L1的表达药物

PD-L1的水平受多种因素影响，研究表明，肿瘤微环境中的MAPK、PI3K/Akt等信号通路可上调PD-L1表达，从而影响T细胞发挥免疫清除效应。此外，转录调控因子，包括髓细胞瘤病病毒癌基因（MYC）、细胞周期蛋白依赖性激酶5（CDK5）、含溴结构域蛋白4（BRD4）、转录信号转导和激活因子3（STAT3）等，还有调控翻译的关键因子，均可直接或间接参与PD-L1的水平。相比于在PD-L1表达后进行抑制，研究者希望在PD-L1合成源头阻断其进一步合成，或许会有更良好的抗肿瘤效果。因此，通过相应的抑制剂降低PD-L1的表达，或可发挥良好的抗肿瘤作用。

BRD4是BET家族的成员，研究发现BRD4可以正向调节PD-L1的表达。BET溴结构域抑制剂JQ1，可以阻断BRD4与PD-L1启动子的结合，IFN-γ可以增强BRD4与PD-L1启动子的结合，从而抑制PD-L1的表达。此外，CP690550，一类JAK3抑制剂，它通过抑制STAT3的磷酸化可以影响PD-L1表达。近期的研究发现，翻译过程可被癌基因影响，从而调节相关蛋白的表达，诱导免疫检查点的失衡。加州大学旧金山分校对新药eFT508（tomivosertib）的研究表明，在肝癌小鼠模型中，eFT508可抑制PD-L1蛋白的合成。该研究发现，eFT508抑制核糖体与RNA的结合，降低肿瘤细胞中PD-L1蛋白水平，从而延缓肿瘤生长，影响肿瘤成功逃避免疫应答，显著提高肝癌小鼠的存活率。

此外，现有的靶向药物也可能有调节PD-L1水平的能力。例如我们熟知的奥希替尼，作为三代靶向EGFR突变的靶向药物，现已经广泛用于非小细胞肺癌的治疗。它的免疫效应也在逐渐被探索中。临床研究表明，在*EGFR*突变的非小细胞肺癌患者中，PD-L1的表达可能高于野生型非小细胞肺癌患者。奥希替尼可通过抑制*EGFR*驱动的非小细胞肺癌细胞中PD-L1 mRNA的表达，增强T细胞免疫活性，杀伤肿瘤细胞。

（四）促进PD-L1的降解药物

有研究表明，癌细胞产生的PD-L1循环于体内，更新已经失活的PD-L1，可能是导致免疫治疗失效的原因。因此，提高疗效的另一种思路，是去除细胞内和细胞表面的PD-L1。例如，可以通过蛋白降解途径中的酶体途径、泛素化途径和半胱天冬酶途径等，设计药物增强PD-L1降解，或许可能探索出新的抗肿瘤方式。

研究人员发现，PD-L1基因扩增的肿瘤细胞中，*HIP1R*基因往往存在拷贝数缺失，进一步发现HIP1R可以直接与PD-L1相互作用，并通过溶酶体靶向信号通路将PD-L1传递给溶酶体降解。HIP1R的消耗导致PD-L1的积累，促进肿瘤免疫逃逸。研究人员设计了一种新的分子PDLYLSO，融合了来自HIP1R的两种可以与PD-L1结合并运输到溶酶体的肽，可靶向PD-L1进行降解。功能实验已经证明了它诱导PD-L1降解的能力，临床前研究正在进行。

COP9信号体复合物5（CSN5）是一种重要的泛素连接酶，可调节PD-L1泛素化影响肿瘤免疫。CSN5抑制剂（例如姜黄素）会使PD-L1泛素化，并使其进入降解途径，增加肿瘤细胞中CD8+TIL的比例。

二甲双胍是一种广泛用于治疗2型糖尿病的口服降糖药，研究表明，二甲双胍具有抗肿瘤作用。最近一项研究发现，二甲双胍可导致PD-L1降解，阻止肿瘤细胞进行免疫逃逸。现有药物中开发出新的临床效果，这可能为癌症免疫治疗开辟新的途径。

四、靶向Toll样受体的小分子药物

Toll样受体（Toll-like receptor，TLR）是一种跨膜蛋白，是模式识别受体的一种，广泛地分布于免疫器官和心、脑、肺、肝、肾等器官组织内。它由胞外区、跨膜区和胞内区组成，它们与天然免疫和获得性免疫都密切相关。它们不仅启动先天免疫反应，而且还是先天免疫和适应性免疫之间的重要连接器。

FDA批准的第一种治疗基底细胞癌的小分子免疫肿瘤学药物是咪喹莫特（Imiquimod），一种咪唑啉衍生物，常用于治疗生殖器疣。咪喹莫特靶向Toll样受体7，这是一种结合保守病原相关分子模型（PAMP）的模式识别受体，如双链RNA、脂多糖或未甲基化CpG-DNA。大多数Toll样受体表达在细胞表面，但TLR3、7、8和9主要位于内涵体。

小分子TLR8激动剂莫托莫德（motolimod）（VTX-2337），可增强抗体依赖性细胞介导的毒性，在复发或转移性头颈鳞状细胞癌中表现出抗肿瘤活性。莫托莫德联合西妥昔单抗或常规化疗，导致TME中调节T细胞数量减少，循环EGFR特异性CD8+T细胞数量增加，提高了免疫的杀灭功能。与西妥昔单抗或化疗相比，无进展生存率和总生存率增加。

咪喹莫特、莫托莫德和雷西莫特（靶向TLR7和TLR8）目前正在进行一系列实体瘤治疗的临床试验（NCT03276832、NCT0397626、NCT02126579、NCT01204684），通常作为疫苗接种的佐剂。其他模式识别受体，如NOD样受体、C型凝集素受体或RIG-I样受体的研究较少，目前研究人员正在进一步开发中。

五、靶向cGAS-STING的小分子药物

环状GMP-AMP合成酶（cGAS）-干扰素基因刺激因子（STING）途径已成为一个关键的先天免疫途径，可以影响肿瘤发生、转移等多个方面。cGAS-STING通路的激活诱导多种促炎因子和趋化因子的表达，进而促进树突状细胞的交叉呈递，引发肿瘤特异性CD8+T细胞应答，在克服耐药、增强抗肿瘤免疫方面具有很大的潜力。小鼠动物实验的结果提示STING可能是肿瘤免疫治疗的一个重要靶点。

临床和临床前模型表明，STING激动剂与其他合适的抗肿瘤疗法联合使用可以在机制上协同作用。在临床前试验中，STING激动剂联合化疗显示出良好的疗效。然而，一些STING激动剂联合化疗的临床试验已经完成，但没有达到预期的疗效。STING激动剂ASA404在临床试验中的表现不佳，可能是由于ASA404选择性地与小鼠结合，而不是与人STING结合。因此，需要合理设计对人有较高亲和力的STING激动剂，以提高抗肿瘤效果。

小细胞肺癌广泛缺失细胞周期检查点途径的两个关键调节因子TP53和RB1。这类肿瘤表现出对DDR抑制剂的敏感性，并且其细胞中持续高水平的DNA损伤有助于激活cGAS-STING途径。研究显示，DDR抑制剂（例如olaparib和prexasertib）和STING激动剂联合治疗在此类肿瘤中显示出有

益的治疗效果，优于两种药物单药治疗。最近，一些研究表明，STING激动剂可以作为肿瘤疫苗的佐剂，在抗肿瘤治疗中发挥有益的作用。研究发现，STING激动剂与治疗性蛋白疫苗联合使用可显著降低肿瘤生长速度，提高治疗性疫苗接种的效果，这在多种小鼠肿瘤模型中得到了证实。目前在临床试验中，STING激动剂与免疫检查点抑制剂联合使用已取得一定疗效。一项多中心Ⅱ期临床试验显示，当STING激动剂ADU-S100和帕博利珠单抗联合使用用于治疗复发或转移性头颈癌时，完全缓解率为16.7%，部分缓解率为83.3%。一项针对晚期转移性实体瘤患者的开放标签Ⅰ期临床试验表明，Mn2+联合抗PD-1抗体激活cGAS，具有良好的疗效，疾病控制率为90.9%。

六、天然化合物提取出的小分子药物

此外，天然成分中分离出的天然产物，例如风铃草中分离出来的桔梗皂苷D（platycodin D），能够通过诱导PD-L1释放到细胞外介质中来降低肺癌细胞中PD-L1的蛋白水平，这为天然产物在癌症免疫治疗中的应用提供了新的可能性。短杆菌肽S（Gramicidin S）是一种天然的十环肽，它具有独特的两亲性结构，亲疏水残基位于环肽平面环的相对侧。体外结合实验用于评价环肽对PD-L/PD-L1结合的阻断作用，短杆菌肽S的阻断作用较弱，为6.86%。研究者进一步利用短杆菌肽S的骨架化学合成了一系列环肽。在合成的短杆菌肽S衍生物中存在阻断力强的，可提高肿瘤组织中$CD3^+$T细胞和$CD8^+$T细胞的百分比的衍生物，有望深入研究。

参考文献

[1] Lim SM, Peters S, Ortega Granados AL, et al. Dostarlimab or pembrolizumab plus chemotherapy in previously untreated metastatic non-squamous non-small cell lung cancer: the randomized PERLA phase Ⅱ trial. Nat Commun, 2023, 14（1）: 7301.

[2] Zhao Y, Ma Y, Fan Y, et al. A multicenter, open-label phase Ⅰb/Ⅱ study of cadonilimab (anti PD-1 and CTLA-4 bispecific antibody) monotherapy in previously treated advanced non-small-cell lung cancer (AK104-202 study). Lung Cancer, 2023, 184: 107355.

[3] Ahn MJ, Kim SW, Costa EC, et al. LBA56 MEDI5752 or pembrolizumab (P) plus carboplatin/pemetrexed (CP) in treatment-naïve (1L) non-small cell lung cancer (NSCLC): A phase Ⅰb/Ⅱ trial. Annals of Oncology, 2022, 33: S1423.

[4] Xiong A, Li W, Li X, et al. Efficacy and safety of KN046, a novel bispecific antibody against PD-L1 and CTLA-4, in patients with non-small cell lung cancer who failed platinum-based chemotherapy: a phase Ⅱ study. Eur J Cancer, 2023, 190: 112936.

[5] Huang Y, Yang Y, Zhao Y, et al. QL1706 (anti-PD-1 IgG4/CTLA-4 antibody) plus chemotherapy with or without bevacizumab in advanced non-small cell lung cancer: a multi-cohort, phase Ⅱ study. Sig Transduct Target Ther, 2024, 9（1）: 1-10.

[6] Fan Y, Wang Z, Yang R, et al. Safety and efficacy of QL1706 plus carboplatin/etoposide (EC) as first-line (1L) treatment for extensive-stage small-cell lung cancer (ES-SCLC): The results from a phase Ⅱ single-arm study. JCO, 2023, 41（16_suppl）: 8525-8525.

[7] Wang J, Sanmamed MF, Datar I, et al. Fibrinogen-like Protein 1 Is a Major Immune Inhibitory Ligand of LAG-3. Cell, 2019, 176（1-2）: 334-347. e12.

[8] Atmaca A, Müller DW, Habibzada T, et al. 1042P INSIGHT 003 evaluating feasibility of eftilagimod alpha (soluble LAG-3) combined with first-line chemo-immunotherapy in metastatic non-small cell lung cancer (NSCLC) adenocarcinomas. Annals of Oncology, 2023, 34: S632.

[9] Rangachari M, Zhu C, Sakuishi K, et al. Bat3 promotes T cell responses and autoimmunity by repressing Tim-3-mediated cell death and exhaustion. Nat Med, 2012, 18（9）: 1394-1400.

[10] Sakuishi K, Apetoh L, Sullivan JM, et al. Targeting Tim-3 and PD-1 pathways to reverse T cell exhaustion and restore anti-tumor immunity. J Exp Med, 2010, 207（10）: 2187-2194.

[11] Cho BC, Abreu DR, Hussein M, et al. Tiragolumab plus atezolizumab versus placebo plus atezolizumab as a first-line treatment for PD-L1-selected non-small-cell lung cancer (CITYSCAPE): primary and follow-up analyses of a randomised, double-blind, phase 2 study. Lancet Oncol, 2022, 23（6）: 781-792.

[12] Rudin CM, Liu SV, Soo RA, et al. SKYSCRAPER-02: Tiragolumab in Combination With Atezolizumab Plus Chemotherapy in Untreated Extensive-Stage Small-Cell Lung Cancer. J Clin Oncol, 2024, 42（3）: 324-335.

[13] Melero I, Tanos T, Bustamante M, et al. A first-in-human study of the fibroblast activation protein-targeted, 4-1BB agonist RO7122290 in patients with advanced solid tumors. Sci Transl Med, 2023, 15（695）:

eabp9229.

[14] Beatty GL, Li Y, Long KB. Cancer immunotherapy: activating innate and adaptive immunity through CD40 agonists. Expert Rev Anticancer Ther, 2017, 17 (2): 175-186.

[15] Ba Y, Zhang H, Deng T, et al. Abstract CT192: A first-in-human phase 1 study of TQB2916, a novel CD40 agonist antibody for advanced malignancies. Cancer Research, 2024, 84 (7_Supplement): CT192.

[16] Peng C, Huggins MA, Wanhainen KM, et al. Engagement of the costimulatory molecule ICOS in tissues promotes establishment of CD8+ tissue-resident memory T cells. Immunity, 2022, 55 (1): 98-114. e5.

[17] Chavez JC, Foss FM, William BM, et al. A phase i study of anti-ICOS antibody MEDI-570 for relapsed/refractory (R/R) peripheral T-cell lymphoma (PTCL) and angioimmunoblastic T-Cell lymphoma (AITL) (NCI-9930). Blood, 2020, 136 (Supplement 1): 5-6.

[18] Kobziev O, Bulat I, Ostapenko Y, et al. Phase 2 study of PD-1 inhibitor JTX-4014 alone and in combination with vopratelimab, an ICOS agonist, in biomarker-selected subjects with metastatic NSCLC after one prior platinum-containing regimen (SELECT). JCO, 2021, 39 (15_suppl): TPS9137-TPS9137.

[19] Akce M, Hu-Lieskovan S, Reilley M, et al. A phase 1 multiple-ascending dose study to evaluate the safety and tolerability of XmAb23104 (PD-1 x ICOS) in subjects with selected advanced solid tumors (DUET-3). JCO, 2022, 40 (16_suppl): 2604-2604.

第27章

免疫治疗新技术

第一节 肿瘤浸润淋巴细胞

免疫微环境是肿瘤微环境（TME）的重要组成部分，主要由肿瘤浸润淋巴细胞（TIL）以及其他免疫细胞组成。TME与肿瘤细胞之间相互作用，最终影响肿瘤的进展与结局。

TIL主要由T细胞、B细胞、自然杀伤细胞（NK）、树突状细胞（DC）、巨噬细胞（Mφ）和髓源性抑制细胞（MDSC）等组成，以T细胞成分为主。其中，T细胞包括辅助性T细胞（Th）、细胞毒性T细胞（CTL）和调节性T细胞（Treg）。DC包括参与免疫应答的DC1型和参与免疫耐受的DC2型。Mφ细胞包括经典活化的M1型和选择性活化的M2型。大多数TIL中的T细胞都表达CD3。在此基础上，Th细胞表面还表达CD4，被称为$CD4^+$T细胞，该类型T细胞又根据其分泌的细胞因子不同分为Th1、Th2、Th9、Th17、Th22细胞；CTL细胞表面还表达CD8，被称为$CD8^+$T细胞；Treg细胞表面还表达转录因子FOXP3，被称为$FOXP3^+$T细胞。

一、TIL免疫疗法的原理

TIL免疫疗法是一种肿瘤被动免疫治疗的方法，通过给机体输注外源性免疫效应细胞（TIL）在宿主体内发挥抗肿瘤作用。1986年Rosenberg等从荷瘤小鼠肿瘤组织中发现并分离获得TIL，在体外实验中加入白细胞介素2（IL-2）培养扩增后，其抗肿瘤作用比淋巴因子激活杀伤细胞（lymphokine activated killer cells，LAK）强50~100倍，当其扩增到一定数量后重新回输到带瘤小鼠体内，能够有效地控制肝、肺转移灶的生长，甚至可使有些小鼠的转移灶和原发灶的肿瘤完全消除。随后，该研究组在恶性黑色素瘤相关动物模型中也取得了相似的结果。此后，越来越多的研究人员从事TIL的分离、制备和应用研究，使TIL免疫治疗逐步从体外实验转化为临床试验。

二、TIL疗法的特点

TIL疗法与现有的CAR-T细胞疗法以及TCR-T细胞疗法的不同之处就在于，其对肿瘤细胞的高度识别能力可有效地克服肿瘤的异质性问题。和其他几种细胞疗法相比，TIL疗法具有以下显著特点。

（一）TIL疗法识别杀伤能力更强

TIL的免疫细胞来自于肿瘤组织，其自然靶向该患者肿瘤特异性抗原。而其他细胞免疫疗法中的细胞大部分来自血液。据估计，肿瘤里分离出的免疫细胞，有60%以上能识别肿瘤，而血液中分离的免疫细胞仅为0.5%。这直接决定了免疫细胞识别肿瘤的能力。

（二）TIL培养过程与其他免疫治疗不同

TIL培养需先确定患者肿瘤组织中特定的突变，之后利用突变信息找到能够最有效靶向这些突变的T细胞，最后提取出专门针对患者肿瘤中细胞突变的T细胞。相比之下，CAR-T和TCR-T中用于治疗的T细胞是通过基因转染技术改造的外周血T细胞，是进行修饰而非筛选培养，因此，精准识别的能力与TIL相差甚远。

（三）TIL疗法扩增细胞数量庞大

TIL经过分离筛选后，会加入IL-2进行培养，增加免疫细胞存活的概率，最大限度地扩增免疫细胞，达到数百亿至数千亿级别，在确保T细胞的有效性和活性后重新注入患者体内。

（四）其他特性

1. TIL由具有多个TCR克隆的T细胞组成，不仅可直接作用于共享的自身抗原，还可以作用于肿瘤特异性新抗原。

2. TIL通常含有大量效应记忆T细胞，在体内受肿瘤抗原刺激后表达趋化因子受体，输注后更容易在肿瘤组织中定位。

3. TIL来自肿瘤患者本身，未经过基因修饰，意味着该方法毒性低。

三、肿瘤浸润淋巴细胞（TIL）疗法的临床研究

（一）TIL单药治疗

2022年5月，新型免疫疗法肿瘤浸润淋巴细胞（TIL）疗法LN-145公布的代号为IOV-COM-202最新数据显示，对于接受抗PD-1抗体治疗后进展的晚期或转移性非小细胞肺癌显示出良好的抗肿瘤应答，代表了第一个TIL单药治疗的临床试验对转移性非小细胞肺癌有益。

（二）TIL联合免疫检查点抑制剂

在最近的一些试验中，TILs治疗联合抗PD-1/PD-L1抗体治疗已经显示出初步的良好结果。免疫检查点受体（如CTLA-4和PD-1/PD-L1）表达于T细胞表面，是免疫系统的自我保护机制。在癌症患者中，效应T细胞上的CTLA-4和PD-1分子上调，并分别与抗原呈递细胞或肿瘤细胞的B7-1/B7-2和PD-L1结合。这导致T细胞功能受到抑制，这种抑制可以被抗CTLA-4和抗PD-1抗体阻断。此外，有研究表明，长期暴露于肿瘤抗原后，$CD8^+$T细胞会出现凋亡，或进入异常分化状态，高表达抑制性受体，对特定的肿瘤抗原几乎无反应，而免疫检查点抑制剂可以纠正这一情况。此外，体内治疗模型也证明了这些结果。这些机制为TIL联合免疫检查点抑制剂（ICI）治疗方案提供了理论依据。TIL联合抗PD-1治疗作为一线治疗的效果仍处于临床试验阶段，TIL与抗PD-1的相加效应有待初步结果公布后才能评估。最近的研究发现，除肿瘤细胞外，树突状细胞（DC）也高水平表达PD-L1，可减弱T细胞的活化，抑制抗肿瘤活性。这将为TIL联合PD-L1抑制剂治疗PD-L1高表达肿瘤患者提供理论依据。研究人员在20名接受纳武利尤单抗单药治疗后发生进展的晚期非小细胞肺癌患者中进行了一项单臂开放标签Ⅰ期试验（NCT03215810）。主要指标是安全性，次要指标包括客观缓解率、缓解持续时间和T细胞持久性。在探索性分析中，研究人员发现TIL治疗后检测到可识别多种类型肿瘤突变的T细胞，并且在有反应的患者中富集。新抗原反应性T细胞克隆在治疗后外周血增殖过程中持续存在。自体TIL治疗通常是安全且具有临床活性的，因此可作为转移性肺癌治疗的新策略。

（三）TIL联合其他疗法

DC疫苗可诱导免疫应答，并可激活并增加TIL数量，其与TIL疗法的联合正在临床试验中评估。TIL疗法与溶瘤病毒的联合也在探索中。溶瘤病毒可通过产生促进TIL抗肿瘤作用的细胞因子来对抗肿瘤免疫抑制。

四、TIL疗法相关短期及长期毒性

TIL疗法的副作用主要源于化疗或IL-2治疗。由此导致几乎所有接受治疗的患者出现3～4级治疗相关的不良事件（TRAE）。使用环磷酰胺（60mg/kg）和氟达拉滨磷酸盐（$25mg/m^2$）的预处理化疗导致大多数患者出现可逆性全血细胞减少，需要反复输注红细胞和血小板，而中性粒细胞减少会引起患者感染风险大大增加。在接受TIL疗法和低剂量IL-2处理的黑色素瘤和非黑色素瘤患者队列中，Kverneland等对淋巴细胞清除化疗后免疫系统的重建进行了评估。在这项研究中，当给予粒细胞集落刺激因子（G-CSF）时，中性粒细胞减少的中位持续时间为6天。然而，相当一部分患者（26%）在出院后2～3个月出现反复性中性粒细胞减少（3～4级）。此外，3～4级淋巴细胞减少的中位持续时间为18天。因此，淋巴细胞清除方案在治疗后数月内会引起免疫亚型的显著改变。然而，TIL疗法在TIL输注后并未观察到与临床显著延长的感染风险相关。

五、新一代TIL疗法

尽管临床试验表明多克隆肿瘤反应性T细胞可以介导抗肿瘤反应，并且在转移性肿瘤患者中有效，但在大多数患者并未取得成功的治疗结果。多克隆TIL的治疗效果受到几个关键因素的影响。

（一）TIL的表型

与末端分化的T细胞相比，干细胞样表型的$CD39^-CD69^-$T细胞具有更强的自我更新和增殖能力，从而发挥更有效的抗肿瘤作用。因此，促进T

细胞的干细胞特性,可能产生更好地治疗作用。

(二)代谢/合成抑制

抑制代谢/合成过程,如糖酵解和氨基酸合成和获取,并阻断促进细胞分化和生长的信号级联,如PI3K/AKT/mTOR和MAPK途径,可能会增强T细胞的干细胞特性和抗肿瘤作用。

(三)下一代策略

基因编辑技术,如CRISPR和转录激活因子样效应物核酸酶(transcription activator-like effector nuclease,TALEN),通过病毒转导过表达感兴趣的基因或敲除靶基因。使用CRISPR-Cas9基因编辑和TALEN技术对TIL进行*PDCD1*基因敲除可防止其与TME中的PD-L1结合,并增加TIL的功能性。在TIL中敲除PD-1也是将基于TIL的治疗与全身ICI结合的替代方法,显著降低了与全身ICI相关的不良副作用和毒性。此外,通过CRISPR介导的TIL细胞因子诱导的SH2(CISH)基因的缺失,通过抑制CD8$^+$T细胞中的TCR信号转导,也取得了较为理想的疗效。在临床上,下一代TIL的主要焦点是使工程TIL过表达IL-2、IL-12等细胞因子。T细胞基因修饰可以分泌细胞因子或表达连接细胞因子,进而通过在肿瘤部位优先维持高浓度的细胞因子水平,增强抗肿瘤活性并延长肿瘤浸润淋巴细胞的寿命。此外,在TIL治疗期间要避免IL-2全身给药的副作用对T细胞存活的影响。携带重组IL-2基因的T细胞在体外研究中结果尚无充分报道。另一种改进TIL疗法的方案,目前在美国MD安德森癌症中心(NCT01740557)进行临床试验,是通过反转录病毒介导的CXCR2基因修饰TIL。这种TIL能定向迁移到肿瘤部位,确保注入的细胞集中在肿瘤位置。

总体而言,针对多克隆TIL的治疗策略应包括优化TIL表型、抑制代谢/合成、应用基因编辑技术以及采用下一代策略,以增强TIL的抗肿瘤效力,并提高治疗成功率。

六、TIL疗法治疗的机遇与挑战

自体TIL作为效应细胞,其杀伤肿瘤细胞作用强,目前TIL免疫治疗在大多实体瘤中都取得了不错的疗效。Kodumudi等报道联合抗PD-L1治疗和过继性体外扩增的TIL能显著抑制小鼠动物模型肿瘤的生长,阻断共抑制免疫检查点是改善TIL浸润和发挥功能的有效策略。然而在实际临床治疗中还存在着一些问题:①TIL成分多样,其扩增回输之前应进行抗原检测以及分选;②回输的TIL对肿瘤细胞应该有特定的杀伤效应,这样才有助于疗效的提高;③TIL在体外大量扩增需要时间和成本,将其推广应用于临床较为困难,基于上述问题,将TIL应用到临床中还需要进行不断地试验与探索,改良扩增方法和采取联合治疗都是未来研究发展的趋势。

第二节 工程改造细胞治疗

近年来,工程改造细胞治疗在血液系统恶性肿瘤中取得了突破性进展,这为实体瘤的治疗提供了新的希望。通过基因工程技术改造的CAR-T细胞能够识别并攻击特定的肿瘤细胞,从而提高肿瘤的治疗效果。这种疗法的成功不仅依赖于对肿瘤特异性抗原的精准识别,还与细胞的工程改造密切相关。在这一背景下,我们需要进一步了解CAR-T、CAR-NK、TCR-T等工程改造细胞治疗在胸部肿瘤中的研究进展。

一、CAR-T疗法的相关进展

(一)靶向间皮素(Mesothelin,MSLN)的CAR-T疗法研究进展

作为胸部恶性肿瘤治疗领域研究最深入的靶点之一,间皮素(MSLN)因其在超过80%的上皮样间皮瘤中的特异性高表达而备受关注。早期基于鼠源抗体的第一代CAR-T临床试验(NCT01583686),虽在治疗后能在肿瘤中检测到CAR-T细胞的存在,但客观缓解率未达预期,且观察到剂量限制性毒性和宿主抗CAR免疫反应。

值得关注的是Adusumilli等于2021年开展的创新性研究(NCT02414269),该研究通过胸膜局部递送方式给予携带自杀诱导型Caspase 9开关的MSLN CAR-T细胞,并联合帕博利珠单抗。在16例可评估的恶性胸膜间皮瘤患者中,这种联合治疗策略使6例患者肿瘤出现不同程度的缩小,中位总生存期(mOS)延长至23.9个月。该研究为实体瘤CAR-T细胞治疗提供了新的思路,即通过局部给药途径显著降低系统性毒性,并联合免疫检查点抑制剂协同增强CAR-T细胞的抗肿瘤功能。

(二)新兴靶点的研究

1. B7-H3(CD276)靶点　B7-H3作为肿瘤免疫

治疗中的一个重要分子靶点，在多种实体肿瘤中表现出高水平的表达。已有研究表明，B7-H3的过度表达能够显著抑制T细胞的活性、增殖以及细胞因子的分泌。在临床研究中，靶向B7-H3的CAR-T细胞在治疗实体肿瘤时显示出良好的抗肿瘤效果。此外，目前有三项临床试验正在评估靶向B7-H3的CAR-T细胞在胸部恶性肿瘤治疗中的安全性、耐受性及可行性（NCT05341492、NCT04864821和NCT03198052）。

2. EGFR靶向策略　针对EGFR阳性NSCLC的CAR-T疗法（NCT01869166）展现出独特的安全性优势，入组患者均未发生治疗相关严重不良事件。值得注意的是，该研究中观察到2例铂类耐药患者获得部分缓解（持续4～6个月），其机制可能与CAR-T细胞诱导的肿瘤抗原表位扩散有关。

3. ROR1与DLL3靶点　受体酪氨酸激酶样孤儿受体1（receptor tyrosine kinase-like orphan receptor 1，ROR1）在肺癌组织中的表达具有肿瘤特异性，Ⅰ期试验（NCT02706392）显示抗ROR1-CAR-T细胞在30例晚期肺癌患者中耐受性良好，至少有6例患者没有出现剂量限制性毒性。对于小细胞肺癌（SCLC），DLL3因其在80%肿瘤组织中的特异性表达成为理想靶点。AMG 119首次证实靶向DLL3的CAR-T可使复发/难治性SCLC患者获得影像学缓解（NCT03392064）。针对DLL3靶点的CAR-T细胞疗法在小细胞肺癌的治疗中显示出了一定的疗效，不过样本量较小，还需要更多研究加以验证。

（三）CAR-T细胞免疫疗法面临的挑战

1. 安全性问题　CAR-T疗法治疗实体瘤的相关临床试验数据显示，剂量限制性毒性（dose-limiting toxicity，DLT）导致的不良事件频发，例如针对HER2（如NCT04650451）的临床试验均因DLT暂停。另一突出挑战是细胞因子释放综合征（cytokine release syndrome，CRS），此为CAR-T疗法最常见且最严重的不良反应，通常伴随以下常见症状：发热、寒战、肌肉酸痛、厌食、乏力、多器官功能障碍等，严重时可危及生命。高肿瘤负荷、高CAR-T剂量、预处理淋巴清除方案及CAR-T细胞峰值计数等因素可增加CRS风险。因此，DLT与CRS的管控成为实体瘤CAR-T治疗能够顺利开展的核心问题。

神经毒性（即免疫效应细胞相关神经毒性综合征）是另一常见不良事件。早期表现为震颤、书写障碍、吞咽困难、谵妄及意识改变，可进展为癫痫发作、昏睡甚至昏迷，部分伴脑水肿。虽机制未明，但有研究表明IL-1、IL-6和GM-CSF等促炎细胞因子参与其发生，同时髓系细胞介导的炎症反应可导致毛细血管渗漏、内皮激活及血脑屏障破坏。

2. 肿瘤抗原异质性　与血液系统恶性肿瘤不同，靶抗原的异质性表达仍是实体瘤CAR-T治疗面临的主要挑战。这些抗原可能同时表达于正常组织，且并非特定肿瘤类型所独有，因此筛选肿瘤特异性抗原是CAR-T设计成功的关键。此外，亚克隆进化导致的抗原表达缺失也会导致治疗失败。

3. 在实体肿瘤组织中的浸润障碍　与血液系统恶性肿瘤不同（血液肿瘤中CAR-T细胞可直接通过血液循环接触肿瘤细胞），实体瘤治疗需要CAR-T细胞成功迁移并穿透具有免疫抑制特性的肿瘤微环境。这一过程主要受到两方面阻碍：首先，肿瘤血管结构异常导致内皮细胞黏附分子表达下调，直接影响CAR-T细胞的组织浸润能力；其次，肿瘤细胞可通过调节多种膜蛋白表达和细胞因子分泌来主动干扰这一过程。

4. 免疫抑制性肿瘤微环境影响　免疫抑制性肿瘤微环境是导致CAR-T细胞活性降低和肿瘤浸润减少的关键因素。这一微环境不仅包含细胞外基质和肿瘤相关成纤维细胞构成的物理环境，还存在调节性T细胞（Treg）、TRIF相关衔接分子（TRAM）以及髓系来源的抑制性细胞（MDSC）等免疫抑制细胞，这些成分均会干扰CAR-T细胞的抗肿瘤活性。此外，缺氧条件和TGF-β等免疫抑制性细胞因子也会降低治疗效果。逆转这些抑制性细胞因子及其相关信号通路是克服这些挑战的重要策略。

（四）多维度优化CAR-T细胞疗法的相关策略

针对肿瘤抗原异质性问题，可以通过优化靶点选择和设计多靶点CAR，使CAR-T细胞能够同时识别多种肿瘤相关抗原，从而减少肿瘤细胞的逃逸机会。其次，为增强CAR-T细胞在免疫抑制微环境中的功能，研究者利用基因工程技术，使CAR-T细胞表达特定的趋化因子受体（如CXCR2、CXCR4等），以提高其在肿瘤组织中的浸润能力，同时通过在CAR-T细胞中表达免疫调节分子（如IL-12）或敲除抑制性受体（如PD-1），增强其在肿瘤微环境中的持久性。此外，联合治疗策略目前也处于广泛探索阶段，例如将CAR-T细胞疗法与免疫检查点抑制剂、溶瘤病毒或放疗等手段联合应用，以协同增强抗肿瘤效果。这些综合策略的实施,有望克服当前CAR-T细胞疗法在胸部肿瘤治疗中的局限性,进一步提升其临床应用价值。

CAR-T细胞在血液恶性肿瘤中取得的成功,为胸部恶性肿瘤的免疫治疗带来了希望。但CAR-T研究仍存在挑战,如抗原异质性、免疫抑制性肿瘤微环境以及肿瘤浸润问题。针对这些核心问题的研究以及CAR-T工程改造和新型抗原发现等领域仍在拓展当中。然而,当前仍存在一个突出难题:由于淋巴系统的清除作用或肿瘤微环境的抑制作用,CAR-T细胞往往难以在实体瘤中达到足够的靶向抗原结合数量。为解决这一瓶颈,研究者正在开发基于纳米颗粒的包装递送系统。多种纳米技术正在探索中,包括:水凝胶载体、纳米颗粒偶联技术、通过RNA递送实现T细胞瞬时CAR表达等。这些技术突破与CAR的持续工程优化,将显著提升CAR-T细胞疗法在实体瘤治疗中的应用前景。综上所述,通过继续优化CAR-T细胞,设计理想的治疗方案,CAR-T细胞免疫疗法有望成为胸部恶性肿瘤治疗的有效策略。

二、CAR-NK疗法的相关进展

鉴于CAR-T治疗的成功,将CAR工程技术沿袭用于其他类型免疫细胞的工程化改造引起了研究者们极大的兴趣。CAR是一种受体蛋白,它赋予免疫细胞新的能力,以靶向特定的抗原蛋白。采用基因工程技术改造的免疫效应细胞,包括CAR-NK、CAR-NKT、CAR-M(巨噬细胞)和CAR-Treg等,已在肿瘤免疫治疗领域显示出潜在的治疗价值。

CAR-T细胞疗法取得的成功,激发了人们对用CAR基因修饰NK细胞来增强其杀灭肿瘤能力的兴趣。NK细胞是先天免疫系统的核心细胞,与CAR-T细胞相比,CAR-NK细胞来源丰富,安全性较高,毒性风险较低,并可通过多种途径清除肿瘤细胞。广泛的临床前研究已证明CAR-NK细胞疗法在实体瘤治疗中的作用,有效弥补了CAR-T细胞疗法的局限性,为CAR-NK细胞疗法的临床试验提供了依据。

(一)临床转化研究历程

1.探索阶段　Iliopoulou等开展的里程碑式研究(NCT01212341)首次证实异体NK细胞在晚期NSCLC中的安全性,该试验结果显示患者的无进展生存期(PFS)为5.5个月,初步证实了NK细胞疗法在这类患者中的安全性。

2.技术迭代期　后续研究进一步探索了不同来源NK细胞及其联合治疗策略的临床潜力。2017年,Lin等研究者发表的一项前瞻性临床研究(NCT02843815)表明,对于晚期非小细胞肺癌(NSCLC)患者,异体NK细胞输注联合CT引导经皮冷冻消融的协同治疗方案较单一冷冻消融治疗展现出更显著的临床获益。研究数据显示,联合治疗组客观缓解率(ORR)达63.3%,显著高于单一治疗组的43.3%。

3.联合治疗新时代　近年来,NK细胞疗法与免疫检查点抑制剂的联合应用已成为肿瘤免疫治疗领域的重要研究方向。临床研究数据显示,这种联合策略在晚期非小细胞肺癌(NSCLC)治疗中展现出良好的应用前景。Jia研究团队开展的一项探索性临床研究采用自体NK细胞联合PD-1抑制剂信迪利单抗治疗晚期NSCLC患者,结果显示联合方案具有可接受的安全性特征,且抗肿瘤活性良好,其中位OS达到17.7个月,ORR为45%,中位PFS为11.6个月。Lin等在2022年开展的临床研究也证实,帕博利珠单抗联合NK细胞治疗在晚期NSCLC患者中显示出优于单药治疗的生存获益,包括OS、PFS和ORR等多个疗效终点指标的显著改善。

在细胞来源方面,诱导多能干细胞(induced pluripotent stem cells,iPSCs)分化的NK细胞受到广泛关注。Patel等在2022年开展的Ⅰ期临床试验评估了iPSC来源的异基因NK细胞联合IL-2及PD-1/PD-L1抑制剂治疗晚期实体瘤的可行性。这些初步研究结果提示,基于NK细胞的联合治疗策略可能为胸部恶性肿瘤患者提供新的治疗选择。然而,要实现该疗法的临床转化,仍需在细胞来源、联合方案设计以及患者筛选标准等方面开展更深入的探索研究。

(二)CAR-NK疗法面临的挑战及应对策略

1.治疗持久性与安全性的权衡问题　CAR-NK疗法的临床应用面临持久性不足的挑战,尤其是在缺乏细胞因子支持的情况下。尽管其安全性相对较高,但有限的体内存续时间可能制约治疗效果。研究表明,外源性细胞因子虽可促进NK细胞增殖并延长其存活期,但可能伴随不良反应,例如诱导调节性T细胞(Treg)等免疫抑制性亚群的扩增。

2.靶抗原选择与肿瘤归巢效率的优化　疗效提升和脱靶效应规避的关键在于精准筛选最佳靶抗原。此外,CAR-NK细胞向肿瘤组织的归巢能力尚存争议。通过基因工程手段过表达特定趋化因子受体，可显著增强CAR-NK细胞对肿瘤微环境的定向迁移能力。

3. 免疫抑制性肿瘤微环境的调控策略　实体瘤的免疫抑制微环境是限制CAR-NK细胞功能的主要因素，其机制包括：①致密的细胞外基质阻碍细胞浸润；②TGF-β等免疫抑制因子显著抑制NK细胞的细胞毒性。针对这些障碍，当前研究策略聚焦于：①整合NK细胞特异性共刺激信号域以优化激活阈值；②联合光热疗法改善肿瘤组织穿透性。

三、TCR-T疗法在胸部肿瘤中的临床探索与优化策略

TCR-T细胞疗法在胸部肿瘤领域的临床转化研究已取得重要进展，其中针对黑色素瘤相关抗原-A（melanoma antigen，MAGE）家族的探索尤为突出。MAGE-A家族是一类癌睾抗原，除在睾丸的生殖细胞和胎盘的滋养层细胞中表达外，还在癌变组织中高表达，参与癌细胞的增殖、分化、转移等多种生物学过程，具有高度的组织限制性。在一项针对MAGE-A10阳性晚期NSCLC患者的Ⅰ期剂量递增试验中，7例可评估患者中有5例病情稳定，2例疾病进展，仅1例患者在第二次输注后达到部分缓解。患者的中位PFS为58天，中位OS为132天。虽然试验中未观察到严重不良事件，但由于采用的亲和力增强型TCR-T细胞绕过了胸腺选择的安全机制，其潜在的脱靶毒性风险仍需警惕。在另一项针对MAGE-A4的Ⅰ期临床试验中，研究者纳入了38例HLA-A*02阳性复发或难治性实体瘤患者（包括2例NSCLC患者）。结果显示，其中1例NSCLC患者获得了部分缓解。这些研究结果表明，虽然TCR-T细胞疗法在NSCLC治疗中展现出一定的潜力，但整体疗效仍有待提高，且安全性问题需要特别关注。

肿瘤抗原的精准筛选是优化TCR-T细胞治疗有效的关键因素。当前研究表明，通过联合治疗策略、细胞因子调控以及CRISPR/Cas9等基因编辑技术的应用，可显著增强TCR-T细胞的抗肿瘤活性。然而，该疗法仍面临多重挑战，包括TCR与抗原的亲和力限制、免疫抑制性肿瘤微环境的影响、胸腺选择导致的自身耐受性以及潜在的交叉反应毒性等问题。

针对这些技术瓶颈，靶向肿瘤新抗原技术展现出独特的治疗优势。与常规肿瘤相关抗原不同，新抗原具有以下特征：未经历胸腺阴性选择过程且在正常组织中几乎不表达。这些特性赋予新抗原高度的肿瘤特异性及免疫原性优势。近年来，随着高通量测序技术和人工智能辅助预测算法的突破，个体化新抗原的鉴定效率得到显著提升。基于此，新抗原特异性TCR-T细胞疗法正逐渐发展为实体瘤免疫治疗领域的重要研究方向，其临床应用前景值得期待。

四、通用型CAR-T疗法的新进展

近年来，工程化细胞治疗在胸部肿瘤领域取得了显著进展，其中通用型CAR-T细胞疗法的发展尤为突出。传统自体CAR-T疗法在临床应用中面临着制造周期长、细胞质量参差不齐以及治疗成本高昂等瓶颈问题，这些问题在晚期胸部肿瘤患者中表现得尤为明显。为突破这些限制，研究人员通过分子工程技术开发了异基因CAR-T细胞，采用CRISPR/Cas9等基因编辑技术对供体来源的T细胞进行多重改造，包括消除TCR表达以降低移植物抗宿主病（graft versus host disease，GVHD）风险、沉默MHC-I分子以避免宿主排斥，以及清除内源性抗原防止细胞自相残杀。该疗法在血液系统肿瘤及淋巴瘤中的相关临床研究正在广泛开展，目前正在进一步开发其在实体瘤和自身免疫病的应用。

工程改造细胞疗法是一种前景广阔的肿瘤治疗方案，已在胸部肿瘤的研究和治疗中引起了极大关注。工程改造细胞疗法通过基因工程技术改造患者自身的细胞，使其具有特定的抗肿瘤活性，然后将这些细胞重新引入患者体内以增强抗肿瘤免疫反应。这种治疗方法已在一些白血病和淋巴瘤等血液肿瘤中取得了显著成功，并逐渐扩展到实体肿瘤的治疗领域。在胸部肿瘤治疗中，工程改造细胞疗法具有巨大潜力。首先，通过基因工程技术可以设计出针对胸部肿瘤特定抗原的细胞，从而提高治疗的针对性和有效性。其次，工程改造细胞可以避免传统治疗方法的一些限制，如化疗药物的耐药性和手术的创伤性。此外，工程改造细胞还可以在体内长期存在并对肿瘤进行监视和清除，降低肿瘤复发的风险。然而，工程改造细胞疗法在胸部肿瘤治疗中仍面临一些挑战。首先，胸部肿瘤的免疫微环境复杂多样，可能会影响工程改造细胞的治疗效果。其次，工程改造细胞治疗可能会引起免疫相关的副作用，如细胞因子释放综合征和自身免疫反应。此外，工程改造细胞治疗的成本较高，限制了其在临

床实践中的广泛应用。为了克服这些挑战,未来需要进一步深入研究胸部肿瘤的免疫微环境,优化工程改造细胞的设计和治疗方案,寻找更有效的联合治疗方案,并降低治疗的成本。随着技术的不断进步和对胸部肿瘤生物学的深入了解,工程改造细胞疗法有望成为胸部肿瘤治疗的重要组成部分,为患者带来更好的治疗效果。

第三节　mRNA类药物

一、mRNA类药物概述

信使RNA(messager RNA,mRNA)类药物是一种新型的免疫治疗手段,具有灵活性强、安全性高、生产成本低廉等诸多优点,是目前免疫治疗中备受关注的治疗方式,其在胸部肿瘤领域展现出了巨大的潜力,新型冠状病毒感染疫情加速了新型冠状病毒疫苗的发展和应用,间接推动了肿瘤mRNA疫苗的探索,mRNA疫苗的研发和应用已成为免疫治疗中的关注热点,为个性化医疗和精准治疗提供了新的途径。

mRNA类药物通过在人体内编码相关蛋白质发挥治疗作用,包括肿瘤相关性抗原(tumor-associated antigen,TAA)、肿瘤特异性抗原(tumor specific antigen,TSA)、细胞因子、抑癌因子、特异性T细胞受体(T cell receptor,TCR)、嵌合抗原受体(chimeric antigen receptor,CAR)及基因编辑蛋白等。目前针对mRNA类药物已经展开许多的临床前研究及临床试验。

mRNA类药物的优点如下。

1.安全性强　mRNA类药物相较于DNA类药物的安全性更强。mRNA通过脂质纳米颗粒等递送系统导入肿瘤细胞后,直接在细胞质中翻译出特异性的蛋白质从而诱导免疫反应,而不会整合入人体基因组中引起插入突变。mRNA能够在人体中被自然降解,通过现有各种纯化技术,也能够降低mRNA进入人体后引发的炎症反应。

2.特异性强　肿瘤具有异质性的特点,同一种抗肿瘤药物在不同的患者身上会表现出不同的治疗效果。与其他传统的抗肿瘤药物相比,mRNA类药物能够根据患者肿瘤的实际情况,量身设计特定的mRNA。同时mRNA类药物的灵活性强,通过改变其内部的核苷酸序列即可对药物进行相应调整。

3.成本低廉　mRNA类药物能够通过体外转录大批量生产,技术要求低、生产速度更快,成本更低,能够减轻患者的经济负担。

二、mRNA类药物应用现状

在胸部肿瘤免疫治疗中,mRNA药物作为一种新型免疫治疗药物,展现出了广阔的应用前景。mRNA具有独特的优势,例如生产便捷、安全性较高,可以与其他免疫药物联合应用以增强疗效。mRNA类药物在胸部肿瘤免疫治疗中的应用主要在癌症疫苗上。这些疫苗可以通过患者的个体情况量身定制,提高治疗的特异性和效果。

(一)裸mRNA疫苗的临床应用

既往有临床试验使用裸露或未封装的mRNA疫苗通过皮下或结节内注射的方式,原位激活T细胞从而产生有效的抗肿瘤免疫反应。但是该种疫苗存在较大的缺陷与不足,裸露的mRNA容易被细胞外的mRNA酶降解,可能会导致局部药物浓度不足,不能有效的诱导免疫反应的产生,同时,重复给药也可能会引发脱靶效应。因此,目前无临床试验招募患者进行裸露mRNA的癌症疫苗治疗。

(二)经封装的mRNA疫苗的临床应用

目前在临床前研究和临床试验中广泛研究的为经封装的mRNA癌症疫苗,鱼精蛋白、脂质纳米颗粒均可作为mRNA的载体保护mRNA免受RNA酶的降解,提高mRNA的稳定性。

经鱼精蛋白封装的mRNA疫苗已在胸部肿瘤Ⅰ/Ⅱ期临床试验中进行了评估。在一项Ⅰ/ⅡA期剂量递增临床试验中(NCT00923312),评估了基于RNActive®技术的肿瘤疫苗CV9201疫苗在ⅢB/Ⅳ期非小细胞肺癌中的作用,其中CV9201疫苗编码5种非小细胞肺癌特异性抗原。该试验纳入了46例局部晚期或转移性非小细胞肺癌患者,全部患者均接受了五次皮内CV9201疫苗注射(400～1600μg),患者在治疗过程中对CV9201展示了良好的耐受性,63%的患者在治疗后可出现针对≥1种抗原的抗原特异性免疫反应,治疗后不良反应主要表现为轻至中度的注射部位反应和流感样症状,安全性表现良好,但并不能提高总体存活率。在一项类似的ⅠB期临床试验中(NCT01915524)评估了另一种基于RNAactive技术的CV9202疫苗在非小细胞肺癌的作用,CV9202疫苗编码6种非小细胞肺癌特异性抗原。该项临床试验主要探索CV9202疫苗联合局部放疗在Ⅳ期非小细胞肺癌患者中的治疗效果。该项研究共纳入了26名Ⅳ期非小细胞肺癌患者，根据患者的非小细胞肺癌病理类型及是否存在 EGFR 突变将患者分为3组，全部患者均接受CV9202疫苗皮下注射及局部放疗，其中2组患者继续维持之前含培美曲塞的化疗及EGFR-TKI治疗。在该临床试验中患者对治疗同样有良好的耐受性，其中84%的患者可以检测到CV9202疫苗相关的抗原特异性免疫反应，1名患者在联合治疗中实现了部分缓解，46.2%的患者最终达到了疾病稳定。

以脂质纳米颗粒作为载体的mRNA疫苗目前也已进入临床试验进行评估。2022年一项Ⅰ期临床试验（NCT03948763）探究了以脂质纳米颗粒作为载体的癌症疫苗mRNA-5671/V941单药治疗或联合帕博利珠单抗治疗在 KRAS 突变的局部晚期或转移性非小细胞肺癌、结肠癌及胰腺癌中的疗效，目前该临床试验已完成，相关结果尚未公布。

（三）mRNA疫苗联合免疫检查点抑制剂治疗

肿瘤疫苗能够通过主动免疫的手段激活人体免疫系统抵抗癌细胞，而免疫检查点抑制剂（immune checkpoint inhibitors，ICI）通过被动免疫的方式阻断免疫抑制。目前有临床前研究提示mRNA疫苗与ICI联用能够辅助逆转肿瘤细胞对ICI的耐药作用，说明mRNA疫苗与ICI具有协同效应。在KEYNOTE-942研究中，接受mRNA-4157/V940疫苗联合PD-1抑制剂帕博利珠单抗治疗的黑色素瘤患者与接受帕博利珠单药治疗的黑色素瘤患者相比，其疾病复发风险降低44%，并已获FDA批准用于与抗PD-1抗体联合应用治疗有高危复发风险的黑色素瘤，这是全球首例获得认证的肿瘤mRNA疫苗，该肿瘤疫苗的研究目前也涵盖了其他实体肿瘤，其中包括非小细胞肺癌，目前相关结果尚未公布。由CV9202疫苗完成的另一项Ⅰ/Ⅱ期临床研究中（NCT03164772），评估了CV9202疫苗联合度伐利尤单抗（抗PD-L1抗体）或度伐利尤单抗和曲美木单抗（抗CTLA-4抗体）在转移性非小细胞肺癌中的治疗效果，该临床试验并未显示出良好的治疗效果，几乎全部参与该试验的患者都出现了治疗期间的不良事件（treatment-emergent adverse event，TEAE），其中有50%的患者出现了治疗相关的不良事件，未能表现出良好的安全性，同时总体无进展生存期及总体生存率也未见提高。

三、mRNA类药物的局限性和未来研究方向

（一）局限性

尽管目前mRNA类药物已在胸部肿瘤的免疫治疗中展现出了巨大的潜力，但其未来的发展仍然面临巨大的挑战。首先是保存难度大。mRNA类药物极易被外界环境和体内的RNA酶降解，保存mRNA类药物成本高昂且条件苛刻，对于经济欠发达地区可能难以实现，这限制了mRNA类药物的推广。为了使mRNA能够准确且不被降解地运送至靶细胞，需要继续研发针对mRNA疫苗的递送系统，目前已有的mRNA保护载体及递送系统包括鱼精蛋白和脂质纳米颗粒等，鱼精蛋白可以通过与mRNA紧密结合保护mRNA，但是存在翻译效率低的缺点，脂质纳米颗粒具有保护mRNA不被降解、有效将mRNA引入细胞质、作为免疫佐剂增强免疫反应等优点，但目前脂质纳米颗粒最多也只能保护3个月。针对mRNA类药物递送系统和保护载体的研究仍需进一步进行。其次是mRNA类药物的用药方式缺乏临床证据。目前针对mRNA类药物的研究还局限于Ⅰ/Ⅱ期临床试验，除mRNA-4157/V940疫苗能够显著降低黑色素瘤远处转移或死亡的风险，其他mRNA类药物目前并未显示出较好的疗效，这可能与mRNA药物稳定性差、未能筛选出有效的肿瘤抗原、肿瘤的异质性有关。

（二）未来研究方向

针对mRNA类药物，尤其是mRNA疫苗，未来的研究重点应聚焦在筛选合适的肿瘤抗原、纳米递送系统的研发、确定合适的给药策略及优化mRNA结构上。目前常见的给药方式包括静脉注射、皮下注射、肌内注射等，但目前有研究提示mRNA类药物的用药途径可以扩大至口服给药及雾化吸入，有研究证实携带编码甲型流感病毒H1N1亚型中和抗体的mRNA-脂质纳米颗粒雾化吸入比全身给药更为有效，该策略也可以扩展用于胸部肿瘤的治疗中。同时，传统mRNA的替代物目前也在积极地研发中，如自扩增RNA（self-amplifying RNA，saRNA）、反式扩增RNA（trans-amplifying RNA，taRNA）、环状RNA（circular RNA，circRNA）等，相比传统mRNA，saRNA、taRNA、circRNA具有更稳定的结构，更稳定的蛋白产出，但是其制备和修饰与传统mRNA

相比难度更高，未来需要继续尝试优化mRNA的分子设计和制造。

mRNA类药物作为一种新兴的免疫治疗方式，在胸部肿瘤免疫治疗中存在巨大的潜力，但仍存在较多的局限性。未来研究应注重填补现有研究的不足及空缺之处，提高mRNA药物的稳定性、有效性和生物利用度，探索新的治疗手段和联合治疗方案，进一步推动mRNA类药物在胸部肿瘤治疗中的应用和发展，为患者带来更好的治疗效果和生存质量。随着技术的不断进步和研究的深入，相信mRNA类药物必将成为未来胸部肿瘤治疗的重要选择之一。

第四节　新抗原类药物

肿瘤新抗原是指细胞癌变过程中新合成的蛋白质分子，这些新产生的蛋白质分子通过被蛋白酶体水解成多肽片段，被抗原呈递细胞的MHC Ⅰ类分子识别并呈递给CD8$^+$T细胞，机体对其未产生自身耐受，可以诱发特异性免疫反应。高通量测序技术和生物信息学技术的兴起和发展使得对肿瘤新抗原的准确鉴定及预测成为可能，目前新抗原类药物作为一种新兴的精准免疫治疗手段正在被广泛地研究中。

肿瘤新抗原产生的机制有许多种，包括基因组变异（点突变、插入或缺失突变、基因融合）、转录组突变（染色体重排、RNA剪切）及翻译后蛋白修饰等，与病毒有关的癌种（如由HPV所引起的宫颈癌和由EBV所引起的鼻咽癌）也可以由病毒编码的开放阅读框产生新抗原。其中，体细胞基因组突变是产生新抗原最主要的机制。

一、肿瘤新抗原分类

1.基因组变异所产生的肿瘤新抗原　基因组变异主要包括单核苷酸变异（single nucleotide variant，SNV）、碱基插入或缺失所致的移码突变以及基因融合。SNV是最常见的突变类型，突变负荷相对较高且容易预测，但是由SNV所致的变异与自身抗原类似，并且在不同患者之间一般不共享相同的变异。

插入/缺失突变常出现在微卫星不稳定性高的肿瘤中，相较于单核苷酸变异能够产生更多的肿瘤新抗原，提示其突变能够提供更多的靶向位点，并且插入/缺失突变所产生的肿瘤新抗原具有较高的免疫原性，能够更好地引起抗肿瘤免疫反应。

基因融合也是肿瘤中常见的突变方式，由基因融合所产生的新抗原与自身抗原区别较大，可以避免机体对新抗原免疫耐受的情况，并且不同患者之间可能存在相同的融合基因突变，提示可以制备针对同一基因融合突变的肿瘤疫苗。例如，约5%的非小细胞肺癌患者存在*EML4-ALK*融合基因突变，可以利用*EML4-ALK*衍生的多肽制备肿瘤疫苗，可以刺激CD8$^+$T细胞的免疫应答，目前已有临床前研究发现，利用ALK蛋白中一部分具有免疫原性的多肽所开发出的ALK特异性疫苗，在*EML4-ALK*驱动的非小细胞肺癌转基因小鼠模型中，ALK-TKIs和免疫检查点抑制剂（immune checkpoint inhibitors，ICI）联合治疗对小鼠的治愈率高达70%，在小鼠体内引发了强效和特异性的免疫反应，提示ALK疫苗可以在临床上的进一步开发。

2.转录组变异所产生的新抗原　转录组变异产生新抗原的方式包括染色质重排及RNA剪切等，这种方式产生的肿瘤新抗原特点是免疫原性较高，与自身抗体区别较大，能够有效地避免免疫耐受情况的发生。而目前针对转录组变异产生新抗原的临床前研究仍有限，其治疗效果还未得到证实。

3.蛋白质组变异所产生的新抗原　蛋白质组可以通过翻译后修饰（post-translational modification，PTM）、蛋白酶体加工等方式产生新抗原，这种方式产生的新抗原特异性高，并且在不同的患者之间可能存在相同的新抗原，目前针对此的相关的研究仍较为局限。

4.病毒来源的新抗原　病毒感染可以引起肿瘤，如HPV感染可以引起宫颈癌，EBV感染可以引起鼻咽癌。由病毒基因组的开放阅读框编码的病毒蛋白也被认为是一种肿瘤新抗原，能够激发较强的免疫反应。

目前针对新抗原类药物的研究主要集中在SNV及插入/缺失突变上，这也是目前基因组最常见的突变类型，目前其仍存在免疫原性较低的缺点使其临床应用受限，通过基因融合、PTM及选择性剪切变体所产生的新抗原可能会成为未来更具希望的免疫治疗新靶点。

二、新抗原类药物的免疫治疗

目前，新抗原类药物在免疫治疗方面的应用主要在个性化癌症疫苗（多肽疫苗、核酸疫苗、树突状细胞疫苗）、过继性细胞疗法上。

(一)新抗原类药物的生产流程

新抗原类药物的生产流程为：通过在患者体内获取肿瘤组织样本及正常组织样本（如外周血单个核细胞等），对两种样本的基因组进行全外显子测序、全转录组测序及质谱分析，寻找肿瘤组织与正常样本中差异表达的基因，利用生物信息学技术预测新抗原，并使用T细胞进行验证。通过验证后的新抗原可以被制备为多肽疫苗、mRNA疫苗、DNA疫苗及树突状细胞疫苗；也可以将肿瘤新抗原合成为短基因串或多肽，将这些短基因串或多肽转入抗原呈递细胞中，通过与患者外周血或肿瘤组织来源的免疫细胞共培养，以开发具有新抗原特异性靶向的T细胞，使用TCR或CAR对T细胞进行基因工程改造并对其进行扩增，将扩增后制备出的T细胞产品回输至患者体内以发挥免疫治疗的作用。

(二)新抗原类药物相关的临床试验

目前，新抗原类药物主要是在个性化癌症疫苗（personalized cancer vaccine，PCV）以及过继细胞疗法（adoptive cell therapy，ACT）中发挥作用。目前常见的疫苗种类包括有多肽疫苗、核酸疫苗及树突状细胞（dendritic cell，DC）疫苗。

1.基于新抗原的肿瘤治疗性疫苗

(1)多肽疫苗：多肽疫苗在各类肿瘤新抗原疫苗中占比最大，新抗原肽包括由基因编码合成的长肽、融合的多肽以及化学合成的短肽。多肽疫苗的优势在于成本低且容易生产、具有较高的特异性、用药安全性高。基于SYT-SSX的多肽疫苗在滑膜肉瘤的一项Ⅰ期临床试验中证实能够阻止疾病的进展并诱导出特异性的免疫反应，说明了其在免疫治疗中能够激活T细胞的免疫反应并发挥出较好的疗效。目前多种个性化新抗原多肽疫苗也在胸部肿瘤患者的临床试验中进行评估。

在一项Ⅰb期的临床试验中，评估了个性化新抗原疫苗NEO-PV-01联合PD-1单抗在治疗晚期黑色素瘤、非小细胞肺癌，以及膀胱癌上的安全性、可行性及免疫原性。首先通过对每个肿瘤患者的肿瘤样本进行全外显子及RNA测序鉴定肿瘤突变，并与正常细胞进行比对，利用生物信息学技术筛选出合适的新抗原表位，由此生产针对不同患者的个性化新抗原疫苗。NEO-PV-01在临床试验中表现出了良好的安全性，无患者出现NEO-PV-01剂量中断或停药，未观察到与治疗相关的严重不良反应事件。在疗效方面，黑色素瘤、非小细胞肺癌和膀胱癌患者在12个月的随访时间内客观缓解率分别为59%、39%和27%，中位无进展生存期分别为23.5个月、8.5个月和5.8个月，1年总生存率分别为96%、83%和67%，黑色素瘤和非小细胞肺癌患者的中位生存期为未达到，膀胱癌患者中位生存期为20.7个月，数据均优于PD-1单抗单药治疗的历史数据。在免疫反应方面，NEO-PV-01联合PD-1单抗在以上3种肿瘤队列中均能诱导针对新抗原的特异性和持久的$CD4^+$T细胞及$CD8^+$T细胞免疫应答。同时，利用NEO-PV-01治疗过程中会出现表位扩散。针对新抗原表位产生的T细胞通过杀伤肿瘤细胞，从而释放出更多的新抗原表位，进一步激发患者的免疫反应，从而起到更好的免疫治疗效果。

多肽疫苗受限于肿瘤异质性、HLA单体型多样性和抗原下调等问题，为了克服以上问题，目前通常以重叠多肽或多表位长肽来更好地刺激T细胞免疫反应。多肽疫苗同时也具有免疫原性较低的问题，目前通过改善抗原呈递方式、使用免疫佐剂及制备纳米颗粒载体等方式提高免疫原性。从而提高患者的免疫应答。

(2)核酸疫苗：基于新抗原的核酸疫苗包括RNA疫苗及DNA疫苗，其内包含编码肿瘤新抗原的核酸序列。核酸疫苗同样具备生产成本低和制备方式简单的优点，一种核酸疫苗能够递送多种抗原，并能同时激活细胞免疫及体液免疫。

mRNA疫苗通过体外转录生产，易于大规模制备，生产高效，成本较低，同时相较于DNA疫苗相比具有较高的安全性，能够避免整合入基因组导致插入突变。目前，个性化新抗原mRNA疫苗mRNA-4157和BNT122的临床研究正在进行之中。

mRNA-4157疫苗根据每位患者的HLA类型和肿瘤突变情况选择新抗原表位再设计合适的mRNA序列，可编码20~34种肿瘤特异性抗原，其Ⅰ期临床试验评估了mRNA-4157单药或与帕博利珠单抗联用在黑色素瘤、结肠癌、肺癌和头颈鳞状细胞癌患者中的治疗效果。结果提示在与帕博利珠单抗联合治疗的头颈鳞状细胞癌患者中疾病控制率可达90%；后续的ⅡB期临床试验评估了帕博利珠单抗单药治疗与mRNA-4157疫苗联合帕博利珠单抗联合治疗在经手术切除后Ⅲ/Ⅳ期黑色素瘤患者中的疗效，结果提示mRNA-4157疫苗与帕博利珠单抗联合的辅助治疗能显著提高患者的无复发生存期，使复发或死亡风险降低49%，并且改善远处转移发生率及生存期，使患者的远处转移或死亡风险降低62%。目前mRNA-4157用于非小细胞肺癌患者的辅助治疗的临床Ⅲ期研究也已经启动。

BNT122疫苗能够编码20种新抗原，其临床治疗效果在一项针对胰腺导管腺癌术后辅助化疗的Ⅰ期临床试验中得到初步验证，BNT122疫苗与阿替利珠单抗（抗PD-L1单抗）和术后标准辅助化疗方案联用，能够增强患者的免疫反应，延长患者无复发生存期。目前BNT122疫苗针对实体瘤的Ⅱ期临床试验也在进行之中，期待其在胸部肿瘤免疫治疗中的表现。

（3）DC疫苗：DC是人体内重要的抗原呈递细胞，能够将抗原摄取、加工并呈递给T细胞激活免疫反应。DC肿瘤疫苗通过提取患者血液中的单核细胞并培养出DC，用肿瘤细胞的DNA、RNA、肿瘤细胞的裂解物致敏DC，将成熟的DC回输入人体内从而进一步激活免疫反应。DC疫苗具有较强的免疫原性和良好的安全性，适用于包括肺癌、脑癌、肾癌等多种肿瘤类型。

DC疫苗可通过与ICI联用增强针对肿瘤的特异性免疫反应。在一项针对晚期肺癌患者的研究中，通过使用载有新抗原的DC疫苗Neo-DCVac与ICI联合治疗，客观缓解率达25%，疾病控制率达75%，显示出了良好的治疗效果。这提示DC疫苗和ICI联用在胸部肿瘤免疫治疗中能够起到较好的协同作用和治疗效果。

DC疫苗目前存在制备工艺复杂、成本效益低及疗效有限等缺点，目前关于DC疫苗的研究仍大多处于Ⅰ期阶段。

新抗原肿瘤疫苗的临床应用目前仍然面临许多挑战。首先，在肿瘤疫苗的应用过程中，患者对治疗可能会产生耐药性，肿瘤细胞对药物的反应性降低或丧失，这与肿瘤微环境的变化，肿瘤细胞的变异或表观遗传改变有关，此外肿瘤细胞也可以通过表达免疫抑制分子或诱导免疫抑制细胞从而发生免疫逃逸，针对此要确定最佳的联合治疗策略，增强免疫反应，如利用肿瘤疫苗与ICI联合治疗减少患者后续产生耐药或免疫逃逸的可能。其次，制备肿瘤疫苗需要选择合适的抗原，肿瘤的异质性是肿瘤筛选的难点之一，通过生物信息学技术识别和鉴定新抗原时也存在准确性和可靠性的问题。再次，肿瘤疫苗目前存在制备昂贵，储存难度大，技术要求高等问题，例如RNA疫苗需要特定的储存条件，目前常规需要将RNA在冷冻情况下储存，如新型冠状病毒疫苗需要在-80℃的条件下保存，但其会储存成本高的问题，难以推广到其他经济欠发达地区。RNA是一种极不稳定的分子，针对RNA疫苗需要研发出合适的疫苗递送系统和保护制剂保证RNA能够运输到细胞质内发挥作用而不被核酸酶降解。DC疫苗制备昂贵，且技术过程复杂，需要经历抽血、细胞分离、诱导成熟、抗原负载、细胞扩增等过程，难以进行质量控制，安全性仍存在隐患。

2.基于新抗原的过继性免疫细胞疗法 过继性免疫细胞疗法包括肿瘤浸润性淋巴细胞（tumor infiltrating lymphocytes，TIL）治疗、T细胞受体工程化T细胞（T cell receptors engineered T cells，TCR-T）细胞治疗及嵌合抗原受体T细胞（chimeric antigen receptor T cell，CAR-T）治疗。

（1）基于新抗原的TIL治疗：肿瘤浸润性淋巴细胞是指肿瘤间质中的异质性淋巴细胞，包括T细胞及NK细胞等，是机体对肿瘤细胞免疫应答后产生的浸润肿瘤组织的一类异质性淋巴细胞群体，能够靶向多种肿瘤抗原。已有研究证实过继转移体外扩增的未经基因修饰的TIL能够诱导某些人类肿瘤的完全缓解，但并非全部TIL均能在免疫治疗中发挥效果，经肿瘤细胞新抗原诱导产生的TIL有更好的免疫治疗效果，新抗原特异性高TIL相比未经筛选的TIL能够实现更完全和持久的肿瘤消退。TIL目前常用于经化疗、放疗和免疫治疗后无效的转移性恶性肿瘤。对PD-1单抗治疗无效的转移性非小细胞肺癌患者在接受TIL、IL-2和抗PD-1联合治疗后能显示出较好的临床应答，提示新抗原特异性TIL能够改善耐药非小细胞肺癌的预后情况。

（2）基因工程抗肿瘤免疫细胞：T细胞、NK细胞和巨噬细胞等免疫细胞通过体外进行基因改造以产生特异性靶向新抗原的TCR和CAR。由于基因工程免疫细胞能够特异性靶向肿瘤特异性突变编码产生的新抗原而不具有靶向正常组织的毒性，目前基于新抗原的TCR-T和CAR-T在实体肿瘤的治疗中展示出了很好的疗效，在一些早期的临床试验中也展示出了很好的治疗效果。

三、新抗原类药物的未来与展望

由于肿瘤的异质性及肿瘤的免疫逃避机制的特性，癌症患者常对单一的免疫治疗表现耐药、疗效不佳的情况，因此常采用联合治疗的方式解决这一问题。通过结合不同的免疫治疗方法，针对癌症免疫的不同阶段，如抗原呈递、免疫细胞的启动与激活、免疫细胞的浸润及肿瘤细胞的识别和杀伤提高抗癌疗效，或者结合不同的作用机制克服肿瘤的耐药性。目前大多数针对新抗原的临床试验主要在探究新抗原类药物如肿瘤疫苗、ACT联合ICI、靶向治疗甚至是放化疗在肿瘤治疗中的疗效，在大多数的早期临床试验中，新抗原类药物联合免疫治疗都表现出了良好的肿瘤应答。ICI仅影响肿瘤免疫治疗中的部分阶段，例如CTLA-4抗体调节免疫细胞的启动和激活，PD-1/PD-L1抗体主要作用在T细胞的免疫负调节上。ICI治疗预后与肿瘤突变负荷和新抗原数量相关，联合ICI和基于新抗原的免疫治疗能够有效地提高机体内的免疫应答，起到更好的抗肿瘤治疗疗效。此外目前也有早期临床试验说明新抗原疫苗与ACT联合免疫治疗及新抗原类药物联合化学治疗或放射治疗也能起到促进抗肿瘤免疫反应。制订最佳的联合治疗策略是未来新抗原类药物需要面临的挑战及研究方向。

参考文献

[1] Creelan BC, Wang C, Teer JK, et al. Tumor-infiltrating lymphocyte treatment for anti-PD-1-resistant metastatic lung cancer: a phase 1 trial. Nat Med, 2021, 27（8）: 1410-1418.

[2] Hensel J, Metts J, Gupta A, et al. Adoptive Cellular therapy for pediatric solid tumors: beyond chimeric antigen receptor-t cell therapy. Cancer J, 2022, 28（4）: 322-327.

[3] Kverneland AH, Borch TH, Granhøj J, et al. Bone marrow toxicity and immune reconstitution in melanoma and non-melanoma solid cancer patients after non-myeloablative conditioning with chemotherapy and checkpoint inhibition. Cytotherapy, 2021, 23（8）: 724-729.

[4] Krishna S, Lowery FJ, Copeland AR, et al. Stem-like CD8 T cells mediate response of adoptive cell immunotherapy against human cancer. Science, 2020, 370（6522）: 1328-1334.

[5] Rohaan MW, Borch TH, van den Berg JH, et al. Tumor-infiltrating lymphocyte therapy or ipilimumab in advanced melanoma. N Engl J Med, 2022, 387（23）: 2113-2125.

[6] Kontos F, Michelakos T, Kurokawa T, et al. B7-H3: An Attractive Target for Antibody-based Immunotherapy. Clin Cancer Res, 2021, 27（5）: 1227-1235.

[7] Xia L, Zheng ZZ, Liu JY, et al. EGFR-targeted CAR-T cells are potent and specific in suppressing triple-negative breast cancer both in vitro and in vivo. Clin Transl Immunology, 2020, 9（5）: e01135.

[8] Salcedo EC, Winter MB, Khuri N, et al. Global protease activity profiling identifies her2-driven proteolysis in breast cancer. ACS Chem Biol, 2021, 16（4）: 712-723.

[9] Zhao Z, Xiao X, Saw PE, et al. Chimeric antigen receptor T cells in solid tumors: a war against the tumor microenvironment. Sci China Life Sci, 2020, 63（2）: 180-205.

[10] Deng C, Zhao J, Zhou S, et al. The vascular disrupting agent ca4p improves the antitumor efficacy of car-t cells in preclinical models of solid human tumors. Mol Ther, 2020, 28（1）: 75-88.

[11] Gust J, Hay KA, Hanafi LA, et al. Endothelial activation and blood-brain barrier disruption in neurotoxicity after adoptive immunotherapy with CD19 CAR-T cells. Cancer Discov, 2017, 7（12）: 1404-1419.

[12] Qi FL, Wang MF, Li BZ, et al. Reversal of the immunosuppressive tumor microenvironment by nanoparticle-based activation of immune-associated cells. Acta Pharmacol Sin, 2020, 41（7）: 895-901. doi: 10.1038/s41401-020-0423-5

[13] Creelan BC, Wang C, Teer JK, et al. Tumor-infiltrating lymphocyte treatment for anti-PD-1-resistant metastatic lung cancer: a phase 1 trial. Nat Med, 2021, 27（8）: 1410-1418.

[14] Rohaan MW, Borch TH, van den Berg JH, et al. Tumor-infiltrating lymphocyte therapy or ipilimumab in advanced melanoma. N Engl J Med, 2022, 387（23）: 2113-2125.

[15] Deng C, Zhao J, Zhou S, et al. The vascular disrupting agent ca4p improves the antitumor efficacy of car-t cells in preclinical models of solid human tumors. Mol Ther, 2020, 28（1）: 75-88

[16] Ding Z, Li Q, Zhang R, et al. Personalized neoantigen pulsed dendritic cell vaccine for advanced lung cancer. Signal Transduct Target Ther, 2021 Jan 20, 6（1）: 26.

第28章

胸部肿瘤免疫治疗相关热点问题

第一节 局部治疗对免疫微环境的影响

一、局部治疗概述

局部治疗是一组通过微创手段对局部肿瘤进行杀伤的治疗方法，主要包括放射治疗、消融治疗以及经导管动脉栓塞（transcatheter arterial embolization，TAE）治疗。其中，放射治疗（简称"放疗"）主要通过不同能量的射线引发肿瘤细胞的DNA损伤从而引起肿瘤细胞死亡；消融治疗可以分为冷消融（温度骤降后骤升导致细胞肿胀、破裂、坏死）、微波消融（利用微波使以水分子为主的偶极分子震荡产热，使肿瘤细胞坏死）以及射频消融（利用电流热效应使肿瘤细胞坏死）；TAE则通过阻碍肿瘤血供造成低氧环境，同时在此基础上联用化疗、放疗等手段可以增强治疗疗效。

在世界范围内，超过50%的肿瘤患者接受了局部治疗。在20世纪后半叶，肿瘤学家们对于放疗、射频消融治疗等局部治疗抗肿瘤机制的讨论主要局限在其对肿瘤细胞的直接杀伤作用上。随着21世纪，肿瘤细胞所处的"生态位"，即肿瘤微环境（TME）领域研究逐步兴起，研究者们开始着眼于肿瘤细胞周围的血管、间质细胞、细胞外基质（extracellular matrix，ECM）、浸润免疫细胞及其他非细胞活性物质。随着放疗对TME组分影响的证据逐步积累，各组分与肿瘤细胞的相互作用被大量研究阐明，医学家们依托于丰富坚实理论基础提出了各类放疗抵抗的机制。另一方面，免疫治疗、靶向治疗、CAR-T疗法与其他众多新兴治疗靶点相关的药物开发蓬勃发展，使得局部治疗焕发了新的活力。而在这其中免疫检查点抑制剂（ICI）的横空出世使得针对免疫微环境的治疗得到了极大的发展，各癌种中相关的临床研究也井喷式产生并极大推进着患者的生存期。本节我们从局部治疗对肿瘤免疫微环境影响、基于局部治疗对肿瘤微环境重塑的可行策略、聚焦胸部肿瘤总结利用TME重塑对局部治疗模式改进的相关研究进展，并讨论未来研究方向。

二、局部治疗对肿瘤微环境的影响

局部治疗对TME的影响往往是双相的，并非单纯的促进或抑制。放疗对于TME的净效应可能将微环境重塑为热免疫微环境，从而促进抗肿瘤免疫反应，亦可能导致局限期肿瘤的进展、转移；局部治疗对某个TME组分的影响往往也会通过下游通路进一步影响其他组分，形成相互交织、动态变化的网络。本节将分别讨论局部治疗对于TME各组分的影响，并着重讨论对免疫微环境的重塑效应，为后续提出针对性治疗方案改进提供理论支持及证据基础。

（一）放疗对血管的影响

肿瘤组织的血管结构与正常血管结构存在显著的差异，肿瘤血管多缺乏基底膜、周细胞等管周支持保护结构，相较于正常血管对同等剂量的放疗更加敏感；TME中血管内皮细胞增生迅速，微血管结构显著紊乱，进一步提高其对放疗的敏感性。因此，同等剂量的放射对肿瘤血管造成的损伤要大于正常血管。此外，不同照射剂量对于肿瘤血管的效应也存在差异。高剂量的放射治疗对于TME中血管架构具有双相影响，虽然高剂量可以损伤以微血管结构为著的内皮细胞功能使其通透性增加、脱离基底膜并凋亡，但低灌注区域的低氧会促进HIF-1α表达上调，进一步导致血管内皮生长因子（VEGF）依赖的血管发生（vasculogenesis）与血管生成（angiogenesis）。低剂量照射的效应则主要以激活内皮细胞为主，通过

VEGF受体2（VEGFR2）促进TME内血管的生成。目前放疗造成的肿瘤血管重塑与患者预后的关系仍存在争议，部分学者认为放疗所致血管破坏与通透性增加增加了远端转移的风险，而另一部分学者则认为放疗所致血管重塑带来了更为丰富的抗肿瘤免疫细胞浸润，这对于患者预后的改善大于其他的不利影响。

（二）放疗对间质细胞及细胞外基质的影响

在ECM中，最主要的间质细胞成分为肿瘤相关成纤维细胞（cancer-associated fibroblast，CAF），其主要功能为分泌ECM蛋白、基质重塑酶（如基质金属蛋白酶，matrix metalloproteinase，MMP）、多种细胞因子及趋化因子。相比于其他反应性增生的成纤维细胞，CAF的最大特点在于其分泌通路可被异常激活、分泌异常ECM组分，并且可以实现细胞周期逃逸、避免凋亡。

在接受放疗后，CAF的直接效应在于促进了ECM的重塑。放射治疗造成了DNA损伤、肿瘤组织的慢性炎症、产生大量活性氧，从而促使CAF发生表型转化，通过转化生长因子β（transforming growth factor-β，TGF-β）通路的激活并增殖，进而分泌大量ECM蛋白，最终促成肿瘤组织纤维化，物理阻隔了免疫细胞向肿瘤内的浸润；而MMP的分泌增多也会增加ECM的重塑速度，增加肿瘤局部播散和远端转移的风险。

此外，CAF还会通过多种信号通路的激活调节血管新生、免疫细胞的浸润、免疫系统功能与肿瘤的增殖与迁移。以TGF-β通路为例，CAF可以通过TGF-β表达上调从上游调控HIF-1α/VEGF通路，从而促进血管新生；同时，TGF-β亦可以抑制免疫细胞的浸润和免疫系统的激活，并且促进了肿瘤干细胞（cancer stem cell，CSC）的放疗抵抗。与血管对放疗的响应类似，在CAF对放疗的响应中也观察到了剂量依赖效应，在低剂量照射并未观察到CAF显著的表型转换与激活，而高剂量时CAF则倾向于获得衰老细胞表型，伴有增殖与侵袭能力受损。

（三）放疗对免疫细胞的影响

肿瘤细胞在进化过程中逐步积累突变与表观遗传修饰，并通过表面抗原修饰、抑制性免疫活性物质的分泌、抑制性免疫细胞的募集等手段实现免疫逃逸，而放疗可以一定程度上使得在免疫监视下"隐身"的肿瘤细胞回到免疫系统的监控中。肿瘤细胞经过照射后积累大量DNA突变乃至发生凋亡，进而产生、释放损伤相关分子模式（DAMP），而这些强免疫原性物质则被以树突状细胞（DC）为代表的抗原呈递细胞（APC）上表达的模式识别受体（PRR）捕获，激活先天免疫系统并分泌促炎的细胞因子、趋化因子（如IL-1、TNF等），募集抗肿瘤免疫细胞；同时，肿瘤细胞凋亡释放的肿瘤特异性新抗原又可以作为原位肿瘤疫苗，促进抗肿瘤特异性T细胞的克隆性扩增以及对肿瘤细胞的识别，进一步造成肿瘤的免疫原性细胞死亡（immunogenic cell death，ICD），形成级联放大的正反馈抗肿瘤免疫循环。而当这些抗原呈递细胞进入淋巴结，促使肿瘤特异性效应细胞成熟并进入外周循环后，效应细胞又可以被其他远端肿瘤所募集行使其抗肿瘤功能，临床上将这种在照射野之外的远端肿瘤中观察到的肿瘤控制称为远隔效应。

除了激活机体的抗肿瘤免疫外，放疗在一定程度上也会促进抑制性免疫微环境的形成。TME中具有固有的免疫抑制性细胞，如肿瘤相关巨噬细胞（TAM）、髓源性抑制细胞（MDSC）以及调节性T细胞（Treg）具有相对较低的代谢活性，因此具有更强的放疗抵抗，在放疗后可以观察到抑制性免疫细胞的相对丰度上升。TAM和MDSC通过分泌趋化因子募集抑制性免疫细胞，并可直接抑制T细胞下游效应，同时促进肿瘤细胞生存与血管新生；而Treg则可上调免疫检查点分子（如CTLA-4、PD-L1等），通过与T细胞的表面受体互作（CTLA-4与B7-1/B7-2互作，PD-L1与PD-1互作）从而抑制抗肿瘤免疫的激活。此外放疗后产生的ROS则可通过诱导巨噬细胞从M1向M2极化，进一步维持免疫抑制的肿瘤微环境。

从以上讨论中可以看出，尽管放疗并不完美，但如果能够通过联用其他治疗手段克服上述免疫抑制效应，仍旧能够通过促炎细胞因子的释放、T细胞的募集与激活、ICD的诱发等核心事件达成有效的抗肿瘤免疫杀伤。

（四）消融治疗、动脉栓塞治疗对肿瘤微环境的影响

与放疗相似，消融治疗也可通过肿瘤新抗原的释放及高炎环境的塑造促进抗肿瘤免疫的发生，但同时也会出现PD-L1的表达上调，导致T细胞耗竭。除此之外，消融治疗可导致周围受到非致死性损伤组织的热休克蛋白（heat shock protein，HSP）

表达升高，而HSP可作为分子伴侣（chaperone）与肿瘤抗原形成复合物从而增强其免疫原性。与放疗不同的是，由于消融治疗造成了肿瘤细胞与TME组分的无差别凝固性坏死，因此抑制性免疫细胞（如MDSC、TAM、Treg等）也被同步清除；然而，这一效应并不持久，以Treg为主的异质性免疫细胞将会扩增并重新将TME导向为免疫抑制性信号为主。

对于TAE而言，虽然抑制肿瘤的血供可在短期内减低患者瘤负荷，但随着肿瘤细胞通过HIF通路的激活达成对低氧、低养分环境的耐受，以及整合素（integrin）介导的ECM的纤维化，局部被清除的肿瘤细胞也会逐渐走向复发。

三、基于局部治疗对肿瘤微环境重塑的联合治疗

局部治疗对TME的影响往往是双相的，随着对调控机制的不断明确及新靶点药物的研发，局部治疗联合新靶点药物治疗成为探索协同增效的方向之一。在本小节中，我们将基于前述关于局部治疗对TME重塑机制的讨论，给出相关的可能治疗靶点，并总结已发表及在研的临床试验，以全面分析如何利用局部治疗对TME的影响提高患者疗效。

（一）通过靶向血管新生和低氧耐受探索放疗增敏

低氧抵抗与血管新生在肿瘤的局部治疗抵抗中的关键作用已被广泛阐述。多数肿瘤利用结构与分布异常的血管以维持局部的低氧，而肿瘤细胞过快的增殖速度同样造成了相对性供氧不足。局部治疗后，缺氧会导致HIF-1α通路的上调，促进VEGFA激活下游异常血管生成，新生血管有利于骨髓衍生细胞（bone marrow derived cell, BMDC）及其他抑制性免疫细胞的募集；此外，对于放疗而言，低氧环境下ROS合成底物减少，自由基诱导的DNA损伤被抑制，进一步抑制了放疗的肿瘤杀伤效应。既往荟萃分析表明，对患者进行氧疗和使用低氧放疗增敏药物（hypoxic radiosensitizer）可能产生显著的生存获益，也为局部治疗联合针对低氧和血管新生通路的靶向治疗提供了进一步证据。

因此基于众多基础与转化研究提供的证据支持，许多通过逆转肿瘤低氧环境与异常血管新生与生成的治疗被同步用于局部治疗的患者中。目前临床研究较为常用的药物为靶向血管新生的恩度（内皮抑素）、贝伐珠单抗（抗VEGF抗体）。但需要注意的是，尽管放疗/同步放化疗联用抗血管治疗获得了满意的局部控制与生存获益，但同时带来严重的安全性风险导致了众多临床试验的提前终止（NCT00531076，NCT00334763，NCT00369551，NCT00402883，NCT00308529均为联用贝伐珠单抗；NCT01158144，联用恩度），其中以血液系统不良反应为著（如白细胞减少、血小板减少、贫血等），消化系统不良反应同样多见（腹泻、食管炎、气管食管瘘等）。在两个同步进行的非小细胞肺癌［NSCLC；CCRT（培美曲塞+卡铂）+贝伐序贯贝伐维持；NCT00402883］与小细胞肺癌［SCLC；CCRT（伊立替康+卡铂）+贝伐珠单抗序贯贝伐珠单抗维持；NCT00308529］临床研究中，严重的气管食管瘘（tracheo-esophageal fistula, TEF）的发生率分别为40%（2/5）和6.9%（2/29），并最终导致了贝伐珠单抗被FDA添加黑框警告。恩度与放疗联合时候3级以上不良反应发生率同样较高（40%～70%），不良反应谱则与联用贝伐珠单抗相近。

其他在抗血管方面采用的药物包括西仑吉肽与硝酸甘油。其中，西仑吉肽为整合素αvβ3与αvβ5的抑制剂，可通过抑制内皮细胞整合素与ECM整合素受体的相互作用导致内皮细胞凋亡与血管新生的抑制。硝酸甘油可介导一氧化氮（NO）自由基的生成激活自由基依赖的细胞杀伤，从而弥补低氧环境下ROS的生成不足；此外，硝酸甘油也可与通过细胞因子调控降低肿瘤的局部进展与转移风险。其他可靶向的通路包括靶向HIF-1α/HIF-2α（如名奈利德Minnelide、洛那法尼lonafarnib、贝祖替芬Belzutifan等）、VEGF（促使肿瘤血管正常化，阿柏西普Aflibercept）、ANG1/ANG2（抑制血管新生与BMDC浸润，如AMG386）以及CXCL12-CXCR4（抑制血管新生与BMDC浸润，如AMD3100）。

（二）通过靶向ECM、间质细胞及纤维化进程探索放疗增敏

根据前述讨论，由于慢性炎症反应与肿瘤间质的纤维化进展有关，因此选择性抑制慢性炎症反应（NF-κB及其激活的下游细胞因子，如IL-1β、IL-6、IL-8等）可一定程度延缓TME纤维化的进程；其他在TME纤维化中起到重要作用的分子包括FGF、PDGF、TGF-β，而这些分子通常也都在TME血管新生、抑制性免疫微环境中起到关键作

用。既往多项体外实验中证实靶向此类分子的药物与放疗配伍可达到放疗增敏的效果。但在临床情境下，靶向ECM、间质细胞和纤维化联合放疗却未能达到与临床前研究相符的获益，这可能与上述生长因子的广泛下游作用导致的抗肿瘤与促肿瘤通路同时激活相关。在胸部肿瘤中，临床试验目前仅有SABR-ATAC［早期NSCLC患者接受SABR + fresolimumab（GC1008, anti-TGF-β）］，且其他癌种的临床试验中显示放疗与抗TGF-β药物的联用并未带来显著的临床获益，亦未观察到远隔效应的显著增强（如NCT01401062, 乳腺癌患者接受放疗联合fresolimumab, 仅3人SD；NCT01220271, 神经胶质瘤患者接受放化疗＋galunisertib对比单纯放化疗, 无生存优势）。尽管目前靶向纤维化的通路从临床前证据到临床获益的转化受阻，联合其他靶点的新药物开发（如PD-L1及TGF-β的双靶点抗体Bentrafusp alfa, BA）也未获得较好的成效，仍有一些具有潜在应用临床价值的靶点及药物，包括针对SMO的小分子抑制剂维莫德吉（Vismodegib）、索立德吉（Sonidegib），针对TGF-β的Galunisertib、NIS793、AVID200以及靶向TNC的纽拉迪布（Neuradiab）等。

（三）通过靶向免疫细胞联合局部治疗促进抗肿瘤免疫的发生

有效的抗肿瘤免疫的发生需要MHC-抗原肽-T细胞受体轴的正常发生以及来自抗原呈递细胞的刺激性信号的激活。而在这一过程中，PD-1/PD-L1、CTLA-4等抑制性免疫检查点分子，以及OX40、4-1BB等激活免疫反应的免疫检查点分子起到了极为关键的调控作用。而在放疗过后，抑制性免疫检查点分子的表达上调维持了促肿瘤存活的免疫微环境，从而降低了抗肿瘤免疫的激活。随着众多ICI药物的广泛的应用，越来越多的研究开始探索ICI联用放疗是否可逆转这一导致放疗抵抗的关键机制，从而为患者争取更好的临床获益，其中最为知名的研究便为PACIFIC研究。该研究主要针对Ⅲ期不可切除非小细胞肺癌的患者，在CCRT未出现进展的人群中使用度伐利尤单抗（Durvalumab）维持治疗。与安慰剂的维持治疗对比，度伐利尤单抗的维持治疗并未引起严重不良反应显著的增加的同时（3～4级irAE, 度伐利尤单抗组 vs 安慰剂组 30.5% vs 26.1%; 致死不良反应 4.4% vs 6.4%），为患者带来了显著的生存期延长（度伐利尤单抗组 vs 安慰剂组; PFS HR = 0.52, 95% CI: 0.42～0.65, $P<0.0001$; OS HR = 0.68, 95% CI: 0.53～0.87, $P=0.0251$）。该研究也代表着针对抑制性肿瘤免疫微环境的治疗从临床前研究向临床获益的转化的成功。

除了探索联用何种重塑肿瘤免疫微环境的方案、选用什么种类的药物与放疗联合外，免疫治疗的启动时机以及应用场景也是研究者关注的重点。

首先，应解决的问题是患者是否需要启动免疫治疗，而对于这一问题LUN 16-081的亚组分析给出潜在解决方案。该研究分析了入组患者的ctDNA数据，发现CCRT后若患者MRD阴性，则无论是否接受ICI维持治疗均有极好的生存期；而对于MRD阳性的患者，接受了ICI治疗的患者则比未接受维持治疗的患者有着更长的OS与PFS。因此，依据患者的MRD进行分层可能有效筛选出对于ICI的维持治疗有效的亚组人群。此外，由于PD-L1的表达水平与驱动基因突变情况均影响免疫治疗的疗效，针对局部治疗的患者进行PD-L1表达以及驱动基因突变的分层同样可能使患者得到潜在的临床获益，而这一假设仍有待临床研究的进一步证明。

其次，不同药物的理想启动时机存在一定差异。既往研究表明，与免疫治疗的启动时机类似，放疗的剂量及启用时机同样也会影响肿瘤与TME对治疗的响应。既往研究表明，针对PD-L1的药物可在诱导治疗、同步治疗、维持或巩固治疗情境下均能获得显著临床获益，但针对CTLA-4的药物则更推荐在放疗之前给药。而启动时机方面，PACIFIC研究已经为后续临床试验的设计提供了良好的参考框架。在PACIFIC的亚组分析中，CCRT结束后0～14天接受度伐利尤单抗维持治疗的患者相比于15～42天接受的患者有着更好的PFS及OS；而在安全性方面，后续的DATE研究也提供了关键的证据，相比于PACIFIC模式，CCRT后立即启用（≤5天）并未显著增加安全性问题。而对于使用SBRT的患者，既往回顾性队列表明≥21天后启用免疫治疗会带来更好的OS获益。由于目前多数的讨论是基于临床试验的事后分析及回顾性队列的证据，确切性结论仍有待临床试验的头对头直接比较后才能够得出。

此外，药物治疗的持续时间同样重要。PACIFIC模式中，患者仅接受最多1年的维持免疫治疗，且仅有43%的患者完成了既定的时长；而在针对晚期NSCLC患者的一线治疗的研究中，免疫药物的维持多持续至2年。由于延长维持治疗的时限可能给患者带来潜在的临床获益，但同时亦增加了患者不良反应的发生风险，因此探索适当延长治疗的时长具有重要的临床意义。尽管在回顾性队列中报道了更长时间的度伐利尤维持治疗有着近似的PFS（维持9个月 vs 维持12个月，PFS相当），仍需要进一步的临床研究评估延长治疗带来的临床的获益与肿瘤进展、不良反应的风险。此外，RT前诱导免疫治疗与新辅助治疗面临着同样的问题，即患者可能因为肿瘤进展导致失去后续治疗（CCRT、SBRT、SABR等）的机会，因此在诱导治疗的背景下探讨免疫治疗的时长具有更为特殊的意义。

然而，仅针对肿瘤免疫微环境的单通路治疗往往会面临耐药的结局，因此联用其他致敏局部治疗的方法也具有重要的意义，在放疗＋免疫治疗的基础上衍生出了诸多的联合治疗手段，如放疗联合免疫治疗与抗血管治疗（NCT06047860，NSCLC，RT＋同步anti-PD-L1＋G-CSF＋恩度，序贯anti-PD-L1＋恩度维持），放疗联合免疫治疗及抗纤维化治疗（NCT05386888，NSCLC，CCRT＋同步特瑞普利＋小分子TGF-β受体1抑制剂GFH018），以及放疗联合其他免疫激动药物与抗血管治疗等（E6508研究，非鳞NSCLC，CCRT＋化疗巩固后，疾病稳定患者替昔莫肽＋贝伐珠维持）。此外，新药物如双特异性抗体的开发，使得简单地靶向多个抗体成为可能，其中较具有代表性的为TGF-β＋PD-L1的双抗（Bintrafusp alfa，BA；SHR1701等）。但较为遗憾的是，原本在挑战帕博利珠单抗的地位中失利的BA，与CCRT联合后再次挑战PACIFIC的金标准的结局仍旧以失败告终。这一双特异抗体在头对头比较中并未展现出相较于度伐利尤单抗维持治疗的缓解率优势（BA vs PACIFIC模式，ORR 29.3%/32.1%，DCR 66.7%/70.5%），而国内同款药物的临床试验目前结果仍尚未发布（NCT04560244）。

除上述提及的研究外，针对激动性免疫检查点分子的药物（如OX40、4-1BB等），其他激动通路（如TLR、CD40）肿瘤疫苗及CAR-T等已在众多临床前与其他癌种的临床研究中展现出良好的应用前景，但目前仍未被广泛应用在胸部肿瘤中与放疗联合重塑以其免疫微环境。此外，针对放疗对其他少见胸部肿瘤（如间皮瘤、心脏肿瘤、胸腺瘤、胸部淋巴瘤）的免疫微环境的机制研究仍不充分，相关基础及临床研究仍较为缺乏，这些领域仍有待后续研究的进一步探索。

（四）通过调节放疗剂量与次数进行肿瘤微环境的精细调控

放疗可通过对于剂量和分次的精细调控从而达到增进免疫反应的功能。在总剂量一定时，可依据分次的多寡分为常规分割照射（hyperfractionated radiotherapy）或大分割照射（hypofractionated radiotherapy，如SBRT、SABR），前者单次的照射剂量小于常规照射，而后者则大于常规照射。通常高剂量和低剂量对于抗肿瘤免疫的作用都是双相的。高剂量射线的照射可集中杀死大量的肿瘤细胞并且造成淋巴细胞的相对富集并大量释放肿瘤抗原促进远隔效应的发生与免疫治疗的增敏，但广泛的血管破坏造成了HIF-1α低氧通路的激活，从而促进了残余肿瘤的生存与血管新生；而低剂量射线虽然对肿瘤细胞及CAF等的杀伤作用较小，但相比于高剂量而言可更好保证肿瘤浸润淋巴细胞的克隆存活，更好激活抗肿瘤免疫反应。目前临床研究同样呈现两极态势，如MDACC、PEMBRO-RT等临床试验均提示高剂量寡分次相比于低剂量多分次有着更好的照射野外ORR及总PFS；而针对RTOG 0617研究的二次分析则表明更高的剂量会导致额外的免疫细胞杀伤从而降低抗肿瘤免疫活性。在NCT02888743中，头对头对比多分次/寡分次RT＋D/T（度伐利尤＋曲美木）的方案下，寡分次的安全性、疗效均高于多分次组。因此，该领域仍有待其他头对头研究的进一步证明。

四、小结

综上所述，放疗对于肿瘤微环境中各组分，包括血管、间质以及免疫细胞均有着显著的塑造作用，而这一塑造作用既在一定程度上促进了抗肿瘤免疫的激活，又导致了放疗抵抗。而目前临床已经可通过在不同的时机（诱导治疗、同步治疗、维持巩固治疗）联用不同的药物（针对TME中的血管、间质以及免疫细胞）以不同的剂量给药从而诱导TME走向促肿瘤杀伤的微环境。未来的基础及临床研究将聚焦于更加精细调控放疗的部位、剂量、时机以及联用治疗的方案、剂量、启用时机，以达到对TME更精细的调控与放疗增敏。而在患者人群的筛选上，患者PD-L1的表达量、是否存在可靶向的驱动基因突变等也将逐步纳入后续临床研究的考量中。

第二节 Ⅰ~Ⅲ期非小细胞肺癌（NSCLC）免疫治疗策略

一、早期NSCLC治疗概述

根治性手术是早期非小细胞肺癌首选治疗方案，然而，单纯手术治疗的患者超过50%会在5年内出现复发或转移，严重影响其预后。为改善早期NSCLC患者的预后，辅助化疗和新辅助化疗已被广泛应用于围手术期治疗，但收效甚微，接受这些方案治疗的患者获益有限，5年生存率提升仅约5%。随着靶向治疗与免疫治疗在晚期NSCLC中的证据逐渐积累，越来越多的研究开始探索免疫治疗在早期NSCLC围手术期治疗中的作用。NSCLC免疫围术期治疗目前主要可分为3种模式，分别为"新辅助治疗＋手术""手术＋辅助治疗"以及"新辅助治疗＋手术＋辅助治疗"，本节将逐一讨论这三种治疗模式。

（一）新辅助免疫治疗

新辅助治疗一方面能评估药物的治疗反应，实现肿瘤降期，提高根治性手术切除率；另一方面还能够消除潜在的微转移灶，从而降低患者术后复发、转移率，免疫治疗在新辅助治疗中的应用同样得到广泛关注。新辅助免疫治疗研究的终点选择较其他治疗不同，国内外多项大型Ⅲ期新辅助免疫治疗临床研究都将基于病理学评估的完全病理缓解率（pCR）和主要病理学缓解率（MPR）作为主要研究终点。根据国际肺癌研究协会2020年的定义，MPR指新辅助治疗后瘤床内残存肿瘤细胞的百分比≤10%，无论淋巴结内有无活肿瘤细胞残存；pCR是指在对包括所有取样区域淋巴结在内的切除肺癌标本进行完全评估后，在复查HE染色肿瘤组织切片时缺乏任何存活的肿瘤细胞。

虽然OS是抗肿瘤治疗疗效评估的金标准，然而，OS作为主要终点往往需要数年甚至十数年的时间才能获得相关的研究结果；此外，传统的影像学评估在判断免疫治疗疗效时也存在局限性（如假进展）。2020年发布的大型荟萃分析CA209-8Y9研究的结果支持pCR与OS和EFS之间、MPR与OS和EFS之间的关联性强度相似且具有统计学意义；且早期的NADIM研究和近期发表的其他新辅助免疫治疗研究，均发现影像学评估与病理学缓解评估结果存在差异，且病理评估比影像学能更好地预测OS。因此，因此病理学评估标准MPR和pCR得到了众多研究的青睐，诸多NSCLC新辅助免疫治疗研究都将MPR和pCR作为可切除NSCLC生存获益的替代终点，也得到了FDA和NMPA等监管部门的认可。

早在2018年就有研究开始探索ICI用于新辅助治疗的安全性和可行性，纳入了21例可切除的Ⅰ~ⅢA期NSCLC患者，使用纳武利尤单抗治疗2周期后再行手术，结果表明使用纳武利尤单抗并未延迟手术时间，仅1例患者因出现3级肺炎而未完成2个周期的新辅助治疗。尽管只有10%的病例出现部分影像学响应，但86%的病例病情稳定，且40%的患者出现了病理降期。更重要的是，45%的病例实现MPR，3例患者出现了pCR；此外，在切除的肿瘤和外周血中，$CD8^+T$细胞明显增多。LCMC3、IFCT-IONESCO、NEOMUN等使用ICI进行新辅助治疗的Ⅱ期研究均得到了相似的结果，初步证实了在新辅助治疗中使用ICI有较好的安全性，能够带来较高的病理缓解率以及延长患者生存期的可能性。

晚期肺癌中观察到ICI联合化疗能进一步提高免疫治疗疗效并扩大获益人群，为了进一步提高ICI新辅助治疗的疗效，免疫联合化疗作为早期NSCLC新辅助治疗的策略也得到了诸多研究者的关注。Ⅱ期单臂研究NADIM（NCT03081689）首先在可切除的ⅢA期肺癌中探索了免疫联合化疗的有效性，该研究纳入了46例ⅢA期NSCLC患者，患者在手术前接受3周期纳武利尤单抗联合含铂双药化疗，89%的患者接受了手术切除，且在接受手术的患者中两年PFS率为85.4%，这支持了新辅助免疫治疗的可行性。随后，另一项开放标签、多中心、单臂Ⅱ期研究（NCT02716038）进一步探索了阿替利珠单抗联合卡铂紫杉醇在早期NSCLC患者新辅助治疗中的有效性，该研究共纳入了30例ⅠB~ⅢA期可切除NSCLC患者，2周期后未进展的患者在接受4个周期治疗后进行手术，主要终点是MPR率，次要终点包括DFS和OS。在30例患者中，29例患者都成功接受了手术，57%的患者获得了MPR，提示免疫联合化疗的可行性。

Ⅱ期研究结果在Ⅲ期CheckMate-816研究（NCT02998528）中得到了证实，该研究旨在比较在可切除的ⅠB~ⅢA期NSCLC患者中，3周期化疗联合纳武利尤单抗治疗与单纯化疗在安全性和有效性方面的差异，研究共纳入了773例患者，其中358例被分配接受纳武利尤单抗＋化疗新辅助治疗（179例患者）或单独新辅助化疗（179例患者），共同主要终点为无事件生存期（EFS）和pCR率，两者均由盲法独立审查评估，次要终点包括MPR、OS和死亡或远处转移时间，术计划在新辅助治疗结束后6周内进行，两组患者均可接受最多4个周期的辅助化疗、放疗或两者兼用。研究结果显示，化疗联合纳武利尤单抗组延长了患者的生存期。1年和2年后，两组的EFS率为：纳武利尤单抗联合化疗76.1%和63.8%，单独化疗63.4%和45.3%。在纳武利尤单抗联合化疗组中，11.9%的患者接受了辅助治疗，而在单纯化疗组中，22.2%的患者接受了辅助治疗，在对辅助治疗进行调整后，纳武利尤单抗联合化疗的EFS获益得以保持。病理学评估方面，纳武利尤单抗联合化疗的pCR患者比例为24.0%，而单用化疗的pCR患者比例仅为2.2%（$P<0.001$）；联合治疗组的MPR率同样明显高于化疗组（36.9% vs 8.9%）。亚组分析提示，ⅢA期NSCLC患者亚组、PD-L1≥1%的患者和非鳞组织学患者的获益程度更显著，但无论PD-L1表达情况如何，均可观察到联合治疗组在病理反应方面的获益，在新辅助化疗中加入纳武利尤单抗并未增加AE的发生率。基于CheckMate-816的研究结果，纳武利尤单抗已被FDA和我国NMPA批准用于联合铂类双药化疗作为可切除的非小细胞肺癌成年患者的新辅助治疗。

（二）辅助免疫治疗

肺癌辅助顺铂评估协作组（Lung Adjuvant Cisplatin Evaluation，LACE）荟萃分析纳入了5项NSCLC术后铂类药物化疗辅助治疗的随机临床试验，共纳入了4584例患者的数据，研究结果提示术后辅助化疗在Ⅰ期患者中未能改善生存，在Ⅱ期和Ⅲ期患者中能够改善生存，5年生存率的提高约5个百分点。基于该项荟萃分析结果，含铂双药化疗推荐用于Ⅱ～Ⅲ期NSCLC肺癌术后辅助治疗，但其生存改善仍有待进一步提高。基于免疫检查点抑制剂（ICI）在晚期肺癌中取得的良好的疗效，越来越多的研究聚焦于ICI在术后辅助治疗中的作用。

IMpower-010研究（NCT02486718）是首个在早期NSCLC探索辅助免疫治疗疗效的Ⅲ期临床研究，研究纳入了1005例ⅠB期（肿瘤≥4cm）至ⅢA期的NSCLC患者，旨在比较化疗序贯阿替利珠单抗免疫巩固治疗1年或最佳支持治疗（best supportive care，BSC）的疗效，主要研究终点为无复发生存时间（DFS）。研究结果显示在PD-L1≥1%的Ⅱ～ⅢA期NSCLC中，辅助化疗后序贯阿替利珠单抗术后免疫巩固治疗较最佳支持治疗能够显著延长DFS。基于IMpower-010研究结果，阿替利珠单抗推荐用于Ⅱ～ⅢA期根治术后辅助化疗后PD-L1 TC≥1%的NSCLC患者。

该研究更新了OS数据，中位随访时间45.3个月，在ITT人群中均未观察到OS的获益；在PD-L1 TC≥1%的Ⅱ～ⅢA期人群中，阿替利珠单抗组具有总生存期存在获益趋势；在PD-L1 TC≥50%的Ⅱ～ⅢA期人群中OS获益更为显著。值得注意的是，无论是DFS还是OS的亚组分析结果显示阿替利珠单抗最大优势人群是PD-L1 TC≥50%患者，因此对于阿替利珠单抗辅助治疗获益人群有一定争议，欧洲药品管理局（EMA）仅批准阿替利珠单抗用于PD-L1表达≥50%的亚组患者且不合并*EGFR*突变或*ALK*改变的患者。

Ⅲ期PEARLS/KEYNOTE-091研究（NCT02504372）旨在评估帕博利珠单抗对完全切除、病理证实的ⅠB期（肿瘤≥4cm）、Ⅱ期或ⅢA期NSCLC的疗效。与IMpower-010不同，术后辅助化疗并不强制；共有1177名患者按疾病分期、既往辅助化疗、PD-L1表达和地理区域进行了分层，随机接受帕博利珠单抗（每3周1次，持续1年或最多给药18次）或安慰剂治疗，共同主要终点是总体人群和PD-L1 TPS≥50%人群的DFS。该研究中期分析的结果表明，无论PD-L1表达情况，帕博利珠单抗用于手术切除后ⅠB～ⅢA期非小细胞肺癌（NSCLC）患者的辅助治疗，相比安慰剂，显著改善了患者的DFS。然而，对于PD-L1 TPS≥50%人群，帕博利珠单抗并未为其未带来显著的DFS获益。

此外，还有几项正在进行的临床试验正在评估辅助免疫疗法在接受手术治疗的早期NSCLC患者中的疗效。BTCRC-LUN18-153 Ⅱ期试验（NCT04317534）旨在评估与手术切除后观察相比，在原发肿瘤小于4cm无淋巴结转移的患者中，术后每4周注射1次帕博利珠单抗，最多9个周期是否能改善DFS。MERMAID-1（NCT04385368）、MERMAID-2（NCT04642469）这两项Ⅲ期研究则结合术后MRD检测结果，比较了ICI联合标准化疗较安慰剂联合化疗的疗效，研究结果有助于进一步推动辅助免疫治疗的精准化应用。

(三)新辅助治疗+辅助免疫治疗

随着NSCLC新辅助免疫、辅助免疫研究的成功,结合新辅助治疗和辅助治疗的围手术期"三明治"模式的探索研究也取得良好的进展。

KEYNOTE-671(NCT03425643)是首个公布结果的"新辅助免疫+手术+辅助免疫"治疗模式的Ⅲ期研究,是一项随机双盲、安慰剂对照的Ⅲ期试验,旨在评估帕博利珠单抗与铂类化疗组合作为新辅助疗法,并在手术后使用帕博利珠单抗作为辅助治疗Ⅱ~ⅢB(N2)期患者的疗效与安全性。患者在术前接受4周期帕博利珠单抗或安慰剂联合铂类化疗,术后使用13周期帕博利珠单抗或安慰剂。该研究共纳入797例患者,按照1:1分为免疫治疗组和安慰剂组。在新辅助治疗阶段,免疫治疗组患者接受每3周1次200mg帕博利珠单抗或安慰剂联合顺铂+吉西他滨/培美曲塞化疗,共4个周期。患者在第1周期新辅助治疗开始后不超过20周接受手术,术后4周后开始辅助治疗,两组患者每3周分别接受1次帕博利珠单抗或安慰剂治疗,持续13周期。主要研究终点是EFS和OS,次要研究终点是MPR和pCR。研究中期分析结果提示,帕博利珠单抗治疗组患者24个月时的EFS显著高于安慰剂组,36个月时帕博利珠单抗治疗组患者的OS率同样显著高于安慰剂组。治疗组的MPR、pCR同样优于对照组。此外,探索性分析表明,无论参与者达到主要病理学缓解还是病理学完全缓解,帕博利珠单抗组均有无事件生存期获益。与KEYNOTE-091辅助治疗研究相比,KEYNOTE-671的治疗模式带来了更多生存获益。围手术期治疗模式下,免疫联合化疗新辅助治疗阶段的3~5级不良事件发生率为40.7%(单纯化疗组为36.6%),辅助治疗阶段10.0%(安慰剂组5.6%);单纯辅助治疗模式中(KEYNOTE-091)3~5级不良事件发生率为34.1%(安慰剂组25.8%)。治疗相关死亡方面,KEYNOTE-671和KEYNOTE-091为1% vs 0.7%。"新辅助+辅助"的治疗模式在带来更大获益的同时也需贯准安全性风险。

AEGEAN(NCT03800134)则是首个使用PD-L1抑制剂进行"新辅助免疫+手术+辅助免疫"模式进行治疗的Ⅲ期研究,该研究是一项随机、对照、双盲、国际多中心Ⅲ期临床试验,评估无EGFR及ALK突变的可切除ⅡA~ⅢB(N2)期NSCLC患者使用度伐利尤单抗进行"新辅助免疫治疗+手术切除+术后辅助免疫治疗"方案的疗效与安全性。研究共纳入802例患者,1:1随机分配至试验组和对照组(免疫治疗组:新辅助治疗度伐利尤单抗1500mg+含铂双药化疗每3周1次,持续4疗程,辅助治疗度伐利尤单抗1500mg每4周1次,持续12个疗程;对照组:新辅助治疗安慰剂+化疗,辅助治疗安慰剂)。主要研究终点为pCR及EFS,次要终点为MPR、OS、DFS、安全性和生活质量。研究中期分析(中位随访时间11.7个月时)结果提示,免疫治疗组的中位EFS较对照组更长;病理学方面,免疫治疗和对照组的pCR率分别为17.2%和4.3%,MPR率分别为33.3%和12.3%。值得注意的是,无论基线PD-L1表达水平如何,均能观察到EFS及pCR获益。安全性方面,免疫治疗组与对照组所有AE的发生率分别为96.5%和94.7%,其中3级和4级AE发生率分别为42.3%和43.4%;两组之间常见AE发生率相似,与既往已知AE谱一致。该研究的结果进一步证实了新辅助免疫和辅助免疫带来的获益,且证明了PD-L1抑制剂也可在NSCLC围手术期管理中带来获益。

研究特瑞普利单抗联合化疗用于可切除NSCLC围手术期治疗的Ⅲ期NEOTORCH临床试验(NCT04158440)同样支持使用"三明治"模式进行围手术期免疫治疗能够为患者带来获益。该研究共纳入501例Ⅱ期、ⅢA期或ⅢB(N2)期NSCLC患者,是首个纳入全部中国人群的NSCLC围手术期前瞻性Ⅲ期临床研究。该研究采用了不同的治疗模式,患者在术前接受240mg特瑞普利单抗/安慰剂联合铂类化疗的3个周期的新辅助治疗,在术后接受1个周期的240mg特瑞普利单抗/安慰剂联合化疗,后续接受240mg特瑞普利单抗单药或安慰剂维持治疗,每3周一次,最多13个周期。研究的主要终点包括EFS和MPR,次要终点包括OS、pCR、DFS和安全性。2023年ASCO会议公布了404例Ⅲ期患者的结果,中位随访时间18.3个月时,免疫治疗组的中位EFS较对照组更长,MPR率也更高。安全性方面,两组≥3级不良事件、致死性不良事件、导致治疗中止的不良事件发生率均无显著差异。基于该研究结果,特瑞普利单抗联合化疗推荐用于可切除ⅢA~ⅢB期非小细胞肺癌(NSCLC)围手术期治疗。

CheckMate-77T(NCT04025879)是一项随机双盲的Ⅲ期研究,旨在评估新辅助纳武利尤单抗在可切除Ⅱ~ⅢB期NSCLC的安全性和有效性,研究纳入了452例驱动基因阴性的Ⅱ～ⅢB期NSCLC患者，免疫治疗组接受术前纳武利尤单抗＋化疗，术后纳武利尤单抗维持1年，对照组则接受安慰剂＋化疗及安慰剂维持治疗，主要终点为EFS，次要终点包括OS、pCR、MPR。研究中期分析结果显示，最低随访时间为15.7个月时，免疫治疗组的EFS较安慰剂组显著更长，且免疫治疗组的pCR和MPR均更高（MPR：35.4% vs 12.1%，ORR 4.01；pCR：25.3% vs 4.7%，ORR 6.64）。值得注意的是，该研究对新辅助治疗不足4周期的患者进行了亚组分析，免疫治疗组和安慰剂组分别有17%和12%的患者由于药物毒性、肿瘤进展等原因只能接受3个甚至更少的新辅助治疗疗程，对于这些患者来说，免疫治疗同样能够带来获益，免疫治疗组（$n=38$）的pCR率为18.4%，而安慰剂组（$n=27$）的pCR率为0%。与同样使用纳武利尤单抗的单用术前新辅助免疫治疗研究CheckMate-816相比，三明治模式的77T研究带来了更大的EFS获益［HR：77T研究0.58（0.42～0.81）vs 816研究0.63（0.43～0.91）］，但77T研究的OS尚未公布，EFS获益能否转化为OS获益有待进一步观察。安全性方面，两个研究的3～4级TRAE发生率相近（77T研究32%，816研究33.5%）。

然而，对于已经接受了新辅助免疫检查点抑制剂的患者，术后继续辅助治疗是否能够带来更大获益仍然存在一定争议。一项近期发表于 *JAMA* 的Meta分析比较了免疫新辅助治疗模式和免疫"三明治"模式的有效性和安全性。这项研究总共纳入了5项相关临床研究（截至2023年7月31日）的患者数据，包括KEYNOTE-671、Neotorch、AEGEAN、NADIM Ⅱ和CheckMate-816，共纳入2385例患者。在免疫"三明治"模式的研究中，患者接受了3～4个周期的新辅助PD-L1单抗联合含铂化疗，并在术后接受了1年（NADIM Ⅱ为6个月）的辅助PD-L1单抗治疗。经过7.8～23.9个月的中位随访时间，免疫"三明治"模式的两年生存率为80.9%～85.0%，而免疫新辅助治疗模式的两年生存率为82.7%；此外，两者在无事件生存期（EFS）方面的治疗效果相当。这一相似性在大多数亚组中均保持一致，包括年龄、性别、地区、ECOG PS、疾病分期和组织学类型。值得注意的是，对于未达到病理完全缓解（pCR）的患者，额外辅助治疗可能有助于改善EFS的趋势。然而，在非吸烟、PD-L1 TPS表达≥50%的患者中，以及使用卡铂的患者中的特定亚组里，额外辅助治疗可能损害EFS获益。在总生存（OS）方面，尽管围手术期模式与新辅助模式均显著降低了死亡风险（与单独化疗相比），但间接分析进一步显示，两种模式之间在OS方面并无显著差异（HR＝1.18，95% CI：0.73～1.90，$P=0.511$）。这表明，在降低死亡风险方面，两种模式的效果相似。在安全性方面，免疫新辅助治疗的基础上额外增加免疫辅助治疗，增加了8%任意等级TRAE的发生风险（RR＝1.08，1.00～1.17，$P=0.038$），且3～5级TRAE发生风险也有增加的趋势（RR＝1.23，0.92～1.64，$P=0.167$）。因此，基于该研究结果，对于可手术的NSCLC患者，在接受新辅助PD-L1单抗并根治性手术后，额外的辅助免疫治疗是否能进一步增加患者预后暂无定论，在头对头比较的临床研究验证结果出来之前，医师在制订临床决策时，必须综合考虑患者的生物标志物、对先前治疗的疗效及耐受性、患者的治疗积极性以及免疫毒性的易感性等因素，审慎关注额外辅助治疗所带来的潜在风险和有限获益。近年大型可切除肺癌围手术期免疫治疗Ⅲ期研究见表28-1。

二、Ⅲ期NSCLC的免疫治疗

（一）Ⅲ期NSCLC的治疗策略概述

Ⅲ期NSCLC又称局部晚期NSCLC，约有1/3的NSCLC患者在诊断时为Ⅲ期，是异质性很强的一类疾病，依据肿瘤是否能够手术切除，可分为三类：①可切除：ⅢA N0～1、部分单站纵隔淋巴结转移且短径＜2cm的N2和部分T4（相同肺叶内存在卫星结节）N1；②不可切除：部分ⅢA、ⅢB和全部ⅢC，通常包括单站N2纵隔淋巴结短径＞3cm或多站以及多站淋巴结融合成团（CT上淋巴结短径≥2cm）的N2，侵犯食管、心脏、主动脉、肺静脉的T4和全部N3；③潜在可切除：部分ⅢA和ⅢB，包括单站N2纵隔淋巴结短径＜3cm的ⅢA期LC、潜在可切除的肺上沟瘤和潜在可切除的T3或T4中央型肿瘤。对于可切除的Ⅲ期肺癌，手术切除仍是主要治疗方式，且越来越多的证据表明围手术期免疫治疗能够改善患者的预后。而对于不可切除的Ⅲ期NSCLC，以放疗为主的局部治疗是主要的治疗方法。随着化疗药物和免疫治疗的应用，化疗和免疫治疗正在逐渐加入不可切除肺癌患者的治疗方案，本部分将对这两类患者分类进行讨论。

表 28-1 可切除肺癌围手术期免疫治疗Ⅲ期研究比较

	IMpower-010	KEYNOTE-091	CheckMate-816	KEYNOTE-671	AEGEAN	NEOTORCH	CheckMate-77T	RATIONALE-315
入组人群	ⅠB~ⅢA	ⅠB~ⅢA	ⅠB~ⅢA	ⅡA~ⅢB	ⅡA~ⅢB	ⅡA~ⅢB	ⅡA~ⅢB	ⅡA~ⅢB
患者数	1005	1177	773	797	802	501	452	453
免疫治疗模式	辅助	辅助	新辅助	新辅助+辅助	新辅助+辅助	新辅助+辅助	新辅助+辅助	新辅助+辅助
主要终点	DFS	DFS	DFS	EFS	EFS	EFS	EFS	EFS
总体结果	HR 0.79	HR 0.76	HR 0.63	HR 0.58	HR 0.68	HR 0.40	HR 0.58	HR 0.56
PD-L1≥1%	HR 0.66	HR 0.76	HR 0.41	HR 0.47	未发布	未发布	未发布	未发布
PD-L1<1%	HR 0.97	HR 0.78	HR 0.85	HR 0.77	HR 0.76	HR 0.65	未发布	未发布
PD-L1 1%~49%	HR 0.87	HR 0.67	HR 0.58	HR 0.51	HR 0.70	HR 0.31	未发布	未发布
PD-L1≥50%	HR 0.43	HR 0.82	HR 0.24	HR 0.42	HR 0.60	HR 0.31	未发布	未发布

（二）可切除Ⅲ期NSCLC的免疫治疗

对于可切除Ⅲ期NSCLC，KEYNOTE-671、NEOTORCH、AEGEAN等研究提示Ⅲ期患者可从围手术期免疫治疗中获益。此外，仅纳入Ⅲ期可切除NSCLC患者的NADIM Ⅱ研究为这类患者的围手术期免疫治疗提供了更为直接的证据。

NADIM Ⅱ（NCT03838159）是一项随机对照、开放标签的Ⅱ期多中心研究，旨在评估围手术期免疫治疗在可切除Ⅲ期肺癌患者中的有效性和安全性，该研究共纳入了86例局部晚期可切除ⅢA～ⅢB期（AJCC第8版）NSCLC患者，按2∶1随机分为2组，免疫治疗组接受3个周期的术前纳武利尤单抗（360mg，每3周1次）免疫联合紫杉醇＋卡铂化疗，术后再用纳武利尤单抗（480mg，每4周1次）免疫辅助治疗6个月；对照组接受3个周期的术前化疗，术后观察6个月。研究的主要终点为pCR，次要终点包括OS、MPR、PFS。研究结果提示免疫治疗组的pCR较对照组明显升高（37% vs 7%，RR＝5.34，95% CI：1.34～21.23），MPR也获得了类似的结果（53% vs 14%，RR＝3.82，95% CI：1.49～9.79）。免疫治疗组的OS、PFS同样较对照组更长，这一结果进一步支持围手术期免疫治疗有助于改善Ⅲ可切除期NSCLC患者的预后。

值得注意的是，与先前研究不同的是，该研究只纳入了Ⅲ期NSCLC患者，且将入组患者的范围进一步扩大到ⅢB期，且纳入了较多的N2患者。目前多个指南推荐N2患者接受同步放化疗，这项研究向同步放化疗发起了挑战，但由于本研究入组人数较少，难以得出明确结论。

（三）不可切除Ⅲ期NSCLC的免疫治疗

对于不可切除的Ⅲ期NSCLC，单纯放疗是较早的治疗方法，随着化疗药物的应用，基于CALGB 8433研究和WHLCG研究进入序贯或同步放化疗时代；RTOG 9410研究更是进一步奠定了同步放化疗的基石地位。然而放化疗之后，大部分Ⅲ期非小细胞肺癌仍要面临疾病复发转移；随着ICI的引入，同步/序贯放化疗后免疫巩固治疗已成为当前的标准治疗方案。

率先证实同步放化疗后序贯度伐利尤单抗巩固治疗可为患者带来更多获益的PACIFIC研究（NCT02125461）是一项随机、双盲的Ⅲ期临床试验，旨在研究局部晚期、不可切除的非小细胞肺癌经同步放化疗（concurrent chemoradiotherapy，CCRT）后应用度伐利尤单抗进行巩固治疗对比安慰剂的疗效。该研究共纳入713例接受铂类药物为基础的同步放化疗后未发生疾病进展的不可切除的Ⅲ期NSCLC患者，按照2∶1的比例接受度伐利尤单抗或安慰剂治疗。主要终点为PFS和OS。研究结果显示，度伐利尤单抗免疫巩固治疗组较安慰剂组显著延长OS和PFS。基于PACIFIC研究结果，NCCN指南和CSCO指南均推荐同步放化疗后度伐利尤单抗巩固治疗作为Ⅲ期不可切NSCLC的标准治疗方案。

虽然PACIFIC研究证实同步放化疗后加入免疫巩固治疗可显著改善不可切除的Ⅲ期NSCLC患者的生存，然而真实世界中近50%的患者无法行同步放化疗，采用序贯放化疗（sequential chemoradiation therapy，SCRT）作为替代治疗方案。GEMSTONE-301进一步研究了接受SCRT的局部晚期肺癌患者能否从从免疫巩固治疗中获益。GEMSTONE-301研究（NCT03728556）纳入了381例不可手术、驱动基因突变阴性的Ⅲ期NSCLC同步或序贯放化疗后未进展的患者，纳入的患者按照2∶1随机接受舒格利单抗或安慰剂治疗，主要研究终点为BICR评估的PFS。研究结果显示舒格利单抗组和安慰剂组中位PFS分别为10.5个月和6.2个月，该结果提示加入免疫治疗显著延长患者PFS；而在接受序贯放化疗的患者，舒格利单抗组和安慰剂组的中位PFS分别为8.1个月和4.1个月（分层HR＝0.57）。基于该研究结果CSCO指南推荐舒格利单抗用于同步或序贯放化疗后的巩固治疗。

PACIFIC和GEMSTONE-301研究均为CRT后的巩固治疗，而根据免疫治疗、化疗和放疗的不同组合，目前仍有许多其他研究正在探索结合免疫治疗和放疗的方式，如免疫治疗与放化疗同步进行（NCT04092283），免疫治疗诱导后再行放化疗（Alliance A082002/NCT 04929041）。免疫治疗为局部晚期不可切NSCLC患者带来了新的选择，随着更多临床研究的探索，将提供更多的数据指导免疫治疗在局部晚期NSCLC治疗。

第三节 驱动基因阳性非小细胞肺癌（NSCLC）免疫治疗的应用

一、驱动基因阳性NSCLC治疗概述

免疫检查点抑制剂改写了驱动基因阴性的NSCLC治疗指南，然而，驱动基因阳性的NSCLC患者能否从免疫治疗中获益一度存在争议。NSCLC的主要驱动基因包括EGFR突变、ALK融合、KRAS突变、HER2/ERBB2突变、BRAF突变、MET突变、RET突变/融合、ROS1融合等。指南推荐晚期NSCLC患者进行分子检测，若存在驱动突变首先推荐针对性的靶向药物治疗。既往研究提示EGFR突变患者肿瘤微环境表现为抑制型免疫微环境，且早期的EGFR-TKI联合免疫检查点抑制剂的临床研究安全性风险增加，部分学者认为免疫治疗不适用于驱动基因阳性的晚期NSCLC。然而，随着对靶向药物在免疫调节方面作用的深入认识以及相关临床试验数据的更新，目前认为免疫治疗也有可能为驱动基因阳性的NSCLC患者带来临床获益。本章节将从分子病理学基础、免疫治疗模式、临床疗效及安全性等方面总结免疫治疗在不同驱动基因阳性的NSCLC患者中的临床研究现状。

二、驱动基因阳性NSCLC免疫治疗的研究现状

（一）EGFR突变晚期NSCLC免疫治疗现状

EGFR突变是NSCLC中最常见的驱动突变，对于EGFR突变阳性的晚期NSCLC，首先推荐EGFR-酪氨酸激酶抑制剂（TKI），目前已应用于临床的EGFR-TKI包括第一代（厄洛替尼、吉非替尼、埃克替尼）、第二代（阿法替尼、达克替尼）和第三代（奥希替尼、阿美替尼、伏美替尼、贝福替尼）药物。尽管靶向治疗对EGFR敏感突变患者有着良好的疗效，然而其原发或继发耐药的挑战仍不可避免，EGFR-TKI耐药机制未明以及对于耐药的应对策略仍是目前晚期NSCLC治疗相对棘手的问题。免疫治疗与靶向治疗的作用机制不同，主要通过激活宿主自身的免疫系统来识别和杀伤肿瘤细胞，有望在靶向耐药的患者中发挥抗肿瘤作用。因此近年来多项研究对EGFR阳性NSCLC患者的肿瘤免疫微环境特征和免疫治疗疗效进行了探索。

1. 临床前研究　早期体外研究显示EGFR突变可通过IL-6/JAK/STAT3信号通路上调肿瘤细胞PD-L1的表达，而PD-L1正是免疫治疗疗效预测的生物标志物。在EGFR突变的荷瘤小鼠中也发现ICI能够增强效应T细胞的功能、降低促癌细胞因子的水平，并延长小鼠的生存。这些发现为EGFR-TKI联合免疫治疗提供了理论基础。

2. 免疫治疗在EGFR突变NSCLC一线治疗中的探索　KEYNOTE-001是首个探索ICI一线治疗EGFR突变阳性的NSCLC患者疗效的单中心Ⅰ期临床试验，研究结果显示帕博利珠单抗对于未经EGFR-TKI治疗的4例患者比接受过靶向治疗的26例患者疗效更好（ORR 50% vs 4%）。随后研究人员基于此试验基础在未经EGFR-TKI治疗的EGFR突变患者中进行了Ⅱ期研究，计划入组25例患者。然而，入组11例患者时没有患者获得疾病缓解，7例患者的肿瘤保持稳定状态，因而试验提前终止。在安全性方面，后续接受EGFR-TKI治疗的患者不良事件的发生率为86%，2例患者在入组后6个月内因不良事件死亡。CheckMate-012研究报道了纳武利尤单抗单药或联合化疗一线治疗晚期非鳞状NSCLC的有效性和安全性，结果显示纳武利尤单抗单药治疗在7例EGFR突变型患者中的疗效比30例EGFR野生型患者中的疗效差（ORR 30% vs 14%）。上述研究表明，在EGFR突变患者的一线治疗中，免疫治疗的疗效和安全性未能满足EGFR突变NSCLC临床需求。

除作为单药治疗失败外，几项临床研究也探索了ICI联合靶向治疗在初治EGFR突变NSCLC患者中的作用。Ⅰ期试验TATTON研究探索了度伐利尤单抗联合奥希替尼方案的效果，但由于34例患者中35%发生了间质性肺炎，远高于既往报道中奥希替尼单药或度伐利尤单抗治疗后间质性肺炎的发生率（2%～3%），研究提前终止。KEYNOTE-021研究队列E（12例）和F（7例）分别评估了帕博利珠单抗联合厄洛替尼或吉非替尼治疗初治EGFR阳性晚期NSCLC患者的安全性和疗效，E队列的整体安全性可耐受，但F队列中有71.4%的患者出现3～4级肝不良反应。这些研究表明，ICI与靶向联合治疗的不良反应发生率较高，不推荐作为常规使用。

3. 免疫治疗在EGFR突变NSCLC二线及后线治疗中的探索　Ⅲ期试验CheckMate-057研究纳入了铂类药物化疗后进展的患者，评估纳武利尤单抗与多

西他赛的疗效，针对 EGFR 突变患者的亚组分析显示：相比多西他赛，纳武利尤单抗并未改善患者总生存。在另一项评估帕博利珠单抗的Ⅲ期试验 KEYNOTE-010 研究中，亚组分析也同样表明与多西他赛相比，携带 EGFR 突变的患者没有从帕博利珠单抗治疗中获得获益。在Ⅲ期 OAK 研究中，阿替利珠单抗在所有亚组中的表现均优于多西他赛组，但在 EGFR 阳性的患者中除外（中位 OS 10.5 个月 vs 16.2 个月）。对 NSCLC 二线治疗中 PD-1/PD-L1 抑制剂相关的多项临床试验进行的一些荟萃分析和大型回顾性分析报告也显示 ICI 未能改善 EGFR 突变 NSCLC 患者的 OS。

肿瘤细胞 PD-L1 表达是免疫检查点抑制剂治疗有效的预测标志物。Ⅱ期 BIRCH 研究评估阿替利珠单抗在肿瘤细胞表达 PD-L1≥5% 的晚期 NSCLC 患者中的疗效，结果显示阿替利珠单抗在 EGFR 突变型患者中的有效率较低。而一项Ⅱ期单臂 ATLANTIC 研究评估了度伐利尤单抗在标准治疗失败的晚期 NSCLC 患者中的疗效，尽管研究发现 EGFR 突变且肿瘤细胞表达 PD-L1≥25% 的患者比低表达 PD-L1 的患者有更好的 ORR（12.2% vs 3.6%），但此 ORR 仍然低于度伐利尤单抗在总体人口中的水平。

上述研究均表明，EGFR 突变的 NSCLC 对 ICI 单药治疗的反应较差，不建议免疫单药用于治疗 EGFR 突变的 NSCLC 患者。

4. EGFR 突变 NSCLC 中免疫治疗疗效不佳的机制探索　尽管既往研究发现 EGFR 突变可通过多种通路途径上调 PD-L1 的表达，在临床手术切除的 NSCLC 标本中也发现 PD-L1 的高表达与 EGFR 突变的存在相关，然而，近期的一些研究却提出了相反的结论。一项基于 15 项公开研究数据及癌症基因组图谱（TCGA）和广东省肺癌研究所数据库（GLCI）的汇总分析结果显示，EGFR 突变肿瘤中 PD-L1 的表达低于 EGFR 野生型肿瘤；而另一项大样本中国 NSCLC 患者数据分析同样显示 EGFR 突变患者的肿瘤组织表现出较低的 PD-L1 阳性率及高表达率。不同研究结果间的不一致可能与研究人群的异质性、不同的 PD-L1 检测平台及抗体、评估 PD-L1 时使用的肿瘤比例评分（TPS）界值、炎症因素（如干扰素-γ 等）对 PD-L1 表达的影响，以及 PD-L1 表达在不同环境中的稳定性有关。总之，目前 PD-L1 表达与 EGFR 突变的关系仍有待进一步研究。

TMB 也已被证实是免疫治疗有效的疗效预测标志物之一，较高的 TMB 可通过增加肿瘤新抗原的数量以增强肿瘤的免疫原性。然而，基于 TCGA 的 TMB 数据显示 EGFR 突变患者的 TMB 显著低于 EGFR 野生型患者，同样的结论在其他数据库中也得到了证实，这可能是由于 EGFR 突变的 NSCLC 癌患者通常为不吸烟者，因此含有 EGFR 突变的肿瘤具有较低的体细胞突变和较低的新抗原数量。值得注意的是，研究者还发现在常见的 EGFR 突变位点中，外显子 19 缺失队列中的 TMB 低于 L858R 队列，与此同时，也有相应的临床研究报道 ICI 对前者的治疗效果更差。

多项基础研究认为，EGFR 突变的患者呈现出抑制性的肿瘤免疫微环境（tumor immune microenvironment，TIME）。EGFR 突变可通过干扰多种细胞内途径和调节免疫辅助细胞，包括肿瘤浸润淋巴细胞（TIL）、自然杀伤细胞（NK）、T 调节细胞（Treg）、髓源性抑制细胞（MDSC）和肿瘤相关巨噬细胞（TAM），以促进免疫抑制性 TME，包括促进免疫抑制性细胞的招募、促进免疫抑制因子的分泌等，并通过调控下游信号通路抑制 T 细胞介导的免疫应答。在 EGFR 突变患者的肿瘤组织中呈现出较少的 $CD8^+$ T 细胞浸润和更高的 M1 型 TAM 浸润，还可通过 CD39/CD73 的过表达诱导细胞外产生和释放更高水平的腺苷，并与适应性和先天免疫表达的 A2A 腺苷受体结合，从而抑制肿瘤微环境中先天性和适应性免疫系统细胞和内皮细胞的活性。此外，EGFR 突变的肿瘤细胞分泌的外泌体也增加了 $PD-L1^+/CD73^+$ 的表达和细胞外腺苷的释放，从而促进免疫抑制。EGFR 突变与非免疫炎症表型肿瘤微环境之间的相关性可以解释其对 ICI 治疗的较差反应。

5. 免疫联合治疗策略在 EGFR 突变 NSCLC 治疗中的探索　免疫检查点抑制剂与化疗、靶向、抗血管生成治疗间存在机制上的协同作用，目前多项研究探索了免疫治疗与化疗、靶向治疗、抗血管生成治疗等其他抗肿瘤治疗手段的联合应用，部分组合已被证明可实现协同增效。

传统化疗药物不仅通过细胞毒作用直接杀伤肿瘤细胞，还与免疫监视的恢复有关。化疗药物作用下的免疫原性细胞死亡（ICD）后可释放损伤相关分子模式（DAMP），从而激活肿瘤特异性免疫反应、增强肿瘤细胞的免疫原性、重建免疫监视，并能抑制肿瘤细胞产生的负调节免疫信号，有效改变肿瘤及周围组织的免疫微环境，起到免疫增强作用。Ⅲ期试验CheckMate-722研究探索了在EGFR-TKI治疗进展后的EGFR突变型NSCLC患者中纳武利尤单抗联合化疗对比单纯化疗的疗效，结果显示化疗联合纳武利尤单抗较单纯化疗PFS及OS均无显著获益。在近期公布的另外一项Ⅲ期试验KEYNOTE-789研究观察到相似的结果，相较于培美曲塞＋铂类化疗，化疗联合帕博利珠单抗并未改善EGFR突变阳性、转移性非鳞状NSCLC患者的PFS或OS。上述两项研究提示化疗基础上联合免疫检查点抑制治疗EGFR-TKI进展的晚期NSCLC并不能改善临床疗效。

既往研究表明，CTLA-4主要参与调节淋巴结中的T细胞活化和通过Treg细胞抑制树突细胞活性，而PD-1则主要参与抑制外周组织中的效应T细胞和NK细胞活化以及诱导Treg细胞分化，抗PD-L1抗体与抗CTLA-4抗体之间可能存在协同作用。在此基础上开展了一项Ⅱ期单臂非对照临床试验ILLUMINATE研究，旨在评估度伐利尤单抗（PD-L1抑制剂）联合替西木单抗（CTLA-4抑制剂）联合铂类＋培美曲塞治疗EGFR-TKI耐药后进展的转移EGFR阳性NSCLC的疗效和安全性。研究结果显示，双免疗法联合含铂双药化疗在EGFR T790M阴性患者相比T790M阳性患者的ORR和PFS数值上存在获益优势（ORR 31% vs 21%，中位PFS 6.5个月 vs 4.9个月）。

抗血管生成治疗药物曾被报道具有重塑TIME的作用。贝伐珠单抗可通过诱导肿瘤血管结构正常化，促进CTL浸润到肿瘤组织内，还可促使DC成熟，促进T细胞更有效地启动和活化，并降低MDSC和Treg细胞的活性。一项多中心的随机对照Ⅲ期临床试验IMpower-150对比了贝伐珠单抗＋紫杉醇/卡铂（BCP方案）及阿替利珠单抗＋贝伐珠单抗＋紫杉醇/卡铂（ABCP方案）在晚期非鳞NSCLC患者中的疗效，结果显示在EGFR-TKI治疗耐药亚组中ABCP组的OS有获益趋势。ORIENT-31研究对比了信迪利单抗＋贝伐珠单抗生物类似物IBI305＋培美曲塞/顺铂（A组）、信迪利单抗＋安慰剂2＋培美曲塞/顺铂（B组）与安慰剂1＋安慰剂2＋培美曲塞/顺铂（C组）在EGFR-TKI耐药患者中的疗效和安全性，结果证实A组可显著延长患者的PFS。这些研究证实了免疫＋贝伐珠单抗＋化疗方案在EGFR靶向耐药患者中的疗效。但在安全性方面，四药联合方案也带来了较多的治疗相关不良事件，因此在临床上需要关注治疗的安全性。

上述二线及多线治疗中的临床研究中纳入群体多为EGFR-TKI耐药后患者。对于第一代或第二代靶向药物耐药后T790M突变阴性或第三代靶向药物治疗失败的患者，含铂化疗仍为标准治疗方案，但疗效有限，ORR约为30%，中位PFS仅为4～5个月。临床前研究结果显示，EGFR-TKI治疗后也会产生TIME的变化，如增强CTL活性、减少免疫抑制性细胞及细胞因子活性、增加MHCⅠ和MHCⅡ的表达，进而诱导抗肿瘤免疫反应。临床样本分析也表明EGFR-TKI治疗后肿瘤组织PD-L1的表达及TMB水平均有上调。这些研究表明，对于TKI耐药后的EGFR突变患者，可行再次活检，评估肿瘤耐药机制及TIME相关生物预测标志物，在缺乏有效靶点或传统方案疗效不佳时推荐使用以ICI为基础的四药联合治疗策略。

（二）其他驱动突变晚期NSCLC免疫治疗现状

1. KRAS突变晚期NSCLC免疫治疗现状　KRAS是NSCLC常见的致癌突变之一，其中G12C突变位点最为常见。目前FDA已批准靶向KRAS G12C突变位点的索托拉西布用于标准治疗失败的晚期NSCLC患者（ORR 37%），但尚未在国内获批，针对KRAS突变患者的治疗主要参考驱动基因阴性的NSCLC。KRAS突变NSCLC通常与吸烟有关，常具有较高水平的TMB和PD-L1表达水平。相比KRAS野生型，KRAS突变型肿瘤具有更多的T细胞浸润和更高的PD-L1$^+$和TIL$^+$双阳比例，说明KRAS突变与免疫原性高及炎症性微环境相关。此外，在携带KRAS突变型和TP53野生型的NSCLC肿瘤异种移植的小鼠中发现，两种免疫原性化疗药物（奥沙利铂和环磷酰胺）可增强肿瘤的T细胞浸润，并使肿瘤对后续靶向CTLA-4和PD-1的检查点抑制更加敏感。

多项临床研究结果表明，ICI在KRAS突变型NSCLC患者中具有较好的临床疗效。在CheckMate-057研究的亚组分析数据中，与多西他赛相比，KRAS突变亚组从纳武利尤单抗单药治疗中获得了显著的OS获益，在OAK研究中也观察到了OS获益倾向（中位OS 17.2个月 vs 10.5个月）。一项汇总了12项注册试验的荟萃分析发现，先前未经治疗的晚期KRAS突变型NSCLC患者接受ICI而不接受化疗的ORR为37%（在KRAS G12C突变亚组中为33%，与KRAS野生型肿瘤患者相似），并且

*KRAS*突变型组与野生型组中位OS相当。在另外几项真实世界的回顾性研究中，ICI对*KRAS*突变型NSCLC患者的疗效也得到了证实，免疫单药治疗的ORR超过20%，中位PFS约3个月。

然而，*KRAS*突变的非小细胞肺癌具有显著的生物学异质性，特别是*KRAS*突变与*TP53*、*STK11*和*KEAP1*三种抑癌基因的共突变已被证明会影响TIME，并最终影响*KRAS*突变的NSCLC对化疗和ICI治疗的敏感性。既往研究报道，携带*KRAS*和*TP53*共突变的NSCLC患者可从免疫单药中获得显著获益，而*KRAS*与*STK11*和/或*KEAP1*共突变则与不良预后相关。越来越多的证据表明*KRAS*和*STK11/KEAP1*共突变的患者对ICI药物存在原发性耐药，因此在选择一线ICI单药治疗时，即使在肿瘤PD-L1高表达的情况下，也需要仔细评估共突变情况。此外，不同的*KRAS*突变位点对免疫治疗疗效的预测效果也不同。

临床前研究显示，*KRAS* G12C抑制剂具有免疫调节作用，与免疫治疗可能有协同作用。CodeBreak-100/101研究在58例未接受过*KRAS* G12C抑制剂的患者中对比了不同剂量的索托拉西布联合阿替利珠单抗或帕博利珠单抗的疗效和安全性，结果显示ORR 29%，中位OS 15.7个月，对比索托拉西布单药组无明显疗效提升，但3～4级TRAE的发生率显著增加。KRYSTAL-7研究在75例初治患者中对比了阿达格拉西布联合帕博利珠单抗和阿达格拉西布单药治疗的疗效，显示疗效提升有限，但安全性良好。

目前*KRAS* G12C特异性抑制剂在国内获批二线治疗适应证，故针对携带*KRAS*突变的NSCLC患者推荐以ICI为基础的一线治疗策略。

2. *BRAF*突变晚期NSCLC免疫治疗现状　*BRAF*突变分为V600突变型和非V600突变型，在*BRAF*突变的NSCLC中各占50%。*BRAF*突变的NSCLC通常具有高TMB和高水平PD-L1表达，与肿瘤免疫原性高和炎症性微环境相关。其中，*BRAF* V600突变型常与轻度或从不吸烟相关，TMB常为3.5～4.9mut/Mb，PD-L1阳性率常为73%～75%，可用靶向药物达拉非尼联合曲美替尼治疗（ORR 64%，中位PFS 10.9个月）；非V600突变型主要在吸烟者中发现，TMB常为8.8～9.6 mut/Mb，PD-L1阳性率常为37%～56%，治疗参照驱动基因阴性NSCLC。

几项回顾性研究报道，ICI单药治疗对未选择PD-L1的*BRAF*突变NSCLC患者临床疗效为ORR 20%～28%，中位PFS 4～5个月。然而，另一项回顾性分析在16例患者中观察到ORR 31.25%，中位PFS 11.6个月，呈现出持久的肿瘤反应。在一项接受ICI单药治疗的NSCLC患者的大型研究中，*BRAF*突变NSCLC患者在所有基因组亚组中具有最高的ORR（62%）、最长的PFS（两个独立队列分别为7.4个月和7.6个月）和最长的OS持续时间（两个队列分别为35.6个月和17.8个月）；*BRAF* V600突变肿瘤患者的中位PFS和OS持续时间相对于非V600突变型患者更长（9.8个月 vs 5.4个月，20.8个月 vs 14.9个月）。但也有研究提示，*BRAF* V600和非V600突变的患者接受ICI治疗获益相似，这些研究之间差异的原因尚不清楚。

综上所述，多项回顾性研究显示*BRAF*突变患者可能从ICI治疗中获益，对于*BRAF*非V600突变患者，推荐一线使用以ICI为基础的治疗策略；对于V600突变患者，推荐在靶向治疗不可及或耐药时考虑使用以ICI为基础的治疗策略。

3. *ALK*或*ROS1*融合晚期NSCLC免疫治疗现状　*ALK*融合和*ROS1*融合NSCLC具有较高的同源性、相似的临床特征以及对ALK/ROS1-TKI的敏感性。ALK-TKI药物包括第一代（克唑替尼）、第二代（阿来替尼、塞瑞替尼、恩沙替尼、布格替尼、伊鲁阿克）、第三代（洛拉替尼）药物，而对于三代靶向药物均产生耐药的患者标准治疗方案为含铂双药化疗。*ALK*和*ROS1*融合阳性的NSCLC具有相对较高的PD-L1表达率，约50%的患者TPS≥1%，但总体TMB水平较低，中位TMB均小于3mut/Mb，提示肿瘤免疫原性较低。基础研究显示，*ALK*融合的TIME中$CD8^+$T细胞和激活的$CD4^+$T细胞数量不足，免疫激活标志物CD3和颗粒酶B的表达水平较低，而免疫抑制标志物TIM3的表达水平较高，呈现出抑制性微环境；对ALK-TKI治疗前后肿瘤样本的全外显子测序和转录组测序分析显示，治疗后新抗原负荷和TMB均显著降低。这些证据提示*ALK*融合患者从ICI治疗中获益的可能性低，尤其是ALK-TKI耐药后的患者。

CheckMate-370纳入了未经治疗的*ALK*融合NSCLC患者，评估纳武利尤单抗与克唑替尼联合治疗在此群体中的疗效，但因在入组的13例患者中有5例（38%）出现严重的肝脏不良反应导致入组提前终止，2例患者（15.4%）死亡。另一项ⅠB期临床试验探索了纳武利尤单抗联合塞瑞替尼在初治和经治患者中的疗效，发现初治组ORR为83%，经治组为50%，但同样观察到治疗相关不良反应显著增加。在纳武利尤单抗单臂Ⅱ期试验ATLANTIC研究中，亚组分析的数据表明10例*ALK*融合患者的ORR为0，而在28例TC＜25%的*EGFR⁺/ALK⁺*患者中仅有1例（3.6%）达到PR，在74例TC＞25%的*EGFR⁺/ALK⁺*患者中有9例（12.2%）达到PR，均没有患者达到CR。基于IMMUNOTARGET注册数据的回顾性研究也显示，*ALK*融合NSCLC患者接受抗PD-L1抗体作为单药治疗的ORR为0，而在*ROS1*融合中ICI单药治疗的疗效同样较差，6例*ROS1*融合的NSCLC患者只有1例获得了短期的PR（ORR 17%）。但另一项纳入184例*ROS1*阳性NSCLC患者的多中心回顾性研究显示，28例接受ICI单药治疗的患者ORR为13%，但11例接受ICI联合化疗的患者ORR为83%，提示*ROS1*融合患者可能从ICI联合化疗中获益。

由于*ALK*融合和*ROS1*融合发生率较低，靶向治疗疗效较好，*ALK*融合又被称作"钻石突变"，目前免疫治疗相关的临床证据有限，现有研究显示ICI药物在*ALK*融合的NSCLC患者中疗效较差，安全性风险较高，尤其是免疫联合靶向治疗方案。因此，不推荐ICI用于治疗晚期初治*ALK*融合及ALK-TKI耐药后的NSCLC。在*ROS1*融合中尚缺乏前瞻性研究证据，是否推荐使用ICI治疗仍需进一步研究探索。

4. *RET*突变/融合　*RET*基因改变包括突变和融合，在肺癌中主要变异形式为*RET*融合。国内已批准的选择性RET抑制剂包括普拉替尼和赛普替尼，一线治疗的ORR为73%～83.5%，后线治疗ORR约为61%。关于*RET*融合的NSCLC中TMB与PD-L1表达水平的研究结论并不一致，但基本认为具有较低的免疫原性，不同*RET*融合突变亚型可能具有不同的TIME特征。

在Ⅲ期研究LIBRETTO-431中，塞普替尼组在*RET*融合NSCLC初治人群中的中位PFS显著优于帕博利珠单抗联合化疗组（24.8个月 vs 11.2个月），这提示免疫治疗在*RET*融合患者的一线治疗中并非最优选项。两项回顾性研究报道，ICI单药二线治疗*RET*融合NSCLC，ORR分别为37.5%和33.3%，中位PFS为7.6个月和6.6个月。然而，另外几项回顾性研究则显示预后不佳，ORR＜10%，中位PFS＜3.5个月。此外，一项单中心研究中纳入了70例接受系统性治疗的*RET*突变或融合的癌症患者，其中50例接受非ICI治疗患者（13例NSCLC）的停药风险显著低于20例接受ICI治疗患者（16例NSCLC）。上述研究说明免疫治疗在*RET*融合的患者中疗效尚无定论，但其安全性风险值得关注。

5. *HER-2*突变　*HER-2*基因改变包括*HER-2*突变、*HER-2*扩增及*HER-2*过表达。在肺癌中*HER-2*变异形式以突变为主，目前针对*HER-2*治疗参照驱动基因阴性的NSCLC治疗方案。基于近期DESTINY-Lung02 Ⅱ期试验的数据（ORR 55%，中位PFS 8.2个月），HER-2靶向抗体偶联药物德曲妥珠单抗（DS8201）已被FDA批准用于既往系统治疗失败的晚期*HER-2*突变型NSCLC患者，但在国内尚未获批。*HER-2*突变型肺腺癌与*EGFR*突变型肺腺癌的流行病学背景非常相似，主要发生在女性、年轻和/或有限吸烟史的个体中，且同样与PD-L1低表达（TPS＜1%/～50%）和低TMB（中位数＜3mut/Mb）相关。

目前在*HER-2*异常的NSCLC患者中探究免疫治疗疗效的临床研究有限，现有证据主要来自于回顾性分析。两项针对中国人群的回顾性分析分别对比了ICI一线和后线治疗对比化疗在*HER-2*突变NSCLC患者中的疗效，结果显示，后线治疗中免疫联合化疗可显著改善PFS，而一线治疗中对ORR有一定提升（28.9% vs 16.9%），但PFS无显著差异。2019年一项使用IMMUNOTARGET注册数据的回顾性研究评估了不同驱动基因改变的晚期NSCLC患者中接受ICI单药治疗的疗效，其中29例*HER2*异常的患者中ORR为7%（同一研究中，其他基因突变中的ORR分别为：*EGFR* 12%、*KRAS* 26%、*BRAF* 24%、*ROS1* 17%、*MET* 16%、*RET* 6%、*ALK* 0%）。另一项回顾性研究中纳入23例*HER-2*突变患者，ORR为27%（同一研究中，其他基因突变中的ORR分别为：*BRAF*-V600 26%、*BRAF*-non-V600 35%、*MET* 36%、*RET* 38%）。来自MD Anderson的临床队列数据提示免疫单药ORR为8%，中位PFS为2个月。这些研究表明*HER-2*突变NSCLC患者中接受抗PD-L1抗体单药治疗的临床获益有限。此外，对比*HER-2*非20外显子插入突变和20外显子插入突变的研究发现，前者能获得更大的PFS获益（13.2个月 vs 2.5个月），提示不同*HER-2*突变亚型可能存在疗效差异。

6. *MET*突变　*MET*基因的改变主要包括14外显子（*MET*ex14）跳跃突变、*MET*扩增和蛋白过表达。*MET*ex14跳跃突变对于赛沃替尼和谷美替尼敏感，而其他类型的*MET*改变暂无获批用药。

对MET突变肿瘤的TIME研究显示，METex14的TIME特征异质性高，部分表现为炎症型微环境，而METex14与MET扩增中的PD-L1表达无显著差异。

与BRAF等部分其他驱动基因突变类似，关于ICI对METex14跳跃突变NSCLC患者疗效的证据有限且存在争议，现有证据主要为回顾性研究。既往回顾性研究表明免疫单药治疗的ORR＜20%，中位PFS＜5个月。然而，在PD-L1≥50%的METex14跳跃突变患者一线接受ICI单药后ORR可达45%，中位PFS为3.5个月。另一项回顾性研究发现接受过ICI治疗的患者（13例为一线ICIs±化疗，85例为后线ICIs±化疗）其OS显著优于未接受过ICI的患者。探索ICI联合MET-TKI卡马替尼的Ⅱ期研究在31例患者中观察到ORR 38.7%，中位PFS 13.3个月，但影响治疗的TRAE发生率高达80.6%。综上所述，MET-TKI可能是METex14跳跃突变NSCLC患者的首选治疗方案。然而，目前这些药物尚未在一线环境中得到批准。因此，对于METex14跳跃突变患者，在靶向治疗耐药或不可及时，推荐以ICI为基础的治疗策略：对于PD-L1 TPS≥50%的患者使用ICI单药治疗，或对于无论PD-L1表达状况如何的患者使用免疫治疗联合化疗、联合或不联合贝伐珠单抗治疗是指南推荐晚期METex14跳跃突变NSCLC一线治疗方案。

三、总结与展望

本章总结了ICI药物在NSCLC主要驱动基因突变类型中的临床研究进展。尽管已有大量研究尝试探索靶向治疗耐药后这些患者的更优治疗方案，但由于临床试验常排除驱动基因阳性的患者、某些突变位点较为罕见，以及不同中心、平台检测指标的异质性等，目前免疫治疗在一些驱动基因阳性患者中的疗效及安全性尚缺乏大规模前瞻性临床试验证据支持。就目前研究证据而言，携带EGFR突变、ALK融合的患者对免疫治疗的响应不佳，而携带KRAS G12C、BRAF突变的患者中则常可观察到临床获益，此外携带ALK融合、ROS1融合、HER-2突变、MET改变的患者对免疫治疗的响应尚无高级别证据。此外，免疫治疗的疗效与同一驱动基因的不同突变类型也密切相关。免疫联合治疗方案可带来更好的治疗效果，但与此同时增加了安全性风险，提示临床治疗过程中对相关不良反应监测的必要性。

总之，免疫治疗在晚期NSCLC患者中的临床应用不断丰富，在驱动基因阳性的NSCLC患者中，以PD-1/PD-L1为基础的免疫治疗联合其他治疗模式正在积极探索。这些试验的结局尚不成熟，最佳的用药顺序、治疗方案和给药剂量仍有待进一步明确，可能的毒性风险对联合用药构成了重大挑战。因此，需要对联合用药的作用机制和相关风险进行深入研究，有助于确定可从免疫单药及联合用药中获益的特定患者人群，预测毒性的发生率，指导驱动基因阳性患者靶向耐药后治疗。

参考文献

[1] Altorki NK, McGraw TE, Borczuk AC, et al. Neoadjuvant durvalumab with or without stereotactic body radiotherapy in patients with early-stage non-small-cell lung cancer: a single-centre, randomised phase 2 trial. Lancet Oncol, 2021 Jun, 22（6）: 824-835.

[2] Barker HE, Paget JT, Khan AA, et al. The tumour microenvironment after radiotherapy: mechanisms of resistance and recurrence. Nat Rev Cancer, 2015 Jul, 15（7）: 409-425.

[3] Bestvina CM, Pointer KB, Karrison T, et al. A phase 1 trial of concurrent or sequential ipilimumab, nivolumab, and stereotactic body radiotherapy in patients with stage IV NSCLC study. J Thorac Oncol, 2022 Jan, 17（1）: 130-140.

[4] Formenti SC, Rudqvist NP, Golden E, et al. Radiotherapy induces responses of lung cancer to CTLA-4 blockade. Nat Med, 2018 Dec, 24（12）: 1845-1851.

[5] Herbst RS, Majem M, Barlesi F, et al. COAST: An open-Label, phase Ⅱ, multidrug platform study of durvalumab alone or in combination with oleclumab or monalizumab in patients with unresectable, stage Ⅲ non-small-cell lung cancer. J Clin Oncol, 2022 Oct 10, 40（29）: 3383-3393.

[6] Herrera FG, Ronet C, Ochoa de Olza M, et al. Low-dose radiotherapy reverses tumor immune desertification and resistance to immunotherapy. Cancer Discov, 2022 Jan, 12（1）: 108-133.

[7] Lind JS, Senan S, Smit EF. Pulmonary toxicity after bevacizumab and concurrent thoracic radiotherapy observed in a phase I study for inoperable stage Ⅲ non-small-cell lung cancer. J Clin Oncol, 2012 Mar 10, 30（8）: e104-108.

[8] Schoenfeld JD, Giobbie-Hurder A, Ranasinghe S, et al. Durvalumab plus tremelimumab alone or in combination with low-dose or hypofractionated radiotherapy in

[8] metastatic non-small-cell lung cancer refractory to previous PD（L）-1 therapy: an open-label, multicentre, randomised, phase 2 trial. Lancet Oncol, 2022 Feb, 23（2）: 279-291.

[9] Goto K, Goto Y, Kubo T, et al. Trastuzumab deruxtecan in patients with her2-mutant metastatic non-small-cell lung cancer: primary results from the randomized, phase Ⅱ DESTINY-Lung02 trial. J Clin Oncol, 2023, 41（31）: 4852-4863.

[10] Zhou C, Solomon B, Loong H H, et al. First-line selpercatinib or chemotherapy and pembrolizumab in RET fusion-positive NSCLC. N Engl J Med, 2023, 389（20）: 1839-1850.

[11] Felip E, Altorki N, Zhou C, et al. Overall survival with adjuvant atezolizumab after chemotherapy in resected stage Ⅱ-ⅢA non-small-cell lung cancer（IMpower010）: a randomised, multicentre, open-label, phase Ⅲ trial. Ann Oncol, 2023, 34（10）: 907-919.

[12] O'Brien M, Paz-Ares L, Marreaud S, et al. Pembrolizumab versus placebo as adjuvant therapy for completely resected stage ⅠB-ⅢA non-small-cell lung cancer（PEARLS/KEYNOTE-091）: an interim analysis of a randomised, triple-blind, phase 3 trial. Lancet Oncol, 2022, 23（10）: 1274-1286.

[13] Provencio M, Nadal E, Insa A, et al. Neoadjuvant chemotherapy and nivolumab in resectable non-small-cell lung cancer（NADIM）: an open-label, multicentre, single-arm, phase 2 trial. Lancet Oncol, 2020, 21（11）: 1413-1422.

[14] Heymach JV, Harpole D, Mitsudomi T, et al. Perioperative durvalumab for resectable non-small-cell lung cancer. N Engl J Med, 2023, 389（18）: 1672-1684.

[15] Lu S, Zhang W, Wu L, et al. Perioperative toripalimab plus chemotherapy for patients with resectable non-small cell lung cancer: the Neotorch randomized clinical trial. JAMA, 2024, 331（3）: 201-211.

[16] Zhou Q, Chen M, Jiang O, et al. Sugemalimab versus placebo after concurrent or sequential chemoradiotherapy in patients with locally advanced, unresectable, stage Ⅲ non-small-cell lung cancer in China（GEMSTONE-301）: interim results of a randomised, double-blind, multicentre, phase 3 trial. Lancet Oncol, 2022, 23（2）: 209-219.